Nursing Canvas Book 12

基礎と臨床がつながる

疾患別看護過程 PART2

総監修

菅原美樹
札幌市立大学看護学部看護学科
准教授

瀬戸奈津子
関西医科大学看護学部設立準備室
教授

Gakken

〔監修者・執筆者一覧〕

＜総監修＞

菅原　美樹	札幌市立大学看護学部看護学科 成人看護学領域 准教授
瀬戸奈津子	関西医科大学看護学部設置準備室 教授

＜監修＞

森山　美香	島根大学医学部 臨床看護学講座 講師
畑中あかね	神戸市看護大学看護学部 慢性病看護学 講師
内田　陽子	群馬大学大学院保健学研究科 教授
尾野　敏明	杏林大学医学部付属病院 集中ケア認定看護師教育課程 主任教員
角田　直枝	茨城県立中央病院・茨城県地域がんセンター看護局長／がん看護専門看護師
中田　諭	聖路加国際大学看護学研究科 成人・高齢者と家族の看護領域 助教

＜執筆＞執筆順

蛯沢　志織	杏林大学医学部付属病院／脳卒中リハビリテーション看護認定看護師
中村みゆき	杏林大学医学部付属病院／摂食・嚥下障害看護認定看護師
石川　幸司	北海道科学大学保健医療学部看護学科／急性・重症患者看護専門看護師
渕本　雅昭	東邦大学医療センター大森病院／急性・重症患者看護専門看護師
布谷　麻耶	武庫川女子大学大学院看護学研究科・武庫川女子大学看護学部 准教授
師岡　友紀	大阪大学大学院医学系研究科保健学専攻・大阪大学医学部保健学科 講師
藤本　悠	沖縄県北大東村役場福祉衛生課／保健師
梨木恵実子	群馬県看護協会訪問看護ステーション／老人看護専門看護師
赤松　有紀子	大阪府済生会野江病院／救急看護認定看護師
木村　禎	札幌市病院局市立札幌病院／急性・重症患者看護専門看護師
古山　景子	日本医科大学付属病院／糖尿病看護認定看護師
髙木　元	日本医科大学循環器内科／医師
日下部　緑	北海道大学病院血液内科・消化器内科病棟 副看護師長／がん化学療法看護認定看護師
長谷川　真里	元　北海道大学病院／がん化学療法看護認定看護師
岡根　利津	鈴鹿中央総合病院／集中ケア認定看護師
清水　祐	地方独立行政法人長野市民病院／集中ケア認定看護師
雀地　洋平	KKR札幌医療センター／集中ケア認定看護師
入山　亜希	順天堂大学医学部附属順天堂医院／集中ケア認定看護師
柏　彩織	茨城県立中央病院・茨城県地域がんセンター／がん看護専門看護師
坂本　友絵	帝京大学医学部附属病院集中治療室／集中ケア認定看護師
米村　朋代	六甲アイランド甲南病院／慢性疾患看護専門看護師
八木　哉子	神戸市立西神戸医療センター／慢性疾患看護専門看護師
辻　守栄	千葉県救急医療センター／急性・重症患者看護専門看護師
松田　直正	淑徳大学看護栄養学部看護学科 講師
宇佐美　知里	群馬大学医学部附属病院集中治療部 副看護師長／集中ケア認定看護師
青柳　匡	埼玉医科大学総合医療センター／集中ケア認定看護師

Nursing Canvas Book 12

基礎と臨床がつながる 疾患別看護過程 PART2

Contents

- 9 — **① 脳腫瘍**
  蛯沢 志織・中村 みゆき（執筆）／菅原 美樹・森山 美香（監修）

- 35 — **② 狭心症**
  石川 幸司（執筆）／菅原 美樹・森山 美香（監修）

- 59 — **③ 気胸**
  渕本 雅昭（執筆）／菅原 美樹（監修）

- 83 — **④ クローン病**
  布谷 麻耶（執筆）／瀬戸奈津子・畑中あかね（監修）

- 115 — **⑤ 子宮体がん**
  師岡 友紀（執筆）／瀬戸奈津子・畑中あかね（監修）

| 147 | ⑥ 糖尿病網膜症 |
藤本 悠（執筆）／瀬戸奈津子・畑中あかね（監修）

| 173 | ⑦ 慢性閉塞性肺疾患（COPD） |
梨木恵実子（執筆）／内田陽子（監修）

| 203 | ⑧ 誤嚥性肺炎 |
赤松 有紀子（執筆）／菅原 美樹・森山 美香（監修）

| 227 | ⑨ 無症候性心筋虚血 |
木村 禎（執筆）／菅原 美樹（監修）

| 261 | ⑩ 糖尿病足病変 |
古山 景子・髙木 元（執筆）／瀬戸奈津子（監修）

| 289 | ⑪ 悪性リンパ腫 |
日下部 緑（執筆）／菅原 美樹（監修）

| 317 | ⑫ 乳がん |
長谷川 真里（執筆）／菅原 美樹（監修）

| 345 | ⑬ 大動脈解離 |
岡根 利津（執筆）／尾野 敏明（監修）

| 375 | ⑭ くも膜下出血 |
清水 祐（執筆）／尾野 敏明（監修）

| 399 | ⑮ 腹部大動脈瘤 |
雀地 洋平（執筆）

423	⑯ 肺血栓塞栓症
	入山 亜希（執筆）／尾野 敏明（監修）

447	⑰ 食道がん
	柏 彩織（執筆）／角田 直枝（監修）

473	⑱ 緑内障
	藤本 悠（執筆）／瀬戸奈津子（監修）

499	⑲ 肝臓がん
	坂本 友絵（執筆）／中田 諭（監修）

523	⑳ IgA腎症
	米村 朋代・八木 哉子（執筆）／畑中あかね（監修）

549	㉑ 熱傷
	辻 守栄（執筆）

577	㉒ 統合失調症
	松田 直正（執筆）

605	㉓ 膵臓がん
	宇佐美 知里（執筆）／中田 諭（監修）

637	㉔ 気管支喘息
	青柳 匡（執筆）／中田 諭（監修）

6	本書の使い方
662	索引

編集担当：Nursing Canvas編集室
編集協力：緒方隆士
本文デザイン・DTP：(株)エストール
表紙・本文イラスト：中村加代子，江原美幸，青木 隆，渡辺富一郎，日本グラフィックス

本書の使い方

本書は24の疾患事例について，以下のような流れに沿って看護過程を展開していきます．

事例

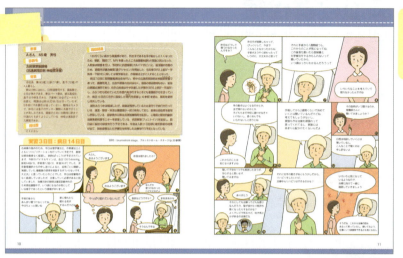

ある実習の場面を紹介．患者さんとのコミュニケーションのなかに，大切な情報がたくさん出てきます．

疾患を理解しよう！

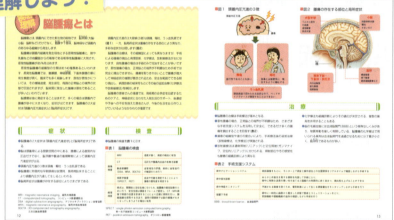

疾患のポイントをまとめています．事例の患者さんがどのような検査や治療を受け，どのような経過をたどるのか理解しておきましょう．

ここからが，実際にみなさんが書く実習記録のお手本となります！

❶ 情報収集

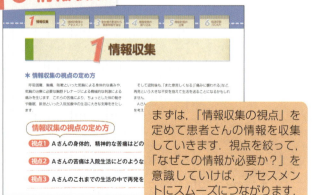

まずは，「情報収集の視点」を定めて患者さんの情報を収集していきます．視点を絞って，「なぜこの情報が必要か？」を意識していけば，アセスメントにスムーズにつながります．

❷ 情報の整理とアセスメント

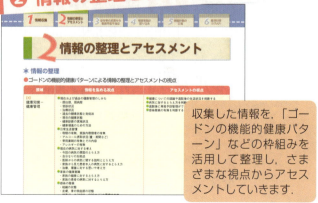

収集した情報を，「ゴードンの機能的健康パターン」などの枠組みを活用して整理し，さまざまな視点からアセスメントしていきます．

❸ 全体像の把握から看護問題を抽出

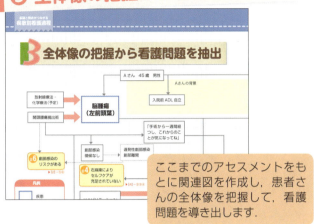

ここまでのアセスメントをもとに関連図を作成し，患者さんの全体像を把握して，看護問題を導き出します．

❹ 看護問題の絞り込み

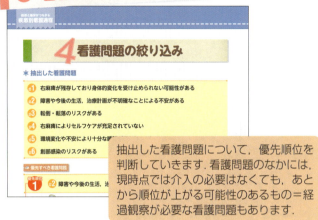

抽出した看護問題について，優先順位を判断していきます．看護問題のなかには，現時点では介入の必要はなくても，あとから順位が上がる可能性のあるもの＝経過観察が必要な看護問題もあります．

❺ 看護計画の立案

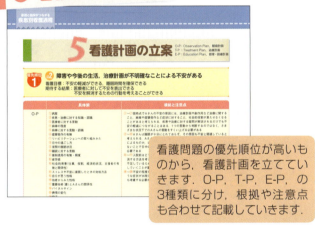

看護問題の優先順位が高いものから，看護計画を立てていきます．O-P，T-P，E-P，の3種類に分け，根拠や注意点も合わせて記載していきます．

❻ 経過記録

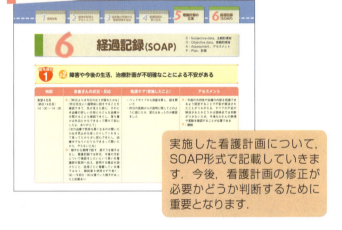

実施した看護計画について，SOAP形式で記載していきます．今後，看護計画の修正が必要かどうか判断するために重要となります．

評価

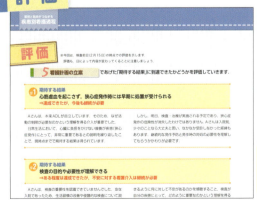

最初の「事例」に出てきた会話から，全体を振り返ります．

基礎と臨床がつながる
疾患別看護過程

① 脳腫瘍
~術後右麻痺が残存しリハビリテーションを行う事例~

脳腫瘍は，頭蓋内に新生物が発生し，頭蓋内圧亢進症状や脳局所症状をきたす疾患です．脳局所症状は腫瘍のある部位によって異なり，運動麻痺や感覚障害，痙攣，高次脳機能障害などが生じる場合があります．

術後は，周術期の合併症を回避するためのケアを行いながら，患者さんの症状に合わせて，今後の生活の不安を解消していくかかわりが重要となります．

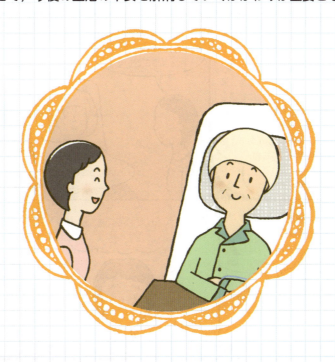

事例

患者
Aさん　45歳　男性

診断名
左前頭葉脳腫瘍
（迅速病理診断 神経膠芽腫(こうがしゅ)）

背景
会社員．妻（43歳）と娘（17歳），息子（12歳）の4人暮らし．
朝は9時に出社し，19時頃帰宅する．課長職で，土日は休みである．妻はパート勤め，娘は高校生，息子は小学生である．夕食時には必ずビールを1缶飲む．喫煙は以前は20本/日は行っていたが，5年前にやめ現在は吸っていない．趣味はカメラで，休日には息子のサッカー観戦に夫婦で行くことが楽しみである．健康のために出勤時に駅までの道のりを歩くようにしている．性格は真面目で几帳面である．

既往歴
とくになし

現症経過
1か月くらい前から頭重感があり，利き手である右手が動かしにくくなったため，受診．頭部CT，MRIを撮ったところ脳腫瘍を疑われ緊急入院となった．入院後は精査を行い，予防的に抗痙攣薬（カルバマゼピン）と，脳浮腫の改善のため，頭蓋内浮腫治療薬（濃グリセリン）を開始した．右麻痺（BRS 上肢Ⅳ－手指Ⅲ－下肢Ⅵ）に関しては理学療法士，作業療法士が介入することとなった．

病日7日目に開頭腫瘍摘出術を行い，術中の迅速病理診断は神経膠芽腫(こうがしゅ)であった．画像所見上，出血や梗塞の合併はなく，創部の感染徴候もない．術後の意識は清明であり，手の麻痺はやや改善したが残存（BRS 上肢Ⅳ－手指Ⅳ）し，ふらつきも認めていたため室内を歩行するときにも看護師が付き添っていた．病日13日目に右手に限局した間代性痙攣(かんたい)(p.16参照)を認め，薬剤を使用し消失している．

現在ふらつきは軽減したが，麻痺は残存しているため見守りで歩行を行っている．清潔・整容・排泄は看護師が一部介助をしており，食事は自助具を使用し摂取している．痙攣発作以降は点滴加療期間を延長し，心電図と経皮的動脈血酸素飽和度モニターを装着している．抗痙攣薬（フェニトイン）を追加し，数日後に脳波の検査を行う予定である．今後は入院21日目頃に確定診断の結果が出て，放射線療法と化学療法を併用した治療を行う予定となっている．

BRS：brunnstrom stage，ブルンストローム・ステージ(p.30参照)

実習3日目：病日14日目

右麻痺の残存のため，今日は理学療法士，作業療法士とともにリハビリテーションを行っていく予定です．創部は感染徴候なく経過し，抜鉤（ばっこう）が予定されています．今朝のバイタルサインは，血圧100/54mmHg，脈拍64回/分，呼吸数12回/分，体温36.8℃でした．深夜勤看護師からの申し送りによると，巡視ごとに開眼し覚醒していた，睡眠薬の使用を相談するが「いらないです．大丈夫」と言っていたとのことでした．昨日は痙攣発作なく経過していましたが，注意していく必要があると話していました．治療方針の説明は確定診断待ちのため現在調整中で，いつ頃になるのか気にしている様子であったという情報がありました．

① Aさん，おはようございます／おはようございます

② 昨夜は眠れましたか？／なんだか寝つけなかったけど大丈夫だよ

③ 手術の後からあんまり寝つけなくってね．今はちょっと眠いね／家に帰れたら眠れる気がするんだけどね

④ やっぱり眠れていないんだ

⑤ 食欲はどうですか？／まあまあかな／そうなんですね

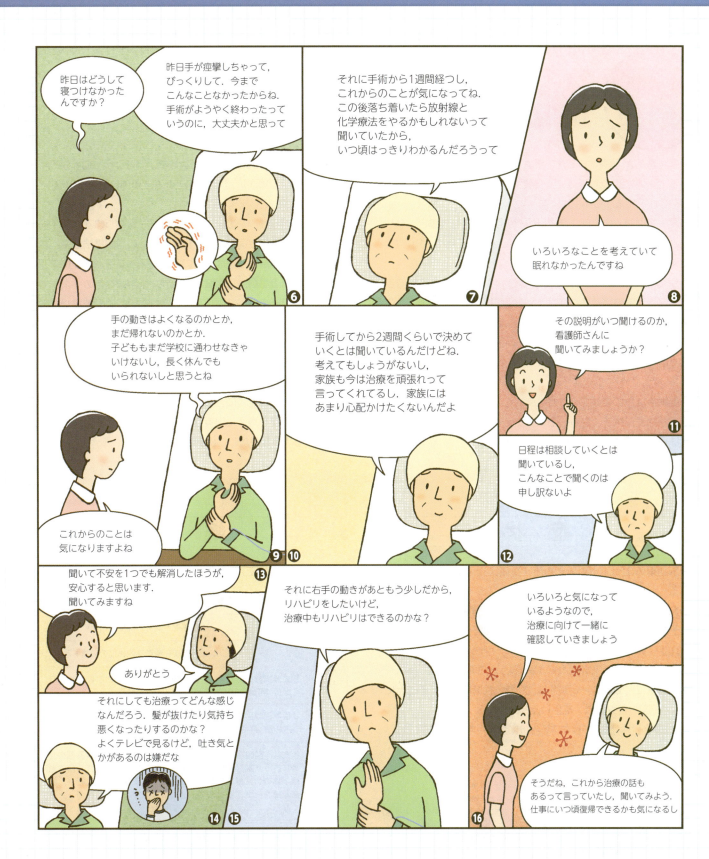

脳腫瘍とは

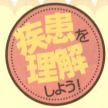

脳腫瘍とは，頭蓋内にできた新生物の総称です．脳実質（大脳・小脳・脳幹など）だけでなく，髄膜や下垂体，脳神経など頭蓋内のあらゆる組織から発生します．

脳腫瘍は頭蓋内組織を発生母地とする原発性脳腫瘍と，肺や乳腺などの他臓器からの転移である転移性脳腫瘍に大別され，原発性脳腫瘍が85％を占めます．

原発性脳腫瘍の組織型の分類は約140種類あるといわれます．原発性脳腫瘍では，髄膜腫，神経膠腫，下垂体腺腫の順に発生頻度が高く，臨床でも多く経験します．良性か悪性かについては，その増殖速度，発生部位，周囲の正常脳との境界の状態で区別されますが，脳実質に発生した腫瘍は悪性であることが多いといわれています．

脳腫瘍は急に発症することはまれで，多くの場合は頭蓋内で腫瘍が徐々に大きくなり，症状が出てきます．脳腫瘍の2大症状は『頭蓋内圧亢進症状』と『脳局所症状』です．

頭蓋内圧亢進の3大徴候（3徴）は頭痛，嘔吐，うっ血乳頭です（図1）．一方，脳局所症状は腫瘍の存在する部位により異なり，多彩な症状が出現します（図2）．

脳腫瘍の治療は，その組織型によっても異なりますが，手術による腫瘍の摘出と病理診断，化学療法，放射線療法が主になります．良性腫瘍の場合は手術のみで完治することが多いですが，悪性腫瘍の場合，正常脳との境界が不明瞭なため手術では完全に摘出できません．腫瘍を取りきれないことで腫瘍が増大して神経症状の増悪が懸念されるため，安全な範囲でできる限り摘出し，病理診断の結果をもとにその後の追加治療（化学療法や放射線療法）を検討します．

脳腫瘍の患者さんの看護では，周術期の合併症を回避するためのケアと，神経症状に合わせた入院生活のサポート，後遺症や予後への不安を抱えた患者さんが，今後の生活を自ら作り上げていけるようなかかわりが重要です．

症状

- 脳腫瘍の2大症状は『頭蓋内圧亢進症状』と『脳局所症状』である．
- 脳は頭蓋骨による閉鎖空間の中にある．腫瘍による直接的な圧迫だけでなく，脳浮腫や髄液の循環障害によって頭蓋内圧亢進症状が出る．
- 頭蓋内圧亢進の3徴は頭痛・嘔吐・うっ血乳頭である．
- 脳腫瘍に特徴的な早朝頭痛は就寝時，長時間臥床することにより頭蓋内圧が亢進して生じるといわれる．
- 脳局所症状は腫瘍が存在する部位によりさまざまである．

MRI：magnetic resonance imaging，磁気共鳴画像
CT：computerized tomography，コンピュータ断層撮影法
DSA：digital subtraction angiography，デジタルサブトラクション血管造影法
MRA：magnetic resonance angiography，磁気共鳴血管造影
3DCTA：3D computerized tomography angiography，三次元脳血管造影

検査

- 脳腫瘍の検査を表1に示す．

■表1　脳腫瘍の検査

画像検査	MRI	感度が高く，病変の検出に有効
	CT	石灰化や腫瘍内出血の有無を診断
	脳血管撮影（DSA，MRA，3DCTA）	血管増生の評価，術前に血管走行の確認のため行う
	核医学検査（SPECT，PET）	血流や代謝を測定することにより腫瘍の悪性度を判定する
病理検査		術式は，開頭術と定位生検に分けられ，脳腫瘍の確定診断のために行う．定位生検は頭部をフレームで固定し，CT・MRI画像で病変の位置を計測することにより正確に穿刺を行い，腫瘍組織を採取する方法で，通常の開頭術では脳の損傷が大きくなってしまうような場合に有用

SPECT：single photon emission computed tomography，単一光子放射型コンピュータ断層造影
PET：positron emission tomography，ポジトロン断層撮影

■ 図1　頭蓋内圧亢進の3徴

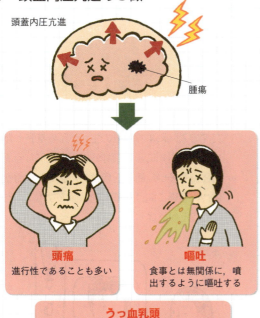

■ 図2　腫瘍の存在する部位と局所症状

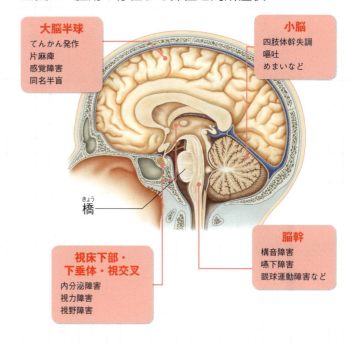

治　療

- 脳腫瘍の治療は手術療法が基本となる．
- 悪性腫瘍の場合，正常脳との境界が不明瞭なため，さまざまな手術支援システムを活用して安全に，できるだけ多くの腫瘍を摘出することを目指す（表2）．
- 腫瘍の組織型や進行の度合いにより，手術療法後の追加治療（放射線療法，化学療法）が実施される．
- 放射線療法は通常照射（リニアック）と定位照射（ガンマナイフ，定位的リニアック）に分けられる．照射部位やその感受性も腫瘍の組織診断により異なる．
- 化学療法も組織診断によりその適応が決定される．複数の薬剤を併用することもある．
- 脳の毛細血管には血液脳関門（BBB）という特殊なしくみがあり，物質移動を厳しく制限している．脳腫瘍の化学療法で用いられる薬剤は血液脳関門を通過させるために分子量が小さく，脂溶性であるものが多い．

■ 表2　手術支援システム

術中ナビゲーションシステム	術前画像をもとに，モニター上で病変と操作部位との位置関係をリアルタイムで確認しながら手術する
術中蛍光診断	あらかじめ蛍光を発する薬剤を内服して手術に入り，術中に特殊な波長の青い光を当てると腫瘍のみ肉眼的に赤く染まり，摘出度を上げることができる
術中神経モニタリング	予測される障害を防ぐため，電気刺激によって生じる誘発電位をモニタリングしながら手術を行う
覚醒下手術	術中に一時的に麻酔から覚ました状態で患者とコミュニケーションをとり，言語機能や運動機能の温存を確認しながら手術を行う

BBB：blood-brain barrier，血液脳関門

一般的な経過

入院・手術

- 症状に合わせた治療の開始．脳浮腫がある場合は抗脳浮腫薬を，痙攣発作を初発症状としている場合や発作が心配される場合は抗痙攣薬の投与を開始する
- 日常生活援助と並行し，運動麻痺や感覚障害などによる活動制限がある場合は，リハビリテーションも行う

看護のポイント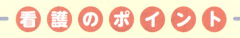

- 神経症状の観察とマネジメントをする
- 突然の入院により今後の生活へ不安を持ったり，病名告知により精神的に不安定になる患者さんも多い．訴えを傾聴し，適切な情報提供や，手術に向けた精神的準備のサポートをすることが重要

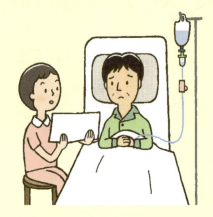

術後

- 術後の合併症には，術後出血や痙攣，脳浮腫，創部感染がある
- 状態に応じて安静度が拡大する

- 術前の神経症状と合わせて，術後変化の継続的な観察が重要
- 廃用症候群の予防のため早期離床は重要であるが，血圧の変化や神経症状の増悪などのリスクを予測し，安全に行う必要がある

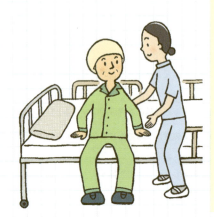

放射線療法　化学療法	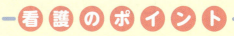　看護のポイント
●病理診断の確定後，治療方針が決定する ●治療中も症状に対するリハビリテーションが継続される	●医師からの説明には必ず同席し，患者さんや家族の治療に対する思いや理解度を確認し，前向きに治療にのぞめるよう支援する ●放射線や治療薬による副作用を把握し，日々の観察を行う．また，副作用や治療効果に対する不安がないか確認し，根気よく治療を継続できるよう支援する ●リハビリスタッフと情報を共有し，訓練でできることを日常生活に取り入れてリハビリテーション看護を実践する
↓	
退院	
●後遺症の状況から必要な社会資源について情報提供をし，自宅での生活に向けて準備する	●家の構造などについて情報収集を行い，生活で注意することを具体的に患者さんと家族に指導する ●期間をおいて再入院する場合や外来で治療を継続する場合は，そのスケジュールについて情報提供をする

1 情報収集

✴ 情報収集の視点の定め方

　脳腫瘍の患者さんは手術（開頭腫瘍摘出術もしくは定位生検術）を行い，術後の状態に応じて必要なリハビリテーションを行います．手術により採取した腫瘍組織をもとに病理診断を行い，必要に応じて維持療法を行うことが一般的で，腫瘍の種類により維持療法の内容は変わります．

　Aさんの場合，開頭腫瘍摘出術後の回復過程をたどりながら，麻痺に対するリハビリテーションを行っている状況です．会話からは，麻痺の改善がどの程度見込めるのかに対して，不安を抱いていることがうかがえます．今後は維持療法が必要であろうと言われ，詳しい説明はこれからですが，治療に対する漠然とした不安も見受けられます．

　それらに加え，初発の痙攣発作が起きたことで動揺もうかがえます．壮年期にあるAさんは円滑な家庭生活の維持や経済的基盤を担っており，職業人としての役割遂行も求められています．

　以上のことから，リハビリテーションのゴールを多職種間で話し合い，今後の治療方針とともに社会復帰への見通しを考え，伝えていく必要があります．

情報収集の視点

視点1 術後7日目で右麻痺と筋力低下が残存しているが，リハビリテーションの到達目標がどこにあるのか

視点2 痙攣発作による身体的・精神的状態の変化と治療内容

視点3 放射線療法，化学療法に関してどのような不安を持っているか

＊ 情報収集の例

視点1 術後7日目で右麻痺と筋力低下が残存しているが，リハビリテーションの到達目標がどこにあるのか

情報収集の視点（詳細項目）	どこから？	なぜこの情報が必要か？	Aさんの情報
●麻痺・筋力低下の程度 ・BRS ・MMT ●リハビリテーションの状況 ・PT，OTの訓練内容 ・リハビリテーションへの取り組み状況 ・意欲の有無	●カルテ ●看護記録 ●リハビリテーション記録 ●本人の発言，観察 ●家族の発言 ●医師，看護師，PT，OTからの情報 ●インフォームド・コンセントの内容	●リハビリテーションの到達目標について，医療者と本人，家族が共通認識を持ち，取り組むことで，今後の見通しが立ち不安の解消につながる	●術前から麻痺が出現しており，術後も右手の麻痺（BRS上肢Ⅳ-手指Ⅳ）は残存している ●術後は筋力低下によるふらつきも認めていたため室内を歩行するときにも看護師が付き添っていたが，現在ふらつきは改善している ●手の動きはよくなるのかという言動があった ●維持治療中のリハビリテーションの実施が可能であるか疑問に思っている

MMT：manual muscle test，徒手筋力テスト
PT：physical therapist，理学療法士
OT：occupational therapist，作業療法士

視点2 痙攣発作による身体的・精神的状態の変化と治療内容

情報収集の視点（詳細項目）	どこから？	なぜこの情報が必要か？	Aさんの情報
●痙攣発作時の状況 ・痙攣発作の種類 ・神経学的所見 ●痙攣発作後の状況 ・神経学的所見の変化 ・麻痺の状況 ・精神的変化 ・モニタリングの状況 ●治療内容 ・抗痙攣薬の調整状況 ・画像，脳波の検査結果	●カルテ ●看護記録 ●本人の発言 ●家族の発言 ●PT，OTから聴取	●痙攣発作が生じたことから，抗痙攣薬のコントロールを実施していく必要がある ●痙攣発作は睡眠不足などのストレスにより生じることがあり，Aさんの場合睡眠不足にもかかわらず「大丈夫」と話していることから，再度発作を起こす可能性がある	●病日13日目に右手に限局した間代性痙攣※を認め，薬剤を使用し消失している．痙攣発作以降は心電図と経皮的動脈血酸素飽和度（SpO_2）モニターを装着している．抗痙攣薬を増量し，数日後に脳波の検査を行う予定である ●「昨日手が痙攣しちゃって，びっくりして．今までこんなことなかったからね．手術がようやく終わったっていうのに，大丈夫かと思って」 ●深夜勤看護師からの申し送りによると，巡視ごとに開眼し覚醒していた．睡眠薬の使用を相談するが「いらないです．大丈夫」と言っていたとのこと．昨日は痙攣発作なく経過していたが，注意していく必要があると話していた

※間代性痙攣：随意筋の攣縮と弛緩とがすばやく反復する痙攣のことで，関節の屈曲伸展運動が不随意的に起こる．持続時間は短い．

| 1 情報収集 | 2 情報の整理とアセスメント | 3 全体像の把握から看護問題を抽出 | 4 看護問題の絞り込み | 5 看護計画の立案 | 6 経過記録(SOAP) |

視点3 放射線療法，化学療法に関してどのような不安を持っているか

情報収集の視点(詳細項目)	どこから？	なぜこの情報が必要か？	Aさんの情報
●放射線療法に対するイメージ ●化学療法に対するイメージ ●インフォームド・コンセント状況 ●性格 ●価値観 ●趣味	●カルテ ●看護記録 ●本人の発言 ●家族の発言	●Aさんが放射線療法や化学療法を受けるためにどのような点に不安を抱えているか把握し，適切な情報を伝えることで安心して治療に向き合えるように援助をする必要がある	●入院21日目頃に確定診断の結果が出る ●看護師からの治療方針の説明は，確定診断待ちのため現在調整中であるが，いつ頃になるのか気にしている様子であったとの情報があった ●寝つけなかった理由を尋ねると「手術から1週間経つし，これからのことが気になってね．この後落ち着いたら放射線と化学療法をやるかもしれないって聞いていたから，いつ頃はっきりわかるんだろうって」と話す ●「それにしても治療ってどんな感じなんだろう．髪が抜けたり気持ち悪くなったりするのかな？よくテレビで見るけど，吐き気とかがあるのは嫌だな」 ●「それに右手の動きがあともう少しだから，リハビリをしたいけど，治療中もリハビリはできるのかな？」

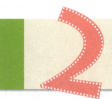

情報の整理とアセスメント

✻ 情報の整理

　ここまで述べてきた3つの視点に基づき収集した情報をゴードンの機能的健康パターンを用いて整理，アセスメントします．
　入院から術前の状態をふまえたうえで，リハビリテーションの目標(ゴール)がどこにあるのか，治療に対する不安や今後の生活のために必要な指導内容を整理しながらアセスメントをすることが重要です．
　今回は，ゴードンの機能的健康パターンの枠組みに沿って，情報を整理し，患者さんの全体像をとらえていきます．

●ゴードンの機能的健康パターンによる情報の整理とアセスメントの視点

領域	情報を集める視点	アセスメントの視点
【1】 健康知覚— 健康管理	●健康についてどのように考え，管理しているか ●現病歴 ●既往歴 ●健康管理状況(受診状況，治療状況) ●医療者からの指示に対応しているか ●日常生活管理 ●習慣的に服用している薬剤 ●薬剤管理状況 ●現在の病気についてどのように考えどのように対応しているか ●家族は患者の健康をどのように感じているか	●脳腫瘍に伴う症状をどのようにとらえ，認識しているか ●今後実施される治療のスケジュールについて理解しているか ●化学療法や放射線療法に伴う副作用について理解しているか ●薬剤についてどのように理解しているか，管理する意思があるか

領域	情報を集める視点	アセスメントの視点
【2】 栄養―代謝	●栄養状態 ●体重，BMI ●皮膚の状態 ●食習慣 ●食事摂取量：摂取パターンと1日摂取量 ●全身状態：倦怠感の有無と程度 ●感染徴候：体温，倦怠感 ●血液データ：TP，Alb，Hb，WBC，CRP	●現在の食事摂取量から必要エネルギー量が不足していないか判断する ●全身状態や検査所見から栄養状態はどうか判断する ●創部は感染徴候がなく治癒しているか ●治療中の骨髄抑制について理解しているか ●感染防御のための行動を理解しているか
【3】 排泄	●排尿習慣：排尿パターン（1日の回数，夜間の回数） ●排便習慣：排便パターン（1日の回数），下剤服用の有無と頻度 ●検査データ：BUN，Cr，eGFR，尿検査	●腎機能障害はないか ●麻痺による排泄動作への影響はないか
【4】 活動―運動	●日常生活の活動能力：入院前と現在の活動レベル（食事，入浴，排泄，更衣，整容，歩行，移動などの行為の自立度） ●安静度 ●活動を阻害している要因の有無（疼痛，筋力低下，関節拘縮，麻痺など）	●運動麻痺のレベルや筋力低下が日常生活にどのような影響を与えているか ●介助量はどの程度か ●安静度を理解し守ることができているか ●転倒リスクはどの程度あるか
【5】 睡眠―休息	●睡眠状況：入院前と現在の睡眠状況，熟眠度，中途覚醒，早期覚醒の有無 ●睡眠薬の使用の有無と頻度，効果 ●睡眠に対して自覚している問題 ●休息の取りかたと状況：入院前と現在の休息の取りかたと自覚している問題	●睡眠や休息が十分に取れているか，十分だと感じているか ●睡眠や休息が十分に取れていない原因は何か
【6】 認知―知覚	●感覚器の状況：視力，聴力，触覚，味覚，嗅覚の状況 ●認知 　・自分の記憶力をどう感じているか 　・問題解決，意思決定についてどう感じているか 　・家族から見た患者の認知力 　・コミュニケーション能力，理解力，注意力，意識レベル 　・最終学歴 ●不快症状 　・疼痛の有無と程度，部位，表情，言動，対処方法 　・瘙痒感の有無と程度，部位，表情，言動，対処方法	●感覚器機能に低下はないか ●現状をどのように認識しているか ●創部や麻痺側に疼痛は生じていないか
【7】 自己知覚― 自己概念	●感情 　・疾患，治療に伴う現在の思いや感情 　・今後への思い ●自分自身について 　・性格 　・理想の自分 ●今回の入院や治療についてどのように考えているか ●家族の考え，思い	●自分自身の性格をどのようにとらえているか ●恐怖や不安，絶望などの感情の有無 ●恐怖や不安，絶望などの感情の要因 ●運動麻痺によって自己概念が脅かされていないか ●今後の生活をどのようにイメージしているか ●家族の不安はないか
【8】 役割―関係	●職業 ●家庭内での役割と認識：患者・家族の発達段階と発達課題 ●家族構成と家族との関係 ●病気による役割の変化とその認識 ●家族内に介護を必要とする人がいるか ●経済的状況 ●社会資源の利用	●入院や治療により家族や社会での役割にどのような影響があるか ●役割の変化がある場合，患者・家族はどう感じているか ●サポートが得られるか ●入院中の家族の不安はないか ●今後の継続治療や外来通院による経済的不安はないか

BMI：Body Mass Index，体格指数

領域	情報を集める視点	アセスメントの視点
【9】 セクシュアリティー生殖	●性別 ●結婚の有無 ●性生活の状況：性交の有無，満足度 ●性機能：生殖器疾患の有無 ●子どもの有無，家族，年齢	●性についてどのように考えているか ●性に対する問題はないか
【10】 コーピングーストレス耐性	●ストレスと生活上の問題点の知覚 　：最もストレスと感じること 　・現在の疾患が及ぼすストレスの有無と程度 　・過去1年間のストレスとなる出来事 ●コーピング方法 　・普段，問題に直面したときの反応（思いや問題への対処法） 　・薬物や飲酒依存の有無 　・ストレスや緊張を和らげる方法 ●サポート 　・どのようなサポートを望むか 　・サポートしてくれる人がいるか，それは誰か	●入院や治療をストレスと感じていないか ●いままで，ストレスにどのように対処してきたか ●ストレスに対してどのように対処しているか，対処法は適切か ●サポートがあるか
【11】 価値ー信念	●価値，目標，信念 　・人生で大切にしているもの 　・自分自身の意思決定に影響するもの 　・希望や生きる原動力になっているもの 　・入院中に大切と思うこと ●宗教	●価値や信念などが疾患や生活にどのように影響しているか ●患者の大切にしていることが家族に受け入れられているか ●自分の価値や信念が尊重されていると感じているか

●Aさんの情報の整理とアセスメント

領域	Aさんの情報の整理	アセスメント
【1】 健康知覚ー健康管理	①現病歴：約1か月前からの頭重感と右手の動かしにくさがあり，CT，MRIを撮ったところ脳腫瘍を疑われ入院となった ②既往歴：とくになし ③健康管理状況：健康のために出勤時に駅までの道のりを歩くようにしている ④認知機能の問題なく，本人の意思決定可能 ⑤日常生活管理：朝9時に出社し，19時頃帰宅する．土日は休み ⑥習慣的に服用している薬剤：入院前はとくになし．入院をしてから抗痙攣薬と脳浮腫改善のための薬剤を開始した ⑦薬剤管理状況：看護師管理 ⑧現在の病気についてどのように考えているか：治療方針の説明がいつ頃になるか気にしている様子があった ⑨嗜好：喫煙は以前は20本/日は行っていたが，5年前にやめている．夕食時に必ずビールを1缶飲む ⑩家族は患者の健康をどのように感じているか：家族は治療を頑張れと言っていると話していた ⑪術中の迅速病理診断では神経膠芽腫との診断が出ていた ⑫右麻痺(術前：BRS上肢Ⅳ－手指Ⅲ－下肢Ⅵ，術後：BRS上肢Ⅳ－手指Ⅳ－下肢Ⅵ) ⑬安静度：付き添い歩行 ⑭病日13日目に右手に限局した間代性痙攣を認め，抗痙攣薬服用中	●突然の入院と，これまでに経験したことのない症状，治療であるため，知識や認識が不足することが予測される（①②） ●認知機能には問題がなく，健康への意識も高い．今後の治療計画を自己管理する能力はあると考えられる（③④⑤⑧⑨） ●患者からの情報であり，家族がどのようにとらえているか明確でないため今後さらなる情報収集が必要である（⑩） ●迅速病理診断では神経膠芽腫となっており，確定診断の結果待ちではあるが，化学療法と放射線療法を併用して行うことが予測される（⑪） ●右麻痺があることや，持続点滴，抗痙攣薬服用などにより転倒リスクが高い状態である．現在は看護師が付き添っているが，安全な環境を整え，自立に向けた支援をする必要がある（⑫⑬⑭）

> **臨床の視点**
> BRSとは中枢神経麻痺に特有な運動パターンの変化をみることができる評価スケールです（p.30参照）．BRSで評価することにより麻痺の回復の程度が多職種間で共有できます．

領域	Aさんの情報の整理	アセスメント
【2】栄養-代謝	①身長178cm, 体重63kg, BMI 19.8 ②摂取パターンと1日摂取量：常食1,600kcalを平均8割摂取 ③食習慣：1日3回規則的に摂取し, 偏食はなし ④倦怠感の有無と程度：なし ⑤創部の状態：感染徴候なく, 抜鉤予定 ⑥副腎皮質ステロイドを点滴から内服へ切り替えていく予定 ⑦体温：36.8℃ ⑧血液データ：TP 7.0g/dL, Alb 3.4g/dL, Hb 14.3g/dL, WBC 10,600/μL, CRP 1.0mg/dL, Glu 87mg/dL	●BMIは標準から逸脱していないが, 基礎代謝量が補えていないため今後, 栄養状態が低下し, 創部の感染リスクが高まる可能性がある(①②⑤⑧) ●創部は感染徴候なく経過しているが, 副腎皮質ステロイドの使用による感染のリスクや抜鉤による創部離開のリスクが高まる(⑤⑥)
【3】排泄	①排尿習慣：1日5回, 夜間排尿や排尿困難なし ②排便習慣：下剤は使用せず1日1回の排便を認める ③使用薬剤：テグレトール200mg 2錠, アレビアチン100mg 3錠, ガスター20mg 2錠 ④検査データ：BUN 13.8mg/dL, Cr 0.68mg/dL, eGFR 92.2mL/分/1.73m^2	●現在のところ排泄障害はないが, 便秘を起こす薬剤を使用しているため便秘傾向となる可能性がある(②③) **臨床の視点** 入院前のADLや既往, 術前のADLを把握することは, リハビリテーションの目標(ゴール)を設定するために重要です.
【4】活動-運動	①入院前のADLは自立, 通勤時に駅まで歩いている ②現在の活動レベル 　清潔：入浴や清拭時には健側や背部以外は自立 　更衣：ボタンをかける動作以外は自立 　食事：グリップを付けたスプーンやフォークを使用し自立 　排泄：排泄動作は問題ないが, トイレまでの移動やズボンの上げ下ろしに介助が必要 　安静時：付き添い歩行 ③右麻痺(術前：BRS上肢Ⅳ-手指Ⅲ-下肢Ⅵ, 術後：BRS上肢Ⅳ-手指Ⅳ-下肢Ⅵ) ⑤持続点滴を留置中 ⑥痙攣発作以降は心電図とSpO₂モニターを装着中 ⑦右手の麻痺に対しOTが介入し, 歩行動作の自立に対しPTが介入している ⑧「それに右手の動きがあともう少しだから, リハビリをしたいけど, 治療中もリハビリはできるのかな？」 ⑨「手の動きはよくなるのか」	●入院前のADLは自立しており, 規則的な運動をする習慣がある(①) ●右麻痺の残存や持続点滴留置によりADLが阻害されている(②③④⑤) ●術前と比較し, 右手の麻痺は若干の改善を認めており, リハビリテーションによりさらなる回復が期待できるため, リハビリテーションに意欲的に取り組む必要がある(④⑦) ●リハビリテーションに対する意欲はあるが, 右手の機能がどの程度改善されるか不安に思っている言動があるため, PT, OTと情報共有を行い, 患者への情報提供を行う必要がある(⑦⑧⑨) ●痙攣発作による麻痺の増悪はないものの, 再度起こる可能性があるため経過観察する必要がある(④⑥)
【5】睡眠-休息	①入院前の睡眠状況：問題なし ②「なんだか寝つけなかったけど大丈夫だよ. 手術の後からあんまり寝つけなくってね. 今はちょっと眠いね. 家に帰れたら眠れる気がするんだけどね」 ③深夜勤看護師からの申し送りによると, 巡視ごとに開眼し覚醒していた, 睡眠薬の使用を相談するが「いらないです. 大丈夫」と言っていたとのこと ④「手術から1週間経つし, これからのことが気になってね」 ⑤「昨日手が痙攣しちゃって, びっくりして. 今までこんなことなかったからね. 手術がようやく終わったっていうのに大丈夫かと思って」 ⑥病床環境：4床部屋	●入院前は自覚している睡眠障害はない(①) ●手術の後からあまり寝つけず, 巡視ごとに覚醒している状況がある. 今後の治療に関する気がかりがあり, 寝つけない要因が術後の疼痛や思うように動けないという身体的要因から, 今後に対する不安などの精神的要因へ移行していることが予測される(②③④⑤) ●「今はちょっと眠いね」と話していることから, 不眠が継続することで日中の生活に影響がでることが考えられる(②) ●痙攣発作が起きたことにより不安が生じ, 睡眠を妨げている可能性がある. また, 不眠が続くことによる痙攣発作の再発も考えられる(⑤) ●4床部屋に入院しており, 不安などの精神状態以外に不眠にかかわる要因がないか, 夜間の病床環境について情報収集する必要がある(⑥)
【6】認知-知覚	①視力, 聴力, 触覚, 味覚, 嗅覚の状況：問題なし ②認知機能：問題なし ③コミュニケーション障害なし ④感覚障害なし ⑤疼痛の訴えなし	●現在の認知機能は正常であり, 現状の認識や理解力も十分であるといえる(②③) ●感覚器の異常や手術創部などの疼痛の訴えは聞かれておらず, 現時点で問題となることはないと考えられる(①②③④⑤)

ADL：Activities of living, 日常生活動作

領域	Aさんの情報の整理	アセスメント
【7】 自己知覚－ 自己概念	①性格は真面目で几帳面 ②「手の動きはよくなるのかとか，まだ帰れないのかとか」 ③右麻痺（BRS 上肢Ⅳ－手指Ⅳ－下肢Ⅵ） ④看護師の見守りのもとで歩行している ⑤「治療ってどんな感じなんだろう．髪が抜けたり気持ち悪くなったりするのかな？　よくテレビで見るけど，吐き気とかがあるのは嫌だな」 ⑥「仕事にいつ頃復帰できるかも気になるし」	●真面目で几帳面な性格であり，右麻痺があることにより自分で身の回りのことをすべてできないことが苦痛となっている可能性がある（①②③④） ●治療による身体変化について気にしている言動があるが，治療による副作用について説明されていないことにより，正しい情報が認識されていない（⑤）
【8】 役割－関係	①45歳男性 ②職業：会社員（課長職） ③妻（43歳），娘（17歳），息子（12歳）の4人暮らし ④家族は「今は治療を頑張れ」と言っている ⑤経済的状況：妻はパート勤め ⑥「子どももまだ学校に通わせなきゃいけないし，長く休んでもいられないしと思うとね」 ⑦右麻痺（BRS 上肢Ⅳ－手指Ⅳ－下肢Ⅵ） ⑧「手の動きはよくなるのかとか，まだ帰れないのかとか」	●仕事上でも課長として責任ある立場にあり，家族の中でも高校生，小学生の子どもを持つ父親としての役割がある．発症，入院により両方の役割における変化が生じ，いままでどおり，家庭や職場での役割が遂行できるかどうか，不安に思っている（①②③④⑤⑥⑧） ●治療中も仕事が継続できるかどうかにより，経済的不安が生じる可能性がある（②③⑤⑥） ●右麻痺がどの程度仕事に影響するか，今後の見通しがはっきりしないことで不安が生じている（②⑦⑧）
【9】 セクシュアリティ－生殖	①45歳男性 ②既婚 ③妻（43歳），娘（17歳），息子（12歳）との4人暮らし	●現時点で問題となることはないと考えられる（①②③）
【10】 コーピング－ ストレス耐性	①趣味はカメラで，土日には息子のサッカー観戦に夫婦で行くことが楽しみ ②性格：真面目で几帳面 ③「少しずつ身体がよくなるごとに眠れるようにはなってきたけどね」「手術の後からあんまり寝つけなくってね．今はちょっと眠いね．家に帰ったら眠れる気がするんだけどね」 ④「こんなことで聞くのは申し訳ないよ」 ⑤「手の動きはよくなるのかとか，まだ帰れないのかとか」 ⑥「家族にはあまり心配かけたくないんだよ」	●入院前は趣味や楽しみをもって活動的に生活していた（①） ●初めての入院生活に加えて，右手の麻痺に対して回復するかどうか心配している．真面目で几帳面な性格に加えて，医療者に遠慮している言動もあるため，ストレスへと発展しうる事態が生じても，他者に表出できず対処が遅れる可能性がある（②③④⑤⑥）
【11】 価値－信念	①性格は真面目で几帳面 ②会社員で課長職 ③特別に信仰している宗教はない ④「子どももまだ学校に通わせなきゃいけないし，長くも休んでいられないしと思うとね」 ⑤「家族にはあまり心配かけたくないんだよ」	●夫や父親としての役割を遂行することに価値を置いていることがうかがえる．家族がAさんの入院やこれからの治療に対してどのような思いを抱いているか情報を収集する必要がある（①②③④⑤）

✱ 統合アセスメント

　Aさんの情報を整理し全体像を見てみると，不安が強いことがわかりました．Aさんの真面目な性格や遠慮がちな言動から，不安を表出しきれていない可能性があります．

　現在把握できている不安の原因は，今後，どのように治療が進行するのか，副作用の程度はどうか，どのぐらいの期間で終了するのかという，治療に関することと，右麻痺が改善するかどうか，痙攣発作についてなどの症状に対することです．

　Aさんは40代の働き盛りで，会社でも責任ある立場にあるだけでなく，家族の中でも夫や父親としての役割は大きく，経済的な主柱でもあります．今後の治療計画が未定であることにより，社会復帰の時期も気になっていることが考えられます．

　また，右麻痺については若干の改善はあったものの，現在も日常生活に介助が必要な状況です．右麻痺やふらつきなどにより転倒のリスクがあるだけでなく，麻痺がどの程度改善するか，自立した生活ができるかという不安も大きいことが考えられます．自助具などで代償しながら，自立した生活に向けて計画的に根気よくリハビリテーションに取り組めるよう支援していく必要があります．

3 全体像の把握から看護問題を抽出

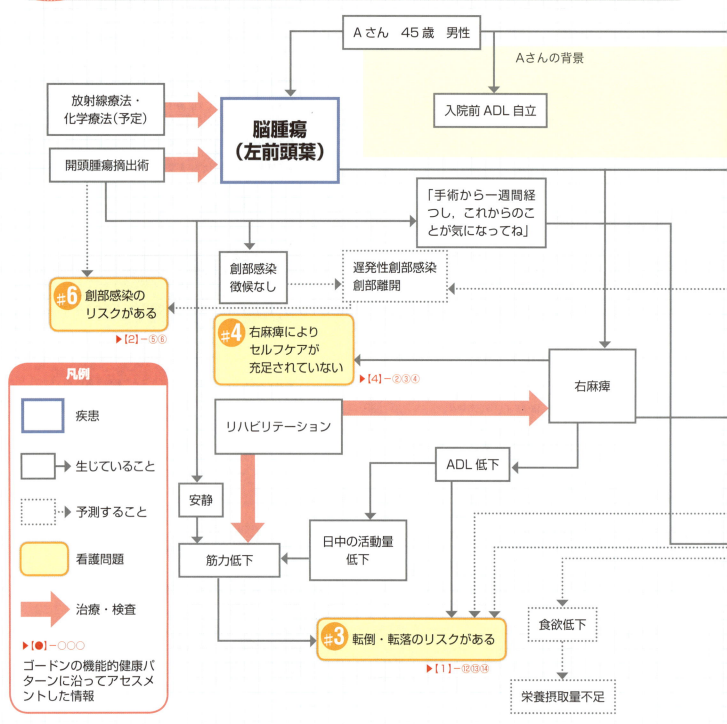

ここまでで整理したAさんの情報を関連図で表し、Aさんの全体像を把握して問題を導き出します．

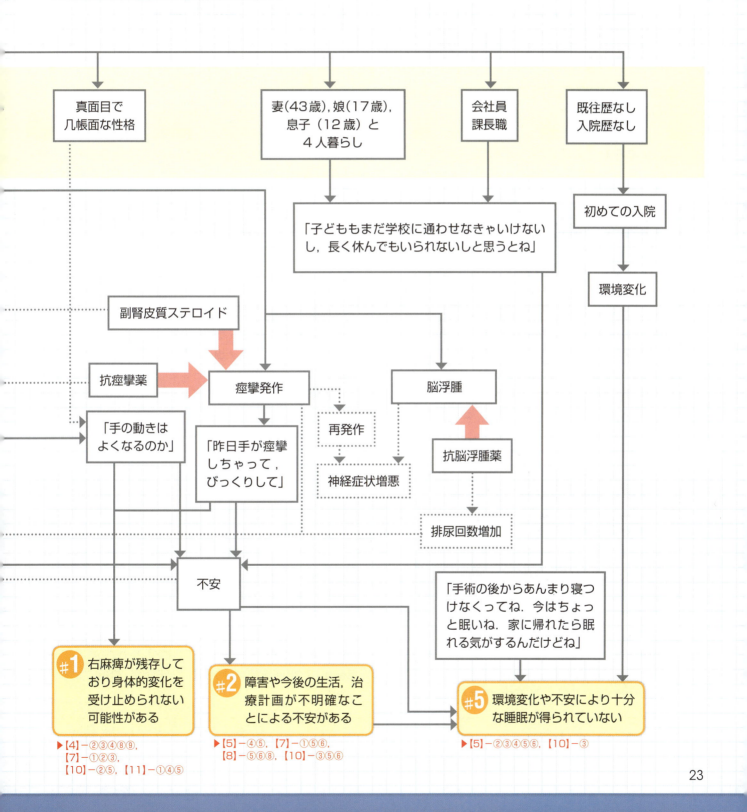

✱ 抽出した看護問題

 右麻痺が残存しており身体的変化を受け止められない可能性がある
NANDA-Iでは ➡ 自己知覚：ボディイメージ混乱
（関連因子：身体機能の変化，心理社会機能の障害）

◆ **Aさんの右麻痺に対する受容の程度を確認する**

　現在，右麻痺に対してリハビリテーションが行われています．麻痺がどの程度まで回復するか明確ではないため，Aさんが右麻痺についてどのように感じているか表出できるようなかかわりが必要です．理学療法士，作業療法士とも情報を共有し，多職種間でリハビリテーションのゴールを共通認識し，障害を受容できるようかかわることが必要です．

 障害や今後の生活，治療計画が不明確なことによる不安がある
NANDA-Iでは ➡ コーピング/ストレス耐性：不安
（関連因子：健康状態の変化，役割機能の変化）

◆ **不安の軽減に向けた情報提供と，不安を表出できる環境調整が必要**

　Aさんは，術後からあまり眠れないと話し，今後の治療の時期や副作用，生活について，右麻痺がよくなるのか，痙攣がまた起きるのではないかなど，さまざまな不安を抱えていることがわかりました．
　治療計画については，現時点でされるべき情報提供がなされているか確認する必要があります．
　また，不安をいつでも表出できることや，遠慮せず話をできる存在がAさんにとって大きな支えとなるため，家族とも協力しながら環境を整え，寄り添っていくことが必要です．

 転倒・転落のリスクがある
NANDA-Iでは ➡ 安全/防御：転倒転落リスク状態
（危険因子：可動性障害，術後回復期）

◆ **転倒・転落のリスク因子を明確にして，本人と共有しながら対策を考えます**

　Aさんは術後も右麻痺やふらつきがあり，歩行が不安定になりやすい状況にあります．バランスを崩したときに転倒を防御することが困難なことも予測されます．
　抗痙攣薬は，血中濃度が安定するまでは痙攣のリスクが高いだけでなく，有効域を超えて意識がもうろうとすることもあるため注意が必要です．抗脳浮腫薬は利尿が促進され，排尿回数の増加につながることもあり転倒リスク因子と考えます．
　ふらつきは軽快しているものの，残存しており，安全で自立した歩行ができるまでは転倒を予防するための工夫をし，転倒のリスク因子をAさんと共有しながら介入していくことが重要です．

右麻痺によりセルフケアが充足されていない
NANDA-Iでは ➡ 活動/休息：入浴セルフケア不足，更衣セルフケア不足，排泄セルフケア不足
（関連因子：神経筋障害）

◆ADL状況を把握し，自立した生活へ向けて支援をする

Aさんは，清潔・整容・排泄は看護師に一部介助をされており，食事は自助具を使用して摂取しています．麻痺の状況を把握し，介助なしでできることと介助なしでは困難なことを見極め，自立までの目標を立てることが重要です．

理学療法士，作業療法士と情報を共有し，訓練で行っていることを日常生活動作に組み込んで，繰り返し実践できるよう指導します．Aさん本人が自主的に取り組めるよう，目標を共有することが必要です．

環境変化や不安により十分な睡眠が得られていない
NANDA-Iでは ➡ 活動/休息：不眠
（関連因子：不安，環境障壁）

◆睡眠状況を把握し，不眠の原因を明確にする

Aさんは不安があり，あまり眠れないと話しています．不眠が続くことにより，日中の活動量が低下し，昼夜リズムの変調をきたすことも考えられます．

また，不眠等のストレスは痙攣を誘発する原因ともなります．さらなる不安を助長しないためにも睡眠状況の詳細を把握し，不眠の原因が不安だけによるものか，環境によるものか複合的な理由があるか，明確にする必要があります．

創部感染のリスクがある
NANDA-Iでは ➡ 安全/防御：感染リスク状態
（危険因子：皮膚統合性の変化）

◆創部の状態を観察し，感染の予防が重要

Aさんは術後7日目であり，現在まで創部の感染徴候は認めていません．しかし，副腎皮質ステロイドの服用による皮膚の変調から，創部の治癒が遅延するリスクもあります．

また，頭部の皮膚はほかの部位に比べて汚染しやすいため，創部周囲の皮膚の状態や発熱，血液データの変化に注意し，清潔に保つための行動をとれるよう指導する必要があります．

4 看護問題の絞り込み

✳ 抽出した看護問題

#1 右麻痺が残存しており身体的変化を受け止められない可能性がある

#2 障害や今後の生活，治療計画が不明確なことによる不安がある

#3 転倒・転落のリスクがある

#4 右麻痺によりセルフケアが充足されていない

#5 環境変化や不安により十分な睡眠が得られていない

#6 創部感染のリスクがある

優先すべき看護問題

  #2 障害や今後の生活，治療計画が不明確なことによる不安がある

なぜ？ 不安の原因は多岐にわたっており，抑うつ状態におちいる可能性もあるため

Aさんは治療や症状に関する不安や，右麻痺，痙攣発作に関する不安を訴えています．不安は，Aさんにとって精神的苦痛となっているだけでなく，不眠にも関連する問題であり，抑うつ状態におちいる可能性もあるため，#5の看護問題と合わせて，優先順位は最も高いと判断しました．

不安の原因を明確にしたうえで対策を考え，障害と向き合い，前向きに治療にのぞめる支援が必要です．

統合して介入

  #5 環境変化や不安により十分な睡眠が得られていない

なぜ？ 不眠が継続することにより，生活リズムの変調をきたす可能性があるため

Aさんの不眠の原因は不安が大きく，#2の看護問題と統合して介入していく必要があると考え，優先順位を1としました．

不眠が継続すると，生活のリズムが変調し，日中のリハビリテーションの効果にも影響を及ぼします．さらに，痙攣発作を助長する可能性もあります．

睡眠状況の詳細を把握し，不眠の原因を明確にすることで対応を考える必要があります．

| 1 情報収集 | 2 情報の整理とアセスメント | 3 全体像の把握から看護問題を抽出 | **4 看護問題の絞り込み** | 5 看護計画の立案 | 6 経過記録（SOAP） |

優先順位 2　#3 転倒・転落のリスクがある

なぜ？　転倒のリスクが高く，外傷や骨折の危険があるため

　Aさんは術後も右麻痺が残存し，ふらつきもあるため，安全な歩行が困難な状況にあります．転倒で外傷や骨折が生じることにより，リハビリテーションが遅れるだけでなく，Aさんの不安や自尊心の低下につながる可能性もあります．Aさんは転倒のリスク要因を多く持っているため，優先順位は2としました．

優先順位 3　#4 右麻痺によりセルフケアが充足されていない

なぜ？　自立した生活に向けて目標を共有する必要があるため

　Aさんは，右麻痺やふらつきにより，看護師の介助や自助具を必要としています．現在のところ，介助が必要な状況に対してAさんの否定的，悲観的な訴えは聞かれていませんが，遠慮がちな性格もあり，自尊心の低下につながることも考えられます．

　Aさんの麻痺の程度から考えて，自立に向けた支援を計画的に行っていく必要があると考え，優先順位を3と判断しました．

▸ 経過観察が必要な看護問題

#1 右麻痺が残存しており身体的変化を受け止められない可能性がある

なぜ？　右麻痺は回復傾向にあり，リハビリテーションにも意欲的に取り組めているため

　Aさんの右麻痺は回復傾向にあり，リハビリテーションにも意欲的に取り組めています．最終的にどの程度まで回復するか，理学療法士・作業療法士と情報共有しながら，障害に対するAさんの言動を注意深く観察します．障害に対する否定的な言動が見られたり，リハビリテーションへの意欲が変化するようであれば対応が必要となります．

#6 創部感染のリスクがある

なぜ？　術後7日目であり感染徴候がないため

　Aさんの創部は，現在感染徴候はなく，抜鉤が予定されています．発熱もなく，血液データからも炎症反応は低下してきていることがわかります．

　しかし，副腎皮質ステロイドを服用していることや，頭部は汚染しやすい状況であること，創部が大きいことから，抜鉤後も離開や感染のリスクは残存しているため，経過をみていく必要があります．

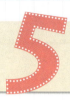

5 看護計画の立案

O-P: Observation Plan, 観察計画
T-P: Treatment Plan, 治療計画
E-P: Education Plan, 教育・指導計画

優先順位 1

#2 障害や今後の生活，治療計画が不明確なことによる不安がある

看護目標：不安の軽減ができる，睡眠時間を確保できる
期待する結果：医療者に対して不安を表出できる
　　　　　　　不安を解消するための行動を考えることができる

	具体策	根拠と注意点
O-P	①病歴 ②疾患・治療に対する知識・認識 ③医療者に対する言動 ④麻痺の程度 ⑤麻痺に対する言動・認識 ⑥痙攣発作の有無 ⑦リハビリテーションへの取り組みかた ⑧日中の過ごし方 ⑨夜間の睡眠状況 ⑩睡眠に対する言動 ⑪薬剤使用の有無・頻度 ⑫疲労感 ⑬社会的背景（仕事，役割，経済的状況，支援者の有無と関係性） ⑭ストレスや不安に直面したときの対処方法 ⑮自分が思う性格 ⑯他者からみた性格 ⑰重要他者（妻）とAさんの関係性 ⑱バイタルサイン ⑲表情の変化 ⑳発汗	①〜⑦現時点でAさんの不安の原因には，治療計画や副作用など治療に関すること，麻痺や痙攣発作など症状に対すること，社会的役割が果たせなくなることがあると考えられる．疾患や治療に対する疑問が解消されるだけでも不安の軽減につながることはある．1つの言動から判断するのではなく，さまざまな状況下でのAさんの言動をすくい上げる必要がある ⑧〜⑫Aさんは睡眠が十分にとれておらず，その原因も不安と関連していると考えられる．Aさんの睡眠状況をより具体的に把握し，その原因が不安だけによるものか，ほかにも原因がないか考えていく必要がある．睡眠が得られないことで日中の過ごしかたにどのような影響が出ているか確認することも必要である ⑬〜⑰入院前はどうストレスに対処していたかなどの情報も，現在の不安を解消する方法を考えるため必要になってくる．重要他者である妻からの情報も不足しているため，その関係性を確認しながら，協力してAさんをサポートしていくことが重要である ⑱〜⑳不安の程度が進行すると，自律神経症状がみられることがある．このような症状が出現している場合は，薬剤の使用や専門家によるカウンセリングも考慮する必要がある
T-P	①今後の治療計画に対する説明の場を設定する ②病状説明の場面には必ず立ち会い，理解度を確認する ③病状説明の後に，Aさん本人や家族がどのような思いを持っているか確認する ④不安や疑問を表出しやすい環境の設定をする ⑤訪問回数を増やし，信頼関係を構築できるようにかかわる ⑥肯定的な態度で接する ⑦疑問に対する返答を遅らせない ⑧気晴らしができる環境を話し合い，可能な範囲で提案する ⑨Aさんの思いや不安を医療者間で共有する	①〜④Aさんの疑問を解決するためには，まず病状説明の場を設定することが重要と考える．説明の前に，医師へAさんの思いを十分伝え，効果的な説明の場を設定できるようにかかわることが重要である．Aさんや家族の理解度や，説明によって何が解消されて何が解消されなかったかを確認することが今後の対応を考えるうえで必要である．また，ベッドサイドやオープンフロアでの簡易的な説明ではなく，プライバシーに配慮した落ち着いた環境を設定することで，不安や疑問が表出しやすくなる ⑤〜⑦この看護問題が解決に向かうためには，Aさんに思いを言語化してもらうことが何よりも重要であると考える．そのために，医療者との信頼関係は不可欠である．決して否定したり話をさえぎったりせずに，ゆっくり腰をすえて話を聴く姿勢を継続してとっていくことが重要である ⑧病状が落ち着いていれば，外出などの気晴らしが可能な場合もある．普段の気晴らしの方法や現在のAさんの希望を確認し，リフレッシュするための方法を一緒に考える ⑨医師やリハビリテーションスタッフにもAさんが抱える疑問や不安の状況を伝え，チームでサポートする
E-P	①疑問や不安があるときはいつでも伝えてほしいことを説明する ②リラクゼーションの方法を紹介する	①②信頼関係を築いたうえで，いつでも話ができる相手がいることは患者にとっての大きな支えとなる

5 看護計画の立案

優先順位 2

#3 転倒・転落のリスクがある

看護目標：転倒・転落による外傷や損傷がない
期待する結果：転倒を起こしやすい状況を理解し，予防行動がとれる

	具体策	根拠と注意点
O-P	①バイタルサイン ②麻痺の程度 ③歩行状態 ④安静度 ⑤リハビリテーションの状況 ⑥自分で行おうとする行動の有無 ⑦転倒の危険に対する認識 ⑧睡眠状況，睡眠薬の内服の有無 ⑨排泄状況 ⑩点滴投与，内服薬の有無や使用薬剤の内容（転倒リスクの可能性がある薬剤：睡眠薬，精神安定薬，鎮痛薬，麻薬，下剤，降圧薬，血糖降下薬，利尿薬等） ⑪転倒歴の有無 ⑫検査データ：貧血(Hb, Ht, RBC)	①～⑤Aさんの身体機能を把握し，転倒のリスクがどの程度あるか把握する必要がある ⑥⑦性格や転倒に関する意識の程度により，1人で動いてしまう可能性がある ⑧⑫睡眠薬や貧血はふらつきを助長させる ⑨利尿作用のある薬剤を使用している場合，トイレに間に合わないために1人で移動する可能性がある ⑩点滴投与中の場合，点滴台を押さなければならない状況にあり，健側が塞がれることとなる．また，転倒を引き起こす可能性のある薬剤が含まれていないか確認し，含まれている場合は症状が出ていないか観察する必要がある ⑪転倒歴がある場合，転倒するなんらかの要因が潜在している可能性がある
T-P	①ベッドは昇降しやすい高さにする ②ベッド柵をする ③夜間の移動時はベッドランプを点灯する ④転倒の危険情報の共有 ⑤ナースコールの使用 ⑥環境整備（ベッドのストッパーをかける，水こぼれがあれば拭き取る，床に物を置かないように説明する） ⑦移動経路の確保 ⑧安全な寝衣，靴の選択 ⑨安静度に合わせたセルフケアの介助 ⑩PTと連携し，何が危険であるかを把握し介助する	①麻痺がある場合，バランスを崩しやすい．ベッドの高さは低すぎても立ち上がりにくくなり転倒を助長する可能性があるため，Aさんの状態や昇降状況に合わせた高さにする必要がある ②臥床時のベッドからの転落を予防するため ③暗い環境下では足元が見えにくくなるため ④転倒のリスクとなりうる情報を共有することで，統一した介入を行う ⑤移動に介助が必要な状況であるため介助者を呼ぶ必要がある ⑥～⑧環境要因による転倒を予防する ⑨⑩自立に向けたかかわりを持てるよう介入しつつ，安全なケアの提供を行う
E-P	①ベッドを離れる際は必ずナースコールを押すように説明する．また，必要時は遠慮せず介助の手を借りるようにする ②動くものに体重をかけないように説明する ③靴は滑りにくいものを使用するよう説明する ④夜間排泄時は照明をつけてから行動するよう説明をする ⑤転倒が起こりやすい状況とその対策について本人と家族へ説明する	①遠慮がちな言動が聞かれており，介助の手を借りず行動する可能性がある ②～⑤環境要因による転倒を予防するため，本人と家族へ意識づけを行ってもらう

29

優先順位 3　#4 右麻痺によりセルフケアが充足されていない

看護目標：自立を目指したセルフケア行動がとれる
期待する結果：入浴時に健側で背部を洗うことができる
　　　　　　　更衣時にボタンをかけることができる
　　　　　　　排泄時にズボンの上げ下ろしができる

	具体策	根拠と注意点
O-P	①ADL状況 ②麻痺の程度 ③リハビリテーション状況 ④セルフケアに関する本人や家族からの要望 ⑤セルフケアに関する意識・介助の有無 ⑥セルフケアの頻度 ⑦セルフケア介助によるストレス ⑧入院前のセルフケア状況	①〜③リハビリテーションの進行状況を把握し，自立へ向けて，自身でできるADLと現在の介助量にずれが生じていないか確認する必要がある ④⑤本人の意識づけがどのようにされているか把握する必要がある ⑥〜⑧セルフケアの満足度を確認することで，入院生活上のストレスの軽減をはかる必要がある
T-P	①清潔，更衣，排泄行動に関する不足部分の介助 ②精神状態に応じて自分でできることを促す ③不足部分の介助についてPT，OTと情報共有し対策を検討する ④患者が自らADL行動がとれるようになったときは肯定的なフィードバックをする	①②ADLの自立へ向けた援助を行う必要がある ③④セルフケアの自立を目指していく必要がある
E-P	①介助の必要性を本人，家族へ説明する ②自分でできることに関して本人，家族へ説明する ③遠慮なくナースコールを押し，我慢しないよう伝える	①羞恥心や自尊心を考慮したうえで，介助を行う必要性を理解してもらう介入が必要 ②自立へ向けた介入として伝えていく．また，家族に認識を高めてもらい，サポート力の強化につなげる ③遠慮がちな言動があることから，我慢をしてしまう可能性がある

知っておこう！　■ブルンストローム・ステージ（BRS）

内容（ステージ）	検査課題		
	上肢（ステージⅢ以降は座位で施行）	手指（姿勢の指定なし）	体幹と下肢
Ⅰ	・随意運動が認められない	・弛緩性麻痺	・弛緩性麻痺	・弛緩性麻痺
Ⅱ	・共同運動が一部出現 ・連合反応が誘発される	・わずかな屈筋共同運動 ・わずかな伸筋共同運動	・わずかな指屈曲	・下肢のわずかな随意運動
Ⅲ	・十分な共同運動が出現	・明らかな関節運動を伴う屈筋共同運動 ・明らかな関節運動を伴う伸筋共同運動	・指の集団屈曲で握ることが可能だが，離すことができない	・座位・立位：明らかな関節運動を伴う屈筋共同運動
Ⅳ	・分離運動が一部出現	・手を腰の後ろに動かせる ・肘伸展位で肩屈曲90度 ・肘屈曲で前腕回内外	・横つまみが可能で母指の動きで離すことも可能 ・わずかな指伸展	・座位：足を床上に滑らせながら膝屈曲90度以上 ・座位：踵接地での足背屈
Ⅴ	・分離運動が全般的に出現	・肘伸展・前腕回内位で肩外転90度 ・肘伸展位で上肢を屈曲して頭上まで挙上 ・肘伸展位で前腕回内外	・対向つまみ ・円筒握り，球握り ・指の集団伸展	・立位：股伸展位にて膝屈曲 ・立位：股伸展位にて足背屈
Ⅵ	・分離運動が自由にできる ・やや巧緻性に欠ける	・ステージⅤまでの課題がすべて可能で，健側と同程度にスムーズに動かせる	・ステージⅤまでの課題すべてと指の分離運動が可能 ・指伸展が全可動域で可能	・立位：股外転 ・座位：下腿の内外旋（足関節の内外返しを伴う）

6 経過記録（SOAP）

S：Subjective data，主観的情報
O：Objective data，客観的情報
A：Assessment，アセスメント
P：Plan，計画

優先順位 1　#2 障害や今後の生活，治療計画が不明確なことによる不安がある

時間	患者さんの状況・反応	看護ケア（実施したこと）	アセスメント
実習4日目 （病日14日目） 14：00～14：30	S：「昨日よりは今日のほうが寝れたかな」「昨日先生に1週間後に話をすることを確認できて，先が見えた感じ．そのとき治療の詳しい日程とかどんな治療かを聞けることも確認できたし，落ち着けば外泊とかもできるって聞いて安心したよ．ありがとう」「次の治療で気持ち悪くなるのか聞いたら吐き気止めも使ったりしてくれるって言ってたから少し安心できたし，治療中でもリハビリもできるって聞いたから，やらないとね」 O：穏やかな表情で話す．眠そうな様子はなし．看護記録では昨日，今後の方針について確認をしたいという思いを看護師が医師へ伝え，説明する機会を設けたこと，巡視ごとに覚醒している様子はなく，睡眠薬を使用せず午前1：00～午前5：00は寝ていた様子があったと記載あり	・ベッドサイドから部屋を移し，話を聞いた ・昨日の医師からの説明に関してどのように感じたか，変化はあったのか確認をした	A：今後の方向性や治療の内容を把握できるよう設定することで不安が解消されたことがうかがえる．すべての不安が解消されたかどうかは現時点では判断がつかないため，今後もAさんの表情や言動を確認することが必要である P：継続

優先順位 2　#3 転倒・転落のリスクがある

時間	患者さんの状況・反応	看護ケア（実施したこと）	アセスメント
実習4日目 （病日14日目） 10：30～11：00	S：「昨日よりは今日のほうが寝れたかな」「これ（点滴）も気になるのもあるのかな」「点滴があると，動かせるほうの手が塞がっちゃってね．ちょっと（帽子を）取ってもらえるかな」「点滴は明日で終わりって言われたから，点滴がとれたら1人で大丈夫だよ」 O：血圧98/56mmHg，体温36.5℃，右の麻痺（BRS上肢Ⅳ－手指Ⅳ－下肢Ⅵ）は変化なし．リハビリ室へ移動するところを付き添う	・昨晩の睡眠状況や本日の体調をAさんの訴えやカルテ，看護記録から確認した ・ベッドと周囲の環境が整えられているか確認した ・歩きやすい靴，寝衣であるか確認した ・立ち上がる際に，いつでも支えられる位置に立つようにした ・点滴台を押していたことにより健側が塞がっていたため，帽子を取ることと，かぶることを介助した	A：点滴があることにより，健側が塞がり転倒時にバランスが取れなくなる可能性がある．付き添う位置を配慮し，本人へ注意を促す必要がある P：継続

優先順位 3	#4 右麻痺によりセルフケアが充足されていない			
時間	患者さんの状況・反応	看護ケア（実施したこと）	アセスメント	
実習6日目 （病日17日目） 14：00～15：00	S：「シャワーの介助までお願いして申し訳ないね」 「悪いけど背中と左腕を洗ってくれる？ほかは自分でやれるから」 「ボタンが難しいね．でもやってみるよ」 O：シャワー室，浴室内へ移動する．洗髪は自分で行い，身体は自分でできるところは洗っていた．パジャマへ着替えるときに着ることはできていたが，ボタンのかけ外しが難しそうであり，時間を要していた	・洗髪は見守り，洗い足りないところやすすぎ残しがないか確認した ・身体は背部と左上肢を洗い，洗い残しやすすぎ残しがないか確認した ・パジャマの着脱時にボタンを外すところ，かけるところを見守った	A：遠慮がちな言動があるため，気遣いや羞恥心があることが考えられる．自らできることと困難なことを選択し，できることは自分で行っていることから，介助方法をPT，OTへ相談し，検討をしていく必要がある P：シャワーの自立へ向け，背部や左上肢を洗える方法を検討するため，PTとOTへ相談をする	

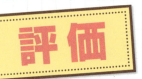

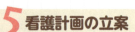 であげた「期待する結果」に到達できたかどうかを評価していきます．

#2 **期待する結果**
医療者に対して不安を表出できる
不安を解消するための行動を考えることができる
→ほぼ到達しているが，看護計画の継続が必要

今後の方向性や治療の内容を把握できるよう，医師からの説明の機会を設けたことで，不安が解消されたことがうかがえました．

しかし，すべての不安が解消されたかどうかは判断がつきません．Aさんの性格上，真面目で几帳面であること，遠慮がちな言動が聞かれていることから，思いを表出できる環境を整える必要があります．

今後もAさんの表情や言動を確認しながら，どのように介入することで不安が解消できるのか，検討しながらケアを行っていく必要があると考えられます．

#3 期待する結果
転倒を起こしやすい状況を理解し，予防行動がとれる
→到達していないため，支援の強化が必要

現在は，介助を依頼することで，転倒に対する予防行動をとることができています．しかし，今後は歩行の自立に向けたかかわりが必要です．Aさんが転倒にいたるリスク因子を理解し，転倒を予防するために自ら行動できるよう支援していきます．

#4 期待する結果
入浴時に健側で背部を洗うことができる
更衣時にボタンをかけることができる
排泄時にズボンの上げ下ろしができる
→到達していないため，看護計画の継続が必要

Aさんは自らできることと困難なことを選択し，できることは自分で行っています．難しいことに関しても，やってみようとする前向きさが見受けられます．

シャワー浴については，まだ背部が洗うことができない状態です．今後のADL自立に向けて理学療法士や作業療法士と協働し，具体的な指導を行う必要があります．

引用・参考文献
1) 小林啓一：脳腫瘍．急性・重症患者ケア，3（2）：281〜291，2014．
2) 医学情報科学研究所編：病気がみえるvol.7－脳・神経．メディックメディア，2011．
3) M．ゴードン著，看護アセスメント研究会訳：ゴードン看護診断マニュアル　原書第11版．医学書院，2010．
4) T. H. ハードマンほか編，日本看護診断学会監訳：NANDA-I 看護診断-定義と分類 2015-2017．原書第10版．医学書院，2015．

MEMO

基礎と臨床がつながる
疾患別看護過程

②

狭心症

～労作性狭心症で心臓カテーテル検査を行う事例～

労作性狭心症は，運動など，体に負荷がかかったとき胸の痛みや圧迫感が出る虚血性心疾患です．冠動脈の血流が，狭窄により減少し，心筋が虚血状態となることで起こります．

心疾患は，死因の第2位を占める疾患ですが，狭心症の病状は，生活習慣を改善することで悪化を防ぐことも可能です．そのため看護師は，生活習慣の改善を支援するかかわりをしていくことが重要です．

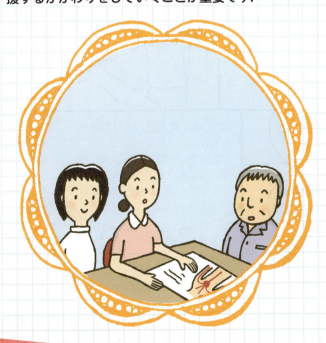

基礎と臨床がつながる 疾患別看護過程

事例

患者
Aさん 55歳 男性

診断名
労作性狭心症

背景
会社員．専業主婦の妻(50歳)と暮らす．大学生の息子(20歳)は1人暮らしをしている．会社では営業部長をしている．

既往歴
45歳のとき，健康診断で高血圧を指摘されたが放置していた．
喫煙歴は20歳から20～30本/日程度．

現症経過
54歳を過ぎたころから労作時に胸の圧迫感を感じるようになった．しかし，少し安静にすれば治まっていたので放置していた．今年は雪が多く，一軒家に妻と暮らしているAさんは除雪を毎日行わなければならなかった．除雪中に胸が苦しくなる頻度が増え，妻に病院へ行くようにすすめられていたが，「仕事が忙しく時間がない」と言って拒否していた．

2015年某日，除雪中に胸が締めつけられるほどの圧迫感が出現し，動けなくなった．数分安静にして症状は消失したが，妻に付き添われ，近くの医院を受診した．心臓の病気が疑われると言われ，B大学病院の循環器内科を紹介された．B大学病院を受診し，労作性狭心症と診断され，精密検査のため入院となった．

実習1日目：病日2日目

※今回は入院から心臓カテーテル検査後までの一連の流れを示したうえで，検査前の看護問題に焦点を当てていきます．

今日は，実習初日．Aさんは2日後に心臓カテーテル検査を予定しています．入院後に胸の症状は出現しておらず，看護記録には「自分にここまでの検査などは必要ないんじゃないかな」と書かれていました．まだ検査前でしたが，高血圧の既往，また，仕事の関係で外食が多く，不規則な生活を送っており，濃い味つけを好んで運動習慣がないことから，食生活や運動などの生活指導が行われていました．

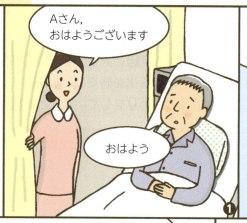

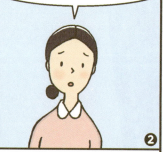

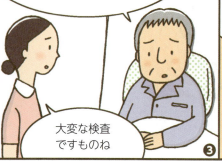

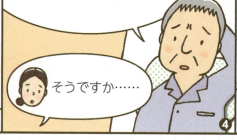

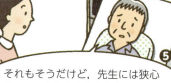

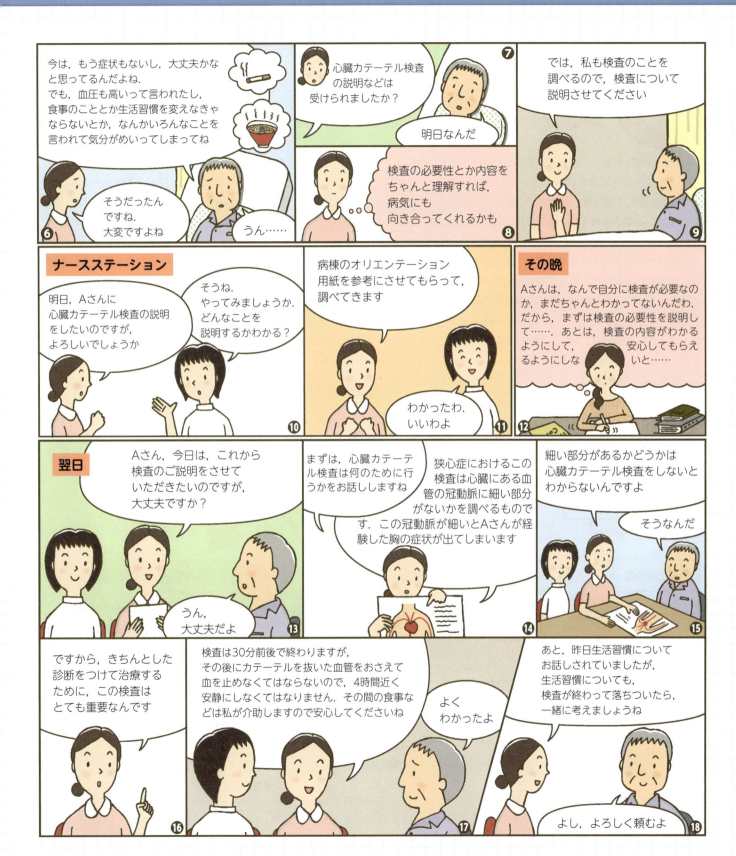

基礎と臨床がつながる
疾患別看護過程

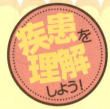

労作性狭心症とは

　心筋に酸素を供給している冠動脈の血流が不足することにより，心筋が一過性に虚血状態となって胸の症状（痛み・圧迫感など）が出現する虚血性心疾患が狭心症です（図1）．その中でも，激しい運動や階段を上るなど，体に負担がかかったときに症状が出るときは，労作性狭心症といいます．狭心症の心筋虚血は可逆的で心筋壊死は生じません．冠動脈の血流不足の原因は，動脈硬化などによる器質的な冠動脈の狭窄です（図2）．

　厚生労働省が発表している人口動態統計の概況によると，平成27年の死亡総数のうち，高血圧性を除く心疾患は19万6,113人（人口10万対）で，悪性新生物疾患についで死因の第2位でした[1]．狭心症などの心疾患を患っている人は非常に多いといえます．心疾患は生活習慣が大きく影響します．生活習慣病である糖尿病，脂質異常症，高血圧，肥満などは，労作性狭心症の危険因子になっています[2]．日本循環器学会の虚血性心疾患の一次予防ガイドライン（2012年改訂版）[3]においても，このような冠危険因子（表1）を是正する必要性が指摘されています．

　罹患率や死亡率が高い狭心症ですが，生活習慣を改善していくことで病状の悪化を防ぐことも可能となります．ここは，看護師による患者教育の役割が大きくかかわる大切な部分です．患者さんが病気と向き合い，受け入れたうえで治療や生活習慣の改善に向けて取り組めるように，看護を実践していくことが重要といえるでしょう．

■ 図1　狭心症の種類

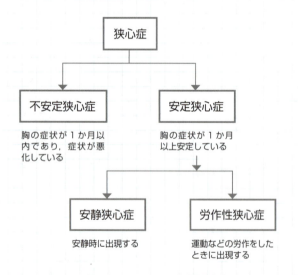

■ 図2　労作性狭心症の冠動脈

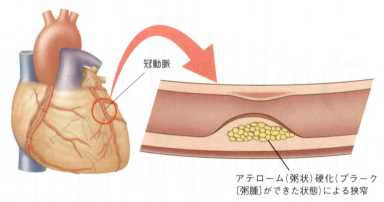

■ 表1　虚血性心疾患の危険因子

- 加齢
- 性別（男性に多い）
- 高血圧
- 喫煙
- コレステロール代謝異常
- 肥満
- 飲酒
- 糖尿病

症状

- 胸が締めつけられ，圧迫される感覚(圧迫感).
- 典型的な痛みの部位：胸の中央，左胸部，左肩，首，歯など.
- 胸痛部位を明確に特定できない(「ここが痛い」と言えない).
- 症状の持続時間は数十秒～数分間.
- 安静時に出現する場合もある.
- 無症候性の場合もある.
- カナダ心臓血管学会による重症度分類を表2に示す.

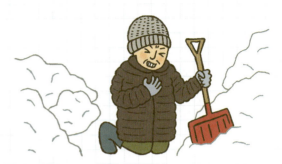

■表2　カナダ心臓血管学会(CCS)による狭心症の重症度分類

Class Ⅰ	歩いたり，階段を上ったりするような通常の労作では狭心症は起こらない．仕事やレクリエーションでの激しく長時間にわたる運動により，狭心症が出現する
Class Ⅱ	日常の生活ではわずかな制限がある．①急いで歩いたり，②急いで階段を上ったり，③坂道を上ったり，④食後，寒い日，風の日，感情的にイライラしたとき，起床後数時間の間に歩いたり，階段を上ると狭心症が起こる．3ブロック以上歩いたり，1階から3階までふつうの速さで上ると，狭心症が起こる
Class Ⅲ	日常生活の著明な制限がある．1～2ブロック歩いただけで狭心症が生じ，1階から2階まで上るだけで，狭心症が起こる
Class Ⅳ	どのような肉体的活動でも狭心症が起こる．安静時に胸痛が起こることもある

CCS：Canadian Cardiovascular Society，カナダ心臓血管学会

検査

問診
- 典型的な狭心症であれば，7～8割が問診で診断できるため重要.

ホルター心電図
- どのような労作(日常生活動作)時に胸部症状が出現し，心電図変化があるのかを24時間連続して記録する.

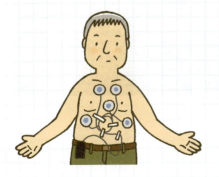

12誘導心電図
- 狭心症発作(冠動脈の狭窄による心筋虚血)による心電図の変化を観察する.

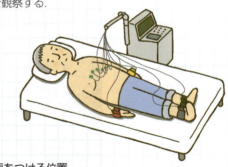

■電極をつける位置

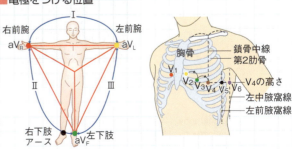

運動負荷試験

- 狭心症は症状がない安静時には心電図に変化がない．そのため，トレッドミルなどで運動負荷をかけて，心電図の変化や症状が出現するかを観察し，狭心症の疑いがあるかを診断する．
- 原則として，安静時心電図が正常なときに行う．

■マスター2段階法（ダブル）

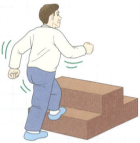

2段の階段を決まった時間と回数昇降する

■トレッドミル法

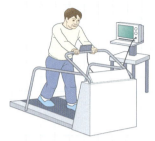

傾斜や速度の変わる歩行ベルトを歩く

■エルゴメーター法

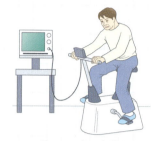

ペダルに一定の負荷を与えた自転車をこぐ

冠動脈CT

- 心電図と同期させてCTを撮影し，冠動脈の狭窄がないか確認する．
- 非侵襲的で簡便．
- 頻脈や不整脈があると正確に評価できない場合がある．
- 検査の結果，冠動脈の狭窄があり，狭心症が疑われる場合には心臓カテーテル検査を実施する．

心臓カテーテル検査（冠動脈造影：CAG）

- 正確な診断をするためには必要不可欠な検査である．
- 造影剤とX線で冠動脈の形態を詳細に評価できる．
- カテーテルを大腿動脈や橈骨動脈から心臓まで挿入するため，出血などの合併症もある．

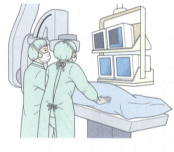

冠動脈造影の様子

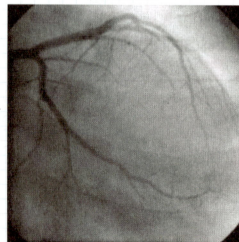

左冠動脈（正常例）

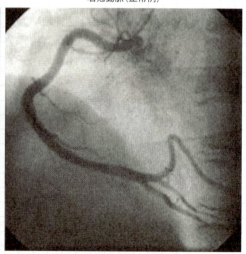

右冠動脈（正常例）

CT：Computed Tomography，コンピューター断層撮影
CAG：coronary angiography，冠動脈造影

治 療

- 狭心症の原因は冠動脈の動脈硬化がほとんどであり，完全に治すことは現代の医学では不可能である．
- 狭窄した血管を拡張し（経皮的冠動脈インターベンション，冠動脈バイパス術），血栓ができにくくする治療（薬物療法）を行う（表3）．

■ 表3 狭心症の薬物療法に使用する薬剤

血管を拡張させる薬	硝酸薬，カルシウム拮抗薬
血液をサラサラにする薬	抗血小板薬
心臓の負担を軽減させる薬	β遮断薬
コレステロールを下げる薬	スタチン
狭心症の症状が出現したときの薬	ニトログリセリン，硝酸イソソルビド

経皮的冠動脈インターベンション（PCI）

- 心臓カテーテル検査で冠動脈に狭窄が見つかった場合，その部位の血管をバルーン（風船）やステントという金属で拡張させる治療（図3，図4）．

■ 図3 バルーンカテーテル治療（PTCA）

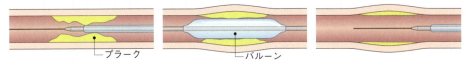

狭くなった冠動脈内腔をバルーンカテーテルのバルーンを膨らませ，拡げる

■ 図4 ステント留置法

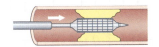 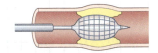 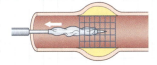

ステントとよばれる金属製コイルをバルーンで膨らませた後，留置する

冠動脈バイパス術（CABG）

- 薬物療法やカテーテルによる治療が困難な場合に実施する．
- 冠動脈の狭窄した部位よりも先に別の血管（グラフト）をつなげ，血流が少なくなっていた狭窄部位に多くの血液を流すことを可能にする（図5）．

■ 図5 冠動脈バイパス術

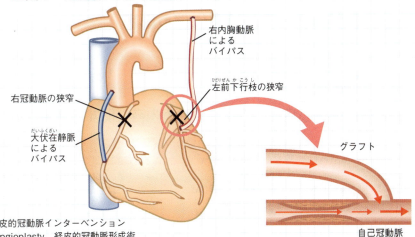

PCI：percutaneous coronary intervention，経皮的冠動脈インターベンション
PTCA：percutaneous transluminal coronary angioplasty，経皮的冠動脈形成術
CABG：coronary arterial bypass grafting，冠動脈バイパス術

1 情報収集

✳ 情報収集の視点の定め方

　労作性狭心症は，労作時に胸痛など狭心症発作が出現するため，実際の生活の中でどのようなことが狭心症発作を誘発するのかを把握します．また，冠動脈の狭窄を起こす冠危険因子は生活様式と密接に関係しているため，その患者さんの食事，運動など生活習慣を十分に把握する必要があります．

　そして，狭心症を起こさないようにするためには生活習慣を改善し，冠危険因子を是正していくために，Aさん自身がその必要性を理解し，行動変容していかなければなりません．

　そのため，疾患に対する理解度や，生活習慣について詳細に情報収集していきます．また，今回は精密検査での入院です．Aさんが疾患だけでなく，検査・治療についての必要性を理解しているかということも必要な情報となります．

　治療を受ければ狭心症発作が完全に消失するとはかぎりません．Aさんは薬物療法や生活習慣の改善などを生涯継続しなくてはなりません．そのため，入院中だけではなく，退院後の生活も見据えた生活習慣や，精神的な部分の情報収集が重要となります．そして，疾患の理解が深まれば，逆に狭心症発作や心筋梗塞になることへの恐怖感が出てくることもあります．このような精神面に関する情報も必要となります．

情報収集の視点

視点1 労作性狭心症という疾患や治療内容に関する理解は得られているか

視点2 Aさんは生活習慣の改善（冠危険因子の是正）について，どのように認識しているのか

視点3 今後，狭心症を患った状態での日常生活に，どのような不安を持っているのか

視点4 心臓カテーテル検査に伴う影響

✳ 情報収集の例

視点1 労作性狭心症という疾患や治療内容に関する理解は得られているか

情報収集の視点（詳細項目）	どこから？	なぜこの情報が必要か？	Aさんの情報
●狭心症の症状 ●狭心症とはどのような病気なのかという認識 ●治療方針	●カルテ ●看護記録（看護情報，日々の記録） ●本人（症状，言動）	●今までの狭心症発作の出現経緯を把握することで，今後どのようなときに出現する可能性があるか予測できる	●狭心症の症状（胸の圧迫感）は労作時に出現していた ●「もう症状もないし，大丈夫かな」という発言 ●「自分にここまでの検査などは必要ないんじゃないかな」と検査の認識があいまい

| 1 情報収集 | 2 情報の整理とアセスメント | 3 全体像の把握から看護問題を抽出 | 4 看護問題の絞り込み | 5 看護計画の立案 | 6 経過記録 (SOAP) |

情報収集の視点（詳細項目）	どこから？	なぜこの情報が必要か？	Aさんの情報
●検査内容 ●薬物療法	●家族 ●看護師からの情報	●治療を納得した状態で受けていくためには，疾患を適切に理解していなければならない ●検査を受ける必要性や薬を飲み続ける意義を理解していなければ，薬物療法を生涯継続していくことが難しくなってしまう	●検査を受けることが憂うつである ●狭心症は薬を飲めばなんとかなると思っている

視点2 Aさんは生活習慣の改善（冠危険因子の是正）について，どのように認識しているのか

情報収集の視点（詳細項目）	どこから？	なぜこの情報が必要か？	Aさんの情報
●生活習慣（食事，運動，睡眠など） ●増悪因子（冠危険因子） ●生活習慣を改善する必要性の理解 ●既往歴，内服薬 ●狭心症発作の誘因となる動作と症状 ●心電図モニターの波形，不整脈の有無 ●血液検査データ ●尿検査 ●胸部X線写真 ●心エコー結果 ●心臓カテーテル検査結果	●カルテ ●看護記録（看護情報，日々の記録） ●本人の言動 ●家族	●現在の生活における冠危険因子など狭心症の増悪因子を把握することで，病状を悪化させないための治療環境を整えることができる ●生活習慣を改善する必要性を理解することで，実際に行動ができる ●心機能の状態によって，社会的役割が果たせなくなることで自尊心の低下につながるため ●疾患を理解することで，不安が軽減したり，逆に不安が出現したり，不安の内容が具体的になることもあるため ●生活習慣は家族のサポートがあると改善されやすい	●高血圧を指摘されたが放置していた ●妻に病院へ行くようにすすめられていたが，「仕事が忙しく時間がない」と言って拒否していた ●食事は濃い味つけ ●運動習慣はない ●冠動脈：#7 99%狭窄 ●胸部X線写真：問題なし ●心エコー：LVEF 70%，壁運動問題なし ●モニター心電図：不整脈なし ●除雪中に胸部症状が出現した ●入院後，狭心症発作はない ●血液検査：Hb13g/dL, TP 6.2g/dL, Alb 3.8g/dL, TG145mg/dL, TC 200mg/dL, 血糖値125mg/dL, HbA1c 5.0%, BUN 3mg/dL, Cr 1.02mg/dL, Ccr 55mL/分, eGFR 78mL/分/1.73m² ●利尿薬を検査後から開始予定

Ccr：Creatinine clearance, クレアチニン クリアランス（正常範囲90～110mL程度）
eGFR：estimated glemerular filtration rate, 推算糸球体濾過値（正常範囲90以上）
LVEF：Left ventricular ejection fraction, 左室駆出率（正常範囲55～80%）

視点3 今後，狭心症を患った状態での日常生活に，どのような不安を持っているのか

情報収集の視点（詳細項目）	どこから？	なぜこの情報が必要か？	Aさんの情報
●心機能の程度，症状の有無 ●疾患の理解 ●職業とその内容 ●社会・家庭内の役割 ●家族構成 ●家族のサポートの有無 ●性格 ●今後の生活に対するイメージ ●狭心症発作が出現したときの対応方法	●カルテ ●看護記録（看護情報，日々の記録） ●本人の言動 ●家族	●心機能の状態によって，社会的役割が果たせなくなることで自尊心の低下につながるため ●疾患を理解することで，不安が軽減したり，逆に不安が出現したり，不安の内容が具体的になることもあるため ●生活習慣は家族のサポートがあると改善されやすい ●狭心症発作時の対応を誤れば，致死的になる危険性がある	●冠動脈：#7 99%狭窄 ●胸部X線写真：問題なし ●心エコー：LVEF 70%，壁運動問題なし ●モニター心電図：不整脈なし ●「先生には狭心症って，もう病名も言われてるし，薬でなんとかならないのかなぁ」 ●「食事のこととか生活習慣を変えなきゃならないとか，なんかいろんなことを言われて気分がめいってしまってね」 ●職業：営業部長 ●家族構成：妻-専業主婦50歳（同居），息子-大学生20歳（別居） ●まだ発作時の対応は指導されていない

視点4　心臓カテーテル検査に伴う影響

情報収集の視点（詳細項目）	どこから？	なぜこの情報が必要か？	Aさんの情報
●心臓カテーテル検査結果 ●バイタルサイン ●胸部症状の有無 ●腰痛の有無 ●モニター心電図の波形の変化，不整脈の有無 ●水分出納 ●カテーテル挿入部の出血，感染徴候の有無 ●穿刺した下肢の血流の有無 ●安静度と時間	●カルテ ●看護記録（看護情報，日々の記録） ●本人の言動	●狭窄部位を把握し，検査後に起こるリスクを評価する ●検査の影響により不整脈などが誘発される危険性がある ●検査では，動脈を穿刺し，抗凝固剤を使用するため出血する危険性がある ●穿刺した下肢は圧迫し，下肢を動かさないため血栓ができやすい ●同一体位で過ごすことになり，腰痛などが起こりやすい	●血圧155/80mmHg ●脈拍数85回/分 ●冠動脈：#7 99%狭窄 ●体温：36.8℃ ●ベッド上安静4時間 ●穿刺下肢の鼠径部は沈子で圧迫しているが，足背動脈触知は両側とも良好 ●左鼠径部のカテーテル挿入部に発赤・腫脹・出血はない ●検査直後は安静による腰痛がある

2 情報の整理とアセスメント

✳ 情報の整理

健康という視点から，個人・家族・社会がどのように機能しているか，機能的な問題は存在するかを観察判断するアセスメントツールであるゴードンの機能的健康パターンに沿って，情報を整理します．

●ゴードンの機能的健康パターンによる情報の整理とアセスメントの視点

領域	情報を集める視点	アセスメントの視点
【1】 健康知覚ー 健康管理	●狭心症に関連する症状の出現経緯 ●健康に関する認識 ●健康，疾患に関する管理 ●既往歴・内服薬 ●アレルギー ●嗜好品	●疾患に関する知識を持ち，理解があるかを確認する ●健康に関する認識を把握し，生活習慣の改善に向けてどのように取り組めばよいかをアセスメントする ●生活習慣が疾患や治療に影響を及ぼしていないかを判断する
【2】 栄養ー代謝	●栄養状態 ・身長，体重，BMI，体脂肪率，腹囲 ・食生活：摂取量，食事の内容，偏食 ・水分摂取状況 ・血液検査：Hb，TP，Alb，TG，TC，血糖値，HbA1c ●食生活に影響を与える要因 ●嗜好品 ●食事を準備しているのは誰か ●適切な食事療法に関する認識 ●感染：検査後のカテーテル挿入部の状態，発熱	●現在の栄養状態を身体所見，検査所見から評価する ●冠危険因子の是正として必要な食生活であるかを評価する ●適切な食事療法に関する知識があるかを評価する ●食事は自宅で誰が準備しているのか，外食は多いのかという情報から，本人以外にも食事療法に関する教育の必要性がないかを評価する ●検査後の感染徴候はないか判断する
【3】 排泄	●排尿状況 ・尿の頻度，性状 ・利尿薬の使用状況	●利尿薬による排尿状況から生活に支障がないかを確認する ●腎機能と心臓への影響を評価する

BMI：Body Mass Index，体格指数

44

領域	情報を集める視点	アセスメントの視点
【3】排泄	●排便状況 ・便の回数，量 ・排便習慣 ・下剤の使用の有無 ・腸蠕動，腹部膨満 ●腎機能 ・血液検査：BUN，Cr，Ccr，eGFR，Na，K ・尿検査：尿タンパク，尿糖，尿中アルブミン，尿比重	●排便が心負荷となるような状況はないか確認する
【4】活動-運動	●活動パターン ・日常生活動作（ADL） ・日常活動：仕事や自宅での活動状況 ・病状による安静度 ・移動方法 ・自宅の居住環境 ●安静時の循環 ・バイタルサイン：血圧，脈拍 ・理学所見：皮膚の色調と温度，末梢冷感 ・モニター心電図：不整脈の有無 ●安静時の呼吸 ・呼吸回数，呼吸様式 ・酸素飽和度 ●活動に伴う影響 ・胸部症状，血圧，脈拍，モニター心電図波形の変化や不整脈の有無 ●検査 ・心臓カテーテル検査：冠動脈の狭窄部位，左室の壁運動，右心系の圧力 ・12誘導心電図の結果 ・心エコー：左室駆出率（LVEF），下大静脈径 ・胸部X線写真	●日常生活に支障があるような運動障害がないかを判断する ●狭心症による日常生活動作（ADL）への影響を評価する ●安静度を遵守できる移動方法は何かを判断する ●退院後の生活をふまえ，居住環境は運動習慣，安静度などを遵守していくために適した状態であるかを判断する ●狭心症による循環への影響がないか判断する ●活動時の循環，呼吸への影響を把握する ●検査後の循環，呼吸への影響を判断する ●冠動脈の狭窄部位，心電図の変化を把握する ●心機能の程度から，全身および活動への影響を判断する
【5】睡眠-休息	●睡眠と休息 ・睡眠時間，熟眠感 ・入眠困難，中途覚醒 ・睡眠薬の服用の有無 ●睡眠や休息を妨げる要因 ・個人要因：不安，性格など ・環境要因：仕事，自宅環境など	●十分に睡眠や休息がとれているかを判断する ●睡眠や休息を妨げる要因がないかを判断する
【6】認知-知覚	●意識状態 ・意識レベル，認知機能，判断力 ●疼痛 ・胸痛の程度，部位，時間 ・検査中，検査後の疼痛	●意識の状態（意識レベル，認知力）に問題がないか ●労作時の胸痛の評価をする ●何による疼痛なのかを適切に評価する
【7】自己知覚-自己概念	●不安 ・疾患を持ちながらの生活への不安 ・検査などの療養生活への不安 ●死への恐怖感	●疾患，入院，退院後の生活などで不安を感じていないか ●検査や治療を受けることへの不安，恐怖がないか ●病気を患ったことで，死への恐怖感など精神的な影響がないか ●今後の生活に対してどのようにイメージしているか
【8】役割-関係	●職業 ●家族構成 ●役割 ・家族内における役割 ・社会的役割	●家族関係が療養生活，退院後の生活に影響を及ぼすことはないか ●社会的役割の喪失など，他者とのかかわりに影響はないか ●家族のサポートが得られるか ●家族の不安はないか

ADL：activities of daily living，日常生活動作

領域	情報を集める視点	アセスメントの視点
【9】 セクシュアリティー生殖	●生殖機能	●性に関する問題はないか
【10】 コーピングー ストレス耐性	●ストレス 　・ストレスの要因 　・ストレス耐性 ●コーピング 　・ストレスなどの問題があったときの対処方法	●心負荷となるおそれがあるため，ストレス要因を身体面，精神面，社会面から判断する ●ストレスに対して，どのような反応を示し，対処行動をとっているのか ●サポートがあるか
【11】 価値ー信念	●価値観 ●信念，宗教	●道徳的な価値観，信念や宗教などが療養生活，退院後の生活に影響を及ぼすことはあるか

●Aさんの情報の整理とアセスメント

○…検査前の情報　●…検査後の情報

領域	Aさんの情報の整理	アセスメント
【1】 健康知覚ー 健康管理	①労作時に胸の圧迫感を感じるようになった．しかし，少し安静にすれば治まっていたので放置していた ②仕事が忙しく，病院に行く時間がなかった ③除雪中に胸が締めつけられるほどの圧迫感が出現し，動けなくなり，病院を受診した ④ここまでの検査は必要ないと感じていた ⑤食事指導を受けたことはなく，運動習慣もない ⑥既往歴：高血圧（指摘されたが放置していた） ⑦嗜好品：煙草（20歳から20〜30本/日程度） ⑧検査が終わったら生活習慣の改善について指導を受ける予定	●多忙なうえに，疾患に対する知識がなく，受診行動がとれなかったと考えられる．必要性を説明し，理解が得られれば自分の生活に合わせた健康管理行動を起こせる（①②④⑧） ●食生活，運動習慣，既往歴，嗜好品などから冠危険因子を多く有している（⑤⑥⑦）
【2】 栄養ー代謝	①身長：170cm，体重：88kg，BMI：30.4 ②食事の味つけは濃い（病院食と比較して） ③血液検査：Hb 13g/dL，TP 6.2g/dL，Alb 3.8g/dL，TG 145mg/dL，TC 200mg/dL，血糖値125mg/dL，HbA1c 5.0% ④食事は妻が準備している．外食も多い ⑤食生活で気をつけていることはなく，改善の必要性を説明され，気持ちが沈んでいる ⑥体温：36.5℃ ⑦体温：36.8℃ ⑧カテーテル挿入部に発赤や腫脹はない	●栄養状態は悪くないが，軽度の肥満がある（①③） ●塩分過多の可能性があることや，冠危険因子である血糖，脂質は正常範囲内ではあるが高い傾向であることから，食事内容に問題があると考えられる（②③⑤） ●生活習慣から本人だけではなく，妻にも食事指導が必要である（②④⑤） ●まだ食事療法を積極的に実施していく意思を持っていない（⑤） ●感染徴候はない（⑦⑧）
【3】 排泄	①尿量：700〜800mL/日 ②利尿薬を検査後から開始予定 ③普通便を1〜2日に1回 ④血液検査：BUN 3mg/dL，Cr 1.02mg/dL，Ccr 55mL/分，eGFR 78mL/分/1.73m²	●腎機能が軽度障害されている．腎機能の低下は心負荷となることが考えられる（①②④） ●便秘はなく，排便習慣に問題はない．便秘は心負荷となり狭心症発作を誘発する危険性があるため，コントロールしていく必要がある（③） ●利尿薬が開始予定であり，水分出納や排便習慣に影響してくる可能性がある（①②③）
【4】 活動ー運動	①ADL：すべて自立 ②安静度：病棟内はフリー ③移動方法：病棟外への移動や検査は車椅子 ④自宅：1階は車庫と物置．居住スペースは主に2階で，手すりなどはない ⑤除雪中に胸部症状が出現した ⑥入院後，狭心症発作はない ⑦血圧140/75mmHg ⑧血圧155/80mmHg ⑨脈拍数80回/分 ⑩脈拍数85回/分	●自分で動けるADLであるが，安静保持のために活動制限がある（①②③） ●除雪作業や居住スペースなど，自宅での生活に過負荷となりうる環境がある（④） ●血圧は高く，検査などの負荷で上昇しており，心負荷となる可能性がある（⑦⑧⑨⑩） ●安静が守られ，狭心症発作が出現していない（②⑥⑬⑱）

領域	Aさんの情報の整理	アセスメント
【4】 活動－運動	⑪胸部X線写真：問題なし ⑫心エコー：LVEF 70％，壁運動問題なし ⑬モニター心電図：不整脈なし，ST変化なし ⑭冠動脈：#7 99％狭窄．今後，冠動脈血行再建術が必要となり，PCIおよびCABGのどちらを選択するかは，MRIなどによる虚血の検査を実施してから外科医と調整予定である ⑮検査後のベッド上安静時間は4時間 ⑯左鼠径部のカテーテル挿入部に腫脹，出血はない ⑰左鼠径部のカテーテル挿入部位は沈子で圧迫しているが，足背動脈触知は両側とも良好 ⑱胸部の痛みなし	●冠動脈は高度な狭窄はあるが，心機能は維持されている．労作時は，狭窄している血管の支配領域である左室前壁・左室中隔の血流が低下し，胸痛や不整脈が出現することが予測される（⑤⑪⑫⑬⑭） ●検査による侵襲で検査後に不整脈などが誘発される危険性がある．検査では動脈を穿刺し，ヘパリンを使用するため出血しやすい状態である．一方で，下肢を圧迫し安静にするため，血流のうっ滞により血栓形成のリスクが高くなる（⑬⑮⑯⑰⑱） ●検査後，カテーテル挿入部からの出血所見や動脈血流の虚血所見はないが，安静を保持しなくては出血などの合併症を起こす危険性がある（⑮⑱⑰）
【5】 睡眠－休息	①仕事の関係で就寝時間は遅く（午前1～2時頃），朝は早く起床する（午前6時頃） ②睡眠薬は使用していない ③仕事や家庭のことなど，心配ごとがあると眠れないこともあった	●睡眠時間が短く，十分な休息がとれていない可能性が高い（①） ●疾患に対する不安から，精神的な要因で不眠となる可能性がある（③）
【6】 認知－知覚	①意識，認知機能，判断力に問題はない ②心臓カテーテル検査直後は安静による腰痛がある	●痛みが増強すると迷走神経反射などの危険性もある．腰痛は血圧上昇をきたし，心負荷となる可能性もある（②）
【7】 自己知覚－ 自己概念	①除雪中に胸が締めつけられるほどの圧迫感が現れ，動けなくなった ②心臓病の疑いがありB大学病院の循環器内科を受診し，精密検査のため入院した ③心臓カテーテルのような大げさな検査をしなくてもよいのではないかと思っている ④「食事のこととか生活習慣を変えなきゃならないとか，なんかいろんなことを言われて気分がめいってしまってね」	●死ぬかもしれないという恐怖や，突然の入院による戸惑いがあると推測される（①②） ●疾患，治療，検査，今後の生活に対する不安がある（③④）
【8】 役割－関係	①職業：営業部長 ②家族構成：妻-専業主婦50歳（同居），息子-大学生20歳（別居） ③一家の大黒柱として働いており，会社でも責任のある地位にある	●家族を支え，会社でも責任のある地位にあるため，疾患に伴いその役割に影響が出ることも推測される（①③） ●家族からのサポートについては，今後，情報収集を行う（②）
【9】 セクシュアリティ－生殖	①男性	●問題はない
【10】 コーピング－ストレス耐性	①「ここまで大げさに検査しなくてもいいかな」 ②「薬でなんとかならないのかなぁ？」	●可能ならストレスの大きいことは避けたいと思う傾向にある（①②）
【11】 価値－信念	①価値・信念：とくになし 　宗教：なし	●現状では問題となる情報はない

✴ 統合アセスメント

　労作性狭心症であるため，まずは狭心症発作を起こさないことが重要です．そのため，心臓への負荷を最小限に抑えるような支援が必要となります．そして，安全かつ安楽に検査や治療を受けることができるように病識を深めなくてはなりません．Aさんに対しては，検査を受ける必要性を理解してもらう指導が必要です．さらに，検査を安全に受けてもらうため，合併症を最小限に抑えるケアが重要となります．

　心疾患患者は，治療や検査を終え，退院後の生活も見据えた生活指導が必要となります．これは，冠危険因子と生活習慣が密接に関係しているためです．Aさんは，高血圧，喫煙，食生活，運動習慣など多くの冠危険因子を有しています．まずは，病気を受け止め，生活習慣の改善がなぜ必要なのかを理解してもらい，実際に改善策を行動に移すような支援が重要となります．

基礎と臨床がつながる
疾患別看護過程

B 全体像の把握から看護問題を抽出

✳ 検査前日(2月15日)の関連図

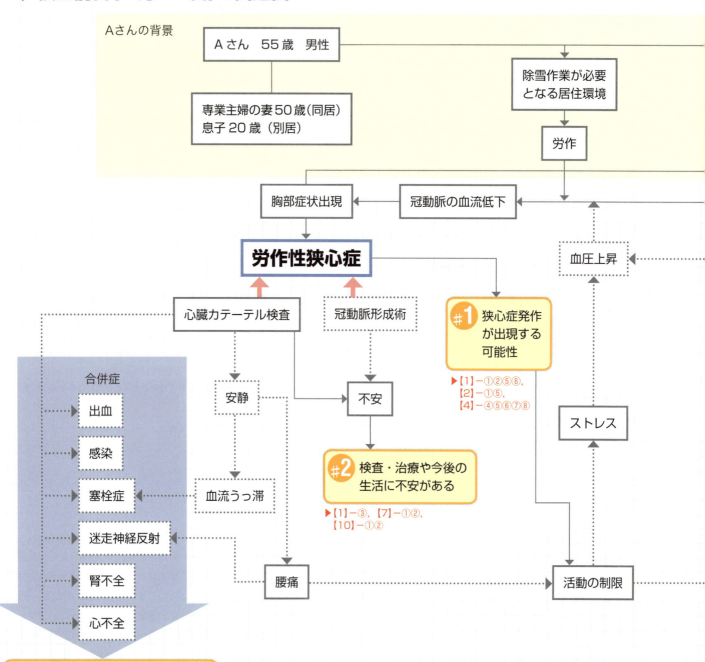

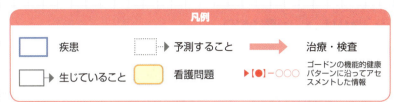

ここまでで整理したAさんの情報を関連図で表し、Aさんの全体像を把握して問題を導き出します．

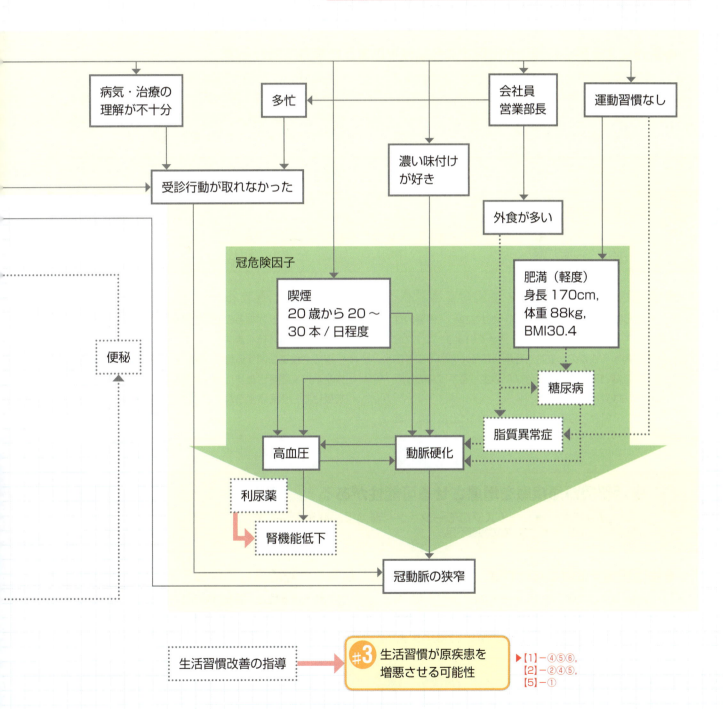

✻ 抽出した看護問題

 狭心症発作が出現する可能性がある
NANDA-Iでは ➡ ヘルスプロモーション：非効果的健康維持
（関連因子：無効なコーピング方法）

◆**労作による狭心症発作が出現する危険性をふまえた療養支援が必要**

身体的な負荷がかかると狭窄した冠動脈の血流が減少し，狭心症発作を誘発します．冠危険因子である高血圧などがある患者は，とくに注意が必要です．
労作性狭心症という診断がついたため，Aさんは過度な負荷がかからないように配慮しなくてはなりません．たとえADLが自立しているAさんの場合でも，検査など病棟外に出るときには車椅子を使用し，治療を終えるまでは安静を優先したケアが重要となります．

 検査や治療に不安がある
NANDA-Iでは ➡ コーピング／ストレス耐性：不安
（関連因子：状況的危機）

◆**検査や治療，その後の生活に対する漠然とした不安への支援をする**

Aさんは労作性狭心症の診断を受けながら，侵襲的な検査に対しては消極的な思いを持っています．これが，疾患に対する検査の必要性を理解したうえでの不安なのか，検査などの認識が不十分なため生じる不安なのかで支援方法は変わってきます．
Aさんの場合，診断を受けてまもないことに加え，薬物療法でなんとかなるのではと考えていることから，後者であると考えられます．
疾患や検査に関する理解が得られないと，その後の療養生活に支障をきたすため，納得したうえで検査や治療を受けてもらえるようなケアが必要となります．

 生活習慣が原疾患を増悪させる可能性がある
NANDA-Iでは ➡ ヘルスプロモーション：非効果的健康管理
（関連因子：治療計画についての知識不足）

◆**生活習慣を改善しなければ，自分の予後が悪くなることを認識してもらえるような支援が重要**

心疾患は生活習慣が病気の予後を左右します．Aさんの場合，高血圧の既往や喫煙歴，塩分や脂質などの食生活，そして運動習慣など，多くの冠危険因子があります．これらを改善させる必要があることをAさん自身に認識してもらい，実行してもらえるようなケアが重要です．

| 1 情報収集 | 2 情報の整理とアセスメント | 3 全体像の把握から看護問題を抽出 | 4 看護問題の絞り込み | 5 看護計画の立案 | 6 経過記録 (SOAP) |

#4 心臓カテーテル検査に伴う合併症を起こす危険性がある

NANDA-Iでは ➡ 安全/防御：**身体損傷リスク状態**
（危険因子：内的〔血液像の異常，有害化学物質への曝露〕）

◆**検査の合併症を把握し，異常の早期発見に努める**

　心臓カテーテル検査は，太い動脈を穿刺してカテーテルを心臓まで挿入するため，重大な合併症を起こすことがあります．Aさんは，腎機能が正常よりも少し低下しているため，検査時に使用する造影剤の影響も受けやすくなります．

　検査後に必要な安静による苦痛の緩和とともに，合併症を早期に発見して早期に対処できるような観察とケアが必要となります．

看護問題の絞り込み

✻ 抽出した看護問題

- #1 狭心症発作が出現する可能性がある
- #2 検査や治療に不安がある
- #3 生活習慣が原疾患を増悪させる可能性がある
- #4 心臓カテーテル検査に伴う合併症を起こす危険性がある

優先すべき看護問題

優先順位 1 ／ #1 狭心症発作が出現する可能性がある

なぜ？ 狭心症発作では心筋梗塞など致死的な状態となる危険性があるため

　Aさんは労作性狭心症という診断を受けています．そのため，労作による狭心症発作の危険性は常にあります．狭心症発作が出現すると，ときに心筋梗塞など致死的な状態になることもあります．

　心臓への負担を最小限に抑えることは，優先順位として最も高くなります．

優先順位 2　#2 検査や治療に不安がある

なぜ？ 適切な治療を受けるためには，まず確定診断が重要であり，安全に検査と治療を受けることが必要であるため

　Aさんは，入院直後は検査の必要性を十分に把握できていませんでした．心臓カテーテル検査の前に診断はついていましたが，適切な治療を実施するために，この検査は必要不可欠なものです．

　しかし，侵襲的な検査であるため，その重要性を認識してもらい，適切な治療を受けることが重要となります．そのため，優先順位は2としました．

優先順位 3　#4 心臓カテーテル検査に伴う合併症を起こす危険性がある

なぜ？ 心臓カテーテル検査は重大な合併症を起こすことがあるため

　心臓カテーテル検査には，さまざまな合併症があり，なかには生命を脅かすような重大なものもあります．さらに，検査中や検査後の身体的な苦痛もあります．これらを緩和させるケアは療養生活支援における重要な問題です．

　検査に伴って生じる問題であるため優先順位は3としました．

優先順位 4　#3 生活習慣が原疾患を増悪させる可能性がある

なぜ？ 入院前の生活習慣は，退院後の病状に悪影響を及ぼすため

　心疾患に対して生活習慣を改善しなければならないことは必然的な事実です．しかし，今回の入院では，まず適切な検査と治療を受けなくては，退院後の生活どころの話ではありません．

　そのため，身体的な状態にかかわる諸問題を優先させ，この問題の優先順位は4としました．

| 1 情報収集 | 2 情報の整理とアセスメント | 3 全体像の把握から看護問題を抽出 | **4 看護問題の絞り込み** | **5 看護計画の立案** | 6 経過記録(SOAP) |

5 看護計画の立案

O-P：Observation Plan，観察計画
T-P：Treatment Plan，治療計画
E-P：Education Plan，教育・指導計画

優先順位 1　**#1 狭心症発作が出現する可能性がある**

看護目標：必要な安静度を守り，安全に療養できる
期待する結果：心筋虚血を起こさず，狭心症発作時には早期に処置が受けられる

	具体策	根拠と注意点
O-P	①心筋虚血症状 ・胸痛（程度，種類，持続時間） ・肩，首などの痛み ・どのような活動で起きるか ②バイタルサイン ・心拍数，血圧，呼吸数，SpO₂ ③水分出納 ・尿量，水分摂取量，体重，食事摂取量 ④検査結果 ・心電図（不整脈，ST変化，異常Q波の有無） ・胸部X線，心エコー ・血液検査（心筋逸脱酵素）	【狭心症発作】 ①心筋虚血の症状として，胸部や肩，首の痛みを観察し，その部位や持続時間の確認も忘れてはならない ①②発作が起きる前に何をしていたのか（労作があったのかなど）確認する ②④発作によって，バイタルサインや心電図などに変化が起きていないかを評価する
T-P	①労作による心筋酸素消費量を増やさない ・必要な安静度の保持 ・食事や清潔ケアは続けて実施しない ・病棟外への検査は車椅子を使用する ・便秘時は排便コントロールをはかる ②胸痛が出現した場合，早期対応できるようにする ・12誘導心電図の記録 ・ニトログリセリンの投与 ・発作が出現したときの経緯の確認	【安静】 ①心筋に負担がかかる労作を起こさないようにする 　安静の必要性の理解を得ないと，自分は動けると思い，安静度を超えて活動する場合があるため，説明する 【対応】 ②発作が出現したときの対応は，あらかじめ医師と調整しておく
E-P	①必要な安静度の保持（具体的な活動制限の説明） ②薬を確実に服用できる管理方法 ③食事や清潔行為など労作となりうる行為は続けて実施しない ④狭心症発作が出現したときは，すみやかに医療者へ報告すること ⑤ニトログリセリンの携帯（とくに病棟外へ出るときには確実に携帯する） ⑥ニトログリセリンの服用方法（ただし，入院中は服用する前に医療者に報告して対処を受ける） ⑦便の性状を確認し，便秘時や硬便で出しづらいときには医療者と相談する	【発作予防】 ①③⑦AさんはADLが自立している状態で安静度の制限があるため，労作を避ける必要性を理解できるようにかかわる ①③療養生活で労作となる行為を共有する ②⑤⑥Aさんは服薬習慣がないため，医師から指示のある薬の管理方法を相談し，確実な内服行動につなげる

#2 検査や治療に不安がある 　優先順位 2

看護目標：検査や治療に対する不安が軽減する
期待する結果：検査の目的や必要性が理解できる

	具体策	根拠と注意点
O-P	①検査の認識 ・検査の必要性および重要性の理解（医療者からの説明内容の把握） ・検査の前日，当日，翌日以降の流れの理解 ・検査に対する不安 ②治療方針の理解 ・今後の検査予定の理解 ・治療の内容など，治療方針を理解し，納得しているか ③入院生活の心配ごと，ストレス	【検査の意義】 ①適切な治療を受けるために検査の意義を理解しているか確認する 【不安】 ①②③検査への不安なのか，今後の治療に関する不安なのか，現在の状態に対する漠然とした不安なのか，何に対して不安があるのかを把握する
T-P	①検査の内容や当日の流れを説明する ②検査や治療に対する思いを傾聴する ③不安な思いなどを表出できるようにかかわる ④納得したうえで検査や治療を受けることができているか確認する ⑤医師にも患者の状況を伝え，医療者間で情報を共有し，統一した理解のうえでかかわる	【検査】 ①検査に関する説明を繰り返し，イメージ化をはかる ②～⑤不安や疑問に感じることは我慢せず，医療者と一緒に解決していけるようにかかわる
E-P	①検査に関する疑問点はそのままにせずに医療者に伝えて解決する ②検査や治療に少しでも納得できない場合は，医療者に伝える	【治療方針】 ①②納得したうえで，検査や治療を受けられるように説明を繰り返し，不安や疑問点を解決できるように支援する

#4 心臓カテーテル検査に伴う合併症を起こす危険性がある 　優先順位 3

看護目標：安全安楽に検査を受けることができる
期待する結果：合併症を起こさず，異常時は早期に処置を受けることができる

	具体策	根拠と注意点
O-P	①バイタルサイン ・心拍数，血圧，呼吸数，SpO$_2$ ②水分出納 ・尿量，輸液量 ③心筋虚血症状 ・心電図：不整脈，ST変化，異常Q波 ・疼痛：胸痛，背部痛，肩痛など ④意識レベル ⑤末梢循環 ・皮膚の色や冷感，チアノーゼ，動脈触知 ⑥カテーテル挿入部 ・出血，腫脹，発赤，痛み ⑦貧血 ・眼瞼結膜，顔面蒼白，ヘモグロビン値，凝固系データ ⑧安静による苦痛 ・腰痛，背部痛，口渇など ⑨迷走神経刺激症状 ・徐脈，冷汗など	【合併症】 ①～⑨心臓カテーテル検査後の合併症を早期発見できるような観察を行う ②腎機能の低下があるため，造影剤が尿から排出されにくいことを考える ⑥⑨カテーテル抜去後は，迷走神経反射や出血に注意する ⑧検査後は安静臥床が必要であり，腰背部痛が生じやすいため，軽減できる支援が重要である

	具体策	根拠と注意点
T-P	①緊急薬品の準備 ②胸痛が出現したときには，素早く医師に報告するとともに12誘導心電図検査を実施する ③検査後はカテーテル挿入部からの出血を予防できるように必要な安静を保持する ④安静時間を確認し，苦痛の緩和に努める ・小さな枕やバスタオルなどで体位調整する（カテーテル挿入部は曲げない） ・マッサージ	【合併症】 ①重大な合併症が出現したときには，早期に対処できるように事前に物品を準備しておく ③④腰背部痛の緩和も重要であるが，体位を調整することによりカテーテル挿入部から出血する危険性もあり，挿入部を曲げないよう棒状体位変換が必要となる
E-P	①胸痛や腰痛などの症状が出たら我慢せずに報告する ②検査後の安静時間内は，カテーテル挿入部を曲げない ③カテーテル挿入部が濡れた感じがする場合は，すみやかに医療者に報告する	【合併症】 ①痛みを我慢することで迷走神経反射が誘発されることがある ③異常の早期発見として，Aさん自身でも異変を感じたら医療者を呼ぶ重要性を理解してもらう

優先順位 4

#3 生活習慣が原疾患を増悪させる可能性がある

看護目標：冠動脈の再狭窄に必要な生活習慣を理解できる
期待する結果：再発防止に向けた自己管理ができる

	具体策	根拠と注意点
O-P	①入院前の生活習慣 ・食生活：偏食，カロリー，塩分摂取量，具体的な食事内容 ・運動習慣：定期的な運動，激しい運動 ・内服行動：服薬習慣，飲み忘れ ・禁煙，飲酒量 ②適切な生活習慣に関する認識 ・生活習慣が再狭窄に与える影響 ・生活習慣を改善する必要性 ・自身の生活習慣の改善点 ③退院後の生活に対する不安	【冠危険因子】 ①生活習慣による冠危険因子について，改善すべき点がないか情報収集する 【健康】 ②健康に対する認識と生活習慣で気をつけていたことも確認し，患者教育に活かす
T-P	①生活習慣の重要性を理解してもらう ・生活習慣が再狭窄に与える影響を説明する ・入院前の生活習慣を振り返る ・生活習慣の改善すべき点を把握してもらう ②自己管理能力獲得に向けた支援 ・実現可能な具体策を検討する ・家族の支援も得られるように調整する	【健康】 ①生活習慣を改善させる必要性が認識できれば，予防的な健康行動がとれるようになる 【自己管理】 ②無理な改善策は失敗につながるため，今までの生活習慣をふまえ，実現できる具体策を検討する．家族にも協力を得ることで，生活習慣を改善しやすくなる

	具体策	根拠と注意点
E-P	①体調管理 ・血圧管理（自己測定の習慣） ・体重管理（指示された体重を維持する） ・十分な休息を取り，精神的なゆとりを持つ ・受診行動（狭心症発作が出現した場合など） ②食事指導 ・適切なカロリー，塩分，脂質摂取量の指導 ・管理栄養士による栄養指導 ・家族にも一緒に指導する ③排泄 ・排便コントロール（排便習慣を把握し，下剤の検討） ④運動指導 ・過度な運動は控える ・疲れない程度の運動習慣（有酸素運動） ⑤服薬行動 ・内服薬は医師の指示通り（時間，量）に服用する ⑥嗜好 ・禁煙する ・お酒は適度に控える ⑦入浴 ・ぬるめの温度で，湯船に長時間入らない	①〜⑦生活習慣を改善しないと，今回のように再狭窄が起こり，予後に影響するため，生活管理が最重要であることを認識して，かかわっていく．口頭の説明だけではなく，パンフレットなどを活用する ②⑤管理栄養士や薬剤師など多職種と協働して，専門的な視点から改善策を検討する

6 経過記録（SOAP）

S：Subjective data，主観的情報
O：Objective data，客観的情報
A：Assessment，アセスメント
P：Plan，計画

優先順位 1 ＃1 狭心症発作が出現する可能性がある

時間	患者さんの状況	看護ケア（実施したこと）	アセスメント
2/14 10：00〜11：00	S：「入院してから胸に痛みはないし，何もここまで大げさに検査しなくてもいいかなと思ってね」 O：トイレ以外は，ベッド上で過ごしている．モニター心電図上，不整脈，ST低下なし	・心筋虚血症状の観察 ・狭心症発作の要因となる労作を予防するための安静制限 ・狭心症発作を起こしたときの早期対処に備える	A：労作による狭心症発作の危険性に関する認識が不十分であり，安静保持できない可能性がある P：労作性狭心症の病態を説明し，狭心症発作の予防と発作時の対処方法について理解を得る

| 1 情報収集 | 2 情報の整理とアセスメント | 3 全体像の把握から看護問題を抽出 | 4 看護問題の絞り込み | 5 看護計画の立案 | 6 経過記録（SOAP） |

優先順位 2　#2 検査や治療に不安がある

時間	患者さんの状況	看護ケア（実施したこと）	アセスメント
2/14 10：00〜11：00	S：「眠れないわけではないけど，明後日の検査が憂うつでね」「先生には狭心症って，もう病名も言われてるし，薬でなんとかならないのかなぁ？」 O：表情がさえない	・適切な治療を実施するために検査の必要性を説明して理解を得る ・検査の内容を説明し，流れを理解してもらう ・不安の軽減	A：検査に対して憂うつな思いを持っているが，狭心症を患った状態での今後の生活にも不安を抱いている可能性がある P：検査内容のイメージ化，治療方針の理解など，不安や疑問に感じていることを1つずつ解決していき，納得かつ安心して検査・治療を受けられるように支援する

優先順位 3　#4 心臓カテーテル検査に伴う合併症を起こす危険性がある

時間	患者さんの状況	看護ケア（実施したこと）	アセスメント
2/16（検査当日） 14：00〜15：00	S：「すでに腰が痛くて……」 O：体温36.8℃，カテーテル挿入部に腫脹や発赤はなく，両足背動脈の触知は良好．検査後の腰痛があり，検査したほうの下肢を曲げて，体を動かそうとする	・カテーテル挿入部周囲を中心とした感染徴候の観察 ・体位調整やマッサージなどによる腰痛緩和 ・検査したほうの下肢は曲げないようにすることを説明した	A：カテーテル挿入部周囲の感染や出血の危険性がある．また，安静により筋肉への血流が減少し，疼痛が出現する可能性が高い P：腰痛緩和継続

優先順位 4　#3 生活習慣が原疾患を増悪させる可能性がある

時間	患者さんの状況	看護ケア（実施したこと）	アセスメント
2/14 10：00〜11：00 ・ 2/15 10：00〜11：00	S：「血圧も高いって言われたし，食事のこととか生活習慣を変えなきゃならないとか，なんかいろんなことを言われて気分がまいってしまってね」「何からすればよいやら……」 O：少し首をかしげて，困ったような表情をしている	・生活習慣の情報収集 ・思いを傾聴	A：生活習慣を改善しなくてはならないと説明を受け，今後の生活にも不安を抱いている P：生活習慣の重要性を認識してもらい，家族の協力も得て，予防的健康行動へとつなげる必要がある

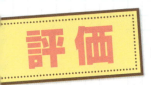

評価

※今回は，検査前日(2月15日)の時点での評価を示します．
評価も，日によって内容が変わってくることに注意しましょう．

5 看護計画の立案であげた「期待する結果」に到達できたかどうかを評価していきます．

#1 期待する結果
心筋虚血を起こさず，狭心症発作時には早期に処置が受けられる
⇒達成できたが，今後も継続が必要

Aさんは，本来ADLが自立しています．そのため，なぜ活動の制限が必要なのかという理解を得る介入が重要でした．

日常生活において，心臓に負担をかけない療養が疾患（狭心症発作）にとって，非常に重要であるとの説明を繰り返したことで，現時点までで期待する結果は得られています．

しかし，明日，検査・治療が実施される予定であり，狭心症発作の危険性が消失したわけではありません．Aさんは入院前，少々のことなら大丈夫と思い，なかなか受診しなかった経緯もあります．継続的な発作予防と発作時の対処の必要性を理解してもらうかかわりが必要です．

#2 期待する結果
検査の目的や必要性が理解できる
⇒ある程度は達成できたが，不安に対する看護介入は継続が必要

Aさんは，検査の重要性を認識できていませんでした．急な入院であったため，生活習慣の改善や侵襲的な検査について説明を受けても，自分の病状を十分に把握できていなかったことがうかがえます．

検査により適切な治療が実施されることの理解は得られましたが，検査や疾患に対する不安などを完全に解消できたかどうかは，まだ判断ができません．検査が終了するまでは，不安はあると考えられます．Aさんが納得して検査を受けることができるように何に対して不安があるのかを傾聴すること，検査が自分の疾患にとって，どのように重要なのかという理解を得ること，検査のイメージ化をはかれるようなケアをすることが必要となります．

検査を終えた後は，このような不安がどのように変化しているのかをとらえ，今後の患者教育に活かしていくことが継続的な看護介入として重要といえます．

引用・参考文献
1) 厚生労働省．平成27年（2015）人口動態統計（確定数）の概況．http://www.mhlw.go.jp/toukei/saikin/hw/jinkou/kakutei15/（2017年6月1日検索）
2) Komatsu A, et al：A study of the development of atherosclerosis in childhood and young adults: risk factors and the prevention of progression in Japan and the USA. Pathology International，46（8）：541-547，1996.
3) 循環器病の診断と治療に関するガイドライン（2011年度合同研究班報告）．虚血性心疾患の一次予防ガイドライン（2012年改訂版）．http://www.j-circ.or.jp/guideline/pdf/JCS2012_shimamoto_h.pdf（2017年6月1日検索）
4) 群馬県立心臓血管センター看護部編著：循環器のおもな疾患の説明．HEART Nursing（春季増刊）：9~37，2002.
5) 佐藤栄子編著：健康信念モデル─中範囲理論入門．第2版，p.466~476，日総研，2009.
6) 松本千明：医療・保健スタッフのための健康行動理論の基礎 生活習慣病を中心に．p.1~14，医歯薬出版，2002.
7) T. H. ハードマンほか編，日本看護診断学会監訳：NANDA-I 看護診断─定義と分類 2015-2017．原書第10版．医学書院，2015.

基礎と臨床がつながる
疾患別看護過程

③

気胸
〜胸腔ドレナージを行う事例〜

気胸とは，胸腔内に漏れた空気が壁側胸膜と臓側胸膜の間に貯留し，肺が虚脱した疾患です．
自然気胸と外傷性気胸に大別され，自然気胸は，10〜20代の背が高く痩せた男性に好発します．症状は，胸痛や息苦しさが多くみられます．再発する可能性も高いため，再発予防の方法について患者さんとともに考え，不安を軽減できるような支援をしましょう．

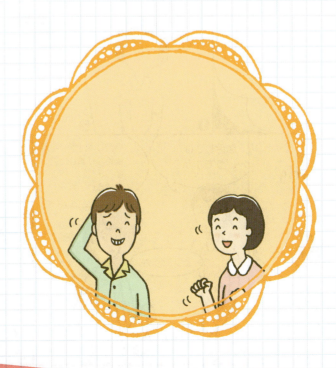

基礎と臨床がつながる 疾患別看護過程

事例

患者
Aさん　21歳　男性

診断名
気胸（自然気胸）

背景
父（55歳），母（52歳），妹（19歳）の4人暮らし．Aさんは大学4年生．身長178cm，体重50kgの長身痩せ型．大学の講義が終わるとコンビニエンスストアでアルバイトをしている．20歳から喫煙を始めた（20本/日）．

既往歴
とくになし

現症経過
数日前より前胸部に違和感を感じていたが，休憩すると改善したので様子をみていた．その後も，いつもどおり大学に通いアルバイトも続けた．
　しかし，昨夜20時頃，アルバイト中に胸の痛みと咳が出現し早退した．帰宅してからも胸の痛みと咳が止まらず，市販の咳止めを飲んで様子をみようと思っていた．次第に"息ができなくなる"くらいの呼吸苦を自覚し，母親が慌てて救急車をよんだ．救急外来で気胸と診断され，緊急ドレナージ術が行われ入院となった．

実習2日目：病日3日目

入院初日，Aさんはベッド上で安静とされました．翌日からは医師より，胸腔ドレナージを持って病棟内の歩行をしてもよいと説明されました．また，病状や，今後も再発する可能性があることについても説明されました．Aさんは，ドレナージによる痛みがあり，また，夜もあまり眠れていない様子であったという情報がありました．

❶ Aさん，おはようございます．今日もよろしくお願いいたします

❷ 昨夜は眠れましたか？
あまり眠れなかった

❸ 血圧110/62mmHg　SpO₂ 99%

❹ 息苦しさはどうですか？
息苦しさはずいぶんよくなりました．動くと少し感じるけどね
そうですか

❺ 痛みはいかがですか？
管が入っているところがチクチクと痛みます

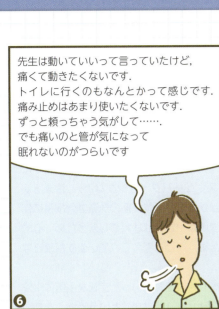
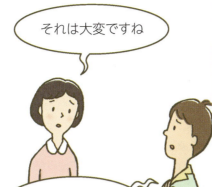

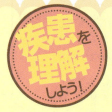

気胸とは

　気胸とは，胸腔内に漏れた空気が壁側胸膜と臓側胸膜の間に貯留し，肺が虚脱した疾患です（図1）．一般に，肺胞の一部が嚢胞化したもの（ブラ，bulla）や，胸膜直下にできた嚢胞（ブレブ，bleb）が破れ，吸気が胸腔に漏れることで生じます．胸痛を主訴に来院することが多く，喘息や心臓疾患などと鑑別することが必要です．

　気胸は今日の臨床において，1．原発性自然気胸，2．続発性自然気胸，3．外傷性気胸，4．医原性気胸の4通りに大別されています（表1）．

　これら気胸のなかで圧倒的に頻度が高いものは自然気胸であり，気胸全体の90％以上を占めます．

　自然気胸の嚢胞が発生する原因および破れる原因は明らかになっていません．喫煙や運動，姿勢，気圧の変化（秋から冬にかけての季節，高所，スキューバダイビングなど），管楽器演奏によって肺に負担がかかるため，成長期の急激な骨成長に伴い肺の成長が間に合わず肺が引き伸ばされてしまうため，心的ストレスや生活習慣のため，などと考えられていますが確証は得られていません．

　患者さんは突然の胸痛や呼吸困難といった症状を主訴に来院し，"息ができない"，"死ぬかもしれない"という恐怖心を抱いています．また，再発する可能性も高く，不安を抱えた生活を送るかもしれません．症状の安寧をはかるための治療やケア，そして恐怖心や不安に対する精神的な支えも必要となります．

■図1　気胸の病態

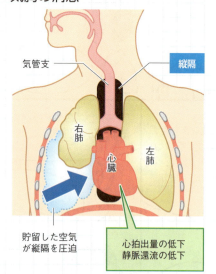

胸腔内に漏れた空気が壁側胸膜と臓側胸膜の間に貯留し，肺が虚脱します

■表1　気胸の種類

自然気胸	1. 原発性自然気胸	
	2. 続発性自然気胸	悪性腫瘍，肺感染症，肺線維症，気管支炎，脳梗塞など
外傷性気胸	3. 外傷性気胸	鋭的：刺創，銃創など 鈍的：肋骨骨折，気管支壁の裂傷など
	4. 医原性気胸	中心静脈カテーテル挿入時，気管切開術時，人工呼吸器管理中など
その他	月経随伴性気胸，マルファン症候群，人工気胸など	

症　状

- 胸痛
- 呼吸困難
- 乾性咳嗽
- ときに血圧低下，頻脈などのショック症状

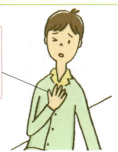

聴診で，患側の呼吸音減弱〜消失や声音振盪の減弱，打診で鼓音がみられます．

治　療

安静療法

- この方法で回復するのであれば患者の負担は少ないが，高い再発率は避けられない．
- とくに外来通院にて気胸を経過観察している場合には注意を要する．発症時に軽い気胸では，症状が消失している場合もあるため，帰宅後に病態が進行する可能性も否めない．今日この治療法は採用されるべき方法ではないといわれている．

手術療法

(1) 開胸手術

- 気胸再発例，両側気胸，胸腔内に癒着がある例，血気胸などが適応であったが，昨今，胸腔鏡手術が行われるようになり適応も変化してきている．
- 気胸の手術療法では胸腔鏡手術が考慮され，開胸手術は，その実施が困難とされる症例において適応となる．

(2) 胸腔鏡手術

- 1990年以降，胸腔鏡手術が開胸手術よりも，手術侵襲・術後の疼痛および手術瘢痕の審美的問題が少ないというメリットから普及するようになった．
- 適応はブラ，ブレブの病変が明らかである例，再発例，両側再発例など．

穿刺脱気［胸腔ドレナージ］

- 胸腔にドレナージチューブを刺入し，胸腔内の空気を体外に排出する方法（**図2**）．
- 胸腔内圧を，大気圧より5〜10cmH$_2$O低い状態で持続的な陰圧をかけて吸引する．
- 気胸発症から時間が経過し，長期に肺虚脱が続いた例では，胸腔ドレナージにより急激に肺が再膨張するとかえって呼吸困難を招くことがある（re-expansion pulmonary edema：RPE）．これは，肺胞のサーファクタントの減少などが起こり，肺の膨張時に酸素の取り込みに障害があるにもかかわらず，血液循環だけが再開され，酸素化されない血液が大量に全身循環に入ることが原因である．
- 穿刺脱気でも根治とはならないため，再発率は高い．

■ 図2　胸腔ドレナージ

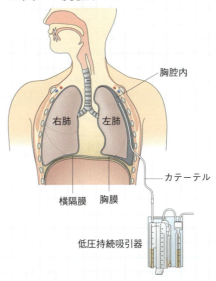

一般的な経過

病期	患者さんの思い	医療者が行うこと	看護のポイント
発症初期〜治療 ● 症状が強く，生命を脅かしかねない時期 ● 「息ができなくなる」「胸が痛い」などが初発症状であることが多い ● 突然発症することが多く精神的な動揺も強い	● 「息ができない，胸が痛い，なんの病気だろう」「このまま死んじゃうかもしれない」 ● 胸に針を刺すという未知の体験に，「どんな治療なんだろうか……」	● ほかの疾患（気管支喘息や心臓疾患など）との鑑別 【検査】 胸部X線検査，CT撮影，採血，心電図，胸部超音波など ※胸部X線検査では気胸の重症度も評価（表2）． 【治療】 胸腔ドレナージ，場合によっては手術療法	● 患者は，呼吸困難や胸痛といった死への恐怖や不安を抱く．患者の身体的苦痛のみならず精神的な苦痛を緩和する ● 身体的苦痛を早期に緩和できるよう検査・治療の介助を行う ● 治療や検査に対する不安を緩和する
ドレナージ期 ● 胸に針を刺す胸腔ドレナージという未知の体験をする ● 胸腔ドレナージによって，疼痛，体動制限により日常生活動作の制限が生じる時期 ● 痛みにより身体的，精神的安寧が脅かされる ● 脱気できるまで，呼吸苦や胸痛，咳嗽などの症状が出現する可能性がある	● 「痛くて動きたくない」「痛いのと管が気になって眠れない」 ● 「トイレに行くのもなんとか」など，痛みや胸腔ドレーンにより日常生活に支障が生じる ● 胸腔ドレーンの合併症について説明を受け，「このまま入れておいても大丈夫なのだろうか」「合併症が起きないだろうか」	● 鎮痛剤の検討や使用 ● 感染等の合併症を予防すべく適切な胸腔ドレーンの管理 【検査】 胸部X線検査，CT撮影，採血など	● 痛みの程度や種類などをモニタリングし，痛みを緩和する ● 日常生活動作の制限が少しでも緩和できるよう，環境整備や行動の介助を行う ● 胸腔ドレナージの合併症である感染症を防ぐため，体温や採血データなど感染徴候に注意する
退院に向けて ● 退院後の再発について不安や脅威をいだく時期	● 「また再発するかも」「息が苦しくなるかも」 ● 「治らない病気なの？」	● 生活指導	● 再発を防ぐため日常生活の見直しを一緒に考える ● 不安や脅威を感じる患者の思いに寄り添う

■表2 気胸の重症度（胸部X線検査において）

軽度気胸（Ⅰ度）	20％以内．肺尖（肺の頂上）が鎖骨より上にある
中等度気胸（Ⅱ度）	20〜50％．肺尖が鎖骨より下にある
高度気胸（Ⅲ度）	50％以上．肺の虚脱が著しい
緊張性気胸	高度気胸で，さらに肺から空気が漏れ続け，胸腔内が陽圧になっている状態．低酸素血症，血圧低下，頻脈となりショック状態におちいる

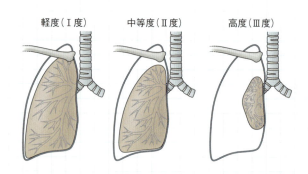

軽度（Ⅰ度）　中等度（Ⅱ度）　高度（Ⅲ度）

| 1 情報収集 | 2 情報の整理とアセスメント | 3 全体像の把握から看護問題を抽出 | 4 看護問題の絞り込み | 5 看護計画の立案 | 6 経過記録(SOAP) |

 情報収集

✴ 情報収集の視点の定め方

呼吸困難，胸痛，咳嗽といった気胸による身体的な痛みや，気胸の治療に必要な胸腔ドレナージによる機械的な刺激による痛みを生じます．これらの苦痛により，ちょっとした体の動きや睡眠，排泄といった入院加療中の生活に大きな支障をきたします．

そして退院後も，「また息苦しくなる」「痛みに襲われる」など，再発という大きな不安を抱えて生活を送ることになるかもしれません．

Aさんの身体的・精神的苦痛の緩和，退院後の生活の見直しを考えていく必要があります．

情報収集の視点の定め方

視点1 Aさんの身体的，精神的な苦痛はどのようなものか？

視点2 Aさんの苦痛は入院生活にどのような支障をきたしているか？

視点3 Aさんのこれまでの生活の中で再発を少しでも防げることはないか？

✴ 情報収集の例

視点1 Aさんの身体的，精神的な苦痛はどのようなものか？

情報収集の視点(詳細項目)	どこから？	なぜこの情報が必要か？	Aさんの情報
●発症からこれまでの経過 ・気胸の疾病構造 ・症状の種類や程度 ●現在の身体状況 　(バイタルサインや検査結果など) ●胸腔ドレナージの効果(呼吸性移動，エアリークの有無など) ●症状の部位や出現状況，程度，持続時間など ●痛みの部位や出現状況，程度，持続時間など	●カルテ，看護記録 ●本人，家族からの話	●Aさんの病気や症状，痛みの質や量を知ることで，Aさんの身体的苦痛や精神的苦痛を緩和する手立てとなるため	●数日前より前胸部に違和感を感じていた．休憩すると改善していたので様子をみていた ●アルバイト中に胸の痛みと咳が出現．次第に"息ができなくなる"くらいの呼吸苦を自覚して来院 ●来院時のバイタルサイン：意識清明，呼吸回数26回/分，血圧90/52mmHg，脈拍102回/分，体温36.8℃ ●来院時の血液ガスデータ：pH 7.390，PO_2 67.5 Torr，PCO_2 44.1 Torr ●肺尖部が鎖骨下にある中等度の気胸と診断され，緊急ドレナージ術が行われ入院となった ●息苦しさは随分よくなった．動くと少し感じる ●管が入っている所がチクチクと痛む ●痛み止めはあまり使いたくない

情報収集の視点（詳細項目）	どこから？	なぜこの情報が必要か？	Aさんの情報
●症状や痛みによる精神的ストレスの有無や程度 ●病気に対する思いやとらえ方，疾病に対する理解など	●主治医からの情報	●Aさんの病気や症状，痛みの質や量を知ることで，Aさんの身体的苦痛や精神的苦痛を緩和する手立てとなるため	●「再発するかもしれないって言われて……．また，あんなふうに息苦しくなるのかと思うと心配です」 ●血液検査データ：RBC 482万/μL, Hb 14.7g/dL, WBC 5,300/μL, PLT 22万/μL ●胸部X線写真（**写真1**） ●胸部CT画像（**写真2**）

視点2　Aさんの苦痛は入院生活にどのような支障をきたしているか？

情報収集の視点（詳細項目）	どこから？	なぜこの情報が必要か？	Aさんの情報
●痛みとセルフケア行動の把握 ●痛みと睡眠状況 ●ドレーンとセルフケア行動の把握 ●ADLに制限がある理由（痛み，ドレーンなど）	●カルテ，看護記録 ●本人，家族からの話 ●ベッドサイドでのAさんの様子 ●ほかのスタッフからの情報	●痛みや胸腔ドレナージにより活動が制限されることでセルフケアやさまざまなストレスを生じるため	●痛くて動きたくない．トイレに行くのもなんとか ●痛みと胸腔ドレーンが気になって眠れない ●安静度は病棟内歩行可である（医師の指示） ●いつもは穏やかな気質なのに，今は自由に動けないことでイライラした様子である（母親より）

視点3　Aさんのこれまでの生活の中で再発を少しでも防げることはないか？

情報収集の視点（詳細項目）	どこから？	なぜこの情報が必要か？	Aさんの情報
●これまでの日常生活状況 ●Aさんや家族の病気に対する思いやとらえ方，疾病に対する理解など	●カルテ，看護記録 ●本人，家族からの話 ●ほかのスタッフからの情報	●罹患年齢が若く再発の可能性もあるため，社会復帰に際し，ADLや職場復帰に対する不安を抱えるため	●「再発するかもしれないって言われて……．また，あんなふうに息苦しくなるのかと思うと心配です」 ●「先生や看護師さんの話で病気のことはわかったけど，退院後，これまでと同じ生活をしてよいかわからないんです」と話していた ●「バイトは続けても大丈夫ですか？　どんなことが体には負担になるんですか？」など，Aさんも家族も，再発を少しでも防ぐ方法を知りたいと話している

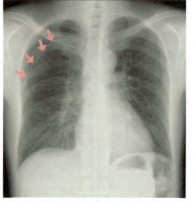

写真1　Aさんの胸部X線写真　　　　写真2　AさんのCT画像

矢印に沿って肺尖部がしぼんでいるのを確認できます

右側の肺が虚脱しているのがわかります

ADL：activities of daily living，日常生活動作

2 情報の整理とアセスメント

✱ 情報の整理

● ゴードンの機能的健康パターンによる情報の整理とアセスメントの視点

領域	情報を集める視点	アセスメントの視点
【1】 健康知覚－ 健康管理	●現在および過去の健康管理のしかた ・既往歴，現病歴 ・受診状況 ・治療状況 ・過去の健康状態と対処法 ・現在の健康状態 ・健康診断の実施状況 ・健康増進のための方法 ●日常生活習慣 ・喫煙の有無，家族内喫煙者の有無 ・アルコール摂取状況（量・期間など） ・常用薬剤の有無とその内容 ・アレルギーの有無 ●現在の病気に対する考え ・今回の病気の原因のとらえ方 ・自分なりの対処法 ・医師からの病気に関する説明ととらえ方 ・家族から見た患者本人の病気に対するとらえ方 ・治療，看護に対する思いや考え方 ●家族の健康意識 ・家族の健康に対するとらえ方 ・家族の患者の病気に対するとらえ方 ●感染の徴候 ・組織の状態 ・皮膚，骨の突起部の状態 ・検査データ（WBC，CRPなど）の異常の有無 ・ドレーン挿入部の状態 ●身体損傷の有無	●健康についての認識や退院後の生活状況を判断する ●病気に対するとらえ方を判断する ●退院後に再発予防管理ができるかどうか判断する ●感染徴候の有無を判断する
【2】 栄養－代謝	●栄養状態 ・健康時の食事状態 ・嗜好と偏食の有無 ・食事摂取量と間食の有無，食欲の有無 ・治療食の種類 ・体重の増減と身長 ・爪，毛髪，皮膚の状態 ・検査データ（TP，Alb，RBC，Hb，Htなど） ・消化器官症状の有無（悪心・嘔吐，腹痛など） ●体液バランス ・1日の水分摂取量，排泄量（尿・汗など） ・検査データ（K，Na，Clなど） ●体温調節 ・体温の変動の有無 ・悪寒，発汗の有無 ・着衣，寝具，室内気候との関連	●気胸による痛みや呼吸苦により，十分な栄養摂取が妨げられていないかを査定する．とくに，胸腔ドレナージ挿入に伴い体動時の痛みを伴うことがあり，その痛みが食事を妨げていることもある ●食事を摂るという行為そのものが酸素消費を必要とする．栄養状態の低下は感染や創傷治癒の遅延に影響する可能性があるため，栄養状態の評価が必要である

領域	情報を集める視点	アセスメントの視点
【3】 排泄	●排便 ・排便習慣(回数, 性状, 量など) ・排便時の不快感, 残便感の有無 ・排便困難の有無 ・排便に影響を及ぼす因子の有無と程度 ●排尿 ・排尿習慣(回数, 性状, 量など) ・排尿時の不快感, 残尿感の有無 ・排尿困難の有無 ・排尿に影響を及ぼす因子の有無と程度 ●皮膚 ・発汗の有無・皮膚の湿潤の程度 ●そのほかの排泄 ・ドレーンの種類と挿入部位 ・ドレーンからの排液(量, 性状, 皮膚の状態)	●排泄までの行為や排泄の行為が気胸による痛みや呼吸苦の原因となり, 排泄ができないこともある. 排泄中の努責により胸腔内圧が上昇して, ドレーンが肺に接触し疼痛を生じる可能性があり十分な排泄を行えないことも考えられる ●胸腔ドレナージ挿入に伴い, 思うような動作(トイレまでの歩行など)ができずに排泄を我慢している可能性もある **臨床の視点** 胸腔ドレナージの水封室に連続的な気泡が見られる場合, 患者の胸腔内か胸腔ドレナージユニットのどこかでエアリーク(胸腔内から気体が排出されている状態)を生じている可能性があります. 気胸の場合, 一般に排液はありません. エアリークや呼吸性移動の観察が必要となります.
【4】 活動－運動	●活動・運動に影響を与える因子(循環・呼吸器系) ・脈拍の状態(回数, リズム, 性状) ・血圧の状態と随伴症状の有無 ・心臓, 血管系疾患の既往の有無 ・循環器症状の有無(動悸, 息切れ, 胸痛など) ・呼吸の状態(回数, リズム, 性状) ・呼吸音(左右差, 減弱, 消失)の状態 ●活動・運動に影響を与える因子(循環・呼吸器系) ・呼吸器症状の有無(呼吸困難, 咳, 痰など) ・SpO_2, 血液ガスデータ ●日常生活動作能力 ・セルフケア行動(食事, 排泄, 整容, 更衣, 清潔) ・移動動作(寝返り, 起居, 端坐位, 歩行) ・運動習慣の有無と種類 ・趣味, 娯楽. 余暇活動などの状況	●症状や検査データより, 呼吸状態を判断する ●セルフケアがどの程度可能なのか判断する ●気胸による症状や痛みに伴い, どのような動作が困難か判断する. また, 必要な援助内容を判断する
【5】 睡眠－休息	●睡眠 ・健康時, 現在の睡眠状況(起床, 就寝時間, 睡眠時間と熟眠度) ・入眠障害や睡眠中断の有無と程度 ・薬剤(睡眠薬)使用の有無と内容, 使用頻度 ・不眠を示す状況(眠気, 欠伸, 活気, 昼夜逆転など) ●休息 ・健康時の休息の有無と休息のしかた ・入院後の休息の状況(疲労回復状況)	●睡眠と休息が十分にとれているか判断する ●疼痛や苦痛が睡眠と休息にどのように影響しているか判断する
【6】 認知－知覚	●感覚器の状況:視力(眼鏡, コンタクトレンズ使用の有無) ●不快症状 ・疼痛の有無と状況(部位, 程度, 種類, 発現状況, 持続時間) ・不快症状に対する表情・言動・対処方法 ●認識の状況 ・言語能力(コミュニケーション手段) ・判断力, 意思決定能力の状態	●疼痛の状況やどのようなときに出現するかなど, 疼痛の程度や要因を判断し必要な援助を考える ●意思決定能力を判断する
【7】 自己知覚－ 自己概念	●感情の状態 ・表情, 視線, 身体の動き ・会話の状況(表情, 声, 話し方) ・病気になる前の思いや感情 ・疾病, 治療による現在の思いや感情 ・今後に対する思いや感情 ●自己尊重 ・性格(長所, 短所) ・自分自身のとらえ方 ●ボディイメージ ・病気による容姿や外見への認識の変化に対する反応, 訴え, 行動	●病気に伴う自己概念の変化を考える ●疾患の受け止め方を理解する

| 1 情報収集 | 2 情報の整理とアセスメント | 3 全体像の把握から看護問題を抽出 | 4 看護問題の絞り込み | 5 看護計画の立案 | 6 経過記録 (SOAP) |

領域	情報を集める視点	アセスメントの視点
【7】 自己知覚― 自己概念	●ボディイメージ ・自己像への思い，反応 ・不安，絶望感，無力感の有無 ●アイデンティティ ・学業，就業の状況 ・家庭や社会における役割遂行の責任と自律	●意思決定が可能な状況を判断する
【8】 役割―関係	●家族関係・家族機能 ・家族構成 ・キーパーソンの有無と関係 ・患者の病気に対する家族の反応や対応 ・家族に対する思いや心配の有無 ●社会化 ・職業(学校)の有無，内容，役割 ・疾病，治療による社会的役割への影響 ・職場の人間関係・友人関係の状態 ・入院による同室者や医療従事者との関係 ・経済的心配の有無 ●コミュニケーション：他者との関係における問題の認識状況	●病気が患者の担う役割にどのような影響を及ぼしているか，これからどのような影響を及ぼすかを判断する ●患者を支えてくれるキーパーソンがいるか，またどのように支えてもらえるかを判断する
【9】 セクシュアリティ―生殖	●性別，年齢，婚姻の有無 ●発達段階 ●セクシュアリティに関する問題	●病気や入院に伴い，性に関する問題が生じていないか判断する
【10】 コーピング― ストレス耐性	●ストレス状況の知覚 ・最もストレスと感じているものの有無と内容 ・現在の状況に及ぼすストレスの有無と程度 ・表情，身体の動き，声，話し方 ●対処行動とサポートシステム ・日常，問題に直面したときの対処法 ・ストレスを緩和するための薬物・飲酒等の依存 ・ストレス解消のためのリラクゼーション法 ・身近な相談相手の有無	●病気の発症や入院生活によりどのようなストレスを生じ対処しているのか，またそれに対する支援について考える
【11】 価値―信念	●価値・目標・信念 ・宗教の有無 ・生きがいや人生の目標についての考え方 ・生活上の信条，習慣の有無とその内容 ・入院・治療が価値・信念に及ぼす影響 ・患者の気分(怒り・不信・抑うつ)の状態	●治療の意思決定に影響を与える価値観を考える

●Aさんの情報の整理とアセスメント

領域	Aさんの情報の整理	アセスメント
【1】 健康知覚― 健康管理	①既往歴：なし ②治療状況：胸腔ドレナージ施行 ③喫煙：あり(20本/日)，家族は吸わない ④アルコール摂取：機会飲酒 ⑤常用薬剤：なし ⑥アレルギー：なし ⑦病気のとらえ方：医師の説明を聞いて「病気のことはわかったけど，退院後，これまでと同じ生活をしてよいかわからないんです」「再発を少しでも防げる方法があるなら知りたいです．あんな思いをするなら頑張ります」と話している ⑧感染の徴候：CRP 0.2mg/dL，WBC 5,300/μL，体温36.5℃，ドレーンの挿入部位に発赤・腫脹なし	●気胸となり喫煙は再発のリスクを高める可能性があり，生活習慣の見直しが必要と考える．また，退院後，従来どおりの生活を送ってよいかわからないとのことから，退院後の生活状況を知る必要がある(①②③④⑤⑦) ●自身で再発を防ぎたいという意思を示していることから，Aさん自ら退院後に再発予防管理ができると判断する(⑦) ●現時点では感染徴候はないと判断する(⑧)

領域	Aさんの情報の整理	アセスメント
【2】栄養－代謝	①病院食は常食で1,800kcal ②体重50kg，身長178cmの痩せ型 ③検査データ：TP 6.8g/dL，Alb 3.2g/dL，RBC 482万/μL，Hb 14.7g/dL，Na 143mEq/L，K 4.0mEq/L，Cl 102mEq/L ④消化器症状なし ⑤好き嫌いなし ⑥「病院食に不満はないです」	●痩せ型ではあるが，著しいるい痩ではない．検査データにも問題はなく食事や形態にも問題はないと現時点では考える（①②③④⑤⑥）
【3】排泄	①入院前は排便1回/日，排尿は6〜7回/日程度 ②「管が気になって排便でいきむことができない」 ③ドレーンの挿入部位に発赤・腫脹なし ④エアリークは減り，呼吸性移動もみられてきている ⑤尿検査データ：タンパク（－），ウロビリノゲン正常，沈渣異常なし ⑥BUN 10.2mg/dL，Cr 0.8mg/dL	●胸腔ドレーンの機械的刺激により，排便に困難を感じている．痛みの状況と対処方法を検討し，排便がしやすいように支援していく（①②） ●ドレーン挿入部位異常なし（③） ●エアリークが減少し呼吸性移動もみられてきていることから，正常に脱気がなされていると考える（③④）
【4】活動－運動	①呼吸状態：SpO₂ 99%，呼吸回数14回/分，PO₂ 81Torr，PCO₂ 38Torr，Hb 14.7g/dL ②動くと少しだけ息苦しくなる ③脈拍78回/分，不整なし，血圧110/62mmHg，胸痛なし ④呼吸音：左肺野呼吸音やや減弱 ⑤入院前はADL問題なし ⑥運動はとくにしていない ⑦痛みと管が気になって動きたくない．トイレに行くのも大変である	●入院前は自立した生活をしていた．入院後は，疼痛やドレーンの機械的刺激により移動動作に支障をきたしている．安楽に移動ができるように援助していく必要がある（②⑤⑥⑦） ●気胸による換気障害を生じており，ガス交換障害を生じている．体動時の自覚症状も残っており，症状の変化を早期に発見し対処する必要がある（①②③④⑦）
【5】睡眠－休息	①痛みと管が気になってあまり眠れない ②自宅では朝7時に起床，8時に大学へ行き，17時〜22時くらいまでコンビニエンスストアでアルバイトをしている．就寝は0時くらい．土日はアルバイトか家にいることが多い ③「寝たら体力は回復する．疲れたら寝ることが1番」	●普段は7時間程度の睡眠時間であるが，現在痛みと胸腔ドレナージによって十分に安眠できていない．また，十分な睡眠は疲労回復につながると認識していることから，疲労が蓄積する可能性がある（①②③）
【6】認知－知覚	①視力は左右0.2，矯正で1.0程度 ②ドレーン刺入部のチクチクとした痛みと，ドレーンの先端が刺さるような痛みがある．気になって寝返りもできない．安静にしている限り痛みはない ③判断力・意思決定能力は問題ない	●Aさんは治療の意思決定を行うことが可能であり，Aさんの意向を尊重したかかわりが必要である（①②③）
【7】自己知覚－自己概念	①「バイトは続けても大丈夫ですか？ どんなことが体には負担になるんですか？」など，Aさんも家族も，再発を少しでも防ぐ方法を知りたいと話している ②いつもは穏やかな気質なのに，今は自由に動けないことでイライラした様子である（母親より） ③性格は温厚で真面目である	●病気と向き合っていくための知識はこれから習得していくことになる．Aさん自身で病気に対する知識不足を理解しており，自ら習得し予防したいという前向きな発言もあることから，自己概念へ影響を与えるような問題はないと考える（①） ●痛みや普段通りに動けないことによるストレスが，Aさんらしい判断ができるか否かに影響する可能性がある（②③）
【8】役割－関係	①21歳，男性，大学4年生 ②父，母，妹の4人暮らし ③アルバイトはしているが父親の扶養にあり，経済的問題はない ④家庭内に問題はない ⑤3〜4日/週，コンビニエンスストアでアルバイトをしている ⑥キーパーソンは両親 ⑦入院期間は短いと説明され，大学の出席には問題ない ⑧家族も，再発を少しでも防ぐ方法を知りたいと話している	●経済面や家庭内に問題はなく，21歳・男性の大学生として社会的役割を果たしていると考える（①②③④⑤⑦） ●キーパーソンである両親も再発予防に関心を示しており，十分に支援を受けられる状況にあると考える（②③④⑥⑧）

領域	Aさんの情報の整理	アセスメント
【9】 セクシュアリティ－生殖	①21歳，男性，未婚 ②セクシュアリティに関する問題：なし	●現時点では問題ないと考える（①②）
【10】 コーピング－ ストレス耐性	①ドレーン刺入部のチクチクとした痛みと，ドレーンの先端が刺さるような痛みがある．気になって寝返りもできない ②痛みと管が気になって動きたくない．トイレに行くのも大変である ③いつもは穏やかな気質なのに，今は自由に動けないことでイライラした様子である（母親より）	●痛みや胸腔ドレーンにより入院生活に不自由を感じており，イライラしている様子もうかがえる．それによりストレスが増強する可能性がある（①②③）
【11】 価値－信念	①大学4年生 ②信仰はない ③再発するかもしれないという思いがある	●再発するかもしれないという思いがAさんの今後の価値信念を揺るがすことも考えられる（③）

✳ 統合アセスメント

　Aさん，大学4年生で21歳の男性．今回，コンビニエンスストアでアルバイト中に呼吸苦を自覚し，自宅で様子をみていたが，今までに体験したことのない呼吸苦を主訴に救急車で来院した．

　画像検査で「気胸」と診断され胸腔ドレナージが行われた．現在，症状は体動時に息苦しさが残るものの，酸素飽和度・血液ガスデータなどガス交換は軽快方向である．胸腔ドレーン挿入に伴い，感染リスクはあるが感染徴候はみられていない．気胸による疼痛，胸腔ドレーン挿入による疼痛が顕在化しており，入院生活にさまざまな支障をきたしている．疼痛による体動や歩行といったセルフケア行動や睡眠に支障があり，疼痛緩和をはかりながらADLの介助や睡眠環境の調整を行っていく必要がある．

　また，医師より再発の可能性が説明され，「呼吸ができない」という症状を再体験するのではないかと不安を感じている．Aさんの不安を少しでも緩和させるべく，退院後の日常生活においてどのように再発予防を心がけるかを一緒に考え，生活の再構築をしていく必要がある．

全体像の把握から看護問題を抽出

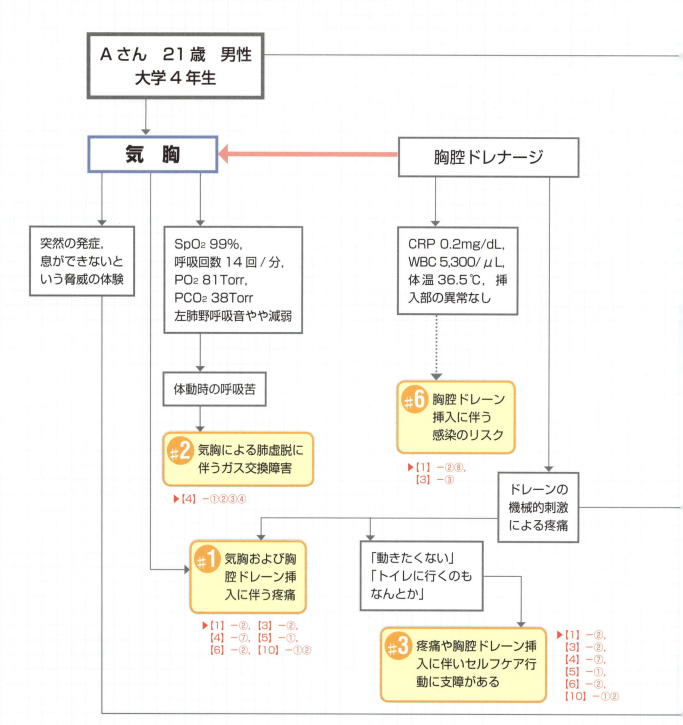

ここまでで整理したAさんの情報をもとに看護問題を抽出します．
整理した情報を関連図で示し，Aさんの全体像を把握して問題を導きます．

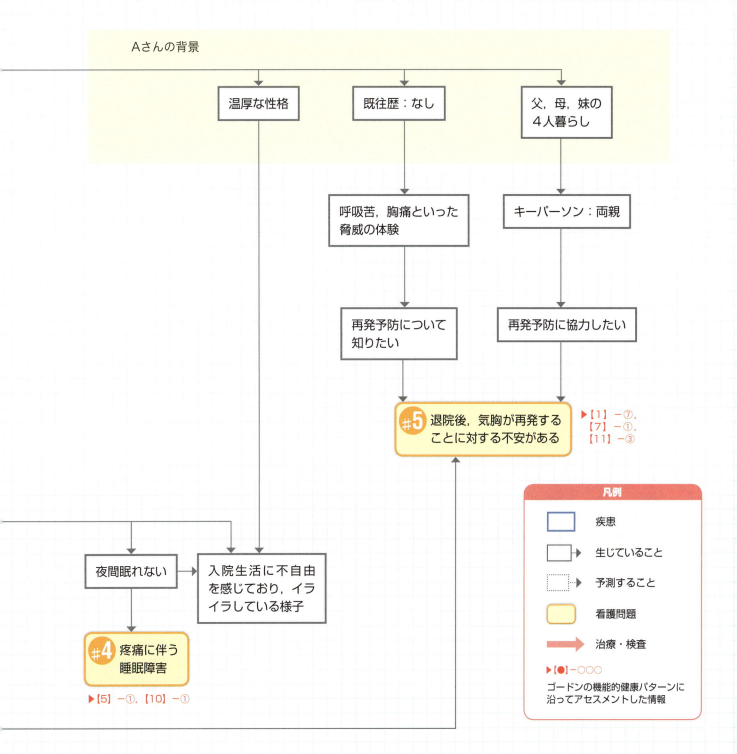

✳ 抽出した看護問題

#1 気胸および胸腔ドレーン挿入に伴う疼痛
NANDA-Iでは ➡ 安楽：急性疼痛
（関連因子：身体損傷要因）

◆**疼痛のタイプを知り，適切な疼痛コントロールを行うこと**

　Aさんは気胸により胸腔ドレナージによる脱気を余儀なくされました．気胸は囊胞が破れたことで生じます．囊胞の壁側胸膜には神経が存在するので痛みが生じます．また，胸腔ドレーンを挿入し脱気するため，挿入部の痛みやドレーン先端部が胸腔内を刺激してしまうことも考えられます．

　この痛みでAさんは入院生活における活動や睡眠に支障をきたしています．疼痛のタイプを知り，適切なコントロールを行うことが必要です．痛みが適切にコントロールされることで，ほかの看護問題も解決するかもしれません．

#2 気胸による肺虚脱に伴うガス交換障害
NANDA-Iでは ➡ 排泄と交換：ガス交換障害
（関連因子：肺胞-毛細血管膜の変化）

◆**症状は軽快しても酸素飽和度やバイタルサインをモニタリングし，低酸素血症に注意する**

　囊胞が破れることにより肺胞面積が減少します．また，空気を吸っても胸腔内に漏れてしまいます．ガス交換は肺胞を通じて行われるため，正常なガス交換ができなくなります．

　Aさんは胸腔ドレナージが行われたことで症状が改善しました．しかし，元に戻るまでは時間を要するため，その間は適宜，酸素飽和度やバイタルサインを測定しモニタリングします．気胸の症状は一見改善したようでも，低酸素状態におちいる可能性があり，異常の早期発見が必要です．

#3 疼痛や胸腔ドレーン挿入に伴いセルフケア行動に支障がある
NANDA-Iでは ➡ 活動/休息：身体可動性障害
（関連因子：疼痛）

◆**状況に合わせた介助が必要となる**

　Aさんは，気胸による疼痛や胸腔ドレーン挿入に伴う疼痛があります．安静度は，医師より歩行の許可が出ています．しかし，「痛くて動きたくない」「トイレに行くのもなんとか」「管が気になって」と話しており，入院生活に支障をきたしています．

　疼痛のコントロールをはかるとともに，胸腔ドレーンのポジショニングや介助などを適宜行い，療養環境を整えていくことが必要です．

#4 疼痛に伴う睡眠障害
NANDA-Iでは ➡ 活動/休息：不眠
（関連因子：身体的不快感）

◆ 顕在している要因以外に睡眠を妨げる要因を模索しそれぞれの援助を行う

睡眠障害を顕在化させている要因は疼痛です．疼痛コントロールが適切に行われることで問題は解決するかもしれません．

しかし，Aさんは初めての入院であり，入院生活に対する不安や，病気に対する不安もあり眠れていない可能性もあります．疼痛コントロールを行うとともに，Aさんの悩みや不安の緩和，療養環境の整備を行うことが必要です．

#5 退院後，気胸が再発することに対する不安がある
NANDA-Iでは ➡ コーピング/ストレス耐性：不安
（関連因子：状況的危機）

◆ Aさんの不安や心配事を確認し，退院後に備える

Aさんは医師の説明を受け，気胸は再発する可能性があることを知りました．

Aさんは今回"息ができなくなる"という生命が脅かされる体験をしました．再発した際，同じような苦しみを再体験するのかという不安を覚えています．

Aさんの抱えている不安を少しでも解消すべく，不安に焦点を当てて介入してもよいと思います．しかし，退院後の日常生活でどのように再発予防を心がけるかを一緒に考え，生活の再構築をはかることで不安も緩和されるでしょう．

#6 胸腔ドレーン挿入に伴う感染のリスク
NANDA-Iでは ➡ 安全/防御：感染リスク状態
（危険因子：観血的処置[侵襲的処置]）

◆ 清潔を保持し，感染徴候に注意する

胸腔内は無菌環境です．ドレーンは無菌操作で挿入されますが，体内に異物が入るため感染のリスクはゼロではありません．ドレーン挿入部の清潔を保持し，発熱や炎症所見などの感染徴候のモニタリングを行います．

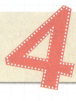

4 看護問題の絞り込み

Aさんを取り巻く看護問題が抽出できました．ここからは優先順位を考え，Aさんの身体的・精神的問題について考えていきましょう．

✴ 抽出した看護問題

- #1 気胸および胸腔ドレーン挿入に伴う疼痛
- #2 気胸による肺虚脱に伴うガス交換障害
- #3 疼痛や胸腔ドレーン挿入に伴いセルフケア行動に支障がある
- #4 疼痛に伴う睡眠障害
- #5 退院後，気胸が再発することに対する不安がある
- #6 胸腔ドレーン挿入に伴う感染のリスク

優先すべき看護問題

優先順位 1 　#1 気胸および胸腔ドレーン挿入に伴う疼痛

  苦痛の緩和は優先されるべきであるため

痛みは主観ですが，Aさんが1番困っていることであり顕在している問題です．痛みは人を変えてしまうこともあります．この問題は#3，4の関連因子になっていることから，痛みを緩和することで#3，#4も解決できると考えます．そのため，最優先の看護問題として取り上げました．

| 1 情報収集 | 2 情報の整理とアセスメント | 3 全体像の把握から看護問題を抽出 | **4 看護問題の絞り込み** | 5 看護計画の立案 | 6 経過記録（SOAP） |

優先順位 2　#2 気胸による肺虚脱に伴うガス交換障害

 ガス交換障害による呼吸状態の悪化は生命を脅かすため

現在，胸腔ドレーンが挿入され症状は軽快しています．しかし，酸素化が悪くなり呼吸状態が悪化すると生命が脅かされ致命的となります．生命にかかわる問題は本来，優先順位としては1番に取り上げます．Aさんの場合，来院した時点では優先順位が1番でしょう．しかし，現時点では治療が適切に行われ症状は軽快に向かっているため，本人が苦痛と感じている疼痛を1番としました．

優先順位 3　#5 退院後，気胸が再発することに対する不安がある

 退院後にAさんが脅威としている不安を緩和するため

気胸の入院期間は程度によりますが，一般的には短いといえます．退院当日に指導しても，Aさん自身の不安は緩和されないと考えられます．

そのため，入院中にAさんが疑問を感じたらそのつど医療者に聞けるようにし，退院に向けた説明へつなげていく必要があります．

Aさん自身が現在，再発やこれからの生活について不安や疑問を抱えていることから，優先順位を3番目としました．

 経過観察が必要な看護問題

#3 疼痛や胸腔ドレーン挿入に伴いセルフケア行動に支障がある

 #1が解決したら#3も解決につながるため

Aさんは疼痛に悩まされています．セルフケア行動もこの疼痛により思うようにならない状況にあります．

#1において疼痛と行動を関連づけてモニタリングしケアを行うため，#3は経過観察としました．

#4 疼痛に伴う睡眠障害

 #1が解決したら#4も解決につながるため

#4も#3と同様に，関連因子は疼痛です．睡眠障害を起こしている原因は，疼痛以外に，環境要因や精神的要因も考えられますが，現時点では憶測にすぎません．

#1において疼痛と睡眠状況を関連づけてモニタリングしケアを行うため，#4は経過観察としました．

#6 胸腔ドレーン挿入に伴う感染のリスク

なぜ？ 現在は感染徴候がないため

現時点では，発熱やドレーン挿入部の皮膚状態などの身体症状や血液データから，感染徴候はみられません．感染のリスクはありますが，潜在的問題であり顕在化していません．日々の観察を怠ることがなければ感染徴候に気づくことができるため経過観察としました．

5 看護計画の立案

O-P：Observation Plan，観察計画
T-P：Treatment Plan，治療計画
E-P：Education Plan，教育・指導計画

優先順位1　#1 気胸および胸腔ドレーン挿入に伴う疼痛

看護目標：疼痛が緩和する
期待する結果：①体動時に疼痛がない　②歩行時に疼痛がない

	具体策	根拠と注意点
O-P	①疼痛の部位，出現状況，程度，持続時間 ②疼痛と体動の関連（坐位や歩行時など） ③疼痛と睡眠の関連（睡眠時間や休息の有無など） ④胸腔ドレーンの固定状況 ⑤鎮痛薬の使用状況や鎮痛薬の効果 ⑥安楽な姿勢 ⑦自覚症状や表情，言動	①②③⑤⑥⑦ドレーン挿入部か，ドレーンの先端か，もしくは気胸により胸全体なのか，疼痛部位を確認する．どのようなときにどの程度感じるかを同定し，体位を工夫するのか，それとも鎮痛薬を使用したほうがよいのかを検討する ④ドレーンの固定が緩むと，ドレーンが動いてしまうことで機械的刺激が増え，違和感や疼痛を感じてしまう
T-P	①疼痛スケールを用いてモニタリングする ②疼痛緩和（ポジショニングや薬剤の使用など） ③胸腔ドレーンの固定を確実に行う ④鎮痛薬を使用した場合はその効果をモニタリングする ⑤体動時など痛みが伴わないよう援助する	①痛みは主観であり，適切な疼痛コントロールを行うためにも疼痛スケールを用いて客観的に評価する
E-P	①疼痛が出現した場合について ②痛みは我慢しないこと	①②疼痛は適切なコントロールが必要であるため我慢せず申し出てもらう

■ 指導のポイント

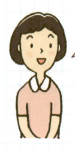

気胸の再発の可能性，再発の徴候と症状について説明します．右のような注意点をAさんの日常生活に照らし合わせて，具体的に気をつけることを考えられるようにしましょう．

<注意すること>
- 肺に負担がかかること（喫煙など）
- 外気圧が著明に変化するとき（スキューバダイビング，高所，飛行機など）
- 努責がかかるとき（強い咳，急に重い荷物を持ちあげる，排便など）

| 1 情報収集 | 2 情報の整理とアセスメント | 3 全体像の把握から看護問題を抽出 | 4 看護問題の絞り込み | 5 看護計画の立案 | 6 経過記録(SOAP) |

優先順位2　#2 気胸による肺虚脱に伴うガス交換障害

目標：ガス交換障害が改善され肺の再拡張をはかることができる
期待する結果：①体動時の呼吸苦が改善される　②肺の再拡張がなされる

	具体策	根拠と注意点
O-P	①症状の部位，出現状況，程度，持続時間 ②症状と体動の関連（坐位や歩行時など） ③症状と睡眠の関連（睡眠時間や休息の有無など） ④胸腔ドレーンのエアリーク，呼吸性移動 ⑤安楽な姿勢 ⑥自覚症状や表情，言動 ⑦バイタルサイン，酸素飽和度 ⑧胸部X線写真 ⑨血液ガスデータ	①②③④⑨肺の再拡張は胸部X線写真で評価される．しかし，日々の観察において，胸腔ドレーン水封室のエアリークも肺の再拡張の目安になる ⑥⑦⑧症状は軽快しているが，肺が再拡張していく過程においても低酸素血症の症状，頭痛，頻呼吸，頻脈，不整脈，チアノーゼなどに注意しモニタリングしていく
T-P	①安楽な呼吸ができるよう支援する ②心身の安寧をはかり酸素消費量をおさえる ③心身の負担を減らすための環境調整を行う ④バイタルサイン，酸素飽和度の測定 ⑤胸腔ドレーンの管理	①②③④安静度があがるにつれ酸素消費量が亢進する．よって，最初は休憩を促しながら日常生活における動作を増やしていく．心身の負担の目安として，酸素飽和度を測定しながら坐位や歩行を行う ⑤胸腔ドレーンの緩みや接続部のはずれがあると，胸腔内に大気が逆流し極めて危険であるため，胸腔ドレーンの適切な管理を行う
E-P	①症状が出現した場合について ②胸腔ドレーンの取り扱いについて	②安静度があがるにつれて，胸腔ドレーンを挿入したまま一緒に動くことになる．Aさん自身にも安全な取り扱いを説明する

優先順位3　#5 退院後，気胸が再発することに対する不安がある

目標：不安が緩和され退院できる
期待する結果：日常生活における留意点を理解することができる

	具体策	根拠と注意点
O-P	①入院前の日常生活 ②疾患の理解や受け止め方（病状説明の内容や理解など） ③必要としている情報の内容と量 ④患者の表情や言動（不安に思っていることや悩んでいることなど）	①入院前の生活を知ることで，再発を起こすかもしれない場面を理解できる
T-P	①Aさんの思いや病状の理解を聞く ②家族の思いや病状の理解を聞く ③信頼関係を構築する ④必要時，医師や他職種の説明が聞けるよう調整する	①②③④Aさんや家族の「再発予防の方法を知りたい」という気持ちをくみとり，一緒に生活の見直し，再構築をはかる
E-P	①疾患に関すること ②退院後の日常生活で留意すること	①②Aさん自身の問題であり，Aさんのやる気を損なわないよう知識や情報を提供する

6 経過記録（SOAP）

S：Subjective data，主観的情報
O：Objective data，客観的情報
A：Assessment，アセスメント
P：Plan，計画

 気胸および胸腔ドレーン挿入に伴う疼痛

時間	Aさんの状況・反応	看護ケア（実施したこと）	アセスメント
4/22	S：「昨夜は寝る前に我慢しないで痛み止めをもらいました．おかげでよく眠れました」「トイレに行ったんですけどそのときも痛みは落ち着いていました」「（痛みは）今は1/10くらいかな．動くと3か4くらいでしょうか．昨日は8くらいだったからずいぶんよくなりました」	・自覚症状の確認 ・疼痛と体動の関連（坐位や歩行時など）の確認 ・疼痛と睡眠の関連（睡眠時間や休息の有無など）の確認 ・鎮痛薬の使用状況や鎮痛薬の効果の確認 ・疼痛出現時は教えてもらうよう説明した	A：鎮痛薬を使用し疼痛は緩和されている．夜間も睡眠が確保され，体動時の疼痛も昨日と比べると改善されている P：引き続き疼痛のモニタリングを行い，入院生活の支障が少しでも改善するよう支援していく

 気胸による肺虚脱に伴うガス交換障害

時間	Aさんの状況・反応	看護ケア（実施したこと）	アセスメント
4/22	S：「動いても大丈夫．息苦しさはないですね．朝の検温で（SpO$_2$）99％って言われたので」 O：胸腔ドレーンのエアリークが消失している	・バイタルサインの測定 ・自覚症状の確認 ・呼吸音の聴取 ・酸素飽和度の測定 ・胸腔ドレーンのエアリーク，呼吸性移動を確認 ・胸腔ドレーンの接続や固定の確認	A：自覚症状およびエアリークの消失から肺の再拡張が促進されていると考える．疼痛も緩和され活動量が増え，酸素消費量が亢進すると考えられる P：低酸素症状に注意し，Aさん自身にも症状の説明を行う．現在，胸腔ドレナージは引き続き行われていることから，胸腔ドレーンの緩みやコネクター接続のはずれに十分注意し管理していく

| 1 情報収集 | 2 情報の整理とアセスメント | 3 全体像の把握から看護問題を抽出 | 4 看護問題の絞り込み | 5 看護計画の立案 | 6 経過記録(SOAP) |

優先順位 3 #5 退院後，気胸が再発することに対する不安がある

時間	Aさんの状況・反応	看護ケア(実施したこと)	アセスメント
4/22	S:「再発するって聞いたから……"息ができなくなる"って怖いですよね．ホント，あのときは死んじゃうのかもしれないって思いました」，「先生から話を聞いて，原因がよくわからないって言われ，どうしていいかわからないです．せめて，再発しないようにどうしたらよいかだけでも知れたらと思います」 (説明後)「説明してもらってわかりました」「再発しないかもしれないですしね．ただ，退院したら気をつけます．苦しくなったらすぐ病院に来ます」	・Aさんの思いや病状の理解を聞く ・Aさんの思いや不安を表出しやすい環境を作った ・脅威の体験をしたことに傾聴し共感した ・医師からの病状説明を再度受けられることを説明した ・再発予防について改めて説明することを伝えた	A:Aさんは今回気胸を発症した際に"息ができない"という脅威の体験をした．さらに再発するかもしれないという説明を受け，不安に思っていることがわかった．そのため，Aさんの思いや不安を，少しでも緩和できるよう再発予防に関する説明・指導が必要であると判断した P:入院前の日常生活に関する情報を聴取し，Aさんの生活に沿った再発予防の指導を行っていく

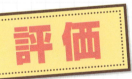

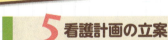であげた「期待する結果」に到達できたかどうかを評価していきます．

#1 期待する結果
①**体動時に疼痛がない**　②**歩行時に疼痛がない**
→ある程度達成はできたが，今後も継続的に疼痛コントロールが必要である

　Aさんは体動時や歩行時の疼痛をつらいと感じていました．鎮痛薬の使用によって疼痛を緩和することができました．
　Aさんも「昨夜は寝る前に我慢しないで痛み止めをもらいました．おかげでよく眠れました」「トイレに行ったんですけどそのときも痛みは落ち着いていました」と話していました．適切な疼痛コントロールを行うことで，ほかの看護問題(セルフケア行動や睡眠障害)も解決する方向にあります．
　よって，現時点において期待する結果は達成過程にあると判断します．今後も胸腔ドレーンが抜去されるまでは，引き続きモニタリングが必要です．

#2 期待する結果
①体動時の呼吸苦が改善される　②肺の再拡張がなされる
→ある程度達成はできたが，今後も継続的な観察が必要である

　Aさんの自覚症状や胸腔ドレナージのエアリーク消失から，肺の再拡張が促進されていることがうかがえます．
　胸腔ドレナージの効果が得られたことにより，期待する結果は達成過程にあると考えます．今後は，自覚症状や理学所見の観察および胸部X線検査を行います．その結果，肺の再拡張が確認できれば胸腔ドレーンも抜去される予定です．ただし，疼痛が緩和され活動量が増えてくると，酸素消費量が亢進するため，低酸素状態には注意していく必要があります．

 #5 期待する結果
日常生活における留意点を理解することができる
→ある程度達成はできたが，今後も退院に向けた不安や疑問を緩和できる支援が必要である

　Aさんは，退院後の気胸再発に不安を感じていました．よって，再発予防のために，日常生活動作を一緒に見直しました．
　指導後，Aさんは「説明してもらってわかりました」「再発しないかもしれないですしね．ただ，退院したら気をつけます．苦しくなったらすぐ病院に来ます」と話し，不安や悩みは少し緩和できたと考えます．
　引き続き，指導の効果をモニタリングし，そのつどAさんの疑問や不安を取り除いていけるよう支援します．指導や説明をしていく中で，Aさんの"やる気"を損なわないよう注意しましょう．

引用・参考文献
1）清水敬樹：ICU実践ハンドブックー病態ごとの治療・管理の進め方．羊土社，2009.
2）P.L.マリノ：ICUブック．第3版（稲田英一監訳），メディカルサイエンスインターナショナル，2008.
3）落合慈之監，石原照夫編：呼吸器疾患ビジュアルブック．学研メディカル秀潤社，2011.
4）浅野浩一郎ほか：系統看護学講座 専門分野Ⅱ 成人看護学［2］呼吸器．医学書院，2011.
5）井上智子ほか：病期・病態・重症度からみた疾患別看護過程+病態関連図．第2版，医学書院，2012.
6）T.H.ハードマンほか編，日本看護診断学会監訳：NANDA-I 看護診断－定義と分類 2015-2017．原書第10版．医学書院，2015.

基礎と臨床がつながる
疾患別看護過程

④

クローン病
〜腸閉塞を起こした事例〜

クローン病は，口から肛門までの消化管に慢性の炎症が起こる病気で寛解と再燃を繰り返します．患者数は年々増加しており，珍しい病気ではなくなってきています．

発症しやすい時期は20代前後と，ライフスタイルがさまざまに変化する時期であるため，患者さんが管理を継続し，病気とつきあっていけるよう，支援することが大切です．

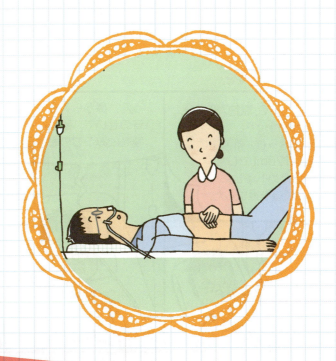

基礎と臨床がつながる 疾患別看護過程

事例

患者
Aさん　36歳　男性

診断名
クローン病（小腸大腸型）

背景
妻（36歳）と長男（5歳），次男（3歳）との4人暮らし．大学卒業後，商社に就職するもクローン病を発症し，1年半で退職する．その後，学習塾のアルバイト等を経て，31歳から現在の不動産管理会社に正社員として勤務している．勤務時間は平日の8時半から17時だが，残業で21時頃に帰宅することが多い．休日に子どもと遊ぶのが楽しみである．責任感が強く，真面目な性格である．

既往歴
胆石症で，29歳のときに腹腔鏡下胆嚢摘出術を受けた．

現症経過
大学卒業後，就職した頃から腹痛や下痢があったが，ストレスのせいだと思い放置していた．しかし，発熱や倦怠感，体重減少（半年で6kg減少）も見られるようになったため，近所の総合病院を受診し，検査の結果，クローン病（小腸大腸型）と診断された．入院し，ステロイド薬の投与により徐々に症状が軽快し，退院となった．寛解維持のために医師から薬物療法と成分栄養剤による栄養療法を継続するように言われたが，内服を忘れることが多く，成分栄養剤もにおいや味に抵抗があり，服用をやめていた．また職場には病気のことを伏せており，定期受診のための休みもとれない状況であった．

1年後，クローン病の再燃による小腸穿孔を起こし，緊急で腸管切除術を受けた．これを機に仕事を続けていくことに困難を感じ，退職を決意した．

その後もクローン病の再燃と寛解を繰り返していたが，医師にすすめられ，30歳のときから，抗TNF-α抗体製剤（レミケード®）による治療を開始した．以降，体調がよくなり，入院治療が必要なほどの再燃は起こさずに経過していた．

半年前より食後の腹痛や腹部膨満感を感じ，徐々に症状が強くなり，ここ数日は，水分以外ほとんど摂取できない状態であった．今朝は嘔吐で水分も摂れなくなったため受診し，検査の結果，回盲部の閉塞が認められた．即日入院後，イレウス管と中心静脈栄養カテーテルが挿入され，腸閉塞に対する保存的治療が行われることとなった．

実習の1日：病日4日目

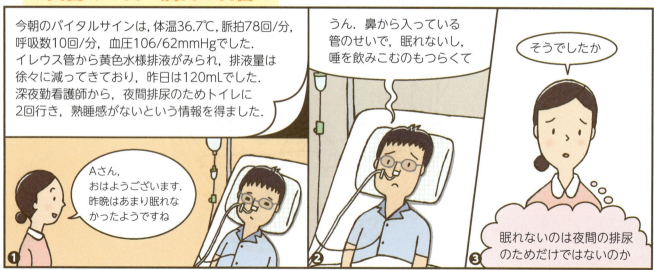

① Aさん，おはようございます．昨晩はあまり眠れなかったようですね

今朝のバイタルサインは，体温36.7℃，脈拍78回/分，呼吸数10回/分，血圧106/62mmHgでした．イレウス管から黄色水様排液がみられ，排液量は徐々に減ってきており，昨日は120mLでした．深夜勤看護師から，夜間排尿のためトイレに2回行き，熟睡感がないという情報を得ました．

② うん．鼻から入っている管のせいで，眠れないし，唾を飲みこむのもつらくて

③ そうでしたか

（眠れないのは夜間の排尿のためだけではないのか）

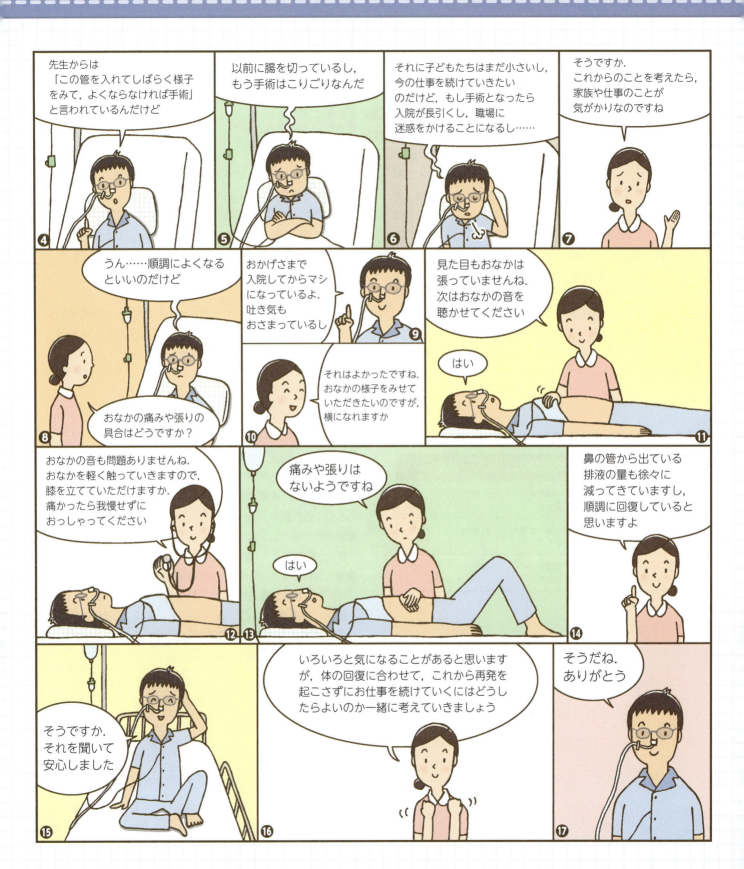

クローン病とは

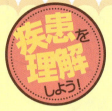

クローン病は，慢性の炎症が口から肛門まで消化管のどの部分にも起こりますが，小腸（とくに大腸に近い部分），大腸，そして肛門のまわりによくみられます．炎症の結果，その部分に潰瘍ができて腸が硬くなり，ときに出血することもあります．また，腸から体の内外に細いトンネルが通じたり（瘻孔），腸が狭くなったり（狭窄），つまったり（閉塞）することもあります．炎症が起きる場所によって小腸型，小腸大腸型，大腸型に分類されます（表1）．

国内のクローン病の患者数は年々増加傾向にあり，現在，3万人以上の患者がいて，まれな病気ではなくなっています．

クローン病の原因はいまだ不明ですが，何らかの遺伝的素因に食物やウイルスなどの環境因子が引き金となって，腸管内の免疫が異常に働くようになり，腸に炎症を引き起こすと考えられています．病状は，比較的症状が落ち着いている寛解と炎症が悪化する再燃とを繰り返すことが多く，寛解への導入と維持が治療の目標となります．

好発年齢は20歳前後であり，進学，就職，結婚，妊娠などのライフイベントが多い年代であるため，退院後も患者さんが薬物療法や食事栄養療法，定期的な受診を継続し，病気を自己管理できるように援助する必要があります．

表1 クローン病の病型とその頻度

病型	病変の部位	頻度
小腸型	病変が小腸のみに存在するもの	約30%
小腸大腸型	病変が小腸と大腸に存在するもの	約40%
大腸型	病変が大腸のみに存在するもの	約25%

症状

- 下痢，腹痛，肛門病変（痔瘻，肛門周囲膿瘍，裂肛など），倦怠感，貧血，体重減少，発熱，腹部膨満，血便などの症状がよくみられる．
- 腸管合併症としては，狭窄症状，イレウス症状，腹腔内膿瘍，瘻孔，腸管穿孔，大量出血などがみられる．
- 腸管外合併症としては，皮膚粘膜病変（アフタ性口内炎，結節性紅斑，壊疽性膿皮症など），筋骨格病変（多発性筋炎，骨粗鬆症，末梢関節炎など），眼病変（ぶどう膜炎，上強膜炎など），肝胆道病変（胆石症，脂肪肝など）がみられる．

検査

- 血液検査：白血球数，CRP，赤沈，総タンパク(TP)，アルブミン(Alb)，コレステロール，赤血球数(RBC)，ヘモグロビン(Hb)，ヘマトクリット(Ht)．
- 注腸造影検査，大腸内視鏡検査，小腸造影検査，小腸内視鏡検査，胃内視鏡検査．
- 腹部X線検査，腹部CT検査，MRI検査，腹部超音波検査．
- 感染による腸炎と区別するための検査：便培養検査，ツベルクリン反応検査．

治療

- 薬物療法：5-ASA製剤，副腎皮質ステロイド薬，抗菌薬，免疫調節薬，抗TNF-α抗体製剤．
- 栄養療法：経腸栄養，中心静脈栄養または末梢静脈栄養．経腸栄養では，成分栄養剤(まれに消化態栄養剤，半消化態栄養剤)を経口摂取または経鼻投与する．
- 血球成分除去療法：顆粒球吸着療法，白血球除去療法．
- 手術療法：腸切除術，狭窄形成術，人工肛門造設術．

◀step-up療法からtop-down療法へ▶

従来は病気の重症度に応じて，軽度であれば5-ASA製剤や栄養療法を，中等度であれば副腎皮質ステロイド薬を，それでも効果が乏しければ免疫調節薬を，それでも不十分な患者や重度の場合は抗TNF-α抗体製剤を，という順序で徐々に抗炎症作用が強い薬剤へと変更していく方法(step-up療法)がとられていました．

しかし，最近では病気の重症度にかかわらず初めから強力な抗炎症作用をもつ薬剤を導入する方法(top-down療法)の効果が認められ，治療開始時から抗TNF-α抗体製剤を投与することが多くなっています(図1)．

■図1 クローン病の治療法

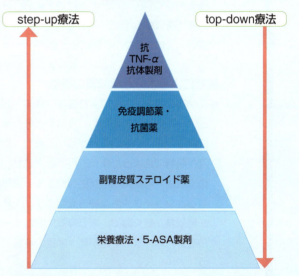

鈴木康夫：クローン病治療(総論)．IBD(炎症性腸疾患)を究める(渡辺守編)，p.143，メジカルビュー社，2011．

一般的な経過（内科的治療を行う場合）

クローン病の再燃で腸管の閉塞や狭窄を起こした場合，イレウス管を挿入し腸管内の減圧をはかります．また，腸管の安静を保つため絶食とし，中心静脈栄養カテーテルを挿入し（短期間の絶食であれば末梢静脈栄養法），栄養や水分の補給を行います．

腸管の閉塞や狭窄が改善されればイレウス管を抜去し，水分や栄養剤の摂取から始めていきます．

万一，このような内科的（保存的）治療で改善がみられなければ，外科的治療（手術）を行います．

入院時

腸管内の減圧と安静
- 腸閉塞が続き腸管の内圧が高まると腸管穿孔を起こし，生命の危機的状況におちいる．そのため，イレウス管を鼻から腸管へ挿入し，腸管内容物や腸液などの消化液を体外へ排出し減圧をはかる
- 腸管の安静を保つため絶飲食とする

輸液による水分と電解質の補給
- 腸閉塞の場合，入院前より腹痛や嘔気・嘔吐といった症状があるため，食事や水分が十分に摂取できていないことが多い．また，消化液が腸管にたまったままで再吸収されないため，脱水や電解質異常が生じやすく，重篤になるとショックや意識障害を起こす．入院後も絶飲食が続くので，中心静脈栄養カテーテルを挿入し，水分や電解質，栄養の補給を行う

看護のポイント

イレウス管の挿入に伴う苦痛に配慮
- 腸管内の減圧を確実にはかるとともに，事故抜去のないよう，詰まりがないか，管の挿入の長さが適切か，しっかり固定されているかを確認する．また，活動制限や鼻腔・咽頭の不快症状といった苦痛に配慮する

脱水と電解質異常に注意
- 入院前から脱水や電解質異常を伴っていることが多いため，医師の指示のもと，中心静脈栄養カテーテルからの水分や電解質の補給を確実に行う
- 脱水徴候（尿量減少，皮膚や粘膜の乾燥，口渇感など）や電解質異常（ナトリウム，カリウム，塩素）の徴候を注意して観察する

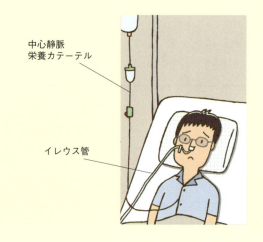

入院 1〜2週間後

イレウス管の抜去
- X線検査により腸閉塞の改善や症状の改善，排ガスがみられたら，イレウス管を抜去する

経口摂取の再開
- 腸閉塞が改善したら，まずは水分摂取から始め，通過障害がないか確認しながら，少しずつ経口摂取を再開していく

看護のポイント

絶食に伴う苦痛に配慮
- 症状の改善に伴い食欲が出てくると，絶食に対してストレスを感じる．患者さんの思いを傾聴する．希望に応じてアメやガム等は摂取可能かどうか医師に確認するといった援助を行う

症状の再出現に注意
- イレウス管が抜去されても，完全には腸管の炎症が沈静化していないため，とくに経口摂取再開時は腹痛や嘔気・嘔吐，発熱といった症状に注意して観察する

退院時

食事栄養療法
- 一度閉塞した腸管は再燃を起こしやすいため，腸管への刺激や負担が少ない食事（低脂肪・低残渣）をすすめる．また，成分栄養剤等の栄養療法が指示されることもある

薬物療法
- 寛解を維持するため，医師から指示された薬物療法を継続して行う

退院後の自己管理に向けた援助を行う
- 寛解を維持するため退院後も定期的に受診し，病気を悪化させる要因（喫煙，飲酒，暴飲暴食，高脂肪食など）を避け，指示された薬物療法や食事栄養療法を継続する必要性を説明する
- 多くの患者さんは薬物療法で寛解を維持できるため，厳格な食事制限は不要だが，腸管の炎症が続いている場合は肉や揚げ物，洋菓子などの脂肪を多く含む食品を避け，腸管の狭窄がみられる場合は生野菜や海藻，キノコ類などの食物繊維を避けるように説明する
- 患者さんの希望や必要に応じて，管理栄養士による栄養相談や食事栄養指導を受けられるように調整する
- 症状のモニタリング方法や症状が悪化した場合の対処法について，患者さんと一緒に考え，自己管理できるように援助する

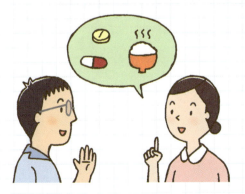

1 情報収集

＊ 情報収集の視点の定め方

　クローン病の再燃による腸閉塞を起こすと，腸管の炎症と通過障害によって腹痛や嘔気・嘔吐などの症状がみられます．また，食事や水分の摂取が十分にできないことによって脱水や栄養障害を起こすこともあります．

　腸閉塞に対する内科的治療として，絶食のうえ，イレウス管と中心静脈栄養カテーテルが挿入されます．これにより上記の症状や障害の改善が見込まれますが，一方で，管が常時留置されることに伴う不快感や活動制限を生じます．また症状の改善に伴い食欲が出てくると，絶食指示に対して苦痛を感じ始めます．このような腸閉塞に伴う症状と，治療から起こりうる苦痛を予測して，情報を収集していくことが必要です．

　内科的治療で腸閉塞の改善がみられなければ，外科的治療の適応となります．内科的治療で軽快しても，一度腸閉塞を起こした部位は再燃によってまた狭窄や閉塞を起こしやすくなります．そのため，多くの患者さんは手術や再燃に対する不安を抱いています．患者さんが病気や治療に伴いどのような不安を抱き，それにどのように対処しているのかについて情報を収集し把握する必要があります．

　クローン病は，いまだ原因不明で根治療法はなく，慢性に経過する病気です．そのため，患者さんには退院後も，寛解維持のために必要な自己管理を行いながら社会生活を送ることが求められ，入院中からその準備が必要になります．したがって，患者さんの病気や治療に対する認識，入院前の生活習慣や就学・就労状況，周囲の人々の理解やサポート状況などについての情報も重要です．

　以上のことをふまえて，次の3つの視点で情報収集を行っていきます．

情報収集の視点

視点1 腸閉塞の症状および治療によって，どのような苦痛を感じているか

視点2 病気や治療に対して，どのような不安を抱いているか

視点3 退院後の自己管理において，障害となることはないか

| 1 情報収集 | 2 情報の整理とアセスメント | 3 全体像の把握から看護問題を抽出 | 4 看護問題の絞り込み | 5 看護計画の立案 | 6 経過記録(SOAP) |

＊情報収集の例

視点1 腸閉塞の症状および治療によって，どのような苦痛を感じているか

情報収集の視点（詳細項目）	どこから？	なぜこの情報が必要か？	Aさんの情報
●閉塞を起こした腸管の部位 ●イレウス症状 ・消化器症状（腹痛，嘔気・嘔吐など） ・全身症状（発熱，易疲労感，倦怠感など） ・イレウス管からの排液量と性状 ・排ガスの有無 ●脱水症状 ・バイタルサイン ・電解質（Na，K，Cl） ・水分出納（飲水量，輸液量，尿量，イレウス管からの排液量） ・皮膚や粘膜の状態 ●栄養状態 ・身長，体重，BMI ・TP，Alb，RBC，Hb，Ht ・入院前の食事摂取状況（量，カロリー） ・中心静脈栄養の投与カロリー ●治療による影響 ・挿入されているルート ・ADLの状態 ・睡眠状況（時間，熟睡感） ・排尿回数 ・食欲の有無と程度 ・イレウス管固定部位の不快感の有無	●カルテ ●医師からの情報 ●看護記録 ●看護師からの情報 ●患者への問診，観察 ●家族への問診	●閉塞を起こした腸管の部位・程度によって，起こりうる症状とその程度が異なるため，検査所見を確認しておく必要がある ●腸管内の減圧が効果的になされているかを評価するためにイレウス管からの排液の量と性状を観察する必要がある ●排ガスは腸閉塞の改善を示す重要な指標となる ●イレウス症状により，入院前より脱水や電解質異常，栄養障害を伴っていることが多いため，栄養状態や水分出納，血液検査結果などを把握する必要がある ●イレウス管や中心静脈栄養カテーテルの挿入によってADLが障害されたり，睡眠障害を起こしたりすることもある．また持続点滴では夜間排尿のため睡眠が中断されることもある．休息が十分にとれないと，身体の回復にも影響するため，睡眠状況を把握する必要がある ●治療によって症状が軽快してくると，食欲が出てきて絶食指示に苦痛を感じるようになるため，食欲について把握する ●イレウス管は経鼻的に挿入し，事故抜去のないよう鼻にテープで固定される．管による鼻粘膜の障害やテープによる皮膚障害を起こしていないか観察する必要がある	●回盲部の閉塞 ●半年前より食後の腹痛や腹部膨満感を感じ，徐々に症状が強くなり，ここ数日は，水分以外はほとんど摂取できない状態であった．今朝は嘔吐で水分も摂れなくなった ●イレウス管より黄色水様排液120mL／日あり ●排ガスなし ●入院時：体温37.3℃，血圧98/66mmHg，脈拍86回/分（不整なし） ●入院時：Na 134mEq/L，K 4.0mEq/L，Cl 102mEq/L ●IN TAKEは，飲水量0mL，輸液2,000mLの計2,000mL，OUT PUTは，尿量1,340mL，イレウス管からの排液量120mLの計1,460mL ●皮膚の乾燥はみられないが，口唇は乾燥している ●身長172cm，体重63.5kg，BMI 21.5 ●入院時：TP 5.1g/dL，Alb 2.9g/dL，RBC 386万/μL，Hb 10.2g/dL，Ht 32.5％ ●中心静脈栄養の投与カロリー 2,100kcal／日 ●イレウス管と中心静脈栄養カテーテル挿入中 ●ADLは自立．清拭のみ一部介助する ●睡眠状況：6時間／日，夜間排尿は1，2回／日，熟睡感なし ●食欲なし ●「この管がうっとうしい．早く抜いてほしいけど……」 ●鼻粘膜および皮膚の発赤や腫脹，疼痛なし

視点2 病気や治療に対して，どのような不安を抱いているか

情報収集の視点（詳細項目）	どこから？	なぜこの情報が必要か？	Aさんの情報
●年齢，性別 ●仕事や家族に対する思い ●価値観 ●これまでの療養生活 ●手術や再燃に対する思い ●閉塞を起こした腸管の部位 ●不安やストレスに対する対処法 ●家庭の経済状況	●カルテ ●看護記録 ●患者への問診，観察 ●家族への問診	●患者の発達段階によって病気や治療の受け止め方が変わってくる．とくに成人期にある男性は，一家の大黒柱として家族を支えるために仕事中心の生活を送っていることが多いため，Aさんの仕事や家族に対する思いを把握する必要がある	●36歳，男性 ●初回退院時に医師から薬物療法と栄養療法を継続するように言われたが，内服を忘れることが多く，成分栄養剤もにおいや味に抵抗があり，服用をやめていた ●以前の職場にも病気のことを伏せており，定期受診のための休みもとれない状況であった

ADL：activities of daily living，日常生活動作

情報収集の視点（詳細項目）	どこから？	なぜこの情報が必要か？	Aさんの情報
●利用している社会保障制度や社会資源		●Aさんが病気とうまくつきあっていくために，病気や治療について不安に思っていること，またその対処法について把握し，適切な情報を提供していく必要がある ●医療者からの一方的な療養指導にならないように，Aさんの大切に思っているものや望んでいる生活を尊重し，それを実現できるように支援することが必要である ●腸閉塞を起こした部位は再燃・再狭窄や閉塞を起こしやすく，内科的治療で改善がみられなければ手術適応となるため，腸閉塞の部位や治療効果をみていく必要がある ●Aさんは，一家の大黒柱であったことから，入院による治療費や今後の生活費等の経済的な不安や心配を抱いている可能性もある．またクローン病は指定難病に指定されているため，所定の手続きにより医療費の助成が受けられる．Aさんがこのような制度や社会資源をどの程度理解し，活用しているかを把握する必要がある	●再燃と寛解を繰り返していたが，30歳で抗TNF-α抗体製剤による治療を開始して以降，体調がよくなり，入院治療が必要なほどの再燃は起こさずに経過していた ●回盲部の閉塞 ●休日に子どもと遊ぶのが楽しみである ●「子どもたちはまだ小さいし，今の仕事を続けていきたい」 ●「もし手術となったら入院が長引くし，職場に迷惑をかける」 ●「以前に腸を切っているし，もう手術はこりごり」 ●責任感が強く，真面目な性格 ●職場には「感染性の腸炎で入院」と伝え，現在は休業中である ●診断時に申請し，特定医療費（指定難病）受給者証の交付を受けている ●妻は主婦で，収入はない

視点3 退院後の自己管理において，障害となることはないか

情報収集の視点（詳細項目）	どこから？	なぜこの情報が必要か？	Aさんの情報
●年齢，性別 ●生活歴 　・就労状況 　・生活リズム 　・生活環境 ●家族構成 ●今後の治療計画 ●入院前の受療状況，自己管理状況 　・通院状況 　・服薬状況 　・食事状況 　・症状のモニタリング状況 　・ストレスへの対処状況 ●身体面の状態 　・バイタルサイン 　・症状の有無と程度 　・ADLの状態 ●精神面の状態 　・病気や療養に対する受け止め方 　・今後の生活への不安の有無 ●家族の病気や療養，患者に対する理解	●カルテ ●看護記録 ●患者への問診，観察 ●家族への問診	●成人期の患者は仕事などの社会的役割を担っており，社会的役割をとおして自己の存在価値を見出す時期である．そのため，病気や治療による社会生活への影響を把握する必要がある ●退院後も寛解維持のために，症状の有無にかかわらず定期的に受診すること，病気を悪化させる要因（喫煙，飲酒，暴飲暴食，高脂肪食など）を避けること，薬物療法を継続すること，症状を自己モニタリングすることが必要となる	●36歳，男性 ●31歳から現在の不動産管理会社に正社員として勤務．勤務時間は平日の8時半から17時だが，残業で21時頃に帰宅することが多い ●妻（36歳）と長男（5歳），次男（3歳）との4人暮らし ●今後，腸閉塞が改善すればイレウス管を抜去し，経口摂取を少しずつ再開予定．万一，改善しなければ手術を考慮すると医師から説明されている ●初回退院時に医師から薬物療法と栄養療法を継続するように言われたが，内服を忘れることが多く，成分栄養剤もにおいや味に抵抗があり，服用をやめていた ●以前の職場にも病気のことは伏せており，定期受診のための休みもとれない状況であった ●再燃による小腸穿孔を起こし，緊急で腸管切除術を受けた ●再燃と寛解を繰り返していたが，抗TNF-α抗体製剤による治療開始以降，体調がよくなり，入院治療が必要なほどの再燃は起こさずに経過していた

情報収集の視点(詳細項目)	どこから?	なぜこの情報が必要か?	Aさんの情報
●職場の病気や療養，患者に対する理解		●過度の食事制限は患者にとってストレスとなるため，厳格な食事制限は不要だが，腸管の炎症が続いている場合は肉や揚げ物，洋菓子などの脂肪を多く含む食品を避け，腸管の狭窄がみられる場合は生野菜や海藻，キノコ類などの食物繊維を避けるように指導が必要である ●同じクローン病であっても，患者によって症状を引き起こす食物(トリガーフード)が異なる．特定の食物が症状を起こす場合は，それを避けるように指導が必要であり，何を食べてどのような反応があったかの自己モニタリングは指導に際して参考になる ●Aさんが家族や職場に病気や療養についてどの程度，話しているのか，また周囲の人々の理解やサポート状況について把握する必要がある	●入院時：体温37.3℃，血圧98/66mmHg，脈拍86回/分(不整なし) ●入院後，症状は改善傾向 ●妻より「心配をかけたくないのか，あまり自分の体調のことは話してくれません」 ●「今の職場にも病気のことは何も話していない」 ●職場には「感染性の腸炎で入院」と伝え，現在は休業中である

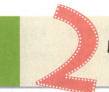

情報の整理とアセスメント

✴ 情報の整理

ここでは，3つの視点で収集した情報を整理し，またさらに不足している情報を収集して，Aさんの全体像を把握するために，ゴードンの機能的健康パターンを用いて情報を整理し，アセスメントします．

●ゴードンの機能的健康パターンによる情報の分類とアセスメントの視点

領域	情報を集める視点	アセスメントの視点
【1】 健康知覚- 健康管理	●健康についての考え方と管理の実践 ・既往歴 ・現病歴 ・受診状況 ・治療状況(定期的な内服等) ・健康増進のための方法(栄養，運動，薬剤等) ・健康増進のためのサポート ・民間療法の利用状況 ・医療者らの指示への対応状況 ・アレルギーの有無と程度 ●日常生活習慣 ・喫煙の有無，家族内喫煙者の有無	●健康管理活動について ・患者の健康についての考え方に基づいた日常生活が行われているか評価し，問題点の有無をアセスメントする ・現在現れている症状，障害と日常生活活動状況との関連性をアセスメントする ●現在の健康状態と今後の予測について ・現在の健康管理状況からクローン病の再燃につながる要因が存在するかをアセスメントする

> **臨床の視点**
> これまでの研究で寛解後の再燃率や手術率は，喫煙者のほうが非喫煙者に比べ高いことが示されています．そのため，クローン病患者さんには禁煙がすすめられます．

基礎と臨床がつながる 疾患別看護過程

領域	情報を集める視点	臨床の視点	アセスメントの視点
【1】健康知覚－健康管理	・アルコール摂取状況 ・習慣的に利用している薬剤 ●現在の病気についての考えと対処方法 ・原因をどう考えるか ・どう対処したか ・治療，看護に対してどう感じているか ・今後どのように対処していきたいか	飲酒がクローン病に及ぼす影響については明らかではありませんが，アルコールは腸の粘膜に障害をきたすことから，クローン病の病状を悪化させる可能性はあります．寛解期の少量の飲酒は問題ないといわれています．	・患者が病気の特性および療養の必要性を受け入れ，退院後の生活において自己管理できる能力があるかをアセスメントする ・患者が自己管理できないときは，健康管理をサポートできる支援者を把握する
【2】栄養－代謝	●食習慣 ・1日の摂取パターン（回数，時間帯） ・外食の有無とその内容 ・嗜好と偏食の有無 ・サプリメントの摂取の有無 ・食事の摂り方や栄養に関する知識 ●栄養摂取量 ・1日の摂取量 ・塩分の摂取状況と量 ・食事制限，治療食の有無と内容 ●栄養状態 ・最近の体重変化（増加，減少） ・身長，体重，BMI ・1日のエネルギー消費量 ・ダイエット実施の有無 ・皮膚の状態（緊張，乾燥，浸潤，剥離，紅斑，病変の有無） ・浮腫や腹水の有無 ・爪の状況（形，色，硬さ） ・毛髪の状況（色，艶，脱毛） ・血液検査データ（TP，Alb，Hb，Glu，HbA1c，AST，ALT，LDH，T-Bil） ●全身状態 ・倦怠感の有無と程度 ・腹部膨満感の有無と程度 ・曖気，嘔気・嘔吐 ・口腔内の不快感 ・食欲 ●嚥下機能 ・食物の飲み込みにくさ，むせの有無 ・唾液分泌の低下 ・歯数，咀嚼しにくさの有無 ●消化吸収機能 ・消化管を切除または摘出する手術の既往の有無 ・残存している腸管の部位と長さ ●感染徴候 ・体温 ・熱感，倦怠感，悪寒の有無 ・炎症を起こしている部位の有無と程度 ・血液検査データ（WBC，CRP） ●水分摂取状況 ・水分のIN（輸液量）OUT（尿量，発汗の有無） ・口渇の有無 ・血液検査データ（Na，K，Cl，BUN，Cr，Ccr）	**臨床の視点** クローン病に効果があることが科学的に証明された食事療法はなく，絶対に食べてはいけないものは基本的にありません．しかし，食事を開始すると症状が悪くなることも多く，個々の患者さんで食べると調子が悪くなる食物も異なります． **臨床の視点** 中心静脈栄養法では，高浸透圧かつ大量の栄養素が静脈内に直接かつ継続的に投与されるために代謝合併症（とくに高血糖）を起こすことがあります．そのため，血糖値などのデータを確認するとともに高血糖症状（口渇，多尿，倦怠感など）がないか観察する必要があります． **臨床の視点** 経口摂取しないと，唾液分泌量の低下により，口腔内が乾燥し，自浄作用が低下するため，口腔内に細菌が繁殖して上気道感染や齲歯が発生しやすくなります．また肺炎の原因にもなります． **臨床の視点** クローン病の患者さんは，小腸を広範囲に切除することで短腸症候群を起こし，水分や栄養素の吸収不良から下痢や栄養障害を生じやすいため，残存小腸の長さを確認しておくことは重要です．	●食習慣について ・クローン病の再燃につながるような食習慣（摂取パターン，嗜好・偏食）はないか ・腹痛や発熱などの症状を起こす特定の食物があるか ・寛解維持のために必要な食事制限はあるか ●栄養状態について ・成長発達に見合った体格であるか ・食事摂取量・エネルギーは成長段階，活動内容に見合っているか ・病気の再燃による栄養状態の悪化はないか ・中心静脈栄養法によって必要なエネルギーを補給できているか ・中心静脈栄養法の副作用による耐糖能障害（高血糖）はないか ●現在の全身状態について ・腸閉塞による嘔気や嘔吐，腹痛，腹部膨満感の有無と程度はどうか ・寛解導入を阻害，遅延させる要因はないか ●消化吸収機能について ・胆嚢摘出術後の消化吸収障害を起こしていないか ・小腸切除術後に消化吸収障害を起こしていないか ●感染徴候について ・腸閉塞の状態が続くことで腸管内圧が高まり，穿孔を起こして腹膜炎を生じていないか ・絶飲食に伴い，口腔内の自浄作用が低下し，上気道感染や肺炎を起こしていないか ・中心静脈栄養カテーテル刺入部の発赤や腫脹，疼痛はないか ●水分代謝について ・腸閉塞によって脱水や電解質異常を起こしていないか
【3】排泄	●排便習慣 ・排便パターン（1日の回数，規則性） ・最近の排便習慣の変化 ・便の性状（色，硬さ，血便の有無） ・イレウス管からの排液の量と性状 ・排ガスの有無 ・腸の蠕動音		●腸の排泄機能について ・病気や治療によって便の性状や排便パターンに異常を起こしていないか ・腸閉塞の原因と症状についてアセスメントする（p.101，表2） ・腹部のフィジカルアセスメントやX線検査所見から，閉塞を起こしている腸管の部位や程度をアセスメントする ・イレウス管からの排液の量や性状に異常はないか

領域	情報を集める視点	アセスメントの視点
【3】 排泄	・排便のために日常生活で気をつけていること ・下剤の使用の有無，種類，使用頻度 ・腹痛や腹部膨満感，嘔気・嘔吐の有無 ・排便時の痛みや不快感の有無 ・便失禁の有無 ・肛門周囲の痛みや違和感の有無 ・痔の有無と治療状況 ・腸の手術，開腹術の既往の有無 ・人工肛門造設の有無 ・便検査（細菌検査，潜血反応） ・腹部X線検査所見 ●排尿習慣 ・排尿パターン（1日の回数，規則性） ・最近の排尿習慣の変化 ・尿の性状（色，におい） ・排尿困難の有無 ・尿漏れの有無 ・尿道カテーテル使用の有無 ・血液検査データ（Na, K, Cl, BUN, Cr, Ccr） ・尿検査（尿比重，尿タンパク，尿糖） ●その他の排泄 ・普段の発汗状況 ・体臭 ・体腔からの排液や吸引	●腎・膀胱の排泄機能について ・腸閉塞で脱水や電解質異常を起こし，腎機能障害を引き起こしていないか ・薬剤による腎機能障害はないか ●その他の排泄機能について ・発汗や不感蒸泄などの排泄機能に異常はないか ・イレウス管の詰まりはないか **臨床の視点** クローン病の患者さんの70～80％は裂肛，痔瘻，肛門周囲膿瘍などの肛門病変を合併するといわれています．そのため，肛門周囲の症状や痔の有無を確認しておくことが必要です．
【4】 活動－運動	●基本的運動能力（呼吸器・循環器） ・呼吸器疾患，心疾患，脳疾患の既往の有無 ・呼吸音，呼吸数・リズム・深さ，呼吸困難や努力呼吸の有無 ・血圧，心音，脈拍数・リズム・強さ ・日常生活動作に伴う動悸の有無 ・貧血はないか ・しびれ，ふらつきの有無 ・検査（呼吸機能検査，血液ガス分析，心電図） ●日常生活の活動能力 ・普段の活動を行うための体力の有無（知覚している運動能力） ・身体部分の欠損の有無と補助具の使用状況 ・入院前と現在の活動レベル（食事摂取，入浴，排泄行動，ベッド上での移動，更衣，整容，歩行，調理，家事，買い物） ・歩行姿勢 ・筋の緊張の有無と程度，筋力（徒手筋力測定法） ・関節可動域 ●余暇活動 ・普段の運動パターン（種類，量，質） ・余暇活動の種類，量，質および誰と活動しているか	●基本的運動能力について ・日常生活活動に影響を及ぼす呼吸器，循環器の機能障害はないか ・病気の再燃や治療による体力，筋力の低下はないか ・呼吸・循環の負荷となる貧血はないか ●日常生活活動について ・入院前後で活動レベルに変化がないか ・活動レベルに変化がみられる場合，患者がそれをどのように知覚しているか，また変化の原因をアセスメントする ●余暇活動について ・病気の再燃や療養によって余暇活動に変化がみられるか
【5】 睡眠－休息	●睡眠のとり方と状況（入院前，入院後） ・就床時間と起床時間，睡眠時間 ・熟睡度，入眠障害の有無，中途覚醒・早朝覚醒の有無 ・睡眠薬の使用の有無 ・睡眠について知覚している問題点 ・顔色，活気，あくび ・昼夜逆転の有無 ・いびき ●休息のとり方と状況（入院前，入院後） ・休息の有無（所要時間，回数） ・十分な休息がとれているか（疲労回復状況） ・休息について知覚している問題点	●睡眠と休息について ・睡眠や休息が十分にとれているか ・睡眠や休息が十分にとれていない要因は何か（腹痛や嘔気等の身体的要因，不安等の精神的要因，イレウス管挿入による不快感等の治療的な要因）

基礎と臨床がつながる 疾患別看護過程

領域	情報を集める視点	アセスメントの視点
【6】 認知－知覚	●感覚器の状況 ・視力，眼鏡やコンタクトレンズ使用の有無 ・聴力，補聴器使用の有無 ・味覚（食事摂取状況） ・触覚の状態 ・嗅覚の状態 ・家族からみた患者の知覚に関する状況 ●不快症状 ・疼痛の有無と程度，部位，表情，言動，対処方法 ・瘙痒感の有無と程度，部位，表情，言動，対処方法 ●認知 ・知覚する記憶力とその変化 ・問題解決，意思決定についての自覚 ・家族からみた患者の認知状況 ・言語能力，理解力，注意力，集中力，意識レベル ・最終学歴	●感覚と知覚について ・話す，聴く，見る，嗅ぐ，触れる等の感覚器機能が十分働いているかアセスメントする ・感覚器機能の低下がみられる場合は，それが日常生活上の障害となっていないか ●不快症状について ・不快症状の有無と程度から心身に与える影響はないか ●認知について ・日常生活一般に関する理解力，判断力をアセスメントする ・患者の病気や治療に関する知識や，自分の現在の状態についての理解度を把握する ・治療や療養を続けていくうえで患者の意思決定能力に問題はないか
【7】 自己知覚－ 自己概念	●感情状態 ・病気になる前の思いや感情 ・病気や治療に伴う現在の思いや感情 ・今後に対する思い ・怒りや絶望感の有無 ・自分についての満足感 ・表情，視線，声のトーン，話し方 ●能力と自己尊重の知覚 ・自分の長所と短所 ・病気や治療に伴う身体機能の変化の有無と，それをどのように考えているか ・家族が考えている患者の病気や身体機能の変化 ●ボディイメージ ・自分の容姿，外見の変化をどう思っているか ・自分の容姿，外見をどのように変えたいか ●アイデンティティ ・自分の性格 ・理想の自分 ・家族が思っている患者の性格	●感情状態について ・恐怖や不安，絶望感や無力感等の感情を抱いていないか，またその要因は何か ・絶飲食やイレウス管の留置等の治療によってイライラした感情を抱いていないか ●能力と自己尊重について ・自己の存在価値や自己能力を過小評価していないか，またその要因は何か ●ボディイメージの変容について ・体重減少を患者はどのように感じているのか ・自分の容姿，外見に対する受け止めができていない場合，その原因は何か ●アイデンティティの混乱について ・病気の再燃や治療，またそれに伴う社会的役割の変化によってアイデンティティの混乱を引き起こしていないか
【8】 役割－関係	●家庭での役割と責任 ●家族関係・家族機能 ・家族構成 ・患者にとって家族の中で最も身近な人 ・現在の家族との関係に安心感があるか ・経済的に家族を支えている人，また経済的な問題の有無 ・家族内で決断を下す主な人 ・現在の家庭内の問題，家族それぞれの役割に対する問題 ・家族との対応のしかた（表情，会話状況，身体の動き，視線等） ・面会状況（頻度，時間，続柄） ●仕事上の役割と責任 ・職業 ・同僚や上司との関係 ・仕事上の問題 ●地域での役割と責任 ・友人の有無，友人との関係 ・地域活動や社会活動の参加の有無とその活動内容 ●他者との関係成立 ・構音・構語障害の有無とその程度 ・引きこもり，うつ症状，攻撃的な行動等の有無とその程度	●家庭での役割と責任について ・病気や治療により家庭での役割と責任にどのような影響があるか ●家族関係・家族機能について ・家族からサポートが得られるか ・病気や治療により家族関係や家族機能にどのような影響があるか ・病気や治療に伴う家族の負担はないか ●仕事上の役割と責任について ・病気や治療により仕事上での役割と責任にどのような影響があるか ●地域での役割と責任について ・病気や治療により地域での役割と責任にどのような影響があるか ・病気や治療により友人との関係にどのような影響があるか ●他者との関係成立について ・他者との関係成立障害の有無とその原因（社会的孤立状態，言語的コミュニケーション障害，他者に向けた攻撃性，長期にわたる悲嘆等）についてアセスメントする
【9】 セクシュアリティ－生殖	●性機能 ・性別 ・結婚の有無	●生殖機能について ・病気や治療により生殖機能にどのような影響があるか ・手術による妊娠への影響はないか

臨床の視点
クローン病の患者さんは腸管病変による腸管からの亜鉛吸収障害に加え，長期間の栄養療法によって亜鉛欠乏症をきたしやすく，味覚障害を起こしやすいため注意が必要です．

| 1 情報収集 | **2 情報の整理とアセスメント** | 3 全体像の把握から看護問題を抽出 | 4 看護問題の絞り込み | 5 看護計画の立案 | 6 経過記録(SOAP) |

領域	情報を集める視点	アセスメントの視点
【9】セクシュアリティー生殖	<女性> ・月経(初潮年齢, 閉経年齢, 周期, 持続期間, 最終月経, 随伴症状の有無と程度) ・妊娠回数, 分娩回数, 流産回数 ・避妊方法 ・生殖器疾患の既往 ・生殖器の状態, 尿道口の状態 <男性> ・生殖器疾患の既往 ・生殖器の状態, 尿道口の状態 ・不妊症 ●性生活 ・性交の有無 ・性関係の満足度 ・性関係に対する問題の有無と内容, 問題への対処方法とその結果について ●子ども ・子どもの有無, 数, 年齢	●生殖機能について ・薬剤による妊娠への影響はないか (5-ASA製剤のサラゾピリン®の服用によって精子の運動性・数が低下し受胎能力が低下する. ただし, この影響は可逆性で, 内服を中断すれば数か月で正常に戻る) ●性生活について ・性についての考え方や満足度, 潜在する問題をアセスメントする ・病気や治療により性生活にどのような影響があるか
【10】コーピングーストレス耐性	●ストレスと生活上の問題点の知覚 ・いつも緊張しているか, リラックスしているか ・表情, 会話状況, 身体の動き, 視線, 声のトーン等 ・生活上, 最もストレスを感じているもの ・現在の自分の状況(病気)が及ぼすストレスの有無と程度 ・過去1年間のストレスとなる出来事の有無と内容 ●コーピング方法 ・普段, 問題に直面したときの反応(思いと問題への対処方法) ・ストレスを和らげるための薬物, 飲酒依存の有無 ・ストレスや緊張を和らげる方法 ●サポートシステム ・どのようなサポートを周囲の人に望んでいるか ・サポートしてくれる人はいるか, それは誰か	●ストレスとコーピングについて ・病気や治療によりストレスを感じていないか ・ストレスにどのように対処しているか, その対処方法は適切か ●サポートシステムについて ・入院生活や退院後の療養生活をサポートしてくれる人はいるか **臨床の視点** クローン病の再燃とストレスとの関連性を示す研究が多くみられますが, まだ結論は得られていません. しかし, ストレスは腸管透過性を亢進させ, 腸管への抗原の侵入を増強させることで炎症を悪化させることが報告されています. 患者さんにとってストレスにいかに対処するかは, 病気の自己管理においても重要です.
【11】価値ー信念	●価値・目標・信念 ・望むような生き方ができているか ・人生で一番大切なもの ・人生で達成したいこと ・自分自身の意思決定に影響を与えるもの ・希望や生きる力の源になっているもの ・入院中に大切なことは何か ・家族の中で患者の価値や信念が共有されているか ●宗教的・精神的信念 ・宗教 ・入院中, 必ず行う宗教的習慣の有無と内容 ・宗教に関する物の置き場所, 宗教関係者の訪問状況 ・宗教以外の大切なものや信念	●価値・目標・信念・宗教について ・価値や信念, 宗教が治療や療養生活にどのように影響しているか ・患者の価値や信念に基づく生活習慣や宗教的習慣が入院や治療によって阻害されていないか ・患者の大切にしていることが家族に受け止められているか **臨床の視点** クローン病は若年で発症するため, 病気とともに進学, 就職, 結婚, 妊娠などのライフイベントを迎えることが多くなります. そのため, 個々の患者さんがどのような人生を望んでいるのかを把握することは重要です. また, 最近は薬物療法を中心に治療の選択肢が増えており, 患者さんの意思決定を支援するうえでも個々の患者さんの価値観や信念を把握することが求められます.

●Aさんの情報の整理とアセスメント

領域	Aさんの情報の整理	アセスメント
【1】健康知覚ー健康管理	①勤務時間は平日の8時半から17時だが, 残業で21時頃に帰宅することが多い ②初回退院時に医師から薬物療法と栄養療法を継続するように言われたが, 内服を忘れることが多く, 成分栄養剤もにおいや味に抵抗があり, 服用をやめていた ③以前の職場にも病気のことは伏せており, 定期受診のための休みもとれない状況であった	●残業疲れによるストレス, 喫煙, 飲酒, 服薬忘れはクローン病の再燃のリスクを高める要因となる(①②⑩⑪) ●寛解維持のために医師から指示された薬物療法と栄養療法が継続できず, その結果, 小腸穿孔や再燃を繰り返すことになったと考えられる(②④⑤)

領域	Aさんの情報の整理	アセスメント
【1】 健康知覚－ 健康管理	④初回退院から1年後に再燃による小腸穿孔を起こし，緊急で腸管切除術を受けた ⑤再燃と寛解を繰り返していたが，30歳のときから抗TNF-α抗体製剤による治療を開始．以降，体調がよくなり，入院治療が必要なほどの再燃は起こさずに経過していた ⑥半年前より食後の腹痛や腹部膨満感を感じ，徐々に症状が強くなり，ここ数日は，水分以外はほとんど摂取できない状態であった．今朝は嘔吐で水分も摂れなくなったため受診し，検査の結果，回盲部の閉塞が認められた ⑦今後，腸閉塞が改善すればイレウス管を抜去し，経口摂取を少しずつ再開予定．万一，改善しなければ手術を考慮と医師から説明されている ⑧妻より「心配をかけたくないのか，あまり自分の体調のことは話してくれません」 ⑨「今の職場にも病気のことは何も話していない」 ⑩20歳のときから20本／日の喫煙をしている ⑪毎日晩酌で缶ビール1本を飲むほか，仕事のつきあいで2日／週程度，上司や同僚と居酒屋に飲みに行く ⑫「子どもたちはまだ小さいし，今の仕事を続けていきたい」 ⑬「もし手術となったら入院が長引くし，職場に迷惑をかける」 ⑭「以前に腸を切っているし，もう手術はこりごり」 ⑮職場には「感染性の腸炎で入院」と伝え，現在は休職中である	●以前の職場にも今の職場にも病気のことは伏せており，定期的な受診行動ができていない．今回も半年前から症状を自覚していたもののすぐに受診はしていない．病気の特性をふまえ，寛解期においても定期的な受診と薬物療法，栄養療法を継続することの必要性を理解できていない可能性がある（③⑥⑨⑮） ●腸閉塞に対して内科的治療で改善しなければ手術を考慮と医師から説明されているが，患者本人は手術は避けたいと願っている．今の仕事を続けていくには，今後どのように病気を自己管理していこうと考えているのか，また患者に自己管理できる能力があるかについて把握する必要がある（⑦⑫⑬⑭⑮） ●職場に本当の病名を伏せるだけでなく，妻の発言により，患者は家族にも自分の体調について話すことは少ないと思われる．職場や家族に心配や迷惑をかけたくないという気持ちや今の仕事を失いたくないという気持ちからだと思われるが，患者本人が自分の病気や体調のことを他者に伝えることについて，どのように感じているのか把握する必要がある．また，家族や職場の病気や治療に対する理解度についても把握する必要がある（③⑧⑨⑬⑮）
【2】 栄養－代謝	①朝食は食べず，昼食はコンビニ弁当，夕食は帰宅してから21時半頃に妻の作った食事を食べる ②毎日晩酌で缶ビール1本を飲むほか，仕事のつきあいで2日／週程度，上司や同僚と居酒屋に飲みに行く ③野菜は嫌いで，ラーメンやハンバーガーが好物である ④脂質の多いもの（揚げ物や肉類）を食べ過ぎると腹痛や下痢を起こすことが多い．また，繊維の多いもの（いもや海藻類）を食べると腹痛や腹部膨満感を起こす ⑤初回退院時に医師から栄養療法を継続するように言われたが，成分栄養剤のにおいや味に抵抗があり，服用をやめていた ⑥ここ数日は，水分以外はほとんど摂取できない状態であった．今朝は嘔吐で水分も摂れなくなった ⑦検査の結果，回盲部の閉塞が認められ，絶飲食が指示され，イレウス管と中心静脈栄養カテーテルが挿入された ⑧身長172cm，体重63.5kg（1か月で2kg減少），BMI 21.5 ⑨中心静脈栄養の投与カロリー 2,100kcal／日 ⑩皮膚の乾燥はみられないが，口唇は乾燥しており，口渇あり ⑪TP 5.1g/dL，Alb 2.9g/dL，RBC 386万／μL，Hb 10.2g/dL，Ht 32.5％ ⑫Glu 73mg/dL ⑬AST 34 IU/L，ALT 38 IU/L，LDH 250 IU/L，T-Bil 0.4mg/dL ⑭Na 136mEq/L，K 3.8mEq/L，Cl 98mEq/L，BUN 19.2mg/dL，Cr 1.1mg/dL ⑮WBC 12,600／μL，CRP 5.8mg/dL，PLT 40.7万／μL ⑯入院後症状は改善傾向にあるが，腹痛，嘔気，腹部膨満感，倦怠感あり ⑰食欲なし ⑱胆石症で，腹腔鏡下胆嚢摘出術を受けた ⑲初回退院から1年後に再燃による小腸穿孔を起こし，緊急で腸管切除手術を受けた（残存小腸450cm） ⑳入院時の体温37.3℃，入院2日目の体温36.8℃ ㉑鼻粘膜および皮膚の発赤や腫脹，疼痛なし ㉒右上腕の中心静脈栄養カテーテル刺入部の発赤，腫脹，疼痛なし ㉓咳，鼻汁なし	●妻の手料理についての情報が不足しているが，コンビニ弁当や居酒屋での飲食，また患者の嗜好から偏食があると考えられる（①②③） ●医師から指示された成分栄養剤は服用をやめており，脂質の多いものを食べ過ぎると腹痛と下痢を起こしやすいことから，再燃のリスク要因となる可能性がある（④⑤） ●繊維の多いものを食べると腹痛や腹部膨満感を起こしていたことから，腸管の狭窄があったと考えられる．今回，回盲部の閉塞を起こし，そのほかにも嘔気・嘔吐，食欲不振といった症状が現れている（④⑥⑦⑯⑰） ●体格は標準である．Aさんの1日の推定エネルギー必要量は2,292kcalであり，現在中心静脈栄養から2,100kcal／日の輸液が投与されているため，エネルギーバランスはとれている．しかし，入院前より水分以外はほとんど摂取しておらず，低タンパク血症と貧血があり，栄養状態は不良である（⑥⑧⑨⑪） ●糖代謝，肝機能はいずれも問題ない．ただし中心静脈栄養法によって耐糖能障害（とくに高血糖）を起こすリスクは高いので，今後のデータを観察していく必要がある（⑦⑫⑬） ●胆嚢摘出術の既往があるが，術後の消化吸収障害（とくに脂質）についての情報が不足している．小腸切除術の既往もあり，残存小腸の長さから短腸症候群を起こしている可能性は低いが，これについても術後の消化吸収障害がないか情報を収集する必要がある（⑱⑲） ●入院時の発熱，WBC，CRP，PLT上昇はクローン病の再燃症状によるものと考えられる．低栄養状態であることから，感染を起こすリスクが高い状態である．今のところイレウス管を挿入している鼻粘膜や中心静脈栄養カテーテル刺入部の異常，上気道感染の症状はみられないが，今後も感染徴候には注意が必要である（⑮⑯⑳㉑㉒㉓） ●血液検査データ，皮膚症状から脱水や電解質異常はみられないが，口唇の乾燥や口渇があることから，脱水徴候には注意が必要である．水分バランスは不感蒸泄を含めるとほぼバランスがとれていると考える（⑩⑭㉔）

領域	Aさんの情報の整理	アセスメント
【2】 栄養-代謝	㉔INTAKEは，飲水量0mL，輸液2,000mLの計2,000mL，OUTPUTは，尿量1,340mL，イレウス管からの排液量120mLの計1,460mL ㉕「鼻から入っている管のせいで，眠れないし，唾を飲みこむのもつらくて」 ㉖むせなし	●むせはみられないが，イレウス管留置による嚥下時の苦痛がある（㉕㉖）
【3】 排泄	①入院5日前より排便なし ②半年前より食後の腹痛や腹部膨満感を感じ，徐々に症状が強くなり，ここ数日は，水分以外はほとんど摂取できない状態であった．今朝は嘔吐で水分も摂れなくなったため受診，検査の結果，回盲部の閉塞が認められた ③入院後症状は改善傾向にあるが，間欠的な腹痛，嘔気，腹部膨満感，倦怠感あり ④イレウス管より黄色水様排液120mL/日あり ⑤排ガスなし ⑥腸蠕動音15回/分 ⑦初回退院から1年後に再燃による小腸穿孔を起こし，緊急で腸管切除術を受けた ⑧もともとは，排尿7，8回/日（夜間0回）で淡黄色尿であった．ここ数週間は，排尿2，3回/日（夜間0回），褐色尿であった ⑨入院治療開始後，排尿6，7回/日（夜間1，2回/日），淡黄色尿 ⑩Na 136mEq/L，K 3.8mEq/L，Cl 98mEq/L，BUN 19.2mg/dL，Cr 1.1mg/dL	●腹痛や腹部膨満感，経口摂取不可，排便と排ガスの消失は，回盲部の閉塞による症状である．治療開始後，症状は改善傾向にあり，イレウス管からの排液の量と性状に異常はみられず，腸管内の減圧をはかっているが，まだ排ガスはみられていない．内科的治療で改善がみられなければ手術の予定であり，引き続きイレウス症状を注意して観察していく必要がある（①②③④⑤） ●自覚症状や腸の蠕動音の所見，入院時の検査結果から，今回の腸閉塞はクローン病の再燃による回盲部の単純性イレウスと考えられる．しかし，開腹での腸管切除術を受けた既往もあることから癒着性イレウスの可能性もある（②③⑥⑦） ●入院治療開始後の排尿回数および尿の色調に問題はないが，入院前の数週間の排尿回数と尿の色調から脱水を起こしていた可能性が高い（⑧⑨） ●血液検査データから電解質異常や腎機能障害はみられない（⑩）
【4】 活動-運動	①呼吸器疾患，心疾患，脳疾患の既往なし ②呼吸11回/分，規則的，呼吸困難感なし ③血圧98/66mmHg，脈拍86回/分（不整なし） ④RBC 386万/μL，Hb 10.2g/dL，Ht 32.5％ ⑤動悸，しびれ，ふらつきなし ⑥入院前は食事，入浴，排泄，移動，更衣，整容などの日常生活動作はすべて自立 ⑦入院後はイレウス管と中心静脈栄養カテーテルが挿入されているが，シャワー浴や更衣，整容，病棟内トイレまでの移動や排泄は自立して行えている ⑧筋の緊張や筋力低下なし ⑨安静度は病棟内歩行まで，病棟外で行われる検査には車椅子で移動 ⑩運動習慣なし ⑪休日に近所の公園で子どもたちとサッカーやキャッチボールをして遊ぶのが楽しみである	●日常生活活動に影響を及ぼす呼吸機能障害や循環機能障害，脳障害はない（①②③⑤⑧） ●軽度の貧血がみられる．腸閉塞による症状のため経口摂取ができず，低栄養によるものと考えられる．入院後は中心静脈栄養法が行われているが，絶飲食が続いており，貧血は呼吸・循環の負荷となるため注意が必要である（④） ●セルフケアは自立しており問題ない．ただし，入院後の安静度により活動可能範囲に変化が生じているが，患者本人がそれをどのように知覚しているか，情報が不足しているため収集する必要がある（⑥⑦⑨） ●運動習慣はないが，休日に子どもと公園で遊ぶのが患者の楽しみになっており，それが入院治療により阻害されている状況である（⑩⑪）
【5】 睡眠-休息	①入院前の睡眠状況：午前1～7時の約6時間/日 ②入院後の睡眠状況：6時間/日，夜間排尿は1，2回，熟睡感なし ③睡眠薬の使用なし ④入院後症状は改善傾向にあるが，間欠的な腹痛，嘔気，腹部膨満感，倦怠感あり ⑤「鼻から入っている管のせいで，眠れないし，唾を飲みこむのもつらくて」	●入院前から腹痛や嘔気，腹部膨満感などのイレウス症状により睡眠や休息が十分にとれていなかったと考えられる（①④） ●入院後はさらに，中心静脈栄養カテーテルからの持続点滴による夜間排尿，イレウス管挿入による苦痛があり，熟睡感が得られていない．入院による環境の変化や，不安等の精神的な要因の影響も考えられるため，これらの要因について情報収集が必要である（②③④⑤）
【6】 認知-知覚	①近視で，眼鏡を使用している ②聴力，味覚，触覚，嗅覚に異常なし ③コミュニケーション障害なし ④妻より「心配をかけたくないのか，あまり自分の体調のことは話してくれません」 ⑤入院後症状は改善傾向にあるが，間欠的な腹痛，嘔気，腹部膨満感，倦怠感あり ⑥「鼻から入っている管のせいで，眠れないし，唾を飲みこむのもつらくて」	●近視があるが，眼鏡の使用で日常生活に支障はない（①） ●そのほかの感覚器機能に問題はない（②） ●コミュニケーション障害はなく，妻の発言により家族に心配をかけたくないという思いから体調について家族に話すことが少ないと考えられるが，患者が自分の病気や体調について他者に伝えることを，どのように感じているのか把握する必要がある（③④） ●改善傾向にあるもののイレウス症状が続いている．またイレウス管留置による不快症状もあり，嚥下や睡眠に影響を及ぼしている（⑤⑥）

領域	Aさんの情報の整理	アセスメント
【6】 認知－知覚	⑦初回退院時に医師から薬物療法を継続するように言われたが，内服を忘れることが多かった	●内服を忘れることが多かった原因は，記憶力などの認知機能の問題なのか，薬物療法を継続する必要性の理解が不十分であったのか，さらに情報を収集し判断する必要がある（⑦）
【7】 自己知覚－ 自己概念	①大学卒業後，商社に就職するもクローン病を発症し，1年半で退職する ②以前の職場にも病気のことは伏せており，定期受診のための休みもとれない状況であった ③「今の職場にも病気のことは何も話していない」 ④「子どもたちはまだ小さいし，今の仕事を続けていきたい」 ⑤「もし手術となったら入院が長引くし，職場に迷惑をかける」 ⑥「以前に腸を切っているし，もう手術はこりごり」 ⑦責任感が強く，真面目な性格である ⑧妻より「心配をかけたくないのか，あまり自分の体調のことは話してくれません」 ⑨職場には「感染性の腸炎で入院」と伝え，現在は休職中である	●責任感が強く，真面目な性格であり，自分の病気のことで心配をかけたくないという気持ちから，家族にも体調のことを話すことは少ないと考えられる．また，今の仕事を失いたくないという思いから，職場には本当の病名を伏せていると思われる．今後，腸閉塞に対して内科的治療で改善がみられなければ手術が予定されているが，本人はそれを望んでおらず，万一手術を受けることになった場合，自尊感情の低下や腸管切除に伴うボディイメージの変容，また職場復帰が遅れることでアイデンティティの混乱を引き起こす可能性もある（①②③④⑤⑥⑦⑧⑨）
【8】 役割－関係	①36歳，男性 ②妻（36歳）と長男（5歳），次男（3歳）との4人暮らし ③妻が毎日，次男を連れて面会に来ており，洗濯物を持ち帰っている．長男は幼稚園に通っており，2，3日に1回，母親と面会に来て，その日に幼稚園で行ったことや友達の話をしている ④休日に子どもと遊ぶのが楽しみである ⑤妻より「心配をかけたくないのか，あまり自分の体調のことは話してくれません」 ⑥大学卒業後，商社に就職するもクローン病を発症し，1年半で退職する．その後，学習塾のアルバイト等を経て，31歳から現在の不動産管理会社に正社員として勤務している ⑦「今の職場にも病気のことは何も話していない」 ⑧「子どもたちはまだ小さいし，今の仕事を続けていきたい」 ⑨「もし手術となったら入院が長引くし，職場に迷惑をかける」 ⑩責任感が強く，真面目な性格である ⑪職場には「感染性の腸炎で入院」と伝え，現在は休職中である ⑫妻は主婦で，収入はない	●家族に自分の体調のことを話すことは少ないが，面会状況等から家族関係は良好と考えられる（②③④⑤） ●家庭では夫と父親としての役割，また一家を支える大黒柱としての役割がある．仕事上では正社員としての役割がある．現在の入院がこれらの役割の遂行にどのような影響を与えているのかについて情報収集する必要がある．とくに，職場には病気のことを何も話していないが，父親としての役割と責任から今の仕事を続けていくことを本人は望んでいる．今後，入院が長期化することも見込んで，病気や治療が仕事に及ぼす影響について情報収集するとともに，職場にはこのまま病気や療養のことを伏せたままのほうがよいのか，本人や妻と話し合う必要がある（①②⑥⑦⑧⑨⑩⑪⑫）
【9】 セクシュアリティ－生殖	①36歳，男性 ②既婚 ③生殖器疾患の既往なし ④子どもは長男（5歳）と次男（3歳）の2人	●セクシュアリティや生殖機能に問題はないと考える（①②③④）
【10】 コーピング－ ストレス耐性	①「鼻から入っている管のせいで，眠れないし，唾を飲みこむのもつらくて」 ②責任感が強く，真面目な性格である ③妻より「心配をかけたくないのか，あまり自分の体調のことは話してくれません」 ④「今の職場にも病気のことは何も話していない」 ⑤「もし手術となったら入院が長引くし，職場に迷惑をかける」 ⑥休日に子どもと遊ぶのが楽しみである ⑦妻が毎日，次男を連れて面会に来ており，洗濯物を持ち帰っている	●入院後はイレウス管の挿入・留置によって嚥下や睡眠に影響を受けており，これに対してストレスを感じていると考えられる（①） ●責任感が強く，真面目な性格から，自分の病気や治療によって家族や職場に心配や迷惑をかけることにストレスを感じている．これに対して，職場には病気のことを伏せており，家族に対してもあまり自分の体調のことは話さないというコーピング方法をとっている（②③④⑤） ●休日に子どもと遊ぶことが楽しみであるが，入院により現在，それができない状況である．ほかに入院中でもストレスを和らげる方法や趣味があるか，情報収集する必要がある（⑥） ●入院中は毎日妻が面会に来て，身の回りの世話をしており，妻からのサポートは十分得られていると考える（⑦）
【11】 価値－信念	①「子どもたちはまだ小さいし，今の仕事を続けていきたい」 ②妻（36歳）と長男（5歳），次男（3歳）との4人暮らし ③妻は主婦で，収入はない ④信仰する宗教はない	●一家の大黒柱として家族を養うことに価値や信念を感じており，そのために今の仕事を続けていくことを望んでいる（①②③） ●信仰する宗教はなく，入院や治療による信仰への影響はない（④）

＊ 統合アセスメント

　Aさんは36歳の男性で，大学を卒業し就職した直後にクローン病と診断されました．寛解維持のために医師から薬物療法と栄養療法が指示されていましたが，内服を忘れることが多く，成分栄養剤もにおいや味に抵抗があり，自己判断で服用をやめていました．

　現在は不動産管理会社に勤務していますが，残業が多く，それによる疲労が考えられます．また，職場には病気のことを伏せており，定期的な受診はしていません．さらに，Aさんは病気の再燃のリスクとなる喫煙と飲酒の習慣があります．

　以上より，クローン病の寛解を維持するために必要な療養行動がとれていない状態であることから，〈＃1 非効果的健康管理〉の問題を抽出します．

　Aさんは今回，回盲部の閉塞を起こし，腹痛や腹部膨満感などの腸管内圧亢進症状が現れています．また，以前，小腸穿孔を起こし腸管切除術を受けていることから，癒着性イレウスのリスクもあります（表1）．よって，排泄パターンに問題があると考え，〈＃2 消化管運動機能障害〉を抽出します．

　また，上記の症状のために入院前より水分以外はほとんど摂取しておらず，低栄養の状態にあります．入院後は治療のため，イレウス管と中心静脈栄養カテーテルが挿入されていますが，これらのルートからの感染の危険性があります．Aさんには喫煙習慣があり，免疫抑制作用のある抗TNF-α抗体療法を受けていたことからも感染を起こすリスクが高いと考え，〈＃3 感染リスク状態〉をあげます．

　さらに，イレウス管の挿入・留置による鼻腔や咽頭の不快感があり，Aさんの発言から睡眠が十分にとれておらず，熟睡感が得られていないことがわかります．持続点滴による夜間排尿と入院による環境の変化もAさんの睡眠パターンに影響していると考えられ，〈＃4 睡眠パターン混乱〉の問題を抽出します．

■表2　イレウスの分類

分類		原因		症状
機械的イレウス	単純性イレウス（閉塞性イレウス，癒着性イレウス）	腸管の血行障害のない腸閉塞	・腫瘍や胆石，回虫等の異物による閉塞 ・卵巣がん等による腸管外部からの圧迫 ・クローン病等の炎症 ・開腹術後等の腸管の癒着・屈曲等	・間欠的な腹痛 ・腹部膨満感 ・嘔気・嘔吐 ・排便・排ガスの途絶 ・腸蠕動音の亢進（金属音の聴取）
機械的イレウス	複雑性イレウス（絞扼性イレウス）	腸管の血行障害のある腸閉塞	・腸管および腸間膜の絞扼やヘルニアの嵌頓，腸重積症，腸軸捻転症等	・持続的で激しい腹痛 ・発熱 ・腹部膨満感 ・嘔気・嘔吐 ・排便・排ガスの途絶 ・腸蠕動音の亢進（金属音の聴取）
機能的イレウス	麻痺性イレウス	運動麻痺による腸閉塞	・腹部手術後等の腸管の運動麻痺	・腹部膨満感 ・嘔気・嘔吐 ・排便・排ガスの途絶 ・腸蠕動音の減弱または消失
機能的イレウス	痙攣性イレウス	腸管の痙攣による腸閉塞	・腹膜炎，低カリウム血症や鉛中毒による腸管の痙攣	・腹痛 ・腹部膨満感 ・嘔気・嘔吐 ・排便・排ガスの途絶

3 全体像の把握から看護問題を抽出

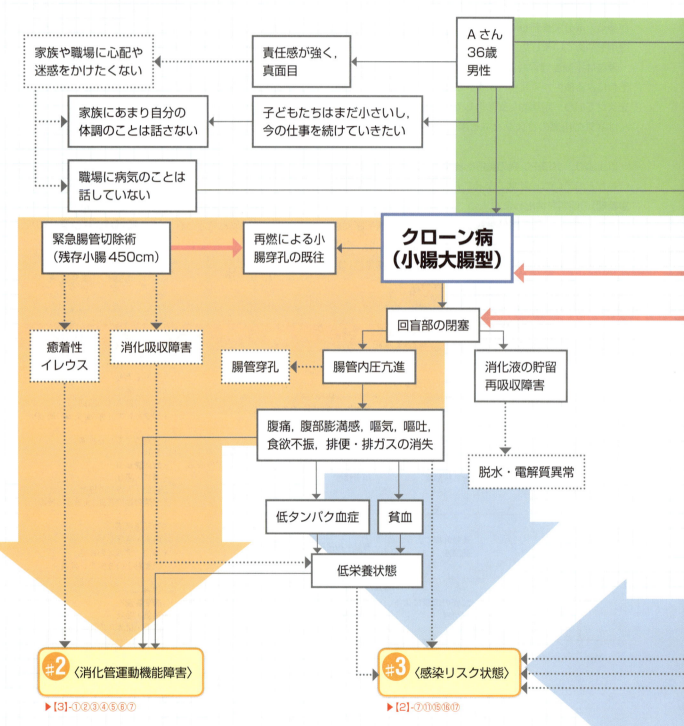

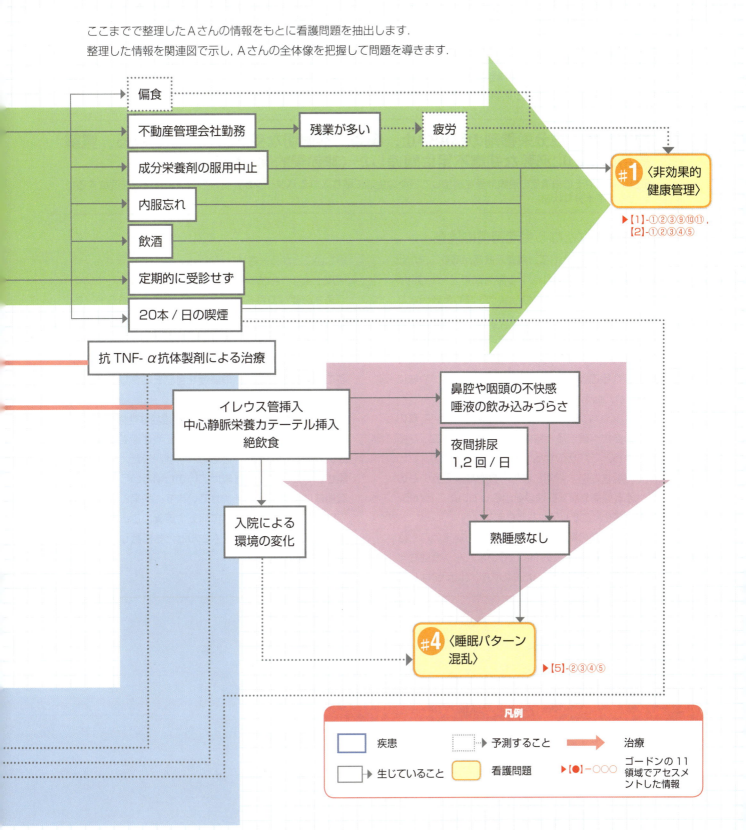

✲ 抽出した看護問題

　今回は，NANDA-Iの看護診断を用いて看護問題を示しました（ここでは，わかりやすいように看護診断名を赤字で示しています．その前の部分が関連因子，危険因子です．また，看護診断の定義も合わせて記しました）．

　看護診断の定義や，関連因子，危険因子をもとに，抽出した看護問題が妥当であるか，アセスメントしていきます．

> 　**内服忘れ，成分栄養剤の服用中止，喫煙，不適切な受診行動に示される，寛解維持のために必要な知識不足に関連した〈非効果的健康管理〉**
> 定義：病気やその後遺症の治療計画を調整して日々の生活に取り入れるパターンが，特定の健康関連目標を達成するには不十分な状態

◆再燃のリスクとなる生活習慣に注意！

　Aさんの生活習慣として，喫煙と飲酒があり，また仕事上，残業が多く，それによる疲労が考えられます．これらはクローン病の再燃のリスクを高める要因となります．

　寛解維持のために医師から薬物療法と成分栄養剤による栄養療法を継続するように言われていましたが，内服を忘れることが多く，成分栄養剤もにおいや味に抵抗があり，服用をやめていました．

　ラーメンやハンバーガーなどが好物ですが，脂質の多いものを食べ過ぎると腹痛や下痢を起こすことが多いことから，これらの食品の摂取が再燃のリスク要因となる可能性があります．また，食物繊維の多いものを食べると腹痛や腹部膨満感を起こしていたことから，再び腸閉塞を起こすリスクもあります．

　さらに，以前の職場にも今の職場にも病気のことは伏せており，定期的な受診はしていません．今回も半年前から症状を自覚していたもののすぐに受診していないことから，適切な受診行動がとれていません．

　以上より，Aさんはクローン病とともに生活していくうえで必要な療養行動をとることができておらず，これには寛解維持のために必要な知識の不足が影響していると考えられます．病気の特性をふまえ，寛解期においても定期的な受診と薬物療法，栄養療法を継続すること，食事と症状との関連を自己モニタリングすることが必要となります．

　また，Aさんは責任感が強く，真面目な性格から，自分の病気のことで職場や家族に心配や迷惑をかけたくないという思いが強いと思われます．また，一家の大黒柱として今の仕事を続けていきたいという思いから職場には本当の病名を伏せています．病気とつきあっていくうえで今後も職場に病気や療養のことを伏せたままのほうがよいのかをAさんとともに話し合う必要があります．

> 排便・排ガスの欠如，腹痛，腹部膨満感，嘔気・嘔吐に示される，回盲部の閉塞，低栄養状態，および絶飲食に関連した〈消化管運動機能障害〉
> 定義：消化管の蠕動運動の亢進，減弱，無効，または欠如が起きている状態

◆イレウス症状に注意！

　Aさんは入院時の検査結果から回盲部に閉塞がみられ，それによって腹痛や腹部膨満感，嘔気・嘔吐，食欲不振，排便・排ガスの消失といったイレウス症状が現れています．

　また，このような症状のために入院前より水分以外はほとんど摂取しておらず，血液検査データからも低栄養の状態にあることがわかります．栄養状態が不良であると腸管の浮腫を起こしやすく，その結果，腸管の運動機能が障害されます．

　さらに，腸管の安静を保つため絶飲食が指示されていますが，これによって消化管運動が抑制されます．

　入院後，腸管内の減圧をはかるためイレウス管が挿入され，症状は改善傾向にありますが，まだ排ガスはみられていません．内科的治療で改善がみられなければ手術の予定であり，引き続きイレウス症状に注意して観察していく必要があります．

> 回盲部の閉塞による腸蠕動の変化，中心静脈栄養カテーテル挿入，喫煙，抗TNF-α抗体製剤による免疫抑制，低栄養状態に関連した〈感染リスク状態〉
> 定義：病原体が侵入し増殖しやすく，健康を損なうおそれのある状態

◆感染徴候に注意し予防することが重要！

　Aさんにはまず，第一次生体防御機構の不備として，回盲部の閉塞による腸蠕動の変化，中心静脈栄養カテーテルの挿入，さらに喫煙があげられます．

　とくに中心静脈栄養カテーテルから感染を起こすと，病原体が全身に回り，重篤な敗血症となり生命に危険が及ぶため注意が必要です．

　また，喫煙は気道の粘膜細胞を破壊するため，細胞が粘液を分泌し線毛を運動させることで異物を排出する機能が低下し，とくに上気道感染を起こしやすくなります．

　第二次生体防御機構の不備として，ヘモグロビン値の低下と抗TNF-α抗体製剤による免疫抑制があげられます．さらに，低栄養状態であることから，感染を起こすリスクが高い状態です．

　抗TNF-α抗体製剤は，消化管に炎症を起こす原因となるサイトカインの1種であるTNF-αの働きを抑える作用がありますが，一方で免疫抑制作用から感染症（とくに結核）を起こしやすくなります．そのため，感染徴候に注意し予防することが重要です．

#4 眠れないという訴えに示される，イレウス管の挿入・留置，持続点滴による夜間排尿，入院による環境の変化に関連した〈睡眠パターン混乱〉

定義：外的要因によって，睡眠の量と質が一時的に妨害されている状態

◆治療が睡眠や休息に及ぼす影響に注意！

　腸閉塞に対する治療として，イレウス管が挿入・留置されていますが，Aさんは「鼻から入っている管のせいで，眠れない」と訴えています．睡眠時間は入院前と同じ約6時間とれていますが，熟睡感が得られていません．

　この原因として，イレウス管の挿入・留置による苦痛に加え，中心静脈栄養カテーテルからの持続点滴による夜間排尿，入院による環境の変化や生活リズムの変化が考えられます．

　治療や環境といった外的要因によって，Aさんの睡眠パターンがどのような影響を受けているのか，引き続き観察するとともに，十分な睡眠や休息がとれるように援助する必要があります．

4 看護問題の絞り込み

✳ 抽出した看護問題

#1 内服忘れ，成分栄養剤の服用中止，喫煙，不適切な受診行動に示される，寛解維持のために必要な知識不足に関連した〈非効果的健康管理〉

#2 排便・排ガスの欠如，腹痛，腹部膨満感，嘔気・嘔吐に示される，回盲部の閉塞，低栄養状態，および絶飲食に関連した〈消化管運動機能障害〉

#3 回盲部の閉塞による腸蠕動の変化，中心静脈栄養カテーテル挿入，喫煙，抗TNF-α抗体製剤による免疫抑制，低栄養状態に関連した〈感染リスク状態〉

#4 眠れないという訴えに示される，イレウス管の挿入・留置，持続点滴による夜間排尿，入院による環境の変化に関連した〈睡眠パターン混乱〉

優先すべき看護問題

優先順位 1 #2 排便・排ガスの欠如，腹痛，腹部膨満感，嘔気・嘔吐に示される，回盲部の閉塞，低栄養状態，および絶飲食に関連した〈消化管運動機能障害〉

なぜ？ Aさんの生命の安全や苦痛，感染性にかかわる問題であるため

Aさんは，回盲部の閉塞により腹痛や腹部膨満感，嘔気・嘔吐などのイレウス症状を起こしています．イレウス管の挿入によりこれらの症状は軽減していますが，まだ排便・排ガスはみられていません．腸閉塞による腸管内圧の亢進が続くと腸管穿孔を起こし，患者さんの生命に危険が及びます．

また，腸閉塞のため入院前よりほとんど経口摂取できず，低栄養状態におちいっており，これは#3の問題につながっています．さらに，腸閉塞が改善されなければ，イレウス管は留置されたままであり，これに伴う患者さんの苦痛や不快感はなくならず，#4の問題の解決にはいたりません．

よって，患者さんの生命の安全，苦痛の除去，感染予防の観点からこの問題を最優先すべきであると考えます．

優先順位 2 #4 眠れないという訴えに示される，イレウス管の挿入・留置，持続点滴による夜間排尿，入院による環境の変化に関連した〈睡眠パターン混乱〉

なぜ？ 不眠が続くと身体の回復や精神面にも影響が出るため

Aさんは，入院治療によりイレウス症状は軽減していますが，イレウス管の挿入・留置による不眠を訴えており，熟睡感が得られていません．

また，中心静脈栄養カテーテルからの持続点滴による夜間排尿，入院による環境の変化や生活リズムの変化もAさんの睡眠パターンに影響を及ぼしていると考えられます．十分な睡眠や休息は人間の生理的欲求の1つであり，不眠が続くと，身体の回復や精神面にも影響を及ぼします．よって，この問題を優先順位2とします．

優先順位 3 #3 回盲部の閉塞による腸蠕動の変化，中心静脈栄養カテーテル挿入，喫煙，抗TNF-α抗体製剤による免疫抑制，低栄養状態に関連した〈感染リスク状態〉

なぜ？ 感染はクローン病の再燃にもつながるため

Aさんは，入院前よりイレウス症状のために貧血や低栄養の状態にあります．入院後は治療のため，イレウス管と中心静脈栄養カテーテルが挿入されていますが，中心静脈栄養カテーテルからの感染，またイレウス管の挿入・留置に伴い鼻腔の粘膜障害を起こし，そこからの感染を起こす危険性もあります．

さらに，喫煙歴があること，免疫抑制作用のある抗TNF-α抗体療法を受けていたこともAさんにとって感染を起こす危険因子となります．感染を起こせば，クローン病の再燃にもつながりかねません．

ただし，現時点で感染徴候はみられず，治療により貧血や低栄養状態，イレウス症状は軽快し，カテーテル類も抜去されることが見込まれます．そのため，リスク型よりも実在型の問題を優先し，優先順位は3とします．

基礎と臨床がつながる 疾患別看護過程

経過観察が必要な看護問題

 #1 内服忘れ，成分栄養剤の服用中止，喫煙，不適切な受診行動に示される，寛解維持のために必要な知識不足に関連した〈非効果的健康管理〉

なぜ？ 現時点で指導を行うことは，精神的負担となりうるため

　入院治療により，Aさんの身体症状は改善傾向にあります．とはいえ，まだイレウス症状は続いており，今後，内科的治療で効果がみられなければ手術が予定されています．

　そのため，現時点で寛解維持のために必要な療養生活や生活習慣に関する具体的な指導を行うと，Aさんの身体的精神的な負担になる可能性があります．

　病状をみながら，Aさん自身が退院後の生活について考える余裕が持てるようになった時点で，この問題に本格的にかかわるのが適切と考えます．

5 看護計画の立案

O-P：Observation Plan，観察計画
T-P：Treatment Plan，治療計画
E-P：Education Plan，教育・指導計画

患者さんが達成可能，かつ客観的に評価可能な成果を設定する

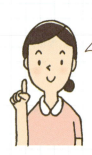

　看護計画の立案では，まず患者さんがどのようになってほしいかを考え，目標や成果（期待する結果）をあげます．この際よく使われるのがRUMBAの法則（Real；現実的，Understandable；理解可能，Measurable；測定可能，Behavioral；行動可能，Achievable；達成可能）です．

　高すぎる目標では患者さんは焦りや挫折感を感じてしまいます．また，抽象的で客観的に測定しづらい目標（たとえば，「〜について理解できる」）では評価が困難になります．

　患者さんにとって現実的な目標や成果になっているか，第三者でも評価可能な目標や成果になっているかを確認しましょう．

 優先順位1 #2 排便・排ガスの欠如，腹痛，腹部膨満感，嘔気・嘔吐に示される，回盲部の閉塞，低栄養状態，および絶飲食に関連した〈消化管運動機能障害〉

看護目標：腸閉塞に伴う症状（腹痛，腹部膨満感，嘔気・嘔吐）が消失する
期待する結果：排ガスがみられる
　　　　　　　腸蠕動音が正常範囲内（4〜12回/分）で聴取できる

	具体策	根拠と注意点
O-P	①イレウス症状（腹痛，腹部膨満感，嘔気・嘔吐など）の有無と程度 ②排ガスの有無 ③排便の有無，回数，量，性状，色調 ④イレウス管からの排液の量と性状，色調 ⑤腹部の視診，聴診，打診，触診	①②③④⑤⑥腸閉塞に伴う症状と所見を把握する

	具体策	根拠と注意点
O-P	⑥腹部X線検査所見 ⑦栄養状態 　・体重の増減 　・検査データ（TP，Alb，RBC，Hb，Ht） 　・中心静脈栄養カテーテルからの投与エネルギー 　・経口摂取再開後は，食事摂取量 ⑧食事や水分の摂取に関する医師からの指示内容と，その指示が守られているか	⑦⑧消化管の運動機能を障害する要因についてアセスメントする
T-P	①イレウス症状の軽減への援助 　・症状が強い場合は，安静を促す 　・イレウス管の挿入の長さ，屈曲や圧迫，閉塞がないかを確認する 　・イレウス管は鼻および頬部でテープ固定を確実に行う 　・指示された薬剤があれば確実に投与する ②栄養状態の改善への援助 　・指示された栄養療法を確実に実施する 　・経口摂取再開後は，指示された食事を提供する	①イレウス管が適切な部位まで挿入されていなかったり，屈曲や圧迫，閉塞がみられたりすると，腸管内の減圧が十分にはかれず，腸管穿孔を引き起こす ①イレウス管の固定が不十分だと事故抜去を起こしやすいため，必ず体外の2か所以上で固定する ②腸管の安静をはかるため，腸閉塞の場合は絶飲食で経静脈栄養法が指示される．腸閉塞が改善すると，まずは水分摂取から始め，通過障害がないか確認しながら，少しずつ経口摂取を再開するが，一度閉塞を起こした部位は再燃を起こしやすいため，腸管への刺激や負担が少ない食事（低脂肪・低残渣）が指示されることが多い
E-P	①症状が強い場合は我慢せずに報告するよう説明する ②症状の有無と程度をセルフモニタリングする必要性とその方法について説明する ③指示された食事療法や栄養療法を遵守する必要性とその方法について説明する	①②③患者が自己管理できるように，必要性と具体的な方法を説明する

優先順位 2　#4 眠れないという訴えに示される，イレウス管の挿入・留置，持続点滴による夜間排尿，入院による環境の変化に関連した〈睡眠パターン混乱〉

看護目標：睡眠の時間と質に満足しているという発言が聞かれる
期待する結果：睡眠不足の徴候がみられない
　　　　　　　睡眠が中断されない，あるいは中断が少なくなる
　　　　　　　熟睡感が得られる

	具体策	根拠と注意点
O-P	①現在の睡眠状態，睡眠不足の徴候の有無と程度 　・睡眠時間（就床時間と起床時間） 　・熟睡感の有無 　・入眠障害の有無 　・中途覚醒の回数と状況 　・早朝覚醒の有無 　・目覚め感 　・表情や言動（あくび，集中力低下，倦怠感，疲労感，イライラ，食欲低下，活動量低下，午睡の有無） 　・昼夜逆転の有無 　・いびきの有無 ②入院前の睡眠習慣 　・睡眠時間（就床時間と起床時間） 　・就寝前の習慣 　・入院前の睡眠習慣と現在の睡眠状態とのズレの内容と程度	①睡眠不足が続くと，大脳が疲労してさまざまな症状が出現する．そのため，現在の睡眠状態とあわせて睡眠不足の徴候を把握する 睡眠の量と質が十分であるかどうかは，個人の主観的評価に基づくものであるため，患者さんの訴えや自覚を十分に聴き，アセスメントする ②③④⑤⑥睡眠パターンに影響する要因についてアセスメントする

	具体策	根拠と注意点
O-P	③環境の変化(入院前と入院後の睡眠環境) ・騒音，温度・湿度，採光・照明 ・寝具・寝衣 ・同室者の睡眠状態 ④活動パターンの変化(入院前と入院後の活動の時間・量) ⑤不安や心配事，ストレスの有無 ⑥睡眠薬の使用の有無とその効果	
T-P	①睡眠時の姿勢や体位を妨害しないようにイレウス管や中心静脈栄養カテーテルを固定する ②睡眠環境の整備 ・睡眠時は消灯または照度を低くし，室内の明るさや照明に配慮する ・騒音や雑音を立てないようにする ・病室の温度・湿度を調節する ・マットの硬さの調整，普段使い慣れている寝具の持参などを必要に応じて顧慮する ・寝衣はゆったりしたものを着用し，身体の圧迫を避ける ③可能な限り患者のもとの睡眠習慣を尊重する(就寝時間の延長，就寝前の習慣の継続など) ④検温や点滴交換，与薬の時間を検討し，必要以上に睡眠を妨げないようにする ⑤生活にリズムをつける ・夜にしっかり睡眠がとれるように，日中の過ごし方(読書，散歩など)を患者とともに考える ⑥就寝前に，シャワー浴や足浴を行う ⑦精神的な興奮や不安をもたらす因子を避ける ⑧訪室を多くし，患者が不安や不満を表出しやすい環境を整える ⑨不安や不満がみられたら，解決の方向が見出せるように共感しながらともに考える ⑩経口摂取が順調に進めば，医師の指示のもと夜間の輸液投与量を減らす ⑪上記の援助で効果がなければ，医師の指示のもと睡眠薬を与薬する	①挿入されたルート類によって睡眠が妨害されないように援助する ②環境を整えることで，睡眠への心の準備を促す ⑤生活にリズムをつけることで睡眠の質が高まるように援助する ⑥副交感神経を高めたり，末梢血管を拡張させるなどの効果で緊張を緩和させ，入眠を促す ⑦⑧⑨眠れないことそのものが，不安や心配を生じさせ，不眠を増強させるという悪循環におちいらないように，患者の意思や感情の表出を助け，眠ろうとすることへの焦りや緊張を和らげる ⑩夜間の輸液投与量を減らすことで排尿のための中途覚醒の回数を減らす
E-P	①イレウス管や中心静脈カテーテルなど挿入されているルート類が目障りであったり，寝返りに支障をきたしたりする場合は，遠慮なく言うように話す ②睡眠環境への不満，不安や心配事などがあれば遠慮なく言うように話す ③就寝前に排尿を済ますように説明する ④経口摂取再開後は，就寝前にカフェインなどの刺激物は摂取しないように説明する	①ルート類が睡眠の際に支障をきたしていても，そのことを言い出せない患者もいるため，注意して観察するとともに看護師から声をかける ④睡眠障害は大脳皮質の刺激から起こる．そのため，大脳皮質を刺激する嗜好品(カフェイン，アルコール，ニコチンなど)の摂取は避けるように指導する

優先順位 3 #3 回盲部の閉塞による腸蠕動の変化, 中心静脈栄養カテーテル挿入, 喫煙, 抗TNF-α抗体製剤による免疫抑制, 低栄養状態に関連した〈感染リスク状態〉

看護目標：感染を起こさない
期待する結果：自分が感染しやすい状態にあることを認識し, 感染予防の必要性を述べることができる
　　　　　　　感染予防のために必要な行動をとることができる
　　　　　　　感染徴候を注意して観察し, 異常を感じたらすぐに報告することができる

	具体策	根拠と注意点
O-P	①感染徴候の有無と程度 ・バイタルサイン（体温, 脈拍, 血圧, 呼吸数） ・検査データ（WBC, CRP, 赤沈） ・中心静脈栄養カテーテル刺入部の状態 ・イレウス管挿入部の皮膚および粘膜の状態 ・上気道感染症状 ②栄養状態 ・体重の増減 ・検査データ（TP, Alb, RBC, Hb, Ht） ・中心静脈栄養カテーテルからの投与エネルギー ・経口摂取再開後は, 食事摂取量 ③腸蠕動音 ④禁煙が守られているか ⑤感染予防の必要性の理解度 ⑥感染予防行動の実施状況	①感染徴候の観察ポイントとして, 一般に起こしやすく再燃要因でもある上気道感染症状のほか, 患者の場合はとくに感染巣になりやすい中心静脈栄養カテーテル刺入部の状態, イレウス管挿入部の皮膚, 粘膜の状態があげられる ②④感染の危険因子についてアセスメントする ⑤⑥感染徴候の有無と同時に, 患者が感染予防の必要性をどのように理解して, 行動化できているかを観察する
T-P	①中心静脈栄養カテーテル刺入部の消毒, 輸液バッグやルートの交換は清潔操作で行う ②イレウス管挿入部の固定テープの交換 ・やさしくはがし, 皮膚や粘膜への刺激を最小限にする ・皮脂や汚れ, テープの粘着が残っている場合は清拭する ・皮膚や粘膜に発赤や腫脹などの異常がみられる場合は, 医師に報告する ③病棟外から帰室した際は, 手洗いとうがいを促し, 実際に行えているかを確認する ④栄養状態の改善 ・指示された栄養療法を確実に実施する ・経口摂取再開後は, 指示された食事を提供する ⑤感染を起こした場合は, 医師の指示のもと確実な与薬を行う	①中心静脈栄養カテーテルやルートからの感染を予防する ②イレウス管挿入部の皮膚障害や粘膜障害を予防し, そこからの感染を防ぐ ③上気道感染をはじめ, 外からの感染を予防する ④感染の危険因子を軽減する
E-P	①貧血や低栄養状態であるため, 感染しやすい状態になっていることを説明する ②喫煙は感染の危険因子であるだけでなく, クローン病の再燃因子にもなるので, 禁煙するように説明する ③中心静脈栄養カテーテル刺入部やイレウス管挿入部の皮膚の状態をセルフチェックし, 発赤や腫脹, 疼痛, 熱感などの異常があれば, すぐに報告するように説明する ④一般的な感染予防の具体的な方法を指導する ・外出後の手洗いとうがいを励行する ・人混みを避ける ・過労やストレスの蓄積を避ける	①易感染状態であることを説明する際, 必要以上に患者に恐怖を与えないように注意する ③④⑤入院中から感染予防行動や症状モニタリングを具体的に指導し, 習慣化しておくことで退院後の自己管理がスムーズに行える

	具体策	根拠と注意点
E-P	⑤発熱や倦怠感，咳や鼻汁などの感冒症状を注意して観察し，症状があればすぐに報告するよう説明する	

6 経過記録(SOAP)

S：Subjective data，主観的情報
O：Objective data，客観的情報
A：Assessment，アセスメント
P：Plan，計画

ここでは，看護介入を行った#2，#4，#3の看護問題を取り上げ，患者さんにいつ何を実施したのか，それに対する患者さんの反応はどうだったのかをSOAPで示します．

優先順位 1

#2 排便・排ガスの欠如，腹痛，腹部膨満感，嘔気・嘔吐に示される，回盲部の閉塞，低栄養状態，および絶飲食に関連した〈消化管運動機能障害〉

時間	患者さんの状況・反応	看護ケア（実施したこと）	アセスメント
10/7 （病日12日目） 9：00〜10：00	S：「おなかの痛みや張りはありません」「明け方，ガスが出たよ」 O：腹痛，腹部膨満感，嘔気・嘔吐なし．排ガスあり．排便なし．イレウス管から黄色水様排液少量のみ．腸蠕動音6回／分．10/5から飲水許可あり，水を少量摂取するも腹痛や腹部膨満感，嘔気・嘔吐なし．TP 5.8g/dL，Alb 3.5g/dL，Hb 11.0g/dL，Ht 35.2％．	・イレウス症状の確認 ・排ガス，排便の確認 ・イレウス管からの排液の確認 ・検査データの確認 ・イレウス管の挿入の長さ，屈曲や圧迫，閉塞がないか，固定が確実にされているかの確認 ・腹部の視診，聴診，打診，触診	A：イレウス症状はみられず，腸蠕動音は正常範囲内である．また，今朝排ガスがみられたことから，期待する結果はいずれも達成できた P：終了

優先順位 2

#4 眠れないという訴えに示される，イレウス管の挿入・留置，持続点滴による夜間排尿，入院による環境の変化に関連した〈睡眠パターン混乱〉

時間	患者さんの状況・反応	看護ケア（実施したこと）	アセスメント
10/10 （病日15日目） 9：00〜9：30	S：「夜中にトイレで何回か起きるけど，鼻の管がとれてからはだいぶスッキリ眠れるようになったよ」 O：23時頃に就寝，6時起床．夜間1，2回排尿のため覚醒．日中にあくびや倦怠感の訴えなし．睡眠薬の使用なし．10/8イレウス管抜去．10/9から流動食開始，持続点滴は継続している．	・睡眠時間，中途覚醒状況，日中の表情や言動の確認 ・睡眠薬使用の有無の確認 ・不安や心配事，ストレスの有無の確認	A：イレウス管が抜去されたことにより，以前より熟睡感が得られていると考える．日中の様子からも睡眠不足の徴候はみられない．ただし，持続点滴の影響で夜間排尿があり，それによる睡眠の中断がみられる．経口摂取が順調に進めば，点滴量が減り，中途覚醒も減ると思われるが，引き続き睡眠状態を観察する必要がある P：継続

| 1 情報収集 | 2 情報の整理とアセスメント | 3 全体像の把握から看護問題を抽出 | 4 看護問題の絞り込み | 5 看護計画の立案 | 6 経過記録(SOAP) |

優先順位 3 #3 回盲部の閉塞による腸蠕動の変化, 中心静脈栄養カテーテル挿入, 喫煙, 抗TNF-α抗体製剤による免疫抑制, 低栄養状態に関連した〈感染リスク状態〉

時間	患者さんの状況・反応	看護ケア（実施したこと）	アセスメント
10/11 （病日16日目） 9：00～10：00	S：「これにこりてもうタバコはやめるよ」 「点滴が入っているところが何となくチクチクするけど，大丈夫？」 O：体温36.3℃, 血圧108/68mmHg, 脈拍78回/分(不整なし), 呼吸10回/分 WBC 7,600/μL, CRP 1.2mg/dL, TP 6.0g/dL, Alb 3.6g/dL, Hb 11.2g/dL, Ht 35.5%. 中心静脈栄養カテーテル刺入部の発赤, 腫脹なし. 10/8イレウス管抜去. 鼻粘膜や周囲の皮膚に発赤, 腫脹, 疼痛なし. 10/9から流動食開始となり, 約5割摂取. 持続点滴は継続している. 咳, 鼻汁, 倦怠感なし.	・バイタルサインの確認 ・検査データの確認 ・中心静脈栄養カテーテル刺入部の確認 ・食事摂取量の確認 ・禁煙の確認 ・感冒症状の有無の確認 ・一般的な感染予防の方法の説明 ・中心静脈栄養カテーテル刺入部のセルフチェックの方法や感染徴候の説明	A：バイタルサインや検査データ, 中心静脈栄養カテーテル刺入部の状態から感染徴候はみられない. また, Aさんの発言から中心静脈栄養カテーテル刺入部の異常を感じ, 医療者に報告・確認することができている. 検査データから低栄養状態は続いているが, 栄養状態は改善傾向にある. 現在のところ喫煙はしておらず, 禁煙するという発言がみられるが, その必要性の理解については把握できていない. 禁煙の必要性についてのAさんの認識を確認するとともに実際に禁煙を継続できるようにかかわっていく P：継続

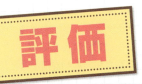

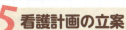 であげた「期待する結果」に到達できたかどうかを評価していきます．

 #2 期待する結果
排ガスがみられる
腸蠕動音が正常範囲内(4～12回/分)で聴取できる
→いずれも達成できた

　Aさんには，回盲部の閉塞による腹痛, 腹部膨満感, 嘔気・嘔吐などのイレウス症状がみられていましたが, 10月7日(病日12日目)の時点でこれらの症状はなく, 排ガスがみられました. また, 腸蠕動音も6回/分聴取されたことから, 期待する結果に到達できました.

期待する結果
睡眠不足の徴候がみられない
睡眠が中断されない，あるいは中断が少なくなる
熟睡感が得られる
→一部達成できたが，看護介入は継続が必要

　10月8日（病日13日目）にイレウス管が抜去されたことにより，イレウス管留置に伴う苦痛がなくなり，Aさんの発言からも熟睡感が得られていると判断できます．また，日中にあくびや倦怠感などの睡眠不足の徴候もみられていません．
　しかし，持続点滴は継続されており，それによって夜間排尿があり，睡眠の中断がみられます．現在は食事が開始されており，経口摂取が順調に進めば，持続点滴がなくなり，排尿に伴う睡眠中断もなくなると考えますが，身体症状の改善に伴って退院後の生活や職場復帰への不安や心配事が生じ，それによって睡眠が障害されるおそれもあります．
　そのため，引き続き睡眠状態を観察するとともに，Aさんが不安を表出しやすい環境づくりが必要です．

期待する結果
・自分が感染しやすい状態にあることを認識し，感染予防の必要性を述べることができる
・感染予防のために必要な行動をとることができる
・感染徴候を注意して観察し，異常を感じたらすぐに報告することができる
→一部達成できたが，看護介入は継続が必要

　Aさんの発言から中心静脈栄養カテーテル刺入部の異常を感じ，医療者に報告・確認することができています．
　現在のところ喫煙はしておらず，Aさんより禁煙するという発言がみられていますが，その必要性の理解が十分かどうかは，まだ判断ができません．
　また，Aさんが感染予防の必要性をどの程度理解しているのか，手洗いやうがいといった感染予防行動を適切に行えているのかどうかも判断ができないため，実際のAさんの言動を確認する必要があります．退院後の自己管理を促すためにも，入院中から感染徴候のセルフチェックや必要な感染予防行動を行い，習慣化することが重要といえます．

引用・参考文献
1）鈴木康夫：クローン病治療（総論）．IBD（炎症性腸疾患）を究める（渡辺守編），p.143，メジカルビュー社，2011．
2）日本消化器病学会編：クローン病診療ガイドライン．南江堂，2010．
3）福田能啓ほか編：新版 クローン病ってこんな病気－食生活から見直す．診断と治療社，2012．
4）T. H. ハードマンほか編，日本看護診断学会監訳：NANDA-I看護診断－定義と分類 2015-2017．原書第10版．医学書院，2015．
5）M.ゴードン著，上鶴重美訳：アセスメント覚え書 ゴードン機能的健康パターンと看護診断．医学書院，2009．
6）渡邊トシ子編：ヘンダーソン・ゴードンの考えに基づく実践看護アセスメント－同一事例による比較．第3版，ヌーヴェルヒロカワ，2011．
7）関口恵子編：根拠がわかる症状別看護過程－こころとからだの61症状・事例展開と関連図．改訂第2版，南江堂，2010．
8）日比紀文編：炎症性腸疾患．医学書院，2010．
9）落合慈之監：消化器疾患ビジュアルブック 第2版．学研メディカル秀潤社，2014．
10）日本消化器学会編：患者さんと家族のためのクローン病ガイドブック．南江堂，2011．

基礎と臨床がつながる
疾患別看護過程

⑤ 子宮体がん
～単純子宮全摘術後の事例～

子宮体がんは，子宮内膜がんともよばれるように，子宮の内側の子宮内膜から発生する上皮性の悪性腫瘍です．治療は，外科的手術でがんを取り除くことが第一選択となります．術後は，開腹手術による消化管の変化や女性生殖器の喪失，リンパ節郭清による影響に適応できるような援助と，今後も「がん」という疾患とともに生きていくことをふまえたかかわりが必要になります．

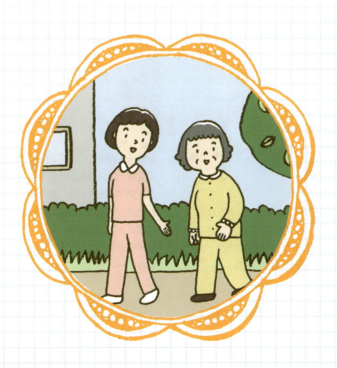

事例

患者
Aさん　57歳　女性

診断名
子宮体がん（子宮内膜がん），類内膜腺がんG3

既往歴
術前の検査結果から，糖尿病との診断を受けた．内服治療は行わず食事療法のみで体重2kg減少．入院後は，毎食前と就寝前に血糖値を測定している．

背景
Aさんは専業主婦．夫（58歳），長女（18歳）との3人暮らし．長女は帝王切開で出産したとのこと．夫は薬局を経営しており多忙なため，家事全般はAさんが行っている．自宅は都心から離れたところにあるため，買い物等にも車が欠かせない．受験生である長女の通う学校や塾が遠方のため，毎日，車で送迎している．ペット（犬）を飼っていて，朝夕の散歩が日課である．趣味はガーデニング．最近は家庭菜園も手がけている．喫煙歴なし．飲酒は週2～3回，夫の晩酌につきあう程度．便秘（2～3日に1回，硬便）だが，薬はあまり使いたくないとのことで，食事で調整していた．それ以外に，健康のためにとくに心がけてきたことはなし．
身長158cm，体重67kg（BMI：26.8）．経妊1回，経産1回，初経12歳，閉経56歳．

現症経過

術前
- 閉経前の月経は不定期であった
- 3か月ほど前より不正出血を認める
- 1か月半ほど前に近医受診．超音波検査にて子宮内膜の増殖を認める．細胞診陽性，組織診で類内膜腺がんとの診断を受ける
- 大学病院を紹介受診
- MRI画像で筋層内浸潤，腫瘍マーカーCA125上昇を認め，類内膜腺がんG3相当の病変と診断を受け加療目的で入院となった

手術
- 術式は，全身麻酔で単純子宮全摘術＋両側付属器摘出術＋骨盤リンパ節郭清術＋傍大動脈リンパ節郭清術＋大網切除術
- 手術時間5時間44分
- 麻酔時間6時間5分
- 出血量650mL
- 輸液量2,680mL
- 術中尿量450mL
- ダグラス窩ドレーンを1本挿入して帰室

術当日
- 脈拍・血圧高値で経過
- 呼吸音清明
- 37℃台後半の発熱があり，クーリングで対処
- 疼痛に対して麻薬性鎮痛薬（フェンタニル®）を使用したところ，鎮痛がはかられ痛みの訴えなし
- 血糖値は140～190mg/dLで経過
- 尿量減少が著しく，輸液負荷で対処
- 術前後，深部静脈血栓症予防のためヘパリンの皮下注射が実施された．弾性ストッキングは術前より継続して着用，術後は間欠的空気圧迫法のための器具を下肢に装着
- 看護師の促しに応じて，深呼吸や足関節の背屈運動を施行していた

術後1日目
- 麻薬性鎮痛薬が原因と考えられる嘔気があったこと，効果的に鎮痛がはかれていることで，非麻薬性鎮痛薬を頓用に切り替えて疼痛緩和をはかることになった
- 第一歩行はスムーズに実施でき，深部静脈血栓症や肺塞栓等の徴候は認められなかった

術後2日目
- 膀胱留置カテーテルを抜去し，緩下剤の坐薬を使用
- 排ガスと排便が認められたため，昼より三分粥食を開始し6割ほど摂取できた
- 食事摂取後，末梢静脈点滴注射とドレーンを抜去
- 夕より鎮痛薬(ロキソニン®)2錠/日(朝・夕)と緩下剤(マグラックス®)3錠/日(朝・昼・夕)の内服を開始
- 排便は1回(やや硬めの普通便)とのこと

術後3日目
- シャワー浴を開始
- 昼食後より腹部膨満感・嘔気があり，食事摂取は5〜6割
- 排便は1回(やや硬めの普通便)とのこと
- 1日2回，朝夕に10〜15分ほど散歩．そのほかは臥床している

退院は術後12日目の予定．2週間後の外来で，手術結果等の説明を受ける予定になっている．

実習4日目：術後4日目

チューブ類はすべて抜去され，創の感染徴候は認められません．帯下は古い血性のものが少量付着する程度です．引き続き，術後合併症の早期発見と予防に努めるとともに，退院に向け活動の拡大をはかり，必要とされる術後のケアに関して自己管理を促していく時期にあります．今朝のバイタルサインは，体温36.8℃，脈拍72回/分，血圧112/72mmHg，SpO₂ 98%．血糖値は朝食前128mg/dL．昨日の昼食後から嘔気が持続していると，カルテに記載がありました．

❶ Aさん，ドレーンも点滴も膀胱留置カテーテルも全部なくなったし，元気になっているといいな

術後1日目は，痛そうで，しんどそうで，まったくお話もできなかったけど，今日はお話できるかな？

❷ Aさん，おはようございます．痛みはどうですか？

あ，おはよう

だいぶ楽になったよ．まだ動くと痛いけどね〜

❸ 夜も寝返りをしたときに痛くて目が覚めちゃったくらいで．でも，朝ごはん前に，頑張って歩いてきたよ．おなかの調子がよくないから歩いたほうがいいって言われているしね．ちょっと歩いただけなんだけど，けっこうぐったり疲れちゃって，今は休憩中(笑)

❹ 痛みが楽になってよかったです！でも，おなかの調子がよくないんですね？

おかゆはあんまり好きじゃないし，手術の後であんまり食欲がわかないっていうのもあるけど，なんだかおなかが張っていて気持ちが悪くて……

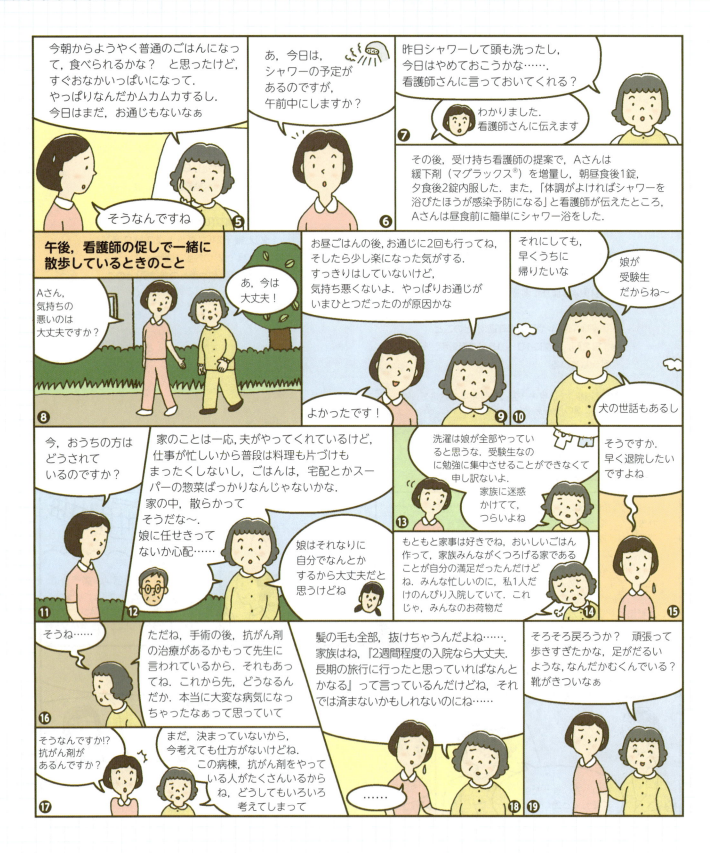

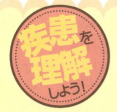

子宮体がんとは

　子宮がんは，発生部位から子宮体がん（子宮内膜がん）と子宮頸がんに分けられます．両者は，発生部位の違いだけではなく，原因や発症のメカニズムも異なり，治療方針が異なるため，別の疾患としてとらえておく必要があります．

　子宮体がんは，発生母地の細胞により子宮内膜がんともよばれます．わが国で子宮体がんと診断される人は，40歳から60歳の女性に多く，近年は食生活の欧米化などに伴い増加しているといわれています．

　子宮体がんには，エストロゲン依存性に発生するもの（Ⅰ型）と別の原因で発生するもの（Ⅱ型）があり，前者が80〜90％を占めます．エストロゲン依存性（Ⅰ型）の場合，エストロゲンの作用がプロゲステロンによって拮抗されず，過剰な状態に持続的にさらされた結果，前がん病変である子宮内膜異型増殖症を経由して，がんにいたります．すなわち，エストロゲンの相対的過剰をもたらすものがリスクファクターとなり，具体的には，肥満，エストロゲン製剤，エストロゲン産生腫瘍，卵巣機能異常，不妊，未経産などがあげられます．

　子宮体がんは，組織学的には腺がんが95％以上を占め，そのうち類内膜腺がんが80〜90％（子宮体がん全体の60〜70％）です．一方，先に述べた子宮頸がんの場合は，扁平上皮がんが多くを占めます．腺がんは，扁平上皮がんほど，放射線療法が有効でないといった特徴があります．

　子宮体がんの多くを占める類内膜腺がんは，Grade1（G1，高分化型），Grade2（G2，中分化型），Grade3（G3，低分化型）に分類されます．この分類は予後と相関し，低分化ほど予後が悪くなります．

　術式は，MRI画像などから，がんの大きさや広がり，筋層浸潤の有無をとらえ決定されますが，重要な予後因子である筋層浸潤の深さやリンパ節転移は術後に判明するため，手術進行期分類（手術後に病期を分類）を用います．

■図1　子宮の解剖図

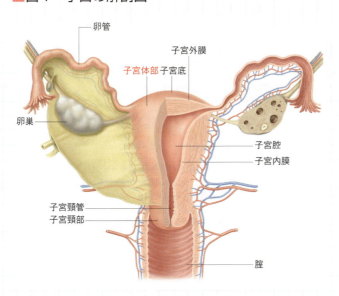

症状

- 子宮体がんに最もよくみられる症状は不正性器出血である．多くは閉経後の不正出血から発見されるが，閉経前では月経と無関係な出血や月経時の出血量が多い，帯下に血が混ざるなどの症状がある．
- がんが子宮体部（図1）を越え，骨盤内組織に浸潤するようになると疼痛が出現する．

検 査

- 子宮体がんの検査を表1に示す．

■表1 子宮体がんの検査

内膜細胞診	体がん検出率は80〜95％ 陽性，偽陽性，陰性でも子宮体がんを疑う所見がある場合は内膜組織診を実施
内膜組織診	子宮内膜異型増殖症※や体がんが確認された場合，子宮頸部浸潤の有無を確認するため子宮鏡検査を行う
子宮鏡検査	経頸管的に子宮腔内に内視鏡を挿入し，子宮腔や頸管内の状態を観察する． 病変の進展（頸部頸管への浸潤など）を肉眼的に確認できる．
MRI	術式決定に際して重要である．腫瘍の筋層浸潤などを診断する．

※子宮内膜異型増殖症：子宮体がんの前がん病変，体がん進行期の分類0期とみなされる．

治 療

- 子宮体がんの治療は外科的手術療法が基本となる．
- 腫瘍が子宮体部に限局している場合は，単純子宮全摘術または準広汎子宮全摘術が施行される．
- 明らかな頸部間質浸潤が認められる場合は，広汎子宮全摘術が施行される．
- 原則的に，上記術式に加え，両側付属器切除術と骨盤リンパ節郭清術が施行される．
- 転移リスクが高いと思われる症例※には，傍大動脈リンパ節郭清術，大網切除術が追加される
- 術後の摘出標本の結果によって，追加治療（化学療法，放射線治療）が実施される．

※転移リスクが高いと思われる症例：骨盤リンパ節転移例，付属器転移例，筋層浸潤が1/2を超す例，類内膜腺がんG3，漿液性腺がん，明細胞腺がん，がん肉腫など予後不良例

一般的な経過

入院・術前

- 手術に向け，臍処置や除毛，腸管処置等を行い，身体的な準備を整える
- 手術前後の流れを理解し，心理的な準備を整える．
- 術後合併症のリスクをふまえ，術前訓練を行う
- 転移リスクが高い症例には，術前から追加療法の可能性が示唆される場合もある

看護のポイント

- 手術が第一選択となるため，予定術式と，疾患の進行度や転移リスクを把握する
- 予定術式に伴う術後合併症リスク，および形態や機能の変化を把握する
- 患者さんの基礎疾患や術前検査の結果をふまえ，術後合併症のリスクをアセスメントし，優先順位を考慮し術前指導を検討する
- 手術前後の流れを説明しながら，患者さんの疑問に対応し，不安の軽減をはかるとともに心理的な準備をできるよう配慮する
- 術前に必要な処置やその手順などを説明し，理解と同意を得て，身体的な準備を整える
- 言動やインフォームド・コンセント時の反応などから，患者さんの疾患や手術に対する理解や思い，受け入れの程度を把握する

急性期

とくに注意すべき術後合併症
術後出血，ショックや不整脈などの循環器系合併症，深部静脈血栓症と肺塞栓，無気肺などの呼吸器合併症

術当日
- 臥床安静
- 苦痛緩和のための処置を受けながら，定期的な観察を受ける

術後1日目
- 引き続き苦痛緩和のための処置を受けながら，全身状態の観察を受ける
- 清拭をする
- その後，全身状態が安定していれば，第一歩行の実施．その後は歩行可能

- 合併症の早期発見に努める
- 深部静脈血栓症予防のための足関節の背屈運動や，無気肺予防のための深呼吸を促し，患者自身が予防行動をとれるよう支援する
- 清拭時にも全身状態の観察と苦痛の緩和に努める
- スムーズに第一歩行を実施できるよう，苦痛を緩和し身体状況を整える
- 第一歩行時には転倒や肺塞栓に配慮し安全と安楽を確保できるよう努める

急性期〜回復期

とくに注意すべき術後合併症
イレウス，術後感染，リンパ浮腫．閉経前の女性の場合は，卵巣欠落症状の出現にも注意を要する

術後2日目
- 緩下剤の坐薬処置
- 全身状態に問題がなく，離床ができていれば，膀胱留置カテーテル抜去
- 陰部の保清を自己で実施
- 排ガス排便確認後，食事開始(三分粥食〜五分粥食)．食事開始ができれば末梢点滴静脈注射抜去
- 緩下剤内服による排便コントロール開始
- 鎮痛薬を内服に切り替え疼痛緩和
- 歩行をする
- 状況に応じてドレーンの抜去

術後3日目
- ドレーン抜去されていれば，シャワー浴開始．
- 食事の形態アップ(全粥食)
- 緩下剤による排便コントロールの継続
- 鎮痛薬内服による疼痛管理の継続
- 歩行をする

看護のポイント

- 合併症の予防と早期発見の継続に加え，苦痛緩和に努め，離床拡大を支援する
- 陰部の清潔を保てるよう方法を指導する
- 食事開始に向け消化管処置を行い，消化管の回復状況をアセスメントする
- 食事開始後の消化器症状の出現に注意する
- 創の洗い方や観察のしかたなど感染管理のために必要な行動が身につけられるよう支援する

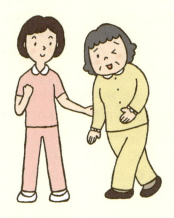

回復期〜退院

術後4日目〜
- 退院に向け，術後に必要とされる自己管理行動を身につける

- 感染や術後合併症の早期発見に努める
- 患者さん自身が感染管理のための予防行動や創の観察等ができるよう支援する
- イレウスの予防，消化管機能の回復に努めるとともに，患者さんが開腹手術後の消化管の形態機能の変化に合わせた日常生活の注意点を理解し，生活を調整できるよう支援する
- リンパ節郭清術を行った場合，患者さんがリンパ節郭清術後の形態機能の変化を理解し，日常生活の調整や早期発見・対処をできるよう支援する
- 術後の身体や創に過剰な負担をかけすぎることなく，徐々に日常生活に戻せるような支援を行う
- 患者さんの疾患と今後の経過(追加治療や再発リスク)に関する知識や受け入れをふまえ，必要に応じて情報提供や心理的支援を行う

1 情報収集

✳ 情報収集の視点の定め方

　子宮体がんの患者さんは，術後急性期は，苦痛緩和の処置や観察を受けながら合併症予防に取り組みます．全身状況がよければ，離床し，食事を開始し，清潔のための行動をとります．回復期は，退院に向けて少しずつ，創管理と手術による形態や機能の変化に合わせた生活ができるよう，必要な知識を身につけ実践していくことが求められます．追加治療が予定されている場合もありますが，心身の負担や術後合併症のリスクをふまえ，まずは手術という大きな山を乗り越えることが大切です．

　Aさんは，術後急性期の疼痛や苦痛の大きい期間を合併症の発症なく経過しましたが，術後感染，イレウス，リンパ浮腫など，回復期から発症する可能性のある合併症もあります．

　また，侵襲の大きい手術による心身の負担は思いのほか大きく，徐々にもとの生活に戻していけるような支援が必要です．今後は，Aさんが，変化した体に合わせた生活を工夫できるようケアを検討していく必要があります．

　近年，入院期間が短期化していることを考慮すると，退院後に必要な知識を，入院中から徐々に身につけ実践していくことが，回復期の課題となります．看護師の支援を受けながら，これまで看護師が行っていた観察や管理に関する知識を得て，自ら実践しながら，退院後の生活調整を検討していくことになります．

　がんという疾患による入院・手術は，Aさんのこれまで担ってきた役割等にも影響を与えます．また，Aさんだけではなく家族にも大きな影響を与えます．先々の治療や疾患そのものに対する不安が根底にあることを決して忘れず，今，目の前で必要とされることにAさんが取り組めるよう，支援していくことが大切です．

情報収集の視点

視点1　手術による術後合併症の徴候はあるか？（深部静脈血栓症・イレウス・術後感染・リンパ浮腫など）
手術による形態や機能の変化に対してどのような認識を抱いているか？

視点2　手術による疼痛などの身体的苦痛はどの程度軽減され，離床が進んでいるか？

視点3　今回の入院・手術に伴い，どのような役割変化が生じているか？
疾患や手術，先々の追加治療（化学療法等）に対して，どのような思いを抱いているか？

| 1 情報収集 | 2 情報の整理とアセスメント | 3 全体像の把握から看護問題を抽出 | 4 看護問題の絞り込み | 5 看護計画の立案 | 6 経過記録(SOAP) |

＊情報収集の例

視点1　手術による術後合併症の徴候はあるか？（深部静脈血栓症・イレウス・術後感染・リンパ浮腫など）
手術による形態や機能の変化に対してどのような認識を抱いているか？

情報収集の視点（詳細項目）	どこから？	なぜこの情報が必要か？	Aさんの情報
＜深部静脈血栓症・肺塞栓＞ ●深部静脈血栓症の徴候（急な下肢の腫脹，疼痛，熱感など）の有無 ●予防処置の実施状況 ●血液検査データ：Dダイマー ●患者の予防行動の実施状況 　・足関節背屈運動 　・飲水量 　・歩行状況 ●第一歩行の状況 ●肺塞栓の徴候（突然の呼吸困難，胸痛など）	●カルテ ●看護記録 ●観察 ●本人の発言や記録	●がんであること，骨盤内の手術であることより，深部静脈血栓症のハイリスク群であるため ●致命的な合併症である肺塞栓は，第一歩行時に発症しやすいため ●十分な予防処置がとられ，患者さん自身も予防行動を実施できていれば，通常は術後数日でリスクは低減する．引き続き，予防のため飲水量や離床状況の把握は必要である	●術前後にヘパリンの皮下注射実施，術前より弾性ストッキングを着用．術後は間欠的空気圧迫法の器具を装着 ●術当日より足関節の背屈運動を実施していた ●術後1日目，第一歩行はスムーズに実施．深部静脈血栓症や肺塞栓の徴候は認めなかった ●術後2日目以降の歩行は1日2回朝夕に10〜15分程度．そのほかは臥床している．飲水量は不明
＜イレウス＞ ●開腹手術の既往 ●食事摂取状況 　・食事の形態 　・食事摂取量 　・飲水量 ●緩下剤使用状況 ●腹部の状態 　・消化器症状 　・腸蠕動音 　・腹部膨隆 ●排便状況 　・排便回数，量，性状 ●離床状況 　・歩行時間 ●入院前の食事習慣 ●入院前の排便状況	●カルテ ●看護記録 ●観察 ●本人の発言や記録	●開腹手術の既往があり腸管癒着がすでにあることより，イレウスのリスクは高まるため ●悪性腫瘍に対する骨盤内操作を伴う開腹術であるため，生理的な腸管麻痺だけでなく消化管の癒着や排便機能への影響を考慮する必要がある ●手術後の生理的イレウスからの回復状況の把握と麻痺性イレウスと癒着性イレウスの発症の有無を把握する． イレウスは食事の形態や食物繊維の量，水分摂取量が変わることで発症リスクが変化するため，継続して観察していく必要がある ●創があることや，摘出した臓器のあった部分に腸管が落ち込むことで，排便状況が変化している可能性がある ●離床状況も影響する ●退院に向けて，食事の注意点と排便のコントロールの必要性を理解し，自己管理に向けた検討ができているか，把握が必要になる	●帝王切開の既往があるため，今回は2度目の開腹手術となる．すでに癒着がある状態であり，今回の手術でさらに癒着が生じるため，イレウスのリスクが高い ●術後2日目より食事を開始しているが，術後3日目から腹部膨満感，嘔気が出現している．水分摂取量は不明 ●術後2日目より排便は認められる．やや硬めの普通便とのこと ●術後2日目より緩下剤（マグラックス®）1錠/毎食後内服．術後4日目より2錠/毎食後に増量したところ排便が2回あり，腹部膨満感と嘔気が軽減した ●離床は，1日2回10〜15分程度 ●入院前は便秘（2〜3日に1回，硬便）．薬はあまり使いたくないため緩下剤は使用せず，食物繊維が豊富な食事を摂るようにしていた
＜術後感染＞ ●体温 ●CRP値，WBC値 ●血糖値 ●創の炎症徴候や癒合，滲出液 ●陰部や下腹部の疼痛やその他症状 ●帯下の量と性状 ●保清の実施状況 ●陰部清拭の実施状況	●カルテ ●看護記録 ●観察 ●本人の発言や記録	●手術という皮膚の防御機構の破綻と免疫低下をもたらす治療を受けた後であるため，予防と早期発見が必要となる．創感染の発症時期は術後3日〜10日くらい ●高血糖が持続すると感染のリスクが高まるため，血糖コントロールは重要	●術前の検査で糖尿病と診断．術当日は血糖値は140〜190mg/dLで経過 ●術後4日目，体温36.8℃，手術創の感染徴候なし，帯下は古い血性少量 ●術後4日目：WBC 10,500μL，CRP 0.4mg/dL ●術後3日目よりシャワー浴開始．術後4日目にシャワーを行わなくてもよいかという発言があり，感染予防のためにはシャワーを浴びたほうがよいことを説明するとシャワー浴を行った ●上気道，尿路感染の症状の訴えなし

情報収集の視点(詳細項目)	どこから？	なぜこの情報が必要か？	Aさんの情報
●感染管理に関する言動 ●上気道感染の徴候(鼻汁，咳など) ●尿路感染の徴候(発熱，下痢，排尿時痛など)		●腟断端の創は容易に観察することはできないため，下腹部の症状や帯下の量や性状から把握する．腟の創の感染により腹腔内感染につながるため陰部の清潔管理が重要 ●回復期には，感染管理の必要性に関する患者さんの理解の程度と実践状況を把握する必要がある ●創の感染以外にも，膀胱留置カテーテル，気管挿管などの影響による感染に注意が必要である．陰部は不潔になりやすいため膀胱炎にも注意する	
<リンパ浮腫> ●下肢や陰部の浮腫の有無 ●下肢径 ●皮膚の状況 ●リンパ浮腫の早期発見のために必要な行動 ●リンパ浮腫に関する言動	●カルテ ●看護記録 ●観察 ●本人の発言や記録	●リンパ節を郭清したため，リンパ浮腫予防のために必要な事項についてどのくらい理解しているか，実践しているか，把握する必要がある	●術後4日目，歩行後に「足がだるいような，なんだかむくんでいる？ 靴がきついなぁ」と足がむくんでいる様子あり ●リンパ浮腫に関する理解の程度は不明

視点2 手術による疼痛などの身体的苦痛はどの程度軽減され，離床が進んでいるか？

情報収集の視点(詳細項目)	どこから？	なぜこの情報が必要か？	Aさんの情報
●痛みの程度，部位 ●鎮痛薬の使用状況 ●鎮痛薬の効果と副作用 ●痛み以外の苦痛や倦怠感 ●表情や言動 ●離床状況・歩行時の姿勢 ●腹帯の使用状況	●カルテ ●看護記録 ●観察 ●本人の発言や記録	●術後の離床をはかっていく際には，まず疼痛と苦痛の緩和が必要となる．どの程度，痛みがコントロールされているか把握が必要．鎮痛薬は効果的に使用できているか評価が必要 ●痛み以外の苦痛としては，嘔気や食欲不振，倦怠感などがある．調整が難しい症状であるが，活動のタイミングを工夫することで少しでも負担を軽減できるよう配慮する ●体動時の痛みは，腹帯の巻き方や動き方の工夫でも軽減することが可能	●術後4日目には痛みのピークは越えているが，まだ，体動時の痛みはある．寝返り時も痛みがある ●鎮痛薬は術後2日目より，朝夕食後にロキソニン®1錠内服している ●術後3日目，歩行は1日2回朝夕に10〜15分程度．少し歩いただけで疲れてしまうとのこと ●術後3日目より食後に腹部膨満感，嘔気が出現している．そのほかの苦痛の症状の訴えはなし ●腹帯に関しては情報なし．確認が必要である

| 1 情報収集 | 2 情報の整理とアセスメント | 3 全体像の把握から看護問題を抽出 | 4 看護問題の絞り込み | 5 看護計画の立案 | 6 経過記録(SOAP) |

視点3 今回の入院・手術に伴い、どのような役割変化が生じているか？ 疾患や手術、先々の追加治療（化学療法等）に対して、どのような思いを抱いているか？

情報収集の視点（詳細項目）	どこから？	なぜこの情報が必要か？	Aさんの情報
● 疾患や治療に対する言動、表情 ● 家族に対する言動 ● 睡眠状況 ● 家族の言動	● カルテ ● 看護記録 ● 観察 ● 本人の発言や記録	● がんという疾患は、手術をして終わりというわけではなく、むしろスタートになる。今後の再発への不安、追加治療への思いをくみ取りながらかかわっていく必要がある ● 入院と手術により通常担っている役割が果たせないことについて役割喪失感等を抱く可能性がある	● 家事ができないこと、役割を果たせないことについて、「家族に迷惑かけてて、つらいよね」「これじゃ、みんなのお荷物だ」と述べる ● 追加治療について、「抗がん剤治療があるかもって先生に言われている」と心配を口にしている ● 家族は「2週間程度の入院なら大丈夫」「長期の旅行に行ったと思っていればなんとかなる」と言っていたとのこと

情報の整理とアセスメント

＊ 情報の整理

　ここまで述べてきた3つの視点に基づき収集した情報をゴードンの機能的健康パターンを用いて整理、アセスメントします。入院前の状態をふまえたうえで、術後の苦痛や合併症発症の有無を評価しながら、今回の退院までの目標をどこにおくのか、自己管理が必要となる事項は何か、患者さんのその時々の思いをとらえながら、アセスメントすることが大切です。今回は、ゴードンの機能的健康パターンの枠組みにそって情報を整理し、患者さんの全体像をとらえていきます。

● ゴードンの機能的健康パターンによる情報の整理とアセスメントの視点

領域	情報を集める視点	アセスメントの視点
【1】 健康知覚－ 健康管理	● 健康についてどのように考え管理しているか ● 現病歴 ● 既往歴 ● 健康管理状況（受診状況・治療状況） ● 医療者からの指示に対応しているか ● 日常生活管理 ● 習慣的に服用している薬剤 ● 薬剤管理状況 ● 現在の病気についてどのように考えどのように対応しているか ● 家族は患者の健康をどのように感じているか	● 自身の子宮体がんの病態と、必要とされる治療についてどのように認識しているか ● 手術による合併症のリスクや身体の形態機能の変化について、どのように認識しているか ● 手術による身体の形態と機能の変化に合わせた望ましい生活について、どのように理解しているか。生活の調整について、検討しているか ● 今回、新たにわかった疾患（糖尿病）とその治療や管理に関する認識はどうか ● 術後の経過や今後の治療ついて、どのように理解しているか ● 内服している薬剤についてどのように理解しているか。自己管理に向けた意思はどうか
【2】 栄養－代謝	● 栄養状態 ● 体重、BMI ● 皮膚の状態 ● 食習慣 ● 食事摂取量：摂取パターンと1日摂取量 ● 全身状態：倦怠感の有無と程度 ● 感染徴候：体温、倦怠感	● 現在の食欲、食事摂取量および、消化器症状から、食事摂取を阻害する要因は何か判断する ● 全身状態や検査値データから、栄養状態や貧血の程度はどうか判断する ● 開腹手術後のイレウスのリスクを考慮した食事摂取のあり方と、入院前の食生活とのギャップはどのような点にあるか ● 創部は感染徴候なく治癒しているか

125

領域	情報を集める視点	アセスメントの視点
【2】 栄養−代謝	●血液検査データ：TP, Alb, Hb, WBC, CRP	●創の感染のリスクや術後の免疫低下について理解しているか．術後の感染予防のために必要な事項を理解しているか
【3】 排泄	●排尿習慣：排尿パターン（1日の回数，夜間の回数） ●排便習慣：排便パターン（1日の回数），下剤の服用の有無と頻度 ●検査データ：BUN, Cr, eGFR, 尿検査	●腎機能障害はないか ●術前の排便における問題はないか ●術後の排便コントロール状況はどうか ●麻痺性イレウス，癒着に伴うイレウスによる症状の有無 ●術操作による排便障害はないか
【4】 活動−運動	●日常生活の活動能力：入院前と現在の活動レベル ●安静度 ●活動を阻害している要因の有無（疼痛，倦怠感など）	●術後の離床状況はどうか ●入院前の生活の活動量と術後の活動量とのギャップはどうか ●疼痛の影響はどうか．倦怠感など活動に影響を与えるそのほかの苦痛はどうか
【5】 睡眠−休息	●睡眠状況：入院前と現在の睡眠状況，熟眠度，中途覚醒，早朝覚醒の有無 ●睡眠薬の使用の有無と頻度，効果 ●睡眠に対して自覚している問題 ●休息の取り方と状況：入院前と現在の休息の取り方と自覚している問題	●睡眠や休息が十分に取れているか，十分だと感じているか ●睡眠や休息が十分に取れていない場合，原因は何か
【6】 認知−知覚	●感覚器の状況 ●認知：記憶力，問題解決や意思決定の能力，コミュニケーション能力など ●不快症状 　・疼痛の有無と程度，部位，表情，言動，対処方法 　・倦怠感の有無と程度，表情，言動，対処方法	●術後の疼痛の部位と程度はどうか ●鎮痛薬の使用状況（種類・量・頻度），効果と副作用はどうか ●術後の倦怠感に関する認識はどうか．倦怠感の要因は何だと考えられるか
【7】 自己知覚− 自己概念	●感情：疾患，治療に伴う現在の思いや感情，今後への思い ●自分自身について：性格，理想の自分 ●今回の入院や治療についてどのように考えているか ●家族の考え，思い	●自分の性格をどのようにとらえているか ●恐怖や不安，絶望などの感情の有無とその要因はどうか ●疾患により自己概念，自尊心がおびやかされていないか ●子宮体がんに対する思いはどうか ●手術による女性生殖器喪失に対する思いはどうか．手術によるイレウスのリスクやリンパ浮腫についてどのように考えているか ●術後の生活をどのようにイメージしているか ●今回の入院や治療，追加治療についてどのように考えているか ●家族の不安はないか
【8】 役割−関係	●職業 ●家庭内での役割と認識：患者・家族の発達段階と発達課題 ●家族構成と家族との関係 ●病気による役割の変化とその認識 ●家族内に介護を必要とする人がいるか ●経済的状況 ●社会資源の状況	●入院や治療により家族や社会での役割にどのような影響があるか ●役割の変化がある場合，患者や家族はどう感じているか ●サポートが得られるか ●患者が入院中に家族の不安はないか ●今後の継続治療や外来通院による経済的不安はないか
【9】 セクシュアリティー生殖	●性別 ●結婚の有無 ●性生活の状況：性交の有無，満足度 ●性機能：生殖器疾患の有無 ●子どもの有無，家族，年齢	●手術による女性生殖器喪失をどのようにとらえているか ●性についてどのように考えているか ●今後，性に対してどのような問題を感じているか
【10】 コーピング− ストレス耐性	●ストレスと生活上の問題点の知覚 　・最もストレスと感じること 　・現在の疾患が及ぼすストレスの有無と程度 　・過去1年間のストレスとなる出来事 ●コーピング方法 　・普段，問題に直面したときの反応（思いや問題への対処） 　・薬物や飲酒依存の有無	●入院や治療をストレスと感じていないか ●今までストレスにどのように対処してきたか ●現在，ストレスに対してどのように対処しているか，対処法は適切か ●サポートはあるか

領域	情報を集める視点	アセスメントの視点
【10】コーピング－ストレス耐性	・ストレスや緊張を和らげる方法 ●サポート ・どのようなサポートを望むか ・サポートしてくれる人がいるか、それは誰か	
【11】価値－信念	●価値，目標，信念 ・人生で大切にしているもの ・自分自身の意思決定に影響するもの ・希望や生きる原動力になっているもの ・入院中に大切に思うこと ●宗教	●患者の価値や信念などが，疾患や生活にどのように影響しているか ●患者の大切にしていることが家族に受け入れられているか ●自分の価値や信念が尊重されていると感じているか

●Aさんの情報の整理とアセスメント

領域	Aさんの情報の整理	アセスメント
【1】健康知覚－健康管理	①現病歴：閉経前の月経は不定期であった．3か月ほど前より不正出血を認め，1か月半ほど前に近医受診．超音波検査にて子宮内膜の増薄を認めた．細胞診陽性，組織診で類内膜腺がんの診断を受け，大学病院紹介受診．MRI画像で筋層内浸潤，腫瘍マーカーCA125上昇を認め，類内膜腺がんG3相当の病変と診断を受け加療目的で入院となった ②既往歴：糖尿病．術前検査で血糖値が高いことを指摘された ③健康管理状況：糖尿病と言われてからは食事に気をつけている．移動には車を使用している ④認知機能の問題はなく本人の意思決定可能 ⑤日常生活管理：平日は朝6時に起床，7時半に娘を送ったのち，犬の散歩．家事をこなし庭の手入れ，夕方18時30分に娘の迎え ⑥嗜好：喫煙なし．夫の晩酌につきあい週2～3回ビールやチューハイを1缶程度飲む ⑦習慣的に服用している薬剤：入院前はとくになし，術後は鎮痛薬と緩下剤の内服開始 ⑧薬剤管理状況：看護師と相談しながら自己管理 ⑨現在の病気についてどのように考え，どのように対応しているか：追加治療として化学療法の有無について気にしている様子があった ⑩家族は患者の健康をどのように感じているか：「2週間程度の入院なら大丈夫」「長期の旅行に行ったと思っていればなんとかなる」と言っていたとのこと	●がんと診断を受けてから2か月ほどであり，病気や治療について十分に考えたり今後について検討したりする時間のないまま，入院・治療となった可能性がある．疾患と治療の受け入れに関して，その都度，患者の気持ちを把握していく必要がある（①） ●高血糖は感染のリスクを高め，創の治癒遅延につながるため，術前後の血糖管理が必要な状況にある（②③） ●これまで大きな病気の経験がなく，とくに健康管理を気遣ってはいなかったようだが，血糖コントロールのための食事療法に積極的であったことなど，健康管理のために必要と考えられることは実施できる能力があると判断できる（②③④⑤⑥） ●これまで薬剤を定期的に内服した経験がないため，患者の薬剤使用に対する思いを把握しながら，身体状況に合った使用ができるよう支援が必要である（⑦⑧） ●先々の治療について不安に感じている様子である．この2か月ほどで，次々と検査や治療が進んでいるため，疾患や治療に関する知識が不足している可能性がある．患者がどのように医師から説明を受け，それを理解しているか情報収集が必要である（⑨） ●患者からの情報であり，家族がどのようにとらえているか明確ではないが，今回の手術だけで治療が終了するととらえている可能性がある．治療の方向性によっては，家族も今後について理解しているか確認する必要がある（⑩）
【2】栄養－代謝	①身長158cm，体重67kg（入院時），BMI 26.8，糖尿病とわかってから2kg減量したとのこと ②食習慣（術前）：1日3回規則的に摂取し偏食なし．食物繊維の多い野菜中心の食事 ③食事摂取パターンと1日摂取量：入院後は，常食（糖尿病食）1,600kcalを平均6～7割摂取．術後は2日目昼に三分粥食からスタートし術後4日目朝には常食である ④食欲の有無：術後2日目から食事を開始しているが，術後3日目から腹部膨満感，嘔気が出現 ⑤倦怠感の有無と程度：術後3日目，朝夕に10～15分程度歩行し，少し歩いただけで疲れてしまうとのこと	●BMIは標準より高く肥満気味である．血糖コントロールのため食事療法を行い2kg減量できている．術前の血液データに異常は認められず，栄養状態に問題はないと判断できる（①②⑨） ●術後の食欲低下や術後の消化器症状は，手術侵襲の影響およびイレウスによる症状の可能性がある．緩下剤の内服を行っているが，排便状況と照らして調整するとともに，消化器系の異常の有無を把握し，消化管運動を促すケアを行っていく必要がある（③④⑦）

臨床の視点
現病歴から，患者さんの思いを想像していくことも大切です．入院前の数か月，どのように過ごしていたか？検査は苦痛の大きいものではなかったか？検査結果について患者さんはどのように受け止めているのか？病気の診断を受けてから数か月以内での手術となる場合は，非常にあわただしい思いで入院している場合もあります．

臨床の視点
がんという同じ病名であっても，組織の悪性度や進行期により，治療方針もその後の経過も大きく異なります．そのため，病名だけではなく，がん細胞の特性やそれにかかわる悪性度，進行期を把握し，ガイドラインをふまえて治療方針を理解しておく必要があります．

臨床の視点
開腹手術の場合は，消化管の回復に合わせた，食事と排泄のコントロールが必要です．

基礎と臨床がつながる 疾患別看護過程

領域	Aさんの情報の整理	アセスメント
【2】栄養-代謝	⑥創部の状態（術後4日目）：感染徴候なく，今後抜鉤予定 ⑦鎮痛薬（ロキソニン®），緩下剤（マグラックス®）内服中 ⑧体温36.8℃（術後4日目） ⑨血液検査データ（術前）：TP 7.0g/dL，Alb 3.4g/dL，Hb 11.8g/dL，WBC 8,500/μL，CRP 0.4mg/dL，血糖値126mg/dL ⑩血液検査データ（術後4日目）：TP 6.2g/dL，Alb 3.0g/dL，Hb 9.1g/dL，WBC 10,500/μL，CRP 2.8mg/dL，血糖値148mg/dL ⑪皮膚の状態：乾燥している ⑫術後4日目，歩行後に「足がだるいような，なんだかむくんでいる？　靴がきついなぁ」とのこと	●血液検査データから貧血が認められ，その影響や手術侵襲が要因と考えられる倦怠感も認められる．ふらつきや動悸なども出現する可能性があるため，注意を促すとともに活動による負担がかかりすぎないようにする（⑤⑩） ●現在のところ感染徴候は認められないが，術後は高血糖になるため，血糖管理状況によっては感染のリスクが高まる．経過を追って血糖値を測定し管理していく必要がある（⑥⑧⑩） ●皮膚が乾燥していると傷つきやすく，浮腫が出現するとさらにその傾向は強まる．下肢の創や虫刺されなどを作らないようにして，リンパ節郭清を一因とする感染を予防していく必要がある（⑪⑫）
【3】排泄	①排尿習慣（術前）：1日7～8回，夜間排尿や排尿困難なし ②排便習慣（術前）：2～3日に1回硬便，下剤は使用せず ③検査データ（術前）：BUN 12.8mg/dL，Cr 0.68mg/dL ④術後3日目から腹部膨満感，嘔気が出現している ⑤術後の排便状況：術後2日目より，1日1回やや硬めの普通便，緩下剤（マグラックス®）1錠/毎食後内服．術後4日目より毎夕食後2錠に増量し内服したところ，排便が2回あり，腹部膨満感と嘔気が軽減した	●術前，術後とも排尿や腎機能に問題は認められない（①③） ●術後，消化管の動きが十分でない可能性がある．術後の排便は，消化管の負担軽減および創保護のために，いきまないで排泄できる軟便が目標であるため，排便の回数や性状を観察して今後も調整をしていく必要がある（③④） ●術前から便秘傾向であり，食事の形態変化によっては硬便となり便秘傾向が続くことも予測されるため，排便コントロールをはかっていく必要がある（②⑤）
【4】活動-運動	①入院前のADLは自立．車を使う生活．朝夕に犬の散歩．専業主婦 ②現在の安静度と活動レベル：安静度制限なし．ADL自立．術後3日目より1日2回10～15分程度の歩行．それ以外はベッド上で過ごす ③体動時の疼痛あり，少し歩いただけで疲れてしまうとのこと	●入院前・術後ともに，ADLは自立している．術後は自主的に歩行に取り組んでいるが，それ以外はベッド上で安静にしており，十分に離床が進んでいるとはいえない状況である．その要因として，痛みおよび倦怠感が考えられる．まずは痛みへの対処が必要であり，倦怠感についても活動と休息のバランスを検討していくのがよいと考えられる（①②③） ●家事の実施状況，退院後の車の使用や犬の散歩についても，さらに情報収集を進めるとともに腹部の創や術後の身体に負担がかかりすぎないよう，調整の要否を検討していく必要がある（①）
【5】睡眠-休息	①睡眠状況：術前は良眠．術後4日目，寝返り時に痛みあり ②日中，必要以外は臥床 ③床環境：4人部屋	●入院前，現在ともに，自覚している睡眠障害はない．しかし，寝返り時に疼痛があるということと，今後の心理状況が，睡眠に影響する可能性はある（①②③）
【6】認知-知覚	①視力，聴力，触覚，味覚，嗅覚の障害なし，感覚障害なし，認知機能障害なし，コミュニケーションの障害なし ②疼痛（術後4日目）：体動時，および寝返り時に創部の痛み ③鎮痛薬（ロキソニン®）2錠/日，朝夕に内服 ④倦怠感の有無：ちょっと歩くと疲れてしまう	●現在の認知機能は正常であり，現状の認識や理解力も十分であるといえる（①） ●術創部の痛みがある．痛みのピークは越えているとはいえ，体動時の痛みは治療の妨げになるため，できる限り軽減をはかる必要がある．鎮痛薬（ロキソニン®）の使用のタイミングや追加薬剤について患者の思いを把握していく必要がある（②③） ●倦怠感については，貧血の影響や術後の疲労感と考えられるが，引き続き活動状況と休息の取り方に照らして評価する必要がある（④）
【7】自己知覚-自己概念	①性格：世話好きのしっかりもの．家事は好き．家族みんなが安心してくつろげる家であることが自分の満足にもなっている ②今後の治療について：「（抗がん剤の治療をしたら）髪の毛も全部，抜けちゃうんだよね……」「この病棟，抗がん剤をやっている人がたくさんいるからね，どうしてもいろいろ考えてしまって」 ③家族に対する思い：家族に対して申し訳ない気持ちがある．お荷物だと述べる **臨床の視点** 今後の治療に関しては，まず医師が術前にどのような説明を患者さんに行っているのか確認する必要があります．そのうえで，患者さんの理解とギャップがないか検討していきます．あいまいな状況ですが，状況に合わせて，追加治療が正式に決定していない段階でも化学療法に関する情報提供を行うこともあります．	●これまで，家族のために家事をこなすことが役割であり生きがいであると考えられる．また，世話好きのしっかりものと自らの性格を表現するため，逆に世話をされることは少なかった可能性がある．そのため，疾患・治療に伴い，自身が世話を受ける立場になることには，慣れていない可能性がある．そのことに関して，自身を「お荷物」と表現するなど否定的な発言が認められ，自尊心が低下していると考えられる（①③） ●治療が今後も継続されることについてさまざまに思いをめぐらせている．現在，先々のことは決定していない段階ではあるが，手術の結果によっては，価値観の転換を強いられるような思いを抱くかもしれない．また，Aさんの疾患に伴い，家族それぞれの役割も変化を迫られると推測される．経過に伴いAさん自身と家族の，その時々の思いを把握していく必要があると考えられる（②③）

ADL：activities of daily living，日常生活動作

領域	Aさんの情報の整理	アセスメント
【8】 役割−関係	①57歳，女性 ②専業主婦：家事全般をこなす．毎日，車で娘の送迎，ペット（犬）の散歩，ガーデニング ③夫（58歳）と娘（18歳）の3人暮らし ④「家族に迷惑かけてて，つらいよね」「みんな忙しいのに，私1人だけのんびり入院していて．これじゃ，みんなのお荷物だ」 ⑤家族は「2週間程度の入院なら大丈夫」「長期の旅行に行ったと思っていればなんとかなる」と言っていたとのこと	●専業主婦であり，夫や受験生の娘の世話が日常の多くを占めている．疾患の診断と入院手術により，家族の世話というこれまでの生活の中での役割を果たすことができず，家族内の役割が変化している．そのことについて，家族に対して負い目に思い，自尊心が低下していると推察される（①②③④） ●家族の思いは明らかではないため，患者の家族の考えや希望を確認していく必要がある（⑤）
【9】 セクシュアリティ−生殖	①57歳女性 ②既婚 ③経妊1回，経産1回 ④夫（58歳）と娘（18歳）の3人暮らし ⑤初経12歳，閉経56歳 ⑥単純子宮全摘術と両側付属器摘出術を施行	●閉経しており，卵巣の摘出の影響はあまりないと考えられるが，ホルモンバランスの変動による症状の出現にも注意をしていく必要がある（①②③④⑤⑥） ●手術により，女性生殖器を失ったことで，どのような思いを抱いているか，今後の性生活について疑問や不安がないか，現段階では明らかではない．適宜，情報提供を行い，疑問や不安が表出された際には，すみやかかつ丁寧に説明していくのがよいと考えられる（⑥）
【10】 コーピング−ストレス耐性	①趣味はガーデニング ②性格は世話好きでしっかりもの ③困ったことや悩みは自分で解決することが多かった ④「今考えても仕方がないけどね．この病棟，抗がん剤をやっている人がたくさんいるからね，どうしてもいろいろ考えてしまって」	●入院前は家事や家族の世話が役割であり，その中で自身の趣味も楽しんできたようである（①②） ●初めての入院生活と手術を体験し，現在は，今後の治療について心配している様子である．今まで困ったことや悩みは自分で解決してきたと述べていることから，医療者に対して要望や悩みなどをあまり表出しない可能性がある．これまでの対処だけではうまくいっていないように感じられる場合は，患者が気軽に医療者を活用できるような働きかけなども効果的と考えられる（③④）
【11】 価値−信念	①性格は世話好きでしっかりもの ②家事は好き．家族みんながくつろげる家であることが自分の満足にもなっている ③特別に信仰している宗教はない	●家事や家族の世話をすること，よき妻，よき母であることに価値をおいていることがうかがえる．家族への影響についてどのようにとらえているのか，その時々の情報収集を行っていく必要がある（①②③）

臨床の視点
生殖年齢を超えていても，女性生殖器を失うことによる影響は多大です．また，Aさんの場合，術式が夫婦生活にも影響する可能性がありますが，プライベートな領域にかかわるため，慎重に対応していくのがよいと考えられます．

臨床の視点
成人の患者さんであることを考慮し，まずは患者さんが困難や悩みに直面して，どのように対処しようとしているのかとらえることが大切！　そのうえで支援の必要性を検討します．患者さんの「強み」を把握し支援します．

✻ 統合アセスメント

　Aさんの情報の整理をしてみると，現段階で急性期の術後合併症の徴候は認められず，痛みも軽減し，回復過程にあることがわかります．ただし今後は，術後感染やイレウス，リンパ浮腫などの合併症を発症する可能性がある時期です．

　Aさんは糖尿病があるため創部感染のリスクが高く，帝王切開の既往があるためイレウスの可能性も高いです．リンパ浮腫については，歩行後にむくみがあるようであり，徴候の1つと推察されます．

　早期退院のためにも，まずは合併症の対策が優先されます．Aさんは日常生活の自立度が高まってきているので，手術による形態や機能の変化に合わせ，入院中から少しずつ，合併症の予防と早期発見のために必要な知識や行動を身につけていくことが，スムーズな退院後の生活につながると考えられます．

　また，痛みはピークを越え軽減していますが，まだ鎮痛薬によりコントロールをはかっている状況です．動き方の工夫も身につけていく必要があるでしょう．倦怠感については，貧血に加え，手術の侵襲による影響も考慮すべきです

　Aさんは，疾患・手術により，これまで担ってきた役割をこなせないことに負い目を感じているようです．また，まだ決定していない段階ですが，追加治療に関しても不安を抱いています．Aさんと家族が，がんという疾患とその治療を受け止めていけるよう，Aさんの対処法や要望をふまえ，長期的な支援が必要になります．

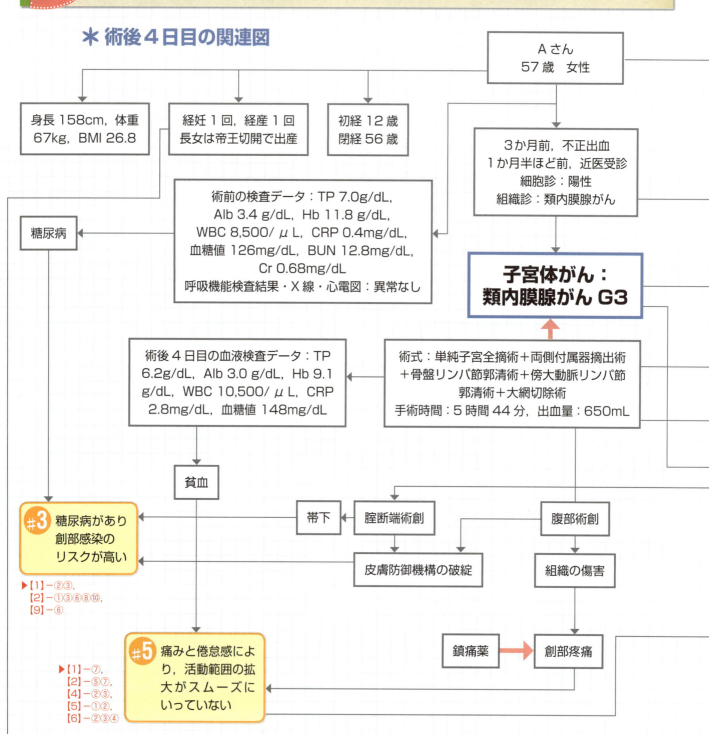

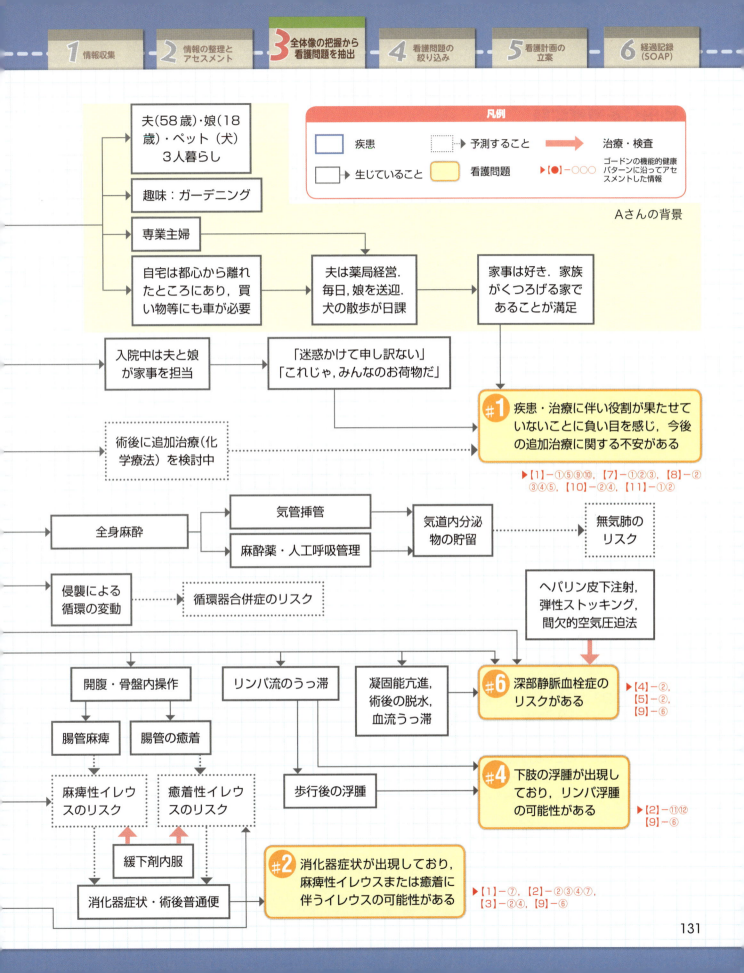

✴ 抽出した看護問題

> #1 疾患・治療に伴い役割が果たせていないことに負い目を感じ，今後の追加治療に関する不安がある
> NANDA-Iでは　➡　コーピング/ストレス耐性：不安
> （関連因子：健康状態の大きな変化，役割機能の大きな変化）

◆Aさんの気持ちを，背景や生きがいをふまえて理解し，対処の効果や支援の必要性を評価する

　Aさんは，このたびの入院・手術のため，これまで担ってきた家庭内の役割が果たせないことについて，家族に迷惑をかけていると感じ，申し訳ない気持ちを抱いています．Aさんにとっては，家族のために家事をとどこおりなくこなすことは，とても大切なことであり，それができなくなることは，自らの生きがいを奪われるような気持ちがするものだと想像できます．

　また，追加治療に関する不安もあります．追加治療が決まった場合には，化学療法の副作用による脱毛などつらい事象があることを想像し，不安になっています．
　これまでの対処法だけではうまくいかない場合もあるため，その時々の思いをとらえながら支援を行っていく必要があります．

> #2 消化器症状が出現しており，麻痺性イレウスまたは癒着に伴うイレウスの可能性がある
> NANDA-Iでは　➡　排泄と交換：便秘リスク状態
> （危険因子：手術後の腸閉塞，消化管運動の低下）

◆開腹術後の食生活の調整や排便コントロールの必要性に関するAさんの認識が明らかでない

　Aさんの消化管の状態は回復過程にあります．術後，食事を開始していますが，消化器症状の出現が認められます．帝王切開の既往があることで，もともとの腸管の癒着もあり，イレウスのリスクは高いと考えられます．
　術後2日目より毎食後1錠，緩下剤（マグラックス®）を内服していましたが，排便は1日1回程度，やや硬めの普通便であったため，術後4日目より毎夕食後2錠に増量しました．すると排便回数が増え消化器症状の軽減も認められました．今後も観察しながら調整をしていく必要があります．

　また，術前は便秘に対して食物繊維の豊富な食事で対処していたようですが，開腹手術後は，イレウスのリスクを考慮して，食物繊維を摂る際は工夫し，消化のよい食事を選択するのが望ましいです．
　下腹部の創の保護のためにも，いきまず排泄できる軟便が望ましく，術後の食生活の調整や排便コントロールの必要性についてAさん自身にも理解してもらう必要があります．

#3 糖尿病があり創部感染のリスクが高い
NANDA-Iでは ➡ 安全/防御：感染リスク状態
（危険因子：観血的処置[侵襲的処置]，慢性疾患[糖尿病]）

◆感染の予防や早期発見に関する知識や行動が十分でない可能性がある

　Aさんは，術後4日目で感染徴候は認められていません．血糖値もやや高めながら200mg/dL以下で経過しています．現在，感染症の発症時期にあるため，医療者の観察と管理が重要となる時期です．

　あわせて，退院に向けて少しずつ術創の自己管理が求められる段階にあります．Aさんはまだ，創の清潔や観察の必要性については十分に認識できていない段階と考えられます．また，糖尿病のため，血糖コントロールをしながら感染管理を行っていく必要がありますが，血糖値と感染の関連性についての認識も明らかではありません．腟断端の創は，自身で目視できないため，感染の徴候を知ることも大切です．

　Aさんが今後，創の管理に主体的に取り組むことができるよう，支援していくことが大切です．Aさんの自己管理状況に応じて，創以外の感染徴候（上気道感染や尿路感染）にも配慮していきます．

#4 下肢の浮腫が出現しており，リンパ浮腫の可能性がある
NANDA-Iでは ➡ 安全/防御：組織統合性障害
（関連因子：外科的処置）

◆リンパ節郭清術を行ったためリンパ浮腫のリスクがあり，歩行後に浮腫を自覚している

　Aさんは，骨盤内リンパ節郭清術および傍大動脈リンパ節郭清術を行っているため，陰部や下肢のリンパ浮腫のリスクがあります．しかし，そのことについてどの程度知識があるのか明らかではありません．

　また，すでに，歩行後に浮腫の増強が認められているようですが，対処や予防行動についてもまだ知識がない様子です．

　退院に向けて，リンパ浮腫や蜂窩織炎などの早期発見と予防の必要性を認識し，日常生活を調整していくことは悪化防止のために大切ですが，おそらくAさんはまだ予防や対処について知識がないと推察されます．

> **#5** 痛みと倦怠感により，活動範囲の拡大がスムーズにいっていない
> NANDA-Iでは　➡　安楽：急性疼痛
> （関連因子：身体損傷要因［手術的処置］）

◆痛みがあり歩行が苦痛と考えられる状況で，歩行後も疲労感があるため離床拡大がはかれていない

　Aさんは術後4日目にも体動時に疼痛があります．疼痛のピークは越えつつあることを考慮すると，鎮痛薬による対処を行いつつも，創に負荷をかけないような行動を身につけていくことも，疼痛管理において重要になってきます．

　また，Aさんは倦怠感も強いようです．倦怠感の要因は手術侵襲の影響に加え，貧血が進んでいることも影響している可能性があります．

　今後は，痛みの管理をしながら，活動と休息のバランスをとりつつ，少しずつ活動範囲を拡大し，もとの日常生活に戻れるような支援が必要になります．

> **#6** 深部静脈血栓症のリスクがある
> NANDA-Iでは　➡　活動/休息：非効果的末梢組織循環
> （関連因子：糖尿病，悪化要因に関する知識不足）

◆深部静脈血栓症のハイリスク群である

　Aさんは，子宮体がんで骨盤内術操作を伴う手術を受けました．これらは深部静脈血栓症のハイリスク因子です．そのため，術前・術後ヘパリン皮下注射で対処するとともに，弾性ストッキング，間欠的空気圧迫法のための器具装着などで対処をしてきました．

　第一歩行は，肺塞栓の徴候なく無事に実施できており，深部静脈血栓症の徴候は認められていません．Aさん自身も術直後から足関節の背屈運動を実施するなど予防行動をとることができています．

　しかし，#5のように離床がスムーズに進んでいないことはリスク因子になっていると考えられます．

4 看護問題の絞り込み

✳ 抽出した看護問題

#1 疾患・治療に伴い役割が果たせていないことに負い目を感じ，今後の追加治療に関する不安がある

#2 消化器症状が出現しており，麻痺性イレウスまたは癒着に伴うイレウスの可能性がある

#3 糖尿病があり創部感染のリスクが高い

#4 下肢の浮腫が出現しており，リンパ浮腫の可能性がある

#5 痛みと倦怠感により，活動範囲の拡大がスムーズにいっていない

#6 深部静脈血栓症のリスクがある

優先すべき看護問題

優先順位1 #2 消化器症状が出現しており，麻痺性イレウスまたは癒着に伴うイレウスの可能性がある

なぜ? 消化器症状の苦痛もあり，早期対処によりイレウス予防を行うことが必要なため

消化器症状を認めており，排便コントロールがうまくいっていないことから，イレウスのリスクがあります．症状に伴う苦痛が大きいことから，優先的に介入していく必要があります．

現在，緩下剤の増量により軽減している様子が認められるため，引き続き様子を観察し，緩下剤の調整をはかり，離床を進めるなど腸管運動の回復を促す必要があります．術前，Aさんは緩下剤を使わないよう心がけていたようですが，術後は効果的に利用できるよう働きかけていく必要があります．

さらに，Aさんは入院前，便秘予防のため食物繊維の摂取を心がけていましたが，開腹手術後はイレウスのリスクを考慮し，消化のよい食事とする必要があります．食生活について知識を得て検討していくことで，今後のイレウス発症のリスクを低減できるため，優先順位を高くする必要があります．

優先順位 2　#5 痛みと倦怠感により，活動範囲の拡大がスムーズにいっていない

 痛みによる苦痛があり，術後合併症予防のための活動範囲の拡大ができていないため

　Aさんは離床の必要性は理解しているものの，痛みおよび，倦怠感があることで，日常生活の拡大がはかれていない状況です．実際に苦痛となる症状があるため優先順位は高くなります．腸管運動の改善のためにもできるだけ歩行したほうがよいため，苦痛の軽減をはかっていく必要があります．

　痛みのピークは越えているとはいえ，積極的に鎮痛薬を使用し，苦痛なく離床をはかっていく時期です．鎮痛薬を離床のタイミングに合わせて使用して，必要に応じて追加するなど工夫します．また，歩行距離を拡大していくとともに，腹帯の巻き方や動き方の工夫を伝えるなど援助していく必要があります．

　あわせて，倦怠感に考慮して，活動と休息のバランスを調整しながら，負担を過剰に感じることなく行動範囲の拡大をはかっていく必要があります．

優先順位 3　#3 糖尿病があり創部感染のリスクが高い

 感染のリスクがあるが，患者自身の認識が明らかでないため

　Aさんは糖尿病があり，創部感染のリスクが高い状態です．感染症の発症期間は術後3〜10日目くらいであるため，医療者による早期発見とともに患者自身にも観察が求められます．血糖コントロールと清潔保持，感染徴候の早期発見のための観察は，早期から患者さんに自己管理が期待される課題です．

　とくに，ドレーン抜去後は自己でのシャワーとなるため，創の洗い方等は本人に任される部分も多々あります．また，陰部の感染徴候は患者自身が最も早く気づきやすいと考えられます．しかし，現段階では，感染管理に関するAさんの認識は明らかでありません．

　今は血糖コントロールは問題なく，創の感染徴候も認められないため，実際に症状のあるほかの問題よりも優先順位は下がりますが，感染リスクが高いことと，発症した際の心身の負担や入院期間の延長をきたさないよう，積極的に介入する必要があります．

| 1 情報収集 | 2 情報の整理とアセスメント | 3 全体像の把握から看護問題を抽出 | **4 看護問題の絞り込み** | 5 看護計画の立案 | 6 経過記録（SOAP） |

優先順位 4　#4 下肢の浮腫が出現しており，リンパ浮腫の可能性がある

なぜ？ リンパ浮腫の可能性があるが，浮腫が出現するごとの対処でもよい段階であるため

下肢の浮腫が出現していますが，その原因や対処法について認識していない様子です．浮腫に気づいた際の対応など，すぐに実践できることから情報提供していく必要があると考えられます．

術前の日常生活の中でも趣味のガーデニングなど，屈んだ姿勢で長時間を過ごすほか，下肢に傷をつけてしまう可能性がある生活習慣があります．蜂窩織炎（ほうかしきえん）を発症するとリンパ浮腫そのものも悪化するため，日ごろから下肢の皮膚を保護し，傷を作らないような配慮をしていく必要があります．

入院中は早期発見しやすい環境にあるため，少しずつ知識を得て，退院後の生活の調整や早期発見のための実践について具体的に考えていくことが課題になります．ただし，現段階は軽度の浮腫であり，下肢挙上などの対処で様子観察できると考えます．早急な対処が必要ではないため，優先順位は少し下がります．

優先順位 5　#1 疾患・治療に伴い役割が果たせていないことに負い目を感じ，今後の追加治療に関する不安がある

なぜ？ 大きな問題ではあるが，まずは，術後合併症の予防と早期発見が優先される時期であるため

子宮体がんの患者の多くは，診断から間もない数か月の期間に手術を受けます．いわば，病気とわかってから早い段階での治療が手術となります．

疾患の受け入れは簡単にいくものではなく，これから何年にもわたり通院が続き，再発の不安も切り離せません．また，追加治療がある場合は，数か月にわたっての治療となります．Aさんもこれから長い時間をかけて疾患や治療について思いを深めていくと推測されます．

疾患や治療により，患者自身には役割の変化や喪失に伴う価値観の転換も求められます．家族も，患者の状況を理解し役割の調整が必要となります．

常にAさんの思いに配慮するという意味ではもう少し優先順位を上げてもよいと考えられますが，まず今回の手術からの順調な回復を優先し，今ある症状の軽減をはかり，ゆっくりこの問題にかかわっていくのがよいと考えます．

また，今回，手術という大きな負担を乗り越えた体験を今後の支えとしてもらえるような援助も大切です．

経過観察が必要な看護問題

#6 深部静脈血栓症のリスクがある

なぜ？ 急性期の合併症であり，予防行動もはかられているため今後もリスクが低減していくため

深部静脈血栓症のリスクは高いものの，種々の予防的な処置がなされ，患者自身も予防行動をとれており，現在のところ深部静脈血栓症の徴候は認められていません．

今後，離床が進み凝固機能が正常化することで，リスクは大幅に低減すると考えられます．したがって，経過観察または，問題解決としてよいと考えられます．

5 看護計画の立案

O-P：Observation Plan，観察計画
T-P：Treatment Plan，治療計画
E-P：Education Plan，教育・指導計画

優先順位 1　#2 消化器症状が出現しており，麻痺性イレウスまたは癒着に伴うイレウスの可能性がある

看護目標：開腹手術の影響によりイレウスが起こりうる可能性を理解し，退院後の緩下剤の使用や食事の調整を具体的に考えられる
期待する結果：（1）食事や排便状況にもとづき，緩下剤の使用量の増減を自己で判断できる
　　　　　　　（2）術後の食生活における注意点を述べることができる

	具体策	根拠と注意点
O-P	①食事摂取量，飲水量 ②緩下剤の使用状況（量，頻度） ③排便回数と性状 ④腸蠕動音，腹部の膨隆 ⑤消化器症状（腹部膨満感，腹痛，嘔気・嘔吐） ⑥離床，活動の状況 ⑦入院前の普段の食生活や嗜好（食事に関する習慣や食事内容） ⑧入院前の排便管理状況 ⑨イレウスのリスクに関する言動 ⑩排便や食事に対する言動	①〜⑥イレウスの徴候の早期発見や腸管の回復状況を把握するためには，食事・飲水・緩下剤というinに値する事項と，腹部の状態および排便状況というoutに値する事項の情報を得て，総合的に判断する必要がある．また，離床が少ないと消化管の動きも停滞しやすいため，活動状況も考慮する ⑦〜⑩退院後もイレウス予防を意識した生活ができるよう，入院前の生活とのギャップについて情報収集が必要である．また，開腹手術後の消化管の状態やイレウスのリスクに関して，どのような認識を持っているかを把握したうえで，必要な情報を提供する必要がある
T-P	①以下に関して，患者にどのように認識しているかを尋ねる：イレウスについて，退院後の食生活を調整する必要性に関して，緩下剤での排便コントロールについて ②食事摂取量，腸蠕動音，排便状況に照らして，緩下剤の使用の増減に関して一緒に考える ③腰部の温罨法を行う ④体調をみながら歩行を促す	①患者の合併症に対する認識や，もともとの食生活や緩下剤の使用に関する思いは，今後の生活を検討するにあたり考慮が必要となる ②緩下剤の使用に関しては，医療者と目標の共有を行うだけではなく，一緒に増減について考え，判断とその基準を共有できるように働きかける ③④腰部の温罨法や歩行は，腸管の運動を促進し排便を促すため，施行を提案してみるのもよい
E-P	①イレウスの原因，症状等について説明する ②症状に気づいた際，医療者に伝えてほしいことを説明する ③排便回数と性状，緩下剤等を記録する必要性を説明する ④緩下剤の作用と内服時の注意点について説明する（マグラックス®は十分な水分とともに内服して効果が得られること） ⑤排便の性状に合わせて，どのように緩下剤を調整したらよいか説明する ⑥ゆっくりよく噛んで食べる必要性と効果について説明する ⑦腸の運動を促進する工夫（腹部を冷やさないようにする，リラックスするなど）を伝える ⑧離床の必要性を説明する ⑨開腹手術後のイレウスのリスクをふまえ，食事の工夫について説明する	①②イレウスに関して，術前のインフォームド・コンセントで説明を受けていると考えられるが，再確認を行い異常時に早期に対処できるよう配慮する ③術後は，食事の形態が変化する中，緩下剤の量を調整し排便コントロールをはかる必要があるため，記録して客観的に把握できるよう環境を整えることが大切になる．退院後の管理のためにも重要である ④⑤患者はもともと緩下剤を使用しないで排便管理をしてきたため，使用にためらいがある可能性をふまえ，不安にならないよう作用と副作用，注意点について説明する．また，一緒に相談しながら調整できるよう配慮する ⑥〜⑧入院中から，イレウス予防のために有効な事項を説明して実践できるようにする ⑨退院後の生活で調整が必要な事項について患者自身が検討できるように，まずは情報提供を行っていく必要がある

| | 1 情報収集 | 2 情報の整理とアセスメント | 3 全体像の把握から看護問題を抽出 | 4 看護問題の絞り込み | **5 看護計画の立案** | 6 経過記録(SOAP) |

優先順位 2　#5 痛みと倦怠感により，活動範囲の拡大がスムーズにいっていない

看護目標：苦痛や過剰な負担なく，離床距離や時間を拡大していくことができる
期待する結果：(1) 鎮痛薬の使用のタイミングや休息の取り方に関する工夫を述べることができる
　　　　　　　(2) 腹部に負担のかかる動作をあげ，日常生活における工夫を考えることができる

	具体策	根拠と注意点
O-P	①痛みの部位，程度 ②鎮痛薬の使用状況，効果と副作用 ③腹帯の位置，締め方，きつさ ④離床の程度 ⑤離床後の疲労感 ⑥休息の取り方 ⑦離床に対する言動	①②十分に疼痛緩和をはかることが重要．どこがどのように痛いのか，具体的に把握したうえで，合併症による痛みと鑑別する ③腹帯の巻き方を調整することで体動時の痛みを和らげることができる ④⑤⑥どの程度離床がはかれているか，負担はどうか，休息の取り方はどうか，評価する ⑦離床についてどのような思いでいるか，否定的な気持ちを抱いていないか把握する必要がある
T-P	①鎮痛薬の使用に関して一緒に相談して調整する ②入院前の日常生活や活動状況について尋ねる ③日常生活の中で腹部に負担がかかりそうな動作を尋ねる ④負担がかかりそうな動作をどのように改善できるか一緒に考える	①鎮痛薬の使用や追加には躊躇する患者が多い．主観的な痛みをできるだけ客観的にとらえ，使用を促すなど助言をしていくのがよい ②入院前の生活がゴールの1つであるため，普段の生活を把握する必要がある ③④日常生活の中で，腹部に負担のかかる動作について，最も気づくことができるのは患者自身である．入院前の生活について話を聞きながら，改善の工夫について一緒に考え助言するのがよい
E-P	①鎮痛薬の使い方の注意点，副作用等について説明する ②腹帯の使い方を説明する	①鎮痛薬は痛みが強くなる前，早めに使用するのがよいこと，空腹時を避け使用するのがよいことなどを説明し，効果的に使用できるよう配慮する ②歩行等によりずれやすいので，調整の仕方などを説明する

優先順位 3　#3 糖尿病があり創部感染のリスクが高い

看護目標：創の感染管理の必要性および具体的な方法を理解し実践できる
期待する結果：(1) 感染徴候の早期発見のための観察と清潔を保つための行動を日常生活の中に取り込める
　　　　　　　(2) 感染予防のため血糖コントロールが必要であると認識し，退院後も血糖管理に取り組む意向を示すことができる

	具体策	根拠と注意点
O-P	①体温，脈拍，血圧 ②WBC値，CRP値 ③血糖，貧血，栄養状態(血糖値，Hb，TP，Alb) ④血糖値 ⑤創部の炎症徴候(発赤，熱感，疼痛，腫脹)と滲出液の有無 ⑥帯下の量と性状，下腹部痛 ⑦創部以外の感染徴候の有無(上気道の感染徴候や尿路感染症の徴候) ⑧シャワー浴時の創部の洗い方，陰部保清の実施状況 ⑨患者の創の感染管理に関する知識と理解度 ⑩患者の感染や感染予防行動(観察や保清)に関する言動	①〜⑥感染症の発症時期は術後3日〜10日くらいである．Aさんは糖尿病を罹患しているため，血糖値の把握を行いながら感染徴候の早期発見が必要になる．現時点では身体症状もあり感染管理行動の自立は難しいため，医療者の十分な観察が必要である．創は，腹部だけではなく腟断端にもあることを忘れないように観察する ⑦創部感染だけではなく，術中〜術後にさまざまなデバイス類の挿入があり，かつ術後は免疫力が低下しているため，そのほかの感染症にも配慮して観察することが必要である ⑧創の清潔は感染予防に重要である．また，陰部は汚染されやすく上行感染により腹腔内感染のリスクがあるため，シャワーや清拭のほかに，ナプキンを適正交換するなどの促しも必要となる ⑨⑩医療者の十分な観察に加え，退院後に自身で必要な観察や管理ができるよう，患者の自己管理状況に関する観察も必要になる

	具体策	根拠と注意点
T-P	①以下の内容を患者に尋ねる：入院前の入浴の頻度，創や保清に対する考え，感染管理に対する考え ②日々，観察できていることや清潔を保てていることを，肯定的に評価する ③体調不良の際の保清について，一緒に考える ④自宅で感染管理のための行動をとるための工夫や，予測される問題点などを話し合う	①入院前の清潔習慣と現在の状況を比較しながら患者の思いを推察し，創や保清に対する思いをふまえてかかわる必要がある ②求められる感染管理行動が実施できている場合，それを肯定的に評価することは，患者自身の意欲にもつながる ③体調不良の際，必要性と負担に葛藤すると考えられるため，相談しながら決定できるよう配慮する ④退院後の生活における実施可能性や課題などを事前に話し合うことで，患者は退院後の生活を具体的にイメージすることができ，調整が必要な点を見出すことができる
E-P	①陰部の保清の方法について説明する ②創の洗い方について説明する ③創の観察の必要性と感染徴候などを説明する ④生じうる感染症とその徴候について説明する ⑤十分な量の水分を摂取し，尿路感染症を予防する必要性を説明する ⑥呼吸器系の症状に注意し，マスクを使用するなど感染予防行動をとる必要性を説明する	①②保清の方法や創の洗い方は，根拠にもとづき説明すると理解を得られやすい ③退院後にも創の感染や創部離開などの可能性があるため，感染の徴候（異常）が判断できるよう観察ポイントを説明する ④退院後にも起こりうる感染徴候について説明し，患者が異常の際に受診するかどうかを判断できるよう説明が必要となる ⑤⑥創部以外の感染にも注意する必要があるが，優先順位はやや下がるため，状況をみながら伝えていくのがよい

 優先順位 4

#4 下肢の浮腫が出現しており，リンパ浮腫の可能性がある

看護目標：リンパ浮腫の予防と早期発見のための行動を，日常生活に組み込める
期待する結果：(1)リンパ節郭清術による影響と注意点を説明できる
　　　　　　　(2)定期的に下肢の観察をすることができる
　　　　　　　(3)リンパ浮腫の悪化予防のために必要な行動をとることができる

	具体策	根拠と注意点
O-P	①腹部・陰部・下肢の浮腫 ②リンパ浮腫に関する自覚症状 ③下肢の周囲径 ④下肢の皮膚の状態：皮膚の硬さ，創，虫刺され，乾燥，感染徴候 ⑤リンパ浮腫に関する患者の言動 ⑥生活習慣（同一体位を長時間保持するような機会やその時間，日常生活上の活動や服装，趣味，体毛処理の方法） ⑦予防行動・皮膚保護の状況 ⑧衣服や下着，普段の姿勢	①～③リンパ浮腫は早期発見・対処することが重要であるため，まずは医療者が早期発見できるよう観察を行う ④皮膚の創や乾燥は，蜂窩織炎のリスクとなる．静脈に沿った炎症などの徴候を観察する ⑤リンパ浮腫の知識や理解の程度などを把握する ⑥～⑧リンパ浮腫の悪化につながる生活習慣の有無を把握する
T-P	①リンパ浮腫について尋ねる ②下肢のむくみを感じた際は，臥位で下肢を挙上するよう促す ③普段の下肢の手入れについて質問する ④日常生活について質問する．自身の生活の中で改善すべきことを一緒に考える ⑤下肢の周囲径を測定して，一緒に変化について把握する	①リンパ浮腫に関する認識を把握する ②歩行後など，浮腫を認めた場合は，下肢の挙上を促し改善をはかる ③～④普段の生活習慣の中で，リンパ浮腫の悪化に関連する要因がないか，一緒に考える ⑤患者自身が定期的に下肢の周囲径の測定ができるよう，一緒に測定し，変化について話し合うことで予防に関する認識を深める
E-P	①リンパ節郭清術の影響を説明する ②リンパ浮腫の徴候について説明する	①～⑧リンパ浮腫について情報提供し，患者自身がリスクを自覚し，早期発見や予防に取り組むことができるよう配慮する．入院中から少しずつ生活調整

	具体策	根拠と注意点
E-P	③リンパ浮腫やその合併症の早期発見のために必要な事項を説明する ④リンパ浮腫を悪化させる原因について説明し、スキンケアと下着や服の選び方について説明する ⑤浮腫がある際は、外傷、虫刺され、日焼けを予防し感染を予防するよう伝える ⑥リンパの流れをせき止めるような行動（圧迫の強い下着の着用、長時間の座位など）は避けるよう説明する ⑦生活上の工夫を伝える ⑧セルフマッサージの方法を説明する	を考えられるよう情報提供するとともに、退院後の生活で実施可能な行動について、患者とともに検討できるとよい．たとえばセルフマッサージは効果的だが、忙しい日常生活の中で毎日続けるのは難しく、負担が過剰となる場合もある．まずは「早期発見」ができるよう、患者のニーズや受け入れ状況に合わせた情報提供ができるとよい

#1 疾患・治療に伴い役割が果たせていないことに負い目を感じ、今後の追加治療に関する不安がある

看護目標：手術を乗り越えた実感を大切にしながら、自らの疾患や追加治療に対する疑問があれば表出できる
期待する結果：(1)手術を乗り越えたという実感を表出することができる
(2)今後の治療の情報に関して、要望を伝えられる

	具体策	根拠と注意点
O-P	①表情・言動 ②睡眠状況 ③家族に対する言動 ④追加治療に対する言動 ⑤不安な気持ちへの対処にかかわる言動	①〜⑤がんという疾患の診断、手術という大きなライフイベントを体験しているAさんの気持ちは、大きく変化しやすいと考えられる．また、家族のAさんに対する言動もAさんのその時々の思いに影響を与えると考えられる．まずは、今どのような気持ちでいるのか、どのように対処しようとしているのかを理解できるよう努めることが大切である．さらに、心理的な影響による身体症状の1つとして睡眠状況を把握していくのがよいと考えられる
T-P	①患者の回復状況について伝え、回復を実感できるよう配慮する ②患者のその時々の思いを聴き、理解に努める ③退院後について疑問に思うことがないか尋ねる ④患者の疑問や質問にはすみやかに対応できるよう配慮する ⑤必要に応じて、じっくり話を聴く時間を作る	①②まずは、手術という大きな侵襲から回復しつつあることと、今、目の前で必要とされることを実践できている意義を重んじることが大切．先々の不安を抱えながらも、患者が目の前のことに取り組めていることは十分に評価していくことが重要である ③〜⑤一方で、先々の不安に関しても、いつでも対応できるようなスタンスで接していく．不安に対してどのように対処しているのか配慮しながら（情報を求めているのか？　話を聴いてほしいのか？）、かかわっていく必要がある
E-P	①術後の回復過程について説明する ②気になることや疑問は、医療者に伝えてもらうとよいことを説明する ③家族ともゆっくり話をすることを提案する	①術後の回復過程や創の治癒は、患者が思っているよりもゆっくりであることが多い．医療者側も、一見元気に見えても、創や身体の回復が時間をかけてなされている過程であることを忘れず接する必要がある ②③疾患の診断から現在までの期間が短いことを考えると、医療者に対してどこまで頼っていいのかなどについても戸惑いがあると想定される．医療者はみんな助けになりたいと思っていて、何でも言ってほしいことなどを、折に触れ伝えるほか、常に患者の思いを引き出せるような環境作り、声かけを行い、かかわっていくことが大切である

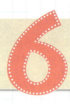

6 経過記録（SOAP）

S：Subjective data，主観的情報
O：Objective data，客観的情報
A：Assessment，アセスメント
P：Plan，計画

優先順位 1　#2　消化器症状が出現しており，麻痺性イレウスまたは癒着に伴うイレウスの可能性がある

時間	患者さんの状況	看護ケア（実施したこと）	アセスメント
実習5日目 （術後5日目） 11：00〜 12：00	S：「薬が効きすぎたみたいで下痢しているの．すぐにトイレに行きたくなるから大変．気持ち悪いのはましになったよ．よく噛んで食べたほうがいいのね．水はたくさん飲んでいるよ」 「もともと早食いだからね．気をつけないと」 「便秘がちだけど薬は使いたくなくて，食物繊維をたっぷり摂るように気をつけていたの．糖尿病のこともあるし，ほら，食物繊維ってカロリーがなくていいでしょ？」 O：排便午前のみで4回（水様便）．昼食後のマグラックス®はスキップ．今後は朝昼は1錠，夜のみ2錠に変更する．昼食9割摂取．消化器症状なし．歩行時間20分×2回	・歩行時間を延ばせるよう，朝夕の歩行を休憩しながら一緒に実施できるように相談した ・マグラックス®は水分と一緒に内服すると効果が得られることを説明した ・ゆっくりよく噛んで食べたほうがよいことを説明 ・入院前の食事習慣について話を聞いた ※看護師の助言により，昼食後はマグラックス®を内服せず，朝昼のみ1錠，夕のみ2錠とすることとなった	A：前日よりマグラックス®を増量したことで，消化管の運動が促され，イレウスの徴候と考えられた症状は軽減している．水様便であり排便回数も多いため，緩下剤は減らしてもよいと考えられる．減量後の状況を把握する必要がある． 入院前は，食物繊維の多い食事を摂っていたとのことであるが，術後は，食物繊維は一度に摂りすぎないことや工夫して摂取したほうがよいことを伝えるべきだと考えられる P：マグラックス®，夕食後のみ2錠とし，朝昼は1錠にして経過をみる．排便コントロールの目標を共有できるようかかわる． 退院後の食生活について，調整や工夫が必要な点を伝えていく
実習6日目 （術後6日目） 11：00〜 12：00	S：「ちょうどよい感じのお通じだったと思うよ．でも，マグラックス，一生飲み続けないといけないの？　あんまり薬は使いたくないけれどな」 「食物繊維をたくさん食べたほうがいいって思っていたけど．工夫ねぇ……」 O：マグラックス®・朝昼食後1錠．排便2回（軟便）．食事全量摂取．消化器症状なし	・排便をコントロールする必要性と目標を伝え，緩下剤を調節しながら使い，排便コントロールをはかっていく意義を説明した ・イレウス予防のため，食事の工夫について説明した	A：排便コントロールの状況はよい．現在の内服量で経過をみていくのがよいと考えられる．緩下剤を内服することへの戸惑いに，配慮していく必要がある．食物繊維の摂り方については，新たな知識であったと推察される．血糖値のコントロールのためにも食物繊維を利用するのは悪くはないため，禁止というより，どのように工夫したらよいかについてもう少し具体的に話をしていく必要がある P：緩下剤の内服に関する思いを聴く．食物繊維の摂り方の具体的な工夫について指導する

痛みと倦怠感により，活動範囲の拡大がスムーズにいっていない

時間	患者さんの状況	看護ケア（実施したこと）	アセスメント
実習5日目 （術後5日目） 13：00～ 14：00	S：「今までは痛くって動くのが億劫になってしまっていて．それに1人だとちょっと不安もあってね．痛み止め増やさなくてもいいって思っていたけれど，追加したらやっぱり楽だな」 「起き上がるときに横向きになってから起きると楽に動けるね」 O：痛みは，体動時にあるが軽減しているとのこと．歩く際に創をかばうような姿勢をとっている．ロキソニン®を朝，昼食後，就寝前の1日3回とした	・ロキソニン®を6時間以上あけて1日3回服用することを提案（朝，昼食後，就寝前）．一緒に歩行する時間をつくり，患者の身体状況に配慮しながら付き添った ・歩行後は十分に休めるよう声をかけ，歩行中にも適宜休憩を取れるよう配慮した ・腹帯の巻き方を確認してから歩行した．歩行中も適宜，腹帯について声かけした	A：痛みのコントロールをはかることができ，離床の時間を確保することができている．休憩しながら一緒に歩行することも効果的であったと評価できる．今後は鎮痛薬の副作用に配慮しながら徐々に減らせるよう，計画を一部修正して継続する．動き方の工夫は少しずつできている P：今後，痛みはさらに軽減していくと考えられるため，経過をみながら鎮痛薬を減量しつつ，創に負荷をかけない動作についても検討していくとよいと考えられる

  糖尿病があり創部感染のリスクが高い

時間	患者さんの状況	看護ケア（実施したこと）	アセスメント
実習5日目 （術後5日目） 14：00～ 15：00	S：「まだ，創を見るのは怖いんだけどね，ちゃんと洗えたとは思う．気をつけないといけないことも大丈夫．これからも血糖コントロールは頑張ろうと思っているよ！　創のためにもそのほうがいいんだね！」 O：創の発赤，疼痛，腫脹等は認めない．シャワー浴，自己にて実施．血糖値，食前100～120mg/dL	・創部の洗い方を再確認し，観察ポイントを伝えた ・血糖コントロールができていることは創の治癒や感染予防のためにもよいことを伝えた	A：血糖コントロール良好．創の洗い方を再度説明したことで理解が得られたようである．しかし，創の観察はまだ自己では難しい様子．患者のできる範囲で自己管理できるよう配慮する必要がある P：創の感染徴候に関して自覚症状を伝えてほしいことや，衣類などに出血や滲出液の付着があれば，報告してほしいことを説明する．しばらくは創を見ることなく気づける方法を工夫する

基礎と臨床がつながる
疾患別看護過程

優先順位 **4**	#4 下肢の浮腫が出現しており，リンパ浮腫の可能性がある

時間	患者さんの状況	看護ケア（実施したこと）	アセスメント
実習6日目 （術後6日目） 11：00～ 12：00	S：「手術が終わったと思ったら，次から次へといろいろ気をつけないといけない大変なことがあるから，気が滅入るわね……」 O：歩行後に下肢挙上ができている．下着も締めつけないものに変えているとのこと	・リンパ浮腫のリスクと予防のために必要な下着の工夫を説明した ・歩行後など浮腫が気になった際には下肢挙上することを説明した	A：術後，自己管理が必要な点について次々と指導を受け，負担に感じている様子である．大切なのは，完璧にこなすことではなく，少し気をつけることであることや，浮腫に気づけるポイントなど，まずは気軽に実施できることから伝え，実施できている達成感を大切にしながら過ごせるよう配慮する必要がある P：気になったときに調べられるよう，パンフレット等を渡す．今，できていることを評価していく

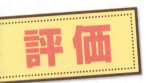

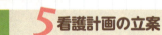 であげた「期待する結果」に到達できたかどうかを評価していきます．

 #2 期待する結果
(1) 食事や排便状況にもとづき，緩下剤の使用量の増減を自己で判断できる
(2) 術後の食生活における注意点を述べることができる
　→ほぼ到達しているが，看護計画の継続が必要

　排便状況に照らして緩下剤の量を増減することで，緩下剤の効果や期待される排便コントロール状況を理解し，分析することができています．今後も自身で調整できることが期待できますが，緩下剤を継続することにためらいもあるようです．なぜそのように感じるか話を聴いていく必要があります．

　食生活を調整する必要性については理解できているようですが，具体的にどうしたらよいのかという細かい点まではイメージできないようです．食生活の工夫について，さらに具体的な情報提供をしていくのがよいと考えられます．

#5 期待する結果
(1) 鎮痛薬の使用のタイミングや休息の取り方に関する工夫を述べることができる
(2) 腹部に負担のかかる動作をあげ，日常生活における工夫を考えることができる
→ほぼ到達しているが，看護計画を一部修正して継続が必要

痛みが緩和され，離床の拡大がはかれています．期待する結果が得られていますが，そろそろ鎮痛薬を減量して，行動の工夫をメインに行っていく時期となります．計画を一部修正し継続していくのがよいと考えられます．

また，退院後の生活に関して，専業主婦であることを考慮し，家事の負担についても考えていく必要があります．車を日常的に使用している状況であることや，朝夕の犬の散歩に関してもさらに情報収集を進めていく必要があります．

退院に向け，術後の身体の回復過程に合わせ，かつ，腹部の創に負担をかけすぎないよう，徐々にもとの生活に戻していけるような支援が必要です．

#3 期待する結果
(1) 感染徴候の早期発見のための観察と清潔を保つための行動を日常生活の中に取り込める
(2) 感染予防のため血糖コントロールが必要であると認識し，退院後も血糖管理に取り組む意向を示すことができる
→ほぼ到達している．退院後に向けた計画に限定して継続していく

血糖コントロールの必要性を感染管理と関連させて意欲を示しています．また，創を十分に観察することはできていませんが，感染の徴候を理解し，早期発見のための工夫を実践できています．

期待する結果が得られている状況ですが，退院後の生活での注意点に限定し計画を実施していきます．注意点や工夫を再確認した後，様子観察としてもよいと考えられます．

#4 期待する結果
(1) リンパ節郭清術による影響と注意点を説明できる
(2) 定期的に下肢の観察をすることができる
(3) リンパ浮腫の悪化予防のために必要な行動をとることができる
→到達していない．目標や期待する結果の修正を行ったうえで，支援を強化して実施が必要である

術後は新たに得る知識や情報が多く，また，生活調整を必要とされる事項が数多くあるため，患者さんにも余裕がなくなる場合があります．心理的な負担を大きく感じてしまうと意欲の維持も困難となります．

そうした場合には，最低限必要なことに限定し，実践可能で到達できる目標に修正し，患者さんが達成感を得られるよう配慮することが大切です．

病態の説明や定期的な下肢の観察は難しいかもしれませんが，靴や服がきついと感じたら気をつける，むくんでいるなと気づいたら下肢挙上する，など，実践可能なことを目標や期待する結果として修正していきましょう．症状の出現が軽度である場合は，こうした目標の再検討と修正も可能です．

> **#1 期待する結果**
> (1) 手術を乗り越えたという実感を表出することができる
> (2) 今後の治療の情報に関して，要望を伝えられる
> →到達していないため，看護計画の継続が必要

現段階では，患者さんの追加治療に関する不安の増強などの徴候が言動として認められず，この問題にかかわっていない状況です．

しかし，身体状況が落ち着いてくるにつれ，先々のことを考える余裕も生じ，今後は強化してかかわる必要が生じてくると推測されます．これまでは積極的にかかわりは行っていませんでしたが，引き続き計画を継続してかかわっていく必要があります．

引用・参考文献
1) 医療情報科学研究所編：病気がみえる vol.9－婦人科・乳腺外科．第2版，メディックメディア，2009.
2) 国立研究開発法人国立がん研究センターがん対策情報センター：がん情報サービス．http://ganjoho.jp/public/cancer/corpus_uteri/index.html（2017年6月6日検索）
3) T.H.ハードマンほか編，日本看護診断学会監訳：NANDA-I 看護診断-定義と分類 2015-2017．原書第10版．医学書院，2015.

基礎と臨床がつながる
疾患別看護過程

❻

糖尿病網膜症
〜硝子体(しょうしたい)手術後の事例〜

糖尿病網膜症は，糖尿病の3大合併症の1つです．
高血糖状態が続くことでできた網膜の新生血管の出血などが原因で，重篤な視力障害が引き起こされます．
眼科的な治療に加え，視力がおちた状態で生活を送ることへの援助や，糖尿病の自己管理への援助が重要です．

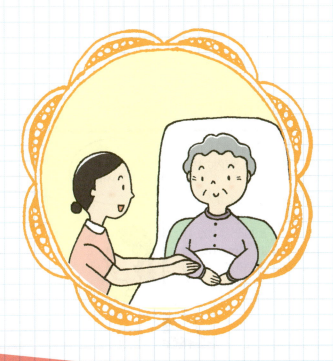

基礎と臨床がつながる 疾患別看護過程

事例

患者
Aさん　70歳　女性

診断名
糖尿病網膜症
（2型糖尿病）

背景
72歳の夫と2人暮らしで猫を飼っている．子どもは娘が2人おり，長女は46歳（新幹線で1時間かかる距離），次女は42歳（電車で2時間かかる距離）．Aさんも夫も両親はすでに他界しており，Aさんの母親も糖尿病であった．
　Aさん，夫とも仕事はすでに退職し，趣味の登山を1～2週間に1度程度行っている．糖尿病の運動療法も兼ねており，週末に仲間とともに登山をして景色を眺めることが楽しみであった．
　日常生活上の家事は主にAさんが担当しているが，夫も単身赴任の経験からAさんが旅行で不在の際などは家事を担当することがある．住居は持ち家，年金や預貯金で現在生活をしている．アルコールは機会があれば飲酒する程度．喫煙は経験なし．

父：心筋梗塞で死亡　　母：糖尿病に罹患　大腸がんで死亡

既往歴
62歳のとき，市民健康診断で初めて高血糖を指摘される．A大学病院を紹介され，受診したところ2型糖尿病を指摘され，運動療法・食事療法が開始される．しかし血糖コントロールは不良な値（HbA1c 7.8％）が続き，内服加療が開始となる．薬剤調整がたびたび行われるが，血糖コントロールは不良（HbA1c 7.4％）であり，通院加療にて経過観察していた．
　教育入院も経験しており，その際に糖尿病網膜症の経過観察のため眼科の通院をすすめられたことがあった．しかし，1度眼科を受診したものの，本人は症状が出ていないということで通院を自己中断してしまっていた．

現症経過
1週間前より右眼の飛蚊症（ひぶんしょう）が出現し，3日前より急に右眼の視野が真っ暗になり視力低下をきたした．左眼だけで見ると普段の視力よりも見えにくいことを自覚し，普段は気づいていなかったが左眼も視力低下が徐々に生じていた様子であった．
　右眼の視野障害が出現した際に近所の眼科クリニックを受診し，糖尿病網膜症の進行を指摘される．さらに，早急な手術加療が必要とも指摘され，A大学病院の眼科外来を受診．受診当日に緊急入院し，緊急の硝子体手術となり，現在術後3日目（入院後3日目）．本日より学生が受け持つこととなった．

実習の1日，病日3日目

Aさんは糖尿病網膜症のため3日前（6月17日）に硝子体手術を受け，視力が低下した状態で，眼内の様子が落ち着くまで経過をみています．
Aさんの居室を訪れると，ベッドに腰かけて休んでいました．食思不振で，朝食は半分程度のみ摂取．バイタルサインは血圧127/78mmHg，脈拍85回/分，体温36.8℃でした．朝食前の血糖値は174mg/dL，食前の内服（血糖降下薬）は袋の開封を医療者が介助しています．視力検査の結果は右眼裸眼眼前30cm，左眼0.03でした．カルテには「見えないことってこんなに大変なんだね」と記載がありました．

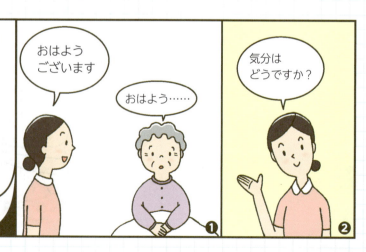

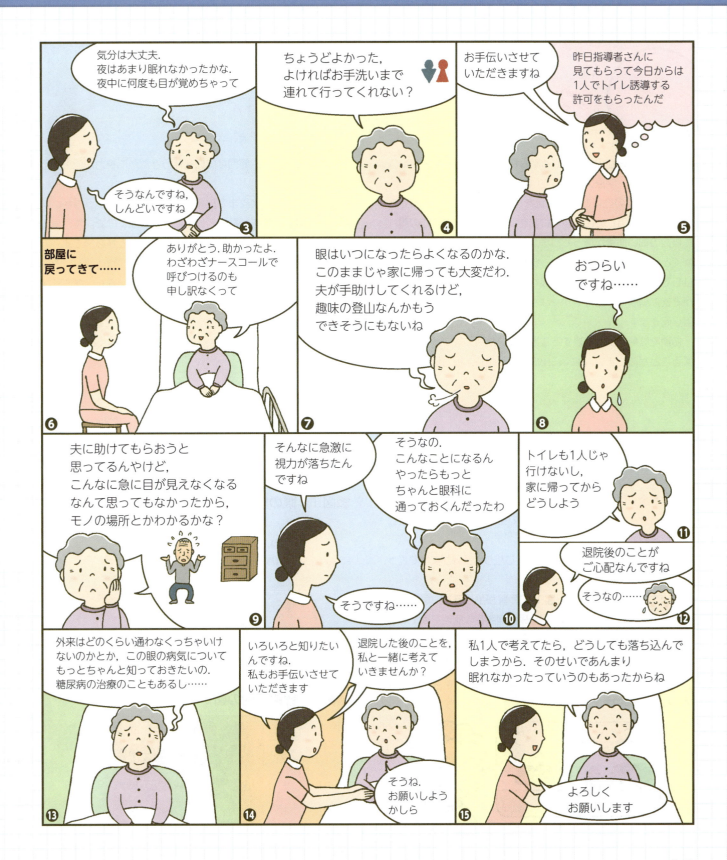

糖尿病網膜症とは…

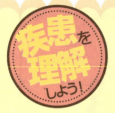

糖尿病の合併症の1つである糖尿病網膜症は，年間3,000人もの日本人の失明原因となっています．

網膜とは眼の底にある光や色を感じるための神経の膜であり，ものを見るために重要な役割を果たしています．この膜には無数の細い血管が通っており，糖尿病で血糖値が高い状態が続くと，血管が少しずつダメージを受けて変形したり詰まったりしてしまいます．その結果，破れやすい新しい血管（新生血管）ができ，網膜が出血しやすくなり，それによって眼の機能に障害が起きます．

初期では無症状で経過することが多いため，気づかずに悪化することがあります．徐々に出血などが生じ，視力低下を自覚するようになり，広範囲な出血を伴うと急激に視力が低下することがあります．

視力低下を自覚するまで放置して受診しないという方がいますが，適切な治療をしないと失明にもつながるので，糖尿病と診断されたらしっかりと検査・治療を行うことが必要です．

眼科的な治療とともに，内科的な糖尿病の血糖コントロールも重要となってきます．眼の状態が安定していても，高血糖が続けば再び糖尿病網膜症が進行し始めるためです．そのため，眼を治療するための入院であっても，血糖コントロール（p.161参照）など退院後の生活を含めた支援を考えていくことが大切です．

症状

- 症状が全くないことや気づかない程度の症状であることも多く，自覚症状があり受診するとすでにかなり進行していることがある．
- 新生血管の出血により飛蚊症*が生じたり，視野が欠けて真っ暗な部分が生じることがある．
- 網膜の中心部にある黄斑（図1）に障害が生じると，急激な視力低下をきたすことがある．糖尿病網膜症の病期を表1に示す．

*飛蚊症：目の前を小さな浮遊物が飛んでいるように見える症状．粒だったり，糸状のものだったりと形はさまざま．原因ははっきりと解明されておらず，網膜剥離などの前段階である可能性もあるが，とくにほかに症状が出ない生理的飛蚊症の場合もある．

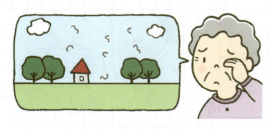

■図1 眼の解剖図

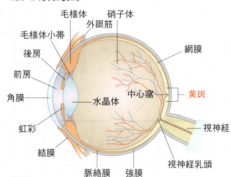

■図2 眼瞼周囲の図

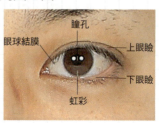

■表1　糖尿病網膜症の病期

単純網膜症	網膜の血流が悪くなり始める．糖尿病網膜症最初の段階．この時期には自覚症状はほぼなく，血糖コントロールがよくなれば改善することもある
増殖前網膜症	血管が詰まって，網膜の一部に血液が流れていない虚血部分（きょけつ）が生じてきた段階．虚血部分に酸素や栄養をなんとか送り込もうと，新生血管が伸びてくる段階でもある．症状はあまり出ないが，黄斑部に障害が起こると視力が低下することがある
増殖網膜症	さらに進行した重症な段階．新生血管は出血しやすい血管で，網膜の表面や眼球内で出血すると，視力が大きく低下することがある．また，出血した部分がかさぶた（増殖膜）となり，網膜を傷つける原因となる．飛蚊症が生じたりするのもこの段階．この段階では手術が必要となることが多く，手術が成功しても視力が回復しないこともある．また，血糖にかかわらず進行するため注意が必要．

◀**0.01未満の視力の記載方法**▶

ランドルト環*や文字を用いた視力検査で測ることのできない0.01未満の視力は，下記のように記載します．

指数弁：眼前で提示した指の数がわかる場合
※50cm指数の場合，視力0.01に相当します
手動弁：眼前に提示した手の動きがわかる場合
光覚弁（明暗弁）：光を感じる場合
全盲：明暗弁もない場合．視力0

*ランドルト環：視力検査で用いられる黒色で一部が欠けている円環．

検　査

眼底検査

- 瞳を特殊な機械を使って覗き込むことで，眼の奥側（眼底，**図3**）を見ることができる．
- 網膜の色調や，血管の様子，視神経の状態などを観察し，経過をみる．

蛍光眼底造影

- 特殊なフィルターを通した光をあてると蛍光を発する性質を持つ造影剤を使用する．
- 腕の静脈から注射すると，眼底の血管に薬剤が流れていき，血管内の血液の流れや見ただけではわからない病変を詳しく見ることができる．

■図3　眼底部の模式図

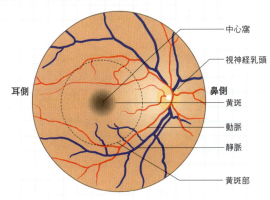

眼底の中心には視力に関係する黄斑と中心窩があり，視神経乳頭は中心から少しずれたところにある

治　療

硝子体手術

- 眼の中にあるゼリー状の組織（硝子体）を，器具を使用し取り除く手術．
- 硝子体の中にある出血を取り除いたり，硝子体に引っ張られてはがれている部分を元に戻したりする際に行われる．
- 硝子体手術の際には主に抗菌薬，抗炎症薬（ステロイド薬，非ステロイド薬）が使用される**表2**，(p.152)．それ以外にも状態によりほかの点眼薬や軟膏を使用する．

レーザー凝固術

- 血流が悪くなった部分にレーザー光をあてることで血流を改善し，糖尿病網膜症の進行を予防する．
- あくまでも予防のためであり，視力改善は見込めない．

基礎と臨床がつながる 疾患別看護過程

■表2　糖尿病網膜症の点眼薬の種類

無菌の外用薬で，抗菌薬・抗炎症薬などがある．

薬剤	効果	商品名の例
抗菌薬	・細菌の増殖を抑えたり，細菌を殺したりする	クラビット® ガチフロ®
抗炎症薬 （ステロイド薬）	・目の炎症をしずめて，腫れや発赤，痛みなどの症状を抑える ・副作用を生じることがある	リンデロン® フルメトロン®
抗炎症薬 （非ステロイド薬）	・目の炎症をしずめて，腫れや発赤，痛みなどの症状を抑える ・ステロイド性の抗炎症薬と比較して副作用が生じにくい	ブロナック® ネバナック®

◀視力障害のある患者さんの誘導▶

視力障害のある患者さんは，明るいところから暗いところへ移動しただけで見えにくく感じることがあります．また，検査のために，調節麻痺薬などを点眼することも多いです．

介助者が想像している以上に見えにくさを感じていることを理解し，適切な誘導と声かけを行いましょう．

患者さんに誘導者の肘の上を握ってもらう

誘導者は患者さんの半歩前に立ち，肘の上を握ってもらいます．「肘の上を持ってください」と声をかけてから患者さんの手を自分の肘に誘導します．患者さんは腕を曲げることにより，自然に半歩後ろになり安心して歩けます．

腕は左右どちらでも○

杖を持っていないほうの腕，もしくは居室内の状況を見て左右を決めましょう．
狭い場所などで腕を持った状態での誘導が難しい場合など，誘導者の手で患者さんの手を取って誘導するほうが効果のある場合もあります．

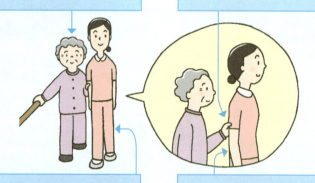

歩く速さは相手に合わせる

誘導するときの患者さんの握り方で相手の速度を把握し，速さを調整します．
強く握られたり後ろに引っ張られたりするように感じるときは，患者さんは速いと感じているため，速度を緩めるようにしましょう．

握られた腕は動かさず歩く

誘導者は歩くときに，握られた腕を動かしたりせず固定した状態にしましょう．患者さんの体がふらつかないようにするためです．
患者さんが壁や手すりなどを反対の手で触りながら移動すると，より安定します．

| 1 情報収集 | 2 情報の整理とアセスメント | 3 全体像の把握から看護問題を抽出 | 4 看護問題の絞り込み | 5 看護計画の立案 | 6 経過記録(SOAP) |

情報収集

✱ 情報収集の視点の定め方

糖尿病網膜症は急激な視力低下を生じてしまう可能性のある疾患です．今回のように自立して生活していた患者さんでも，急激な視力低下をきたすことによって，生活がままならなくなってしまうことがあります．視覚は人間が得る情報の8割を占めるとも言われ，視力が低下した患者さんの行動をどのように援助していくかといったことや，急激な視力低下により変化している精神面へのフォローを行うことが重要です．

また，糖尿病網膜症は血糖値の変化によって悪化することもあるため，自己管理など退院後の生活を含めた支援を行う必要があります．

情報収集の視点

視点1 Aさんは自分の状態をどうとらえているか

視点2 視力が低下していることでAさんはどのような精神状態にあるか

視点3 疾患を抱えて生活していくうえで，自己管理を阻害していることは何か

✱ 情報収集の例

視点1 Aさんは自分の状態をどうとらえているか

情報収集の視点（詳細項目）	どこから？	なぜこの情報が必要か？	Aさんの情報
●視力に関する自覚症状 ・現在の見え方 ・手術前の見え方と比較して，左右で見え方を比較して，どのように感じるか ●現在の身体状態 ・バイタルサイン ・検査結果（採血，眼科的検査，視力検査） ・血糖値，糖尿病への内服加療 ・食事量，飲水量 ・尿量，排便回数 ●家族・生活歴 ・家族に関する情報（支援の有無） ・生活行動に関する情報（趣味・仕事・住居・金銭面）	●カルテ（看護記録，診療記録） ●患者・家族から聞き取り ●患者の観察 ●担当医師・担当看護師から聴取 ●入院や治療内容の説明	●Aさんの視力に対する受け止め方を知る ●入院前の生活の情報を知り，自身の状態がどう変化していると感じているかを知る ●身体症状を把握し，入院生活を送る中で身体的な支援がどの程度必要かアセスメントする ●入院・手術に関する思いを知ることで，入院加療という出来事に対してどうとらえているかをアセスメントする ●患者が自分でできることとできないことを明らかにし，患者の持つ力を尊重しつつも，適切な援助を行う必要がある	●「右眼は手術する前も今も見えないんですけど，左眼も気がつかないうちに悪くなってたみたいで，今はどっちも見えないような感じ」と，著しい視力低下を自覚している ●術後3日目のバイタルサイン：血圧127/78mmHg，脈拍85回/分，体温36.8℃ ●術後3日目の視力：右眼 裸眼眼前30cm，左眼0.03 ●血糖値：入院時173mg/dL ●食事は半量程度摂取．糖尿病食1,300kcal ●排便習慣は2日に1回 ●夫（72歳）と2人暮らし．娘が2人いる（遠距離） ●家庭ではADL自立し，家事も担当していた ●年金暮らしのため経済的問題はない ●1週間前より右眼の飛蚊症が出現し，3日前より急に右眼の視野が真っ暗になり視力低下をきたした

ADL：activity of daily living，日常生活動作

情報収集の視点（詳細項目）	どこから？	なぜこの情報が必要か？	Aさんの情報
●既往歴・現病歴 　・どんな経過をたどって入院にいたったのか ●現在の生活行動に関する情報 　・自立して行動できるか，またできないことは何か 　・自立して行動できないことに対してどのように対処しているか ●入院してからの経過 ●入院や手術加療を行ったことへの理解度 ●医療者に対する思い			●1週間前までは視力は保たれていた ●現在は視力低下に伴いADLも縮小している ●視力が低下した状態で歩行しているときに壁にぶつかり転倒しそうになった ●食事は自立して摂取している．メニューの説明と袋入りドレッシングの開封などは介助を行う ●トイレへの移動は誘導が必要．トイレ内の動作は1度説明を受け，それ以降は自立している ●衣服の着脱は自立している ●点眼の手技が自立していない ●自分の視力低下を自覚しているが，人に迷惑をかけたくないという気持ちから医療者に援助を求めることができない場面がある ●「迷惑はかけたくないから……」

視点2　視力が低下していることでAさんはどのような精神状態にあるか

情報収集の視点（詳細項目）	どこから？	なぜこの情報が必要か？	Aさんの情報
●年齢，性別 ●家族・生活歴 　・家族に関する情報（支援の有無） 　・生活行動に関する情報（趣味・仕事・住居・金銭面） ●表情，発言 ●睡眠状況 ●不安やストレスへの対処方法 ●入院してからの経過 ●医療者に対する思い ●医療者からの病状説明や治療の説明	●カルテ（看護記録，診療記録） ●患者・家族から聞き取り ●患者の観察 ●担当医師・担当看護師から聴取	●家庭での生活状況を知ることで，現在視力低下があるために，どのような制限を強いられているのかをアセスメントする ●視力は生活全般に大きく影響するため，患者の家族や仕事・趣味に関する情報を得る ●仕事や経済状況が不安をもたらすこともあるため，治療に集中できる環境作りを援助する ●いつになったらどの程度視力が回復するかということがわからないため，再手術となる可能性もあり経過をみていく必要がある ●疾患への知識がないことで，将来に対する見通しが立たないという不安が生じる可能性があるため，疾患についての患者の理解度を知る ●表情や発言，睡眠状況などから不安の有無などをアセスメントする	●70歳，女性 ●夫（72歳）と2人暮らし．娘が2人いる（遠距離） ●趣味で登山をしていた．視力がいつ回復するかわからない状況のため，今後登山はできそうもないと考えている ●家庭では家事を担当していたが，視力が低下していて退院後に同じように生活ができるかどうかわからない ●「見えないから何もできないし，する気が起きない」 ●「これからどうなっていくのかな」 ●「あんまり眠れなかったかな」入院前と比較して睡眠状況が悪化している ●表情は暗く，ため息をよくついている ●「趣味で登山もよく行ってたけど，退院しても行くのは難しいわね．今度一緒に行こうって言ってた人にお断りしておかなきゃ」 ●医師から視力がどの時期までにどこまで回復するかはわからないことを説明されている

視点3　疾患を抱えて生活していくうえで，自己管理を阻害していることは何か

情報収集の視点（詳細項目）	どこから？	なぜこの情報が必要か？	Aさんの情報
●年齢，性別 ●家族・生活歴 　・家族に関する情報（支援の有無） 　・生活行動に関する情報（趣味・仕事・住居・金銭面） 　・生活リズム	●カルテ（看護記録，診療記録） ●患者・家族から聞き取り ●担当医師・担当看護師から聴取	●糖尿病網膜症は血糖管理や定期的な受診が必要であるため，退院後も適切な治療ができるよう管理状況をアセスメントする	●70歳，女性 ●夫（72歳）と2人暮らし．娘が2人いる（遠距離） ●無職．家庭では家事を担当しており，趣味の登山を週末に仲間とともに行っていた

情報収集の視点（詳細項目）	どこから？	なぜこの情報が必要か？	Aさんの情報
●入院前の受診状況 ・通院状況 ・服薬管理状況 ・食事療法・運動療法の状況 ●ほかの糖尿病合併症の有無とセルフケア状況 ●医療者からの病状説明や治療の説明 ●退院後の生活に関する情報 ・どの程度生活が自立するのか ・自立していないことに関してどう対処するのか ・支援はどの程度望めるのか ●利用可能な社会資源 ●患者自身の思い ・入院中，そして退院後どう過ごしたいのか ・今後どのような生活を送りたいのか		●入院前の受診状況から，疾患が悪化してしまった経緯を把握し，どのように改善すれば退院後適切な自己管理を行えるかを知る ●社会的役割や家族の中での役割，周囲とのかかわり方も疾患・症状によって変化する．入院前と全く同じように過ごすことが難しい可能性はあるが，患者の思いを尊重し，必要な支援を考える必要がある ●すでに視力低下というストレスを抱えていることを知り，そのうえで家庭では家族の支援のもと自己管理をする必要があるため，サポート状況や利用可能な社会資源を把握しておく必要がある	●眼科の通院を糖尿病教育入院の際にすすめられ，1度受診したが，自覚症状がなかったため，その後，通院を自己中断してしまっていた ●内服は自己管理していたがたまに飲み忘れることがあり，血糖コントロールは不良な状況が続いていた ●医師から視力がどの時期までにどこまで回復するかはわからないことを説明されており，「これからどうなっていくのかな」と発言があった ●退院後は夫に助けてもらおうと思ってると話していた ●夫は「家では僕が支えないといけませんね．お医者さんも言っていたし，ゆっくり治していければと思っています」 ●ナースコールをするのを申し訳なく思うなど，迷惑をかけたくない思いがある

情報の整理とアセスメント

✻ 情報の整理

　今回は，ヘンダーソンの14の基本的ニードの枠組みに沿って情報を整理します．

　糖尿病網膜症の患者さんの場合，現在視力が低下していることが問題としてわかりやすいですが，今後退院してからの生活も視力と深くかかわってくるために，退院後の血糖の自己管理を継続するための支援も欠かせません．

　本人の持つ力を尊重し，必要な支援を行っていくことが求められるため，患者さんの状態を適切にアセスメントしていくことが重要です．

●ヘンダーソンの14の基本的ニードの枠組みによる情報の整理

領域	情報を集める視点	アセスメントの視点
【1】 正常に呼吸する	●ガス交換が正常に行われている ・呼吸の性状（回数・呼吸音・リズム・深さ），努力呼吸の有無，胸郭の動き，SpO_2，皮膚の色や表情，呼吸を障害する因子の有無，検査データ ・呼吸器疾患，循環器疾患の既往歴 ●安楽に呼吸ができる ・姿勢や体位は呼吸を障害していないか ・寝具や家具は適切なものか ●空気環境が適切である ・室内空気の調節（温度，障害因子となる物質の有無） ・酸素療法の有無	●検査データや身体所見からどのような呼吸を行っているか把握し，正常範囲から逸脱していないか評価する ●呼吸器疾患の既往の有無から，呼吸状態の評価に影響があるかどうか判断する ●視力障害により周囲の環境を自己で整えられない可能性があるため，安楽な状態にあるかどうか判断する

155

領域	情報を集める視点	アセスメントの視点
【2】適切に飲食する	●適切な食事摂取量や食品 ・消化器疾患の既往の有無，甲状腺疾患などの消費エネルギーに影響する疾患の有無 ・身長，体重，BMI，体脂肪率，体重の増減，腹囲 ・血液データ（TP，Alb，Hb，Ht，HDLコレステロール，LDLコレステロール，血糖値，HbA1c），尿のデータ（尿タンパク） ●食事療法への取り組みの程度 ●食事の満足感 ・糖尿病を指摘されるまでの食習慣，指摘されて以降の食習慣 ・糖尿病網膜症で入院してからの食事 ・食事の嗜好，偏食の有無，食事への価値観 ●食事の自立度 ・視力障害など摂食行動に関連する運動・感覚機能疾患の有無やその程度 ・食物の購入や調理の可否 ・適切な食生活に関する知識の有無 ・サポートパーソンの有無 ●食事摂取に影響を及ぼす要因 ・食物アレルギーの有無，咀嚼に関する機能障害の有無，嚥下機能障害の有無 ・悪心，嘔吐，食欲に関する疾患や薬剤使用の有無	●検査データや身体所見からどのような栄養状態か把握し，正常範囲から逸脱していないか評価する ●食物の消化吸収やエネルギー消費に影響を及ぼす疾患の有無を判断する ●摂取エネルギーと消費エネルギーのバランスを考え，必要なエネルギー量を判断する ●電解質，体液バランスから必要な水分量を判断する ●適切な栄養素のバランスを判断する ●運動機能・感覚機能（視力など）の状態から食事に伴う活動の自立度を判定する ●食事療法への適切な知識の有無，食生活への価値観や嗜好から食事にどのように取り組んできたかを判断する ●生活の中での食事療法の取り組みについて考える ●重要他者との関係や食事への支援状況を判断する
【3】身体の老廃物を排泄する	●排泄の状態 ・尿・便の量，性状，回数，間隔，家庭での習慣，失禁の有無，腹部膨満の有無 ・発汗，月経（女性），痰などの分泌物，ドレーンからの排液 ●排泄に関する感情 ・緊張，ストレス，羞恥心 ・自立していないという苛立ち ●排泄行動の自立度 ・排泄の自覚，トイレへの移動，トイレ内の物品の確認，衣服の着脱，後始末，清潔の保持 ●排泄に影響を及ぼす要因 ・消化器，泌尿器疾患の有無 ・人工肛門，人工膀胱，尿道カテーテルの有無 ・排尿排便に関連する薬剤の使用 ・食物摂取量，水分摂取量，食事内容や摂取時間 ・活動量，季節による気温の変化 ●検査結果 ・血液データ（BUN，Cr，eGFR，Ccr，Na，K，Cl） ・尿データ（尿比重，尿糖，尿タンパク，尿中アルブミン，尿潜血）	●排泄について，正常からの逸脱の有無，程度を判断する ●In-Outバランスを考慮し，尿量の増減や水分摂取の多少を判断する ●排尿排便の回数・間隔・時間帯を把握し，生活に影響を及ぼしていないか判断する ●消化器，泌尿器疾患の有無と，人工肛門や人工膀胱・尿道カテーテルの有無，排尿排便に関連する薬剤の使用の有無を把握し，それらの排泄に与える影響を判断する ●排泄行動に関して患者を取り巻く環境や患者の持つ思いを知り，排泄に関する援助を行ううえでの注意点や配慮を考える ●排泄に関する援助を安全に提供するために自立度を把握し，必要な援助をしつつ，自立を促すような援助を考える **臨床の視点** 糖尿病患者さんは，すでにほかの合併症を持っている場合も少なくありません．糖尿病神経障害があると，視力障害に加えて感覚障害もあわせ持ち，日常生活に大きく影響するので，視点として持っておくとよいでしょう．
【4】移動する，好ましい肢位を保持する	●よい姿勢の保持 ・骨の変形や機能不全を引き起こす疾患の有無 ・運動疾患と手術の有無 ・下肢の手術の有無 ・廃用症候群の有無 ・感覚機能の障害の有無や程度 ●自立度 ・どの程度自立して動くことができるのか ・疾患による影響の有無 ・視力障害による影響の有無や程度 ・自立して動けないときにどのように対処するのか ●よい姿勢に対する知識 ・今までの生活習慣	●姿勢を保持する機能と移動に関する機能の，正常からの逸脱の有無と程度を判断する ●患者の年齢，安静による廃用症候群の影響を考え，リハビリテーションを開始する時期を判断する ●退院後の生活を見据え，今までの生活習慣と疾病の状況から自立の程度を判断する ●患者の気持ちを尊重し，よい姿勢や適切な移動を行えるよう，意欲や動機づけに関して援助をする ●患者の移動の程度と対処方法，患者自身の思いを知ることで，必要な援助をアセスメントする
【5】眠る，休息する	●十分な睡眠と休息 ・入眠困難，中途覚醒，早期覚醒，熟睡感の有無，入院前の睡眠習慣，睡眠のリズム	●睡眠と休息が十分かどうかを判断する ●入院による睡眠の障害がないか判断する ●退院後の生活で睡眠を妨げる要素がないかどうかを判断する

領域	情報を集める視点	アセスメントの視点
【5】眠る，休息する	●十分な睡眠を妨げる要因 ・睡眠に影響する精神疾患の有無，睡眠薬の使用の有無，睡眠に影響する薬剤使用の有無，不快な身体症状の有無（呼吸困難，疼痛，瘙痒感，空腹感など），睡眠を妨げる環境（照明，音，においなど） ・悩みなど心理的要因	●視力障害に関する不安が睡眠にどのような影響を与えているか評価する
【6】適切な衣服を選び，着たり脱いだりする	●適切な衣服の選択 ・清潔であるか，温度調整の可否，環境に応じた衣服の選択 ●衣服に関する気持ち，満足度 ・好み，衣服に対する価値観，自己認識 ●衣服着脱の自立度 ・更衣の必要の認識，清潔な衣服の準備，着脱の行為の可否（ボタンやファスナーの操作），汚れた衣服の洗濯 ・感覚機能障害の有無	●衣服を選択し，着脱するニードが充足されているかを判断する ●入院，検査，治療により衣服の着脱が妨げられる要因がないかを判断する ●視力がどの程度更衣に影響を与えるか判断し，自立の程度から必要な援助が何かを知る
【7】体温を正常範囲に保持する	●体温に影響を与える要因 ・年齢，甲状腺疾患など代謝に影響する疾患の有無，感染症の有無，創傷の有無，血液検査（WBC，CRP） ・季節，空調による変動 ・下肢などの身体の部分的な温度差	●正常な体温を保持できているかを判断する
【8】身体を清潔に保ち，身だしなみを整え，皮膚を保護する	●身体の清潔の保持 ・身体，陰部，頭髪，ひげ，足，つめ，顔，鼻，耳の整容の状態 ●清潔に対するとらえ方 ・清潔への意識，清潔習慣，生活の必要性の理解，自己の身体に対する意識，清潔を保持することによる快の感覚の刺激 ●清潔を保つための行動の自立 ・整容行動の可否，整容のための道具の取り扱いの可否 ・感覚機能障害の有無 ●易感染状態の有無 ・血糖コントロールの状態，易感染に影響する薬剤の使用（ステロイド薬など），循環状態，創傷の有無，皮膚の乾燥，浮腫，皮膚の脆弱度	●身体の清潔を保持する機能について，正常範囲から逸脱していないか，またその程度を評価する ●清潔に対する意識から，感染症を引き起こす可能性を判断する ●清潔に対する意識や快の感覚への刺激から，自己の身体に対する認識を判断する ●退院後の生活を考えて，感染予防のための清潔に対する教育の必要性の有無や教育内容を判断する ●感覚機能の障害により自立が阻害される場合，どのように対処すれば自立を促すことができるか考え，援助や指導を行う ●眼球表面の粘膜の損傷に対する清潔意識について判断し，自立して管理できるように援助や指導を行う
【9】環境の危険因子を避け，また，他者を傷害しない	●危険回避の知識があるか，行動が取れるか ・危険に対する認識，危険を回避する知識の有無，危険を回避する行動の自立度，行動の自立度に対する自己認識，性格 ●環境に危険はないか ・年齢，環境変化への適応の状態，運動機能の障害の有無，感覚機能の障害の有無や程度，下肢や腰などの疼痛の有無，環境の中の危険物の有無，照明の状況 ●精神の状態 ・自傷・自殺可能性の有無，他者を傷つける可能性の有無 ・精神疾患の有無とコントロール状態 ●感染症のリスク ・感染症の有無，免疫力低下の有無，感染予防行動への理解と行動	●危険を回避する機能を判断し，正常範囲から逸脱していないか評価する ●転倒や感染のリスクを認識できているかどうかを判断する ●退院後の生活を考え，環境を整える必要性や整備の方法を検討する ●精神状態から，自傷や他傷の可能性を判断し，同室患者・重要他者・キーパーソンとの関係に配慮する
【10】他者とのコミュニケーションを持ち，情動，ニード，恐怖，意見などを表出する	●コミュニケーションに障害はないか ・コミュニケーションの障害となる感覚機能の障害の有無 ・コミュニケーションの障害となる精神疾患や発達障害の有無 ●看護師に自分の感情，考え，ニードを表出しているか ●重要他者との関係，関係変化の有無 ●ソーシャルサポートシステムとの関係 ●情動変化を表す身体症状があるか	●他者とのコミュニケーション機能を判断し，正常範囲から逸脱していないか評価する ●患者が自身の考えや感情を表出しやすい状況にあるかどうか判断する ●退院後の生活を考え，サポートが受けられるように重要他者やサポートシステムとの良好な関係が持てるよう援助する
【11】自分の信仰に従って礼拝する	●信仰，価値観，倫理的な考え方，人生の意味，今までの生き方，将来に対する考え ●自己に対する期待 ●将来への希望	●患者が自身の信仰や価値観が尊重されていると感じているか判断する ●患者の将来に対する意向や自己への期待を考慮し，援助の方向性を判断する

領域	情報を集める視点	アセスメントの視点
【12】達成感のあるような形で仕事をする	●社会，家庭内での役割について ・患者の発達段階，家族の発達段階 ・感覚機能の障害による役割変化の有無や程度 ・役割変化についての家族や重要他者の認識 ●1日の過ごし方，仕事と休息のバランス，社会活動，達成感のある仕事 ●経済状況と変化 ・仕事の継続状況，生計者，収入源の変化，支出の状態 ●社会資源の利用 ・障害者手帳の給付	●活動や仕事をする機能について判断し，正常範囲から逸脱していないか評価する ●患者と家族の発達段階について考慮し状況を判断する ●疾患や機能障害による役割機能の変化についての患者自身の受容を判断する．また，家族のとらえ方についても同様に判断をする ●患者がどのような活動に達成感を得ているか判断する ●退院後の生活や外来通院の継続を考え，経済状況に対する支援を検討する
【13】遊び，あるいはさまざまな種類のレクリエーションに参加する	●遊び，レクリエーション，気分転換 ・趣味，障害となる身体症状の有無（息切れや疼痛など），感覚機能障害の有無，運動機能障害の有無，精神疾患の有無，精神的ストレスの有無 ●生きがい	●レクリエーション活動のニーズ充足について判断する ●患者の身体（感覚機能など）・精神はレクリエーション活動を行うために整っているか判断する ●レクリエーション活動が快となっているか，ストレスとなっていないかを判断する ●どのような生きがいが患者の支えとなっているか考える
【14】"正常"な発達および健康を導くような学習をし，発見をし，あるいは好奇心を満足させる	●知識の程度 ・疾患の治療，予防，進行に関する知識 ・自己管理に対する知識や経験 ・情報源（新聞・書籍，インターネット，テレビ，知人，患者会） ・教育歴，教育入院の有無 ●理解力の程度 ・年齢，学歴，認知機能に影響を及ぼす疾患の有無 ・情報を得たり理解するための感覚機能に影響を及ぼす疾患の有無や程度 ・疾患に関する情報の解釈，理解度 ●意欲 ・意欲低下に影響する疾患の有無 ・意欲低下に影響を及ぼす身体症状（息切れや疼痛，瘙痒感，倦怠感など）の有無や程度 ・自己管理の必要性や影響についての理解度 ・疾患や症状管理のコントロール感，自己効力感の有無 ●知識を実行するうえでの障害の有無 ・実行に影響を及ぼす疾患や機能障害の有無・程度 ・患者自身の持つ価値観 ・適切な自己管理と患者の理解している自己管理と患者の実行している自己管理 ・治療や受診の自己中断歴 ●サポート状況 ・重要他者やソーシャルサポートシステムの支援，関係性	●患者の状態に合わせて教育をするため，年齢・認知力・感覚機能・身体症状・疾患・精神状態などから教育を受けることができる状態かを判断する．また，教育の内容についても適切か判断する ●知識を提供するだけでなく，知識を活用して実際に自己管理ができるように，患者の自立を促すような援助を計画する必要があるため，患者の理解度や意欲を把握する ●疾患や症状についての受け止め方やコントロール感から，自己管理のための教育を受け入れることができる準備が整っているかどうかを判断する ●過去の経験や関心から，患者の持つ強みを判断する ●自己決定能力について判断し，自己管理の目標や達成可能なレベルについて検討する ●実行していた自己管理の内容や今後の支援状況から援助の具体的な内容を計画する **臨床の視点** 糖尿病の3大合併症のうち，神経障害は最も早くから現れてきます．手や足の感覚神経から障害が現れ，じんじんしたり痛みを感じたりするようになります． 症状の出現は個人差もあるため，その人の情報を収集し，アセスメントすることが求められます．

● Aさんの情報の整理とアセスメント

領域	Aさんの情報の整理	アセスメント
【1】正常に呼吸する	【入院前】 ①喫煙歴なし，登山が趣味であった 【入院時】 ②室内空気下でSpO₂ 97%，呼吸回数16回/分 【術後3日目】 ③視力障害はあるが，自己で病室の寝具を整えている ④体位による呼吸苦の出現などなし	●喫煙歴なく，趣味も運動強度の高い登山をしていた．入院時も検査データ等異常なく，入院後呼吸状態の変化は見られない．呼吸機能が低下している可能性は低いと考えられる（①②③④）
【2】適切に飲食する	①身長153cm，体重62kg，BMI 26.49 ②62歳のときに糖尿病と診断され，食事療法・運動療法に取り組んでいた	●入院前から糖尿病に対して食事療法を行っていたが，現在肥満傾向にあり，退院後の生活を見据えて食事療法に関する知識提供が必要である（①②③⑤）

領域	Aさんの情報の整理	アセスメント
【2】適切に飲食する	③家庭では家事を担当しており，自身で調理を行っていた ④気分が優れないとの発言があり，食事は半量程度摂取している ⑤病院食は，糖尿病食1,300kcal ⑥摂食・嚥下障害はなし ⑦視力障害から食事のメニューが見えにくいため，看護師がメニューの説明とドレッシングなどの開封の介助を行う．食事介助は行わず，自立して摂食している ⑧血液検査（血糖値174mg/dL，BUN 20mg/dL，TP 7.3g/dL，WBC 4,800/μL，RBC 500万/μL，Hb 13.3g/dL，Ht 48.0％，TG 152mg/dL，総コレステロール200mg/dL，HDLコレステロール103mg/dL）	●食事量は十分とは言えないが，血液検査の結果から栄養状態としては正常範囲内から逸脱してはいないと考えられる（④⑤⑧） ●入院前の食事は自立していたが，現在視力が障害されているために，一部介助が必要な状態にある（③⑥⑦）
【3】身体の老廃物を排泄する	①62歳で糖尿病を指摘され治療を行ってきた．糖尿病腎症を指摘されたことはない ②トイレまでの移動が自立しておらず，医療者による誘導が必要 ③誘導の際に「迷惑かけてすみません」と発言があった ④トイレ内での行動は医療者が1度説明してから行い，それ以降は自立している ⑤血液検査（Cr 1.2mg/dL，BUN 20mg/dL，Na 135mEq/L，K 4.2mEq/L） ⑥排便習慣は2日に1回，患者は排便排尿に関するトラブルはないと話している	●血液検査の結果や医師から糖尿病腎症を指摘されたことがないという経緯から，腎機能が低下している可能性は現段階では低いと考える（①⑤） ●排泄行動の中で，トイレまでの移動が自立していない．視力低下が原因で，運動機能や認知機能には問題がない．移動介助を行うことが求められる（②④） ●依頼することに対する申し訳なさを抱いており，負担をかけていると患者が思わないような配慮が必要である（③）
【4】移動する，好ましい肢位を保持する	①入院前，移動は自立していたが，視力障害により自立して移動することが困難となっている ②なるべく自立して移動しようとしており，1人で歩行していたときに壁にぶつかってしまった ③現在は患者から依頼があったときに看護師の誘導で移動している	●糖尿病網膜症由来の視力障害により感覚機能が低下している．自立して移動するのが困難なほどに視力が低下しており，移動時に介助が必要である（①②③） ●「迷惑をかけたくない」との思いが強く，自立して動きたいと考えているため，患者の気持ちを尊重できるような声かけをし，移動介助を依頼しやすいような状況を作ることが重要である（②③）
【5】眠る，休息する	①家庭では睡眠に関する不満はなかったとのこと ②入院後，「夜中に何度も目が覚めちゃって」「あんまりぐっすりとは眠れていない」と発言がある ③術当日は眼痛があったが，術後2日目より疼痛の訴えはない ④視力障害があり，今後の生活に対する不安の訴えがある	●中途覚醒や熟睡感のなさに対する訴えから，睡眠に関する不満があると考えられる（①②） ●視力障害が原因の精神的なストレスが休息に対して影響を及ぼしている可能性がある（②④）
【6】適切な衣服を選び，着たり脱いだりする	①入院中は病衣を着用している ②下着やタオルなどの洗濯物は夫が持ち帰り家庭で洗濯している ③視力障害があるが，衣服の着脱については自立している	●現在は病衣を使用しているため，衣服の選択はあまりない．退院後には着用する衣服を選択する必要があるため，本人や家族と相談する必要がある（①②③）
【7】体温を正常範囲に保持する	①バイタルサイン（安静時：血圧127/78mmHg，脈拍85回/分，体温36.8℃） ②術後のため眼球に創傷があり，点眼内服加療を行っている ③血液検査（WBC 4,800/μL，CRP 0.25mg/dL） ④医師の記録によると，感染徴候はない	●術後のため創傷管理をしなければならない．現時点ではCRP値も高値とは言えず医師の記録からも感染徴候は認められない．経過を観察しながらフォローしていく必要がある（①②③④）
【8】身体を清潔に保ち，身だしなみを整え，皮膚を保護する	①術後の安静の制限として，水洗いでの洗顔と洗髪が許可されるのは術後1週目から．現在は入浴とタオルによる顔面清拭を行っている ②浴室までは移動介助が必要だが，浴室内は説明のみで自立して入浴が可能 ③術後のため眼球に創傷があり，充血と結膜浮腫がある．眼脂の付着も認めていて，本人からは疼痛はないが瘙痒感があると訴えあり ④患者には，眼瞼周囲は手やティッシュで触らず，専用の消毒綿で清拭するよう指導 ⑤創傷に対して，点眼・抗菌薬の内服により加療を行っている ⑥視力障害のため，点眼の手技が自立していない．医療者の介助で朝昼夕の3回点眼を実施している	●現在は術後の安静の制限があるが，許可されている範囲に関しては，清潔を保持する機能が保たれていると考える（①②） ●眼球に創傷があることから，感染を予防するために現在の治療を継続する必要がある．点眼を医療者介助で実施しているため，退院後に向けて自立を促すような働きかけや家族への指導を計画する必要がある（③⑤⑥） ●眼脂の付着などに対して，実際にどう実行しているかや，清潔に対する意識がわかっていない．点眼の自立を促す中で，清潔に対する意識も観察し，必要があれば指導計画に組み込んでいく必要がある（③④）

領域	Aさんの情報の整理	アセスメント
【9】環境の危険因子を避け，また，他者を傷害しない	①視力障害があり，自立して移動することができない ②「迷惑をかけたくない」という思いから，無理に自立して移動しようとし，壁に衝突してしまうことがあった ③どの程度視力が改善して退院となるかわからない．また将来的にもいつまでにどの程度視力が回復するかわからない ④ベッド周囲に危険物はない．居室内の環境整備は看護師が行っている ⑤「これからどうなっていくのかな」と将来に対する不安を述べることがある	●視力障害が移動の自立を妨げていて，さらに，患者に「迷惑をかけたくない」という思いがあり，介助を依頼しにくい状況にあった．その結果壁に衝突しており，今後重大な転倒転落へつながるおそれがある（①②） ●必要なときに医療者に助けを求めることができるよう指導し，助けを求めやすい状況を作る必要がある（②④） ●視力障害について回復の時期や程度がわからないため，不安な状態となっている．自傷や他傷は見受けられないが，経過をサポートしていく必要がある（③⑤）
【10】他者とのコミュニケーションを持ち，情動，ニード，恐怖，意見などを表出する	①「教育入院のときに教えてもらって眼科も1度は行ったんです．でもそのとき，今は何ともないって言われたから，本当は次いつついつに来てくださいって言われてたのに，『何ともなかったから大丈夫やろ』って自分で思って行くのを止めたんです」 ②「あのときにちゃんと眼科に通い続けてたらこんなことにならなかったのかな」 ③「右眼は手術する前も今も見えないんですけど，左眼も気がつかないうちに悪くなってたみたいで，今はどっちも見えないような感じ．家に帰ってから夫に頼るしかないけど，これからどうなっていくのかな」	●入院前の経過を振り返って，糖尿病網膜症が進行し，視力障害が生じていることについての自身の考えを表現することができている（①②） ●自身の持つ不安を表出し，他者に言葉で伝えることができている（③）
【11】自分の信仰に従って礼拝する	①信仰している宗教はとくになし．葬儀は仏式（真言宗） ②「これからどうなっていくのかな」	●視力回復への希望があるが，時期や程度についてめどが立たない状況にある（②）
【12】達成感のあるような形で仕事をする	①仕事は現在無職．家事を担当していた ②娘は2人とも遠距離で家庭を持って暮らしていて，継続的に長期間援助することは困難．夫は同居しており，援助が可能である ③医師より，今後どの時期までにどの程度視力が回復するかめどが立たないということについて説明を受けている ④年金暮らしであり経済的問題は抱えていない	●家庭では家事を担当していたが，視力障害が生じているため，退院しても同様の役割を担当することは難しいと考えられる．役割変化は本人の生きがいのみならず，家族にも大きく影響するため，家族の認識を含めて対応を検討することが重要（①②③） ●医師の説明から，視力がどの程度回復するかわからない状況で退院となる可能性が高い（③） ●経済的には問題を抱えていないが，今後通院でタクシーの利用が必要であったり，住居の改築が必要であったりと支援が必要になる可能性がある．今後の生活を含めて，アセスメントする必要がある（③④）
【13】遊び，あるいはさまざまな種類のレクリエーションに参加する	①趣味は登山．1〜2週間に1度仲間とともに登山をして景色を眺めることが楽しみであった ②医師より，今後どの時期までにどの程度視力が回復するかめどが立たないということについて説明を受けている	●視力障害により，入院前の趣味である登山を今後行えるかどうかわからない．運動療法もかねていたため，趣味をしなくなれば血糖コントロールの悪化を招く可能性もある（①②）
【14】"正常"な発達および健康を導くような学習をし，発見をし，あるいは好奇心を満足させる	①糖尿病教育入院の際に眼科の通院をすすめられ，1度は受診したものの，その後通院を自己中断してしまった ②『何ともなかったから大丈夫やろ』って自分で思って行くのを止めたんです」 ③「あのときにちゃんと眼科に通い続けてたらこんなことにならなかったのかな」 ④現在の視力障害は強く，テレビを観たり新聞を読むことは難しい．テレビの音だけ聞いたり，ラジオを聴いたりして情報を得ている ⑤血糖値も気にしてご飯作ったり運動したりしてたけど，たまにはいいかと思って甘いものを食べてたし，お薬を飲み忘れることもあったのよ」 ⑥「血糖値が高いとよくないっていうのは知ってたけど，それが目をこんなに急に悪くするなんて思ってもみなかった」 ⑦入院前の血糖コントロールは不十分であり，通院加療で内服薬を調整して経過をみていた	●眼科の通院を自己中断し，その後急激に視力が落ちるという今回の入院前の経過から，Aさんは糖尿病網膜症の治療のためには定期的な眼科受診が重要であるということを理解していると考えられる（①②③） ●血糖管理のために食事療法・運動療法・内服を行うことが重要ということは理解しているが，実行に移せていない．視覚からの情報の取得が難しいため，聴覚による情報の提供や，支援者である家族への情報提供が必要である（④⑤⑥⑦） ●糖尿病網膜症の管理のためにも，血糖コントロールは重要であるため，家庭で適切な管理ができるよう支援を行う必要がある（⑦） ●Aさん自身で自己管理を行うのは，視力が障害されているため難しい．Aさんの持つ自立したいという意欲を尊重した計画を検討する（④⑧） ●夫の協力をどう得るか考える必要がある（⑨）

領域	Aさんの情報の整理	アセスメント
【14】"正常"な発達および健康を導くような学習をし、発見をし、あるいは好奇心を満足させる	⑧「迷惑をかけたくない」という、自立して生活をしたい意欲がある ⑨夫は治療に関して協力的	

✻ 統合アセスメント

今回のAさんの入院の目的は、視力障害に対する手術加療です。

Aさんのように急な視力低下をきたした患者さんは、安全に生活することすら難しく、また目が見えないことに対する不安があるため、心身ともに安全安楽に経過することが重要なニードとなります。そのため、術後から視力障害が安定するまでの間には、身体の安全をはかり、精神面でのサポートをすることが必要です。

また、今回の急激な視力低下をきたした糖尿病網膜症の原因となっているのは不十分な血糖管理と定期受診の自己中断です。つまり、慢性疾患である糖尿病の治療を適切に行い、必要な時期に必要な治療を受けられるよう、定期的な受診を強くすすめることが重要となります。

入院期間中は、医療者の管理の下で検査を受け、食事を摂り、内服等の確認を行います。しかし、退院して家庭に戻ってからも糖尿病や糖尿病網膜症に対する治療は続くため、血糖の自己管理や自分から進んで眼科を受診することは必須です。そのため、退院後の生活を見据えてニードを把握し、入院期間中から必要な支援を行っていくことが不可欠です。

Aさんの退院後の生活にも目を向け、現在持っているニードと将来のことを見据えた潜在的ニードの両方の観点から患者さんをとらえることが求められます。

■ 図4 血糖コントロールの目標値
65歳以上の高齢者については「高齢者糖尿病の血糖コントロール目標」を参照

目標	コントロール目標値 注4)		
	血糖正常化を目指す際の目標 注1)	合併症予防のための目標 注2)	治療強化が困難な際の目標 注3)
HbA1c(%)	6.0未満	7.0未満	8.0未満

治療目標は年齢、罹病期間、臓器障害、低血糖の危険性、サポート体制などを考慮して個別に設定する。

注1) 適切な食事療法や運動療法だけで達成可能な場合、または薬物療法中でも低血糖などの副作用なく達成可能な場合の目標とする。
注2) 合併症予防の観点からHbA1cの目標値を7%未満とする。対応する血糖値としては、空腹時血糖値130mg/dL未満、食後2時間血糖値180mg/dL未満をおおよその目安とする。
注3) 低血糖などの副作用、その他の理由で治療の強化が難しい場合の目標とする。
注4) いずれも成人に対しての目標値であり、また妊娠例は除くものとする。

日本糖尿病学会編・著:糖尿病治療ガイド2016-2017, p.27, 文光堂, 2016.

3 全体像の把握から看護問題を抽出

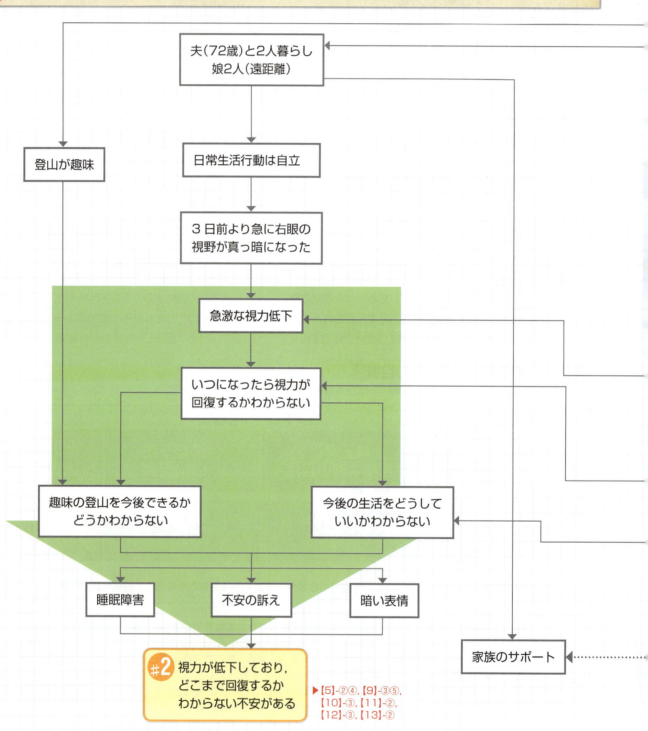

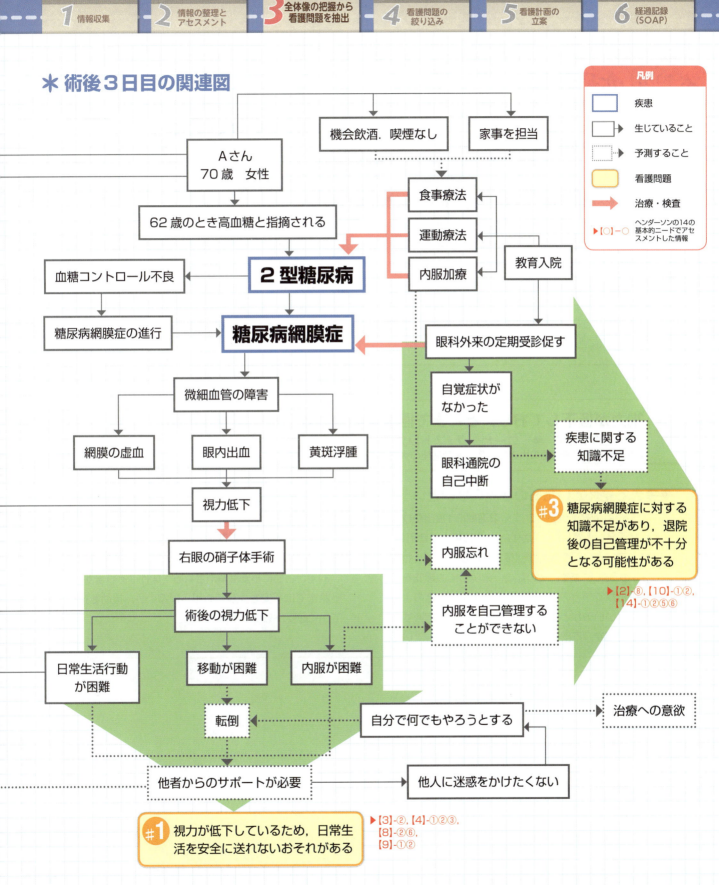

✴ 抽出した看護問題

 視力が低下しているため，日常生活を安全に送れないおそれがある
NANDA-Iでは　➡　安全/防御：身体損傷リスク状態
（危険因子：危険な搬送方法・交通手段，糖尿病による感覚の変化）

◆急激な視力低下は，日常生活に多大な影響を及ぼします

　Aさんは1週間前に視力が急激に低下するまでは，みなさんと変わらないような生活を送っていました．それが眼内出血により一変し，現在は1人で廊下を歩くこともままなりません．

　このように生活が大きく変わってしまい，身の安全を自分で整えることが困難な患者さんには，生命の安全を担保することが重要となります．

　しかし，Aさんの発言にもあるように「迷惑をかけたくない」という思いから，危険と知っていながらも自分で行ってしまうことがあります．

　このような場合は，患者さん自身が持つ治療への意欲を尊重しつつ，必要な箇所は介助することを理解してもらう取り組みが求められます．

 視力が低下しており，どこまで回復するかわからない不安がある
NANDA-Iでは　➡　コーピング/ストレス耐性：不安
（関連因子：健康状態の大きな変化，役割機能の大きな変化）

◆今まで見えていたものが見えないということが，どういうことか

　Aさんは趣味の山登りに，1〜2週間に1度出かけるような活発な人でした．しかし，今では視力が低下し，いつまでにどの程度視力が回復するのかまったくわからない状況にいます．そのため，退院しても趣味を続けることができるのか，退院後は日常生活をどのように送ればいいのかといったことを，現時点で判断することができず，不安を抱えて入院生活を過ごしている

ことが予想されます．

　実際に，睡眠障害や表情の暗さ，Aさんからの訴えに不安が表れていることがわかります．

　経過とともに不安は解消される可能性はありますが，それまでに不安を少しでも和らげるよう，援助を行っていく必要があります．

| 1 情報収集 | 2 情報の整理とアセスメント | 3 全体像の把握から看護問題を抽出 | 4 看護問題の絞り込み | 5 看護計画の立案 | 6 経過記録(SOAP) |

#3 糖尿病網膜症に対する知識不足があり，退院後の自己管理が不十分となる可能性がある

NANDA-Iでは ➡ ヘルスプロモーション：非効果的健康管理
（関連因子：治療計画についての知識不足）

◆退院後の生活を見据えて，現在支援しなければいけないことは何なのかを考える

　糖尿病網膜症は適切な血糖管理と定期的な眼科受診を行っていれば，進行を遅らせ症状を予防することができる疾患です。
　しかし今回のAさんのように，受診を自己中断してしまうことがあり，その原因としては疾患に対する知識不足があげられます。「放っておいても問題がない，悪くなってから病院へ行っても間に合う」というような考えが，今回の急激な視力低下につながってしまいました。
　適切な医療を受けてもらうために，正しい知識を身につけて，自分にあった治療をAさん自身が選択できるよう援助を行っていく必要があります．

4 看護問題の絞り込み

✱ 抽出した看護問題

#1 視力が低下しているため，日常生活を安全に送れないおそれがある

#2 視力が低下しており，どこまで回復するかわからない不安がある

#3 糖尿病網膜症に対する知識不足があり，退院後の自己管理が不十分となる可能性がある

基礎と臨床がつながる
疾患別看護過程

優先すべき看護問題

優先順位 1 #1 視力が低下しているため，日常生活を安全に送れないおそれがある

なぜ？ 転倒転落のリスクがとくに増大しており，安全な行動ができない．結果として，生命の危機にさらされているため

Aさんは突然の視力低下により，トイレまでの距離であっても1人で移動するのが危険な状態となっています．家庭ではADLは自立していたため，「トイレくらいで誘導をお願いするなんて恥ずかしい」といった発言にもあるように，医療者に助けを求めず自立していたいという気持ちが強く，それによって本当は助けが必要な状況でも，自分1人で行動して転倒してしまうおそれがあります．

高齢ということもあり，転倒は今後の生活に大きく影響する可能性があります．まずは生命の安全を優先するため，Aさんに正しく現在の状況を理解してもらい，生命の危機を脱するために優先順位は上位になります．

優先順位 2 #2 視力が低下しており，どこまで回復するかわからない不安がある

 精神面でのフォローが必要なため

Aさんは，視力に障害が出るまではADLも自立し，趣味に積極的に取り組んでいました．

しかし，今回の糖尿病網膜症で視力が低下し，手術はうまくいきましたが今後どの程度まで見えるようになるかは現在判断がつきません．さらに，視力が回復して

いくまでは時間がかかり，数か月～数年単位で経過をみる必要があるため，見えないことに関する不安を緩和するよう援助することが求められます．

ただ，生命の安全を第一に優先するため，優先順位としては2番目となります．

優先順位 3 #3 糖尿病網膜症に対する知識不足があり，退院後の自己管理が不十分となる可能性がある

 知識がなかったために治療が遅れ，症状が悪化したという経緯をたどったため

今回のAさんのように，「実際に症状が出るまで受診をしなかった」ということは糖尿病網膜症に関する知識不足によると考えられます．

糖尿病網膜症は適切な治療を行えば，進行を遅らせたり障害が発生したりしないよう予防することができます．治療には血糖コントロールも重要な因子ですので，

糖尿病の自己管理をするとともに，糖尿病網膜症に関しても自己で管理していくことができるよう指導することが求められます．

これは回復や予防に関する問題として考えることができ，優先順位としては，＃1や＃2がより優先されるため，このような順位となっています．

5 看護計画の立案

O-P：Observation Plan，観察計画
T-P：Treatment Plan，治療計画
E-P：Education Plan，教育・指導計画

優先順位 1

#1 視力が低下しているため，日常生活を安全に送れないおそれがある

看護目標：安全に経過し，看護介入を受け入れることができる
期待する結果：移動時や内服時など，助けが必要なときに医療職に依頼することができる
　　　　　　　自分で危険なこと，安全なことを判断することができる

	具体策	根拠と注意点
O-P	①視力障害の有無やその程度（自覚的視力と視力検査結果） ②移動の自立度 ③食事の自立度 ④排泄の自立度 ⑤内服の自立度 ⑥医療者や家族に援助を依頼できているか，またどの程度援助を求めているか ⑦危険行動なく経過しているか ⑧感染徴候の有無と程度 　・バイタルサイン（体温，脈拍，血圧，呼吸） 　・検査データ（WBC，CRP） 　・眼球表面の状態，創傷の状態	●視力障害と日常生活行動の自立の程度について把握する（①②③④⑤） ●視力が障害されている中で，安全に経過することができているかどうかアセスメントする（⑥⑦） ●点眼や内服を正しく実施できているかを感染徴候などの症状の有無から評価する（⑧）
T-P	①視力障害により日常生活が困難な場面で援助を行う 　・移動が困難なときに誘導を行う 　・食事，排泄，内服などを必要な際に援助する 　・援助が患者の心理的負担とならないよう配慮する ②術後の創傷治療のために援助する 　・指示された点眼ができるよう介助を行う 　・点眼や清潔行動が自立するよう促していく	●視力障害があり日常生活が自立していない場合には，援助を行っていく必要がある．患者の持つ力を適切に評価し，介助すべきものか自立を促すべきものかアセスメントする（①②） ●患者の精神面にも配慮し，援助すること自体が患者のストレスにならないような計画を立案する（①）
E-P	①危険を感じた場合や困難だと感じた場合には遠慮せずに援助を依頼するように説明する ②視力障害について症状をセルフモニタリングし，変化があった場合には医療者に報告できるよう説明する ③指示された点眼や内服を実施する必要性を説明し，実行できるように環境を整える	●患者が介助を自分から依頼できるよう説明し，自分で危険かどうかを判断できるように指導する（①②） ●指示された治療を実施できるよう必要性と具体的方法を説明し，自己管理を促す（③）

優先順位 2 #2 視力が低下しており，どこまで回復するかわからない不安がある

看護目標：不安を内に秘めて抑うつ状態を呈することがない
期待する結果：不安を表出し，他者に助けを求めることができる
　　　　　　　医療者に対して自分の気持ちや考えを表すことができる

	具体策	根拠と注意点
O-P	①表情，視線 ②声の調子 ③睡眠状況 　・睡眠時間 　・熟睡感の有無 　・途中覚醒の有無 　・入院前の睡眠習慣 ④患者の訴え，表出内容 ⑤患者の行動，動作 ⑥患者自身の望んでいる対処方法	●不安の表出は，言語化されていない部分の観察が重要となる．言葉をそのまま受け止めるのでなく，小さな変化に気づけるように注意する（①②③④⑤） ●睡眠状況が不安の増強につながる可能性がある（③） ●患者自身の持つ思いを知ることで，今後の計画に対処方法を組み込むことができる（⑥）
T-P	①話しやすい雰囲気を作る 　・ゆっくり話せる時間を作る 　・視線，穏やかさ，声かけの回数を適切なものとする ②具体的な質問を行う 　・睡眠状況，気分，視力障害 　・不安の内容 　・生活について ③不安表出があった場合，丁寧に対応する 　・質問に適切な対応をする（看護師が答えること，医師が答えることについてはそれぞれに伝達することを患者に説明する） 　・わかりやすく返答する 　・不安を医療者間で共有し，経過をみる ④睡眠をとりやすくなるような働きかけを行う 　・適切な睡眠薬の使用の提言 　・不安をもたらすような因子を排除する	●親近感を持ちやすい雰囲気をつくり，患者が「忙しそうだから……」と遠慮しないよう配慮する（①） ●はい・いいえで答えられない質問をすることで，患者自身の話をしてもらう．不安の元となっているものが漠然としている可能性もあるので，会話の中から不安の根拠が何かを探る（②） ●質問に答えることで，疑問を解消し不安を緩和する（③） ●医療者で情報を共有することで，対応を統一し，医療者への信頼を得る（③） ●睡眠不足が不安を増強させ，より不眠におちいるという悪循環にならないようにする（④）
E-P	①医師から今後の治療計画について説明してもらう ②不安なことや疑問に思うことをいつでも聞いていいことを説明し，自分の思いを表出するよう促す ③視力障害や症状についてどういった状況にあるのか説明し，正しい理解ができるよう指導する	●医師から治療計画を説明してもらうことで，今後の見通しを立て，治療への不安を軽減する．同様に，今の状況や症状を説明して理解してもらうことで，わからないことが原因となっている不安を軽減する（①②③）

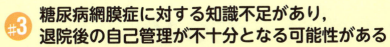

 #3 糖尿病網膜症に対する知識不足があり，退院後の自己管理が不十分となる可能性がある

看護目標：糖尿病網膜症に関する知識を身につけ，退院後自己管理を行うことができる
期待する目標：必要な自己管理が何か自己決定することができる
　　　　　　　生活の中に組み込む自己管理方法がどんなものか自分で考えることができる

	具体策	根拠と注意点
O-P	①糖尿病網膜症の自己管理の理解度 ・糖尿病網膜症についての知識，理解の程度 ・定期受診の必要性についての理解度 ・点眼や眼の清潔保持についての自己管理の程度 ②糖尿病の自己管理の理解度 ・服薬内容 ・内服の自己管理の程度 ・入院前の服薬管理と，今後の服薬管理方法 ・食事療法，運動療法における入院前後での変化 ③退院後どのような生活を送るのか ・患者自身の考える退院後の生活 ・重要他者の考える退院後の生活 ・生活を送るうえで必要な支援，社会資源 ・これまでの生活からの変化	●糖尿病網膜症に対して知識不足があったために，定期受診を怠り病状が悪化したという経緯がある．退院後に適切な治療を受けることができるよう，知識不足を解消し自己管理の方法について確認する（①②③） ●視力障害が生じていることで，入院前と比べて自己管理方法が変化する可能性がある．生活習慣が変わる中で，血糖値の適切な管理ができるよう援助を行う（②③） ●どのように退院後の生活をとらえているかによって，指導の内容が変わるため，患者や家族の思いを確認する（③）
T-P／E-P	①糖尿病網膜症の自己管理について説明する ・糖尿病網膜症の病態 ・定期受診の必要性の理解 ・自覚症状の確認と経過のセルフモニタリング ・点眼方法の習得 ・清潔保持のための管理方法 ②糖尿病の自己管理について説明する ・薬の種類と服薬内容について説明する ・今後の服薬や運動療法，食事療法の管理方法について一緒に考える ・栄養指導 ③退院後の生活に必要な自己管理を説明する ・生活が変化することを自覚し，自己管理の方法が変わることを理解する ・患者の意向，重要他者の意向を聞き取り，望んでいる自己管理の方法をまとめる ・利用可能な社会資源を提示する	●糖尿病網膜症と糖尿病の自己管理について必要性を理解して，家庭でも実行できるように指導を行う．視力障害がどのような変化を与えているかを把握し，退院後の新しい生活に適応できる管理方法を検討する（①②③） ●自己管理の方法をこちらから提案するだけでなく，一緒に考えることで，「自分で選択した」という患者の気持ちを尊重する（②） ●自己管理の方法について自分で考えることができるように，こちらがすべて決定するのではなく，情報提供と説明を行う中で，患者自身が決定できるように促す（①②③）

6 経過記録(SOAP)

S：Subjective data，主観的情報
O：Objective data，客観的情報
A：Assessment，アセスメント
P：Plan，計画

  視力が低下しているため，日常生活を安全に送れないおそれがある

時間	Aさんの状況・反応	看護ケア(実施したこと)	アセスメント
6/21 10：00～ 11：30	S：手術して1週間近く経ったけど，まだ見え方はよくならないね．トイレもだんだん慣れてきたけど，1人で廊下を歩くのはまだ怖いな O：視力検査(右眼 裸眼眼前30cm，左眼0.03) トイレや移動時など必要なときにナースコールがある	・視覚の自覚症状，検査結果の確認 ・バイタルサインの把握 ・診療記録の確認 ・患者の症状の共有 ・視力障害の経過について傾聴 ・介助の依頼があったときにすぐに応じる ・適宜声かけをし，依頼しやすい状況を作る	A：自己の視力の状態を把握し，介助が必要なときには，ナースコールなどで依頼をすることができている．視力障害は継続しているため，引き続き安全に経過できるような働きかけが必要 P：視力やADLについて確認し，適宜介助を行う． プラン継続

  視力が低下しており，どこまで回復するかわからない不安がある

時間	Aさんの状況・反応	看護ケア(実施したこと)	アセスメント
6/23 15：00～ 15：30	S：少し見えやすくなってきたね．ただ，歩きまわったりはまだ怖いな．前はよく山に登ってたんやけど，行けそうにもないね…… O：視力検査(右眼 0.02，左眼 0.03) 表情やや暗い ため息あり 声は小さいが語気は落ち着いている 熟睡感なし	・患者の思いを聞く ・患者の思いに寄り添う姿勢 ・生活状況の把握 ・生きがいの把握 ・重要他者の情報の把握 ・表情や話し方，たたずまいの確認 ・睡眠状況の確認	A：視力障害はやや軽快しているが，以前の生活と比べて十分なものでない．生活習慣や生きがいが変化する可能性が高く，引き続き経過をみていく必要がある P：プラン継続

  糖尿病網膜症に対する知識不足があり，退院後の自己管理が不十分となる可能性がある

時間	Aさんの状況・反応	看護ケア(実施したこと)	アセスメント
6/24 10：00～ 10：30	S：1回は近所の眼科に行ってたんやけど，何もなかったから行くのやめちゃってね．あのときにちゃんと眼科に通い続けてたらこんなことにならなかったのかな．本当に2週間前までは何もなくて普通に暮らしてたの．こんなに急にひどくなるなんて知らなかったから	・患者の入院前の受診状況を確認する ・疾患や治療に関する思いを確認し，傾聴する ・疾患に関する知識を提供する ・今後の療養生活をともに考える	A：受診の自己中断に関する後悔の気持ちを表出している P：視力障害を抱えたまま退院となる可能性があるので，退院後の療養生活を考慮した管理方法を考える．家族の支援の程度と利用可能な社会資源を把握し，外来受診や内服管理について患者とともに考えていく． プラン継続

| 1 情報収集 | 2 情報の整理とアセスメント | 3 全体像の把握から看護問題を抽出 | 4 看護問題の絞り込み | 5 看護計画の立案 | **6 経過記録(SOAP)** |

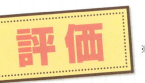

※今回は，病日1週間目（6月24日）の時点での評価を示します．
評価も時間経過とともに内容が変わるため，注意しましょう．

5 看護計画の立案 であげた「期待する結果」に到達できたかどうかを評価していきます．

期待する結果
移動時や内服時など，助けが必要なときに医療者に依頼することができる
自分で危険なこと，安全なことを判断することができる
→達成できているが，継続が必要

現時点では，医療者に介助してほしいときにはナースコールで依頼することができており，期待される結果には到達できていると考えます．

最初は「迷惑をかけたくない」という思いから，介助を依頼することをためらっていましたが，依頼しやすい環境を整えることで，思いが変化していったのだと考えられます．

ただ，Aさんの視力はやや改善してきているものの，入院前の視力と比べれば大幅に低下しています．視力が改善してくると，動ける範囲が拡大し，より転倒のリスクが高まるという可能性もあるため，ADLを適切に評価して必要な介助を継続することが求められます．

期待する結果
不安を表出し，他者に助けを求めることができる
医療者に対して自分の気持ちや考えを表すことができる
→ある程度達成できているが，介入は継続が必要

Aさんは急激な視力低下により，日常生活が一変してしまいました．今までできていたことができないいらだちや，今後の生活がどうなるかわからない将来への不安が，心身に大きな影響を与えていることがうかがえます．

視力が徐々に回復するにつれて，不安が解消されていく可能性はありますが，どの程度視力が回復して退院となるかわからず，退院後の生活に関する不安は取り払われてはいないと考えられます．

すべての不安を解消するのは難しいため，どのようなことに不安を感じるか傾聴し，どうしたら不安が軽減されるかをAさんとともに考えていくような介入が必要となります．

> **#3 期待する目標**
> 必要な自己管理が何か自己決定することができる
> 生活の中に組み込む自己管理方法がどんなものか自分で考えることができる
> →未達成のため，さらなる情報収集と介入が必要

　Aさんの病状が悪化してしまった原因の1つとして，定期的な眼科の外来受診を怠ってしまったことがあげられます．このことはAさん自身も振り返りを行っており，後悔の気持ちを表出しています．

　必要な自己管理が何であったかを考えることはできていますが，退院後実行に移すためにはまだ情報が不十分です．視力が障害されている状態で，どんな方法で通院するのかといったことや，今までAさんが担当していた家事を誰がどうやって行うのかといったことも考えなくてはなりません．

　Aさんや家族から聞き取りという形で情報収集を行い，一緒に退院後の生活をイメージできるよう介入を続けていく必要があります．

引用・参考文献
1) 日本糖尿病学会編・著：糖尿病治療ガイド2016-2017．p.27，文光堂，2016．
2) 日本眼科学会：「糖尿病網膜症」
　http://www.nichigan.or.jp/public/disease/momaku_tonyo.jsp（2017年6月6日検索）
3) 前田充代ほか：糖尿病網膜症で眼科病棟に入院した患者に対する看護師の意識ー「眼の治療に専念したい」の構造を理解して．看護研究発表論文集録37，p.129～132，2015．
4) T.H.ハードマンほか編，日本看護診断学会監訳：NANDA-I看護診断　定義と分類 2015-2017．原書第10版．医学書院，2015．
5) V.ヘンダーソン著，湯槇ますほか訳：看護の基本となるもの．日本看護協会出版会，2006．
6) 山口県下関南総合支援学校：視覚障害Q&A「視力とは」
　http://www.s-minami-s.ysn21.jp/center/Q&A/shiryoku/shiryoku.html（2017年6月6日検索）
7) 船津英陽：糖尿病網膜症の所見と重症度分類．月刊糖尿病，2（3）：49～50，2010．
　http://www.igaku.co.jp/pdf/tonyo1002-3.pdf（2017年6月6日検索）

基礎と臨床がつながる
疾患別看護過程

慢性閉塞性肺疾患（COPD）

～在宅酸素療法（HOT）を行い自宅で療養している事例～

COPDでは，労作時に息切れを伴うため，今までできていた作業ができなくなるなど，さまざまな喪失に向き合うことになります．またHOTを取り入れた新たな生活を再構築していく必要もあります．
訪問看護では，そうした中で自宅で療養を続け，ニーズを満たしていくことを支援していきます．

COPD：chronic obstructive pulmonary disease，慢性閉塞性肺疾患
HOT：home oxygen therapy，在宅酸素療法

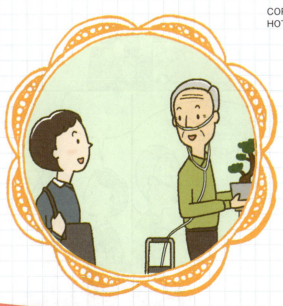

基礎と臨床がつながる 疾患別看護過程

事例

療養者
Aさん　76歳　男性

診断名
高血圧，慢性閉塞性肺疾患（COPD）

背景
74歳の妻と2人暮らし．60歳のとき退職を機に禁煙したが，それまでは約20本/日喫煙していた．

使用している在宅サービス
訪問看護 週2回約1時間（介護保険）
介護保険：要介護1，利用サービス：訪問看護（週2回，1時間），福祉用具貸与（電動ベッド）

現症経過
70歳頃より庭仕事をしているときや階段を昇っているときに息切れを感じたが，年齢のせいだと思っていた．

その後，息切れが改善せず73歳のときに受診．COPDと診断され，薬剤（吸入薬・内服薬）が処方され使用していた．その後も労作時の息切れはあるが，休めばよくなるので，様子をみていた．

76歳のとき，風邪をひき市販薬を服用するが，咳が出て痰の量が増え，安静時でも強い息切れと頭重感があったため，妻が救急車を呼び病院へ搬送された．COPD増悪と判断され入院となる．約1か月入院治療し，在宅酸素療法と訪問看護が導入となり自宅へ退院，現在は1か月経過した．
病院（呼吸器内科）は月1回通院している．

〈実習1日目：退院後1か月経過〉

今日は実習の初日です．受け持ち看護師と一緒に1週間に2回の訪問看護サービスを利用しているAさんの家を訪問します．在宅看護実習の期間は2週間で，受け持ちのAさんと会えるのは2回です．カルテには「Aさんは盆栽の手入れを毎日欠かさなかったが，今は入院前のように思うように手入れができないでいる」と書かれていました．

① こんにちは，Aさん．本日は学生さんと一緒です

② Aさんおはようございます．学生の○○です．よろしくお願いします／おはよう

③ 盆栽ですか？／そうだよ．何十年と続けてきたんだよ．父親も盆栽の手入れをしていたんだ

④ 盆栽は大切なものなのですね／本当はまだいくつかあったんだけど……入院中に枯れてしまったものもあるんだ．…それに久々に手入れを再開したけど…重たいね……／（少し息が大きくなっている気がするな……）

⑤ 疲れましたか？／少しね．部屋に行こうかね

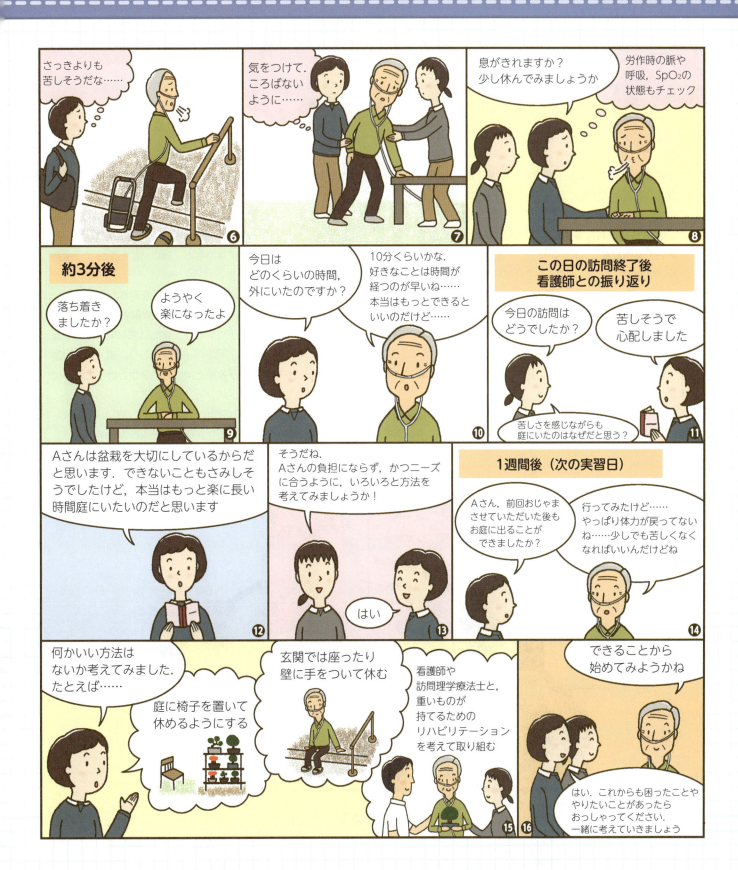

慢性閉塞性肺疾患（COPD）とは

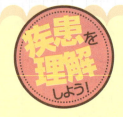

肺疾患は拘束性肺疾患と閉塞性肺疾患に分かれ，呼吸機能検査では前者は肺活量の低下，後者は1秒率の低下，残気量の増加（しっかり息を吐くことができない）の特徴を示します．COPDは後者に該当し，慢性気管支炎，肺気腫等を含む病名の総称です．

原因は長期にわたってタバコの煙や有害物質（粒子やガス）を吸うことで，それによって肺の慢性的な炎症が起こる（図1），完全に可逆的でない進行性の疾患であり完治は困難です．

高齢者に発症の確率が高く，わが国におけるCOPDを原因とする死亡数は厚生労働省「平成27年人口動態統計」によると第10位となっており，今後も患者数の増加が予想されます．

COPDは労作時に息切れ（呼吸困難）を伴うため，日々の生活の中で動くことが少なくなり，社会とのつながりや役割から離れ，廃用症候群も併発するという悪循環を招きます．また，低酸素状態が続くと，肺の血圧（肺動脈圧）が高くなり，心臓（右心）への負担が増し，心不全にいたります．さらに，低酸素状態は脳にも影響するため抑うつ状態になりやすく，腸の運動も停滞し便秘になるなど，肺以外にも影響する全身性疾患です．

COPD増悪による退院後，約3割の療養者が3か月後に再入院するという報告もあり，COPD療養者に対しては生活の中でいかに増悪を予防するか，また増悪を早期発見し適切な対応がとれるかがケアのポイントであり，加えて，看護師は療養者や家族自身が疾患と向き合いながら自宅生活継続できるようセルフマネジメントを支援します．

また，感染症や他疾患の悪化，気候の変化，強いストレスなどの増悪の誘発因子の予防が生命の予後に影響します．

■ 図1　COPDによる肺・気管の変化

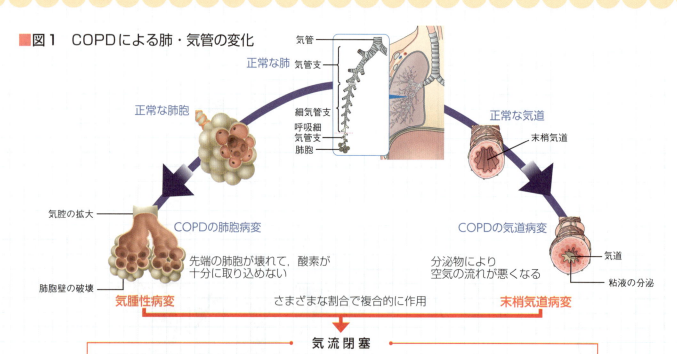

気流閉塞
慢性的な肺・痰，動作時の息苦しさ，息が吐きづらい（CO_2が吐き出せない）などの症状が現れる

日本呼吸ケア・リハビリテーション学会編：ケアスタッフのためのよくわかるCOPD（慢性閉塞性肺疾患），p.2，日本呼吸ケア・リハビリテーション学会，2014を一部改変

診断・検査

- 胸部X線撮影.
- 胸部CT.
- 呼吸機能検査(スパイロメトリー):肺活量と1秒率を測定し,肺機能障害の判定をする(表1).
- 動脈血ガス分析.
- SpO_2(経皮的動脈血酸素飽和度).
- 心電図・心臓超音波試験:肺性心,心不全の確認をする.
- 運動負荷試験:6分間歩行試験やシャトルウォーキング試験など.

■表1　COPDの病期分類

	病期	特徴
Ⅰ期	軽度の気流閉塞	%FEV_1≧80%
Ⅱ期	中等度の気流閉塞	50%≦%FEV_1<80%
Ⅲ期	高度の気流閉塞	30%≦%FEV_1<50%
Ⅳ期	きわめて高度の気流閉塞	%FEV_1<30%

気管支拡張薬投与後の1秒率(FEV_1/FVC)
70%未満が必須条件

日本呼吸器学会COPDガイドライン第4版作成委員会編:COPD(慢性閉塞性肺疾患)診断と治療のためのガイドライン.第4版,p.30,メディカルレビュー社,2013.

◀呼吸機能検査の項目▶

1秒量(FEV_1):
　最初の1秒間で吐き出せる息の量
努力肺活量(FVC):
　思い切り息を吸ってから強く吐き出したときの息の量
1秒率(FEV_1%):
　FEV_1値をFVC値で割った値
対標準1秒量(%FEV_1):
　性,年齢,身長から求めたFEV_1の標準値に対する割合

主な臨床所見

症状
- 息切れ(呼吸困難).
- 慢性の咳.
- 慢性の喀痰.
- 喘鳴.
- 日常生活活動の低下.
- 進行すると,体重減少・食欲不振・肺性心がみられる.

身体所見
- 樽状胸郭:肺の過膨張によって肋骨が水平となり胸部が突出する(図2).
- 呼気の延長,呼気時の口すぼめ呼吸.
- 胸鎖乳突筋の肥大(図3),呼吸補助筋肉の疲労:呼吸は肋骨を持ち上げて行うため,胸の筋肉がやせて肋間筋が目立つ.

全身の併存疾患
- 心筋梗塞,狭心症,脳血管疾患,骨粗鬆症,糖尿病,睡眠障害,貧血,抑うつ等の全身的影響もある.

COPD患者の観察
- 増悪の有無を判断するために表2(p.178)に示す項目を観察する.

■図2　樽状胸郭

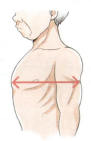
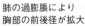

肺の過膨張により胸部の前後径が拡大

■図3　胸鎖乳突筋の肥大

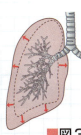

胸鎖乳突筋の肥大

FEV_1:forced expiratory volume in one second,1秒量
FVC:forced vital capacity,努力肺活量
SpO_2:saturation of percutaneous oxygen,経皮的動脈血酸素飽和度

■表2　COPD患者の観察項目

	観察項目	目安となる数値*
呼吸器感染症	・呼吸　・痰　・喘鳴 ・体温　・咳嗽	体温37.5℃以上
低酸素血症	・息切れ　・頭痛　・チアノーゼ ・精神不安　・動悸	SpO_2 90％以下
高二酸化炭素血症	・不眠　・傾眠　・発汗　・頭痛 ・皮膚紅潮　・動悸 ・羽ばたき振戦	$PaCO_2$ 80Torr以上・アシドーシスの存在
心不全徴候	・脈拍　・体重　・浮腫 ・チアノーゼ　・胸痛　・尿量 ・腹部膨満	体重1kg以上の急激な増加

*個人のいつもの数値と比較して変化をとらえ，増悪の有無を判断する
日本呼吸ケア・リハビリテーション学会呼吸リハビリテーション委員会ほか編：呼吸リハビリテーションマニュアル—患者教育の考え方と実践．p.85, 照林社, 2007.

治療と管理

安定期の管理

- COPD病期に応じ，薬物療法と非薬物療法を多職種が包括的にケアすることが推奨されている（図4）．
- 増悪への早期対応につなぐためには，療養者自身または家族などの介護者ができるだけ早期に体の変化に気づくことが大切である．そのため，体温や痰の性状等を日誌に記入する（セルフモニタリング）習慣は有効である．

安定期及び増悪時の管理

- 増悪とは息切れ，咳や喀痰の増加，膿性痰の出現，胸部不快感・違和感の出現などを認め安定期の治療の変更あるいは追加が必要な状態をいう（日本呼吸器学会）．
- ABCアプローチ（A：抗菌薬，B：気管支拡張薬，C：ステロイド薬）による薬物療法をはじめ，各種治療を行う．

在宅での多職種による包括ケア

- 在宅で受けられるサービスには，医療保険による訪問看護，要支援・要介護認定を受けた場合は介護保険によるサービス（訪問看護，訪問介護や通所リハビリテーション，福祉用具貸与等），酸素機器メーカーによるメンテナンス等のサービス，通院のための交通機関の補助（市町村等による）等がある．訪問看護は医師の指示が必要である．
- 目的は患者のセルフマネジメント力とQOL（生活の質）の向上である．
- また，近年は身体活動の程度が予後に関連していることが明らかになっており，日常生活の中において身体活動が維持・向上できるような支援も必要である．
- しかしながら，在宅は病院と異なり24時間医療者が側にいる環境とは限らない．そのため療養者や家族自身が主体となって生活を送れるよう，知識提供だけでなく行動変容につながる教育内容が看護師に求められる．
- 内容は疾患の理解だけでなく，①禁煙，②ワクチン接種，

■図4　安定期COPDの管理

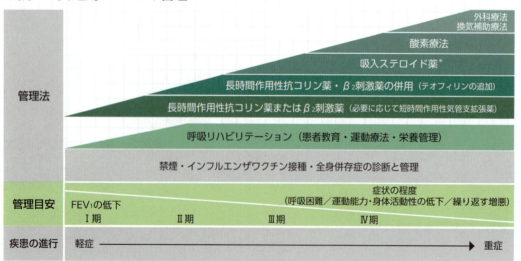

重症度はFEV₁の低下だけではなく，症状の程度や増悪の頻度を加味し，重症度を総合的に判断したうえで治療法を選択する．

*増悪を繰り返す症例には，長時間作用性気管支拡張薬に加えて吸入ステロイド薬や喀痰調整薬の追加を考慮する．
日本呼吸器学会COPDガイドライン第4版作成委員会編：COPD（慢性閉塞性肺疾患）診断と治療のためのガイドライン．第4版, p.64, メディカルレビュー社, 2013.

③栄養管理，④薬物療法，⑤増悪の予防・早期対応，⑥日常生活の工夫，⑦在宅酸素療法，⑧心理面への援助，⑨エンドオブライフケア(終末期)等がある．

①禁煙
- 禁煙は呼吸機能の低下を抑制し，死亡率を減少させる．
- 直接タバコを吸わなくとも，他人が吸うタバコの先から出る副流煙も避ける(受動喫煙の防止)．
- 喫煙はニコチン依存症という病であるという考えのもと，一定の条件を満たす場合，禁煙治療は健康保険による対応が可能である．
- 禁煙治療は，薬物療法(禁煙補助薬)と行動療法(喫煙欲求をコントロールする方法)を組み合わせて行う．

②ワクチン接種
- インフルエンザワクチンの接種．
- 肺炎球菌ワクチン：1回の接種で5年の効果が得られる．

③栄養管理
- 体重減少(BMI低下)は呼吸不全への進行や生命予後を悪化させる
- 呼吸に必要なエネルギー消費量の増加，食事時の息切れによるエネルギー摂取量の低下などが栄養障害につながっている．(※嚥下は気道を塞いで食事を食道に運ぶ．そのため一時的に息止めをしている状態のため息切れをおこしやすい)
- 軽度の体重減少は脂肪量の減少であるが，中等度になると筋たんぱく質の減少を伴う栄養障害である．
- 1日に必要なエネルギー量：安静時エネルギー消費量(REE)の約1.5倍

> 安静時エネルギー消費量(REE)：BEE×1.2
> 男性　66.47＋(13.75×体重　　kg)＋(5.0×身長　　cm)
> 　　　－(6.78×年齢　　歳)
> 女性　665.1＋(9.56×体重　　kg)＋(1.85×身長　　cm)
> 　　　－(4.68×年齢　　歳)

- 痩せ型の患者に対する食事の工夫
  糖質は二酸化炭素を多く発生させる原因になるため，油や調味料を使ってエネルギー量を増やす．
- 療養者本人だけでなく，家族や介護職などの食事を準備している人に対しても食事指導は必要である．

④薬物療法
- 気管支拡張薬を中心とする→安定期の管理(図4)を参照．
- 気管支に直接到達し全身への副作用の少ない吸入薬を使用することが多い．
- 吸入薬は，準備→息吐き→吸入→息止め→息吐き→後片付け→うがい，という一連の流れの手技を必要とする．また，ドライパウダー(粉状)やエアゾール(霧状)といった薬の性状など吸い方や準備方法も，薬の種類によってさまざまである．そのため，療養者が正しい方法で吸入できているか，定期的に確認と指導をする必要がある．
- 服薬を忘れないように薬の管理方法を工夫する．
  例：服薬カレンダー，薬の一包化，薬の包装に日付を書く

⑤増悪の予防・早期対応
- セルフモニタリング
  療養者が自身の体を知り早期に体の変化に気づくことができるように，血圧，体温，痰の性状等のCOPDに関連した項目を日誌に記録する習慣を支援する．また受診や訪問看護時にこの日誌を確認することで，より適切な療養者の体のアセスメントと評価につなげることができる．
- アクションプラン(行動計画，p.180図5)
  ・「1週間の運動計画」「食事計画」だけでなく「増悪時の行動計画」がある．
  ・「増悪時の行動計画」とは，療養者自身が増悪を早期に気づきアクション(行動)を起こし重症化を防ぐことができるよう，どのような"増悪の症状"が現れたらどのような"行動(服薬・受診のタイミング)"を起こすのかという医師の指示が記載されたものである．

⑥日常生活の動作の工夫
- 動作に伴う息切れが軽くなるように，安楽な姿勢や呼吸方法，椅子設置場所や高さなどの環境調整を行う．
- 息苦しくなりやすい動作例として，腕を上げる動作，前かがみなど体を折り曲げる動作，歯磨きなど反復した動作があげられる．

REE：resting energy expenditure，安静時エネルギー消費量　　BEE：basal energy expenditure，基礎エネルギー消費量

⑦HOT（在宅酸素療法）

- 在宅酸素療法の適応：PaO_2 55Torr以下である者，あるいはPaO_2 60Torr以下で睡眠時や運動負荷時に著しい低酸素血症をきたす者
- 酸素量：呼吸不全の状態，安静時・活動時・睡眠時に適切な酸素量を評価して医師が酸素流量を決定する．
- 酸素供給機器：酸素濃縮器，液体酸素，酸素ボンベがある（図6）．外出時では，たとえば酸素ボンベ使用の場合，ボンベを搭載するかリュック型，カート型（歩行器のように前を押すタイプもある）を使う．
- 取り扱い方法：火気（例：ストーブ，ガスコンロ，線香）から2m離れる．酸素濃縮器のフィルターや加湿器の手入れをする．酸素濃縮器は電気で作動しているため，災害時・停電時には酸素ボンベや液体酸素に切り替える．

⑧心理面への援助

- COPD患者の約20〜40％の抑うつを合併しているといわれる．
- 抑うつの原因として息切れや酸素の使用による身体的苦痛，日常生活や社会活動がされやすいことなどさまざまである．
- 近年は認知機能の低下との関連性も指摘されている．その背景は低酸素状態や高齢などが考えられる．
- 抑うつの患者の感情や不安をありのままに受け止める，傾聴する．
- 患者会や呼吸教室などのグループへの参加の提案．
- パニックコントロール：息切れが強くなった際にパニックに至った時，もしくは至りそうになる前に，呼吸が楽にできるようコントロールすること．
  例：楽な姿勢を習得しておく，介助者による呼吸介助
- また，息切れは主観的な症状であるため，家族を含めた他者にその苦しさを理解されにくいことも多い．家族や周囲の人々に対する病気の理解や協力を得ることも必要である．

⑨エンドオブライフケア（終末期ケア）

- NPPV（非浸襲的陽圧換気）などに代表される医療の選択，暮らす場所や介護についての選択など様々な選択および意思決定を行なう必要がある．
- COPDは慢性疾患という特徴上，増悪を繰り返しながら進行するとともに，1度の増悪をきっかけに致命的な状態に至る可能性もあり，余命を推定することも難しい．
- 日頃から今後の様々な選択を話し合っておく（ACP；アドバンス・ケア・プランニング）．

■ **図5　アクションプランの例**

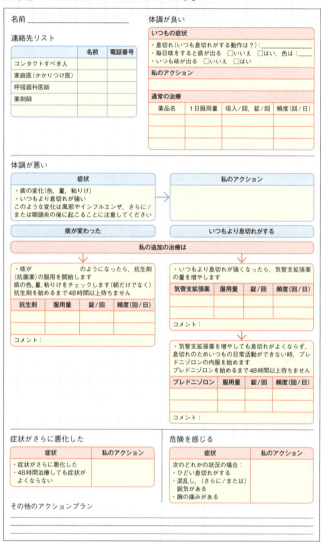

日本呼吸ケア・リハビリテーション学会呼吸リハビリテーション委員会ほか編：呼吸リハビリテーションマニュアル ―患者教育の考え方と実践―．照林社，2007；88より引用改変

■ **図6　酸素供給機器の例**

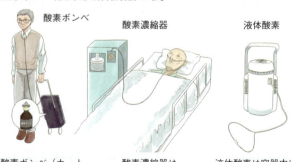

酸素ボンベ（カート式）で外出する様子　　酸素濃縮器は電気が必要　　液体酸素は容器内に液化した酸素が入っており電気は不要

質問による評価

息切れの程度の評価

- 修正MRC（mMRC）質問表（**表3**）や修正Borgスケール（**表4**）などを用いて，息切れの程度を日常生活の中で評価する．

■ 表3　修正MRC（mMRC）質問票

グレード分類	あてはまるものにチェックしてください（1つだけ）	
0	激しい運動をしたときだけ息切れがある	☐
1	平坦な道を早足で歩く，あるいは緩やかな上り坂を歩くときに息切れがある	☐
2	息切れがあるので，同年代の人よりも平坦な道を歩くのが遅い，あるいは平坦な道を自分のペースで歩いているとき，息切れのために立ち止まることがある	☐
3	平坦な道を約100m，あるいは数分歩くと息切れのために立ち止まる	☐
4	息切れがひどく家から出られない，あるいは衣服の着替えをするときにも息切れがある	☐

呼吸リハビリテーションの保険適用については，旧MRCのグレード2以上，すなわち上記mMRCのグレード1以上となる．

日本呼吸器学会COPDガイドライン第4版作成委員会編：COPD（慢性閉塞性肺疾患）診断と治療のためのガイドライン．第4版, p.33, メディカルレビュー社, 2013.

■ 表4　修正Borgスケール（BorgCR10）

修正Borgスケール	
0	感じない（nothing at all）
0.5	非常に弱い（very very weak）
1	やや弱い（very weak）
2	弱い（weak）
3	
4	多少強い（some what strong）
5	強い（strong）
6	
7	とても強い（very strong）
8	
9	
10	非常に強い（very very strong）

日本呼吸器学会COPDガイドライン第4版作成委員会編：COPD（慢性閉塞性肺疾患）診断と治療のためのガイドライン．第4版, p.47, メディカルレビュー社, 2013.

日常生活の評価

- CAT（COPDアセスメントテスト，**図7**）
  - COPDが日常生活にどのような影響を与えているか確認するための質問紙評価表．
  - 増悪の判断する手段にもなる（安定期より増悪期には平均して約5点高くなるともいわれている）．

■ 図7　COPDアセスメントテスト（CAT）

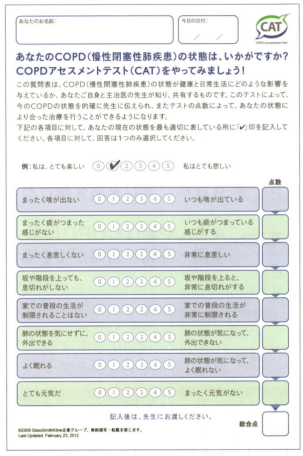

グラクソ・スミスクライン株式会社提供

ACP：advance care planning，アドバンス・ケア・プランニング

1 情報収集

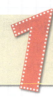

✱ 情報収集の視点の定め方

　Aさんは今後，息切れ，増悪の予防と対策，HOTや薬の管理等の多くの課題と向き合いながら生活となります．病院から自宅に戻ったAさんや妻には，さまざまな不安や困ったことが発生しやすい状況です．

　訪問看護は在宅での生活の安定を目標に，これらを重点的にアセスメントしていきます．

情報収集の視点

視点1 Aさんは退院した後の自宅生活にどんな不安をいだいているか．どんな生活をしたいと願っているか

視点2 Aさんが望む生活を続けられるような自宅環境にあるかどうか

視点3 Aさんや妻はCOPD増悪，HOTの停止等のトラブルに対する予防・連絡・対処ができるか

✱ 情報収集の例

視点1 Aさんは退院した後の自宅生活にどんな不安をいだいているか．どんな生活をしたいと願っているか

情報収集の視点（詳細項目）	どこから？	なぜこの情報が必要か？	Aさんの情報
●今までどのように暮らしてきたのか（本人の歴史） ●これからの暮らしをどのように描いているか ●家族との関係性 ●疾患や生活に対する思い・不安	●Aさんや家族との会話 ●家や家の周囲の様子（観察） ●訪問看護ステーションのカルテ	●疾患の管理のみの視点での看護ではなく，療養者の生活や思いに沿った看護および包括ケアへつなげていくため	●「できるだけ自分のことは自分でしていきたい」 ●「生まれ育ったこの地域と家で暮らしていきたい」 ●酸素をつけた姿を近所の人に見られたくないと思っていた．それでも酸素を吸えば楽になることや，また苦しい思いをするかもしれない不安から，酸素を使ったほうがよいと思うようになった ●数十年以上続けている盆栽を再開したいが，体力が低下して思うようにいかない ●妻も夫の希望を大切にしたいものの，また増悪したらという不安をもっている

| 1 情報収集 | 2 情報の整理とアセスメント | 3 全体像の把握から看護問題を抽出 | 4 看護問題の絞り込み | 5 看護計画の立案 | 6 経過記録(SOAP) |

視点2　Aさんが望む生活を続けられるような自宅環境にあるかどうか

情報収集の視点（詳細項目）	どこから？	なぜこの情報が必要か？	Aさんの情報
● 介護保険：要介護度，利用する介護保険サービス ● IADL（買い物，洗濯，掃除等の家事，公共機関の利用や金銭管理，電話をかける，内服管理等），ADL（食事，排泄，入浴等）のできること，できないことと，息切れの程度との関係 ● 家や療養する部屋の構造（間取り，広さ，各部屋の位置，段差，火気等） ● 主介護者および家族の健康状態 ● Aさんの生活習慣（起床から外出，就寝を含む1日の流れ，週間予定，年間での活動等）	● Aさんの自宅内でのIADLやADLの観察とパルスオキシメーターの数値測定 ● Aさんや家族との会話 ● 入院・通院中のリハビリテーションの評価（入院時・退院後） ● 家や家の周囲の様子（観察） ● 訪問看護ステーションのカルテ ● 病院からの情報	● 病院と家では実際に行うIADL，ADL動作が異なる ● COPDによる労作時の息切れや増悪による体力の低下に伴い，入院前やそれ以前までできていたことができなくなっている可能性がある ● 酸素機器を設置するにあたり，安全かどうか，転倒等の危険はないか自宅環境を評価するため ● 本人が自立して生活できるのか，できない場合は家族が介護できるのか確認し，在宅サービスでの支援が必要か判断するため ● できるかぎりAさんの望む生活習慣を取り戻していけるよう，必要な支援やケアを検討するため	● ADLは自立しているが，入浴と更衣のときに息切れを感じた．入浴時は強い息切れがあったのでシャワー浴へ切り替えている ● IADLにおいては，電話，服薬管理は自ら行う．食事の準備や洗濯などは妻が行う．移動は車の免許をもっていて入院前まで運転していた．退院後は運転できずにいる ● 平屋1階建て．築60年の日本家屋．段差あり，暖房はストーブを使用．寝室は布団を使用していたが，入院を契機に周囲のすすめもありベッドを購入した ● 74歳の妻は骨粗鬆症で腰痛がある．「私1人ではできません．助けてもらえることはお願いしたい」 ● 「毎朝，新聞を玄関まで取りに行き，午前中は盆栽をして，午後は読書．退院してから盆栽の手入れは満足にできていない．年に4回の国内の旅行は無理かな」

視点3　Aさんや妻はCOPD増悪，HOTの停止等のトラブルに対する予防・連絡・対処ができるか

情報収集の視点（詳細項目）	どこから？	なぜこの情報が必要か？	Aさんの情報
● バイタルサイン ● 呼吸状態（呼吸回数，呼吸音，SpO$_2$，痰の量・色・切れ，咳，喘鳴） ● 息切れ（修正Borgスケールを用いて各動作において確認） ● 感染徴候の有無 ● CO$_2$ナルコーシス徴候の有無（頭痛，傾眠） ● 心不全徴候の有無 ● 体重 ● 睡眠 ● HOTの機器操作と取り扱いの様子 ● 服薬（内服・吸入） ● 日々の生活・活動状況 ● Aさんの疾患に対する向き合い方・セルフモニタリングの内容 ● 病院での各検査結果（スパイロメトリーや胸部X線検査など） ● 外来受診時の医師からの説明とそれに対するAさんや家族の理解やとらえ方 ● 病状や増悪症状，アクションプランを含む	● 本人や家族との会話 ● 訪問時の視診・触診・聴診など（例：歩行時の様子） ● 日々，本人や家族によって行われるセルフモニタリング ● 訪問看護ステーションのカルテ ● 病院からの情報	● 増悪の予防・早期発見・適切な対応へつなげるために，通常のバイタルサインや症状を観察し，本人の自覚を促す ● 入院したときの症状はAさんにとって唯一の増悪した体験なので，振り返り学習をし，現在の症状と比較する ● 体重測定は，肺性心・心不全の徴候や栄養状態不良の早期発見のため，またAさんと妻のセルフマネジメント力を高めていくために必要である ● 疾患の重症度や老化に伴う身体の変化に伴って，現在の生活に影響を及ぼしていないか，廃用症候群にいたっていないか，IADL，ADLが低下していないかを把握し，またその先に起こり得ることを予測するため ● 増悪を予防するにはアクションプランの理解が重要．	● 血圧 130/86mmHg（朝夕に降圧薬服用），脈拍 86回/分，呼吸 28回/分，「痰は現在ないが，入院したときは黄色でたくさん出た」 ● 息切れの程度：修正Borgスケールは入浴時6，シャワー時4，更衣時2 ● 平常時の体温36℃前後，咳なし，頭痛なし ● 体重測定はしていない ● 「夜は途中でトイレのために1回起きます．息苦しくて起きることはないね」 ● HOTの酸素流量は安静時と睡眠時0.5L/分，労作時1L/分 ● 退院して2週間後に初めての受診．「増悪を起こしていない」と医師から言われた．今後は1か月ごとに外来受診 ● 「外来で主治医から注意することとして，一枚の紙（アクションプラン）を渡されました．守ろうと思います」

IADL：instrumental activities of daily life，手段的日常生活動作
ADL：activities of daily living，日常生活動作

2 情報の整理とアセスメント

✱ 情報の整理

　今後Aさんが自宅で生活していくにあたり，在宅ケアプランの立案に向けたアセスメントが必要です．アセスメントの際は，疾患だけでなく加齢による変化や生活背景にも目を向けることが必要です．

　ここでは，ここまで述べてきた3つの視点にもとづいて収集した情報をゴードンの機能的健康パターンを用いて整理，アセスメントしていきます．

●ゴードンの機能的健康パターンによる情報の整理とアセスメントの視点

領域	情報を集める視点	アセスメントの視点
【1】 健康知覚- 健康管理	●体に対する向き合い方(疾患，健康管理)，日頃の身体管理のための習慣(例：食事，運動)，疾患の発症および入院前と退院後による変化の有無，受診行動，アクションプランの理解と実践 ●入院前・入院中・退院後の経過 ●入院前の増悪の契機となった変化に対する認識の有無と対処行動 ●現病歴，既往歴 ●呼吸機能と重症度 ●薬の内容と管理 ●HOTの酸素流量と管理，検査データ ●喫煙歴 ●加齢に伴う身体の変化への自覚(例：視覚，聴覚，慢性疼痛，筋力) ●家族の意識 ・家族自身の健康管理に対する向き合い方 ・家族の療養者に対する向き合い方	●COPDは進行性の疾患なので疾病受容がどの段階か，自分の体に対する向き合い方について把握する ●入院前に出現した症状やその時療養者自身がどのような行動をとっていたかを振り返り，今後の在宅生活の注意点および対応につなげる ●薬剤やHOTの自己管理と症状に応じた使用法についてどれだけ理解できているか把握する ●増悪の予防・増悪の症状・増悪時の対応(アクションプラン)を療養者自身が理解できているか確認する ●家族は毎日の生活の中でどれだけ健康管理に参加でき，手助けできるか把握する
【2】 栄養-代謝	●食事：量，回数，内容，水分，間食，嗜好品 ●身長，体重，BMI ●食べる機能：口腔内の状態，歯(義歯を含む)，嚥下状態 ●消化器症状 ●食事は誰が準備したり作ったりしているか ●血液検査データ(TP・Alb等)	●COPD患者はやせていく傾向にあるため十分なカロリー，たんぱく質，ビタミンを摂ることができているか，食事内容と栄養状態を確認する ●体重管理は栄養状態や心不全の徴候の把握のために重要な指標であるため，自己管理と報告ができるか判断する ●老老介護の場合，IADLが低下し，買い物や調理ができない場合があるので，詳しい生活状況を把握する
【3】 排泄	●排尿：尿の回数(日中・夜間)，残尿感，尿失禁の有無 **臨床の視点** 急な切迫感で間に合わず失禁する"切迫性尿禁"，前立腺肥大などで残尿がたまりあふれ出る"溢流性尿失禁"，腹圧がかかると漏れる"腹圧性尿失禁"，トイレまで歩けず失禁する"機能性尿失禁"があります． ●排便：便の回数，性状，量，排便時の怒責，腹部の不快感，腹部状態(張り・腸蠕動音) **臨床の視点** 機能性便秘は弛緩性・直腸性・痙攣性の3種類に分けられます．	●高齢者の場合，頻尿(日中，夜間)，尿失禁，残尿の可能性が高くなる．とくに男性の場合，前立腺肥大症に伴う溢流性尿失禁や残尿が起きやすいので注意する ●低酸素状態であると腸の蠕動運動は停滞しやすいので，便秘になりやすい ●便秘が続いているからといって，大腸刺激性の下剤を長期に服用し，下剤の量が多くなっていないか把握する(食事や水分摂取を促すことで下剤を減量できないかアセスメントする) ●HOTでは酸素機器の使用により，部屋からトイレまでの距離や廊下の状況によって，移動が困難となる場合がある ●腎機能は正常であるか確認する

領域	情報を集める視点	アセスメントの視点
【3】排泄	●排泄時の息切れ ●発汗 ●家の環境および各部屋とトイレの間の動線：トイレから居間・寝室までの距離や状況，部屋の温度・湿度 ●検査データ：BUN，Cr ●排泄に関する薬剤(利尿薬，下剤)の使用の有無 **臨床の視点** 「栄養―代謝」とも関連させて確認します	**臨床の視点** IADLの自立度は「役割―関係」とも関連します．本人に代わり役割を助けている介護者が誰かも確認します．
【4】活動―運動	●IADLがどこまでできるか ●ADLがどこまでできるか ●室内外での体操，散歩やそのほかの運動をしているか ●仕事，家事，趣味や社会的な活動をしているか	●HOTをしていると体動が制限され，活動や運動範囲が低下し，廃用症候群が併発しやすいため，現在の自立度を判断する ●息切れなどが起きやすいため，運動や活動が制限されやすいが，適切な活動の程度を医師の指示やSpO_2の値，自覚症状等をみながら判断する
【5】睡眠―休息	●就寝時間と起床時間 ●就寝後の覚醒回数とその理由(排泄，呼吸困難など) ●熟睡感の有無 ●就寝前の薬剤使用の有無 ●睡眠時無呼吸症候群の有無 ●睡眠の環境：部屋の温度や布団・ベッド ●日中の活動 **臨床の視点** 「活動―運動」とも関連させて確認していきます	●低酸素のため日中の活動量が低下したり，抑うつ状態になったりすることから，睡眠が障害されていないか確認する ●睡眠時無呼吸症候群や，夜間に低酸素状態の悪化がないか，睡眠状態とともにSpO_2の値も判断する ●布団よりもベッドのほうが，息切れが少なく起き上がることができる，乾燥した寒い部屋で喉を痛める，など本人にとって安楽な睡眠環境か判断する．
【6】認知―知覚	●視覚：眼鏡の使用の有無，老眼や白内障など高齢に伴う視覚の変化の有無 ●聴覚：難聴の有無，補聴器の使用の有無，左右の聴力に違いがあるか ●コミュニケーション ●記憶力(長期・短期)，判断力，意思決定	●加齢とともに感覚器機能はどの程度低下しているか，必要な酸素や薬剤管理に対処できる感覚能力をもっているか判断する ●低酸素状態ではイライラしやすく，怒りっぽくなるので，他者との関係がうまくいっているかどうか判断する ●抑うつ状態や加齢による認知機能低下，認知症症状などがみられないか判断する
【7】自己知覚―自己概念	●本人の認識：疾患，HOT，薬，リハビリテーションについて ●ボディイメージ：疾患やHOTの使用による変化に対する思い ●家族に対する思い	●COPDは進行性の疾患であるため，疾患とつき合いながら生きていかなければならない．受容できているか，酸素とともに生きている自分の姿に対して，どの受容段階にあるか判断する
【8】役割―関係	●家族との関係：家族構成(同居の有無，各々が住む地域，年齢，役割)，主介護者，キーパーソン ●仕事，趣味，出身など，今までどのように生活をしてきたか ●知人や地域社会：関係性，役割．疾患やHOTによる変化の有無	●家族からどのくらいの頻度で，どのような時間帯に，どのようなサポートが得られるのか把握する．また，家族の負担も把握し，サービス導入の必要性を判断する ●疾患やHOTとともに生きていくなかでも，できるだけ今まで大切にしてきた生活を維持する．現在の生活と今までの生活の相違を判断する ●閉じこもったり，社会的に孤立していないか判断する ●本人と家族の各々の家庭内における役割を知る(例：食事の準備，経済面)
【9】セクシュアリティー生殖	●性別 ●年齢 ●婚姻	●性役割や性生活に支障が起きていないか判断する

基礎と臨床がつながる 疾患別看護過程

領域	情報を集める視点	アセスメントの視点
【10】 コーピング－ ストレス耐性	●ストレスの知覚：ストレスと感じていること ●コーピング方法：今までのストレスに対する対処方法 ●サポート：相談相手	●HOT・薬物療法などがストレスとなっていないか，それに対するコーピング（対処法）が適切か判断する ●自己管理のサポートおよび補完を行うために，医師，訪問看護師，他職種の役割も明確にする
【11】 価値－信念	●価値観（生きてきた背景にあるさまざまな要素）：年齢（年代），仕事，趣味，生まれ育った土地の文化，自分以外（両親や兄弟など）の疾患や健康に対する考え方 ●宗教	●HOTを導入しても，本人の意思，心のよりどころを尊重し，自宅での生活をどのようにうまく過ごすか，療養者や家族とともに考えていく ●増悪と寛解を繰り返しながら，徐々に悪化していく過程で，今後，入院か自宅療養を続けるか等の判断が求められる

● Aさんの情報の整理とアセスメント

	Aさんの情報の整理	アセスメント
【1】 健康知覚－ 健康管理	①既往歴：高血圧（10年前） ②現病歴：3年前にCOPDと診断された．重症度分類Ⅲ ③経過：風邪を引いたと思い受診はしないで休んでいたら症状が悪化した ④喫煙歴：16年前まで約20本／日 ⑤薬：内服薬と吸入薬を自己管理にて使用中．内服薬は一包化されている．吸入は朝のみ．内服薬・吸入薬とも3年前の診断時点から処方されたが，自己判断にて「苦しくなかったから」という理由で使用していない日もあった ⑥HOT：安静時と睡眠時0.5L／分，労作時1L／分 ⑦HOTの管理：屋内では酸素濃縮器，外出時はカート式の酸素ボンベを使用している ⑧退院後の疾患の向き合い方：「自分の体なので，できるだけ自分で生活や薬やHOTなどの医療のことも行っていきたい」「ただ体力がなくなって入院前ほど体が動かない．息切れがある」「あのような苦しさはもう経験したくない」 ⑨予防対策：訪問看護師のすすめにより，退院後から体温と血圧を測定して記録に残すことを始めた．Aさんが庭の盆栽の手入れをした後，手洗いをしないで部屋へ戻る姿がみられるため，訪問看護師が手洗いを促すと「そういえば言われたね．忘れていたよ」 ⑩「外来で主治医から注意することとして，一枚の紙（アクションプラン）を渡されました．守ろうと思います」	●COPDと高血圧があるため，心不全の徴候がないか注意が必要である（①②） ●今回の入院は，処方された薬を自己判断で中断していたため，また感冒による変化を自覚していたものの，それに合った対応ができず増悪したと考える（③⑤） ●長年の喫煙がCOPDの発症につながったと考えられる（④） ●HOTの管理方法を習得しなくてはいけない状況である（⑥⑦） ●自分の体や疾患とつき合っていこうとしている．また，苦しい思いをしたくないという不安を抱えており，それが増悪予防対策の行動にもつながると考えられる（⑧） ●訪問看護師からのアドバイス通りにやってみようとする行動がみられる．ただし，忘れていることもあるため，実際に覚えて毎日の生活の中で実行できているか確認する必要がある（⑨） ●自身の行動を変化させようとする言葉があるだけでなく，実際に行動にもおこしている．Aさんが知識として納得しただけでなく，有効な手段だと認識できた理由があると考えられる（⑨） ●アクションプラン実践に対する意欲はある．しかし，増悪時には本人も動揺しているので，実際にできるか注意が必要である（⑩）
【2】 栄養－代謝	①身長165cm，体重47kg，BMI 17.4．入院前は体重51kg（BMI 18.8）あり入院して「痩せた」と自覚している ②食事は妻が作っている．好き嫌いはない．入院中にAさんと妻も栄養指導を受けており，妻は肉と魚を使った食事を入院前より増やした ③「あまりおなかは空かないよ．食欲はないね」「体力をつけるために，作って出してくれたものは食べようとは思っている」毎回全量摂取 ④食事は1日3回．毎日牛乳を飲む日課あり ⑤食事以外の1日水分量は約700mL ⑥食事中のむせはなし ⑦部分義歯（下は総義歯）．義歯の手入れは毎晩行う	●BMIでは痩せ型の結果が出ている．1か月の入院で4kgの体重減少であり，COPDの増悪が原因と考えられる（①） ●入院前からも加齢やCOPDによる呼吸エネルギーの消費量増加によって痩せが進行していたと考えられる（①） ●今後体重が増加した場合は，筋肉・脂肪量の増加なのか，心不全徴候による浮腫なのか，を判断する必要がある（①） ●妻は食事の準備にも協力的であり，入院前よりもタンパク質が摂取できるようになっている（②） ●食欲がわかない中でも食べており，体力をつけようとする意識を持っている（③④） ●食べる機能には問題ない．義歯なので硬い食べ物は難しい（⑥⑦） ●口腔ケアによる感染予防は行えている（⑦）

	Aさんの情報の整理	アセスメント
【3】排泄	①排尿 ・昼間6回，夜間1回 ・前立腺肥大の既往なし ・失禁なし ・夜は排尿時に1回起きるが「横になればまた眠れる．困ってない」 ②排便 ・1回/2日（入院前も同様） ・「いきまないよ．硬くない」 ・便の性状（ブリストルスケール4の普通便） ③腹部の不快症状なし ④排尿・排便時の動作の息切れは修正Borgスケール0.5．排泄時は「苦しさはほとんど感じないよ」 ⑤緩下剤の使用：入院時に排便が1回／3日のため毎日使用していたが，退院後は「便が緩く大変」と訪問看護師に相談があり，1週間前より中止して様子をみている ⑥家の環境：普段は居間で過ごすことが多い．居間とトイレまでは約10m．階段昇降なし ⑦検査データ（退院時：1か月前）BUN 21.5mg/dL，Cr 1.1mg/dL	●日中頻尿なし．夜間1回排尿があるが本人は困っていない．排尿による夜間睡眠への影響なし（①） ●現在は排尿・排便とも順調であると考えられる（①②） ●便の回数は2日ごとであるが，硬さは正常のため便秘状態にはない（②） ●トイレ動作時の息切れは，現時点では大きな問題はない．しかし，便の性状が硬便もしくは便秘がある時は，怒責をかけることにより息切れが強くなる可能性がある（④） ●本人が排便の状況を訪問看護師に相談したことで，服薬の調整につなげることができた．今後も緩下剤の使用量が適当か確認していく必要がある（⑤） ●屋内での移動であっても，棚や机などの物や各部屋の仕切りにＨＯＴの延長チューブがひっかかりやすいことも考えられる．物の配置や移動時は延長チューブを手で持つなどして移動しやすい工夫を考える必要がある（⑥） ●腎機能検査データは正常値（⑦）
【4】活動－運動	①ADL ・自立．退院後は，「浴槽に入ると苦しい・疲れる」ため（修正Borgスケール6），シャワー浴を行っている．介護保険によるデイサービスでの入浴も提案されていたが，自宅の浴槽で入浴できるようになりたいと希望している ・更衣時（上半身）：修正Borgスケール2 ・シャワー時：修正Borgスケール2～4 ②IADL ・入院前まで車を運転していた．「また運転できるようになりたい．買い物くらいは行きたい」．主治医からは運転の禁止はされていないが，慌てないで体力が戻ったら考えてみたらと提案されている ③活動範囲 ・入院前と比べて外出が少なくなり，屋内または庭で過ごすことが多い ・外出は受診時のみ（息子夫婦の運転） ④運動 ・訪問看護師に歩行や筋力等のリハビリテーションを実施 ・ふだんから身の回りのことはできる限り自分で行おうとしている（生活リハビリテーション） ・呼吸体操のプログラムを持っており，毎朝1日1回行っている ⑤盆栽の手入れのとき ・庭は芝生．盆栽が約20鉢あり，父親から受け継いだものもある ・「鉢が重く感じる」「ずっと立っているのも大変だ」修正Borgスケール5 ⑥妻からの情報 ・庭で盆栽の手入れから戻ってきたとき，「口で息したり肩が動いているよ」 **臨床の視点** 本人が息切れを感じていなくても，SpO₂が90％以下であったり，努力呼吸をしていたりする場面があります（本人の自覚症状と客観的評価の乖離）．そのため，本人だけでなく，家族や医療者の情報を照らし合わせることも必要です．さらに安静時に限らず，1つひとつの生活動作に沿った呼吸評価が必要です．	●ほかのADLと比べて更衣とシャワー浴時の息切れの程度が強いのは，上半身を使う動作がCOPDによる呼吸筋力低下のため負荷となっていると考える．また浴室は高温多湿の環境のため呼吸への負担も増すことが考えられる（①） ●入浴からシャワー浴に切り替えているが，清潔は保たれていると考える（①） ●自立心が高いため，無理なくできるADL，IADLを行ってもらえるよう指導する必要がある（①②） ●Aさんの生活ではあたり前だった車の運転ができなくなったことに加え，その他，外出の頻度も減っており，役割を喪失している状況にある（②③） ●今は屋内中心の生活であるが，今できるリハビリテーションや運動を行うことができており，「体力をつけてできることを増やしていきたい」という意欲が高い．廃用症候群の予防対策もできている（③④） ●盆栽は，屋外での動作のため，屋内での生活動作と異なり，温度・湿度・風等の天候による負荷が増しやすい状況と考えられる（⑤⑥） ●庭の芝生や盆栽の手入れ時，土と芝生の上でカート式の酸素ボンベを使用することは，平坦な廊下等よりも力がいることも考えらえる．しかし，盆栽はAさんが非常に価値をおいているものである．そのため，手入れ時の負担を少なくできるようなさまざまな方法を考えて提案することが必要である（⑤⑥） ●妻はAさんの変化・症状に気づく力を持っている（⑥） ●玄関の段差による呼吸負荷や転倒リスクはあるものの，手すりをつけたことによって軽減されている（⑦） ●Aさんのために手助けしてくれる知人がいる（⑦） ●庭や家の周りの道路など歩きやすい環境が身近にあり，歩行訓練が行いやすい（⑦） ●家の前の道路には凹凸があるため，酸素ボンベをカートで引いて歩行しているときに転倒する可能性がある（⑦）

	Aさんの情報の整理	アセスメント
【4】 活動－運動	⑦家屋と周辺の環境 ・家は日本式家屋．玄関の段差はAさんの膝の高さがある．今回の入院中，玄関に知人が手すりをつけてくれた ・家は主要道路に面しておらず奥に入った場所にある．家の前の道路は，車1台または2台が通れる広さであり，交通量は多くない（周囲の住民が通行する程度）．坂道はなくコンクリート舗装もされているが，古いため少々凹凸がある	
【5】 睡眠－休息	①夜22時に就寝，朝5時起床 ②夜は排尿時に1回起きるが「横になればまた眠れる」 ③睡眠薬は入院中に一時的に使用した ④睡眠時無呼吸症候群：なし ⑤入院前は布団を使用していたが，今回の入院を機に自宅でもベッドを導入した（介護保険による電動ベッドのレンタル） ⑥外来受診日の夜は，「よく眠れたと感じる．昼間に動かなくては眠れないよね」．妻も「よく眠っているよ」	●現在は休息がとれていると考えらえる（①②⑥） ●ベッドの導入により，布団よりも起き上がり動作時の息切れを軽減できる環境になっている（⑤） ●入院中から退院後の生活を考えようとする意識が高かったと考える．または，布団よりもベッドのほうが動作が楽だと感じたとも考えられる．（⑤）
【6】 認知－知覚	①視覚：老眼鏡を使用．毎朝新聞を読むことが日課．白内障で60歳代のときに右目を手術した ②聴覚：会話時の声は聞こえる．「よく聞こえるよ」．約7m離れた居間にいても玄関での挨拶の声が聞こえている．補聴器使用はなし ③周りからの情報に対して，自分で考えて，自分で行動していこうとする．ときどき言われたことを忘れていることがあるが，生活に支障をきたしたり困ったりしていることはない ④入院中から疾患の説明を積極的に聞こうとする意思あり	●文章を読んだり理解したりという力はある（①） ●コミュニケーションに問題はない（②） ●自分で考え納得して行動してきたAさんであり，周りからの情報を得ようとする意識は高いと考えられる．しかし，高齢になっているAさんがより理解できるように，慌てず丁寧に1つひとつの説明を行い，どのように認識したかを適宜確認していく必要がある（③④）
【7】 自己知覚－ 自己概念	①「入院前と比べて自分の体が変わったのがわかる．思うように動かない．治らない病気ということはわかっているけどこんなに苦しくなるものとは思わなかった．これから自分の体はどうなっていくのか……」 ②「酸素はわずらわしいよ．本当は弱い自分を周りに見せたくなかったが，自治会の知人が退院してから初めて来てくれた．心配してくれたよ．また苦しい思いはしたくないし，外に出るために酸素が必要なら，持ち歩いて出かけたほうがいいと思っている」 ③「ただ外に出たとき，みんなに迷惑をかけるのではないかという心配もある」	●自分の体や生活が変化したことを認識している（①） ●今後の自分の体や生活に対する不安がある（①②③） ●今回の増悪による苦しいという経験は，Aさんにとって非常に大きな苦痛であった（①） ●弱いところを見せたくないという価値観はあるが，今は苦痛がない状態を維持することや，地域での交流を復活させるというニーズのほうが強いと考えられる（②） ●周囲を気遣える力があると同時に，今の自分は周りに迷惑をかけてしまうのではと自信をなくしかけている（③）
【8】 役割－関係	①妻（74歳）との2人暮らし．高齢者世帯であり老老介護．妻の既往歴は骨粗鬆症と腰痛 ②2人の子どもがいる．長男は同じ敷地に家を建てて暮らしている．長男は夫婦とも日中仕事をしており19時ごろに帰宅する．孫（大学生）は県外で暮らしている．長女も県外在住 ③退院後，Aさんは車を運転しておらず，長男夫婦が買い物へ一緒に連れて出かけている ④Aさんも妻も，できるだけ子どもの手を借りないで自分たちでできることをしていきたい，と希望している ⑤Aさんの歴史：今暮らしている家で生まれ育った．地元の会社に勤めていたが60歳で退職．その後は地域の自治会に出席し役員も務めていたが，今回の入院を契機に自治会への出席は見合わせている ⑥周りからは「酸素を吸っているから無理はしないほうがいいよ」と声をかけられており，Aさんは「今はできることが少なくなってしまった．本当は盆栽の手入れも続けたいし，外出もしたい」と話している	●家族からのサポートは得やすいが，日中は妻への負担が大きい状況にある．今後の妻の健康状態にも注意が必要である（①②③） ●Aさんも妻も家庭内の状況を受け入れ，自立して生活したい思いをもっている（④） ●今回の増悪・入院によってAさんは家庭内だけではなく，地域との交流においても役割が減り喪失の状況にある．しかし，Aさんはできる限りのことを行い，この地域で役割をもちながら過ごしていきたい思いが強い．疾患やHOTとうまくつき合いながら，再び役割をもち，Aさんなりの生活ができることを目指した支援が必要である（⑤⑥）

	Aさんの情報の整理	アセスメント
【9】 セクシュアリティー 生殖	①男性 ②25歳のときに妻と結婚 ③子どもは1男1女．孫もいる	●現時点では問題はないと考えられる（①②③）
【10】 コーピングー ストレス耐性	①ストレスの知覚 ・自分の体と生活の変化による喪失感がある．「怒りよりも残念という気持ちがある」 ・HOTのわずらわしさはあるが，苦しいのは嫌だという気持ちが勝っている ②コーピング方法 ・問題があったら，他人に頼るよりも自分で考え行動していく方法を選んできた ・妻「あまり弱音は吐かない人だよ」「なんでも自分でやっちゃう」「頑固なのかもしれないね」 ③サポート ・主に妻と長男夫婦．しかし，Aさんも妻も，長男夫婦にはできるだけ手をわずらわせたくないと思っている．そのため長男夫婦には弱音を言わない傾向がある	●Aさんの喪失感と気分の落ち込みが想像できる（①） ●今までの状況や妻の発言からも，弱いところは見せたくないというAさんの姿がうかがえる．弱音を言い続けるのではなく，考え行動しようとするAさんの自律を大切にした価値観が考えらえる．ただし疾患の進行と加齢による変化は避けられないため，挑戦・実行したとしても叶わなかったときはどうしてきたのか，ということにも目を向ける必要がある（②） ●Aさんと妻は息子夫婦に対して親としてのプライドを持っていると考えられる（③）
【11】 価値−信念	①暮らしている場は，生まれ育った場である．築60年の日本式家屋．地元の会社に勤務していた．退職後は自治会の役員も務める．部屋には仕事や自治会の役員をしたことに関係する表彰状が飾ってある ②他人に頼るより自分で考えて行動していきたい傾向があるが，「今回の入院はこりたよ．病気のことは専門家に診てほしいし教えてほしい」 ③部屋には両親の仏壇がある．仏壇に手を合わせて掃除を行うことは日課．HOTを使用するようになったので，線香は火を使うため止めた．冬が近づいているので，ストーブからエアコンに変更予定	●今の家や地域に対する思い入れがあると考えられる．今の家・地域で暮らしていくにあたっては，段差などによる転倒に注意してもらう必要がある（①） ●定年後も地域での役員を務めており，表彰状も飾っている様子から，仕事や地域社会への貢献を誇りに思っていると考えらえる（①） ●入院前と比べて地域社会のつながりが少なくなっていることによるAさんの喪失感は大きいと考える（①） ●火気の使用は避けるというHOTの管理が行えている．しかし，その一方で線香をあげるという習慣を喪失している（③）

✱ 統合アセスメント

　Aさんは，動作時に出現する息切れなどの症状，HOTという新しい医療の導入，今まであたり前のようにできていた作業ができなくなっていることなどにより，さまざまなものを喪失する危機に直面しています．しかし，血圧や体温といったセルフモニタリングを開始し，まだ屋内ではあるものの運動を行うなど，入院前と違う自分の体を受容し，前進しようとしています．

　その理由としては，Aさんは増悪という過去にない苦痛を経験したことによって，それを予防したいという気持ちと，自分の生活を取り戻したいという思いを抱いていると考えられます．

　このように，Aさんは，自分で考え行動していきたいという考え方を持っているため，それを尊重したかかわりが必要です．

　退院して訪問看護が開始された現在は，Aさんや家族とともに，自宅での暮らし方や疾患との向き合い方を作り上げ，生活を再構築していく時期です．疾患や老いによる体や心，生活の変化をアセスメントしながら，COPD増悪の予防と早期発見，適切な対応を行い，Aさんの不安に寄り添う必要があります．

　Aさんが自宅で生活するからこそわき上がる，役割の再獲得のニーズを叶えていけるように，継続した包括的ケアが必要だと考えます．

3 全体像の把握から看護問題を抽出

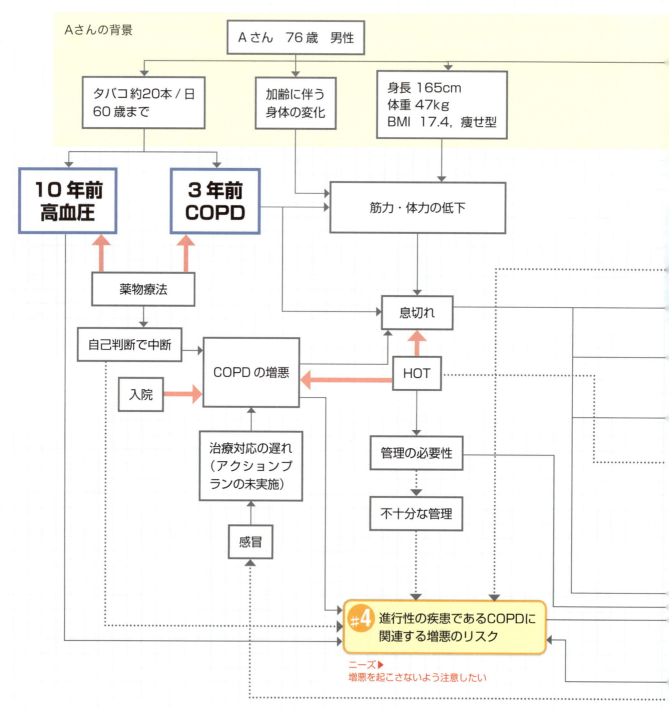

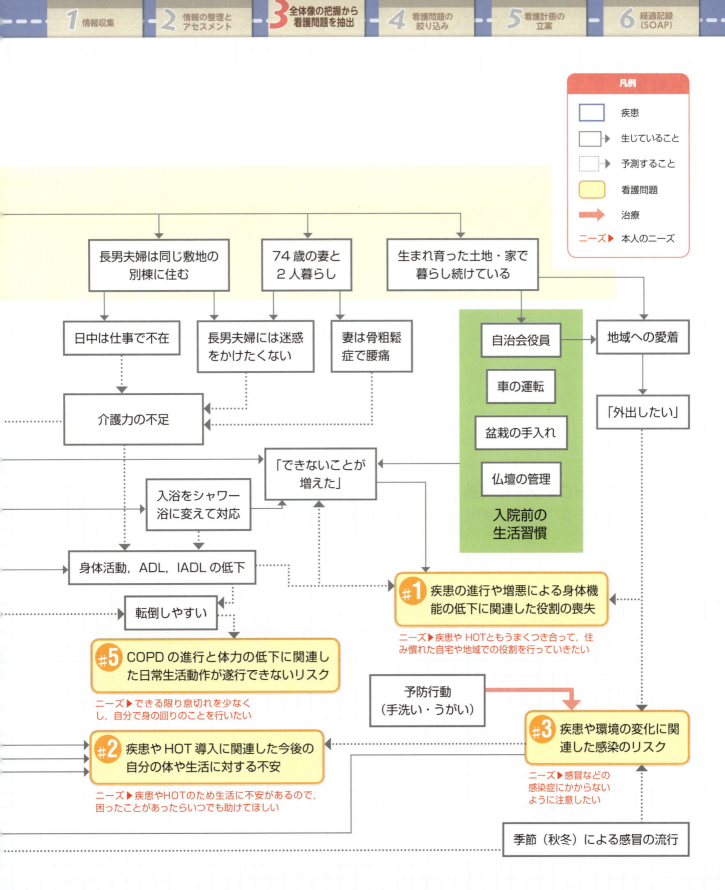

✳ 看護問題（生活上の課題）と本人のニーズ

在宅療養中の患者さんについて看護展開をする場合，本人や家族，他職種と共有するために，看護診断名は使わず，"生活上の課題"と"本人のニーズ"を明確にします．ここでは，"生活上の課題"を看護問題として考えていきます．

疾患の進行や増悪による身体機能の低下に関連した役割の喪失
本人のニーズ ➡ 疾患やHOTともうまくつき合って，住み慣れた自宅や地域での役割を行っていきたい

◆Aさんがこれまで大切にしてきたことや行ってきたことを，可能なかぎり取り戻す

Aさんは入院前と比べてさまざまな役割を喪失しました．今までのAさんの歴史に目を向けていくと，Aさんが大切にしていることや価値をおいているものがあり，自宅で生活しているからこそ，入院前に行っていたことを再びできるようになりたいと思うのは当然と考えます．

そのため，私たちは無理と決めつけず，どうやったらAさんの役割ニーズに近づいていけるか，1つひとつの場面に合ったさまざまな方法をAさんや家族とともに話し合いながら，Aさんがこれならやってみようと思える提案や環境調整などを行うことが必要であり，ともに考えるプロセスが大切です．

疾患やHOT導入に関連した今後の自分の体や生活に対する不安
本人のニーズ ➡ 疾患やHOTのため生活に不安があるので，困ったことがあったらいつでも助けてほしい

◆Aさんが安心して生活できるよう，不安の原因と対処法を考える

今回の増悪・入院の前後でAさんの生活は大きく変わりました．今までできていたことができなくなったうえ，HOTという新しい医療と向き合わなくてはならず，取り扱い方，緊急時の対応，入浴や排泄等の生活動作時や外出時の対処方法，苦しくなったときの対処方法を習得しなければなりません．

そして，今後また苦しい思いをするのかなど，さまざまな不安が生じます．これらの不安を事前に予測し，かつ，現在のAさんのありのままの生活に目を向け，傾聴し，何に不安または恐怖を感じているのかをとらえ，Aさんが安心した日々を送れるようなケアが必要と考えられます．

#3 疾患や環境の変化に関連した感染のリスク
本人のニーズ ➡ 感冒などの感染症にかからないように注意したい

◆COPDの増悪を防ぐため，感染予防行動を習得する

炎症性疾患であるCOPDは感染による増悪を招きやすいため，感染対策が重要です．Aさんが経験した入院は，感冒が契機となり，増悪にいたったことが原因となりました．在宅療養者は，外出の機会，細菌やウイルスへの曝露，感冒の流行や家族の罹患などのリスク要因がたくさんあります．

そのため，感染予防と感染徴候の早期発見，適切な対応が必要となります．訪問時，Aさんが手洗いをすることを忘れている場面がみられたことからも，感染予防行動を習慣化する必要があると考えます．

#4 進行性の疾患であるCOPDに関連する増悪のリスク
本人のニーズ ➡ 増悪を起こさないよう注意したい

◆Aさんの持っている力を最大限に発揮し，増悪を防ぐ

COPDの進行や，加齢による全身の変化に伴い，これからも増悪のリスクは続きます．一旦増悪を起こすと，疾患の進行が早まり，対応が遅れるほど重症化して全身状態が悪化し，自宅での生活に支障をきたすことになります．

在宅の療養者で大切なことは，予防・早期発見（いつもと違うという変化に気づく）・適切な対応，アクションプランの実践につなげることです．予防の点では生活に沿った包括的支援（例：運動，栄養，薬）を行う必要があります．

そして，早期発見には，看護師だけでなくAさんや家族が変化を認識することが大きく寄与します．Aさんは自分のことは自分でしていきたいと思う力があり，すでに血圧測定などを行っており，セルフモニタリングを実行する力を持っています．看護師はAさんが力を最大限に発揮できるような支援が必要です．

#5 COPDの進行と体力の低下に関連した日常生活動作が遂行できないリスク
本人のニーズ ➡ できる限り息切れを少なくし，自分で身の回りのことを行いたい

◆息切れなどの苦痛を軽減し，日常生活動作をできるかぎり自立して行う

Aさんは，入院前と比べ，現在，自宅でできるADLが変化しました．その背景には活動に伴う息切れや体力の低下があげられます．日中の介護者は，長男夫婦が仕事で不在のため，腰痛をもつ妻のみです．しかし，Aさんは自分でできるようになりたいという意思をもち，入浴をシャワー浴に変更することで日常生活動作を自分でできています．

とはいうものの，動作時の息切れ等による苦痛を常に抱えているのが現状です．一つひとつのADLに対して，息切れを少なくして楽に行える方法の提案や転倒予防，長期的には包括的リハビリテーションによる全身状態を向上していく支援が必要になります．

4 看護問題の絞り込み

✴ 抽出した看護問題

#1 疾患の進行や増悪による身体機能の低下に関連した役割の喪失

#2 疾患やHOT導入に関連した今後の自分の体や生活に対する不安

#3 疾患や環境の変化に関連した感染のリスク

#4 進行性の疾患であるCOPDに関連する増悪のリスク

#5 COPDの進行と体力の低下に関連した日常生活動作が遂行できないリスク

優先すべき看護問題

※ここでは，看護計画を立案するにあたって優先順位をつけていますが，すべての診断は関連していることもおさえておきましょう．

優先順位 1 #2 疾患やHOT導入に関連した今後の自分の体や生活に対する不安

 入院前より全身状態が悪化したことやHOTを導入して間もない時期であり，不安を解消して，生活の適応と再構築に向かう必要があるため

Aさんは入院前と違う自分を感じており，たとえばHOTの管理という新しい知識や技術を身につけていかなくてはいけません．「もう苦しい思いをしたくない」と感じていても，今のままでよいのか，何をしたらよいのか，今後の自分の体や生活はどうなるのか，などの漠然とした不安も感じやすい状況にあります．また，在宅の療養者は疾患や老いに伴う変化だけでなく，家屋・地域環境や，四季・気候による影響を受けやすい状況にあります．療養者を取り巻くさまざまな環境と変化にも対応できるように，継続した支援が必要な状況と考えられます．

優先順位 2 #4 進行性の疾患であるCOPDに関連する増悪のリスク

 増悪から回復したばかりの時期であり，予防・早期発見と適切な対応により在宅療養の安定化をはかるため

　COPDは増悪のリスクが常にある疾患です．退院してから1か月経過したところで身体がまだ不安定なことに加え，入院前とは異なる医療技術（HOT）の獲得や生活の再構築の時期と重なっています．Aさん自身や家族も覚えたり実行したりすることが増えており，入院前と異なる生活のマネジメントが必要となっています．

　このように多くのセルフマネジメントが求められますが，一方で症状に気づかないと，COPDの増悪につながります．そのため，多職種による継続した包括的ケアによって，Aさんの身体および周囲をとりまく医療や環境を整えるとともに，増悪の予防や早期発見・対応，アクションプラン実践の支援も行う必要があります．

優先順位 3 #1 疾患の進行や増悪による身体機能の低下に関連した役割の喪失

 Aさんの役割・生きがいを大切にした生活の再構築をめざすため

　Aさんは入院前にあたり前のように行ってきた役割が遂行できなくなり，喪失経験を積み重ねている状況です．長年世話してきた盆栽についても，世話ができるかどうか心配に感じるなど，身体がついていかないことに戸惑っています．しかし，再びできるようになりたいという思いもみえます．

　こうしたニーズは自宅で暮らしているからこそわいてくるものであり，Aさんが思い描く日々の暮らしでもあります．こうしたニーズを実現するための，ケアが必要な状況です．

 経過観察が必要な看護問題・ニーズ

#3 疾患や環境の変化に関連した感染のリスク
ニーズ：感冒などの感染症にかからないように注意したい

 #2や#4の中に共通した観察・ケアの項目が含まれるため

　感染対策は疾患をもつ限り継続して行います．そのため重要なケアではあるのですが，まずは#2や#4に対するケアを行いながら増悪のリスクを減らしていきます．

　それとともに，感染の予防や，感染を起こしたときに必要なケアを行っていくことで，Aさんや家族の不安の軽減に努めていきます．

基礎と臨床がつながる
疾患別看護過程

#5 COPDの進行と体力の低下に関連した日常生活動作が遂行できないリスク
ニーズ：できる限り息切れを少なくして自分で身の回りのことを行いたい

 #1#2#4の中に共通した観察・ケアの項目が含まれるため

Aさんは今は日常生活は自立を保てている状態にあります．ただし，今後，Aさんの全身状態の変化や家族の疲労により，Aさんと家族が生活を続けていくことが難しくなる可能性もあります．そのため，今後も継続してモニタリングしていく必要があります．

 看護計画の立案

O-P：Observation Plan，観察計画
C-P：Care Plan，治療計画
E-P：Education Plan，教育・指導計画

 #2 疾患やHOT導入に関連した今後の自分の体や生活に対する不安
優先順位1

看護目標：不安を表出でき，安心して在宅生活が続けられる
期待する結果：(1)具体的な生活上の不安を表出できる(例：HOT，息切れ，身体の変化)
(2)(1)に対する支援を受けられ，安心した表情がみられる

	具体策	根拠と注意点
O-P	①Aさんの呼吸状態および全身状態（#4のO-Pに準じる） ②言葉，表情，行動 ③入院前と今の生活の様子 ④疾患や治療に対する理解度，向き合い方 ⑤今までのストレスに対する対処方法 ⑥HOTに対する認識・管理 ⑦SpO_2やバイタルサインの変化 ⑧薬剤に対する認識・管理 ⑨家族の健康状態・介護状況 ⑩家族のAさんに対する思い	①〜⑩Aさんとともに家族の観察項目も必要である．家族の体調や不安および介護力の変化によって，今後のAさんの生活が継続できるかどうかにつながるためである ①〜⑩Aさんの不安の背景にある今とこれから先の身体と生活について確認できるようにする ①〜⑩不安の具体的な内容がわかれば，誰が対処すると効果的なのかわかる．多職種とタイムリーに連携をとっていく
C-P	①訪問時にAさんが息切れを感じている場合は，解消するまでともに場と時間を共有する．また，なぜ息切れを感じたのかその状況を傾聴する ②各生活動作に伴って強い息切れを感じているか確認し，息切れを軽減できる方法を提案する．たとえば，シャワー時は立位よりも坐位，さらに高めの椅子の方が楽である（低いと腹部が圧迫されるため） ③Aさんや家族の各々が抱える心配事や不安がないか傾聴する．また，家族と話すときは，Aさんの前では話せないことがある可能性も考え，Aさんから離れた場所で話すなどの環境設定の工夫も行う．	①②息切れ（呼吸困難）は主観的な感覚であり，Aさんにとっては息切れという苦痛が存在していることにほかならない．低酸素血症という身体的理由だけでなく，不安や気がかりなことがあると息切れにいたることもある ②すべての動作に対して提案するのではなく，まずはAさんが息切れが強く困っている動作から始める ③Aさんの場合，弱いところをみせたくないという気持ちがある．また，家族自身も弱いところをAさんの前でみせない，と考えている可能性もある ④HOTは病院と異なり，Aさんと家族が主体となって医療管理を行う．ただし，手指の力が低下すると酸素ボンベのバルブを開けにくくなったり，認知機能が低下した場合は管理が困難になる場合もある．そのためまずはAさんがもつ力に目を向け，不足部分は家族が補うのか，または訪問看護が補うのか，と役割を調整していくことも大切となる

	具体策	根拠と注意点
C-P	④HOTが管理できているか確認する(火気の禁止,安静や労作に伴う酸素流量の増減,酸素濃縮器と酸素ボンベの切り替えの手技,酸素濃縮器のフィルターの手入れ,災害時対策など).また,Aさん自身で管理しているのか,家族が管理している部分はあるか確認する ⑤季節変化やAさんの生活行動に沿った感染対策を提案する(外出後の手洗い,うがい,インフルエンザワクチン接種など) ⑥疾患やそれに伴う症状に対するケア(#4のC-Pに準じる)	④HOTの管理は毎日続くものである.普段から行うことと緊急時に行うことに分け,説明だけでなく実際にシミュレーションしてもらい確認する ⑤感染予防は増悪を避けるために必須であり,習慣づけてもらうことが大切である
E-P	①息切れが緩和できる方法を伝える(例:呼吸法,安楽な体位)ただし,息切れが続くときは緊急で訪問看護ステーションに連絡するよう伝える(#4のE-Pに準じる) ②訪問看護ステーション,ケアマネジャーや病院などかかわる多職種全員が,Aさんと家族を支援する保証を伝える.また訪問看護が緊急時の相談窓口になることを伝える ③SpO₂やバイタルサインの変化の意味について説明する	①②Aさんに関心を寄せていることを示すことが大切である.困ったときにタイムリーに対応できるような窓口の存在は重要である.そこで今回のように24時間緊急連絡体制をもつ訪問看護ステーションが介入している場合は窓口となって対応していく

#4 進行性の疾患であるCOPDに関連する増悪のリスク

看護目標:増悪の予防と早期発見と適切な対応が行える
期待する結果:(1)Aさんが増悪の予防とアクションプランにもとづいた早期発見と対応の大切さを説明できる
(2)増悪時はアクションプランにもとづいた行動ができる

優先順位 2

	具体策	根拠と注意点
O-P	①増悪を起こしていないときのAさんの身体状況(訪問看護による観察,本人と家族から話を聞く,本人の日記) ・バイタルサイン,SpO₂ ・安静時,労作時,各動作時の呼吸状態(自覚症状と修正Borgスケールによる評価) ・痰の有無,量,色 ・排泄(排尿,排便) ・活動範囲 ・ADL,IADL(自立度と介護の程度) ・食事,水分摂取の内容,量 ・睡眠 ・体重 ・CATによる日常生活の評価 ②増悪症状の有無 ・いつもと異なる症状の出現や悪化 ・感染徴候の有無 ・低酸素血症の有無 ・心不全徴候の有無 ・CO₂ナルコーシス症状の有無 ③アクションプランの内容,Aさんと妻の理解度 ④HOTの管理	①②訪問時に丁寧に観察することはもちろん,Aさんや家族とのコミュニケーションと日記(血圧や体温のセルフモニタリング)からも毎日の情報を得るようにする **臨床の視点** 増悪の有無を確認するために全項目に共通することは,訪問看護は週2回の定期的な訪問を予定しているため(緊急時の訪問は除く),その間の経過を知ることが大切です. ①②増悪の有無を判断するためには,①であげた項目から「いつもと違う」変化に気づくことが重要である.それが②のいつもと異なる症状の出現や悪化,という観察項目につながる **臨床の視点** たとえば,増悪したAさんとBさんがいるとしても,普段の痰の回数は,Aさんは1回,Bさんは5回と個人差があって当然です.そのため,「痰の回数」だけではなくて,安定している普段のときと比べて「増えたのかどうか」を判断しなくてはなりません.

	具体策	根拠と注意点
O-P	⑤薬（内服・吸入） ⑥家の環境 ⑦家や家の周囲の環境 ⑧屋内と屋外の気温・湿度 ⑨受診時の検査結果 ⑩Aさんのセルフマネジメントに対する考え方や行動 ⑪Aさんや家族の言葉や表情	⑥⑦⑧自宅は，季節の変動を感じられる環境（温度や湿度）である一方で，空調が24時間管理されているといった環境ではないため，環境要因も増悪のリスクとなりやすい．したがって，Aさんの身体や必要な医療に関する項目だけでなく，環境に関する情報も必要である
C-P	①各動作に応じた呼吸状態・環境・動作方法について評価していく．呼吸状態では，本人の言葉や修正Borgスケールによる主観的評価と，SpO_2 や脈拍などの数値や喘鳴などの客観的評価の両側面から照らし合わせていく ②Aさんが現在行っているセルフモニタリング（日記）の内容に，たとえば，増悪時に起こった症状を〇×で記載してもらうなど，観察項目の追加は可能か，Aさんとともに考えていく．そしてセルフモニタリングができていること自体そのものを認める ③各生活動作で息切れを軽減できるよう，動作や環境を工夫する（#1，#2のC-Pに準じる） ④Aさんが日々記載しているセルフモニタリング（日記）を受診時に持っていってもらうなど，病院との連携をはかり情報を共有できるようにする ⑤増悪期にある時は，アクションプランにもとづいて服薬の開始や受診の対応を行う ⑥自宅で増悪治療を継続する場合は，訪問看護の回数を増やす，電話で状態を確認する等の体制の変更を行って支援を続ける	①主観的評価と客観的評価はどちらも重要である．息切れを感じなくとも低酸素状態である療養者もいれば，強い息切れを感じても十分な酸素を取り込んでいる療養者もいる ②Aさんは現在体温と血圧を測定しセルフモニタリングができているため，さらに項目を増やすことは可能か考える．この際重要なことは，観察として大切な項目であるかどうか，Aさんのもつ資源で可能かどうか，項目はどのように表記するとよいか，という視点があげられる．いずれにしてもAさんや家族が「これならできる」と感じられる方法をともに考えることが大切である ④病院と異なり主治医や訪問看護師は，家で暮らしているAさんの様子を24時間直接みることはできない．だからこそ，Aさんや家族のセルフモニタリングの力を高めるとともに，かかわる職種がもつ情報を共有することは重要である． **臨床の視点** たとえば，「痰の色」を観察項目としてあげたとき，《白・黄》と選択肢の中から選んで記入するのか，または空欄のままにして，Aさんに「白」などと書いてもらうのか，本人が実行しやすい方法を考えていきます．
E-P	①HOTや薬（吸入は使用の有無だけでなく操作手技も含む）の使用状況を確認し，正しい方法を伝える ②Aさんと家族に，いつもと違う変化に気づくことの大切さを伝える． ③変化が生じたときには，訪問看護ステーションへ連絡するよう伝える ④増悪の主な症状と出現時の対応方法について確認する（アクションプランの内容の確認）．定期的に内容がAさんに合ったものか適宜評価と修正を行う ⑤④については訪問看護師だけでなく，Aさん，家族，かかわる職種のもとで行う ⑥息切れが続くときに備えて，あらかじめ対処方法を伝える 　・吸入（SABA） 　・安楽なポジショニング 　・パニックコントロール 　・口すぼめ呼吸	①②③ただ伝えるだけでなく，症状や連絡先など大切な項目をピックアップして書面にすることも大切である（アクションプランによる書式化）．療養者や家族は，たくさんの重要事項を説明されるため，聞くだけでは十分に理解できず混乱もきたしやすい．アクションプランはわかりやすいように工夫する．また，アクションプランは見えるところに貼ったり，保管場所を決めることにより，日中は仕事のためなかなか会えない長男夫婦にも共有してもらうことができる ④アクションプランの実行が増悪からの回復・悪化予防に有効でありと検証されている ⑥SABA（短時間作用性吸入 $β_2$ 刺激薬）とは，即効性の気管支拡張薬のこと．あらかじめ医師の処方と包括的指示がある場合に使用できる ⑥息切れがおさまらない場合，本人は不安，パニックになり，呼吸が浅く頻回になりやすく，よけいに苦しくなるのでそのときの対処（パニックコントロール：本人が1人で行う方法，家族とともに行う方法）についての指導は大変重要である

■口すぼめ呼吸

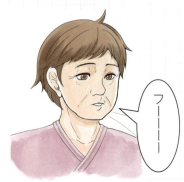

・呼気を意識する
・鼻から行きを吸って口からゆっくり吐く
　（呼気の時間の目安は吸気の2倍の長さ）
・ストローを吹くようにゆっくりと息を吐く

SABA：short acting $β_2$ agonist，短時間作用性 $β_2$ 刺激薬

優先順位 3

#1 疾患の進行や増悪による身体機能の低下に関連した役割の喪失

看護目標：Aさんが望む生活を再び獲得できるような生活の再構築が行える
期待する結果：盆栽の手入れ時の息切れが軽減でき，手入れする機会がもてる

	具体策	根拠と注意点
O-P	①入院前までの歴史・生活の様子 ②退院後の体・生活の変化 ③言葉・表情・行動 ④価値観 ⑤今後に対する考え方 ⑥Aさんが行いたいこと ⑦家族がとらえるAさん ⑧家族の希望・不安 ⑨Aさんの身体状況（#4のO-Pに準じる）	①〜⑥生活の再構築のためのゴールとなる大切な事項である．Aさんの希望や今まで担ってきた役割を把握するとともに，なぜそのような思いをもつのかという背景にも目を向けることが大切である ⑦⑧家族の思いを確認することも大切である．何かを行いたいと思っているAさんに対し，家族の思いは反することもあるからである．たとえば，「外出したい」と思っているAさんに対し，「まだ早い」「無理しないで家にいたほうがよい」などと思っていることもある
C-P	①盆栽の手入れ時に，庭に椅子を置く，玄関で休憩してもらうなど，息切れ軽減の動作や環境の調整を行う ②1つひとつの方法に対しての効果を評価する（方法導入前後の評価） ・修正Borgスケールによる息切れの程度，その他の自覚症状 ・SpO₂，脈拍の変化 ③必要な運動プログラムの見直しと作成を行う（医師・理学療法士・作業療法士とも連携） ・目標とする役割行動に合っているか（例：盆栽の手入れをするために上半身にアプローチするプログラム） ・全身の体力の維持・増強 ④全身の体力を維持・増強していくために，包括的リハビリテーションを行う ⑤今後もAさんが行いたいこと，家族がAさんにしてもらいたいことが出てきたら，それに見合った①〜③を考える	①②「どうしたら楽になるかな」「Aさんに合った方法は何かな」と想像して多くの方法を考える．その中から，Aさん自身が実行してみたいと思えるものや，すぐにできそうなことを試してもらう．そして，その結果，実際に息切れは改善したのか，実用性のある方法なのか，を評価する ①盆栽は1度に長時間するのではなく，短時間で休み休み行うほうが負担が少ない ③1つひとつの動作に対して使う身体の部位はさまざまである．Aさんの今の全身状態と目標とする動作を合わせて，運動プログラムの見直しと作成も必要である．また，このようなプログラムは，今後も適宜評価と見直しを続けることも大切である ①〜⑤生活の主体はAさんである．全ケア項目ともAさんが自立して行えるか，家族からできる範囲での介助を受けて行えるかなど，実用性・継続性も考慮して，Aさんに合った方法かを考える ③動くと息切れを自覚するので安静にしがちで，筋力・体力が低下し，よけいに息が切れやすくなる．こうした"悪循環"を防ぐようにする
E-P	①日常生活動作を始める前に一度休み，深呼吸をすること，動作はゆっくり，呼吸に合わせて行うこと，動作の間に休みを入れることを伝える ②途中で強い症状（息切れ，めまい，疲労，チアノーゼなどの低酸素状態）があれば，休息することを伝える ③息切れが続く場合は，訪問看護ステーションへ連絡するように伝える（#4のE-Pに準じる）	①息切れを生じる動作は，腹圧がかかる前屈み，上肢の挙上，無意識に息をとめる動作である ①〜③Aさんだけでなく家族にも伝える

6 経過記録 (SOAP)

S：Subjective data，主観的情報
O：Objective data，客観的情報
A：Assessment，アセスメント
P：Plan，計画

 #2 疾患やHOT導入による今後の自分の体や生活に対する不安

時間	患者さんの状況・反応	看護ケア（実施したこと）	アセスメント
10月20日 （実習2週目， 2回目の訪問）	S：外が涼しくなってきたね．風邪を引いて体が悪くなって入院したんだよね．これから外へ行けるのかね…… O：困ったような表情	・現在行っている外へ出たときの感染予防策を確認した ・Aさんの話を傾聴した ・手洗いとうがい，外出時のマスク着用，インフルエンザワクチン接種を提案した	A：せめて庭に出たいという意欲と，もし体調が悪くなったらという不安の両面を抱いている P：季節の変化に柔軟に対応できるように，具体的な方法を提案しながら支援する

 #4 進行性の疾患であるCOPDに関連する増悪のリスク

時間	患者さんの状況・反応	看護ケア（実施したこと）	アセスメント
10月20日 （実習2週目， 2回目の訪問）	S：血圧も体温も変わらないけれど病気が悪くなっていないか心配だね．痰が出たときは色を確認するようになったよ O：日記を見せてくれた　アクションプランを壁に貼っている	・Aさんが記載した日記を確認した ・状態の観察（看護計画#4のO-P） ・1週間の状態や何か変化があったか，Aさんと妻に聞いた ・アクションプランの内容を一緒に確認した	A：増悪はなし．自ら痰の変化がないか確認できている．アクションプランの理解もできている P：状態の確認の継続．Aさんの日記に痰の項目を追加する

 #1 疾患の進行や増悪による身体機能の低下に関連した役割の喪失

時間	患者さんの状況・反応	看護ケア（実施したこと）	アセスメント
10月20日 （実習2週目， 2回目の訪問）	S：入院中に枯れてしまったものもあるよ O：盆栽を残念そうに見つめている．作業中から部屋に戻るまで息切れあり	・庭から部屋へ戻ったとき，息切れがおさまるまで背中に触れながら声をかけた ・盆栽に対する思い入れや入院前との変化に対するAさんの思いを傾聴した ・動作時の息切れの強さを確認した ・息切れを軽くできる方法を何点か提案した（途中で休憩を入れる，数か所手入れしたら背伸びしてストレッチをする［筋緊張緩和のためのリラクセーション］，座って休む，根をつめないなど）	A：Aさんは諦めずにまた手入れができるようになりたいという思いがある P：Aさんの役割を再び獲得できるような工夫やケアを継続的に検討し実施していく

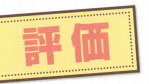

| 1 情報収集 | 2 情報の整理とアセスメント | 3 全体像の把握から看護問題を抽出 | 4 看護問題の絞り込み | 5 看護計画の立案 | 6 経過記録（SOAP） |

評価

訪問看護は限られた時間（Aさんの場合は週2回1時間）で行います．
2回目の訪問を終えた時点で 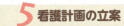（5 看護計画の立案）であげた
「期待する結果」に到達できたかどうかをケアをしながら見逃さずに評価していきます．

 期待する結果
(1) 具体的な生活上の不安を表出できる（例：HOT，息切れ，身体の変化）
(2) (1)に対する支援を受けられ，安心した表情がみられる
→ 感染に関する不安を表出し，対処方法の指導を受けることができたが，今後も継続が必要

Aさんは季節の変化による不安を表出することができていました．再び感冒により増悪し入院になるのではないか，それでも外出や庭の盆栽の手入れはしたい，という葛藤もうかがえます．

今後も，Aさんがそのつど感じている不安に対して，支援を継続していきます．

 期待する結果
(1) Aさんが増悪の予防とアクションプランにもとづいた早期発見と対応の大切さを説明できる
(2) 増悪時はアクションプランにもとづいた行動ができる
→ Aさんは増悪なく過ごしセルフモニタリングが増えているが，今後も継続が必要

Aさんは，疾患が増悪していないかと心配している状態です．そこで，訪問看護時の丁寧な観察によって，増悪していないと判断することは，Aさんの安心につながり，#2の不安を解消することにもつながります．

今回，Aさんは自分自身で痰の色の確認も行うようになり，予防と早期発見に対する行動（セルフモニタリング）が増えました．今後もこのAさんの思いやがんばりに目を向けながら，身体の状態を整えていく必要があります．

 期待する結果
盆栽の手入れ時の息切れが軽減でき，手入れする機会がもてる
→ まだ提案の段階であり，今後も継続が必要

盆栽の手入れが再びできることは，Aさんにとって大切な役割を獲得し，心の満足にもつながると考えられます．
しかし，そのニーズを脅かすのは，息切れなどの苦痛，低下した体力，季節の変化などがあげられます．今回は訪問看護時に，Aさんがちょうど庭にいる場面に遭遇することができ，それに合わせて息切れを軽減できる方法も提案することができました．ただし，まだ実行はできていませんので，今後も支援を継続する必要があります．

引用・参考文献
1) 日本呼吸ケア・リハビリテーション学会編：ケアスタッフのためのよくわかるCOPD（慢性閉塞性肺疾患）．p.2，日本呼吸ケア・リハビリテーション学会，2014．
2) 日本呼吸器学会COPDガイドライン第4版作成委員会編：COPD（慢性閉塞性肺疾患）診断と治療のためのガイドライン．第4版，メディカルレビュー社，2013．
3) 日本呼吸ケア・リハビリテーション学会呼吸リハビリテーション委員会ほか編：呼吸リハビリテーションマニュアル―患者教育の考え方と実践．照林社，2007．
4) T.H.ハードマンほか編，日本看護診断学会監訳：NANDA-I 看護診断―定義と分類 2015-2017．原書第10版，医学書院，2015．
5) 環境再生保全機構：ぜん息などの情報館http://www.erca.go.jp/yobou/zensoku/copd/about/15.html（2017年8月1日検索）

MEMO

基礎と臨床がつながる
疾患別看護過程

⑧

誤嚥性肺炎
～再発予防に取り組む事例～

誤嚥性肺炎は，食べ物や唾液を飲み込むときに誤って気管に入る誤嚥によって起こります．身体機能が低下している高齢者に発症しやすく，重症化すると生命にかかわります．
再発しやすい疾患のため，患者さんの身体状況をよく観察するとともに，不安を軽減できるよう，再発予防の情報提供を行っていきましょう．

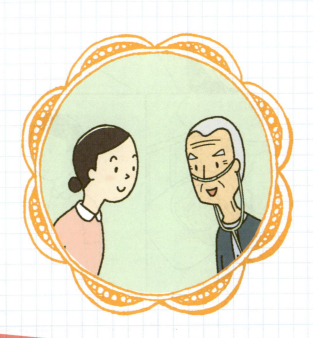

基礎と臨床がつながる 疾患別看護過程

事例

患者　Aさん　76歳　男性
診断名　誤嚥性肺炎

既往歴　10年前に脳梗塞を発症したが，麻痺などの後遺症はなかった．

背景　妻(75歳)と2人暮らし．長男(52歳)と長女(50歳)は結婚して近所に住んでいる．AさんのADLは自立している．長年，大工として一家を支えてきて，性格は頑固である．以前は犬の散歩に行くことが日課であったが，最近は元気がなく，家でごろごろとして過ごすことが多かった．

現症経過　数日前より食欲がなく，ときどき咳を認めていたが，風邪と思い様子をみていた．昨日，食事中に強いむせ込みがあり，その後呼吸苦を自覚し，救急車で搬送された．救急外来で誤嚥性肺炎と診断され，酸素投与が必要な状態であり，入院となった．

実習の1日：病日2日目

入院初日，酸素マスク10L/分投与でSpO₂ 96%であり，絶食．点滴治療が開始となった．
翌日，酸素が減量され，鼻カニューレ3L/分となった．Aさんは口渇を訴えたが，医師は誤嚥の可能性を考慮し，看護師の見守りのもと水分摂取をするように伝えた．Aさんはイライラした様子で横になった．

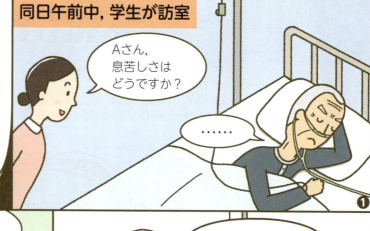

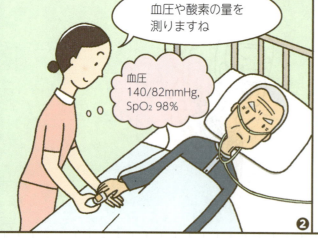

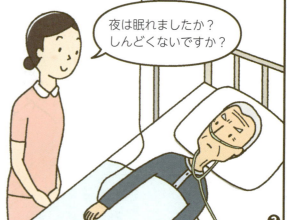

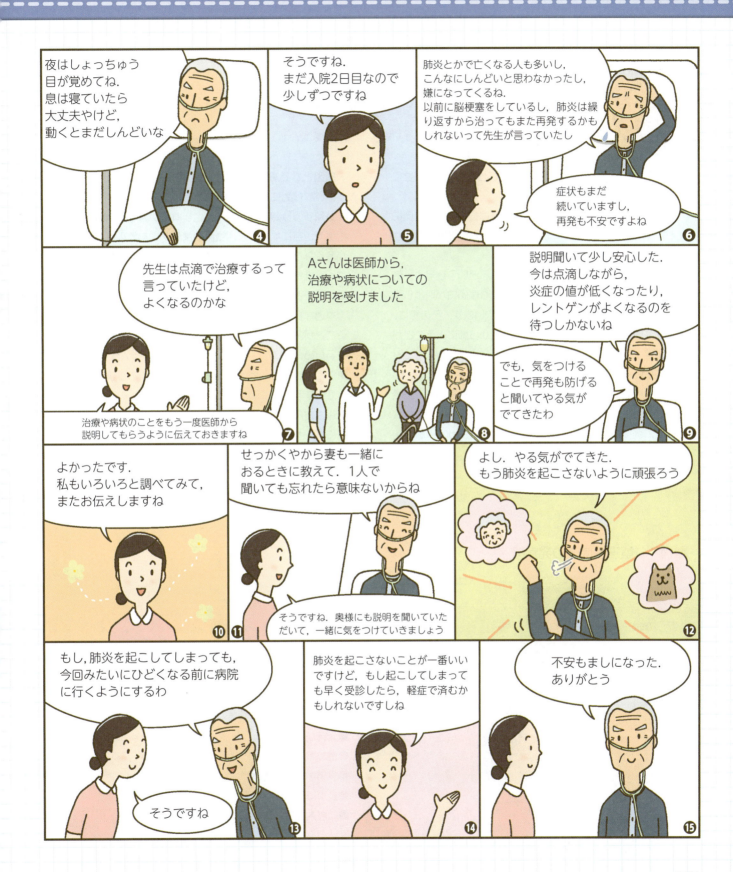

基礎と臨床がつながる
疾患別看護過程

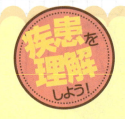

疾患を理解しよう！ 誤嚥性肺炎とは

「誤嚥」とは，食べ物や飲み物，唾液などを飲み込むときに誤って気管に入ることです．

通常，食べ物は食道に入ります．これは食べ物が喉の奥に進むと脳に信号が伝わり，脳から気管の入り口を塞ぐ指令が出ているからです．

しかし高齢になると，食べ物が喉にあるという信号や，気管を塞ぐ指令の伝達がうまくいかなくなり喉頭口が閉鎖しないため，食べ物や唾液が気管に入ってしまいます．その際に，食べ物や唾液に含まれている細菌が気管から肺に入ることがあります．このような機序で肺に起こる炎症が「誤嚥性肺炎」です（図1）．

また，寝ている間に発症することが多いのも高齢者の誤嚥性肺炎の特徴です．知らない間に，唾液が気管のほうに垂れてきて，肺に細菌が入り込む「不顕性誤嚥」によって，肺炎を起こしてしまうのです．

原因となる細菌は誰でも口の中にもっている「常在菌」です．「常在菌」には，「肺炎球菌」のほか，酸素の少ないところで繁殖する「嫌気性菌」も多く含まれています．「嫌気性菌」は歯垢や舌苔にすみつき，虫歯や歯周病のある人ほど細菌の数が多くなります．ただし，すべての人が肺炎になるわけではなく，抵抗力や免疫力が下がっている，寝たきりなどで体を動かすことが困難であるなどの要因が複合して起こります．

普通なら，肺炎は高熱が出たり，咳や痰などの症状で気づくことが多いですが，高齢になると，生体の防御反応も低下するため，平熱で，ほとんど症状が出ないという場合があり，重症となってから受診するケースも珍しくありません．また，重症化すると死にいたることもあり，日本人の死因において肺炎は，悪性新生物，心疾患に次いで第3位です．高齢になるに従い増加し，90歳代の男性では肺炎は死因の第1位となっています（厚生労働省：平成27年人口動態統計）．

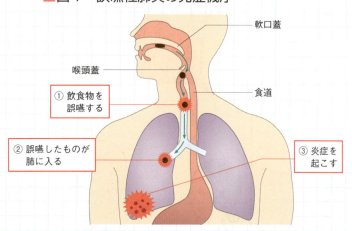

■ 図1　誤嚥性肺炎の発症機序

症　状

典型的な症状

- 発熱
- 咳
- 喀痰
- 常に喉がごろごろなっている

そのほかの注意すべき症状

- 元気がない
- 倦怠感
- 食事中のむせ込み
- 食事に時間がかかる
- 口腔内に食べ物をため込んで飲み込まない

診断

- 誤嚥性肺炎は診断基準が統一されていない．**表1**に誤嚥のリスク因子と誤嚥による肺炎のリスク因子を，**表2**に臨床診断基準を示す．

■ 表1　誤嚥のリスク因子と誤嚥による肺炎のリスク因子

	病態	自覚的，他覚的症状	疾患
誤嚥のリスク因子	嚥下機能低下	むせ 頻回の口腔内分泌の吸引 ※嚥下機能評価にてある一定の予測は可能	◎意識障害 ◎全身衰弱，長期臥床 ◎急性の脳血管障害 ◎慢性神経疾患 　認知症 　脳梗塞後遺症 　パーキンソン病等 ◎医原性 　気管切開チューブ留置 　経管栄養（経鼻栄養） 　咽頭にかかわる頭頸部手術 　鎮痛薬，睡眠薬 　抗コリン薬など口内乾燥を来す薬剤
	胃食道機能不全	胸焼け，逆流間	◎胃食道逆流 ◎食道機能不全また狭窄 ◎医原生 　経管栄養（経管栄養および経腸管栄養） 　胃切除（全摘，亜全摘）
誤嚥による肺炎のリスク因子	喀出能低下	咳反射低下 呼吸筋力低下	◎全身衰弱，長期臥床
	気道クリアランス能低下	喀痰の粘稠性上昇	◎慢性気道炎症性疾患
	免疫能低下		◎全身衰弱，長期臥床 ◎急性脳血管障害 ◎低栄養

成人肺炎診療ガイドライン2017作成委員会　編：成人肺炎診療ガイドライン2017．p.39，日本呼吸器学会，2017．

■ 表2　誤嚥性肺炎の臨床診断基準

①胸部X線または胸部CT上で肺胞浸潤影を認める．
・基本的に左右の中下肺野背側を中心に陰影が生じる．
・気管支の走行角度の関係で右側に多い．
②37.5℃以上の発熱，CRP異常高値，末梢血白血球9,000/μL以上，喀痰などの気道症状のいずれか2つ以上が存在する．

●気管支の走行

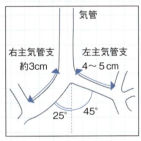

気管支の走行は右が太く，直線的なため，誤嚥した場合，右側に入りやすくなります．そのため，誤嚥性肺炎の発生頻度は右肺のほうが高くなります．

●誤嚥性肺炎のCT画像

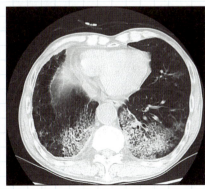

両肺野背側に浸潤影がみられます

CT：computed tomography，コンピュータ断層撮影
ADL：activities of daily living，日常生活動作

治療

- 急性期にはまず絶食とし、水分バランス・栄養状態に注意しながら全身状態の管理と肺炎に対する抗菌薬の投与を行う。

抗菌薬の投与

- できるだけ早期に開始する。
- 誤嚥性肺炎を起こす菌は嫌気性菌（酸素の少ないところで繁殖する菌）のため、嫌気性菌対応の抗菌薬を使用して治療が行われる。治療に反応すれば、通常の誤嚥性肺炎は治癒することが多い。
- 誤嚥性肺炎は再発を繰り返す場合が多く、また再発を繰り返すと抗菌薬が効きにくい耐性菌が発生し、治療を行っても治りにくくなってくる。

酸素療法

- 肺炎によって酸素の取り込みが悪くなった場合は、呼吸不全におちいり、酸素療法が必要となる。さらに重症となった場合には、人工呼吸器を使用する場合もある。

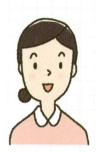

> 誤嚥性肺炎は適切な抗菌薬の投与で治ります。
> ただし、肺炎の原因である不顕性誤嚥が減らなければ、一旦改善した肺炎がまたすぐに悪化してしまいます。そこで誤嚥を減らす予防策が重要となってきます。

予防

- 口腔内を清潔に保つ
  - 歯磨きや義歯の清掃を毎食後、就寝前の計4回施行する。
  - 舌ブラシを使用し、舌の表面に舌苔を付着させない。
- 口腔内の乾燥を予防する。
  - 水分を多く摂り、乾燥予防に努める。

> 本来、口腔内は唾液の保湿・保護・浄化作用によって守られています。口腔内の乾燥があると菌の増殖が起こりやすくなります。

- 食事の摂り方を工夫する
  - ベッドで食事を摂る場合は、起坐位、または上半身をやや高くした体位や前かがみの姿勢をキープする（p.224参照）。
  - 少量ずつゆっくりと時間をかけて摂取する。
- 胃液の逆流を防ぐ
  - 食後すぐに横にならず、2時間は座った姿勢でいる。
- 寝る姿勢を工夫する
  - ベッドの頭部側を高くしたり、布団やマットレスの下に座布団を入れたり、15〜20°程度上半身を起こして寝て、胃液が逆流するのを防止する。

- 嚥下反射を改善する
  - 口腔粘膜のマッサージや舌の運動を行う。
- 薬剤の使用
  - アンジオテンシン変換酵素阻害薬（ACE阻害薬）は高血圧の薬であるが、嚥下反射物質（substance P）の濃度を上昇させて肺炎を予防する。
  - 唐辛子に含まれるカプサイシンにも、同様の作用が認められている。カプサイシンの入った辛いものを食べて嚥下反射あるいは咳反射を高めておくことは、誤嚥予防、肺炎予防に役立つ。
  - 脳梗塞予防薬である抗血小板薬（シロスタゾール）も嚥下反射を高めて肺炎を予防するといわれている。

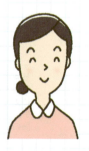

> 加齢とともに増える不顕性誤嚥を完全になくすことは難しいですが、誤嚥を防ぐ対策はたくさんあります。個人個人にあった方法で予防策を立てていきましょう。

ACE：angiotensin converting enzyme、アンジオテンシン変換酵素

| 1 情報収集 | 2 情報の整理とアセスメント | 3 全体像の把握から看護問題を抽出 | 4 看護問題の絞り込み | 5 看護計画の立案 | 6 経過記録（SOAP） |

1 情報収集

✱ 情報収集の視点の定め方

　誤嚥性肺炎は，呼吸困難，咳嗽といった身体的な苦痛を伴います．また，一旦軽快したとしても，誤嚥しやすいという状況は変わらず，日常生活に不安を抱えて退院しなければなりません．Aさんの身体的苦痛や不安を念頭におき，退院後の生活にも目を向けて看護していく必要があります．

情報収集の視点

視点1 Aさんが感じている苦痛はどのようなものか？

視点2 Aさんの日常生活動作にはどのような支障が出ているか？

視点3 Aさんのこれまでの生活の中で再発のリスク因子はないか？

✱ 情報収集の例

視点1 Aさんが感じている苦痛はどのようなものか？

情報収集の視点（詳細項目）	どこから？	なぜこの情報が必要か？	Aさんの情報
●発症からこれまでの経過（症状やその程度，出現状況） ●誤嚥性肺炎の程度 ●現在の身体状況（バイタルサイン，胸部X線検査所見，血液検査，血液ガスデータ，喀痰検査） ●呼吸状態（呼吸回数，SpO$_2$，呼吸困難感，呼吸音の左右差・減弱，副雑音の聴取，呼吸パターン，喀痰の有無や量・性状） ●治療内容（投与薬剤・酸素投与量など） ●症状に伴う精神的ストレスの有無や程度 ●疾患に対する思いやとらえ方 ●入院前後の睡眠状況	●本人からの情報 ●家族からの情報 ●主治医からの情報 ●看護師からの情報 ●診療録 ●看護記録	●誤嚥性肺炎の程度とそれによる酸素化障害の程度，身体への影響を判断し，身体的苦痛の緩和を行うため ●体温上昇による身体症状を評価するため ●身体症状に伴う不安を緩和する手立てを考えるため	●発症からの経過 　数日前より食欲がなく，ときどき咳を認めていたが，風邪かなと思い様子をみていた．食事中に強いむせ込みがあり，その後呼吸苦を自覚し，救急車で搬送された ●入院時 　脈拍98回/分，呼吸回数34回/分，SpO$_2$ 90％（室内気），酸素マスク10L/分投与後SpO$_2$ 96％，PO$_2$ 78Torr，PCO$_2$ 41Torr，安静時も呼吸苦を認める 　呼吸音：水泡音聴取 　胸部X線検査所見：右肺浸潤影 　喀痰：膿性痰（黄色） 　CRP 13.8mg/dL 　WBC 10,800/μL 　体温：38.6℃ ●入院2日目 　脈拍86回/分，呼吸回数25回/分，SpO$_2$ 98％（鼻カニューレ3L/分），PO$_2$ 112Torr，PCO$_2$ 36Torr，労作時のみ呼吸苦を認める 　呼吸音：水泡音聴取するが入院時より軽減 　胸部X線検査所見：浸潤影の改善

情報収集の視点（詳細項目）	どこから？	なぜこの情報が必要か？	Aさんの情報
			● 喀痰：膿性痰の減少 ● 体温37.5℃ ● 入院2日目までは咳嗽と呼吸苦を認め，「なんでこんなにしんどいんかな」との発言あり．ベッド上で安静に過ごした．それ以降は，徐々に活動範囲を広げ，労作時には軽度呼吸苦を認めた ● 「また繰り返す可能性もあるって言われているし，肺炎で亡くなる人も多いし不安やね」 ● 「咳が出ると，しんどくて眠れないこともあるね」

視点2　Aさんの日常生活動作にはどのような支障が出ているか？

情報収集の視点（詳細項目）	どこから？	なぜこの情報が必要か？	Aさんの情報
● 入院前後のADLの状況 ● 入院中の安静度 ● 現在の身体状況 ● 安静時，労作時に伴う症状，程度，持続時間	● 本人からの情報 ● 家族からの情報 ● 主治医からの情報 ● 看護師からの情報 ● 診療録 ● 看護記録	● 入院中の日常生活動作において援助が必要な内容を知るため	● 入院前のADLは自立．毎朝，30分程度犬の散歩をしていた ● 入院中の安静度 　初日～2日目：ベッド上安静 　3日目以降：院内歩行可 ● 入院時：脈拍98回/分，呼吸回数34回/分，SpO_2 90%（室内気），酸素マスク10L/分投与後SpO_2 96%，PO_2 78Torr，PCO_2 41Torr，安静時も呼吸苦を認める ● 入院2日目：脈拍86回/分，呼吸回数25回/分，SpO_2 98%（鼻カニューレ3L/分），PO_2 112Torr，PCO_2 36Torr，労作時のみ呼吸苦を認める ● 入院初日から2日目まではベッド上で尿瓶で排尿していた．3日目以降は，トイレまで歩行しているが，歩行時に軽度呼吸苦を認める

視点3　Aさんのこれまでの生活の中で再発のリスク因子はないか？

情報収集の視点（詳細項目）	どこから？	なぜこの情報が必要か？	Aさんの情報
● 既往歴 ● 年齢 ● 入院前の日常生活の状況（食事摂取方法，歯磨きの回数・方法など） ● Aさんや家族が疾患をどのようにとらえているか ● Aさんや家族がどの程度疾患を理解しているか	● 本人からの情報 ● 家族からの情報 ● 看護師からの情報 ● 診療録 ● 看護記録	● 脳梗塞は嚥下障害をきたしやすいため ● 高齢者は加齢による嚥下機能の低下から誤嚥をきたしやすい ● 食事摂取方法や口腔ケアなどを，意識することで再発を減らすことができるため	● 脳梗塞の既往 ● 口腔ケアは1回/日 ● 水分摂取はあまりしない ● 「先生や看護師さんが家で注意したら防げることもあるって言ってたし，頑張らないといけないね」 ● 妻より「今まで元気やったのに急にこんなことになってショックです．でも，今まで気にとめていなかったことを注意するだけでも再発を防げると聞いたので主人と一緒に頑張ります」 ● Aさんも妻も再発を防ぎたいと前向きな発言が聞かれる

2 情報の整理とアセスメント

✱ 情報の整理

● ゴードンの機能的健康パターンによる情報の分類

領域	情報を集める視点	アセスメントの視点
【1】 健康知覚－ 健康管理	●現病歴 ●既往歴 ●Aさんの健康管理のあり方 ・健康診断の実施状況 ・健康増進のための方法 ●疾患に対する考え ・医師からの病状説明の理解度とそのとらえ方 ・治療や看護に対する思いや考え方 ・今回の疾患に対するとらえ方 ●日常生活習慣 ・喫煙の有無 ・アルコールの摂取状況 ・常用薬物の有無とその内容 ●家族の健康管理のあり方や家族がAさんの疾患をどうとらえているか	●健康についての認識や退院後の生活状況を理解する ●疾患に対するとらえ方を判断する ●退院後に，再発予防の自己管理ができるかを判断する
【2】 栄養－代謝	●栄養状態 ・入院前の食事の摂取状況（摂取量，食欲の有無，間食の有無） ・嗜好や偏食の有無 ・病院食の種類，その摂取状況，誤嚥の有無 ・体重の増減と身長，BMI ・血液検査データ：TP，Alb，RBC，Hb，Ht ●体液バランス ・1日の水分摂取量，排泄量（尿量，発汗） ・血液検査データ：Na，K，Cl ●体温調整 ・発熱の有無 ・室内の温度・湿度，着衣 ●感染の徴候 ・血液検査データ：白血球，CRPなど	●入院前の状況や絶食により，低栄養状態におちいっていないかを判断する ●食事摂取開始後，食事形態の変化から食欲低下を招いていないか，食欲低下がある場合，どのように支援するかを考える ●誤嚥性肺炎による咳嗽や呼吸苦が食事摂取の妨げになっていないか判断する ●発熱による発汗増加や絶食により，水分出納がくずれる可能性があるため，インとアウトのバランスを評価する ●肺炎に伴う炎症反応を評価する
【3】 排泄	●排尿 ・排尿習慣（回数，量，性状） ・排尿困難の有無（不快感，残尿感など） ・血液検査データ：BUN，Cr ●排便 ・排便習慣（回数，量，性状） ・排便困難の有無（不快感，残便感など） ●皮膚 ・発汗の有無，皮膚の湿潤状況	●発熱や呼吸困難などに伴う腎機能や排便機能を評価する
【4】 活動－運動	●活動・運動に影響を与える因子 【循環】 ・循環器症状の有無（胸痛，動悸，息切れなど） ・脈拍（回数，不整脈の有無，リズム） ・血圧（数値，変動，随伴症状の有無）	●酸素化の状態や呼吸状態を判断する ●低酸素による循環動態への影響を判断する ●症状により，どの程度セルフケアが妨げられているのかを判断し，必要な援助を考える

211

領域	情報を集める視点	アセスメントの視点
【4】 活動−運動	・心臓，血管系疾患の既往の有無 【呼吸】 ・呼吸器症状の有無（呼吸苦，咳，痰など） ・呼吸の状態（回数，性状，リズム） ・呼吸音（左右差，副雑音の聴取，減弱など） ・SpO_2 ・血液ガスデータ ●日常生活動作能力 ・セルフケア行動（食事，排泄，整容，清潔，更衣） ・運動習慣の有無と種類 ・1日の運動量 ・入院後の活動レベル	
【5】 睡眠−休息	●睡眠 ・入院前と現在の睡眠状況（睡眠時間，熟睡感，起床時間） ・睡眠を妨げる因子（呼吸苦・咳などの症状，照明や物音などの環境要因） ・薬剤使用の有無と内容，使用頻度 ・不眠を示す状況（眠気，あくび，活気，昼夜のリズム） ●休息 ・休息のしかた ・休息の状況	●睡眠が十分にとれているか判断する ●入院による環境の変化や，咳嗽，呼吸苦などの症状が睡眠の妨げになっていないか，またそれに対してどのように支援するかを考える
【6】 認知−知覚	●認識の状況 ・言語能力 ・判断力・意思決定能力 ●感覚器の状況 ・視力障害・聴覚障害の有無と程度 ●不快症状 ・不快症状に対する表情，言動，対処方法 ・疼痛の有無と状況（部位，程度，種類，出現状況，持続時間）	●認知機能の程度を判断する ●感覚器の障害の有無と程度を判断する ●肺炎による不快症状の有無を判断する
【7】 自己知覚− 自己概念	●自己尊重 ・性格（長所・短所） ●疾患や予後に対する感情 ・入院前の思いや感情 ・疾患や治療に対する思い ・今後に対する思い ●ボディイメージ ・疾患による容姿や外見への認識の変化と思い（不安・絶望・無力感の有無） ●アイデンティティ ・家庭や社会における役割遂行の責任と自立	●疾患の受け止め方を理解する ●疾患について今後のことをどのように考えているのかを理解し，支援を考える
【8】 役割−関係	●家族関係・家族機能 ・家族構成 ・キーパーソンの有無と関係 ・家族に対する思い ・患者の疾患に対する家族の反応や対応 ●社会性 ・経済的問題の有無 ・入院による医療従事者や同室患者との関係	●疾患の発症がAさんの担う役割にどのような影響を及ぼしているか，また，今後及ぼす可能性のある影響を考える ●キーパーソンに，どのように支えてもらうかを考える
【9】 セクシュアリティ− 生殖	●性別，年齢，既婚の有無	●疾患や入院によるセクシュアリティに関する問題が生じていないかを考える

領域	情報を集める視点	アセスメントの視点
【10】 コーピングー ストレス耐性	●ストレス状況の知覚 ・疾患の発症によるストレスの有無と程度，内容 ●対処行動とサポートシステム ・平常時に問題に直面したときの対処方法 ・ストレスを感じたときの嗜好品の摂取の有無と量，内容 ・ストレス解消のための方法 ・身近な相談相手の有無とその人物	●疾患の発症や入院生活により，どのようなストレスを生じているのかを知り，平常時の対処方法とあわせて支援を考える
【11】 価値ー信念	●価値・目標・信念 ・宗教の有無 ・生きがい ・疾患の発症，入院，治療が本人の価値観へ及ぼす影響	●治療の意思決定に影響を与える価値観を考える

●Aさんの情報の整理とアセスメント

	Aさんの情報の整理	アセスメント
【1】 健康知覚ー 健康管理	①既往歴：脳梗塞 ②治療状況：抗菌薬投与，酸素療法 ③喫煙：あり，15本/日 ④アルコール摂取：ビール350mL/日 ⑤常用薬剤：バイアスピリン® ⑥アレルギー：なし ⑦疾患のとらえ方：「以前に脳梗塞をしているし，肺炎は繰り返すから治ってもまた再発するかもしれないって先生が言っていた」「説明聞いて少し安心した．今は点滴しながら，炎症の値が低くなったり，レントゲンがよくなるのを待つしかないね」「気をつけることで再発も防げると聞いてやる気がでてきたわ」と話している	●脳梗塞を発症すると，明らかな身体症状がなくても，神経伝達物質の欠乏（ドーパミンの不足による嚥下反射物質〈サブスタンスP〉の放出低下）によって咳反射や嚥下反射の神経活動が低下する．そのため，不顕性誤嚥による誤嚥性肺炎を発症しやすい．Aさんの発言から脳梗塞と誤嚥性肺炎の関連性も少し理解はできていると考えられる（①⑦） ●再発防止に向けて気をつけたいという意思表示をしており，再発防止に向けた健康管理が可能であると考える（⑦）
【2】 栄養ー代謝	①入院1日目は絶食．2日目に飲水のみ開始．3，4日目ペースト食（1,200kcal），むせがないことを確認後に5日目から普通食（1,400kcal）開始予定 ②体重55kg，身長165cm ③検査データ：TP 5.8g/dL，Alb 2.5g/dL，RBC 403万/μL，Hb 13.1g/dL，Na 141mEq/L，K 3.8 mEq/L，Cl 118mEq/L ④消化器症状：食思不振 ⑤好き嫌い：なし ⑥感染の徴候：体温38.6℃，WBC 10,800/μL，CRP 13.8mg/dL	●咳嗽や呼吸苦などの症状がある中で食事摂取することは，誤嚥を助長することになり，状態の悪化を招くおそれがある．食事摂取時の観察，評価は必須であり，必要時，食事形態の変更（普通食→とろみ食やペースト食）や非経口摂取への切り替えが必要である（①） ●肺炎による影響で食欲や栄養状態を示す数値が低下している．栄養状態の低下は感染の悪化を招き，Aさんの生命の危機に直結する可能性があるため，栄養状態の評価が必要である（③④） ●肺炎により炎症反応が高値を示している．発熱は代謝を亢進させ，エネルギーの消費を増大させるため，解熱をはかり，必要なエネルギー量が摂取できるよう援助が必要である（⑥）
【3】 排泄	①入院前の排尿8～9回/日 ②入院前の排便1回/1～2日 ③入院初日，尿瓶で排尿していたが，動くと呼吸苦を認めた．医師が尿道留置カテーテルを挿入してはどうかと提案したが，拒否した．2日目からは排尿に伴う呼吸器症状は，認めなかった ④尿検査データ：尿タンパク（−），ウロビリノゲン正常，尿沈渣異常なし ⑤BUN 15.2mg/dL，Cr 0.8mg/dL	●腎機能は正常で尿の排泄に関して問題はない（①④⑤） ●入院前の排便機能に問題はない（②） ●排泄行動に伴う呼吸苦を認めている．また，排便時の怒責によって酸素消費量が増大し，呼吸状態をさらに悪化させる可能性があり，排泄に関する支援をしていく必要がある（③）

	Aさんの情報の整理	アセスメント
【4】 活動―運動	【入院時】 ①循環：脈拍98回/分，整，血圧128/60mmHg ②呼吸：呼吸回数34回/分，SpO_2 90％（室内気），酸素マスク10L/分投与後SpO_2 96％，PO_2 78Torr，PCO_2 41Torr，安静時も呼吸苦を認める．水泡音聴取 ③体温：38.6℃ 【入院2日目】 ④循環：脈拍86回/分，整，血圧140/82mmHg ⑤呼吸：呼吸回数25回/分，SpO_2 98％（鼻カニューレ3L/分），PO_2 112Torr，PCO_2 36Torr，労作時のみ呼吸苦を認める．水泡音を聴取するが，入院時より軽減している ⑥体温：37.5℃ 【運動】 ⑦入院前のADL問題なし．毎朝，30分程度犬の散歩に行っていた．入院数日前からは活気がなく，犬の散歩にも出かけなくなった ⑧入院2日目までは咳嗽と呼吸苦を認め，ベッド上で安静に過ごした．それ以降は，徐々に活動範囲を広げたが，動くと軽度呼吸苦を認めた	●肺炎では，炎症により，換気・血流比の不均衡が生じ，肺胞と血液間のガス交換が障害される．治療により酸素化能は改善しているが，労作時の呼吸苦を認めている．労作に伴って呼吸仕事量がさらに増大しており，症状の変化をとらえ，対処する必要がある．また，肺炎により気道内分泌物が増加しているため，咳嗽により喀痰を促して無気肺を予防し，酸素化を維持する（①②④⑤） ●肺炎に伴う酸素化の低下があり，活動時は酸素消費量が増加するが，十分な酸素が供給されないために呼吸苦があり，ベッド上で過ごすことが多い．そのため，ADLが低下する可能性がある（①②④⑤⑦⑧） ●発熱は代謝を亢進させ，エネルギーの消費を増大させる．そのため，体力を消耗し，倦怠感を生じることで活動レベルが低下する可能性がある（③⑥）
【5】 睡眠―休息	①入院前は23時に就寝し，5時に起床していた．入院後は咳嗽や呼吸苦があり，あまり眠れていない ②仕事も退職し，入院前は家で過ごすことが多く，休息はとれていた	●咳嗽や呼吸苦を伴うことで睡眠に支障をきたしている．初めての入院であり，環境の変化への不適応も考えられる．睡眠障害は疲労の回復遅延にもつながるため，安眠への支援が必要である（①②）
【6】 認知―知覚	①判断力，意思決定能力は問題ない ②視力障害は，老眼でときどき眼鏡を使用している．聴力機能は問題ない ③ときどき出現する咳嗽と労作時の呼吸苦に対して「なんでこんなにしんどいんかな」と発言あり．入院2日目からは労作時の症状のみである．安静にすると症状はすぐに改善する	●Aさんの意思決定能力に問題はなく，Aさんの意思を尊重したかかわりが必要である（①②） ●肺炎に伴う気道内分泌物の増加と活動時の酸素消費量の増加に伴い，酸素の供給量の低下から不快症状を認めている．そのため，症状の改善への援助が必要である（③）
【7】 自己知覚― 自己概念	①性格：頑固，几帳面 ②疾患に対する言動 「なんでこんなにしんどいんかな」「また繰り返す可能性もあるって言われているし，肺炎で亡くなる人も多いし不安やね」「先生や看護師さんが家で注意したら防げることもあるって言ってたし，頑張らないといけないね」 ③疾患に対しての家族の思い 妻より「今まで元気やったのに急にこんなことになってショックです．でも，今まで気にとめていなかったことを注意するだけでも再発を防げると聞いたので主人と一緒に頑張ります」	●肺炎による身体症状に苦痛が生じ，再発や死に対する不安が聞かれる．その一方で，再発防止について前向きな発言があり，家族とともに取り組もうとしているため，現時点では，自己概念に影響を与えるような問題はない．しかし，自己概念は生活の変化や精神的状況から影響を受ける．そのため，今後も身体症状や不安が遷延すれば，自己概念に影響を及ぼす可能性があり，Aさんの言動や表情に注意する必要がある（①②③）
【8】 役割―関係	①家族構成：Aさん（76歳）と妻（75歳）の2人暮らし．長男（52歳）と長女（50歳）は近所に住んでいる ②キーパーソン：妻 ③年金生活であるが，生命保険にも加入しており経済面は問題なし ④家事はほとんど妻が行っており，入院によって生じる問題はないが，本人は犬の散歩を気にしている．入院後は妻が毎日散歩させている ⑤面会については，妻が毎日訪れている．息子や娘も2日に1回は訪れている ⑥家族も少しでも再発を防ぐ方法を知りたいと話している	●経済面や家庭内に問題はなく，老年期としての役割を果たしていると考える（①②③④⑤） ●キーパーソンである妻も再発予防に積極的であり，十分に支援を受けられる状況であると考える（②④⑤⑥）
【9】 セクシュアリティー 生殖	①76歳，男性，既婚 ②セクシュアリティに関する問題なし	●現時点では問題ないと考える（①②）

	Aさんの情報の整理	アセスメント
【10】 コーピングー ストレス耐性	①咳嗽や呼吸苦を伴い，日常生活に支障をきたしていることにストレスを感じている ②食事形態や，食事摂取についてなど気をつけることが多く，不安を感じている ③妻より：入院生活や症状に伴う不安や苦痛，イライラした様子を見受ける．犬のことも気になるし，早く退院したいと言っている	●入院経過とともに軽減してきているが，咳嗽や呼吸苦といった身体症状を認めることで，ストレスや不安を感じている．また，普段の気分転換の方法が犬の散歩であり，入院によってその対処法をとれないことが，さらにストレスを増強する可能性がある（①②③）
【11】 価値－信念	①信仰宗教はない ②再発するかもしれないという思いがある．肺炎の発症による死への思いも話している	●緊急入院であることや，死に対する思いを抱いたことで，今後の価値観に影響を及ぼす可能性がある（②）

✳ 統合アセスメント

　Aさん．76歳男性．10年前に脳梗塞を発症したが，麻痺などの後遺症はなくADLは自立している．

　今回，食事中に強いむせ込みを認め呼吸苦を自覚し，肺炎の診断で入院となった．入院時，酸素化障害があり，咳嗽・呼吸苦を認め，酸素療法・抗菌薬投与を開始し，絶食となった．

　翌日，酸素化は改善し，労作時のみ呼吸苦を伴う程度になった．同日，飲水が開始となったが，医師からは誤嚥の可能性を考慮し，看護師の見守りのもとで水分摂取をするように言われた．それに対してAさんは，本当によくなるのか，どんな治療が行われているのかという疑問や，死への不安，再発の不安を感じている．また，ときおり咳嗽や労作時の呼吸苦を認めるため，ベッド上で過ごすことが多く，活動の低下や睡眠への支障をきたしている．

　これらのことから，誤嚥を予防するための必要性を説明し，症状を観察しながら，ADLの介助や睡眠環境の調整を行っていく必要がある．また，Aさんの不安を少しでも緩和できるように，再発予防に関する情報の提供やAさんに合わせた生活の再構築を考えていく必要がある．

3 全体像の把握から看護問題を抽出

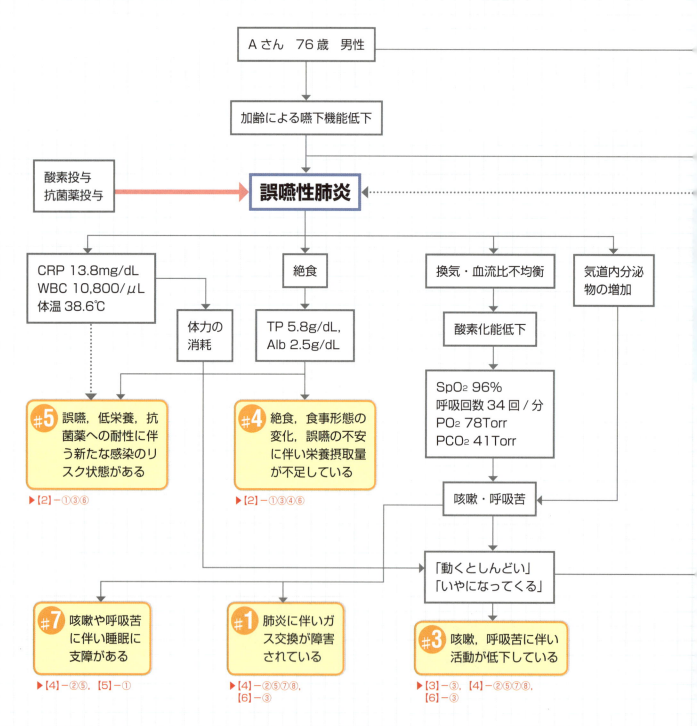

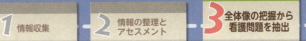
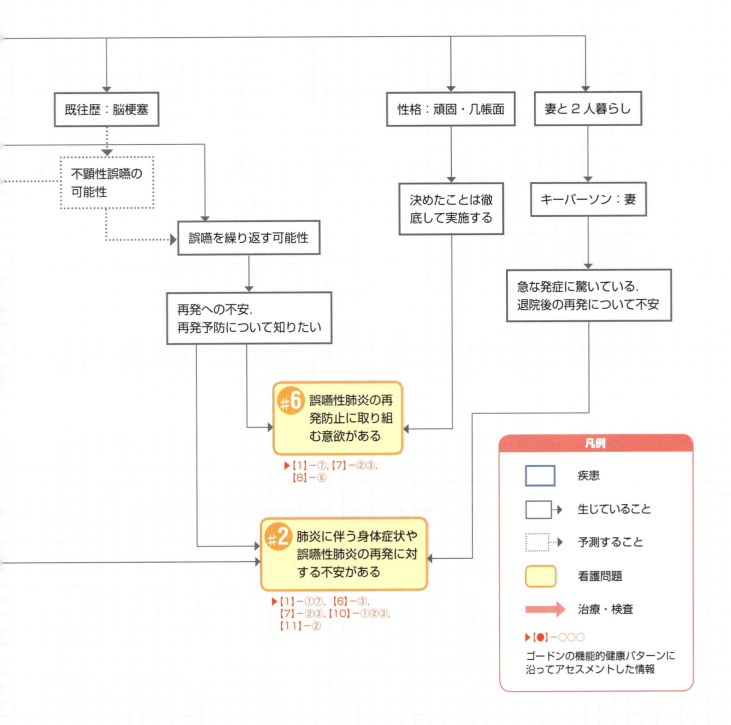

＊抽出した看護問題

#1 肺炎に伴いガス交換が障害されている

NANDA-I では ➡ **排泄と交換：ガス交換障害**
（関連因子：肺胞－毛細血管膜の変化）

◆肺炎に伴う咳や痰，呼吸苦の程度を観察し，必要な援助を行う

肺炎では，炎症により，肺胞と血液間のガス交換が障害されます．入院経過とともに酸素飽和度は改善していますが，労作時は，労作に伴って呼吸仕事量がさらに増大し，呼吸苦を認めています．このような身体症状は安楽を障害し，活動の低下や食欲の低下にもつながります．適切なガス交換が行われるようになることで，身体症状は改善し，そのほかの看護問題の解決にもつながると考えられます．

#2 肺炎に伴う身体症状や誤嚥性肺炎の再発に対する不安がある

NANDA-I では ➡ **コーピング/ストレス耐性：不安**
（関連因子：状況的危機，現状への脅威）

◆Aさんの不安やストレスの原因を解決し，退院に備える

Aさんは呼吸苦という症状に身体的苦痛と不安を感じています．また，誤嚥性肺炎は，治療により一旦は治癒しても肺炎の原因となる不顕性誤嚥が改善されなければ再発する可能性があり，それに対する不安やストレスも感じています．

またAさんは脳梗塞も誤嚥性肺炎に関連していると の説明を聞いていて，これも不安の要因になると考えられます．

しかし，誤嚥性肺炎は適切な予防方法を知り実践することで，再発防止に努めることができるため，必要な情報提供を行い，再発防止と不安の緩和に向けた援助をすることが必要と考えます．

#3 咳嗽，呼吸苦に伴い活動が低下している

NANDA-I では ➡ **活動/休息：活動耐性低下**
（関連因子：床上安静，酸素の供給/需要のアンバランス）

◆酸素消費量の少ない方法で行動できるように援助を行う

Aさんは，労作時に呼吸苦を認めています．健康時には，無意識で行っている日常生活動作であっても労作は酸素消費量を増大させ，体力も消耗します．その身体症状から，労作が億劫（おっくう）になり，活動動作が低下している可能性があります．

呼吸状態をみながら，段階的に安静度を拡大していく必要があります．

#4 絶食，食事形態の変化，誤嚥の不安に伴い栄養摂取量が不足している

NANDA-I では ➡ **栄養：栄養摂取消費バランス異常：必要量以下**
（関連因子：食物を摂取できない）

◆**食事が開始となったら，誤嚥に注意しながら，必要な栄養摂取ができるように援助を行う**

現在は，治療のため絶食であり，十分な栄養は摂取できていません．明日から食事が開始となりますが，誤嚥するかもしれないという不安が，栄養摂取量の低下を招くかもしれません．

食事形態なども考慮しながら，適切な栄養摂取ができるように援助していく必要があります．

 #5 誤嚥，低栄養，抗菌薬への耐性に伴う新たな感染のリスク状態がある

NANDA-I では ➡ **安全/防御：感染リスク状態**
（関連因子：栄養不良）

◆**感染徴候に注意する**

肺炎も肺の炎症なので，感染が顕在している状態ですが，胸部X線検査では浸潤影は改善してきており，回復に向かっている状態です．

しかし，Aさんは誤嚥のリスクがあること，栄養状態が不良化するおそれがあること，抗菌薬を使用していることから，肺炎の増悪など新たな感染を起こすリスクが高い状態です．現在の状態で感染を起こすと，生命の危機に直結する可能性があります．検査データや身体所見から，新たな感染徴候がないかを観察する必要があります．

 #6 誤嚥性肺炎の再発防止に取り組む意欲がある

NANDA-I では ➡ **ヘルスプロモーション：健康管理促進準備状態**

◆**Aさんや家族が再発防止に向けた行動がとれるように援助を行う**

「健康管理促進準備状態」は看護問題やリスク状態ではありません．「よりよくしたい」という前向きな状態を表すこの種の診断は，ヘルスプロモーション型看護診断（健康の診断）とよばれます．必要な看護介入は，その人がより高い心身の安寧状態に到達するのを援助することです．

Aさんは再発防止に向けて意欲的に取り組もうとしています．Aさんの生活行動に合わせて再発防止のための情報提供を行い，予防行動がとれるように援助する必要があります．

#7 咳嗽や呼吸苦に伴い睡眠に支障がある
NANDA-I では ➡ 活動/休息：不眠
（関連因子：身体的不快感，不安）

◆咳嗽による体力消耗を回復させるため，十分な休息がとれるように援助を行う

　肺炎による身体症状は疲労を伴うため，十分な休息が必要となってきます．しかし，夜間の咳嗽やAさんの抱えている不安，入院による環境の変化は，十分な睡眠の妨げとなる可能性があります．
　咳嗽などの身体症状に対する援助や不安の緩和に努め，療養環境を整える必要があります．

 看護問題の絞り込み

✳ 抽出した看護問題

#1 肺炎に伴いガス交換が障害されている

#2 肺炎に伴う身体症状や誤嚥性肺炎の再発に対する不安がある

#3 咳嗽，呼吸苦に伴い活動が低下している

#4 絶食，食事形態の変化，誤嚥の不安に伴い栄養摂取量が不足している

#5 誤嚥，低栄養，抗菌薬への耐性に伴う新たな感染のリスク状態がある

#6 誤嚥性肺炎の再発防止に取り組む意欲がある

#7 咳嗽や呼吸苦に伴い睡眠に支障がある

優先すべき看護問題

優先順位 1 　#1 肺炎に伴いガス交換が障害されている

なぜ？ ガス交換障害に伴う低酸素血症は，生命の危機に直結するため

現在，安静時の呼吸状態は改善してきています．しかし，労作時には呼吸苦を認め，肺胞でのガス交換が障害された状態であると考えます．炎症による呼吸器症状と体力の消耗による苦痛は大きく，生活活動が障害されたり，不安を伴ったりします．

この問題は生命の危機にも直結するうえ，#2，#3にもかかわっているため，ガス交換障害を改善させることが最優先であると考えます．

優先順位 2 　#2 肺炎に伴う身体症状や誤嚥性肺炎の再発に対する不安がある

なぜ？ 不安を緩和し，再発防止に向けて前向きな気持ちで取り組んでもらうため

誤嚥性肺炎は，治療により一旦は改善しても，肺炎の原因となる不顕性誤嚥が改善されなければ，再発する可能性があります．再発予防に取り組むことで不安の緩和もはかれます．また，#4の看護問題の要因の1つの解決にもつながります．

現在は生命にかかわる問題が最優先となりますが，精神的なことにも目を向けて援助する必要があります．

経過観察が必要な看護問題

#3 咳嗽，呼吸苦に伴い活動が低下している

なぜ？ #1が改善すれば#3の解決にもつながるため

治療により，胸部X線検査の浸潤影は改善してきています．しかし，一旦炎症を起こした肺はすぐに完治するわけではなく，労作時には酸素消費量が増大し，身体症状が顕著に現れます．そのため，Aさんは労作時に呼吸苦が生じ，1日のほとんどをベッド上で過ごしています．

#1の改善によりこの問題は解決すると考えますが，もし#1が長引くようであればこの問題の優先度も上がってくる可能性があります．

#4 絶食，食事形態の変化，誤嚥の不安に伴い栄養摂取量が不足している

なぜ？ #1の解決後に再評価し，その時点で優先度を考慮するため

嚥下状態によっては問題が深刻化する可能性がありますが，これから食事が開始となる現時点では潜在的問題です．また，#2の中で誤嚥の不安に関して介入します．よって，経過観察としました．

#5 誤嚥，低栄養，抗菌薬への耐性に伴う新たな感染のリスクがある

なぜ？ 現時点では肺炎以外の感染徴候は認めないため

肺炎も肺の炎症なので，感染が顕在している状態ですが，胸部X線検査では浸潤影は改善してきており，回復に向かっている状態です．そのほかの感染を起こす要因はいくつかありますが，現時点での問題はないため，検査データや身体所見から，新たな感染徴候がないか注意しつつ経過観察としました．

#6 誤嚥性肺炎の再発防止に取り組む意欲がある

なぜ？ #2の不安の緩和の援助と統合することができるため

#2で不安の緩和をはかりながら，再発防止に向けて援助していきます．現在は，入院したばかりで急性状態であるため医療者の管理が必要な時期です．症状が安定したら，退院に向けて取り組む課題としてあげているため，現時点では経過観察としました．

#7 咳嗽や呼吸苦に伴い睡眠に支障がある

なぜ？ #1，#2が解決すれば，#7の解決にもつながるため

関連因子は#1と#2です．入院による環境の変化なども要因となる可能性はありますが，#1，#2と関連づけてケアを行うため，現時点では経過観察としました．

| 1 情報収集 | 2 情報の整理とアセスメント | 3 全体像の把握から看護問題を抽出 | 4 看護問題の絞り込み | 5 看護計画の立案 | 6 経過記録(SOAP) |

5 看護計画の立案

O-P：Observation Plan，観察計画
T-P：Treatment Plan，治療計画
E-P：Education Plan，教育・指導計画

優先順位 1　**#1 肺炎に伴いガス交換が障害されている**

看護目標：胸部X線検査所見において，肺炎像が改善する
期待する結果：①安静時の呼吸苦が消失する
　　　　　　　②労作時の呼吸苦が改善される

	具体策	根拠と注意点
O-P	①呼吸器症状の有無（呼吸苦・咳嗽など） ②安静時と労作時の呼吸の状態（回数・性状・リズム），循環（脈拍数・動悸など）の状態 ③呼吸音（左右差・副雑音の聴取・減弱など），SpO₂，血液ガスデータ ④喀痰の有無，性状，量 ⑤酸素の投与量 ⑥呼吸苦が出現する状況 ⑦食事摂取時に誤嚥を疑う症状がないか ⑧安楽な姿勢 ⑨胸部X線検査所見	●呼吸苦は主観である．精神的な影響も大きく，不安の徴候として現れることも多い．客観的なデータも指標にしながら評価していく必要がある（①②③④⑤⑥⑦⑧⑨） ●食事再開において最も懸念されるのは，誤嚥である．必要時，言語聴覚士とともに嚥下状態を評価しながら，食事を進めていく必要がある（⑦） **臨床の視点** 言語聴覚士とは，言語や嚥下に問題のある人に対してリハビリテーションを行うなどの支援をする専門職です．
T-P	①安楽な姿勢がとれるように調整する ②労作時の酸素消費量が最小限に抑えられるように援助する	●入院前に無意識で行っていた日常生活動作であっても，動くことで酸素消費量は増大する．酸素化を維持しながら，Aさんのペースに合わせて段階的に安静度を拡大していく必要がある（①②）
E-P	①呼吸苦が出現した場合や，痰の量，性状に変化があった場合の観察方法や対応方法について説明する ②労作について無理をしないよう説明する	●疾患の増悪や軽快の指標を説明することで自己管理できるようにする（①②）

優先順位 2　**#2 肺炎に伴う身体症状や誤嚥性肺炎の再発に対する不安がある**

看護目標：不安が緩和され，前向きな発言ができる
期待する結果：①再発しやすいことを受容したうえで，前向きな発言ができる
　　　　　　　②日常生活における留意点を理解し，行動がとれる

	具体策	根拠と注意点
O-P	①入院前の日常生活 ②疾患をどこまで理解しているか ③必要としている情報 ④病状の受け止め方 ⑤再発防止のための行動がとれているかどうか 　・口腔ケアの施行回数 　・睡眠時の姿勢 　・食事摂取時の姿勢	●入院前の生活を知ることで再発防止の手立てとする（①） ●疾患の理解度を把握し，それもあわせたうえでの病状の受け止め方や必要な情報を検討する（②③④） ●再発防止の方法を知ったうえで，その行動がとれているのかを観察する（⑤）

	具体策	根拠と注意点
O-P	・嚥下マッサージが施行できているか ⑥Aさんの表情や言動	
T-P	①食事摂取時や睡眠時の体位など日常生活の中で留意することをAさんと一緒に実施する ②Aさんの思いや病状の理解を聞く ③言語聴覚士に協力してもらい，嚥下に関する専門的な情報を提供する ④必要時，医師から説明が聞けるように調整する	●再発防止に向けた援助を行っていくが，疾患を理解することで，不安が助長されていないか，情報提供が焦りやストレスとなっていないかなど評価しながら無理のない範囲で行う(①②③④)
E-P	①疾患や治療方針に関することを説明する ②日常生活の中で留意することを説明する ③誤嚥しやすい食物	●疑問点や不安な点がある場合はすぐに申し出てもらう(①②) ●どのような食物が誤嚥しやすいのかを理解してもらい，誤嚥のリスクを減らす(③)

◀ **食事摂取時の姿勢** ▶

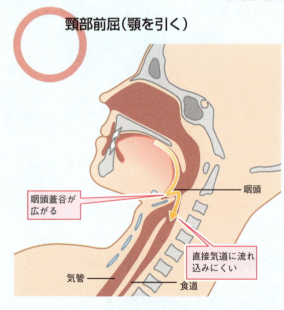

○ 頸部前屈(顎を引く)

顎を引きぎみにすると口の中に食べ物をためこみやすくなり，しっかりと咀嚼できます．また，咽頭に入っても誤嚥しにくくなります．

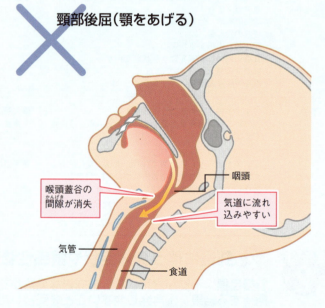

✕ 頸部後屈(顎をあげる)

顎をあげると，異物や唾液を誤嚥しやすくなります．

6 経過記録(SOAP)

S：Subjective data，主観的情報
O：Objective data，客観的情報
A：Assessment，アセスメント
P：Plan，計画

優先順位 1 　#1 肺炎に伴いガス交換が障害されている

時間	患者さんの状況・反応	看護ケア(実施したこと)	アセスメント
実習3日目 13：00～ 13：30	S：「1階まで行くと息切れがするけど，病棟の中で歩くくらいやと，しんどくはならないです．また明日レントゲン撮るみたいですね」 O：呼吸回数22回/分，SpO₂ 97%（室内気） 入院3日目，ペースト食が開始となった．食事摂取時のむせ込みはない	・バイタルサインの測定 ・SpO₂の測定 ・自覚症状の確認 ・安静時と労作時の呼吸状態の比較 ・食事摂取時の嚥下状態の評価	A：安静度の拡大をはかる中で，軽労作では呼吸状態の変化は認めなくなっているため，肺胞と肺毛細血管におけるガス交換も改善がされてきていると考える．ただし，呼吸苦は主観的なものであるため，客観的なデータを指標に，今後も評価が必要である．また，食事摂取時や水分摂取時は誤嚥のリスクが高く，呼吸状態を再び悪化させる最大の要因である．そのため，とくに注意して観察する必要がある P：無理はせず，徐々に安静度を拡大していくように説明をする

優先順位 2 　#2 肺炎に伴う身体的症状や誤嚥性肺炎の再発に対する不安がある

時間	患者さんの状況・反応	看護ケア(実施したこと)	アセスメント
実習5日目 14：00～ 14：30	S：「説明を聞いて，いろいろと理解はできたけど，気づかない間に誤嚥するっていうのは厄介やね．10年前の脳梗塞とか何も関係がないと思っていたけど，そんなことも関係しているみたいやね．気をつけて防ぐことができる部分と，どうにもならない部分とがあるね．できることは，きっちりと実行していこうと思います」 O：笑顔で話している 食事摂取時のむせはない 深く腰をかけた坐位をとり，顎を引いた姿勢で食事をしている	・医師から疾患や治療方針について説明後，補足説明やその理解度の確認を行った ・疑問点や不安な点があればいつでも説明が受けられることを伝えた ・Aさんの思いを表出しやすい環境を調整した ・誤嚥予防について実践をふまえて説明を行った ・食事摂取時には食事形態に変化があるたびに言語聴覚士にも同席してもらい，嚥下状態を評価した	A：Aさんの神経質で徹底して物事を行う性格を念頭に置き，無理をし過ぎないよう，言動や行動をみながら再発防止に向けた援助を行う必要がある P：再発防止のためのパンフレットを作成する

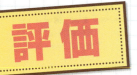

評価

5 看護計画の立案 であげた「期待する結果」に到達できたかどうかを評価していきます．

期待する結果
①安静時の呼吸苦が消失する
②労作時の呼吸苦が改善される
→①については達成できたが，②については達成に向かっている過程であり，継続観察が必要

　治療により，胸部X線画像の浸潤影は改善してきています．それに伴って安静時の呼吸苦は消失し，肺胞と肺毛細血管におけるガス交換も改善されてきていると考えます．しかし，Aさんは「1階までいくと息切れがするけど，病棟の中で歩くくらいやと，しんどくはならないです」と言っているように，一旦炎症を起こした肺はすぐに完治するわけではなく，労作時には酸素消費量が増大し，身体症状が顕著になります．

　現在は，徐々に安静度を拡大しながら，酸素消費量の増大に肺が順応しようとしている過程です．引き続き，呼吸状態を観察しながら経過をみていく必要があります．

期待する結果
①再発しやすいことを受容したうえで，前向きな発言ができる
②日常生活における留意点を理解し，行動がとれる
→①については達成できたが，②については達成に向かっている過程であり，継続観察が必要

　発症した疾患に関してAさんは不安を感じていました．入院当初は漠然と再発のリスクに不安を感じていましたが，医師からAさんに何が起きているのか，なぜ発症したのかなど，疾病構造や病態の説明を受けることにより，「気づかない間に誤嚥するっていうのは厄介やね．10年前の脳梗塞とか何も関係がないと思っていたけど，そんなことも関係しているみたいやね．気をつけて防ぐことができる部分と，どうにもならない部分とがあるね．できることは，きっちりと実行していこうと思います」と再発を理解したうえでの前向きな発言が聞かれています．よって，①は達成できています．

　②に関しては，留意点を理解し，できることから実践していますが，Aさんの性格や呼吸状態をみながら進めているため，まだ，経過途中にあります．今後もAさんの言動や行動をみながら，進めていく必要があります．

引用・参考文献
1) 成人肺炎診療ガイドライン2017作成委員会　編：成人肺炎診療ガイドライン2017．p.39，日本呼吸器学会，2017．
2) 奥宮暁子ほか：呼吸器系の症状・疾患の理解と看護．中央法規出版，2013．
3) 西尾正輝：摂食嚥下障害の患者さんと家族のために．インテルナ出版，2015．
4) 井上智子ほか：病期・病態・重症度からみた疾患別看護過程+病態関連図．第2版，医学書院，2012．
5) M．ゴードン著，看護アセスメント研究会訳：ゴードン看護診断マニュアル 原書第11版．医学書院，2010．
6) 厚生労働省：平成27年（2015）人口動態統計．（2017年4月4日検索）
7) T.H.ハードマンほか編，日本看護診断学会監訳：NANDA-I 看護診断—定義と分類 2015-2017．原書第10版，医学書院，2015．

基礎と臨床がつながる
疾患別看護過程

⑨ 無症候性心筋虚血

～冠動脈バイパス術を受ける事例～

無症候性心筋虚血（SMI）とは，心筋虚血が存在するにもかかわらず，胸痛などの特徴的な自覚症状が認められない状態をいいます．

高齢者や糖尿病患者に多く，自覚症状を伴わないぶん，生活習慣の改善や食事制限，服薬などの自己管理に向けて，患者さんの疾患への認識や理解度に合わせた支援が必要です．また，手術に伴う身体的苦痛の軽減や，合併症の予防，回復への援助も必要です．

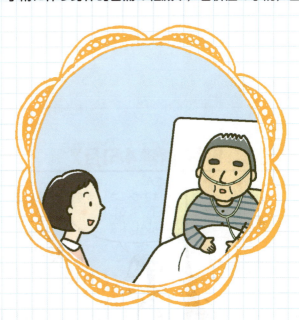

事例

患者
Aさん 50歳 男性

診断名
無症候性心筋虚血，糖尿病，脂質異常症

背景
運送業（トラック運転手），身長175cm，体重95kg
専業主婦の妻（44歳）と大学生の娘（20歳）と3人暮らし．
喫煙歴：30年（20本/日）．
飲酒習慣：毎日，夕食時にビール（350mL）を3缶．
1か月前からダイエットのためにスポーツジムに週3回通っていた．

既往歴
40歳のとき，糖尿病・脂質異常症と診断され，近医を受診し，現在定期的に外来通院し内服治療を受けている．
【処方薬】ピオグリタゾン塩酸塩（15mg）2錠（朝食後），グリメピリド（0.5mg）2錠（朝・夕食後），ロスバスタチンカルシウム（2.5mg）2錠（夕食後），エゼチミブ（10mg）1錠（夕食後）

手術のデータ
術式：心拍動下冠動脈バイパス術（OPCAB）
　　SVG（大伏在静脈移植グラフト）－4PD（4区画後下行枝）－4AV（4区画房室枝）
　　LITA（左内胸動脈）－HL（高位側壁枝）
　　SVG（大伏在静脈移植グラフト）－D1（第1対角枝）
　　RITA（右内胸動脈）－LAD（左前下行枝）
麻酔時間：10時間01分
手術時間：8時間25分
術中水分出納：+2,250mL
　　In：輸液量 4,950mL
　　　　セルセーバー輸血 1,700mL
　　Out：ガーゼ出血 200mL
　　　　セルセーバー回収血 3,000mL
　　　　尿量：1,200mL

現症経過
スポーツジムでランニングマシン使用後，めまいを感じ，意識を消失する．現場に居合わせたスポーツジムのスタッフが心肺蘇生（CPR）を開始し，自動体外式除細動器（AED）を装着したところ，心室細動（VF）で2回AEDが作動．その後自己心拍が再開する．
救急隊到着時は，自己心拍が再開され，意識は回復していたが，卒倒しAEDが作動した経過から，A病院救命救急センターへ搬入される．入院後，冠動脈造影（CAG）を実施したところ，右冠動脈（RCA）の#4AVと#4PDが90％，左前下行枝（LAD）の#7が75％，#9が99％，#8・#10・HLが100％，左回旋枝（LCX）の#12が99％，#13が100％という結果で，3枝病変の診断で外科手術適応となる．
手術までの期間，循環器内科病棟へ転棟し，アスピリン（100mg）1錠（朝食後），ニコランジル（5mg）3錠（各食後），カルベジロール（2.5mg）1錠（朝食後），ロサルタンカリウム（50mg）1錠（朝食後），アミオダロン塩酸塩（100mg）4錠（朝・夕食後）の内服が開始され，第6病日に心拍動下冠動脈バイパス術（OPCAB）を受ける．
術後は，気管挿管のまま帰室し人工呼吸器を装着．帰室後3時間で，人工呼吸器設定自発呼吸モード，吸入気酸素濃度（FiO$_2$）40％，プレッシャーサポート（PS）5cmH$_2$O，呼気終末陽圧（PEEP）5cmH$_2$Oで，動脈血液ガス分析の結果，動脈血酸素分圧（PaO$_2$）157mmHg，動脈血二酸化炭素分圧（PaCO$_2$）40.4mmHgであり，バイタルサインの変動もなかったため，気管チューブを抜管し人工呼吸器を離脱する．人工呼吸器を離脱後，鼻カニューレ2～3L/分の酸素投与でSpO$_2$ 95～97％を維持している．
血圧は，130～150台/65～75台mmHgと高めで推移していたため，ニカルジピン塩酸塩を持続静脈注射で2～3mL/時で投与し，110～120台/50～60台mmHgで推移する．
心拍出量（CO）：5.5～6.0L/分
心係数（CI）：2.6～3.2L/分/m^2
肺動脈圧（PAP）：24～30/10～14mmHg
混合静脈血酸素飽和度（S$\bar{v}$O$_2$）：65～70％
その他の術後4日目までのデータについては，p.230-231参照．

実習4日目：病日10日目（術後4日目）

今日は，実習4日目．学生は，手術翌日からAさんを担当し，病棟看護師とともに日常生活援助を行っていました．実習開始の挨拶に伺ったときに，Aさんは，「これまでなんの症状もなかったのに，心臓の手術を受けるようなことになってまいっちゃうよね．胸の傷も痛いし，体を起こすのにも一苦労だよ」と学生に話をしていました．

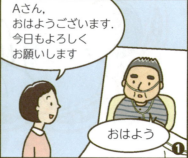

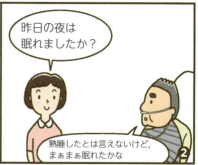

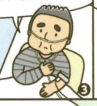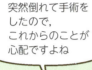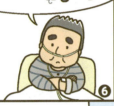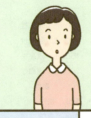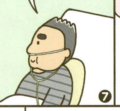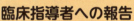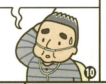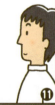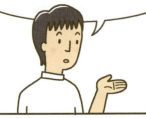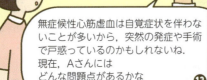

＊術後4日目までのAさんのデータ

	【術当日帰室後】	【術後1日目】
酸素	人工呼吸器を離脱後，鼻カニューレ2～3L/分	鼻カニューレ2～3L/分
SpO₂	95～97％	96～97％
心拍数	80～95回/分の正常洞調律で経過し，心室性期外収縮（PVC）が1分間に1～2個（Lown分類のgrade2）	80～95回/分　正常洞調律，心室性期外収縮（PVC）が1分間に1～2個（Lown分類のgrade2）
血圧	130～150台/65～75台mmHg 降圧薬使用後，110～120台/50～60台mmHgで推移	110～120台/50～60台mmHg で推移（降圧薬の使用なし）
体温	37.0～38.0℃	36.5～37.5℃
中心静脈圧（CVP）	2.7～6.8cmH₂O	12～14cmH₂O
体重	96.6kg（術前比+1.6kg）	96.3kg（術前比+1.3kg，前日比-0.3kg）
水分出納	+265mL	-479mL
【in】	1,531mL	2,330mL
飲水量	43mL	650mL
輸液量	960mL　輸血：RBC 280mL，FFP 240mL	1,680mL
【out】	1,266mL	2,809mL
尿量	876mL	2,150mL
心嚢ドレーン★1	70mL　血性	180mL　淡血性
縦隔ドレーン★2	120mL　血性	210mL　淡血性
左胸腔ドレーン	80mL　淡血性	150mL　淡血性
右胸腔ドレーン	90mL　淡血性	100mL　淡血性
正中創部皮下J-VACドレーン	13mL　血性	10mL　血性
右下腿創部皮下J-VACドレーン	9mL　血性	5mL　血性
左下腿創部皮下J-VACドレーン	8mL　血性	4mL　血性
その他のルート類	気管チューブ，経鼻胃管，スワン・ガンツカテーテル（肺動脈カテーテル），中心静脈カテーテル，末梢静脈ルート2本，動脈圧ライン，膀胱留置カテーテル ・夜間，気管チューブ抜去．人工呼吸器離脱後，経鼻胃管を抜去	中心静脈カテーテル，膀胱留置カテーテル，スワン・ガンツカテーテル，末梢静脈ルート1本，動脈圧ライン抜去
薬剤	点滴・注射 酢酸リンゲル液　50mL/時　点滴静脈注射 ニコランジル（1mg/1mL）　2mL/時　持続静脈注射 セファゾリンナトリウム（1g）　100mL×1回/日 ブロムヘキシン塩酸塩（4mg/2mL）1A×2回/日 パンテノール（500mg/2mL）1A×2回/日 ファモチジン（20mg）1A+生理食塩水20mL×1回/日　静脈注射 ニカルジピン塩酸塩（1mg/1mL）　2～3mL/時　持続静脈注射 カルバゾクロムスルホン酸ナトリウム水和物（100mg/20mL）1A+5％トラネキサム酸（250mg/5mL）1A+生理食塩水50mL×2回/日　点滴静脈注射 【カリウム補整】 KCL10mEq（10mL）+生理食塩水50mL　点滴静脈注射×2回 【疼痛時】 フルルビプロフェンアキセチル（50mg/5mL）1A+生理食塩水20mL　静脈注射×1回 ・創部とドレーン挿入部の痛みに対して投与	点滴・注射 酢酸リンゲル液　50mL/時　点滴静脈注射 ヘパリンナトリウム（160単位/1mL）　2mL/時　持続静脈注射 ニコランジル（1mg/1mL）　2mL/時　持続静脈注射 セファゾリンナトリウム（1g）　100mL×2回/日 ブロムヘキシン塩酸塩（4mg/2mL）1A×3回/日 パンテノール（500mg/2mL）1A×3回/日 ファモチジン（20mg）1A+生理食塩水20mL×2回/日　静脈注射 【カリウム補整】 KCL10mEq（10mL）+生理食塩水50mL　点滴静脈注射×2回 【疼痛時】 フルルビプロフェンアキセチル（50mg/5mL）1A+生理食塩水20mL　静脈注射×2回 ・リハビリテーション前，15時に投与 内服薬 ニコランジル（5mg）3錠（各食後） ランソプラゾール（15mg）1錠（朝食後） カルベジロール（2.5mg）1錠（朝食後） アミオダロン塩酸塩（100mg）4錠（朝・夕食後） 【疼痛時】 ロキソプロフェンナトリウム水和物（60mg）1錠×2回 ・創部とドレーン挿入部の痛みに対して，昼食後と就寝前に内服 【不眠時】 ブロチゾラム（0.25mg）1錠×1回 ・夜間の不眠に対して内服．看護師の訪室で目を覚ましていた
血糖値		153～211mg/dLで推移 血糖値に応じてインスリンを使用
食事		昼食から食事が再開（糖尿病食1,800kcal減塩6g） 主食5割，副食3割程度を摂取

★1ワンポイント　心嚢ドレーン
心嚢は心臓を包む膜で，線維性心膜と漿液性心膜からなります．

★2ワンポイント　縦隔ドレーン
胸腔の中央部で左右の肺にはさまれた部分を縦隔といいます．

【術後2日目】	【術後3日目】	【術後4日目】
鼻カニューレ2〜3L/分	鼻カニューレ1〜2L/分	鼻カニューレ1〜2L/分
96〜97%	96〜97%	96〜97%
80〜95回/分　正常洞調律，心室性期外収縮（PVC）が1分間に1〜2個（Lown分類のgrade2）	80〜95回/分　正常洞調律，心室性期外収縮（PVC）が1分間に1〜2個（Lown分類のgrade2）	75〜85回/分　正常洞調律，心室性期外収縮（PVC）が1分間に1〜2個（Lown分類のgrade2）
110〜120台/50〜60台mmHgで推移（降圧薬の使用なし）	110〜120台/50〜60台mmHgで推移（降圧薬の使用なし）	110〜120台/50〜60台mmHgで推移（降圧薬の使用なし）
36.5〜37.5℃	36.5〜37.0℃	36.5〜37.0℃
8.2〜10.5cmH₂O	4.4〜8.6cmH₂O	4.0〜5.2cmH₂O
95.7kg（術前比+0.7kg，前日比-0.6kg）	96.2kg（術前比+1.2kg，前日比+0.5kg）	96.0kg（術前比+1.0kg，前日比-0.2kg）
+255mL	-762mL	
1,878mL	1,248mL	
1,130mL	700mL	
748mL	548mL	
1,623mL	2,010mL	
1,240mL	1,780mL	
100mL　淡血性	60mL　淡々血性	回診時，抜去
100mL　淡血性	50mL　淡血性	回診時，抜去
120mL　淡々血性	120mL　淡々血性	
50mL　淡々血性	回診時，抜去	
8mL　淡血性	回診時，抜去	
3mL　淡血性	回診時，抜去	
2mL　淡血性	回診時，抜去	
中心静脈カテーテル，末梢静脈ルート1本，膀胱留置カテーテル	中心静脈カテーテル，末梢静脈ルート1本，膀胱留置カテーテル	末梢静脈ルート1本，膀胱留置カテーテル ・中心静脈カテーテル抜去 ・膀胱留置カテーテル挿入中だが本日抜去予定 ・末梢静脈ルートからヘパリンを持続静脈注射
点滴・注射 ビタミンB₁・糖・電解質・アミノ酸液500mL/日　点滴静脈注射 ヘパリンナトリウム（200単位/1mL）　2mL/時　持続静脈注射 セファゾリンナトリウム（1g）　100mL×2回/日	**点滴・注射** ビタミンB₁・糖・電解質・アミノ酸液500mL/日　点滴静脈注射 ヘパリンナトリウム（200単位/1mL）　2mL/時　持続静脈注射	**点滴・注射** ヘパリンナトリウム（200単位/1mL）　2mL/時　持続静脈注射
内服薬 ニコランジル（5mg）3錠（各食後） ランソプラゾール（15mg）1錠（朝食後） カルベジロール（2.5mg）1錠（朝食後） アミオダロン塩酸塩（100mg）4錠（朝・夕食後） アスピリン（100mg）1錠（朝食後） トラマドール塩酸塩・アセトアミノフェン配合　4錠（朝・昼・夕食後・就寝前） 【不眠時】 ブロチゾラム（0.25mg）1錠×1回 ・夜間の不眠に対して内服	**内服薬** ニコランジル（5mg）3錠（各食後） ランソプラゾール（15mg）1錠（朝食後） カルベジロール（2.5mg）1錠（朝食後） アミオダロン塩酸塩（100mg）4錠（朝・夕食後） アスピリン（100mg）1錠（朝食後） トラマドール塩酸塩・アセトアミノフェン配合　4錠（朝・昼・夕食後・就寝前） 【不眠時】 ブロチゾラム（0.25mg）1錠×1回	**内服薬** ニコランジル（5mg）3錠（各食後） ランソプラゾール（15mg）1錠（朝食後） カルベジロール（2.5mg）1錠（朝食後） アミオダロン塩酸塩（100mg）4錠（朝・夕食後） アスピリン（100mg）1錠（朝食後） トラマドール塩酸塩・アセトアミノフェン配合　4錠（朝・昼・夕食後・就寝前） ワルファリンカリウム（1mg）2錠（朝食後） 【不眠時】 ブロチゾラム（0.25mg）1錠×1回
145〜215mg/dLで推移 血糖値に応じてインスリンを使用	140〜190mg/dLで推移 血糖値に応じてインスリンを使用	朝食前165mg/dLで速効型インスリン2単位を皮下注射
毎食，主食7〜8割，副食全量摂取	毎食全量摂取	朝食は全量摂取

無症候性心筋虚血（SMI）とは

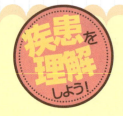

心臓を栄養する冠動脈が狭窄や閉塞すると，心機能の変化，心電図の変化，胸痛や圧迫感などの順に症状が出現しますが，一時的な心臓の筋肉の虚血が，軽度か短時間であれば，心機能や心電図が変化しても自覚症状が出現しないことがあります．SMIは，このように，客観的な方法で心臓の筋肉の虚血が証明されているにもかかわらず，胸痛などの狭心症や心筋梗塞で特徴的な自覚症状が認められない状態をいいます．

冠動脈が狭窄や閉塞することで，血流が減少または途絶し，心筋虚血が生じると，知覚神経が刺激されます．心臓からの痛みを伝える痛覚神経は交感神経が担い，主に心臓交感神経の求心性神経線維を通って大脳皮質に伝えられますが，SMIでは，自律神経障害のため心臓の感覚神経が障害されることで，胸痛などの自覚症状が認められません．SMIは，高齢者や糖尿病に罹患している患者さんに認められます．

症状

- SMIは狭心症や心筋梗塞に特徴的な自覚症状（表1）が認められない．
- SMIの重症度分類を表2に示す．

■ 表1　心筋梗塞でみられる自覚症状

左前胸部を中心とする胸部，肩，前腕，首，顎，背部，季肋部や心窩部の痛み，胸部の圧迫感，重苦感，脂汗，息苦しさ，不快感，脱力感など

■ 表2　無症候性心筋虚血の分類（コーンの分類）

1型	心筋梗塞や狭心症の既往がなく，まったくの無症状の心筋虚血
2型	心筋梗塞後，症状を伴わない心筋虚血
3型	狭心症患者で有症候性心筋虚血に併存する無症候性心筋虚血

検査

問診

- 冠危険因子である，糖尿病，脂質異常症，高血圧といった疾患はないか．
- 家族歴として虚血性心疾患の既往をもっている家族（両親や兄弟・姉妹など）はいないか．
- 喫煙習慣や肥満となる食習慣はないか．
- 精神的・肉体的ストレスはないか．

心電図検査

- ホルター心電図：24時間連続して心電図変化を記録し，日常生活動作と心電図変化の関係性を確認する．
- 12誘導心電図：心筋虚血に伴う心電図変化を観察する．
- 運動負荷試験：トレッドミルやエルゴメーターなどを使用して，労作に伴う心電図変化が出現しないか観察する．

冠動脈CT検査

- 造影剤を使用してCTで冠動脈の狭窄や閉塞がないか確認する．
- 心臓カテーテル検査より侵襲度が低く，簡便であるため実施されるが，心拍数が多い場合には，一時的に薬剤を使用して心拍数を低下させるといった処置が必要になる．

心臓核医学検査

- 放射性同位元素を投与して，体外から撮影をして得られた結果から，血行動態や心筋細胞の機能などを評価する．

心エコー検査

- 心腔・血管径の大きさ，心室壁の肥厚や運動の状態，弁の動きを超音波を用いて評価する．

冠動脈造影検査

- 大腿動脈や橈骨動脈からカテーテルを挿入して，X線と造影剤を使用して冠動脈の狭窄・閉塞の状態を確認する．
- 冠動脈造影の評価はAHA分類（図1）によって表し，75％以上狭窄している部位を，症状を起こしうる有意狭窄とする．

■図1　AHA冠動脈区域分類

冠動脈の分枝は，アメリカ心臓協会（AHA）によって1〜15の番号に分類されている．

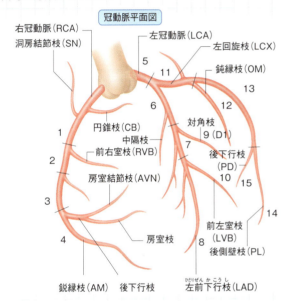

治　療

1．薬物療法

- 冠動脈の狭窄などによって，心筋の酸素需要に対して供給不足が生じるため，不足した酸素供給を増加，酸素需要を減少させることを目的として薬物療法が実施される．
- 薬物療法に使用する薬剤を**表3**に示す．

■表3　薬物療法に使用する薬剤

血管を拡張させる薬剤	硝酸薬，カルシウム拮抗薬
心筋の酸素需要を減少させる薬剤	β遮断薬
コレステロールを低下させる薬剤	スタチン
冠動脈の血栓形成を予防する薬剤	抗血小板薬
狭心症発作の出現時に使用する薬剤	ニトログリセリン，硝酸イソソルビド

2. カテーテル治療

経皮的冠動脈インターベンション(PCI)
- カテーテルを使用して，冠動脈の狭窄部位をバルーンやステントを使用して拡張させる（図2，図3）．

■図2 経皮的冠動脈形成術(PTCA)バルーンカテーテル治療

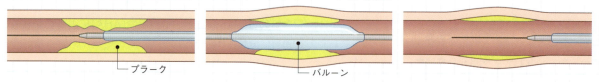

冠動脈の狭窄部位を，バルーンカテーテルを使用して拡張させる．

■図3 冠動脈ステント留置術

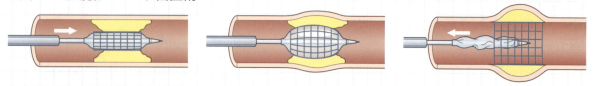

ステントという金属をかぶせたバルーンを，冠動脈の狭窄部位に送り込み，バルーンで膨らませた後で留置する．

3. 外科的治療

冠動脈バイパス術(CABG)
- 冠動脈の狭窄部を迂回するように，血管同士をつなぎ，末梢血流を確保する（図4）．
- 左冠動脈主幹部(LMT)に病変がある場合，左右3本の冠動脈のそれぞれが狭窄しているような3枝病変の場合，PCIが困難な場合に実施される．

- バイパスに用いられる血管（グラフト）として，左右の内胸動脈，大伏在静脈，橈骨動脈，胃大網動脈，下腹壁動脈がある（図5）．手術に使用されるグラフトは，術後のグラフトの開存性（狭窄や閉塞のしにくさ）やそれぞれの血管の特徴により決められる．

■図4 バイパス設置部位の一例

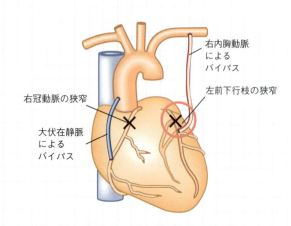

■図5 バイパスに用いる血管

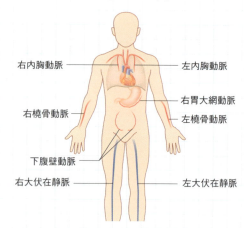

ここで確認！ この症例に出てくる略語

ADL	activities of daily living	日常生活動作
AED	automated external defibrillator	自動体外式除細動器
AHA	American Heart Association	アメリカ心臓協会
APTT	activated partial thromboplastin time	活性化部分トロンボプラスチン時間
CABG	coronary artery bypass grafting	冠動脈バイパス術
CAG	coronary angiography	冠動脈造影
CI	cardiac index	心係数
CO	cardiac output	心拍出量
CP angle	costophrenic angle	肋骨横隔膜角
CPR	cardiopulmonary resuscitation	心肺蘇生
CTR	cardiothoracic ratio	心胸郭比
CVP	central venous pressure	中心静脈圧
D1	first diagonal branch	第1対角枝
FFP	fresh frozen plasma	新鮮凍結血漿
HL	high lateral branch	高位側壁枝
LAD	left anterior descending artery	左前下行枝
LCA	left coronary artery	左冠動脈
LCX	left circumflex artery	左回旋枝
LITA	left internal thoracic artery	左内胸動脈
LMT	left main coronary trunk	左冠動脈主幹部
OPCAB	off-pump coronary artery bypass	心拍動下（体外循環非使用）冠動脈バイパス術
PAP	pulmonary artery pressure	肺動脈圧
PCI	percutaneous coronary intervention	経皮的冠動脈インターベンション
PEEP	positive end-expiratory pressure	呼気終末陽圧
PS	pressure support	プレッシャーサポート
PT-INR	prothrombin time-international normalized ratio	プロトロンビン時間国際標準化比
PTCA	percutaneous transluminal coronary angioplasty	経皮的冠動脈形成術
PVC	premature ventricular contraction	心室期外収縮
RCA	right coronary artery	右冠動脈
RITA	right internal thoracic artery	右内胸動脈
SMI	silent myocardial ischemia	無症候性心筋虚血
SVG	saphenous vein graft	大伏在静脈移植グラフト
VF	ventricular fibrillation	心室細動
4AV	4-atrioventricular branch	4区画房室枝
4PD	4-posterior descending branch	4区画後下行枝

1 情報収集

✲ 情報収集の視点

OPCABを受けた患者さんは，創部や各種ドレーンやルート類が挿入されていることで疼痛を生じています．またドレーンやルート類が身体に挿入されていることから，感染の危険性があるほか，手術の侵襲や術中・術後の輸液の使用により体液量が過剰な状態となっています．そのため，患者さんの身体的苦痛を軽減する介入をはかりつつ，OPCABの術後に生じる合併症を予防していくことが重要です．

また，SMIは狭心症や心筋梗塞に特徴的な自覚症状が認められないため，心筋虚血から心不全や致死的不整脈を生じる可能性があります．Aさんのように突然の発症から治療を受けることとなり，これまでの生活習慣を見直し，行動変容することが求められます．しかし，自覚症状が乏しい分，行動変容に向けた動機づけが不十分となることがあり，患者さんの疾患や病態に関する知識，理解度，受容の状況を情報収集し，行動変容に向けた支援につなげることが必要です．

さらに，手術後は病態や治療による影響から日常生活の中で制限されることが多く，加えて，創痛や倦怠感，疲労感から，ADLを自立して行うことが困難となります．そのため，ADL介助を受ける患者さんの精神面へ配慮をしつつ，病態，活動耐性に合わせて援助を実施していくことが必要です．

情報収集の視点

視点1 心拍動下冠動脈バイパス術後の影響・合併症の予防

視点2 患者の疾患や病態に関する知識，理解度，受容の状況はどうか

視点3 今後，求められる行動変容や今後の生活に対して患者がどのように思っているか

視点4 患者の病態・治療上の制限から，支援が必要なADLは何か

✲ 情報収集の例

視点1 心拍動下冠動脈バイパス術後の影響・合併症の予防

情報収集の視点（詳細項目）	どこから？	なぜこの情報が必要か？	Aさんの情報
【疼痛】 ●創部の状態 ●痛みの部位と程度 ●体動に伴う痛みの変化 ●鎮痛薬の使用状況 ●患者の表情や言動 ●活動状況	●患者状態の観察 ●医師カルテ ●看護記録（毎日の記録など） ●患者や家族の言動	●手術後，ADLの拡大をはかっていくためには，疼痛を軽減していくことが必要であるため ●疼痛は交感神経を緊張させ，心拍数や血圧の上昇につながるため	●胸骨正中切開による手術 ●左胸腔ドレーン挿入中 ●術後2日目からトラマドール塩酸塩・アセトアミノフェン配合を1日4錠で内服している ●夜間は疼痛が気になり眠れない ●不眠時にブロチゾラムを内服している

1 情報収集	2 情報の整理とアセスメント	3 全体像の把握から看護問題を抽出	4 看護問題の絞り込み	5 看護計画の立案	6 経過記録(SOAP)

情報収集の視点(詳細項目)	どこから?	なぜこの情報が必要か?	Aさんの情報
●夜間の睡眠状況 ●活動前後のバイタルサインの変化			●本日,膀胱留置カテーテルを抜去予定 ●心拍数75～85回/分(正常洞調律),血圧110～120台/50～60台mmHgで推移
【術後の感染】 ●体温 ●WBC,CRPの検査値 ●血糖値 ●創部の疼痛,熱感,発赤,腫脹の有無(炎症の4徴候) ●ドレーンからの排液の性状,排液量 ●各種ルート類の挿入部の皮膚の状態	●患者状態の観察 ●医師カルテ ●看護記録(毎日の記録など)	●創部やドレーン挿入部など損傷を受けた皮膚は正常な皮膚の防御機能が破綻し,感染を生じやすいため ●手術侵襲から血糖値が高くなるが,高血糖の持続は感染の危険性を高めるため	●術当日に体温38.0℃まで上昇するが,術後4日目朝は36.5～37.0℃で推移 ●術後4日目の採血結果で,WBC 7,900μL,CRP 19.49mg/dL ●術後,高血糖が持続していたためインスリンによる補整が実施され,術後4日目朝食前は165mg/dLで速効型インスリン2単位を皮下注射されている ●創痛の訴えはあるが,創部に熱感,発赤,腫脹はない ●左胸腔ドレーン挿入中.排液の性状は淡々血性で,異常は認められない ●現在,膀胱留置カテーテルと末梢静脈ルート,左胸腔ドレーンが挿入されているが,挿入部の皮膚・粘膜に異常は認められない
【体液量過剰】 ●水分出納バランス ●体重の変化 ●中心静脈圧(CVP)の推移 ●バイタルサインの推移 ●胸部X線検査の結果 ●呼吸音の聴診,副雑音の有無 ●血液検査データ	●患者状態の観察 ●医師カルテ ●看護記録(毎日の記録など)	●手術中はバイタルサインを維持するため,輸液を負荷する.このときに負荷した水分が,術後は過剰な体液として浮腫を生じさせるため ●心臓の手術は身体にとって大きな侵襲であり,侵襲による影響から,血管内の水分が血管外(サードスペース)に移動し,投与した輸液を身体にため込んでしまうため ●侵襲による影響が落ち着いてくると,身体にため込まれた水分は,過剰な水分として体外に排出されるため(おおむね術後48～72時間でムーアの生体に対する侵襲の反応の転換期に移行し,利尿が促進される) ●過剰となった体液が腎機能障害の影響で適切に体外に排泄されないと,心負荷となり,肺うっ血を引き起こし,呼吸状態に影響を与えるため	●術後3日目の水分出納-762mL,尿量は1,780mL/日 ●術後4日目の体重96.0kg(術前比+1.0kg,前日比-0.2kg) ●CVP:4.0～5.2cmH₂O ●鼻カニューレ1～2L/分でSpO₂は96～97%,心拍数75～85回/分(正常洞調律),血圧110～120台/50～60台mmHgで推移 ●胸部X線画像上,心胸郭比(CTR)*55%,肋骨横隔膜角(CPangle)は両側ともやや鈍角.肺血管陰影は増強していない ●呼吸音は清音で副雑音は聴取されない ●術後4日目朝の採血で,BUN 11mg/dL,Cr 0.93mg/dL,TP 4.3g/dL,Alb 2.4g/dL
【出血の危険性】 ●Hb,Htの検査値 ●バイタルサインの推移 ●抗血栓薬の使用 ●PT-INR,APTTの検査値 ●ドレーンからの排液量・排液の性状 ●顔色や爪床,眼瞼結膜の色調 ●皮膚の打撲痕や歯肉からの出血,鼻出血など	●患者状態の観察 ●医師カルテ ●看護記録(毎日の記録など)	●術直後は手術の操作や手術で使用するヘパリンナトリウムの影響から,手術部位の術後出血が生じる危険性があるが,冠動脈やグラフトの狭窄・閉塞予防のために使用される抗血栓薬の影響で,さまざまな部位で出血の危険性が生じるため	●術後4日目のHb 10.2g/dL,Ht 27.3% ●鼻カニューレ1～2L/分でSpO₂は96～97%,心拍数75～85回/分(正常洞調律)血圧110～120台/50～60台mmHgで推移 ●現在,ヘパリンナトリウム10,000単位/日を2mL/時で持続静脈注射中 ●現在,アスピリン(100mg)を朝食後に1錠内服し,術後4日目からワルファリンカリウム(1mg)2錠(朝食後)が開始 ●術後4日目のPT-INR 1.21,APTT 45秒

★ワンポイント 心胸郭比(CTR)

CTRは心臓の最大横径(a+b)と胸郭最大内径(c)との比として求められます.

$$CTR = \frac{(a+b)}{c}$$

情報収集の視点(詳細項目)	どこから？	なぜこの情報が必要か？	Aさんの情報
			●術後4日目朝まで心嚢ドレーン60mL(淡々血性),縦隔ドレーン50mL(淡々血性),左胸腔ドレーン120mL(淡々血性)で,回診時,心嚢ドレーン,縦隔ドレーン抜去 ●顔色は良好で,眼瞼結膜はピンクからやや白色をしている ●観察できる範囲で打撲痕はなく,歯肉出血や鼻出血はなし
【不整脈出現の危険性】 ●心電図モニターの波形,不整脈の有無 ●12誘導心電図の結果 ●K,Na,Cl,Caといった電解質の検査値 ●水分出納バランス ●体重の変化 ●中心静脈圧の推移 ●バイタルサインの推移 ●内服薬について	●患者状態の観察 ●医師カルテ ●看護記録(毎日の記録など)	●心臓の手術後は,体液量の変化や電解質の変化から不整脈を生じやすいため ●Aさんの場合,VFという致死的不整脈を生じたことでSMIが発覚し,現在抗不整脈薬を内服中のため	●心電図モニター上,心室性期外収縮(PVC)が1分間に1～2個(Lown分類のgrade2) ●12誘導心電図にて,著明なST変化やそのほかの異常は認められない ●術後4日目の採血結果,K 3.5mEq/L,Na 145mEq/L,Cl 110mEq/L,Ca 8.0mg/dL ●術後3日目の水分出納-762mL,尿量は1,780mL/日 ●術後4日目の体重96.0kg(術前比+1.0kg,前日比-0.2kg) ●CVP:4.0～5.2cmH₂O ●鼻カニューレ1～2L/分でSpO₂は96～97％.心拍数75～85回/分(正常洞調律),血圧110～120台/50～60台mmHgで推移 ●ニコランジル(5mg)3錠(各食後),カルベジロール(2.5mg)1錠(朝食後),アミオダロン塩酸塩(100mg)4錠(朝・夕食後)

視点2 患者の疾患や病態に関する知識,理解度,受容の状況はどうか

情報収集の視点(詳細項目)	どこから？	なぜこの情報が必要か？	Aさんの情報
●治療方針 ●疾患に関する患者の知識 ●入院前までの治療歴 ●現在の治療内容 ●血液検査データ ●疾患や病態に対するAさんの思い	●医師カルテ ●看護記録(入院時データベースや毎日の記録など) ●Aさんや家族の言動	●疾患や病態に関する知識,理解度,受容の状況が,今後の生活習慣の改善,日常生活上の制限や行動変容への動機づけに重要なため ●今後も内服薬の自己管理や食事制限などを継続していくことが必要であるが,疾患や病態に対するAさんの思いを把握していなければ,一方的な指導になってしまうため	●SMI(CAG)の結果,(#4AV・#4PD:90％,#7:75％,#9:99％,#8・#10・HL:100％,#12:99％,#13:100％)に対するOPCAB(SVG-4PD-4AV,LITA-HL,SVG-D1,RITA-LAD)を実施 ●SMIでスポーツジムで卒倒するまでなんの症状もなかった ●入院前は近医で糖尿病と脂質異常症に対して内服治療を受けていた ●入院前,ピオグリタゾン塩酸塩(15mg)2錠(朝食後),グリメピリド(0.5mg)2錠(朝・夕食後)を内服し,HbA1c 6.4～7.0％で推移 ●入院前,ロスバスタチンカルシウム(2.5mg)2錠(夕食後),エゼチミブ(10mg)1錠(夕食後)を内服し,総コレステロール200mg/dL,LDLコレステロール120mg/dL,HDLコレステロール100mg/dL,TG 140mg/dL

| 1 情報収集 | 2 情報の整理とアセスメント | 3 全体像の把握から看護問題を抽出 | 4 看護問題の絞り込み | 5 看護計画の立案 | 6 経過記録(SOAP) |

情報収集の視点(詳細項目)	どこから？	なぜこの情報が必要か？	Aさんの情報
			●糖尿病・脂質異常症について，入院前の状況を確認すると，「いやぁ，忙しくて薬をもらって飲んでただけだからね．とくに指導とかって受けたことはないかな．なんだったかなぁ，ヘモグロビンエーなんとかっていうのは，6点いくつくらいになったって言われたけど，よく覚えていないなぁ」という発言 ●糖尿病・脂質異常症とSMIの関連について，「動脈硬化が進んで血管が詰まりやすくなるんでしょ．そんなふうになるのってもっと年をとってからだと思っていたよ」という発言

視点3 今後，求められる行動変容や今後の生活に対して患者がどのように思っているか

情報収集の視点(詳細項目)	どこから？	なぜこの情報が必要か？	Aさんの情報
●疾患の理解度 ●Aさんの入院前までの生活習慣 ●家族構成 ●職業と業務内容 ●社会や家庭内での役割 ●今後の生活に対する思い	●医師カルテ ●看護記録(入院時データベースや毎日の記録など) ●患者や家族の言動	●手術後も生活習慣を改善し，動脈硬化を予防していくことが必要であるため ●胸骨正中切開の手術後，胸骨が固定するまでは，重労働など負担がかかる業務は制限されるため ●患者に求められる行動変容や生活習慣の改善が，患者にとって実践可能であるかを患者とともに考えていくため	●糖尿病・脂質異常症について，入院前の状況を確認すると，「いやぁ，忙しくて薬をもらって飲んでただけだからね．とくに指導とかって受けたことはないかな．なんだったかなぁ，ヘモグロビンエーなんとかっていうのは，6点いくつくらいになったって言われたけど，よく覚えていないなぁ」という発言 ●糖尿病・脂質異常症とSMIの関連について，「動脈硬化が進んで血管が詰まりやすくなるんでしょ．そんなふうになるのってもっと年をとってからだと思っていたよ」という発言 ●喫煙歴：30年(20本/日) ●飲酒習慣：毎日，夕食時にビール(350mL)を3缶 ●食事は1日3回摂取をしているが，食事時間は不規則 ●1か月前からダイエットのためにスポーツジムに週3回通っていた ●職業：運送業(トラック運転手) ●専業主婦の妻(44歳)と大学生の娘(20歳)と3人暮らし ●Aさんの「これからリハビリをしていくけど，元通りの生活ってできるようになるのかなぁ．体のためと思ってダイエットで運動したらこんなことになっちゃったでしょ．これからまた仕事ができるのか不安だよね」という発言 ●Aさんの「これからまた今までのような生活ってできるのかなぁ．トラックの運転もしたいし．どんなことに気をつけて生活したらいいんだろうね」という発言 ●Aさんの「子どもが成人とはいえ，まだ学生だし，これからも働きたいと思っているからね」という発言

視点4　患者の病態・治療上の制限から，支援が必要なADLは何か

情報収集の視点（詳細項目）	どこから？	なぜこの情報が必要か？	Aさんの情報
●治療方針 ●現在の治療内容 ●検査結果 ●バイタルサインの推移 ●ADLについてのAさんの言動	●医師カルテ ●看護記録（入院時データベースや毎日の記録など） ●患者や家族の言動	●手術後は医師の指示にもとづき，安静度が制限されており，ADLを医師の指示制限内で実践するため ●手術後は活動に伴う身体への負荷がバイタルサインへ影響するため，安静度が医師の指示範囲内であったとしても，Aさんの身体状態に合わせたADLの支援内容をアセスメントするため	●OPCAB後4日目 ●安静度は病棟内歩行可能 ●リハビリテーションでは，病棟内連続歩行100mを実施している ●挿入されているルート類は，末梢静脈ルート1本，左胸腔ドレーン，膀胱留置カテーテル ●12誘導心電図にて，著明なST変化やそのほかの異常は認められない ●術後4日目の採血結果，CK 1,909U/L，CK-MB 14U/L ●鼻カニューレ1〜2L/分でSpO$_2$は96〜97％，心拍数75〜85回/分（正常洞調律），血圧110〜120台/50〜60台mmHgで推移 ●手術後は，毎日全身清拭．陰部洗浄を実施 ●術後3日目に便意を催し，車椅子でトイレまで移動し排泄している ●リハビリテーション以外に病棟内歩行練習を看護師とともに行っているが，それ以外の時間は臥床してテレビを観て過ごしている

2 情報の整理とアセスメント

＊ 情報の整理

情報収集の視点であげた4つの視点をもとに収集した情報を，ゴードンの機能的健康パターンの枠組みに沿って整理し，アセスメントをします．

●ゴードンの機能的健康パターンによる情報の分類

領域	情報を集める視点	アセスメントの視点
【1】 健康知覚－ 健康管理	**臨床の視点** 患者さんの認識している健康状態，安寧，および個人的健康管理方法について情報を収集します． ●患者が現在治療中の疾患と自覚症状，他覚的所見 ●既往歴と通院状況 ●入院までの経過と医師からの説明内容とそのとらえ方 ●現在使用している薬剤と服薬管理方法 ●入院前までの健康管理の方法 ●嗜好品（飲酒習慣や喫煙習慣） ●食事療法や禁止されている食物の有無と内容	●患者の健康に対する全般的な理解，健康管理方法，および予防活動について ●原疾患や既往歴の通院状況や内服薬の服薬管理方法から，患者の健康管理に関する意識や，自己管理能力について ●嗜好品の中でも，飲酒や喫煙習慣など，生活習慣の改善が必要なものはないか

領域	情報を集める視点	アセスメントの視点
【2】栄養-代謝	**臨床の視点** 患者さんの食物, 水分の摂取内容や食習慣について情報を収集します. また, 身長や体重, 体温, 皮膚や粘膜などの状態についても情報を収集します. ●食事摂取状況(食事内容や食事回数, 偏食), 普段食事の調理をする人 ●水分摂取状況 ●体重の推移, 身長, BMI ●皮膚の状態や挿入されているルート類と挿入部の状態 ●体温(発熱の有無や熱型) ●血液検査データ(RBC, Hb, Ht, WBC, CRP, TP, Alb, 総コレステロール, TG, HDLコレステロール, LDLコレステロール, HbA1c, 血糖値)	●身長や体重, 皮膚や粘膜の状態といった身体的指標と, 食物・水分摂取や血液検査データを比較し, 適切な栄養摂取となっているか, 体液量の不足・過剰, 電解質異常がないかをアセスメントする ●「栄養-代謝」に関する出血のリスクや感染徴候がないか
【3】排泄	**臨床の視点** 患者さんが知覚している排泄の規則性, 排便コントロールのために日常的に実施している習慣などを情報収集します. ●排便パターンと排尿パターン ●ドレーンの有無とその排液の性状 ●血液検査データ(BUN, Cr) ●排便や排尿に影響する薬剤	●排泄パターンの規則性とコントロールの状態, 薬剤の使用状況とその効果 ●排尿パターンに合わせて, 腎機能障害の有無や排尿に影響を及ぼす薬剤(利尿薬など) ●体外に体液が排泄されるドレーンに関連すること
【4】活動-運動	**臨床の視点** エネルギー消費を必要とする日常生活行動, 趣味やスポーツなどについて情報を収集します. ●ADLの状態や介助方法(摂食行動, 入浴行動, 衣類の着脱, 整容, 排泄行動) ●移動動作の状態や介助方法(床上での動き, 移乗動作, 歩行状態や介助具の使用) ●普段の主な行動(職種や業務内容) ●住環境 ●呼吸器系の障害, 循環器系の障害の有無やその状態 ●活動内容とそれに伴う疲労感や倦怠感	●患者の身体状況から障害されているADLの内容を明らかにし, 必要な介助方法についてアセスメントする ●入院前の患者の活動状況を情報収集し, 手術による影響の有無やその程度, 必要な指導内容をアセスメントする ●活動に伴うバイタルサインの変動, 呼吸器系・循環器系への影響
【5】睡眠-休息	**臨床の視点** 睡眠, 休息やリラクゼーションについて, また, これらにおける患者さんの認識や満足感について情報を収集します. ●睡眠時間, 就寝時間, 起床時間 ●午睡の有無, 午睡の時間や午睡をする時間帯 ●睡眠に関する患者の満足感 ●不眠時の対処	●患者にとって有効な睡眠, 休息となっているか ●睡眠を阻害するような要因はないか
【6】認知-知覚	**臨床の視点** 感覚・知覚・認知パターンについて情報を収集します. 患者さんの視覚・聴覚・触覚・嗅覚の状態, 障害の有無や程度, 状況に応じて, 疼痛やそのほかの自覚症状の有無や程度, 対処について情報を収集します. ●意識レベルや見当識障害の有無, 理解力や記憶力 ●視覚, 聴覚, 嗅覚, 味覚, 触覚の障害の有無 ●身体に表れている自覚症状(疼痛, しびれ, めまいの有無, 程度)や症状の緩和方法	●患者の認知・知覚が, 言語, 記憶, 判断, 意思決定に影響を及ぼしていないか ●患者の自覚症状と, それに対する患者自身のとらえ方や対処方法

領域	情報を集める視点	アセスメントの視点
【7】 自己知覚－ 自己概念	**臨床の視点** 患者さんの認知的・情緒的・身体的能力に関する理解や自己のイメージ，アイデンティティや価値観といったことについて情報を収集します． ●自己の性格や能力についてのとらえ（積極的，消極的，温厚，多弁，口下手，楽天的，悲観的，自己中心的，几帳面，神経質，柔軟性・融通性が乏しい，落ち着きがない，緊張しやすいなど） ●他者からみた自己の性格について ●自分の身体や身体の変化に関する患者のとらえ ●悩みや不安の有無と求める援助について	●患者の全般的な自己の価値観など，患者自身がもっているさまざまな自己についての認識・知覚 ●患者が感じている悩みや不安についてどのような支援ができるか
【8】 役割－関係	**臨床の視点** 患者さんの現在の生活状況における主要な役割と責任の理解が含まれます．家族，仕事，または社会的関係やこれらの役割に関する責任も対象となります． ●家族構成（年齢，職業，同居や別居） ●職業 ●入院中に協力してくれる人，キーパーソン ●家庭内，職場，職場以外の社会的な役割 ●家庭内・職場内の人間関係の問題の有無 ●社会資源，医療福祉の利用の有無とその内容	●患者の家族内および社会での役割を明らかにする ●入院や治療により患者の家庭内，職場，職場以外の社会的な役割にどのような影響があるか ●患者の入院，治療，今後の生活が患者・家族にとってどのように影響するか
【9】 セクシュアリティ－生殖	**臨床の視点** セクシュアリティまたは性的関係に対して感じている満足または障害について情報を収集します．	●セクシュアリティや性的関係，生殖パターンについて認識している問題または潜在的な問題がないか
【10】 コーピング－ ストレス耐性	**臨床の視点** ストレス耐性の観点から情報を収集し，ストレスとその対処方法，家族やそのほかのサポートシステムといった内容についても情報を収集します． ●入院してできないこと ●日頃のストレスへの対処方法 ●生活や人生への満足感 ●家族やほかの人たちからのサポート	●患者の典型的なコーピングパターンとストレス耐性を明らかにする ●現在の状況に対して，それまでに獲得したコーピングパターンが有効か ●普段行っていることが入院や治療によりできなくなっていないか，できない場合，そのことが患者にとってストレスとなっていないか
【11】 価値－信念	**臨床の視点** 人生において重要だと認識されているもののほか，健康に関連する価値観や信念について情報を収集します．	●治療や今後の生活で，価値・信念の衝突や葛藤といったことが生じないか

| 1 情報収集 | 2 情報の整理とアセスメント | 3 全体像の把握から看護問題を抽出 | 4 看護問題の絞り込み | 5 看護計画の立案 | 6 経過記録(SOAP) |

● Aさんの情報の整理とアセスメント

Aさんの情報の整理		アセスメント
【1】 健康知覚- 健康管理	①医学診断名：SMI（OPCAB後），糖尿病，脂質異常症 ②主訴：「傷も痛むし，まだこの管（左胸腔ドレーン）が入っているところも痛むしね．鎮痛薬を内服したら楽にはなるんだけど」 ③入院目的：手術・術後加療 ④現病歴：スポーツジムでランニングマシン使用後，めまいを感じ，意識を消失する．CPRの開始と，AEDの装着がされ，VFで2回AEDが作動．その後自己心拍が再開． 救急隊到着時は，自己心拍が再開され，意識は回復していたが，卒倒しAEDが作動した経過から，A病院救命救急センターへ搬入される．入院後，CAGの結果，#4AVと#4PDが90％，#7：75％，#9：99％，#8・#10・HL：100％，LCXの#12：99％，#13：100％の3枝病変の診断で外科手術適応となる． 手術までの期間，循環器内科病棟へ転棟し，抗血栓薬や抗不整脈薬の内服が開始され，第6病日にOPCABを受ける ⑤現在の病気について医師からの説明とそのとらえ方 医師：「OPCAB後，術後の経過は順調にきています．不整脈もなく経過しているので，リハビリを頑張ってください」 本人：「こんな大きな手術になって．順調に経過しているみたいだから一安心なんだけど，傷も痛むし，まだこの管（左胸腔ドレーン）が入っているところも痛むしね．鎮痛薬を内服したら楽にはなるんだけど．この鼻の酸素もまだつけていないとダメなんでしょ．これだけ体にいろんなものがついていたら自由に身動きをとることもできないね」 家族：「家族も安心してると思うよ」（Aさんの発言） ⑥既往歴：40歳のとき糖尿病・脂質異常症と診断され，近医を受診し，現在定期的に外来通院し内服治療を受けている ⑦入院までの使用薬剤：ピオグリタゾン塩酸塩（15mg）2錠（朝食後），グリメピリド（0.5mg）2錠（朝・夕食後），ロスバスタチンカルシウム（2.5mg）2錠（夕食後），エゼチミブ（10mg）1錠（夕食後） ⑧健康管理の方法：1か月前からダイエットのためスポーツジムに週3回通っていた ⑨嗜好品： 喫煙習慣：30年（20本／日） 飲酒習慣：毎日，夕食時にビール（350mL）を3缶 ⑩特異体質：なし ⑪感染症：なし ⑫糖尿病と脂質異常症で通院していた近医は，内服薬がなくなりそうになったら自ら受診していた ⑬近医で処方された内服薬は，飲み忘れることなく内服できていたが，食事の時間が不規則だったため内服時間も不規則であった ⑭現在の内服薬 ニコランジル（5mg）3錠（各食後），ランソプラゾール（15mg）1錠（朝食後），カルベジロール（2.5mg）1錠（朝食後），アミオダロン塩酸塩（100mg）4錠（朝・夕食後），アスピリン（100mg）1錠（朝食後），トラマドール塩酸塩・アセトアミノフェン配合4錠（朝・昼・夕食後・就寝前），ワルファリンカリウム（1mg）2錠（朝食後），【不眠時】ブロチゾラム（0.25mg）1錠×1回 ⑮現在，内服薬はすべて看護師管理で，服用時に看護師が配薬している ⑯糖尿病や脂質異常症に関して説明を受けた内容や指導内容を確認すると「いやぁ，忙しくて薬をもらって飲んでただけだからね．とくに指導とかって受けたことはないかな．なんだったかなぁ，ヘモグロビンエーなんとかっていうのは，6点いくつくらいになったって言われたけど，よく覚えていないなぁ」と話していた		● Aさんの入院前の生活の中で，喫煙習慣と毎日の飲酒習慣については，今後，改善が必要となる．また，Aさんはダイエットのためにスポーツジムに通い，糖尿病と脂質異常症で受診をしていた近医には，処方薬がなくなるころに受診するといったように，自己の健康に関心はあると考える．しかしながら，糖尿病・脂質異常症とSMIの関連についての知識が不足しており，生活習慣の改善が必要な内容について今後，指導が必要であると考える（①④⑥⑧⑨⑫⑬⑯⑰） ● 現時点では，主訴として創痛とドレーン挿入部の痛みがあり，OPCAB術後4日目であるため，患者の身体状態，疼痛の状況に応じて指導を実践していくこととし，「【6】認知-知覚」「【7】自己知覚-自己概念」と合わせて看護問題を知識不足として，計画を立案する（②③④⑤）

	Aさんの情報の整理	アセスメント
【1】 健康知覚− 健康管理	⑰糖尿病や脂質異常症とSMIとの関連について，どのように理解しているか確認すると，「動脈硬化が進んで血管が詰まりやすくなるんでしょ。そんなふうになるのってもっと年をとってからだと思っていたよ」と話していた	
【2】 栄養−代謝	①食事内容：現在，糖尿病食1,800kcal減塩6g ②摂取状況：ほぼ全量摂取ができるようになってきた ③食事回数：3回/日 ④調理する人：(入院前)朝と夕食は妻，昼食は外食で丼物を食べることが多い ⑤食事療法：なし ⑥禁止されている食物：納豆 ⑦偏食：なし ⑧食欲：あり ⑨摂取方法：経口 ⑩水分摂取状況：700mL/日 ⑪体重減少/増加 　入院時体重95.0kg 　OPCAB術後体重96.6kg(術前比+1.6kg) 　術後4日目96.0kg(術前比+1.0kg，前日比-0.2kg) ⑫身長175cm ⑬BMI 31(入院時) ⑭皮膚の問題：あり ⑮両下腿に圧痕性の浮腫が認められ，下腹部は病衣のズボンのゴムの跡が残っている ⑯創部は3か所(胸部正中創部と両下腿創部)で創部に熱感，発赤，腫脹はない ⑰体温：手術当日に38.0℃まで上昇したが，その後解熱し，現在は36.5〜37.0℃で推移している ⑱術後4日目の採血結果で，Hb 10.2g/dL，Ht 27.3％，WBC 7,900/μL，CRP 19.49mg/dL，BUN 11mg/dL，Cr 0.93mg/dL，TP 4.3g/dL，Alb 2.4g/dL，PT-INR 1.21，APTT 45秒 ⑲術後，高血糖が持続していたためインスリンによる補整が実施され，術後4日目朝食前は165mg/dLで速効型インスリン2単位を皮下注射されている ⑳左胸腔ドレーン挿入中．排液の性状は淡々血性で，異常は認められない ㉑現在，膀胱留置カテーテルと末梢静脈ルート，左胸腔ドレーンが挿入されているが，挿入部の皮膚・粘膜に異常は認められない ㉒術後3日目の水分出納-762mL，尿量は1,780mL/日 ㉓CVP：4.0〜5.2cmH₂O ㉔鼻カニューレ1〜2L/分でSpO₂は96〜97％，心拍数75〜85回/分(正常洞調律)，血圧110〜120台/50〜60台mmHgで推移 ㉕胸部X線画像上，心胸郭比(CTR) 55％，肋骨横隔膜角(CPangle)は両側ともやや鈍角，肺血管陰影は増強していない ㉖呼吸音は清音で副雑音は聴取されない ㉗入院前，ピオグリタゾン塩酸塩(15mg) 2錠(朝食後)，グリメピリド(0.5mg) 2錠(朝・夕食後)を内服し，HbA1c 6.4〜7.0％で推移 ㉘入院前，ロスバスタチンカルシウム(2.5mg) 2錠(夕食後)，エゼチミブ(10mg) 1錠(夕食後)を内服し，総コレステロール200mg/dL，LDLコレステロール120mg/dL，HDLコレステロール100mg/dL，TG 140mg/dL ㉙現在，ヘパリンナトリウム10,000単位/日を2mL/時で持続静脈注射中	● BMIが高く肥満であり，入院前から糖尿病治療薬を内服していたが，HbA1c 6.4〜7.0％で推移し，良好なコントロールとはいえない状況であった．このことに加え，手術侵襲から術後は血糖が高値で推移し，現在は血糖値に応じて，インスリンを使用している状態である．さらに，手術創があり，ルート類も挿入されていることから，健常な皮膚の状態とは異なり防御機能が不十分な状態であるため，看護問題を感染リスク状態として抽出し経過観察していく(⑬⑭⑯⑲㉑㉗㉛) ● 手術中の輸液の負荷と手術の侵襲に伴う血管透過性の亢進から，術直後体重が1.6kg増加しており，現在も術前比+1.0kgである．CTR 55％，CPangleが両側ともやや鈍角であることからも，いまだ体液量は過剰な状態が続いていると考える．このことから看護問題を体液量過剰として看護計画を立案する(⑩⑪⑮㉒㉕㉛) ● 現在，ヘパリンナトリウムの持続静脈注射とアスピリンの内服が開始され，術後4日目からワルファリンカリウムの内服が開始される．現在，他覚的に出血を示唆する所見はないが，抗血栓薬を使用していることと創部やルート類が挿入されていることから，出血の危険性があり，看護問題を出血リスク状態として抽出し経過観察していく(⑯⑳㉑㉙㉚㉛㉝)

	Aさんの情報の整理	アセスメント
【2】 栄養ー代謝	㉚現在，アスピリン(100mg)を朝食後に1錠内服し，術後4日目からワルファリンカリウム(1mg)2錠(朝食後)が開始 ㉛術後4日目朝まで心囊ドレーン60mL(淡々血性)，縦隔ドレーン50mL(淡々血性)，左胸腔ドレーン120mL(淡々血性)で，回診時，心囊ドレーン，縦隔ドレーン抜去 ㉜顔色は良好で，眼瞼結膜はピンクからやや白色をしている ㉝観察できる範囲で打撲痕はなく，歯肉出血や鼻出血はなし	
【3】 排泄	①排便パターン：(入院前)1回/日(普通便) ②術後3日目に普通便の排泄があった ③便通のために使用するもの：なし ④排尿パターン：(入院前)7回/日(夜間1回) ⑤腹部の状態：腹部は平坦で柔軟，腸蠕動音は良好に聴取される ⑥ドレーン：あり　左胸腔ドレーン 　排液の性状：淡々血性 ⑦現在，膀胱留置カテーテルを挿入中(術後3日目の尿量1,780mL/日) ⑧術後4日目朝の採血で，BUN 11mg/dL，Cr 0.93mg/dL ⑨術後4日目朝まで心囊ドレーン60mL(淡々血性)，縦隔ドレーン50mL(淡々血性)，左胸腔ドレーン120mL(淡々血性)で，回診時，心囊ドレーン，縦隔ドレーン抜去	●術後3日目に下剤などを使用せずに普通便の排泄が認められており，排便パターンに問題はない(②③⑤) ●術後，膀胱留置カテーテルが挿入されており，採血結果からも腎機能障害は認められず，排尿パターンに問題はない(⑦⑧)
【4】 活動ー運動	①食事：セッティングすれば摂取できる ②入浴：現在は入浴はできず，毎日全身清拭と陰部洗浄を実施 ③衣類着脱：ルート類が挿入されているため，寝衣の更衣に介助を要するが，ボタンやホックを留めたり，病衣の紐を結ぶことは可能 ④整容：起床時と就寝時に洗面タオルを配布 ⑤排泄：排尿は膀胱留置カテーテル，排便は車椅子でトイレに移動しズボンの上げ下げは自力で可能 ⑥ベッド上の動作：つかまれば起きあがることが可能で，寝返りも自分でできる ⑦車椅子への移乗：看護師の見守りのもと自力で移乗できる ⑧歩行：歩行器を使用 ⑨主な行動 　・仕事(入院前)：トラックの運転，荷卸し 　・疲労感：現在は病棟内連続歩行100mを実施後，疲労感を訴える ⑩呼吸器系の障害：鼻カニューレ1〜2L/分でSpO₂は96〜97％，胸部X線画像上，CTR 55％，CPangleが両側ともやや鈍角，肺血管陰影は増強していない ⑪循環器系の障害： 　・SMI(OPCAB後)，CVP 4.0〜5.2cmH₂O，心拍数75〜85回/分(正常洞調律)，血圧110〜120台/50〜60台mmHgで推移 　・心電図モニター上，PVCが1分間に1〜2個(Lown分類のgrade2) 　・12誘導心電図にて，著明なST変化やそのほかの異常は認められない 　・術後4日目の採血結果，K 3.5mEq/L，Na 145 mEq/L，Cl 110 mEq/L，Ca 8.0mg/dL 　・術後3日目の水分出納-762mL，尿量は1,780mL/日．術後4日目，体重96.0kg(術前比+1.0kg，前日比-0.2kg) 　・ニコランジル(5mg)3錠(各食後)，カルベジロール(2.5mg)1錠(朝食後)，アミオダロン塩酸塩(100mg)4錠(朝・夕食後) ⑫現在の安静度は病棟内 ⑬創部は3か所(胸部正中創部と両下腿創部)で創部に熱感，発赤，腫脹はない ⑭現在，左胸腔ドレーン，末梢静脈ルート，膀胱留置カテーテルが挿入中	●現在のところ，ルート類の挿入や手術創部，安静度の指示があることから，入浴と更衣のセルフケアが不十分な状態である．しかしながら，この点については，術後の経過に応じてルート類がなくなったり，創保護が不要となることで，セルフケアが充足することが考えられる．また，病衣の紐を結べ，トイレの際にズボンの上げ下げができることから，セルフケアを遂行する能力は十分であると考えるため，現時点では看護計画を立案して介入はせず，経過観察する(②③⑤⑫⑬⑭) ●手術後，徐々に体重が減少し体液量が変化しており，K値やCa値が低下し電解質の変化が認められていることから不整脈を生じる危険性がある．しかし，現在，ニコランジル，カルベジロール，アミオダロン塩酸塩を内服し，心電図モニター上，PVCが1分間に1〜2個出現しているが，12誘導心電図上，著明なST変化やその他の異常は認められていないため，心拍数や心電図波形に注意は必要であるが，看護計画を立案しての介入はせずに経過観察する(⑪)

	Aさんの情報の整理	アセスメント
【5】睡眠-休息	①睡眠時間：入院前7時間/日，入院後3～4時間/日 ②就寝時間23：30，起床時間3：00～4：00 ③午睡の習慣：なし ④睡眠の満足感：不満足 ⑤不眠時ブロチゾラムを内服している ⑥夜になると疼痛が気になるという訴えがある ⑦トラマドール塩酸塩・アセトアミノフェン配合1日4錠で内服している	●入院後，睡眠に関する満足感が得られておらず，患者の言動から，疼痛により睡眠が阻害されていることが考えられるため，「【6】認知-知覚」と合わせて看護計画を立案する（①②③④⑤⑥⑦）
【6】認知-知覚	①意識レベル：清明 ②見当識障害：なし ③感覚器：視覚，聴覚，嗅覚，味覚に問題なし ④自覚症状：創部とドレーン挿入部の疼痛の訴えがある ⑤術後4日目朝まで心嚢ドレーン60mL（淡々血性），縦隔ドレーン50mL（淡々血性），左胸腔ドレーン120mL（淡々血性）で，回診時，心嚢ドレーン，縦隔ドレーン抜去 ⑥現在，左胸腔ドレーン，末梢静脈ルート，膀胱留置カテーテルが挿入中 ⑦糖尿病と脂質異常症で受診をしていた近医には，処方薬がなくなるころに受診をしていたが，仕事が忙しく，生活習慣に関する指導や教育は受けていなかった ⑧今後の生活について，「これからどんなことに気をつけて生活したらいいんだろうね」という発言があった ⑨本日（術後4日目）中に膀胱留置カテーテルを抜去予定	●現在，末梢静脈ルート，膀胱留置カテーテル，左胸腔ドレーンが挿入されており，創痛とドレーン挿入部の痛みを訴え，とくに夜間の痛みに対して患者の苦痛が強いと考える．今後，膀胱留置カテーテルが抜去されると，ADL拡大に伴うさらなる疼痛の増強の可能性があることと，疼痛により夜間の睡眠が阻害されていることを考え，「【5】睡眠-休息」と合わせて看護問題を急性疼痛とし，看護計画を立案する（④⑤⑥⑨） ●入院前は多忙であったことから通院と内服治療は中断することなく継続できていたが，生活習慣の改善に向けた指導や教育を受けたことがなかった．患者の認知機能，知覚機能としては，指導や教育の内容を十分に理解できる状態であると考え，「【1】健康知覚-健康管理」「【7】自己知覚-自己概念」と合わせて，看護問題を知識不足として看護計画を立案する（①②③⑦⑧）
【7】自己知覚-自己概念	①自分の傾向について：温厚，多弁 ②現在の，悩みや不安について： 「これからリハビリをしていくけど，元通りの生活ってできるようになるのかなぁ．体のためと思ってダイエットで運動したらこんなことになっちゃったでしょ．これからまた仕事ができるのか不安だよね」という発言があった 「子どもが成人とはいえ，まだ学生だし，これからも働きたいと思っているからね」という発言があった ③悩みや不安に対して求める援助：「わからないことがあったら教えてほしい」という発言 ④糖尿病・脂質異常症について，入院前の状況を確認すると，「いやぁ，忙しくて薬をもらって飲んでただけからね．とくに指導とかって受けたことはないかな．なんだったかなぁ，ヘモグロビンエーなんとかっていうのは，6点いくつくらいになったって言われたけど，よく覚えていないなぁ」という発言 ⑤今後の生活について，「これからどんなことに気をつけて生活したらいいんだろうね」という発言 ⑥糖尿病・脂質異常症とSMIの関連について，「動脈硬化が進んで血管が詰まりやすくなるんでしょ．そんなふうになるのってもっと年をとってからだと思っていたよ」という発言 ⑦喫煙歴：30年（20本/日），飲酒習慣：毎日，夕食時にビール（350mL）を3缶 ⑧食事は1日3回摂取をしているが，食事時間は不規則 ⑨1か月前からダイエットのためにスポーツジムに週3回通っていた ⑩職業：運送業（トラック運転手） ⑪専業主婦の妻（44歳）と大学生の娘（20歳）と3人暮らし ⑫胸骨正中切開術後の生活	●今後も仕事を続けることができるか心配する言葉と，家族のことを思う言動がAさんから表出されている．これまでのAさんの生活習慣から，改善しなければならないことは多々あるが，「わからないことがあったら教えてほしい」，「これからどんなことに気をつけて生活したらいいんだろうね」と，自己管理に対する前向きな発言が認められているため，患者の心配なことが解決できるように，「【1】健康知覚-健康管理」「【6】認知-知覚」と合わせて看護計画を立案し，患者の体調に応じて指導・教育を実践していく（②③⑤⑦⑧）

	Aさんの情報の整理	アセスメント
【8】役割—関係	①家族構成：専業主婦の妻（44歳）と大学生の娘（20歳）と3人暮らし ②職業：運送業（トラック運転手） ③家庭内での役割：夫，父 ④職場における役割：トラックの運転と荷卸し ⑤職場以外の社会的な役割：とくになし ⑥入院中に協力してくれる人：妻 ⑦キーパーソン：妻 ⑧胸骨正中切開術後の生活	●大学生の娘がいるが，今回の入院・治療により今までの家庭での役割が中断している．また，胸骨正中切開術後は胸骨が接合するまで，3か月程度は重労働や体幹をひねる動作を避けることが必要なことから，退院後すぐに入院前と同様の生活を送ることは困難であり，Aさんの職場での役割遂行に影響を与えると考える．現時点では看護計画は立案しないが，退院の時期に再度アセスメントしAさんの自尊心の低下につながっていないか評価する（①②③④⑧）
【9】セクシュアリティー生殖	①性別：男性	●現時点でとくに問題となることはない
【10】コーピングーストレス耐性	①最近（1～2年の間）の生活上の大きな変化：今回の入院と手術 ②通常のストレスに対する対処方法：晩酌していたら忘れてしまう ③相談できる人：妻 ④喫煙歴：30年（20本/日） ⑤飲酒習慣：毎日，夕食時にビール（350mL）を3缶	●今回の入院・手術が患者にとって大きな生活の変化であり，今回の入院により，通常のストレスの対処方法である飲酒ができない状態である．また，直接的な発言はないものの，禁煙によるストレスもあると推測される．現時点では問題に対する直接的な言動が認められないため，看護計画は立案しないが，ストレスへの対処が効果的に実践できていない場合には，再度アセスメントし，介入を検討する（①②④⑤）
【11】価値—信念	①信条・信仰に関して治療上または生活習慣上の制限：なし ②要望：なし	●現時点でとくに問題となることはない（①②）

✴ 統合アセスメント

　Aさんは50歳男性であり，無症候性心筋虚血，糖尿病，脂質異常症の診断で，OPCABを受けました．

　OPCAB術後4日目のAさんの状態をアセスメントすると，身体的問題として，術中の輸液負荷と手術の侵襲による血管透過性の亢進に関連した体液量過剰，肥満・糖尿病・手術創部とルート類が挿入されていることに関連した感染リスク状態，抗血栓薬の使用と創部やルート類が挿入されていることに関連した出血リスク状態，手術創とルート類の挿入という身体損傷に関連した急性疼痛といった問題点があがってきます．

　また，入院前は近医への通院と内服治療は中断することなく継続できていましたが，多忙であったことから生活習慣改善に向けた指導や教育を受けたことがなく，知識不足の状態と考えられます．さらに，Aさんから今後の仕事や，家族のことを思う言動が表出されています．

　これまでのAさんの生活習慣には，改善しなければならないことはありますが，自己管理に向けて前向きな発言が認められています．心配なことが解決できるように，Aさんの体調に応じて，指導・教育を実践していく必要があります．

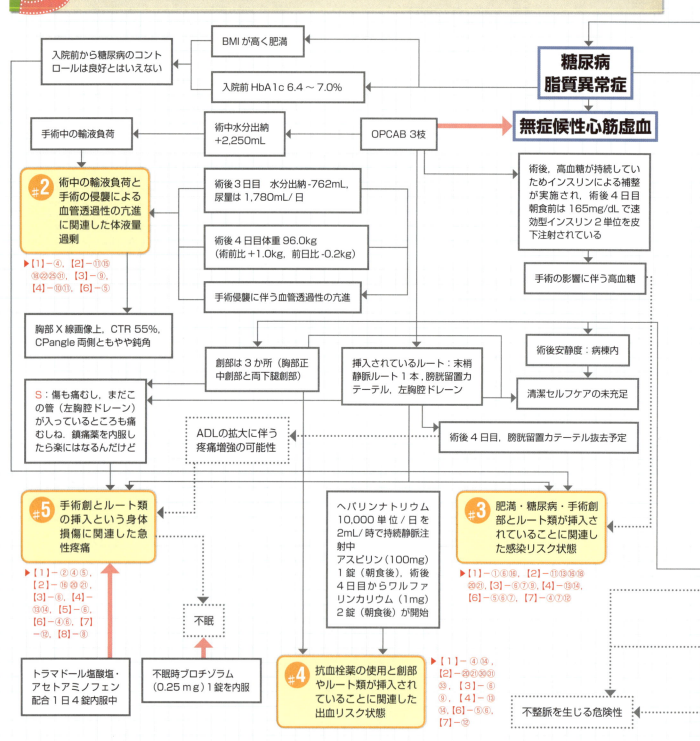

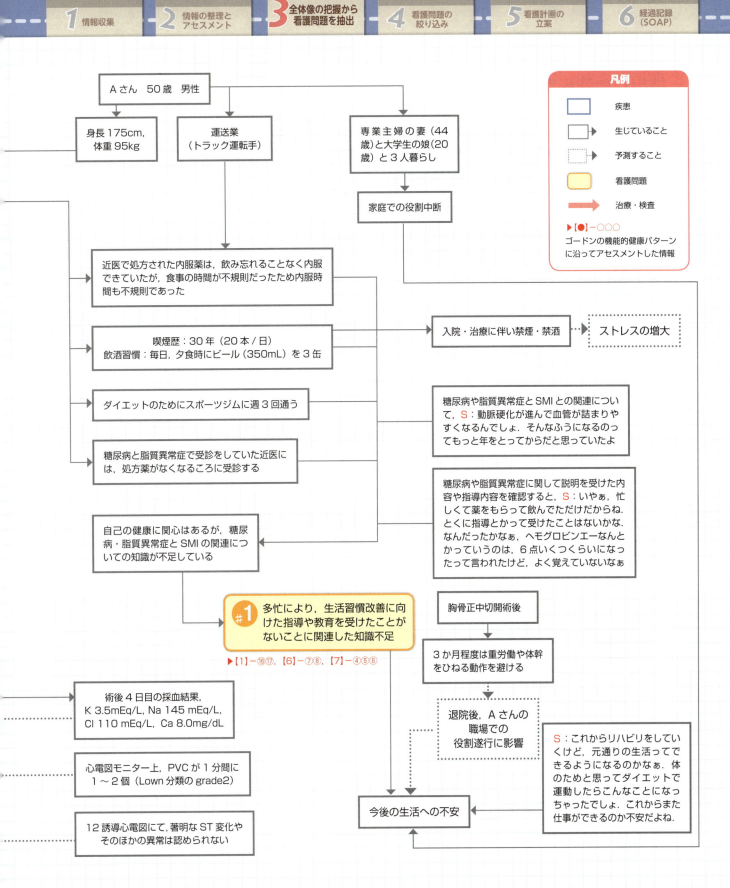

✳ 抽出した看護問題

#1 多忙により，生活習慣改善に向けた指導や教育を受けたことがないことに関連した知識不足

NANDA-I では ➡ 知覚／認知：知識不足
（関連因子：情報不足）

◆多忙であったAさんの状況を理解しつつも，原疾患に対して必要な生活習慣の改善内容を明らかにし，Aさんの体調に合わせて介入をはかっていく

　Aさんの入院前の生活から，喫煙と飲酒については，生活習慣の改善が必要です．

　また，Aさんは，入院前は多忙であったことから，糖尿病や脂質異常症に関する生活習慣の指導や教育を受けたことはありませんでした．糖尿病・脂質異常症とSMIの関連についての知識が不足しており，生活習慣の改善が必要な内容について指導が不可欠な状態です．Aさんの認知機能，知覚機能としては，指導や教育の内容を十分に理解できる状態であると考えられるため，Aさんの体調に応じて介入を開始します．

#2 術中の輸液負荷と手術の侵襲による血管透過性の亢進に関連した体液量過剰

NANDA-I では ➡ 栄養：体液量過剰
（関連因子：過剰な水分摂取）

◆体液量が過剰な状態は呼吸・循環に影響を及ぼすため介入が必要

　OPCAB後は，術中の輸液負荷の影響と，手術侵襲に伴う血管透過性の亢進から，体液が身体に貯留します．これらの貯留した体液は，術後の時間経過とともに尿量が増量し，体外に排泄されます．

　しかし，過剰な体液が適切に体外に排泄されなければ，心臓への負担となり，その結果，呼吸状態にも影響を及ぼします．そのため，水分出納バランスやバイタルサインの推移，CVPなどをモニタリングし，医師の指示にもとづき，必要な場合には利尿薬を使用するなどして，過剰な体液を体外に排泄できるようにすることが必要です．

#3 肥満・糖尿病・手術創部とルート類が挿入されていることに関連した感染リスク状態

NANDA-I では ➡ 安全/防御：感染リスク状態
（危険因子：慢性疾患，観血的処置〈侵襲的処置〉，肥満）

◆創部やルート類の挿入部など皮膚の防御機能が不十分な状況に，肥満・糖尿病があると感染のリスクが高まる

　肥満や糖尿病は術後の感染が生じる可能性を高めます．手術創部やルート類の挿入部などは健常な皮膚と異なり，手術による損傷で防御機能が不十分な状態であり，感染を生じる危険性が高くなるため，注意が必要です．

#4 抗血栓薬の使用と創部やルート類が挿入されていることに関連した出血リスク状態

NANDA-I では ➡ 安全/防御：出血リスク状態
（危険因子：治療計画）

◆手術による直接的な影響のみならず，術後は抗血栓薬の影響でさまざまな部位で出血のリスクがあるため注意が必要です

　手術直後は，手術で直接操作した部位からの出血の危険性が高い状況ですが，術後の時間経過とともにその危険性は低下します．しかし，OPCAB後は術後のグラフトの狭窄・閉塞予防のため，早期からヘパリンの持続静脈注射が開始され，経口摂取が可能となった場合には，抗血小板薬やワルファリンカリウムの内服が開始されます．これら抗血栓薬の影響による，出血リスクに注意して観察をしていくことが必要です．

#5 手術創とルート類の挿入という身体損傷に関連した急性疼痛

NANDA-I では ➡ 安楽：急性疼痛
（関連因子：身体損傷要因）

◆ADLの拡大により，手術創とルート類の挿入という直接的な損傷に伴う疼痛が増強することがあるため，注意が必要

　術後は創部の疼痛に加え，ルート類が挿入されていることに伴う疼痛が生じます．これらルート類は術後の経過により抜去され，徐々に少なくなってきますが，ADLが拡大することで疼痛が増強するといったこともあります．
　疼痛がどのようなときに増強するか，部位や持続時間といったことに注意し，適切な方法で鎮痛できるようにすることが必要です．

4 看護問題の絞り込み

✳ 抽出した看護問題

#1 多忙により，生活習慣改善に向けた指導や教育を受けたことがないことに関連した知識不足

#2 術中の輸液負荷と手術の侵襲による血管透過性の亢進に関連した体液量過剰

#3 肥満・糖尿病・手術創部とルート類が挿入されていることに関連した感染リスク状態

#4 抗血栓薬の使用と創部やルート類が挿入されていることに関連した出血リスク状態

#5 手術創とルート類の挿入という身体損傷に関連した急性疼痛

優先すべき看護問題

優先順位1 #5 手術創とルート類の挿入という身体損傷に関連した急性疼痛

なぜ? 睡眠に影響を及ぼしており，苦痛を早期に軽減していく必要があるため

　Aさんは，夜間に疼痛が気になり不眠となり，熟眠感が得られていない状況です．さらに，術後4日目に膀胱留置カテーテルを抜去予定で，今後，さらなる行動範囲の拡大，ADLの拡大が進むことで，疼痛が増強する可能性があります．

　これらのことから，優先すべき問題として急性疼痛に対して介入をします．疼痛が適切にコントロールされないと，リハビリテーションや行動拡大が進まず，体力・筋力の低下につながる危険性があるため注意が必要です．

#2 術中の輸液負荷と手術の侵襲による血管透過性の亢進に関連した体液量過剰

 過剰な体液は，呼吸や循環に及ぼす影響が大きいため

Aさんは術後4日目の朝で体重が96.0kgと術前比+1.0kgの状態で，胸部X線画像上，CTRが55％，CP angleが両側ともやや鈍角であることから体液量が過剰な状態です．

しかし，著しいバイタルサインの変動はなく，X線画像上も肺血管陰影が増強していないこと，術後体重が減少してきていることから，優先度は下がります．今後も経過観察し，バイタルサインの変動など呼吸や循環に影響がある場合には，優先度を上げて介入が必要です．

  #1 多忙により，生活習慣改善に向けた指導や教育を受けたことがないことに関連した知識不足

 早期から生活習慣の改善が必要な内容を指導し，自己管理できるようにするため

生活習慣の改善は一朝一夕でできるものではありません．そのため，患者さんの体調と意欲や関心をアセスメントし，手術後早期から少しずつ介入をはかっていくことが必要です．

Aさんに，今後の生活について関心がある言動が認められましたが，術後4日目で疼痛があり，夜間の睡眠の満足感が得られていない状況では，この看護問題の優先度は高くはなりません．Aさんの身体的苦痛が軽減されたら，体調に応じて実施していくことが重要です．

経過観察が必要な看護問題

#4 抗血栓薬の使用と創部やルート類が挿入されていることに関連した出血リスク状態

  出血のリスクはあるが，術後の経過に応じてルート類は減少し，今後リスクが低下していくことが考えられるため

創部とルート類の挿入に加え，抗血栓薬を使用することで，出血のリスクはありますが，術後の経過に応じてルート類は少なくなり，創部や各種ルート挿入部の出血の危険性は低下します．

しかしながら，抗血栓薬の内服ということでは，創部やルート類の挿入のみならず，身体の各部位で出血を生じる危険性があるため，注意して経過を観察する必要があります．

#3 肥満・糖尿病・手術創部とルート類が挿入されていることに関連した感染リスク状態

 感染のリスクはあるが，術後の経過に応じてルート類は減少し，今後リスクが低下していくことが考えられるため

創部とルート類の挿入に加え，肥満・糖尿病といった感染の危険性を高める要因は存在しますが，術後の経過に応じてルート類は少なくなり，感染の危険性も低下していくため，優先度の高い問題ではなく，継続観察する問題とします．

 看護計画の立案

O-P：Observation Plan，観察計画
T-P：Treatment Plan，治療計画
E-P：Education Plan，教育・指導計画

 優先順位1 #5 手術創とルート類の挿入という身体損傷に関連した急性疼痛

看護目標：鎮痛薬の使用により疼痛が増強することなくADLを拡大できる
期待する結果：効果的に鎮痛薬を使用することで疼痛が軽減し，活動量を増加，ADLを拡大できる．
効果的に鎮痛薬を使用することで疼痛が軽減し，夜間の睡眠が十分に得られる

	具体策	根拠と注意点
O-P	①疼痛の有無，部位，程度，持続時間 ②疼痛が出現/増強する時間 ③疼痛が出現/増強する体位や姿勢 ④疼痛が軽減する体位や姿勢 ⑤鎮痛薬の使用状況とその効果 ⑥ADL状況 ⑦睡眠状況	①〜④疼痛の有無だけではなく，疼痛の性質について確認し，疼痛を増強させる要因を避けるようにする ⑤薬剤の効果を評価するため鎮痛薬使用前後の変化を観察する ⑥⑦活動による疼痛の変化や，疼痛により安静や休息が阻害されていないか観察する
T-P	①患者の疼痛の程度に応じて鎮痛薬を使用する ②使用している鎮痛薬の効果が不十分な場合，医師に報告し，鎮痛薬の内容を検討する ③疼痛が出現/増強する体位や姿勢がある場合は，その体位や姿勢を避けるようにする ④疼痛が増強している場合には，患者の状態に応じてADLを介助する ⑤不眠時，指示された睡眠薬を使用する ⑥睡眠薬の効果が不十分な場合は，医師に報告し，睡眠薬の内容を検討する	①②⑤⑥患者の疼痛の状況に応じて薬剤を使用し，必要時に，医師と薬剤の内容を相談することで，効果的な鎮痛方法を検討する ③④疼痛を増強させるような体位や姿勢，ADLは避けるようにする

	具体策	根拠と注意点
E-P	①鎮痛薬の作用と副作用，内服方法について患者へ指導する ②睡眠薬使用時は作用と副作用，内服方法について患者へ指導する ③疼痛が増強しない起き上がり動作について指導する	①②鎮痛薬や睡眠薬を効果的に使用できるようにするため ③疼痛を増強させるような体位や姿勢，ADLは避けるようにする

 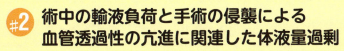

優先順位 2　#2 術中の輸液負荷と手術の侵襲による血管透過性の亢進に関連した体液量過剰

看護目標：バイタルサインをモニタリングし，必要時，医師の指示にもとづいて薬剤を使用することで，過剰な体液が排泄される
期待する結果：呼吸・循環へ影響をきたさずに過剰な体液が適切に体外に排泄される

	具体策	根拠と注意点
O-P	①バイタルサイン（心拍数，血圧，呼吸数，SpO_2）の推移 ②水分出納バランス ③CVPの推移 ④体重の推移（術前体重との比較，前日の体重との比較） ⑤胸部X線画像の結果 ⑥呼吸音の性状，副雑音の有無 ⑦浮腫の有無と程度 ⑧血液検査データ（TP, Alb, BUN, Cr）	①～⑦体液量の変化を，バイタルサインや理学所見，検査結果などから観察する ⑧過剰な体液の排泄に影響を及ぼす，血清タンパクや腎機能の血液検査データの推移に注意する
T-P	①過剰な体液を体外に排泄させるため，必要時，医師の指示にもとづき利尿薬を使用する ②医師の指示にもとづき，輸液や持続静脈内注射を投与する	①②医師の指示にもとづき，過剰な体液が適切に排泄されるように，輸液や利尿薬の使用を検討する
E-P	①使用する薬剤（医師の指示にもとづき投与する輸液や利尿薬など）について，その作用と副作用を指導する	①使用する薬剤について作用・副作用を患者へ指導することで，患者自身も症状のモニタリングをできるようにし，異常や状態変化の早期発見につなげるため

優先順位 3

#1 多忙により，生活習慣改善に向けた指導や教育を受けたことがないことに関連した知識不足

看護目標：冠動脈やグラフトの狭窄・閉塞を予防するために必要な生活習慣を理解することができる
期待する結果：動脈硬化を予防するために必要な生活習慣の改善内容を理解し，自己管理をすることができる

	具体策	根拠と注意点
O-P	①患者の疾患や病態に関する理解度 ②今後の生活習慣の改善に向けた患者の意欲 ③入院前の生活習慣（食事内容や食事時間の規則性，飲酒や喫煙習慣，普段の活動量など） ④禁煙・節酒に関する患者の言動 ⑤今後の生活に関する不安についての言動	①②生活習慣改善に必要な疾患や病態に関する知識をどの程度患者が得ているかや，生活習慣改善に向けた患者の意欲を評価する ③入院前の生活習慣についてさらに情報を収集し，患者の生活に合わせた個別的な指導・教育内容を検討する ④嗜好品を制限することは患者のストレスにもつながるため，禁煙・節酒に関する患者の言動を観察する ⑤知識を補うことで，患者が不安に感じていることを解決できているか評価する
T-P	①患者の体調に応じて指導を実施できるように，指導をする時間や環境を調節する ②食習慣に関する内容など，患者のみならず家族（妻）にも指導や教育が必要な場合には，同席ができるよう時間や日程を調整する ③必要時，妻とともに管理栄養士から栄養指導を受けられるように調整する ④ワルファリンカリウムなど抗血栓薬服用に伴う副作用，内服中の注意点について薬剤師から指導を受けられるようにする	①〜④術後の体調に応じて，患者の負担にならずに指導を実施できるように時間や環境を調整する．また，家族の支援が必要な場合は，その調整を行う
E-P	①血圧管理について，自宅で自己測定し測定結果を外来受診時に医師へ提示するよう指導する ②食事指導について，塩分制限と脂質の摂取量について指導する ③便秘を予防できるよう排便コントロールについて指導する ④内服薬の管理について，医師の指示通りに服用するよう指導する ⑤禁煙の必要性を指導する ⑥飲酒について，患者が入院前に摂取することが多かったアルコールの内容を把握したうえで，具体的な摂取量の制限について指導をする	①〜⑥O-Pで具体的になった生活習慣で改善が必要な内容をもとに，患者が実践可能な内容を，患者とともに考えながら指導を実施する

6 経過記録（SOAP）

S：Subjective data，主観的情報
O：Objective data，客観的情報
A：Assessment，アセスメント
P：Plan，計画

優先順位 1　#5 手術創とルート類の挿入という身体損傷に関連した急性疼痛

時間	患者さんの状況・反応	看護ケア（実施したこと）	アセスメント
実習4日目 （術後4日目） 14：00〜 15：00	S：管（ドレーン）が1本になったおかげか痛みが昨日より楽なんだよね．起き上がり方も教えてもらった方法でやってみたら，痛みが強くならないし，何とかトイレまで行けているよ O：本日，回診時に心嚢ドレーン，縦隔ドレーンが抜去された．鎮痛薬は，トラマドール塩酸塩・アセトアミノフェン配合を各食後と就寝前に1錠ずつ内服し，そのほかの鎮痛薬は使用していない．起き上がり動作は電動ベッドのリモコンを自分で操作してギャッジアップしてから起きるか，または右側臥位になって左腕で前胸部を押さえて創部を保護しながら自力で起き上がっている．本日11時に膀胱留置カテーテル抜去後，看護師の付き添い歩行でトイレまで移動し，排尿はすべてトイレで行っている	・臥床姿勢からの起き上がり方法について，電動ベッドのギャッジアップを使用する方法と，右側臥位から左腕で前胸部を押さえ，創部を保護しながら起き上がる方法を指導した ・トラマドール塩酸塩・アセトアミノフェン配合の内服時間に合わせて，日中の清潔の援助やリハビリテーションの時間を調整した	A：ドレーンの数が少なくなったことと，起き上がりの方法を指導し，鎮痛薬の内服時間に合わせて日中の活動時間を調整したことの効果で，疼痛が増強することなく活動できている．膀胱留置カテーテル抜去後も，トイレまで歩行で移動できていることからも，疼痛を増強することなく，ADLを拡大できていると考える．引き続き介入するとともに，夜間の睡眠状況を観察し，評価していく P：今後は術後日数が経過すること，左胸腔ドレーンが抜去されることでさらに疼痛が軽減していくことが考えられる．現時点では夜間の睡眠状況が評価できていないため，患者目標達成にはいたっていない．引き続き患者目標達成に向けて現行の看護計画による介入を継続し，夜間の睡眠状況について評価していく

基礎と臨床がつながる 疾患別看護過程

優先順位 2　#2　術中の輸液負荷と手術の侵襲による血管透過性の亢進に関連した体液量過剰

時間	患者さんの状況・反応	看護ケア（実施したこと）	アセスメント
実習4日目 （術後4日目） 9：00～16：00	S：足がむくんでいる感じがするね．トイレまではなんとか歩いているかな．ちょっとトイレまで歩くだけでも息はあがるけどね O：本日朝の体重96.0kg（術前比+1.0kg，前日比-0.2kg）で，昨日（術後3日目）の水分出納バランス-762mL，1日尿量は1,780mLであった．鼻カニューレ1～2L/分で酸素を送気しSpO₂は安静時96～97％，歩行時95％で推移する．呼吸音は清音で副雑音は聴取されない．心拍数は75～85回/分の正常洞調律で不整脈は認められず，血圧は110～120台/50～60台mmHgで推移する．CVPは4.0～5.2cmH₂Oで推移し，本日中心静脈カテーテルは抜去される．本日撮影の胸部X線画像で，CTR 55％，CPangleは両側ともやや鈍角で，肺血管陰影は増強していないという結果であった．本日朝の採血で，BUN 11mg/dL，Cr 0.93mg/dL，TP 4.3g/dL，Alb 2.4g/dL	・安静時と活動時のバイタルサインを比較し，活動に伴うバイタルサインの変化を観察した ・呼吸音の聴診や浮腫の観察といった他覚的所見の観察と，胸部X線画像や採血データなどの各種検査結果を，バイタルサインと関連させてアセスメントし，現在の患者の体液量が呼吸や循環に与える影響を評価した	A：徐々に体重が減少してきているが，いまだ浮腫が認められ，胸部X線画像の結果からも，体液量は過剰な状態であると考える．腎機能に問題はないものの，低タンパクから浮腫を生じやすい状態である．本日，中心静脈カテーテル，膀胱留置カテーテルを抜去したことから，CVP測定や尿量測定が中止となったため，バイタルサインの変動に注意し，体重の推移と他覚的所見の観察から，体液量の状態を評価していく P：体重は減少傾向だがCVP測定，尿量測定が中止となり，体液量を評価する指標が少なくなったため，引き続きバイタルサインの変動，他覚的所見の変化に注意をする．現時点で患者目標の達成にはいたっておらず，現行の看護計画で介入を継続する

優先順位 3　#1　多忙により生活習慣改善に向けた指導や教育を受けたことがないことに関連した知識不足

時間	患者さんの状況・反応	看護ケア（実施したこと）	アセスメント
実習4日目 （術後4日目） 15：00～16：00	S：そうかぁ，今後は自宅でも血圧を測っていくことが必要なのかぁ．仕事の休憩時間も勤務開始・終了時間も不規則だからねぇ．難しいかもしれないなぁ．タバコに関しては，今回を機に禁煙しようと思う．仕事に復帰したら周りにタバコを吸っている人も多いから，ちょっと自信がないけどね O：患者から今後の生活について質問があり，自己血圧測定と禁煙について説明する．午後から妻の面会があり，今後の食習慣について説明すると，栄養指導を希望	・自己血圧測定を継続することの必要性の説明 ・禁煙を継続することの必要性の説明 ・妻の面会時に今後の食習慣について説明	A：今後の生活についてAさんから質問があり，血圧管理と禁煙の継続について説明をする．患者の言動から，自己血圧測定はこれまでの生活習慣に組み込むことが難しいことが考えられるが，引き続き実践可能な内容を患者と相談をしながら検討し，自己管理ができるようにする．また，禁煙に関しては，入院期間中は継続が可能であるが，退院後は周囲の影響もあり，継続が困難であることが予想されるため，今後も指導を継続する．さらに，Aさん・妻とともに管理栄養士による栄養指導を希望したため，Aさんの体調に合わせて日程を調整する P：本日は，血圧管理と禁煙についての指導にとどめたため，引き続き生活習慣の改善が必要な内容について指導を継続する．現時点で患者目標は達成されておらず，現行の看護計画で介入を継続する

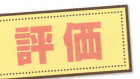
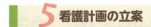

評価

5 看護計画の立案 であげた「期待する結果」に到達できたかどうかを評価していきます．

#5 期待する結果
- 効果的に鎮痛薬を使用することで疼痛が軽減し，活動量を増加，ADLを拡大できる
- 効果的に鎮痛薬を使用することで疼痛が軽減し，夜間の睡眠が十分に得られる
  → 活動時の疼痛は軽減しているが，夜間の睡眠状況の評価ができていないため部分達成として看護計画を継続

　今後は術後日数が経過するごとに，また，左胸腔ドレーンが抜去されることで，疼痛はさらに軽減されていくと考えられます．日中の活動量の増加に伴い，夜間の睡眠時間の確保，活動に見合うだけの十分な休息が必要となるため，引き続き介入を継続するとともに，夜間の睡眠状況を観察し，評価していくことが必要です．

#2 期待する結果
呼吸・循環へ影響をきたさずに過剰な体液が適切に体外に排泄される
  → 体重の推移，そのほかの所見から体液量が過剰な状態であり，患者目標は達成されておらず看護計画を継続

　術後体重が増加した分が徐々に減少してきていますが，術後4日目で術前比+1kgの体重増加と，胸部X線画像上も体液量過剰を示唆する所見があり，引き続き介入を継続することが必要です．
　この看護問題に対しては，患者さんのバイタルサインの変化や他覚的所見を観察するということが主であり，直接的なケアが含まれていませんが，手術後の患者さんの状態は変化しやすいということを念頭におき，観察をしていくことが必要です．

#1 **期待する結果**
動脈硬化を予防するために必要な生活習慣の改善内容を理解し，自己管理をすることができる
→自己血圧測定や禁煙の必要性について指導を行ったが，自己管理をするまでにはいたらないため，患者目標は達成されておらず，看護計画を継続

　生活習慣の改善が必要な内容の中でも，自己血圧測定と禁煙についてのみ指導を実施しているため，今後はそのほかの内容についても指導を継続することが必要です．また，指導内容を今後の生活で実践していくためには，患者の生活に合わせた個別的な指導内容を検討することが必要です．
　生活の中で実践可能な内容や方法は何かということを患者とともに考え，自己管理ができるように介入をはかっていくことが必要です．

引用・参考文献
1) 友池仁暢ほか監：Nursing Selection③循環器疾患．第1版，p.140〜141，学習研究社，2003．
2) 道又元裕監：救急看護トリアージ 隠れた重傷を見逃すな！－疾患・状況別20例．第1版，p.13〜17，日総研出版，2013．
3) 日本循環器学会：循環器病の診断と治療に関するガイドライン－虚血性心疾患の一次予防ガイドライン（2012年改訂版）．
　http://www.j-circ.or.jp/guideline/pdf/JCS2012_shimamoto_h.pdf（2015年9月30日検索）
4) 医療情報科学研究所編：病気がみえるVol.2－循環器疾患．第1版，p.98〜103，メディックメディア，2003．
5) M．ゴードンほか：ゴードン博士のよくわかる機能的健康パターン－看護に役立つアセスメント指針．照林社，1998．
6) 日本循環器学会：循環器病の診断と治療に関するガイドライン－虚血性心疾患に対するバイパスグラフトと手術術式の選択ガイドライン（2011年改訂版）．
　http://www.j-circ.or.jp/guideline/pdf/JCS2011_ochi_h.pdf．
7) T.H.ハードマンほか編，日本看護診断学会監訳：NANDA-I看護診断—定義と分類 2015-2017．原書第10版．医学書院，2015．

基礎と臨床がつながる
疾患別看護過程

糖尿病足病変
～足潰瘍と蜂窩織炎を発症した事例～

糖尿病足病変により下肢切断の可能性がある場合，患者さんは強い不安をいだきます．検査や治療も多岐にわたるため，その1つひとつを受け入れられるような支援が必要です．

また，療養生活の多大なストレスを最小限に抑えながらも，足病変の再発やほかの合併症の予防のため，セルフコントロールの確立も支援します．

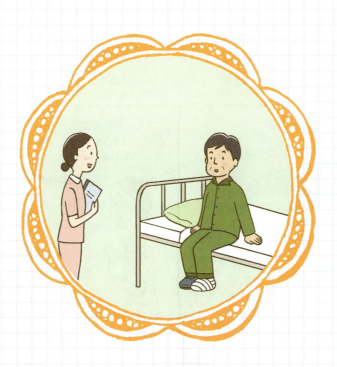

基礎と臨床がつながる 疾患別看護過程

事例

患者
Aさん　40歳　男性

診断名
糖尿病性足潰瘍(蜂窩織炎)，2型糖尿病

背景
会社員．母(70歳)，弟(38歳)との3人暮らし．朝9時に出社し，20〜21時ごろに帰宅する．中間管理職で，日曜日と平日を合わせた週休2日勤務である．

既往歴
33歳：2型糖尿病，脂質異常症．38歳：糖尿病腎症2期

家族歴
父：事故死(38歳)，母：高血圧

現症経過
2週間前より左足背に腫脹があり，1週間前に足底の潰瘍に気づき受診する．抗菌薬軟膏を処方され塗布していたが，増悪傾向となり「赤黒く腫れてきた」と再受診する．体温38.8℃，血液検査にて白血球数19,800/μL，CRP 27.56mg/dLと感染徴候が著しく，蜂窩織炎の診断で即日入院となった．

入院時，左第3〜4足趾間に発赤，腫脹，皮下膿瘍を認め，また足底の第3中足骨部の胼胝部にも皮下膿瘍ポケット形成があり，第3〜4足趾間とトンネル状に貫通した状態で，切開排膿処置が行われた．感染に対する治療として抗菌薬の点滴投与と，患部の処置が連日行われた．

入院時の足関節上腕血圧比(ABI)検査では左0.76，右0.82であった．

糖尿病については，持効型インスリン1回の自己注射と，経口血糖降下薬数種の内服治療中であったが，HbA1c 7.9%と高値であり，また感染によるインスリン抵抗性(インスリンが効きづらい状態)から随時血糖値が250mg/dLと上昇していた．そのため入院翌日より強化インスリン療法(インスリンの頻回注射)へ移行となった．

実習の2日目：病日5日目

糖尿病性足潰瘍により悪化した蜂窩織炎については，体温も37.0℃台へと低下，血液検査での炎症所見も入院時より改善がみられてきた．本日も主治医と病棟看護師により潰瘍部位の洗浄処置が行われ，その際，血液検査の結果も説明され，今後は血流障害の有無について検査をする方向であることを伝えられた．血糖コントロールについては，1日4回のインスリン自己注射と血糖自己測定を行い，200mg/dL未満と安定してきている．

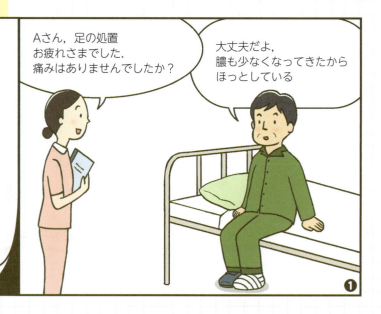

Aさん，足の処置お疲れさまでした．痛みはありませんでしたか？

大丈夫だよ，膿も少なくなってきたからほっとしている

ABI：ankle brachial pressure index，足関節上腕血圧比

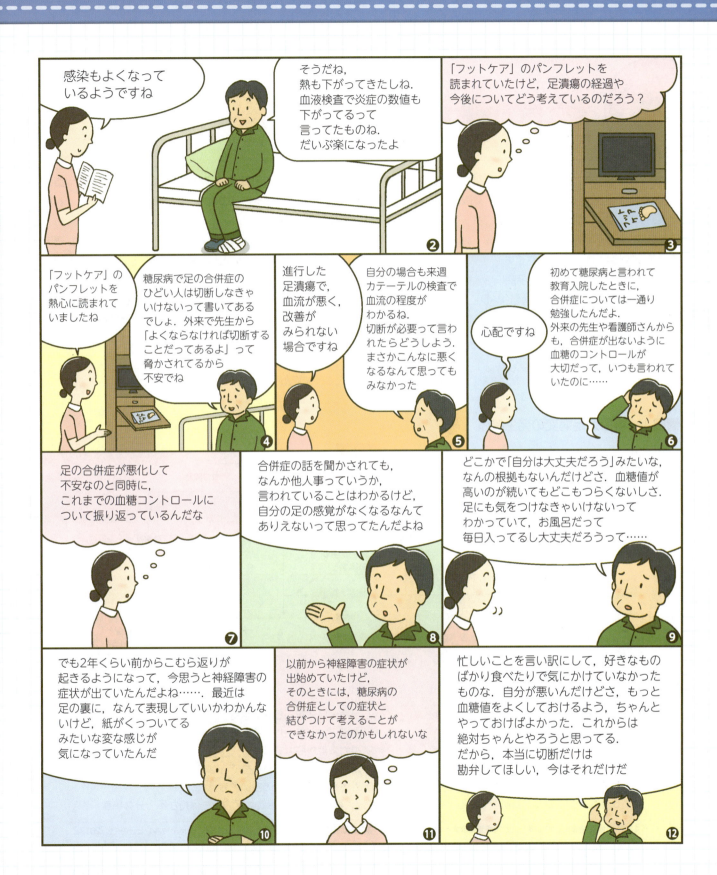

糖尿病足病変とは

糖尿病合併症の1つに糖尿病足病変があり，足趾間や爪の白癬症，足や足趾の変形や胼胝（タコ），鶏眼，足潰瘍および足壊疽まで幅広い病態が含まれます．これらを早期に診断するために，外観の観察，足背動脈の確認，血流障害や神経障害の評価など詳細な診察が必要です．

重症の足病変（潰瘍・壊疽）の発症には，糖尿病多発神経障害，微小循環障害，末梢動脈疾患（PAD），外傷，感染症などが複雑に関連しており（図1），高血糖の状態は貪食細胞や好中球の貪食作用を阻害し，創傷の治癒を遅延させます．潰瘍・壊疽の直接誘因は，知覚麻痺による熱傷や外傷の治癒の遅れ，皮膚肥厚や胼胝の亀裂，足変形による圧迫，靴ずれなどがあります．

足病変のリスクが高い患者さん（表1）では，身体的な要因だけでなく，足を中心とした日常生活の些細なことが要因で病変を生じることがあり，日々のセルフケアにより予防や早期発見に努めることが大切になります．看護においては，足病変の予防教育や，手入れを含めたフットケアが重要となってきます．

■ 図1　糖尿病足病変の発生機序

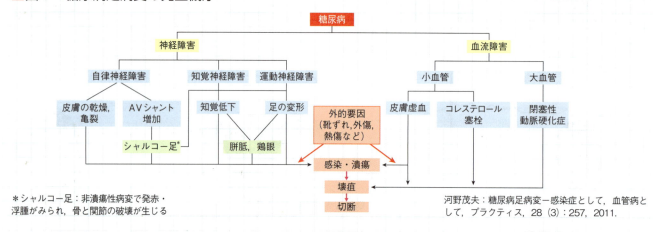

＊シャルコー足：非潰瘍性病変で発赤・浮腫がみられ，骨と関節の破壊が生じる

河野茂夫：糖尿病足病変―感染症として，血管病として，プラクティス，28（3）：257，2011.

■ 表1　足病変のリスクが高い患者

1. 足病変や足趾切断の既往がある患者
2. 透析患者
3. 末梢動脈疾患（PAD）がある患者
4. ヘビースモーカー
5. 糖尿病神経障害が高度な患者
6. 足趾や爪の変形，胼胝を有する患者
7. 足病変自体を知らない患者
8. 血糖コントロールが不十分な患者
9. 視力障害が高度で，足を見たり爪を切ったりできない患者
10. 外傷を受ける機会の多い患者
11. 1人暮らしの高齢患者や足の衛生保持が不十分な患者

日本糖尿病療養指導士認定機構：糖尿病療養指導ガイドブック2017―糖尿病療養指導士の学習目標と課題．p.187，メディカルレビュー社，2017．

PAD：peripheral arterial disease，末梢動脈疾患
AVシャント：artery-vein shunt，動脈・静脈シャント

診断と評価

視診・触診

- 熱傷，外傷，靴ずれ，深爪・陥入爪（かんにゅうそう），乾燥・亀裂（きれつ），鶏眼（魚の目），胼胝などがないか，足背から足底まで順に視診する（図2）．
- すでに潰瘍形成が認められる場合には，感染所見として熱感や皮下に膿瘍形成がないか触診も忘れずに行う．

足部変形・関節可動域・歩行時足底圧

- 足部変形では足趾変形，外反母趾，凹足（おうそく）変形，シャルコー足変形などの有無を診る．足の関節可動域制限が生じると，足底圧が上昇し潰瘍発症のリスクが高まる．
- 胼胝は足底圧など機械的な圧力の強い部位に形成される．

■図2 観察のポイント

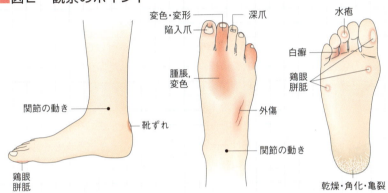
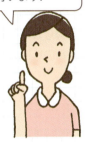

創傷や異常を認めたら，その病期と原因・誘因について，神経障害，末梢動脈の評価，感染の評価を行います．

糖尿病神経障害

- 神経には知覚神経，運動神経，自律神経があり，足病変には主に知覚・運動神経の障害が関与している（表2）．一般的に下肢遠位部（足先，足底）から左右対称性に上行性に侵され，しびれ感，異常知覚，痛みなどを訴える．進行すると知覚神経が麻痺し，触覚や温度感覚が失われる．痛みを主にした有痛性神経障害では，痛みにより睡眠不足や抑うつ状態になることも多い．
- 「自律神経障害」では皮膚の交感神経障害により，発汗の減少（あるいは増加）が生じ，足底の乾燥から亀裂に進行し，感染しやすい状況にもなりうる．

末梢動脈疾患（PAD）

- ABI，足趾上腕血圧比（TBI）による下肢血流障害の評価を行う．

感染徴候

- 足部の発赤，腫脹，疼痛など炎症のサインのほか，血液検査では白血球増多，CRP上昇により評価するが，糖尿病患者は感染していてもこれらを認めないことも多いため注意が必要である．
- 開放創を認めた場合は膿の存在で感染の有無を判断でき，また細菌の特定には培養検査を行う．

■表2 糖尿病神経障害により生じる足病変

	障害される神経	現れる影響
知覚神経	痛みや熱さを感じる神経	・温痛覚鈍麻→湯たんぽや使い捨てカイロによる低温熱傷 ・深爪，靴ずれなどを生じやすく，発見が遅い
運動神経	手や足の筋肉を動かすのに必要な神経	・筋肉運動が減少→筋萎縮→関節拘縮→足の変形→胼胝，鶏眼，靴ずれを生じやすくなる
自律神経	（胃腸の蠕動運動や血圧，発汗の調節など）自分自身の意思ではコントロールできない神経	・発汗減少→皮膚乾燥→皮膚のひび割れ ・皮膚表面血流の低下→足病変の治癒が遅れる

平野勉監：糖尿病看護ビジュアルナーシング．p.154，学研メディカル秀潤社，2015．

TBI：Toe branchial index, 足趾上腕血圧比

潰瘍の治療とケア

- **洗浄**：石鹸などを用いて十分に洗浄を行う［感染に対する消毒薬のうち，ポビドンヨード（イソジン®），クロルヘキシジングルコン酸塩（ヒビテン®），などは上皮の再生障害を起こす可能性もあるため使用しない］．
- **ドレッシング**：創傷治癒には，創傷を覆い湿潤環境を維持することが必要である．ドレッシングを行うことで，さらなる外傷を防ぐこともできる．
- **感染管理**：軽症から中等症の感染には経口の抗菌薬を用いる．敗血症や著しい高血糖がある場合には重症感染症の可能性があり，緊急の対応が必要である．入院して血液培養と潰瘍（創傷）部の培養検査を行うと同時に，抗菌薬の静脈投与を行う．
- **免荷**：創傷のある患部に対するすべての機械的なストレスを避ける必要がある．一般的にはベッド上安静とし，移動も車椅子で患側に負荷をかけずに行う．特殊中敷きや治療用靴などもあるが，トータルコンタクトキャストとよばれるギプスを装着すると，足底病変部の免荷保護を行いながら歩行が可能となる．
- **デブリードマン(表3)**：初期の積極的なデブリードマンと排膿により，壊死におちいった軟部組織と骨を取り除くことが大切である．

■ 表3　デブリードマンの種類

外科的デブリードマン	メスやハサミを用いて創の異物，壊死組織を切除する．電気焼却法も用いられる．
化学的デブリードマン	軟膏など外用薬を用いて創の異物，壊死組織を溶解し除去する．
そのほかのデブリードマン	最近では，マゴット療法という医療用無菌ウジを用いたデブリードマンも行われている．

- **血行再建術**：創表面の治療を行っても，血流不全を伴う患者の場合，すぐに壊疽が再発する．感染がコントロールできたら，カテーテルを用いた下肢の血管造影検査や血行再建術を検討する．血行再建術には血管造影下で行う経皮的血管形成術（PTA）とバイパス術がある．血行再建術により血流が増加すれば潰瘍が治癒しやすくなるだけでなく，下肢切断率を減少させることができる．また下肢の痛みも軽減し，生活の質が改善する．
- **足趾切断**：足潰瘍から骨髄炎に進行している場合，また血流障害と感染による壊疽が進行した場合には，原則切断せざるを得ない．下肢切断施行の決定には，医療スタッフと患者の間で十分に議論する必要がある．切断範囲についても，患者の心理面，機能面，QOLのすべてにおいて，残せれば残せるほどよい，ということは言うまでもない．しかし血行再建術による血流改善効果が十分でない場合，壊疽が再発し，結果的に大切断が必要になる．
- **高気圧酸素療法(HBO)**：大気圧よりも高い気圧で高濃度の酸素を吸入し病態の改善をはかる治療法である．高気圧酸素療法が大切断のリスクを軽減するという報告もあるが，重症下肢虚血では繰り返し行う必要があるため，治療期間は長期化する．
- **VAC®療法**：創傷治癒を促進させる治療法で，陰圧閉鎖療法ともいわれる．VAC®療法の利点として，創傷治癒促進効果があり，洗浄・ガーゼ処置のように毎日の処置が不要で医療者，患者の双方の負担が軽減できる（週1～2回の交換）．
- **代謝異常のコントロール**：血糖コントロールは細菌の増殖を抑えるためにも重要である．軽症の足病変の場合を除いて，1日3回以上注射する強化インスリン療法を行う．このほか，浮腫を伴う場合，栄養状態が不良の場合は，浮腫や栄養状態の治療を行うことが足潰瘍の治療をするうえでも重要である．

PTA：percutaneous transluminal angioplasty，経皮的血管形成術
QOL：quality of life，生活の質
HBO：hyperbaric oxygen therapy，高気圧酸素治療
VAC：vacuum-assisted closure

一般的な経過

入院 〜感染コントロールと代謝異常の治療〜	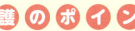
●創傷の治療として，洗浄を行い，抗菌薬による感染治療を開始する． ●感染が著しく，敗血症を疑うケースでは血液培養検査と，創傷部の細菌特定のための培養検査を行う． ●末梢動脈疾患（PAD）の有無と血行障害の程度を確認する．今後の創傷の治療を大きく左右し，血流改善の治療の必要性があるか否かで，治療期間にも大いに影響する．	●創傷の処置と同時に，創傷部位や炎症所見の観察が重要である． ●病態の急激な悪化により緊急入院となる場合がほとんどで，治療により治癒傾向が認められればよいが，改善がなく悪化の徴候を示す場合も少なくない．また壊疽が治癒せず足趾の切断にいたるケースもある．患者が足病変をどのように受け止めているか，訴えや表情，睡眠状況を観察する．不安感の強い場合には傾聴し，また必要時は専門家（精神科，心療内科など）によるメンタル面のケアも検討する． ●免荷のために安静を強いられるため，負担感への配慮と同時に，セルフケア不足への支援が必要となる．
血流不全の評価と治療	
●感染がコントロールでき，ABI等の検査によって血流障害を疑う場合には，下肢の血管造影検査や血行再建術［経皮的血管形成術（PTA），バイパス術］を検討する． ●可能であれば高気圧酸素療法を開始する．	●動脈（足背・後脛骨・膝下）の触知により血流が確認できる．患者にも一緒に触れてもらい，血流の有無を確認してもらうとよい． ●血流改善が期待できるか否かで創傷治癒に大きく影響し，切断の必要性もこの時期に決定される．患者が切断の告知を受けた場合，その受け入れ状況がどうであるか，危機的状態にないかなど注意深く観察し，必要な支援を検討する． ●治療が長期化する場合が多いが，危機的状態を脱した患者は社会復帰に向けて考えられるよう支援する． ●足病変の再発を繰り返さないために，フットケアを含め，実践可能なセルフケアについて患者が考えられるよう支援する．
外科的治療 〜デブリードマン・切断（壊死組織の切除）〜	
●ほとんどの例で抗菌薬多剤耐性菌による感染を伴っているため，頻繁に切開排膿，洗浄と壊死組織の切除を繰り返し，抗菌薬軟膏処置などを行い，蜂窩織炎と骨髄炎の防止に努める． ●除去しきれない壊疽した足趾は，血行再建術後に切断が必要となる．また血管狭窄が残存していると足趾のみでなく大切断が必要となる．切断範囲は血管狭窄の部位により決定される． ●創傷の状況により，可能であればVAC®療法や，マゴット療法を行い，肉芽増殖の促進をはかる．	●感染状態の観察は継続して行う． ●創傷の壊死組織の範囲や状況（増悪しているのか，改善しているのか）を観察する． ●術前術後の看護のほか，VAC®療法や，マゴット療法など特殊な治療に対する看護が必要になる． ●切断にいたった患者の心理面が危機的な状況を脱しているか，注意深く観察する．精神科医などとも連携したサポートが必要となる患者も少なくない．
回復期の治療 〜植皮術・リハビリ〜	
●切断後もVAC®療法などの効果で肉芽増殖効果がはかれれば，退院に向けてリハビリを進めていくが，骨や腱が露出した創には人工真皮を用いて血管新生を促し，皮膚の上皮化を期待する．しかしこれらの治療で治癒しない場合は，植皮術が必要になる． ●創傷の治癒状況に応じ，社会復帰に向けたリハビリや，必要な患者ではフットウェア，装具の準備を行う．	●患者さんの機能面とあわせ，社会復帰を見据えた看護が必要である． ●退院後にも自宅で創傷のケアが必要な場合もあるため，セルフケア確立のための看護を行う． ●新たな足病変の予防のためのフットケアについても教育を行う．
退院	
●創の状況に応じて，退院後も自宅で創傷ケアが必要となることも少なくない． ●通院間隔は患者の状況により異なる．	●外来通院時には，創傷のセルフケアと，新たな足病変予防のためのフットケアが行えているか，確認を行う．

1 情報収集

✴ 情報収集の視点の定め方

　糖尿病足病変は，白癬や鶏眼などの軽症のものから，Aさんのように潰瘍から壊疽まで進行し，さらには骨髄炎，切断，敗血症にいたる場合もあり，生命が脅かされる危険性も伴います．

　足潰瘍の病態は図1（p.264）からも，神経障害や血流障害が基礎にあり，感染すなわち糖尿病による身体防御機能低下の存在が要因となるなど複雑で，足潰瘍の状態だけではなく全身状態の把握が重要です．

　また，足病変の要因は身体的な問題だけではなく，患者さんの毎日の生活の中にリスクを高める問題が潜んでいることもあり，生活状況の把握も不可欠です．さらに足のセルフケアが十分でないと，今後も足病変を繰り返す可能性が高いだけでなく，足切断となると生活への支障からQOLの低下にもつながる可能性があります．患者さんの足への思いとあわせ，セルフケアの状況も把握し支援していく必要があります．

情報収集の視点

視点1 足潰瘍の治療状況と改善はみられているか

視点2 糖尿病足潰瘍の発症にいたった全身状態の把握，足潰瘍以外に行われている治療内容と，今後必要とされる検査・治療は何か

視点3 どのような生活状況が足病変発症の要因となったか．今後，糖尿病のコントロールや，足のセルフケアが十分に行えそうか

✴ 情報収集の例

視点1 足潰瘍の治療状況と改善はみられているか

情報収集の視点（詳細項目）	どこから？	なぜこの情報が必要か？	Aさんの情報
●潰瘍の状況 　・創のサイズ（大きさ・深さ） 　・創表面の状態（膿の存在，壊死組織の状況） 　・創傷周囲の皮膚の状態 ●感染の状況 　・バイタルサイン 　・炎症所見 ●血流の状況 　・足趾の色	●カルテ ●看護記録 ●身体の観察 ●本人の発言，観察	●感染が制御できなければ創傷の治癒は促進されず，さらに悪化すれば骨髄炎から敗血症など，全身の感染症にもつながる ●血流障害だけでも切断のリスクは高い	●入院時に最大3cmの皮下ポケットを認め，第2病日に医師により切開排膿術が行われ，第5病日には膿はほとんど認めなくなった ●培養検査の結果では，レンサ球菌が検出され，抗菌薬の点滴投与が行われている ●壊死組織は当初より認めず，皮膚の色調は正常であった ●創傷周囲の発赤・腫脹は徐々に軽快している ●入院時に顕著であった発熱も，37.0℃台，血液検査においてもWBC 11,800/μL，CRP 5.65mg/dLと改善が認められる

| 1 情報収集 | 2 情報の整理とアセスメント | 3 全体像の把握から看護問題を抽出 | 4 看護問題の絞り込み | 5 看護計画の立案 | 6 経過記録（SOAP） |

視点2 糖尿病足潰瘍の発症にいたった全身状態の把握，足潰瘍以外に行われている治療内容と，今後必要とされる検査・治療は何か

情報収集の視点（詳細項目）	どこから？	なぜこの情報が必要か？	Aさんの情報
● 足潰瘍の要因となる身体状況 ・糖尿病神経障害の状況 ・血流障害の状況 ・血糖コントロール状況と治療内容，その取り組み ・栄養状態 ● そのほかの糖尿病合併症 ・糖尿病網膜症 ・糖尿病腎症 ・脳血管障害 ・虚血性心疾患 ● 認知機能	● カルテ ● 看護記録 ● 本人の発言，観察	● 局所（潰瘍部）の治療だけを行っても，治癒は促進されず，また再発の可能性も高い ● 血糖コントロール不良状態や，血行障害があると，創傷の感染や壊疽は進行する ● そのほかの合併症による障害（視力障害，運動機能障害など）からセルフケアに影響を及ぼす可能性も高い ●（糖尿病腎症の存在により）皮膚のバリア機能が低下すると皮膚損傷の危険性が増す ● PADの患者ではそのほかの動脈硬化性疾患に罹患している可能性が少なくない	● 2年前からこむら返り，足底の違和感を覚え，糖尿病神経障害の中で代表的な，多発神経障害（感覚・運動神経の障害）の症状と一致する．現在は神経障害に対する治療（投薬等）は行われていない ● ABI左0.76，右0.82と血流障害が疑われる．そのため今後下肢の血管造影検査が予定されている．その際，必要があればPTAによる血行再建術も同時に行われる ● この数年はHbA1c 7.5〜8.0%とコントロール不良状態が続いており，入院をすすめられていたが，仕事が多忙という理由で断っていた ● 栄養状態はTP 7.8g/dL，Alb 4.0g/dLと正常値を示している ● 第3病日に眼科にて蛍光眼底造影検査の結果，点状出血を認め，軽度の単純網膜症との診断であった ● 入院時の血液検査でeGFR 85mL/分/1.73m^2，Cr 0.9mg/dLであり，糖尿病腎症第2期の診断であった ● TG 82mg/dL，LDLコレステロール 108mg/dL，HDLコレステロール 47mg/dL ● 脳血管障害に関する検査は下肢の状況が安定した段階で頸動脈エコーの検査が検討されている ● 認知機能について異常所見はない

視点3 どのような生活状況が足病変発症の要因となったか．今後，糖尿病のコントロールや，足のセルフケアが十分に行えそうか

情報収集の視点（詳細項目）	どこから？	なぜこの情報が必要か？	Aさんの情報
● 生活状況 ・職業，趣味 ● 患者自身の足への認識 ● 足のセルフケアの状況 ・清潔習慣，履物へのこだわり ● 糖尿病や身体への思い ・血糖コントロール状況への思い ・療養行動（食事療法，運動療法，薬物療法への取り組みの状況）	● カルテ ● 看護記録 ● 本人の発言，観察	● 足病変の要因は身体的な問題だけではなく，患者さんの毎日の生活の中にリスクを高める問題が潜んでいることもある ● 患者さんが自ら足を大切にしようという認識が低ければ足のセルフケアに取り組むことは難しい ● 足のセルフケアが十分でないと，今後も足病変を繰り返す可能性が高い ● 要因となる靴を履く仕事や趣味，靴の嗜好や選び方，足の圧迫やずれを増すような生活状況，足の清潔が保ちづらい生活状況がないか，またこれらの問題が解決しなければ，再発の可能性も出てくる	● 職業はコンピュータ関連の会社に中間管理職として勤務する会社員で，デスクワークが多い ● 通勤時は革靴を履いている．「特別，靴にこだわりはない」と話す ●「趣味はとくにない．休みの日はたまに買い物に行ったりするくらい」「友達もみんな結婚して家庭があるから会ったりもしない」「家でゴロゴロしていることが多い」と話す ●「糖尿病の人は足に気をつけなきゃいけないって聞いているけど，自分の足を気にしたことはなかったし，じっくり見たのなんて教育入院のときくらいだった」と話す ● 毎朝出勤前にシャワーを浴びる

情報収集の視点（詳細項目）	どこから？	なぜこの情報が必要か？	Aさんの情報
		● 患者の足への思いとあわせ，糖尿病をコントロールしていくうえでのセルフケア状況を把握し，支援していく必要がある	● 「入院した日に先生が腫れていた部分をメスで切って膿を出してくれて，その後も膿はだいぶ減ってきているね．熱も下がってきたから感染は治まりつつあるって言われている」「検査（ABI）で少し数値が悪いと聞いた．（下肢の）血管造影検査で血流がどの程度なのかわかるね．切断が必要って言われたらどうしよう」など，足潰瘍の病状の理解について話す ● 足の処置時に毎回自ら潰瘍の状態を覗き込み，医師や看護師に排膿状態について尋ねる．健側の右下肢についても，足背動脈の触知を確認する行動がみられている ● 「合併症にならないようにもっと血糖値を下げなきゃダメだって，毎回先生に言われていたけど，高いのが続いてもどこもつらくないし，自分は大丈夫だろうって思ってた」「2年くらい前からこむら返りが起きるようになって，今思うと神経障害の症状が出ていたんだよね」と糖尿病や身体に対する思いを話す ● 外来通院中は「これ以上食べるのを減らすことはできないから，運動をする．通勤の帰りは一駅歩く」などと目標を自己決定していたが，翌月には「今回も仕事が忙しくてできなかった．でも今度はがんばる」という状態の繰り返しであった

情報の整理とアセスメント

＊ 情報の整理

　ここまで述べてきた3つの視点に基づき収集した情報を整理し，アセスメントします．入院前の療養行動や疾患の受け止め方，足病変を合併した患者さんの治療への思いや，退院後のセルフケア確立への支援について必要な情報を整理しながらアセスメントすることが重要です．

　今回は，ゴードンの機能的健康パターンを用いて情報を整理し，患者さんの全体像をとらえていきます．

● ゴードンの機能的健康パターンによる情報の分類

領域	情報を集める視点	アセスメントの視点
【1】 健康知覚一健康管理	● 健康についてどのように考え，管理しているか ● 現病歴 ● 健康管理状況（受診状況，治療状況）と対処方法 ● 過去の健康状態と対処方法 ● 日常生活管理	● 糖尿病足潰瘍による身体への影響をどのようにとらえ，認識しているか ● 今後実施される治療について理解しているか ● 糖尿病発症から現在までのコントロール状況や，療養行動についてどのように考えているか

領域	情報を集める視点	アセスメントの視点
【1】健康知覚－健康管理	●習慣的に服用している薬剤 ●薬剤管理状況 ●現在の病気についてどのように考え対応しているか ●家族は患者の健康をどのように感じているか	●インスリン注射への理解，自己注射の実施状況（手技）はどうか，支援を必要としているか ●糖尿病治療に対する療養行動が取れているか
【2】栄養－代謝	●栄養状態 ●体重，BMI ●皮膚の状態 ●食習慣 ●食事摂取量：摂取パターンと1日摂取量 ●全身状態：倦怠感の有無と程度 ●感染徴候：体温，創傷組織の状態，WBC，CRP ●血液データ：TP，Alb，HbA1c，血糖値	●入院前の食事摂取エネルギー，栄養バランスはどうであったか ●全身状態や検査所見から栄養状態，代謝状態はどうか ●創部の感染徴候は改善傾向にあるか
【3】排泄	●排尿習慣：排尿パターン（尿量，1日の回数，夜間の回数） ●排便習慣：排便パターン（1日の回数），下剤服用の有無と頻度 ●検査データ：BUN，Cr，eGFR，尿検査	●糖尿病腎症の程度はどうか ●糖尿病神経障害による排尿，排便障害はないか
【4】活動－運動	●日常生活の活動能力：入院前と現在の活動レベル（食事，入浴，排泄，更衣，整容，歩行，移動などの行為の自立度） ●安静度 ●活動を阻害している要因の有無	●運動神経障害，足潰瘍が歩行への影響を与えているか ●介助量はどの程度か ●安静度を理解して応じられているか ●転倒リスクはどの程度あるか
【5】睡眠－休息	●睡眠状況：入院前と現在の睡眠状況，熟眠度，中途覚醒，早朝覚醒の有無 ●睡眠薬の使用の有無と頻度，効果 ●睡眠に対して自覚している問題 ●休息の取り方と状況：入院前と現在の休息の取り方と自覚している問題	●睡眠や休息が十分に取れているか，十分だと感じているか ●睡眠や休息が十分に取れていない原因は何か
【6】認知－知覚	●感覚器の状況：視力，聴力，触覚，味覚，嗅覚の状況 ●認知 ・自分の記憶力をどう感じているか ・問題解決，意思決定についてどう感じているか ・家族から見た患者の認知力 ・コミュニケーション能力，理解力，注意力，意識レベル ・最終学歴 ●不快症状 ・疼痛の有無と程度，部位，表情，言動，対処方法 ・掻痒感の有無と程度，部位，表情，言動，対処方法	●感覚器機能の低下はないか，糖尿病網膜症の合併の有無，糖尿病神経障害による知覚障害の程度 ●創傷部位に疼痛は生じていないか ●現状をどのように認識しているか
【7】自己知覚－自己概念	●感情 ・疾患，治療に伴う現在の思いや感情 ・今後への思い ●自分自身について ・性格 ・理想の自分 ●今回の入院や治療についてどのように考えているか ●家族の考え，思い	●自分自身の性格をどのようにとらえているか ●恐怖や不安，絶望などの感情の要因 ●足病変の悪化によって自己概念が脅かされていないか ●今後の生活をどのようにイメージしているか ●家族の不安はないか
【8】役割－関係	●職業 ●職場での役割と認識 ●家族構成と家族との関係 ●家庭内での役割と認識：患者・家族の発達段階と発達課題 ●家族内に介護を必要とする人がいるか ●経済的状況 ●社会資源の利用	●入院や治療により家族や社会での役割にどのような影響があるか ●役割の変化がある場合，どう感じているか ●サポートが得られるか ●入院中の家族の不安はないか ●今後の継続治療や外来通院による経済的不安はないか

BMI：body mass index，体格指数

領域	情報を集める視点	アセスメントの視点
【9】 セクシュアリティー 生殖	●性別 ●結婚の有無 ●性生活の状況：性交の有無 ●性機能：生殖器疾患の有無 ●子どもの有無，家族，年齢	●性についてどのように考えているか ●性に対する問題はないか（糖尿病神経障害によるEDはないか）
【10】 コーピングー ストレス耐性	●ストレスと生活上の問題点の知覚 ・もっともストレスと感じること ・現在の疾患が及ぼすストレスの有無と程度 ・過去1年間のストレスとなる出来事 ●コーピング方法 ・問題に直面したときの反応（思いや問題への対処法） ・薬物やアルコール依存の有無 ・ストレスや緊張を和らげる方法 ●サポート ・どのようなサポートを望むか ・サポートしてくれる人がいるか，それは誰か	●入院や治療をストレスと感じていないか ●これまで，ストレスに対してどのように対処してきたか ●ストレスに対してどのように対処しているか，対処法は適切か ●サポートがあるか
【11】 価値ー信念	●価値，目標，信念 ・人生で大切にしているもの ・自分自身の意思決定に影響するもの ・希望や生きる原動力になっているもの ・入院中に大切と思うこと ●宗教	●価値や信念などが疾患や生活にどのように影響しているか ●患者の大切にしていることが家族に受け入れられているか ●自分の価値や信念が尊重されていると感じているか

●Aさんの情報の整理とアセスメント

	Aさんの情報の整理	アセスメント
【1】 健康知覚ー 健康管理	①現病歴：33歳で2型糖尿病と診断され，2年前よりインスリン自己注射も開始している．2週間前より左足に腫脹があり，その後足底の潰瘍に気づき，抗菌薬軟膏を処方され塗布していたが増悪傾向となり，蜂窩織炎の診断で即日入院となった ②既往歴：33歳 2型糖尿病，脂質異常症，38歳 糖尿病腎症第2期 ③健康管理状況と対処方法：2型糖尿病診断時に教育入院し，その後はHbA1c 7.0％未満であったが，この数年はHbA1c 7.5〜8.0％とコントロール不良状態が続いていた．再入院をすすめられていたが，仕事が忙しい，と断っていた ④日常生活管理：朝9時に出勤し，20〜21時ごろに帰宅する．日曜日と平日を合わせた週休2日勤務 ⑤習慣的に服用している薬：経口血糖降下薬3種，高脂血症治療薬1種，降圧薬1種の内服と，持効型インスリン自己注射（1回／日） ⑥薬剤管理状況：入院前はときどき経口血糖降下薬の昼分・夕分を飲み忘れることがあった．インスリン自己注射は確実に注射できていた．入院後も内服，注射ともに患者自身で管理できている ⑦現在の病気についてどのように考え対応しているか：今後予定されている検査や，必要となってくる治療内容について正しく理解している．「合併症の話を聞かされても，なんか他人事っていうか」「もっと血糖値をよくしておくよう，ちゃんとやっておけばよかった．これからは絶対ちゃんとやろうと思ってる．だから，本当に切断だけは勘弁してほしい」と過去の療養行動に対する後悔と，切断になるかもしれないという不安の様子がある ⑧嗜好：喫煙は以前は20本／日吸っていたが，2型糖尿病の診断時にやめている．アルコールは機会飲酒程度	●血糖コントロールが不良であったことから，糖尿病足潰瘍が悪化し切断の危機に侵され，後悔の念が強く，恐怖と不安が増強している状況（①②③⑦） ●主疾患のほかに，脂質異常症，過去の喫煙歴などから血管障害が存在する可能性が高い（①②⑧⑩） ●今後予定されているカテーテル検査による血管造影検査の目的や，その後に予想される治療などを正しく認識している（⑦⑩） ●内服管理やインスリン自己注射は正しく行えており，治療に積極的に参加できている（④⑤⑥） ●過去の健康管理への対処方法から，今後の合併症予防に対し望ましい療養行動が取れるよう，生活調整への支援が必要である（①②③⑥⑦） ●家族（母）の受け止め方は患者からの情報のみであるため，確認する必要がある（⑨）

ED：erectile dysfunction，勃起障害

	Aさんの情報の整理	アセスメント
【1】 健康知覚ー 健康管理	⑨家族は患者の健康をどのように考えているか：母が「まさか，切断にはならないでしょう，大丈夫よ，きっと」と言っていたと話す ⑩感染所見は安定してきており第10病日にカテーテルによる下肢の血管造影検査とPTAを予定している	
【2】 栄養ー代謝	①178cm，88kg，BMI 27.7 ②摂取パターンと1日摂取量：1,800kcal，塩分7g，常食を全量摂取 ③食習慣：1日3回，昼食は中食（調理されたものを買ってきて食べる），夕食もときどき中食か外食をすることが多かった．間食の頻度も多かった ④倦怠感の有無と程度：発熱による倦怠感があったが，解熱とともに軽減している ⑤皮膚の状態：患部以外の皮膚に異常は認めない ⑥感染徴候：体温38.3℃から37.3℃に低下している．左下肢の潰瘍部には膿瘍を認め，周辺の皮膚の発赤も強かった．切開排膿・洗浄により，膿は減少傾向にあり，抗菌薬の投与により皮膚の発赤も軽減している ⑦血糖コントロール：第1病日HbA1c 7.9%で，各食前血糖値も230〜300mg/dLであったが，強化インスリン療法により血糖値は200mg/dL以下となっている ⑧血液検査データ： 第1病日，WBC 19,800/μL，CRP 27.56mg/dL，TP 7.8g/dL，Alb 4.0g/dL，血糖値258mg/dL，HbA1c 7.9% 第5病日，WBC 11,800/μL，CRP 5.65mg/dL，血糖値189mg/dL	●BMIから肥満度Ⅰである．中食や外食，間食習慣により過剰摂取があったと予想できる（①②③） ●適正エネルギーの摂取と，強化インスリン療法により血糖コントロールが改善しつつある（⑦） ●足潰瘍の局所の感染から，敗血症を併発していたが，抗菌薬の投与により，全身の感染状態は安定してきている（④⑥⑧） ●栄養状態は食事を全量摂取し，血清タンパク値も正常であることから適正であるが，肥満改善のための食事療法の継続が必要である（①②⑧） ●創部の膿も減少し，潰瘍周囲の発赤も軽減し，感染徴候は改善傾向にある（⑥⑧） ●血糖コントロールは創傷治癒に適正な200mg/dL以下の血糖値を達成できている（⑦⑧）
【3】 排泄	①排尿習慣・パターン：1日4〜5回（夜間排尿はなし），尿量 第2病日3,800mL，第3病日2,400mL，第4病日以降1,000mL前後で経過 ②排便習慣・排便パターン：1日1回，下剤服用なし ③血液検査データ：BUN 15.4mg/dL，Cr 0.9mg/dL，eGFR 85mL/分/1.73m² ④尿検査データ：尿糖（＋），尿タンパク（±），尿中アルブミン 42.0mg/g・Cr	●現在排泄障害はないが，糖尿病腎症第2期であり，今後厳格な血糖コントロールにより悪化を阻止する必要がある（①②③④） ●尿量は入院当初は高血糖による多尿，補液による尿量増加が見られたが，第4病日以降正常量で経過している（①）
【4】 活動ー運動	①入院前のADLは自立し生活に支障はなかったが，特別な運動は行っていない ②仕事はデスクワーク中心で，自宅および会社の最寄り駅とも5分程度の歩行数は3,000歩/日であった ③現在の活動レベル ・清潔：自立．清拭のみ許可 ・更衣：自立 ・食事：自立 ・排泄：排泄動作は問題ないが，免荷のため移動は患側に負荷をかけずに車椅子を使用 ④安静度：ベッド上，移動は車椅子 ⑤創傷の免荷のためベッド上安静が必要であるが，「車椅子には1人で乗ってもいいでしょ」など，自由に行動したい様子がある	●糖尿病の運動療法としての取り組みはなく，慢性的な運動不足状態である（①②） ●創傷の免荷のため患側に負荷がかけられず，車椅子移乗時等に転倒の危険性がある（③④⑤） ●年齢的にも自立しており，自分1人で大丈夫という思いや，看護師への遠慮から単独で移動する可能性がある（①③④⑤）
【5】 睡眠ー休息	①入院前の睡眠状況：問題なし ②第2病日の朝，深夜看護師に「足を切断する可能性もあるって言われたら昨夜はいろいろ考えちゃって寝つけなかった」と話していた ③睡眠薬の使用については「普段はいくらでも，どこでも寝られるタイプだから，睡眠薬は大丈夫」と話し，第2病日以降は他覚的にも睡眠障害の様子はない ④病床環境：6人床	●入院前は自覚している睡眠障害はない（①） ●入院初日に，切断への不安により入眠困難があったが，第2病日からは，睡眠は確保されている（②③） ●6人床であることや，今後の治療方針によっては再度不安により睡眠障害を引き起こす可能性があることから，観察が必要である（②④）

ADL：activities of daily living，日常生活動作

	Aさんの情報の整理	アセスメント
【6】 認知-知覚	①第3病日に眼科にて蛍光眼底造影検査の結果，点状出血を認め，軽度の単純網膜症との診断であった ②視力，聴力，味覚，嗅覚の状況：問題なし ③認知機能：問題なし ④コミュニケーション障害：なし ⑤不快症状 ・足潰瘍の膿瘍切開排膿時に疼痛の訴えなし ・入院前からこむら返り，足底の違和感など，糖尿病神経障害特有の知覚障害が出現しているが，特別な治療や対処法はとっていない ・「足の裏に潰瘍を作っていたのに気づかなかったのは，やっぱり神経障害が進んでいたんだね」と話す	●糖尿病網膜症の初期段階であり，視力障害はまだないが，今後進行に注意する必要がある（①②） ●糖尿病神経障害による知覚障害があり，今後も足病変の再発や，ほかの部位も外傷や熱傷予防に努める必要がある（⑤）
【7】 自己知覚- 自己概念	①外来看護師からの情報によると，自分の性格について「だらしない．どちらかというとダラダラしていたい，怠け者」と語ったり，一方では，「何かにかかわるとしばらくそれに固執する」とのことであった．真面目な印象を受ける ②「合併症の話を聞かされても，なんか他人事っていうか」「忙しいことを言い訳にして，好きなものばかり食べたりで気にかけていなかったものな．自分が悪いんだけど，もっと血糖値をよくしておくよう，ちゃんとやっておけばよかった．これからは絶対ちゃんとやろうと思ってる．だから，本当に切断だけは勘弁してほしい」 ③母は「まさか，切断にはならないでしょう，大丈夫よ，きっと」と言っていたと話す	●過去の療養行動において成功体験がなく，自己否定的な感情がある（①） ●切断になるかもしれないという不安と，過去への取り組みについての後悔が混在している（①②） ●合併症の発症や悪化がないよう，行動変容していこうと考えている（②）
【8】 役割-関係	①40歳男性 ②職業：会社員（コンピュータ関連企業，中間管理職） ③「急に入院することになって，会社に迷惑かけて，早く戻らなきゃって思ってるけど，ちゃんと治してからでいいって言われている」「もし切断とかになったらって思うと不安で，まだそのことは会社には話していない」 ④母（70歳），弟（38歳）の3人暮らし．父は38歳時に事故死 ⑤患者と弟の2人が家計を担っている ⑥母は高血圧症で投薬中であるが，健康で家事全般を担っている ⑦弟（38歳）も昨年健康診断で耐糖能異常を指摘されている	●会社では中間管理職として責任ある立場であり，仕事が気がかりとなっている．弟とともに家計を担う立場であり，今後も会社および家庭内での役割が遂行できるよう健康状態を維持していく必要がある（①②③④⑤） ●仮に切断となった場合，これまでと同様に仕事が継続できるか，不安が生じている（③）
【9】 セクシュアリティ- 生殖	①40歳男性 ②未婚 ③交際相手，パートナーなし	●性に対する問題の訴えはないが，糖尿病神経障害による影響について確認が必要である（①②③）
【10】 コーピング- ストレス耐性	①趣味はとくにない．休みの日にはたまに買い物に行くくらいで，ほとんど家でゴロゴロしている ②性格的には「だらしない，怠け者」と話す．また外来スタッフからの情報では，予約時間にはたいてい遅刻するが，キャンセルする際には連絡してくる，との情報．積極的に活動したりするタイプではない ③「今はストレスというよりも不安かな．切断になったらどうしようっていうね」 ④ストレスの発散は「以前は食べることだったけど，それもできないから今は寝ることくらい」と話す ⑤「母親も年だからあまり心配かけたくないけど，今は病気の説明とかを聞いてもらうのは母親しかいないかな．弟とは仲が悪いわけじゃないけど，ほとんどしゃべらない」	●入院自体をストレスと感じている様子はないが，切断になるかもという不安が生じている（③） ●特別な趣味はなく，本来は食べることが好きで，それがストレスの発散でもあった（①②④） ●糖尿病合併症の悪化から，思うように食べられないことがストレスになっていく可能性も考えられる（①③④）
【11】 価値-信念	①企業の中間管理職 ②「合併症にはなりたくないし，もっとよくしたいとは思うけど，人生の目標って言われたらとくにないかな」	●糖尿病や合併症をもちながら，将来どのような人生を歩んでいきたいかという自分の思い描く姿はなく，療養生活において具体的な行動目標をもちづらいと考えられる（②③④）

	Aさんの情報の整理	アセスメント
【11】 価値－信念	③「親より先に死んだら悪いなとは思うけど，母親も年だし，たぶんそれはないでしょう」 ④特別に信仰している宗教はない	

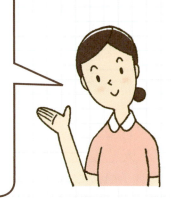

　Aさんの情報を整理し全体像を見てみると，切断になったらどうしようという不安が強いことがわかります．切断になるかどうかは今後行われる検査によって左右されますが，足潰瘍の原因は複合的で検査や治療も多岐にわたるため，その1つひとつを十分理解し治療を受け入れられるよう手助けが必要です．

　また今回の切断の是非に限らず，糖尿病は生涯コントロールが必要な疾病であり，療養生活でのストレスも多大であると考えられます．ストレスを最小限に抑えながらもセルフコントロールが確立できるよう，生活の編み直しから支援をしていく必要があります．

✽ 統合アセスメント

　慢性疾患である糖尿病のコントロール不良状態から足病変を発症したAさんは，現在足底の潰瘍の悪化による感染徴候が著しく，緊急の加療が必要な急性期の段階です．創傷の悪化予防と治癒促進のため免荷を要し，患側に負荷をかけられないため，移動時には転倒予防が必要です．

　治療方針としては，創傷の直接的な処置（切開排膿，洗浄）と，抗菌薬の点滴投与により感染を制御し，急性期の状態を脱する必要があります．同時に糖尿病を含めた全身管理を行い，下肢の血流評価と治療により壊疽を予防しますが，最悪の場合は切断も余儀なくされます．

　そのため精神的には，足を切断するかもしれないという不安の境地にあります．仮に切断となった場合には，Aさんの精神状態は不安や絶望などから危機的状態におちいる可能性も生じるほか，身体的，社会的にもさまざまな問題が生じます．患部の治療経過と全身状態を把握し，また精神状態を考慮しながら治療に参画できるよう支援していく必要があります．

　また，Aさんはこれまで不十分であった血糖のコントロールと，神経障害の症状が徐々に出現していたことについても振り返り，退院後はきちんと管理していきたいという前向きな言動もみられます．長期的には，足病変の再発とそのほかの合併症の発症予防のために糖尿病と向き合いながらも，Aさんらしい生涯が送れるよう支援が必要になります．

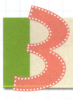

全体像の把握から看護問題を抽出

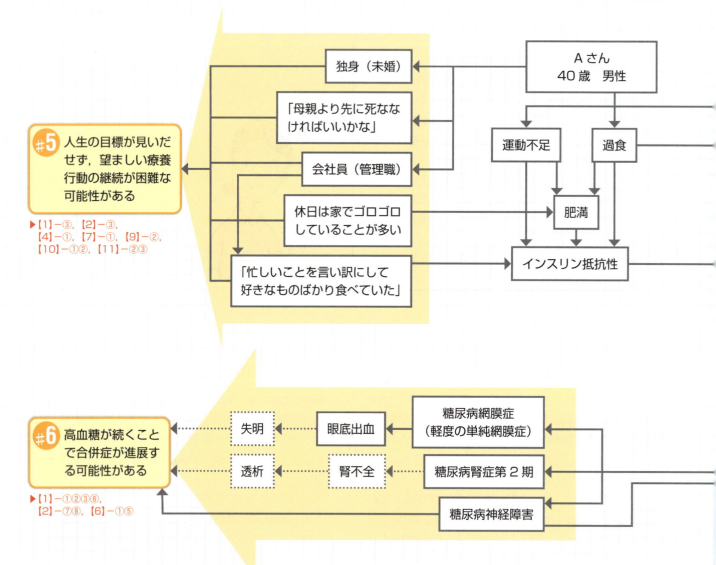

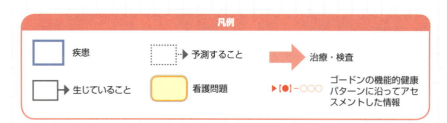

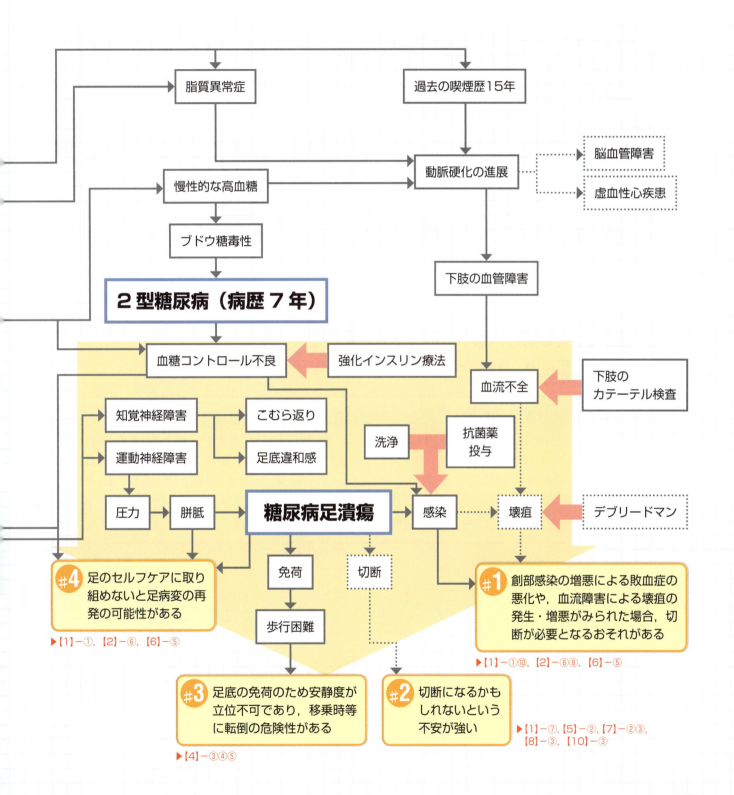

✳ 抽出した看護問題

創部感染の増悪による敗血症の悪化や，血流障害による壊疽の発生・増悪がみられた場合，切断が必要となるおそれがある
NANDA-Iでは ➡ 活動/休息：非効果的末梢組織循環リスク状態
（危険因子：糖尿病）

◆**感染を抑えることと，血流を改善して壊疽を予防できるかがカギに！**

　感染が制御できず敗血症が悪化すれば，生命の危険を伴います．また血流障害が進行していれば，切断を余儀なくされる場合もあります．切断となった場合には，精神的，身体的，社会的にも，さまざまな問題を引き起こす可能性が出てきます．
　現在，創部の洗浄と抗菌薬の投与により感染が抑えられつつありますが，今後予定されている下肢のカテーテルを用いた造影検査と血行再建術の結果により，血流改善がはかれ，切断の危機が回避できるかがわかります．そのため，検査による血流評価や治療の内容を確認することが重要になってきます．

切断になるかもしれないという不安が強い
NANDA-Iでは ➡ コーピング/ストレス耐性：不安
（関連因子：状況的危機）

◆**不安の軽減に向けた情報提供と，不安を表出できる環境調整が必要！**

　Aさんは，第1病日に寝つけない様子がありました．身体の一部を失うかもしれないという不安が強いのは当然のことであり，その不安を表出できるようかかわることが重要です．
　また治療計画について正しく理解するための情報提供がなされているか，確認する必要があります．不安が増大し不眠が継続したり，抑うつ状態におちいったりすることがないよう注意深く観察し，支援することが重要です．

#3 足底の免荷のため安静度が立位不可であり，移乗時等に転倒の危険性がある

NANDA-Iでは ➡ **安全/防御：転倒転落リスク状態**
（危険因子：足に影響する健康状態，補助器具の使用）

◆Aさんが転倒のリスクを理解し，予防行動が取れるように支援！

　Aさんは足底に潰瘍を形成しており，創傷の悪化予防と治癒促進のためには免荷が必要です．

　安静度はベッド上安静が指示されており，移動は車椅子で患側に負荷をかけずに移乗しなければなりません．安静が続くことで下肢筋力の低下も生じてきます．

　またAさんは年齢的にも若く，「車椅子には1人で乗ってもいいでしょ」という発言からも自身の体力や筋力を過信し，単独で移乗する可能性が考えられます．発熱による倦怠感なども加わり，転倒のリスクが高いことをAさんが理解し，予防行動が取れるよう転倒防止策をともに講じていく必要があります．

#4 足のセルフケアに取り組めないと足病変の再発の可能性がある

NANDA-Iでは ➡ **ヘルスプロモーション：非効果的健康管理**
（関連因子：治療計画についての知識不足）

◆足病変の再発を繰り返さないよう，予防的フットケアが重要！

　今回の足潰瘍が治癒しても，1度足病変を生じた患者さんは再発を繰り返すといわれ，日々のフットケアの継続による再発防止と，異常の早期発見が大切です．

　前述（p.264）の**表1**「足病変のリスクが高い患者」の中でも，Aさんは「1．足病変の既往」「6．胼胝形成」「8．血糖コントロールが不十分」など複数のリスクを有しており，再発の危険は少なくありません．

　予防的フットケアに対する知識を提供し，Aさんが自ら療養行動を意思決定でき，実践可能なセルフケアに取り組めるよう支援していく必要があります．

#5 人生の目標が見いだせず，望ましい療養行動の継続が困難な可能性がある
NANDA-Iでは　➡　ヘルスプロモーション：非効果的健康管理
（関連因子：行動を起こすきっかけが十分にない）

◆糖尿病をもちながらも健康状態を維持し，Aさんらしい人生を送るための生活調整への支援が大切！

　現在Aさんは会社の中間管理職として重要な役割があり，入院により「職場に迷惑をかけられない」などの発言から社会での役割意識は高いものとうかがえます．また「退院後はちゃんとやっていこうと思う」など前向きな言葉も聞かれています．

　一方で，「母親より先に死ななければ……」などの発言から，健康状態を維持しどのような人生を歩んでいきたいかという，長期的な将来への目標が見いだせていない状況と考えられます．

　糖尿病をもちながらも健康状態を維持し，Aさんらしい人生を送るための生活調整への支援が大切となります．

#6 高血糖が続くことで合併症が進展する可能性がある
NANDA-Iでは　➡　栄養：血糖不安定リスク状態
（危険因子：糖尿病管理が不十分）

◆よりよい血糖コントロール維持のために，積極的に治療に参画できるよう支援！

　現在Aさんは，強化インスリン療法により血糖値は低下しつつありますが，退院後に再びコントロールが悪化し高血糖が続くようであれば，足病変の再発だけでなく，新たな合併症の発症・進展のリスクが高まります．

　Aさんにとって継続しやすい方法で血糖コントロールのための治療に参画できるよう支援が必要になります．

4 看護問題の絞り込み

✳ 抽出した看護問題

#1 創部感染の増悪による敗血症の悪化や，血流障害による壊疽の発生・増悪がみられた場合，切断が必要となるおそれがある

#2 切断になるかもしれないという不安が強い

#3 足底の免荷のため安静度が立位不可であり，移乗時等に転倒の危険性がある

#4 足のセルフケアに取り組めないと足病変の再発の可能性がある

#5 人生の目標が見いだせず，望ましい療養行動の継続が困難な可能性がある

#6 高血糖が続くことで合併症が進展する可能性がある

優先すべき看護問題

優先順位1 #1 創部感染の増悪による敗血症の悪化や，血流障害による壊疽の発生・増悪がみられた場合，切断が必要となるおそれがある

なぜ？ 切断となった場合には，精神的，身体的，社会的にもさまざまな問題を引き起こす可能性もあるため

創部感染の増悪は骨髄炎を引き起こし，全身の感染症として敗血症が悪化すれば生命の危険も生じるため，これらを回避するためには最悪切断も余儀なくされます．Aさんは足病変の急性期状態にあり，このことが，#2の看護問題の要因にもなっており，優先順位は最も高いと判断しました．

治療経過を把握し，精神状態も考慮しながらAさんが治療に参画できるよう支援が必要です．

あわせて介入

#2 切断になるかもしれないという不安が強い

 自分の足を失うかもしれないという不安は計り知れず，増大すれば抑うつ状態におちいる可能性もあるため

足潰瘍の悪化から切断の可能性もあると告げられたAさんは不安が強く，第1病日には不眠も訴えていました．不安の増大は抑うつ状態になり，治療への参画が困難となる可能性もあり，#1とあわせて優先順位が高いと判断しました．

不安が表出できるようかかわり，不安の増大がないよう支援が必要です．

  #4 足のセルフケアに取り組めないと足病変の再発の可能性がある

 足病変の再発予防に向け，セルフケアへの支援が必要であるため

1度足病変を発症した患者さんは，その後も再発を繰り返すといわれています．足病変のリスクを複数有するAさんは，自らフットケアに取り組めなければ再発を繰り返す可能性も考えられ，優先順位は2と判断しました．Aさんが自分の足に関心をもち，生涯継続して予防的にフットケアが行えるよう支援が必要です．

  #3 足底の免荷のため安静度が立位不可であり，移乗時等に転倒の危険性がある

 免荷のため移動が困難であり，転倒の危険があるため

Aさんは創傷の免荷のためベッド上安静が強いられ，下肢筋力の低下を生じやすく，また発熱による倦怠感なども加わり，転倒の危険性が考えられます．さらに年齢的にも若いため自身の体力や筋力を過信し，単独で移乗する可能性も考えられます．Aさんが転倒の危険性を理解し，予防行動が取れるよう支援が必要と考え，優先順位を3としました．

経過観察が必要な看護問題

#5 人生の目標が見いだせず，望ましい療養行動の継続が困難な可能性がある

 長期的な支援が必要な問題であるため

　Aさんは，退院直後には意欲的に療養に取り組めたとしても，生涯続く慢性疾患の療養行動はストレスになるため，継続困難となる可能性があります．
　しかし，現在Aさんは，足病変による切断の危険性を生じた急性期状態にあり，遠い将来のことまで考えが及ばない可能性もあります．退院後も継続してかかわり，経過をみていく必要があります．

#6 高血糖が続くことで合併症が進展する可能性がある

 長期的な支援が必要な問題であるため

　血糖コントロールは重要で必要性の高い問題ですが，生涯にわたり取り組む必要があり，長期的な支援が必要です．
　Aさんは現在，＃1，＃2の問題を抱えながらも，これまでの生活を振り返り，退院後の療養に前向きな発言もしていますが，生涯にわたり望ましい療養行動を続けることは容易なことではありません．再び高血糖状態を引き起こすことがないよう，＃5とあわせ，経過をみていく必要があります．

5 看護計画の立案

O-P：Observation Plan，観察計画
T-P：Treatment Plan，治療計画
E-P：Education Plan，教育・指導計画

優先順位 **1**

#1 創部感染の増悪による敗血症の悪化や，血流障害による壊疽の発生・増悪がみられた場合，切断が必要となるおそれがある

#2 切断になるかもしれないという不安が強い

看護目標：病状を理解し，治療を受け入れることができる
期待する結果：①治療経過と病状を正しく理解できる
　　　　　　　②必要な治療に参画できる

	具体策	根拠と注意点
O-P	①バイタルサイン ②創傷の状態：潰瘍の大きさ・深さ，壊死組織の有無，膿瘍の有無と程度，肉芽の状態（色調） ③検査データ：炎症所見（WBC，CRP），下肢の血管造影検査の結果 ④患者の言動：治療への理解，自分の身体（病状）に対する認識	①〜④Aさんが自分の身体状況と治療経過を理解し，必要な治療を受け入れられるよう支援する必要がある
T-P	①治療を行う際にはそのつど，内容を伝え，理解度を確認する ②創傷の経過や検査結果（とくに血流評価に関する内容），治療方針について説明される場を提供する ③②の説明の場に立ち合い，理解度や思いを確認する ④相談しやすい環境を整え，いつでも相談できるよう関係性を築く ⑤Aさんの理解度や思いについて，医療者間で共有する	①〜⑤血流の評価によっては切断が余儀なくされるため適宜理解を得て，思いをくみ取る必要がある．治療に対する思いについて語る際には，Aさんの思いを尊重する姿勢でかかわる
E-P	①わからないことがあれば，そのつど医療者に質問してよいことを説明する	①Aさんが治療計画を理解し，納得して受け入れられることが重要である（切断が決定した場合には，看護問題#2の不安への支援強化が必要になるが，今回は割愛する）

優先順位 **2**

#4 足のセルフケアに取り組めないと足病変の再発の可能性がある

看護目標：足病変予防のための行動目標を自己決定できる
期待する結果：①必要なセルフケアに気づくことができる
　　　　　　　②達成可能な具体策を見いだすことができる

	具体策	根拠と注意点
O-P	①創傷の処置実施時等の患者の言動，表情 ②入院前の生活，糖尿病の自己管理に関する様子 ③足のケアに関するセルフモニタリングの状況 ④合併症，とくに足病変に関する理解度	①Aさんが足に関心を寄せられているか確認が必要である ②③④これまでの糖尿病と合併症，足に関する理解度，自己管理の状況を把握する必要がある

	具体策	根拠と注意点
T-P	①創傷の処置の際には，Aさんが足に関心を寄せられるよう意図的にかかわる ②医療者が足を気づかう，大切に扱う様子を示すなどして，Aさん自身が足を大切に思えるように働きかける	①②足の処置を行う際に，医療者がAさんの足を大切に考えていることが伝わるように丁寧にかかわることで，Aさん自身が自分の足を大切にしようという気持ちを抱きやすくなる
E-P	①合併症全般と，足病変に対する理解が得られるよう教育する ②予防的フットケアの方法について教育する	①Aさんが，糖尿病と合併症，とくに足病変について十分理解したうえで，足の治療を受け入れられるように，必要な知識・情報を提供する ②Aさんの理解や受け入れ状況を確認しながら，実践可能で無理のないセルフケアの方法を選択できるようにかかわる

◀予防的フットケア▶

足病変で最も重要なことは予防です．足病変のリスクの高い患者さんでは定期的な足の視診（p.265図2参照）を行います．

患者さん自身でも毎日素足をよく観察し，感染，外傷，爪の変形，白癬，胼胝などの異常があれば主治医や看護師に相談するように伝えます．自発痛を訴えなくなった場合は知覚鈍麻におちいった可能性を考え，注意深く観察する必要があります．

靴・保護具の選び方（**図3**），爪の切り方（**図4**）の指導を行い，カイロやあんか，湯たんぽ等，直接刺激で熱傷をきたす可能性のあるものの使用を禁止します．

■図4　爪の切り方

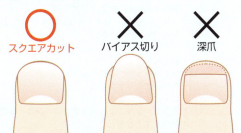

尖端を真っ直ぐに切るスクエアカットが適切　　爪の角を切り過ぎると巻き爪になりやすくなる．

■図3　靴・保護具の選び方
神経障害や血流障害が進行した患者さんでは，足に適した靴を選ぶことが重要です．

著明な足の変形がある場合や，足底に胼胝を形成しやすい患者さんの場合には，足の形状に合わせた靴や中敷を利用することで，歩行時の足底部の免荷（患部に対する機械的なストレスを避けること）を行うとともに，関節の余分な動きを制限することにより，安定性が確保され，潰瘍発症予防効果が期待できます．

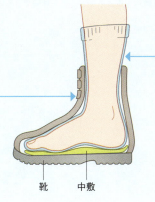

靴だけでなく，靴下もつま先に縫い目がなく，弾力性があり，締めつけにくいものを選ぶことで再発防止につながります．

優先順位 3

#3 足底の免荷のため安静度が立位不可であり、移乗時等に転倒の危険性がある

看護目標：転倒の危険を起こさない
期待する結果：①転倒のリスクを理解できる
　　　　　　　②転倒予防の行動がとれる

	具体策	根拠と注意点
O-P	①バイタルサイン，食事摂取状況，血糖値の変動 ②倦怠感の有無と程度 ③移動時のふらつきの有無と程度 ④安静度内の行動であるか ⑤自分で行おうとする言動の有無 ⑥転倒の危険に対する認識，理解度 ⑦睡眠状況，睡眠薬の内服の有無 ⑧点滴投与，内服薬の内容（転倒リスクの可能性がある薬剤：インスリン製剤，利尿薬，睡眠薬，精神安定薬，解熱・鎮痛薬，麻薬，下剤など） ⑨検査データ：炎症所見，貧血，栄養状態など（WBC，CRP，Hb，Ht，TP，Alb）	①〜③Aさんの身体機能を把握し，転倒のリスクがどの程度あるか把握する必要がある ④〜⑥行動特性や転倒に関する意識，理解の程度により，看護師に依頼せず単独で移乗してしまう可能性がある ⑦〜⑨炎症による発熱，睡眠薬の使用，貧血，栄養不良等がある場合，ふらつきを助長させる．また強化インスリン療法により低血糖を生じた場合，転倒の危険性が高まる
T-P	①ベッド柵を挙上する ②夜間はフットランプを点灯する ③転倒リスクの情報を共有する ④ナースコールに対応する ⑤尿器を準備し，発熱による倦怠感が強い際などは無理せず使用をすすめる ⑥環境整備の実施（ベッドのストッパーをかける，水こぼれがないようにする，床に物を置かないようにする） ⑦安全な履物の選択 ⑧安静度に合わせてセルフケアの介助を行う	①臥床時のベッドからの転落を予防する ②暗い環境下では足元が見えにくくなる ③転倒のリスクとなりうる情報を共有することで，Aさんが転倒予防の行動がとれる ④移動時に介助が必要である ⑤発熱等で倦怠感が強い際の移動による疲労感を助長させない ⑥⑦環境要因による転倒を予防する ⑤⑧自立に向けたかかわりを持てるよう介入しつつ，安全なケアの提供を行う
E-P	①移動，移乗時には必ずナースコールを押すように説明する ②ベッドテーブルなど動くものに体重をかけないように説明する ③履物は滑りにくい物，脱げにくい物を使用するように説明する ④転倒が起こりやすい状況とその対策について説明する	①1人でも大丈夫という発言が聞かれており，看護師の介助を依頼せずに行動する可能性がある ②③環境要因による転倒を予防するため ④Aさんの自尊心を傷つけないように配慮しながら，転倒のリスクがあることを理解できるよう丁寧に説明する

6 経過記録(SOAP)

S：Subjective data，主観的情報
O：Objective data，客観的情報
A：Assessment，アセスメント
P：Plan，計画

優先順位 1　#1 創部感染の増悪による敗血症の悪化や，血流障害による壊疽の発生・増悪がみられた場合，切断が必要となるおそれがある

時間	患者さんの状況・反応	看護ケア（実施したこと）	アセスメント
実習2日目 10:00～11:00	S：「膿も少なくなってきてほっとしている」「血液検査で炎症の数値も下がってるって言ってたものね」「来週のカテーテル検査で血流の程度がわかるね．切断が必要って言われたらどうしよう．まさかこんなに悪くなるなんて思ってもみなかった」 O：第1病日に最大3cmの皮下ポケットを認め，第2病日に医師により切開排膿術が行われ，第5病日には膿はほとんど認めなくなった．創傷周囲の発赤・腫脹は徐々に軽快している 壊死組織は当初より認めず，皮膚の色調は正常である．第1病日に行ったABI検査では左0.76，右0.82であった 発熱37℃台．WBC11,800/μL，CRP 5.65mg/dL．培養検査の結果では，レンサ球菌が検出され，抗菌薬の点滴投与が行われている	・足の処置時に創傷の状態を観察し，同時にAさんが治療内容や創傷の経過を理解できているか確認した ・採血結果の説明と，来週，下肢のカテーテル検査を行うことの説明に同席し，Aさんの理解状況を確認した ・切断の可能性について語るAさんの気持ちをだまって聴き入れた ・バイタルサインを測定し，第1病日に行われた創傷の培養検査の結果と感染に対する治療内容をカルテから確認した	A：創傷の膿瘍の消失と，採血結果で炎症所見の数値も改善があり，抗菌薬の投与と創傷の洗浄の効果により，感染が治まりつつあると考えられる．壊死組織は認められず，皮膚の色調も正常であるが，ABIの結果が正常以下であることから，血流障害の可能性が考えられる． Aさんの言葉からも治療経過と現在の病状，今後予定している検査や治療の方向性について正しく理解できていると判断できる． 切断の判断は下肢のカテーテル検査で評価されるため，切断となった場合にも治療に参画できるか，今後も看護計画に沿って支援していく必要がある

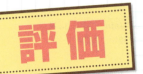

評価

 5 看護計画の立案 であげた「期待する結果」に到達できたかどうかを評価していきます．

> **#1 期待する結果**
> ①治療経過と病状を正しく理解できる
> ②必要な治療に参画できる
> →現在は①②ともできており，今後も継続が必要

創傷の膿瘍の消失と，採血結果で炎症所見の数値も改善があり，抗菌薬の投与と創傷の洗浄の効果により，感染が治まりつつあり，Aさんの言葉からも治療経過と現在の病状を正しく理解できていると判断できます．

これは看護計画T-P①治療を行う際にはそのつど，内容を伝え，理解度を確認したこと，T-P②創傷の経過や検査結果，治療方針について説明される場を提供したこと，T-P③説明の場に立ち合い，理解度や思いを確認したこと，などが効果的だったといえます．

またAさんは，現在は必要な治療に参画できていますが，今後行われる下肢のカテーテル検査によって切断が必要と決定された際に，その方針を受け入れることができるかどうか，今後も看護計画に沿って支援していく必要があります．

引用・参考文献
1) 河野茂夫：糖尿病足病変－感染症として，血管病として．プラクティス，28（3）：257, 2011.
2) 日本糖尿病療養指導士認定機構：糖尿病療養指導ガイドブック2017－糖尿病療養指導士の学習目標と課題．p.187, メディカルレビュー社，2017.
3) 平野勉監：糖尿病看護ビジュアルナーシング．p.154, 学研メディカル秀潤社，2015.
4) 日本糖尿病教育・看護学会編：糖尿病看護 フットケア技術，第3版，日本看護協会出版会，2013.
5) 桐木（市川）園子，古山景子：糖尿病患者の下肢の感染予防と感染発症時の看護．化学療法の領域28（4）：122〜128, 2012.
6) T.H.ハードマンほか編，日本看護診断学会監訳：NANDA-I 看護診断 定義と分類 2015-2017. 原書第10版．医学書院，2015.
7) 日本糖尿病教育・看護学会編：糖尿病に強い看護師育成支援テキスト．日本看護協会出版会，2008.
8) 糖尿病足病変に関する国際ワーキンググループ編，内村功ほか監訳：インターナショナル コンセンサス 糖尿病足病変．医歯薬出版，2000.
9) Faglia E, et al.: Adjunctive systemic hyperbaric oxygen therapy in treatment of severe prevalently ischemic diabetic foot ulcer. A randomized study. Diabetes Care19（12）：1338-1343, 1996.

基礎と臨床がつながる
疾患別看護過程

⑪

悪性リンパ腫

〜びまん性大細胞型B細胞リンパ腫(DLBCL)で
R-CHOP療法を行う事例〜

悪性リンパ腫とは，全身のリンパ組織から発症する悪性腫瘍の総称です．退院後も，外来で化学療法を続けるなど，長期にわたる治療が必要となります．副作用への対処や，内服管理を患者さんが自分で行うことができるか見極め，支援していくことが大切です．

DLBCL：diffuse large B-cell lymphoma，びまん性大細胞型B細胞リンパ腫

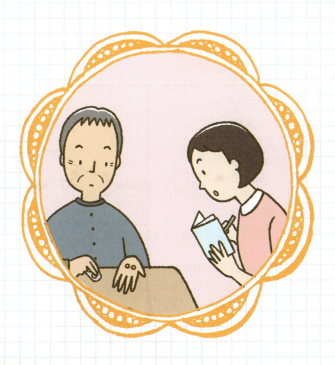

基礎と臨床がつながる 疾患別看護過程

事例

患者
Aさん　59歳　男性（会社役員）

診断名
悪性リンパ腫
［びまん性大細胞型B細胞リンパ腫（DLBCL）］

背景
　Aさんは会社役員．身長167cm，体重54kg，体表面積1.6m²．仕事中心に生活してきており，退院後の仕事復帰への希望が強い．化学療法は脱毛以外はあまりイメージがない．病状告知を受けて，仕事は休職．妻56歳（専業主婦）と，娘26歳（会社員）と3人暮らし．妻は近所に住む母の介護を行っている．糖尿病の既往があり，内服コントロール中．週3回は外食をする．長期喫煙歴あり（1日20本，40年間）．飲酒は毎日でビール，ウイスキー等．釣りが趣味で休みの日は車で出かけることが多い．
　自宅は病院と1時間程離れている．家族関係は良好．妻は3日に1回面会に来て「しっかり治療して治してきてね」と言う．
　基本的には毎日排便があるが環境の変化等で便秘になりやすく，もともと外痔核がありときどき痛みがある．緊張しやすく，睡眠薬を使用したことはないが睡眠は浅いことが多い．とくに健康のために気をつけていたことはない．

既往歴
糖尿病・高血圧・脂質異常症・外痔核

治療内容
R-CHOP療法
　day-1：リツキシマブ（リツキサン®）600mg/日
　day1：CHOP［シクロホスファミド水和物（エンドキサン®）1,200mg/日，ドキソルビシン塩酸塩（ドキソルビシン塩酸塩®）80mg/日，ビンクリスチン硫酸塩（オンコビン®）2mg/日，プレドニゾロン（プレドニン®）60mg/日］
　day2〜5：プレドニゾロン60mg/日

現症経過
　経過要約：201X年夏頃より下腹部にしこりを自覚．徐々に増大を認めたため，近医皮膚科を受診し経過観察．その後左肘にも結節が出現し，皮膚生検の結果，悪性リンパ腫の疑い．大学病院にて確定診断，化学療法目的で入院．B症状なし．入院後R-CHOP療法施行．（day-1からday4の詳細な経過はp.294参照）

実習7日目：化学療法day4

CHOP療法4日目．プレドニゾロン内服4日目．明日でプレドニゾロンの内服終了とともに治療が終了となります．副作用症状が出現する時期であり，症状の観察が必要です．また，これから骨髄抑制もかかる時期に入るので，感染予防行動の習慣化が必要になります．今後の外来治療時に副作用症状マネジメントと体調を自分で管理できるように指導を行う必要があります．
体温36.7℃，脈拍68回/分，血圧120/72mmHg，朝の血糖値138mg/dL．排便が硬めで少量しかなく，肛門部痛が出現していること，夜間あまり眠れなかったことがカルテに記載されています．

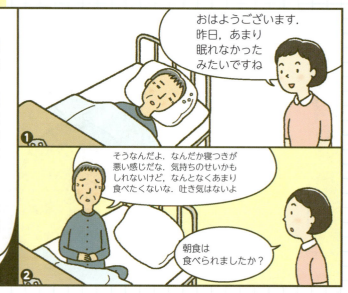

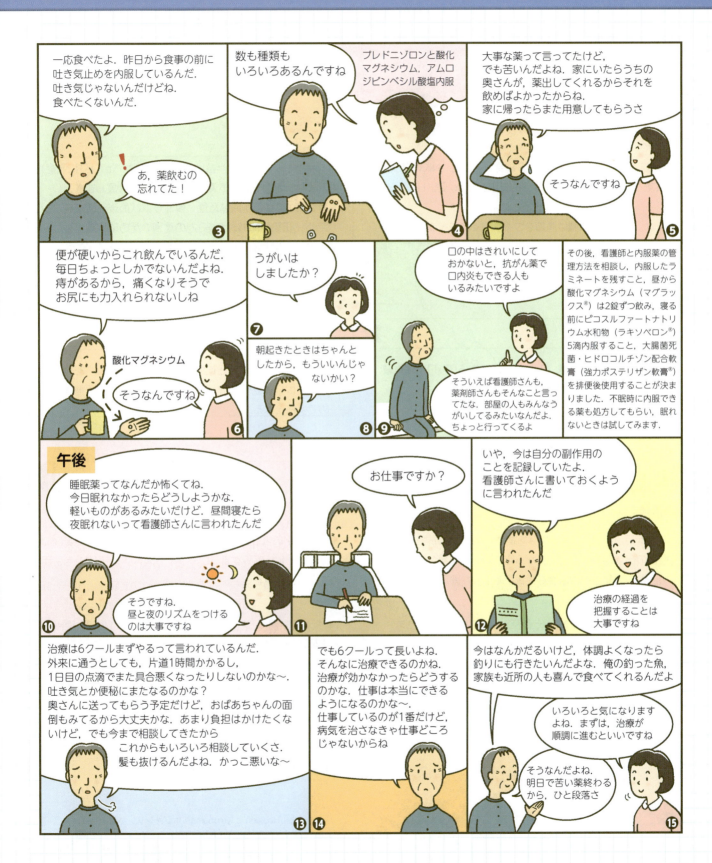

悪性リンパ腫とは

悪性リンパ腫は，リンパ球（B細胞，T細胞，NK細胞）に由来する悪性腫瘍の総称です．ホジキンリンパ腫（HL）と非ホジキンリンパ腫（NHL）に大別されます．

非ホジキンリンパ腫は腫瘤をつくりやすいタイプのリンパ系腫瘍の中で，ホジキンリンパ腫以外のものをいいます．非ホジキンリンパ腫の約半数は節外発症（リンパ節以外に発症）もしくは，節外浸潤をきたし，非連続性に進展します．

ほかのリンパ節腫脹（急性・慢性リンパ節炎，結核性リンパ節炎，伝染性単核球症等）との鑑別のために組織生検は必須であり，病理所見により確定診断がなされます．

症状

- リンパ節腫脹，倦怠感，B症状（発熱，盗汗[寝汗]，体重減少），腹部膨満，肝脾腫など．
- リンパ節腫脹による圧迫症状が疼痛となる場合もあり，節外浸潤は非連続性に進展するため，その症状の所見はきわめて多様となる．

検査

問診

- 検査を行うにあたり，詳細な病歴聴取が必要．動悸・腹痛・腫瘤の出現等が隠れた病変から発生している場合も多いため，いつ頃からどのような症状があるのか問診が重要である．

画像診断

- 胸部X線，頸部〜骨盤造影CT，FDG-PET/CT，心電図，心エコー等．
- 治療前に病変存在部位の各種画像検査を行い，病変の広がりを把握することが治療効果判定に必要となる．

骨髄検査

- 穿刺吸引および必要に応じて骨髄生検を行う．細胞表面の特性を詳しく解析するフローサイトメトリー（FCM）を併用することもある．

リンパ節生検

- リンパ節（リンパ節腫脹のない場合は腫瘍組織）の生検による病理組織診断．治療内容の決定は病理分類によるところが大きく，検体採取量の少ない針生検では，正確な診断は困難な場合がある．
- リンパ節生検は病変が存在すると考えられる部位で行うが，頸部または鎖骨上窩が最も適している．

HL：Hodgkin's lymphoma，ホジキンリンパ腫
NHL：non-Hodgkin's lymphoma，非ホジキンリンパ腫
FDG-PET：fluorodeoxyglucose positron emission tomography，フルオロデオキシグルコース・ポジトロン断層造影
FCM：flow cytometry，フローサイトメトリー

病期分類

- 悪性リンパ腫の病期分類を図1に示す．

■ 図1　悪性リンパ腫の病期分類

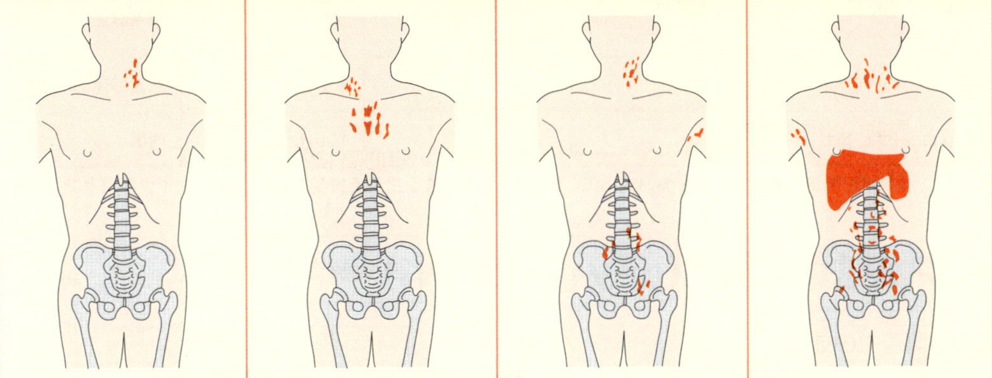

ステージⅠ	ステージⅡ	ステージⅢ	ステージⅣ	
1つのリンパ節領域の病変，またはリンパ節外の限局性病変	横隔膜の同じ側にとどまる2つ以上のリンパ節領域の病変，または1つのリンパ節外の限局性病変と横隔膜の同じ側のリンパ節領域の病変	横隔膜の上下にわたる複数のリンパ節領域の病変，またはこれに1つのリンパ節外の限局性病変や脾臓病変あるいはその両方を伴う病変	リンパ節病変の有無にかかわらず，1つ以上のリンパ節外のびまん性，多発性病変，または所属リンパ以外の病変を伴う1つのリンパ節外病変	随伴症状，所見の有無により以下の記号を付記する A：B症状を有さない B：以下の3症状のうち少なくとも1つを認める ・38℃より高い発熱（ほかの原因を除外可能） ・寝具を変えなければならないほどの盗汗 ・診断前6か月以内の10％を超す体重減少 E：節外病変 X：巨大腫瘤

治療

- 悪性リンパ腫の治療方法は，病型によって全く異なり，一般的には化学療法，放射線治療が行われる．

びまん性大細胞型B細胞リンパ腫（DLBCL）の治療

- びまん性大細胞型B細胞リンパ腫（DLBCL）の化学療法では，CHOP療法にリツキシマブを併用したR-CHOP療法（p.294参照）が一般的に行われる（表1～2）．

■ 表1　病期によるびまん性大細胞型B細胞リンパ腫（DLBCL）の治療

Ⅰ期Ⅱ期（連続性病変）かつ巨大病変なし	・R-CHOP 3コース＋病巣部位の放射線照射30～36Gy※ ・R-CHOP 6～8コース±病巣部位の放射線照射30～36Gy
Ⅰ期Ⅱ期（連続性病変）かつ巨大病変あり	・R-CHOP 6～8コース±病巣部位の放射線照射30～40Gy
Ⅱ期（非連続性病変），Ⅲ/Ⅳ期	・R-CHOP 6～8コース（±放射線照射）

※1Gy：物質1kgあたりに1ジュール（エネルギー量を表す単位）のエネルギーを吸収することを意味する

表2 R-CHOP療法

投与日		商品名（一般名）	1日投与量 （mg/m²）	投与経路
day-1	R	リツキシマブ（リツキサン®）	375	点滴静注
day1	C	シクロホスファミド水和物（エンドキサン®）	750	点滴静注
	H	ドキソルビシン塩酸塩（ドキソルビシン塩酸塩®） H→別名ハイドロキシダウノマイシンより	50	点滴静注
	O	ビンクリスチン硫酸塩（オンコビン®）	1.4	点滴静注 or 静注
day1〜5	P	プレドニゾロン（プレドニン®）	100/body	内服

※CHOP療法を開始する日をday1として，その前日のリツキシマブを投与する日はday-（マイナス）1と数えます．

＊ AさんのR-CHOP療法中の経過（day-1〜day4）

day-1	《リツキシマブ投与》 ●末梢静脈留置カテーテルよりリツキシマブ投与開始10分でSpO₂ 89％に低下．インフュージョンリアクション*とみられる喘鳴，軽度呼吸困難出現．酸素2L/分開始．投与を一時中断し，30分休憩後，リツキシマブを再投与し問題なく終了．
day1	《CHOP療法開始》 ●WBC 6,600/μL, RBC 509万/μg, Hb 16.8g/dL, PLT 180,000/μL, Cr 0.76mg/dL, CRP 0.06mg/dL． ●末梢静脈留置カテーテルよりCHOP療法を開始．アレルギー症状なし．血管確保部位の観察を行うよう看護師に指導を受け，こまめに観察している． ●終了後手指の浮腫があり，夕方の体重が56kgと2kg増加したため，フロセミド10mgを静脈注射投与．
day2	●体重は54kgに減少．食事は全量摂取．排便は1回あり，普通便．
day3	●食欲低下あり，食事50％摂取． ●昼から食前に制吐薬のメトクロプラミド（プリンペラン®）の内服を開始する． ●排便はあるが硬便であり緩下剤の酸化マグネシウム（マグラックス®）毎食後1錠開始．
day4	●食事は食前の制吐薬を内服し80％摂取． ●排便は硬便で少量のみ．酸化マグネシウムを毎食後2錠に増量し，ピコスルファートナトリウム水和物（ラキソベロン®）を就寝前に5滴内服．もともとの外痔核の痛みが出現し，大腸菌死菌・ヒドロコルチゾン配合（強力ポステリザン®）軟膏を処方される． ●夜間不眠があり，ブロチゾラム（レンドルミン®）処方． ●毎食後のうがいはまだ習慣化されておらず忘れてしまう．

> **★ワンポイント　インフュージョンリアクション**
>
> リツキシマブなどの分子標的治療薬の投与中または投与後24時間以内に多く発現する症状です．嘔気，頭痛，頻脈，血圧低下，皮疹，呼吸促迫などがみられます．
> 予防のための前投薬がある場合には必ず化学療法前に投与します．また，自覚症状があればすぐに医療者に伝えるよう患者さんに伝え，早期発見に努めます．

一般的な経過

入院・化学療法前

- 病状や治療計画の説明を受け，治療期間の注意点を理解する
- 化学療法に適した血管がない場合，中心静脈カテーテルやCVポート留置が検討される．

看護のポイント

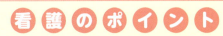

《治療開始前の準備と精神的な支援》

- 患者さんに示された治療の選択肢，治療の利益とリスクなどについて，インフォームドコンセント時の反応などから，説明や病状の理解の程度，気がかりなことは何かを把握しサポートする
- 患者さんの学習ニーズに応じた方法（タイミング，進め方，内容の選択）で化学療法（レジメン内容，スケジュール，副作用等）のオリエンテーションを行い治療のイメージをつける
- 患者さんと家族の治療の場，生活の基盤に関する希望を尊重できるよう調整する
- セルフケア能力の査定，自分の心身に関心が向けられている状態か確認する

化学療法（R-CHOP療法）

《day-1：リツキシマブ投与》

- 医師の指示に従い朝夕の体重測定
- リツキシマブ投与時は前投薬の内服
- 投与中の末梢静脈カテーテル留置部位はできるだけ動かさない

★ワンポイント　**腫瘍崩壊症候群**

悪性腫瘍の治療の際に腫瘍細胞の急速な崩壊により，細胞内の代謝産物が血中に大量に放出され起こる代謝異常の総称です．通常治療開始後，12時間から72時間以内に起きることが多いです．とくに初回治療には，大量の腫瘍が崩壊するため注意が必要です．
症状は，高カリウム血症，高リン酸血症，高尿酸血症といった電解質異常から痙攣や不整脈，腎不全と，生命を脅かす可能性があります．

《day1：シクロホスファミド，ドキソルビシン，ビンクリスチン，プレドニゾロン投与》
《day2〜5：プレドニゾロン投与》

- 内服薬（とくにプレドニゾロン）の遵守確認が重要
- 嘔気や不眠，便秘，倦怠感等の症状がないか観察し，対処を受ける

《安全・安楽な投与管理と副作用の早期発見と対処》

- リツキシマブ投与時のインフュージョンリアクション，抗がん薬投与時のアレルギー症状に注意して観察を行う（投与後24時間はとくに注意）
- 症状は我慢せずに知らせてもらい，早期に対応する
- 腫瘍量の多い場合は腫瘍崩壊症候群*に注意する（初回投与後12〜72時間以内）
- 比較的頻度は少ないものの重要な副作用として心不全・出血性膀胱炎等の観察も行う
- 輸液ポンプ等の取り扱いと注意点を説明し，治療中の安全を確保する
- 末梢静脈留置カテーテルの自然滴下や血液の逆流，刺入部の腫脹・痛み・発赤の確認を行い，異常時は早期に対応し血管外漏出を予防する
- 投与時の6R（①正しい患者，②正しい薬，③正しい目的，④正しい用量，⑤正しい経路，⑥正しい投与時間）に注意し投与管理を行う
- リラックスして治療に臨めるよう配慮する
- 抗がん薬投与後48時間は曝露対策を行う

《副作用症状の観察早期対応とセルフケア支援》

- day1〜5までのプレドニゾロン内服は治療の一環である．内服量も多いため確実に内服できているか確認する
- 食事量を観察し食欲不振・嘔気がある場合は食べやすい粥や麺等への食種変更や吐き気止めの薬剤投与を行う
- 排便状況の確認．便秘傾向時は腸蠕動の観察を行い，緩下剤・下剤の内服薬を調整する
- ステロイドによる不眠があれば睡眠導入薬等検討を行う
- 症状の記録が自己で行えるようアドバイスをし，今後の治療につなげる
- 治療開始後の気がかりや疑問等を確認し不安の軽減に努める

CVポート：totally implantable central venous access port，皮下埋め込み型ポート

骨髄抑制期（day7〜14）	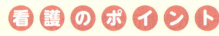
●易感染状態における症状観察を行い，症状を知らせる	《骨髄抑制期における感染症の予防と早期対応》 ●感染症，貧血，出血徴候を観察し，早期発見・早期対応を行うことで，感染や症状悪化を予防し苦痛緩和につなげる ●とくに38℃以上の発熱時には発熱性好中球減少の可能性を考え早期対応する ●感染予防行動（手洗い，うがい，マスク着用）ができているか観察し指導する ●副作用症状の観察．とくに口腔粘膜炎や脱毛などの遅くに出てくる副作用の観察や，痔核，う歯など感染徴候が出現しやすい場所の変化がないかの確認をし早期対応を行う ●倦怠感が強い場合は，活動と休息のバランスがとれるよう日常生活リズムを整えるよう指導する
骨髄回復期〜退院	
●次回投与に向けて治療の振り返りを行い，2クール目の治療準備を行う ●外来治療へ移行する場合の準備を行う	《次の治療へ向けての準備： 不安が少なく外来治療に向かえるよう準備する》 ●2クール目に備えて，1クール目の副作用症状の出かたを振り返り，早めに予防対策を行う ●外来治療時にも副作用観察を継続できるよう，治療日誌をつけること，薬剤管理の方法等を振り返る ●外来の治療室の見学や受診方法，通院治療の準備に必要なことはないか確認する（送迎や高額療養費制度の申請の確認，体調不良時の受診行動の確認） ●今後の経過（追加治療や再発リスク）に関する知識や受け止めを確認し，必要時に情報提供や精神的支援を行う ●感染予防行動の確立，徐々に日常生活に戻せるような支援を行う

情報収集

✽ 情報収集の視点の定め方

　悪性リンパ腫は，化学療法により治癒が期待できる疾患で，治療は数か月に及ぶことが多く，外来での化学療法も増加しています．治療効果により，場合によっては造血幹細胞移植の適応となることもあります．

　悪性リンパ腫の患者さんは，「血液のがん」という説明を受けますが，実際はよく理解していないことが多く，不安を抱えています．化学療法に対する不安や疑問を解決し，副作用症状のマネジメントやセルフケア能力，知識の獲得が必要となります．

　また，初回治療における副作用症状のコントロールが次クール以降の治療に影響を及ぼすため，初回治療を安全安楽に乗り越えることが大切です．

　Aさんは，治療初期の副作用には適切な薬剤投与を受け，悪化することなく経過しましたが，後期に出現する口腔粘膜炎等の副作用や骨髄抑制期の感染に注意が必要です．また，3週目以降に脱毛が著明となるため，ボディイメージの変化への支援や，治療継続するうえで社会的役割の変化，経済的な問題に対する相談などが必要になってきます．

　また，現在は入院期間が短縮していることから，治療開始とともに外来治療継続を見越して，副作用への対処や自己管理を確実に行えるように指導していく必要があります．

| 1 情報収集 | 2 情報の整理とアセスメント | 3 全体像の把握から看護問題を抽出 | 4 看護問題の絞り込み | 5 看護計画の立案 | 6 経過記録（SOAP） |

情報収集の視点

視点1 病状の理解と化学療法に向かう気持ちの準備ができているか

視点2 副作用症状の出現，傾向と対策により苦痛が軽減されているか

視点3 セルフケア能力の査定．長期療養，外来治療に向けた準備はどうか

✻ 情報収集の例

視点1 病状の理解と化学療法に向かう気持ちの準備ができているか

情報収集の視点（詳細項目）	どこから？	なぜこの情報が必要か？	Aさんの情報
●病状や治療に対する言動 ●家族に対する言動 ●睡眠状況 ●家族の言動	●本人の言動 ●面談 ●カルテ ●看護記録 ●観察	●化学療法を受けるにいたる意思決定を納得して行えているかは，病状に向き合い，治療中の重要な副作用に対応していくうえで重要となる	●病状告知を受けて，仕事を休職し治療に専念する環境をつくっている ●内服管理は今までは「家にいたら奥さんが，薬出してくれるからそれを飲めばよかったからね．家に帰ったらまた用意してもらうさ」と内服コンプライアンスがやや悪い ●「治療は6クールまずやるって言われているんだ．外来に通うとしても，片道1時間かかるし，1日目の点滴でまた具合悪くなったりしないのかな～．吐き気とか便秘にまたなるのかな？」 ●「奥さんに送ってもらう予定だけど，おばあちゃんの面倒もみてるから大丈夫かな．あまり負担はかけたくないけど，でも今まで相談してきたからこれからもいろいろ相談していくさ」

視点2 副作用症状の出現，傾向と対策により苦痛が軽減されているか

情報収集の視点（詳細項目）	どこから？	なぜこの情報が必要か？	Aさんの情報
＜便秘＞ ●排便状況（回数・性状・量） ●腹部状況（腸蠕動音・腹部膨満・排ガスの有無） ●食事摂取状況（食事形態・摂取量・飲水量） ●緩下剤の使用 ●入院前の排便状況 ●入院前の食事習慣	●本人の言動 ●カルテ ●看護記録 ●観察	●ビンクリスチン硫酸塩使用による末梢神経障害により腸管運動の麻痺を伴い，便秘になる可能性がある ●入院による環境の変化や活動量の低下から便秘を伴いやすい ●食事の形態や飲水量の変化から便秘に傾くことがある ●初回投与であり，症状出現の観察が重要となる	●day3：排便はあるが硬便であり緩下剤（酸化マグネシウム毎食後1錠）開始 ●day4：排便は硬く少量のみ．もともとの外痔核の痛みの出現あり，大腸菌死菌・ヒドロコルチゾン配合軟膏を処方される ●day4：酸化マグネシウム毎食後1錠内服中を毎食後2錠に増量し，ピコスルファートナトリウム水和物5滴を就寝前に内服

情報収集の視点（詳細項目）	どこから？	なぜこの情報が必要か？	Aさんの情報
<嘔気> ●食事摂取状況（食事量・飲水量） ●入院前の食事習慣	●本人の言動 ●カルテ ●看護記録 ●観察	●抗がん薬投与による嘔気出現の可能性がある ●初めての化学療法であり、食欲不振や嘔気の症状があっても判断できないことがある	●day3：食欲低下あり、食事50％摂取、昼から食前に制吐薬（メトクロプラミド）の内服を開始する ●入院前は週3回外食の習慣があり、病院食が嗜好に合わない可能性がある
<不眠> ●睡眠状況（熟眠感・睡眠時間） ●日中の活動と午睡の状況 ●薬剤使用による影響の理解の有無	●本人の言動 ●カルテ ●看護記録 ●観察	●入院という環境の変化による不眠の可能性がある ●大量のステロイド使用に伴う不眠のリスクがある ●病状に対する思いや今後の不安から睡眠障害を起こしやすい	●睡眠薬を使用したことはないが睡眠は浅いことが多い ●「睡眠薬ってなんだか怖くてね。今日眠れなかったらどうしようかな。軽いものがあるみたいだけど、昼間寝たら夜眠れないって看護師さんに言われたんだ」 ●day4：夜間不眠あり、ブロチゾラム処方
<感染> ●体温 ●WBC・CRP ●保清の実施状況 ●感染予防行動（手洗い，うがい，マスク着用）の実施状況 ●痔核の炎症・痛み	●本人の言動 ●カルテ ●看護記録 ●観察 ●バイタルサイン ●採血結果 ●胸部Ｘ線検査	●化学療法後であり、免疫機能低下をもたらし、骨髄抑制を伴うため予防と早期発見が必要となる	●「部屋の人もみんなうがいしてるみたいなんだよ。ちょっと行ってくるよ」 ●入院前は1日20本，40年間の喫煙習慣があった ●day4：もともとの外痔核の痛みが出現し，大腸菌死菌・ヒドロコルチゾン配合軟膏を処方

視点3 セルフケア能力の査定，長期療養，外来治療に向けた準備はどうか

情報収集の視点（詳細項目）	どこから？	なぜこの情報が必要か？	Aさんの情報
●病状や治療に対する言動 ●家族に対する言動 ●睡眠状況 ●家族の言動	●本人の言動 ●面談 ●カルテ ●看護記録 ●観察	●化学療法は、まずは6クール予定されている。評価次第では治療延長になる可能性もあり、長期間の治療継続に向けた準備が必要 ●外来治療を安全に継続するために、どの程度のセルフケア能力があるか、またそのために必要な指導が適切に行われ、自己管理に向けた準備ができているか確認する必要がある ●長期治療継続に向けた準備がどの程度イメージできているか、実際に外来治療する場合に調整しておくべきことなど必要な情報提供を受けることができているか	●血管確保部位の観察を行うよう看護師に指導を受け、こまめに観察している ●「大事な薬って言ってたけど、でも苦いんだよね。家にいたらうちの奥さんが、薬出してくれるからそれを飲めばよかったからね。家に帰ったらまた用意してもらうさ」 ●「（うがいは）朝起きたときはちゃんとしたから、もういいんじゃないかい？」 ●「今は自分の副作用のことを記録していたよ。看護師さんに書いておくように言われたんだ」 ●「治療は6クールまずやるって言われているんだ。外来に通うとしても、片道1時間かかるし、1日目の点滴でまた具合悪くなったりしないのかな〜。吐き気とか便秘にまたなるのかな？ 奥さんに送ってもらう予定だけど、おばあちゃんの面倒もみてるから大丈夫かな。あまり負担はかけたくないけど、でも今まで相談してきたからこれからもいろいろ相談していくさ」

2 情報の整理とアセスメント

●ゴードンの機能的健康パターンによる情報の分類

領域	情報を集める視点	アセスメントの視点
【1】 健康知覚－ 健康管理	●自分の健康状態をどのように認識しているか ●現症経過・既往歴 ●健康管理状況 ●日常生活管理 ●嗜好 ●薬剤管理状況 ●薬剤や食品等のアレルギーの有無 ●現在の病気に対する思いやどのように考えているか ●健康を維持するために気をつけてきたことはあるか ●家族は患者の健康をどのように感じているか	●悪性リンパ腫の病態,治療方法についてどのように認識しているか ●既往症（高血圧・糖尿病・脂質異常症）の治療や管理に関する認識と化学療法への影響はどうか ●内服薬についてどのように理解しているか,自己管理に向けた認識はどうか ●化学療法に伴う薬剤によるアレルギーのリスクはないか ●今後の生活や病状の変化,治療についてどのように理解しているか ●患者家族間で病気の理解や治療への期待は一致しているか
【2】 栄養－代謝	●栄養状態 ●身長,体重,BMI ●食習慣,食事摂取量 ●全身状態 ●血液検査データ（TP,Alb,Hb） ●栄養剤や健康食品等の使用の有無 ●皮膚の状態 ●精神状態	●全身状態や検査データによる栄養状態や貧血の状態はどうか ●食事摂取量,食欲,嗜好,食事回数や食習慣,消化器症状や腹部膨満等の食事摂取を阻害する要因はないか ●入院前後での食事摂取量の変化や体重の変化はみられないか ●リンパ節腫脹部位はどこか.食事摂取に影響する圧迫症状等はみられないか ●化学療法に伴う嘔気・嘔吐がどの程度食事摂取に影響を及ぼしているか.脱水や栄養状態の悪化につながっていないか
【3】 排泄	●排尿習慣：排尿パターン（1日の回数・夜間の回数） ●排便習慣：排便パターン（1日の回数） ●排尿や排便に対する薬剤使用の有無・程度 ●検査データ：BUN,Cr,eGFR,尿検査 ●排泄方法や排泄障害,体液貯留の有無	●腎機能障害はないか ●排便習慣に問題はないか ●化学療法後の排便状況はどうか ●化学療法後の浮腫や体重増加はないか ●化学療法後の膀胱炎症状や尿性状,尿量の変化はないか ●便性状の変化により腹部症状の悪化や脱水,腹部膨満,食事摂取量低下等の影響はないか ●腹水・胸水・浮腫等の体液貯留が苦痛症状や化学療法に影響していないか
【4】 活動－運動	●日常生活の基本的活動能力：入院前と入院後の変化 ●活動を阻害している要因の有無（倦怠感や疼痛,嘔気,不眠,麻痺等の運動障害等）	●化学療法後の活動・臥床状況 ●入院前後での活動の変化はどうか ●疼痛,嘔気,不眠等が活動に影響を与えているか
【5】 睡眠－休息	●睡眠状況：睡眠導入状況,熟眠感,中途覚醒,早期覚醒の有無（入院前後での変化） ●睡眠薬の使用の有無,効果 ●睡眠に対して自覚している問題 ●休息の取り方と状況：日中の睡眠の状況	●睡眠や休息が十分に取れているか,十分だと感じているか ●化学療法により睡眠への影響がでていないか ●病状や治療に対する不安が睡眠へ影響していないか ●もともとの就寝時刻,睡眠時間と入院後の変化
【6】 認知－知覚	●感覚器の状況 ●認知：記憶力,問題解決や意思決定の能力,コミュニケーション能力	●リンパ節生検後の疼痛の有無・部位 ●鎮痛薬の使用状況（種類・量・頻度）,効果と副作用はどうか ●倦怠感の認識や日常生活に与える影響

BMI：body mass index,体格指数

領域	情報を集める視点	アセスメントの視点
【6】 認知－知覚	●知覚・感覚の不快症状 ・疼痛の有無と程度・部位・表情・言動・対処方法 ・倦怠感の有無・程度・表情・言動・対処方法	●化学療法による副作用症状出現時に苦痛症状を表現することができるか
【7】 自己知覚－ 自己概念	●感情：疾患・治療・今後に対する思いや感情 ●自分自身について，大切にしている事柄 ●不安や悩みがあるときの表出 ●家族の考えや思い	●自分の性格をどのようにとらえているか ●不安や悩み，意思表出の傾向を把握 ●疾患により自己概念・自尊心等に影響はないか ●悪性リンパ腫に対する思いはどうか ●趣味や生きがい，大切にしている事柄への入院（通院）生活の影響は何か ●身体的・精神的・社会的苦痛に対して患者の希望する状態はどのようなものか ●退院後（今後）の生活も見通してイメージできているか ●家族の不安はないか
【8】 役割－関係	●職業 ●社会や家庭内での役割と認識：患者家族の発達段階と発達課題 ●家族構成と家族との関係 ●病気による役割の変化とその認識 ●家族内に介護を必要とする人がいるか ●経済的状況 ●社会資源の状況	●入院や治療により社会や家庭内での役割にどのような影響があるか．役割の変化がある場合，患者や家族はどう感じているか ●家族もしくはそれ以外からのサポートを得ることはできるか ●患者が入院中に家族の不安はないか ●今後の継続治療や外来治療・通院による経済不安はないか ●患者が入院することにより介護を必要とする人への役割の変化や物理的なマンパワー不足，時間的制約等がないか．また，患者のサポートに影響はないか
【9】 セクシュアリティー 生殖	●性別 ●結婚の有無 ●性生活の状況：性交の有無・満足度 ●性機能：性機能障害の有無 ●子どもの有無・家族・年齢	●性についてどのように考えているか ●今後，性に対しどのような問題を生じてくるか ●化学療法が性生活に影響する可能性を理解しているか
【10】 コーピング－ ストレス耐性	●ストレスと生活上の問題点の知覚 ・最もストレスと感じること ・現在の疾患が及ぼすストレスの有無と程度 ・過去1年間のストレスとなる出来事 ●コーピング方法 ・普段問題に直面したときの反応 ・薬物や飲酒依存の有無 ・ストレスや緊張を和らげる方法 ●サポート ・どのようなサポートを望むか ・サポートしてくれる人がいるか，それは誰か	●入院や治療をストレスと感じていないか ●今までのストレスにどのように対処してきたか ●現在ストレスに対してどのように対処しているか，対処方法は適切か ●サポートはあるか
【11】 価値－信念	●価値，目標，信念 ・人生で大切にしているもの ・自分自身の意思決定に影響するもの ・希望や生きる原動力になっているもの ・入院中に大切に思うこと ●宗教	●患者の価値や信念等が疾患や生活にどのように影響しているか ●患者の大切にしていることが家族に受け入れられているか ●自分の価値や信念が尊重されていると感じているか ●今後の治療や生き方で大切にしていきたいことが選択でき，尊重されるような意思表示が可能か

●Aさんの情報の整理とアセスメント

	Aさんの情報の整理	アセスメント
【1】 健康知覚- 健康管理	①自分の健康をどのように認識しているか：とくに健康のために気をつけていたことはない ②現症経過：201X年夏頃より下腹部にしこりを自覚．徐々に増大を認めたため，近医皮膚科を受診し経過観察．その後左肘にも結節が出現し，皮膚生検の結果，悪性リンパ腫の疑い．大学病院にて確定診断，化学療法目的で入院となった ③既往歴：糖尿病・高血圧・脂質異常症．外痔核がある ④健康管理状況：飲酒や喫煙習慣があるが，必要な内服薬はしっかり内服している ⑤日常生活管理：朝は7時に起床．夜は0時すぎに就寝．仕事中心の生活．週3回は外食をする ⑥嗜好：長期喫煙歴あり（1日20本，40年間）．飲酒は毎日でビール・ウイスキー等 ⑦薬剤管理状況：糖尿病の内服コントロール中．自宅では妻が内服薬を準備．入院中の内服は自己管理し，看護師が確認 ⑧薬剤や食品等のアレルギーの有無：なし ⑨現在の病気に対する思いやどのように考えているか：治療は6クール施行することを理解しているが，治療が効かなくなったときのことを心配する発言があった ⑩家族は患者の健康をどのように感じているか：妻は3日に1回面会に来て「しっかり治療して治してきてね」と言う ⑪うがいはまだ習慣化されていないが，「部屋の人もみんなうがいしてるみたいなんだよ．ちょっと行ってくる」と，自己管理する気持ちがみられる **臨床の視点** 悪性リンパ腫の病期，組織分類，進行度等により治療方針やその後の経過も異なります．ガイドラインをふまえた治療方針を理解しておくことが必要になります． また，治療効果判定にはPET/CTや骨髄検査等が必要になります．長期治療を余儀なくされる患者さんに，定期的な検査により治療方針が決定していくことを説明しておくことも大切です．外来通院で治療継続が可能か，セルフケア能力があるか，家族の病状の受け止めやサポート体制がどうかは今後の治療遂行を大きく左右するため，入院中にセルフケア能力の査定やサポート体制の十分な情報収集が必要です．	●悪性リンパ腫と告知を受けてから1か月あまり．入院までの期間が短い中で，病気や治療に対して考え，今後について十分検討することもできないまま治療開始となっている可能性がある．入院治療，外来通院と長期の療養生活を強いられることとなるが，病態および治療の受け止めや気がかりなことはないかを把握していく必要がある（②） ●ステロイド治療も行うことから血糖コントロールの悪化が予想される．既往である高血圧や脂質異常症が化学療法により悪化する可能性も念頭に置く必要がある（②③⑦） ●必要な内服は継続できているが，今後の健康管理・生活管理を行ううえで必要な行動を実践できるか情報収集していく必要がある（①④⑥⑦⑪） ●重要な内服という認識をもてているか，今後の治療継続に向けても重要なポイントとなるため管理方法の確認が必要である（⑦） ●造影剤や薬剤，食品によるアレルギーを起こしやすい体質の場合，化学療法薬剤によってアレルギーを起こすリスクも考えられるため，今後も投与時には慎重に観察することが必要となる（⑧） ●今後の治療に不安を抱いている様子がある．ここ1か月でさまざまな検査や治療が進んできており，病状や治療に対する知識や理解が不足している可能性がある．医師からの説明の受け止めや疑問点は何か確認していく必要がある（②⑨） ●「しっかり治療して治してきてね」という妻の言葉からは，今後長期的な化学療法の継続が必要になることがどの程度理解されているか不明である．外来通院治療を継続するうえでも，家族のサポートや理解が重要になるため，家族の受け止めを確認していく必要がある（⑩）
【2】 栄養-代謝	①栄養状態：身長167cm，体重54.0kg，BMI 19.4，体温36.7℃ ②入院前の食習慣：1日3回規則的に摂取．外食が週3回 ③食事摂取量：入院後は糖尿病食1,800kcalを全量摂取．化学療法開始後day3に半量摂取となり，制吐薬の内服を開始 ④全身状態 ・血液検査データday4（TP 6.9g/dL, Alb 3.6g/dL, Hb 11.0g/dL, WBC 6,800/μL） ・精神状態：緊張しやすい ⑤栄養剤や健康食品等の使用の有無：健康補助食品等の摂取はなし ⑥皮膚の乾燥はない	●BMIは標準でややせに近い．規則正しい食事摂取習慣はあるが外食が週3回あり，カロリーコントロール状態の把握が必要．血液検査データでは栄養状態に問題はない（①②④） ●制吐薬を使用しているが，食事摂取に影響するような嘔気・嘔吐，消化管の副作用出現の確認が必要．食事摂取量低下による低栄養になっていないか確認が必要（③④） ●血液データで貧血が認められる．下腹部のリンパ節腫脹による圧迫症状は認められず，食事摂取に影響はない．化学療法後は食事摂取不良傾向だが，脱水の徴候はない．今後の食事・飲水状況に応じて食事形態の変更や補液の調整等の必要がないか経過をみていく必要がある（④⑤⑥）

臨床の視点
しこりの自覚から診断を受け，化学療法が必要と説明されており，入院までの経過が短いです．固形がんと異なり手術適応にはならないことや悪性リンパ腫という聞き慣れない病名の理解，病状や治療に対する説明の受け止めを十分に確認したうえで治療開始ができるように調整する必要があります．

	Aさんの情報の整理	アセスメント
【3】排泄	①排尿習慣：排尿パターン（1日5～6回，夜間1回） ②排便習慣：排便パターン（入院前1日に1回，普通便，化学療法後day3より硬便，少量のみ） ③「痔があるから痛くなりそうで，お尻にも力入れられない」 ④排尿に関する薬剤使用歴なし．化学療法後，day3より緩下剤を毎食後1錠ずつ開始し，day4より毎食後2錠に増加，寝る前に下剤を追加している ⑤検査データ：BUN 17mg/dL，Cr 0.76mg/dL，eGFR 80.9mL/分/1.73m²，Na 137mEq/L，K 3.8mEq/L ⑥排泄方法や排尿障害・体液貯留の有無：day1の夕方の体重が56kgと2kg増加がみられ，手指の浮腫もみられている．膀胱炎症状や尿流出の問題はない **臨床の視点** 初回の化学療法後，リツキシマブ使用後はとくに腫瘍崩壊症候群（p.295）に注意が必要です．検査データや症状として何を注意して観察すればよいか確認しておく必要があります．	●化学療法前後で腎機能に問題は認められない（①⑤） ●入院前は毎日排便があったが化学療法後硬便となったことから，ビンクリスチン硫酸塩等による副作用が考えられる．悪化するとイレウスになる可能性もあり，早期に対応する必要がある．また，外痔核があり感染源になる可能性がある（②③④） ●化学療法当日に体重増加がみられている．腎機能に問題はなく排尿障害等もみられていないが，補液の影響により水分出納が正に傾いている可能性がある．浮腫の出現があり，心機能に影響するドキソルビシン塩酸塩を投与していることからも，呼吸状態の変化や心不全徴候等がないか確認することも必要．初回治療後であり腫瘍崩壊症候群に注意して観察していく必要がある（⑤⑥）
【4】活動－運動	①ADL自立．入院前は釣りが趣味．休みは車で出かけることも多い．入院後は臥床しがちである ②活動を阻害している要因の有無（倦怠感や疼痛，嘔気，不眠，麻痺等の運動障害等）：化学療法後の倦怠感，食欲不振，不眠の訴えがある ③現在休職中	●入院前は活動的であったが，入院後は臥床がちに経過しており，化学療法後の倦怠感，食欲不振や不眠が活動に影響している可能性がある．継続して情報収集を行い，活動と休息のバランスがとれるようにアドバイスをしていく必要がある（①②） ●今後外来治療継続となるため仕事復帰の目途や自宅療養中の生活スタイル等について相談にのっていく必要がある（③）
【5】睡眠－休息	①睡眠状況：入院前は朝7時に起床，夜0時すぎに就寝．もともと浅眠で緊張しやすい傾向がある ②ステロイドを使用している ③睡眠薬は使用したことがないが「睡眠薬ってなんだか怖くてね．今日眠れなかったらどうしようかな．軽いものがあるみたいだけど．昼間寝たら夜眠れないって看護師さんに言われたんだ」と使用を試してみようと考えている	●入院による環境変化や，告知まもなくの治療開始による睡眠への影響が考えられる（①） ●ステロイドの使用があり，不眠に傾くことが予測される（②） ●入院前は0時すぎに入眠しており，入院生活のリズムに合わせるには時間が必要．看護師からのアドバイスを聞き，受け入れる準備があるため，環境面や精神面・薬剤による影響を考慮して対策を検討していく必要がある（①③）
【6】認知－知覚	①視力・聴力・触覚・味覚・嗅覚の障害，感覚障害なし．認知機能障害，コミュニケーション障害なし ②疼痛部位なし．化学療法後の倦怠感の訴えがあり，臥床がち	●現在の認知機能は正常で，理解力も問題ない（①） ●倦怠感には，貧血の影響も考えられる．今後骨髄抑制期に入ってくることを考慮し，血液データの観察や症状出現を適切に表現できるか確認が必要（②）

ADL：activities of daily living，日常生活動作

	Aさんの情報の整理	アセスメント
【7】 自己知覚ー 自己概念	①仕事中心の生活だが趣味や近所づきあいもあり活動的 ②「治療は6クールまずやるって言われているんだ．外来に通うとしても，片道1時間かかるし，1日目の点滴でまた具合悪くなったりしないのかな～．吐き気とか便秘にまたなるのかな？　奥さんに送ってもらう予定だけど，おばあちゃんの面倒もみてるから大丈夫かな．あまり負担はかけたくないけど，でも今まで相談してきたからこれからもいろいろ相談していくさ．髪も抜けるんだよね．かっこ悪いな～」 「でも6クールって長いよね．そんなに治療できるのかね．治療が効かなかったらどうするのかな．仕事は本当にできるようになるのかな～．仕事しているのが1番だけど，病気を治さなきゃ仕事どころじゃないからね」 **臨床の視点** 治療方針は，化学療法の効果の判定次第で変更になる可能性があります． 高齢ではありますが，場合によっては造血幹細胞移植の適応になる可能性についても，情報提供される場合があります．	●仕事を大切に生活してきているが，休日も活動的に過ごしている（①） ●今後の治療や病状経過について，外来通院も見越して妻への負担を考えている．考えていることは表現することができており，今までどおり妻に相談しながら治療を乗り越えようとしている．仕事は継続したい気持ちがうかがえるが，今後の治療経過から継続が困難となる可能性もある．何を大切に今後の過ごし方を考えていくか，意思決定が必要な場面には思いに寄り添い，納得して治療方針の理解や選択ができるよう支援が必要となる可能性がある（②） ●長期的な外来治療が予測されるため，家族がどの程度病状や治療に対して理解しているか確認していく必要がある（②）
【8】 役割ー関係	①59歳，男性 ②会社役員，世帯主として家計を支えている ③妻56歳，娘26歳と3人暮らし ④治療開始とともに休職 ⑤妻は近所に住む母の介護を行っている ⑥経済面：情報なし	●会社役員であり，職場内での役割がある（②） ●化学療法薬は高額であり，経済的な影響が出てくる可能性がある．世帯主としての役割発揮ができない状況をどのように受け止めているか，また家族がどのように認識しているか確認していく必要がある．また治療継続に必要な経済面での情報収集を行い，高額療養費制度の申請等ができているか確認が必要である（①③④⑥） ●妻は母の介護を行っているためどの程度夫のサポートが可能か，また同居の娘の支援を得ることはできるか確認する必要がある（③⑤）
【9】 セクシュアリティー 生殖	①59歳男性 ②既婚 ③妻56歳，娘26歳と3人暮らし ④化学療法により性機能障害が起こる可能性がある	●化学療法により性機能障害が起こる可能性があり，夫婦生活に影響を及ぼす可能性がある（①②③④）
【10】 コーピングー ストレス耐性	①趣味は釣り ②1日20本，40年間の喫煙習慣あり ③飲酒歴はあるが依存はない ④「あまり負担はかけたくないけど何でも今まで相談してきたからこれからもいろいろ相談していくさ」．困ったことは妻と相談しながら解決してきている	●入院環境で禁煙となるためストレスを感じるおそれがある（②） ●自分の意思は表現することができ，妻と相談しながら対処してきている（④） ●初めての化学療法や副作用に対する不安が考えられる．疑問や不安は表出できており，対処方法を適切にサポートしていく必要がある（④）
【11】 価値ー信念	①仕事中心の生活だが「病気を治さなきゃ仕事どころじゃない」と疾患と向きあう姿が見受けられる．家族のことも思っており，負担をかけたくないと感じている ②特別に信仰している宗教はない	●仕事を大切にしているが，自己の病気に向き合っており，家族に対して負担をかけたくない思いがある（①）

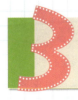

全体像の把握から看護問題を抽出

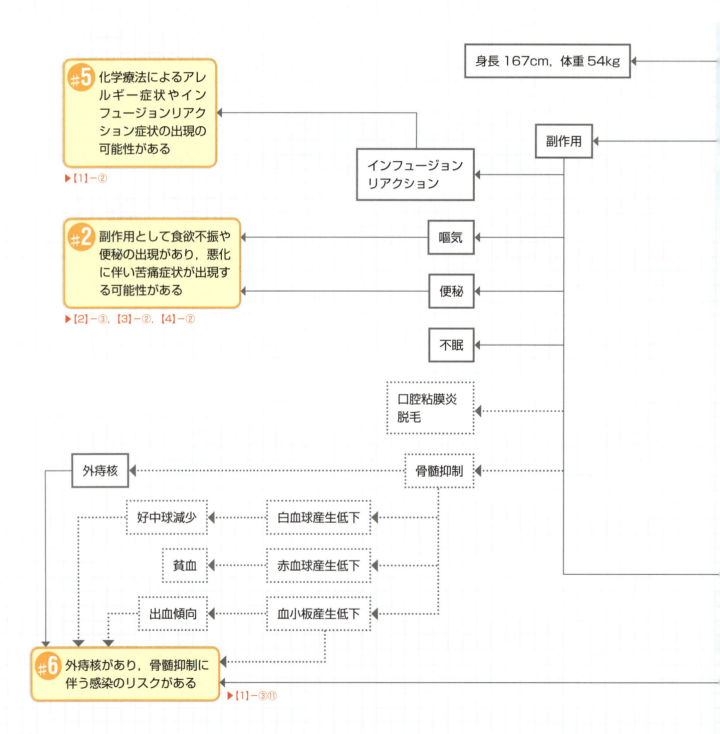

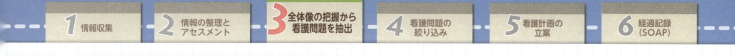
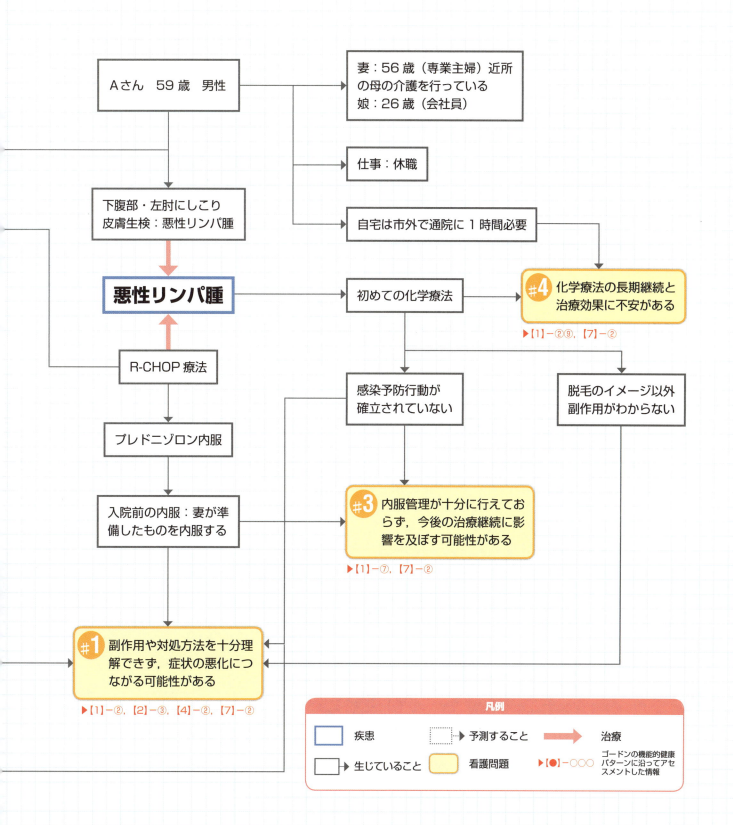

✱ 抽出した看護問題

  副作用や対処方法を十分理解できず，症状の悪化につながる可能性がある

NANDA-Iでは　➡　知覚/認知：知識不足
（関連因子：情報不足）

◆ 初めての化学療法であり，症状を副作用と認識できずに対処が遅れる可能性がある

　R-CHOP療法を行っており，化学療法による副作用出現の可能性があります．すでに消化器症状の出現を認めていますが，今後も口内炎や倦怠感，間質性肺炎や遅発性の副作用，長期的にはドキソルビシン塩酸塩の蓄積毒性に伴う心機能障害等の症状の出現が考えられます．

　Aさんが，起こりうる症状を理解したうえで症状を訴え，適切な対応を受け，症状の悪化を防げることが大事になります．

  副作用として食欲不振や便秘の出現があり，悪化に伴い苦痛症状が出現する可能性がある

NANDA-Iでは　➡　安楽：安楽障害
（関連因子：病気に関連した症状）

◆ 副作用に対して早期対応を受けることができずに，症状の重症化につながる可能性がある

　すでに消化器症状が出ており，薬剤対処を行っていますが，ビンクリスチン硫酸塩の使用から便秘が悪化しイレウスにつながるリスクがあります．緩下剤と下剤を使用していますが，今後も排便コントロールについて観察し，悪化を予防する必要があります．

　また，食欲低下も認めており，制吐薬を使用しています．初回化学療法での嘔気・嘔吐は，今後の予測性嘔吐にもつながる可能性があります．そのため，早期に対応し症状の長期化や悪化を防ぐことが，苦痛軽減だけでなく今後の治療継続にもかかわってきます．

| 1 情報収集 | 2 情報の整理とアセスメント | **3 全体像の把握から看護問題を抽出** | 4 看護問題の絞り込み | 5 看護計画の立案 | 6 経過記録(SOAP) |

#3　内服管理が十分に行えておらず，今後の治療継続に影響を及ぼす可能性がある

NANDA-Iでは　➡　**ヘルスプロモーション：非効果的健康管理**
（関連因子：家族の健康管理パターン）

◆**セルフケア能力を確認し，今後の治療継続が可能かの判断が必要になる**

　R-CHOP療法は5日間のプレドニゾロン内服が治療の一環となります．もともと自宅では妻に内服薬を準備してもらっており，入院中も内服を忘れている様子がみられます．

　内服の必要性の理解はあることから，内服管理が習慣化されれば自己管理可能と判断します．今後の治療継続を見据え，内服管理方法を確認していくことが必要となります．

#4　化学療法の長期継続と治療効果に不安がある

NANDA-Iでは　➡　**コーピング／ストレス耐性：不安**
（関連因子：大きな変化，状況的危機）

◆**Aさんの治療や仕事に対する現在の思いを確認し，支援の必要性を検討する**

　Aさんは会社役員として今まで仕事中心の生活を送ってきています．仕事継続への意欲もあり，今後の治療継続がAさんに与える影響は大きいと予測されます．外来治療を継続していくことでの身体的・精神的変化を予測してアドバイスを行う必要があります．

　治療効果は不確定であり，今後の病状変化に不安があることが考えられます．必要としている情報を提供し，今のAさんの思いを確認したうえで支援方法を検討していくことが必要です．

#5　化学療法によるアレルギー症状やインフュージョンリアクション症状の出現の可能性がある

NANDA-Iでは　➡　**安全／防御：アレルギー反応リスク状態**
（危険因子：アレルゲンへの曝露）

◆**インフュージョンリアクション症状が認められたため，次の投与管理時に注意が必要**

　リツキシマブ投与後インフュージョンリアクションの出現がみられました．30分休薬後に再投与し，問題なく終了しています．

　しかし，次回投与時も同様のインフュージョンリアクションが出現する可能性があるため，注意が必要となります．また，初めての化学療法であることから抗がん薬投与時のアレルギー症状の確認をしていく必要があります．

> **#6** 外痔核があり，骨髄抑制に伴う感染のリスクがある
> NANDA-Iでは ➡ **安全/防御：感染リスク状態**
> （危険因子：白血球減少症，皮膚統合性の変化）

◆骨髄抑制による血球減少時に感染源となり悪化する可能性がある

　Aさんはもともと外痔核があります．便秘も伴っており，排便時の肛門亀裂や外痔核の悪化が予測されます．これから骨髄抑制期に入ってくること，また固形がんとは異なり造血にかかわる疾患であることから，今後，骨髄抑制が強くかかったり，回復にやや時間を要する可能性があります．肛門部は不潔になりやすい部位でもあり，とくに感染には注意が必要となります．

✱ 統合アセスメント

　Aさんは，リツキシマブによるインフュージョンリアクションがありましたが，早期発見と早期対応で重症化せずに，投与を終了することができました．CHOP療法についても安全に投与が終了されています．

　現在，食欲低下・便秘・不眠と副作用症状の出現がみられています．今後は，これらの症状の悪化や，遅発性の口腔粘膜炎や脱毛等の副作用症状出現の可能性がある時期となります．

　また，骨髄抑制期に入ると感染を起こす危険性が高くなります．症状を自己観察しながら早期に適切な対応を受け，その方法を自己でマネジメントし，外来通院治療時に応用していくことが必要となります．

　また，感染予防行動の実施や，今までは妻に任せていた内服管理を今後自己で管理できるか，または妻のサポートが必要か等セルフケア能力を査定し，安全に治療継続ができる方法を検討していくことになります．

　告知を受けてからの検査，治療や今後の見通し等について情報整理をする中，長期的な治療継続に必要な知識や方法も，短期間の入院で学習することが必要になります．

　疾病や治療に対する受け止めや今後の過ごし方の希望等を適宜確認しながら，また，家族がどのようにAさんを支えようとしているか情報収集しながら，支援していくことが重要になります

| 1 情報収集 | 2 情報の整理とアセスメント | 3 全体像の把握から看護問題を抽出 | 4 看護問題の絞り込み | 5 看護計画の立案 | 6 経過記録（SOAP） |

4 看護問題の絞り込み

✳ 抽出した看護問題

#1 副作用や対処方法を十分理解できず，症状の悪化につながる可能性がある

#2 副作用として食欲不振や便秘の出現があり，悪化に伴い苦痛症状が出現する可能性がある

#3 内服管理が十分に行えておらず，今後の治療継続に影響を及ぼす可能性がある

#4 化学療法の長期継続と治療効果に不安がある

#5 化学療法によるアレルギー症状やインフュージョンリアクション症状の出現の可能性がある

#6 外痔核があり，骨髄抑制に伴う感染のリスクがある

優先すべき看護問題

優先順位 1　#2 副作用として食欲不振や便秘の出現があり，悪化に伴い苦痛症状が出現する可能性がある

なぜ？ 食欲不振や便秘の悪化によるイレウスの危険性を認めており，副作用悪化による苦痛を防ぐ必要があるため

　化学療法の副作用と思われる食欲不振と便秘が認められています．食欲不振に関しては，「吐き気ではない」ととらえる人も多く，制吐薬使用を不要と考える人もいますが，吐き気の予兆である可能性や，制吐薬を使用することで症状の軽減につながることがあります．強制する必要はありませんが，適切な薬剤使用が予測性嘔吐の軽減にもつながることを考慮してかかわる必要があります．

　また，便秘も，薬剤による消化管の神経障害の現れであり，悪化時にはイレウスとなる危険性が十分考えられます．早期対応により苦痛症状を予防することが大切になるため，優先順位としては高くなります．

副作用や対処方法を十分理解できず，症状の悪化につながる可能性がある

 出現する可能性のある副作用について予測することが困難であり，症状出現を見逃すことで対応が遅れる可能性があるため

　初めての化学療法であり，副作用の出現やその程度の予測が現段階では困難です．あらかじめ起こりうる副作用症状は情報提供する必要があります．

　ただ，情報提供していても，実際に自己の症状として認識できない可能性があります．今後起こりうる症状として，口腔粘膜炎等の自己観察を行っていないと，痛みや出血等の症状が悪化してから気づくこともあるため，日々必要な観察等を理解してもらう必要があります．

 内服管理が十分に行えておらず，今後の治療継続に影響を及ぼす可能性がある

 今後の外来通院時に自己またはサポートを受けたうえで内服管理していくことが治療継続に必要となるため

　治療薬（ステロイド）継続中であり，内服管理は重要ですが，入院中は看護師が確認することで誤投薬を防ぐことができます．内服薬の重要性を理解し，内服のコンプライアンスを高めるかかわりが必要となります．入院中にセルフケア能力を査定し，今後安全に治療継続できるか判断することが重要になります．

 外痔核があり，骨髄抑制に伴う感染のリスクがある

 骨髄抑制期に入るため，感染予防行動の習慣化が必要であり，今後感染徴候を見逃さないことが全身状態の悪化予防につながるため

　骨髄抑制期には一般的に血球減少に伴う感染予防が重要になります．Aさんは現在感染予防行動が習慣化されていません．自己で感染予防について行動化できるよう指導していくことが必要です．

　またAさんの場合は，感染徴候となりそうなリスク因子として外痔核があげられます．ほかにもう歯や副鼻腔炎等があれば，免疫機能が低下したときに悪化しやすく，そのような感染源をリスク因子として予測し，意識的に観察して感染源の特定や症状悪化予防につなげます．

　予測をしていても易感染状態では悪化の予防が困難な場合も多いため，できるだけ早期発見・早期対処を行っていくことが重要です．感染の悪化や発熱の持続は敗血症等，重篤な全身状態の悪化につながる可能性があることを十分理解したうえで支援することが重要になります．

| 1 情報収集 | 2 情報の整理とアセスメント | 3 全体像の把握から看護問題を抽出 | 4 看護問題の絞り込み | 5 看護計画の立案 | 6 経過記録（SOAP） |

優先順位 5　**#4 化学療法の長期継続と治療効果に不安がある**

 まずは初回の化学療法を安全に終えられることを優先する時期であるため

　Aさんにとって，長期の治療を行うことは今後の人生にかかわる，とても重要なことです．また，治療効果に関しては，現段階では判断することが難しく，不安が続くことになりますが，経過をみていく必要があります．

　まずは現在の治療を安全に終え，副作用症状のマネジメントを十分に行い，今後の治療継続につなげる必要があります．また，今回の症状の変化や骨髄抑制期の期間，どの程度の血球減少が認められるか等も経過をみて判断することとなります．現段階でできることと経過をみなければ判断できないこと等，情報を整理し，現状で予測できる範囲である程度の見通しを伝え，不安の軽減に努めることが必要です．

　一般的な経過や代表的な副作用について，Aさんが気がかりに感じる点があれば医師とのインフォームド・コンセントの調整や，家族のサポートの調整をするなど，支援方法の検討が必要になります．

---

5 看護計画の立案

O-P：Observation Plan，観察計画
T-P：Treatment Plan，治療計画
E-P：Education Plan，教育・指導計画

優先順位 1　**#2 副作用として食欲不振や便秘の出現があり，悪化に伴い苦痛症状が出現する可能性がある**

看護目標：食欲不振や便秘等の副作用症状の悪化を予防し，苦痛症状に対して早期に対応を受けることができる
期待する結果：①食欲不振時の制吐薬の使用や予防内服，便秘対策として緩下剤・下剤の自己調整が理解できる
②症状に早期に対応することで症状悪化を予防し苦痛軽減ができる

	具体策	根拠と注意点
O-P	①排便回数・性状 ②腸蠕動音，腹部膨満 ③排便習慣 ④入院前までの排便に関する薬剤の使用習慣 ⑤入院前までの胃部症状に対する薬剤の使用習慣 ⑥消化器症状（腹痛，嘔気・嘔吐，胃部不快感） ⑦食事摂取量・飲水量	●化学療法による副作用症状の早期発見を行うために，今までの排便コントロールの状況と現在の状況を比較しながら，早めの対応を行うことで，症状悪化を予防する（①②③④） ●食事量や消化器症状から嘔気・嘔吐の予防と早期対処を行う（⑤⑥⑦） ●今後の副作用症状対策として，症状出現に早期対応が必要である理由を認識できているか確認する必要がある（①②③④⑤⑥⑦）

	具体策	根拠と注意点
T-P	①便秘時の対応方法についてどのように認識しているかを確認する ②嘔気・嘔吐時の対応方法についてどのように認識しているか確認する ③腹部膨満・腸蠕動音・排便状況に応じて緩下剤の使用方法を一緒に検討する ④胃部不快感・嘔気・嘔吐の状況に合わせて制吐薬の使用方法を一緒に検討する	●副作用である便秘に対する認識の確認をすることで,今後の治療時に自己で対応する意欲があるか確認する.そのうえで,看護師とともに排便コントロールの判断方法を学び,薬剤使用方法を習得する必要がある（①③） ●嘔気が副作用であることを認識できているか確認し,薬剤使用の判断と評価ができるようにする（②④）
E-P	①便秘,食欲不振,嘔気・嘔吐の原因について説明する ②症状を感じたときには治療日誌に記載することを説明する ③症状出現時には看護師に知らせてほしいことを説明する ④便の性状に合わせた緩下剤の調整方法を説明する ⑤制吐薬の使用方法,予防投与か頓用での使用かの判断方法について説明する ⑥水分摂取や軽い運動を行うことの必要性を説明する	●副作用について再確認する（①） ●日々の変化を記録することが今後の治療時の参考になるため大切である.早期に対応することが重症化を防ぐことにつながることの理解を得る（②③） ●薬剤の使用方法は内服の効果とともに変化する可能性があるため,判断方法の理解を共有することが大切となる（④⑤）

#1 副作用や対処方法を十分理解できず,症状の悪化につながる可能性がある

看護目標：新たな副作用症状出現に対して早期に対応し,重症化を防ぐ
期待する結果：①新たな症状を副作用として認識できる
②症状の出現に早期に対応することで悪化を防ぐ

	具体策	根拠と注意点
O-P	①口腔内環境の確認 ②うがいや歯磨き等口腔ケアの習慣 ③新たな症状	●口腔粘膜炎は今後起こりうる副作用であり,あらかじめ観察と,清潔習慣について確認しておくことが大切となる（①②） ●自己の体調や症状を観察する習慣をつけることが,症状の早期発見につながる（③）
T-P	①これから起こりうる副作用についての理解を確認 ②予測できない症状が出る場合もあることの理解を確認	●今後,症状の早期発見・早期対応を行ううえで大切となる（①②）
E-P	①起こりうる副作用症状を具体的に説明 ②口腔粘膜炎等の症状が起きたときは観察を続ける.清潔・疼痛管理などについて医療者に相談する ③予防することが難しい脱毛等の症状があることを説明する ④脱毛対策（帽子やウィッグ等）を紹介する	●どんな副作用が起こる可能性があるか理解してもらい,何か新たな症状が出現したときには医療者に相談することで悪化を予防する（①②） ●脱毛の予防は難しいため,あらかじめ対応方法について説明しておくことでボディイメージの変化に対する支援ができるようにする必要がある（③④）

#3 内服管理が十分に行えておらず、今後の治療継続に影響を及ぼす可能性がある

看護目標：内服管理を行うことができる
期待する結果：①Aさんが内服管理の重要性を理解し、行動化できる
　　　　　　　②Aさんが行える内服の管理方法が明確になり、サポートの必要性の有無が判断できる

	具体策	根拠と注意点
O-P	①内服状況（内服忘れの有無、投薬量の理解） ②Aさんの内服コンプライアンスに対する考え方、言動	●Aさんの実際の内服状況や内服管理に関する考え方から現段階でのコンプライアンスを判断する必要がある（①②）
T-P	①内服薬の管理方法について尋ねる ②普段の内服と今後の管理について確認する ③Aさんの内服管理に対する認識について確認する ④内服管理のサポートを必要としているか一緒に考える	●Aさんの言葉から内服管理に関する意欲や意識の変化が認められるか判断する。現段階で全く管理ができていないわけではないため、セルフケア能力を見極めることが大切である（①②③④）
E-P	①内服の効能と治療の一環であることを説明する ②誤薬による影響を説明する ③内服忘れや間違い時の対応について説明する ④どのような内服管理方法だと確実か一緒に考え、方法を相談する	●具体的な内服管理方法について説明したうえで、セルフケア支援について方法を検討することが必要。理解の程度と、行動化につなげられる工夫を一緒に考えていくことも大切である（①②③④）

#6 外痔核があり、骨髄抑制に伴う感染のリスクがある

看護目標：感染予防行動が習慣化でき、外痔核の炎症悪化を最小限に抑え、適切な対応が行える
期待する結果：①感染予防行動を自主的に行うことができる
　　　　　　　②外痔核の悪化のリスクを理解し、早期発見の必要性を言葉に表出できる

	具体策	根拠と注意点
O-P	①手洗い、うがい、マスク着用ができているか ②外痔核の炎症、痛み、出血 ③痔疾患治療薬の使用歴・回数・効果	●感染予防行動がとれているか、今までの生活習慣の中で確立されていない部分が習慣化されるよう指導が必要（①） ●外痔核の観察や適切な薬剤の使用ができているか確認することで感染源とならないように注意する（②③）
T-P	①血球減少時にはどのような症状が現れるか理解できているか確認する ②外痔核が悪化する可能性について理解しているか確認する	●血球の役割を理解し自己で注意や観察が必要な点や必要な感染予防行動の意味を理解する必要がある（①） ●骨髄抑制期に悪化しやすい部位であり、注意が必要。羞恥心を感じたり、観察しにくい部位でもあるため、悪化の発見が遅れる可能性がある（②）
E-P	①手洗い、うがい、マスク着用等、感染予防行動に必要なことを説明する ②外痔核の痛みや出血がないか確認し、自己で観察を続けるよう説明する ③肛門の清潔を保てるよう入浴やシャワーをすすめる	●清潔不潔の観念の理解と感染予防行動が習慣化されるように指導することが必要（①） ●肛門部は不潔になりやすいので清潔を保つことが必要。自己で痛みや出血等の変化がないか観察する（②③）

優先順位 5　#4 化学療法の長期継続と治療効果に不安がある

看護目標：長期外来化学療法継続に対する疑問や不安を表出できる
期待する結果：①長期外来化学療法継続に対する必要な情報を得ることができる
　　　　　　　②疑問点や不安点について表出でき，少しでも安心の表情が見られ，不安が軽減したという言葉が聞かれる

	具体策	根拠と注意点
O-P	①外来化学療法に関する言動 ②表情・言動 ③今までのストレスや不安への対処方法 ④家族の健康状態・介護状態 ⑤家族の治療やAさんに対する思い	●外来化学療法についてのどのような点に疑問や不安があるのかを把握する（①②③） ●家族の受け入れ状況や，家族の健康状態，とくに妻は母の介護をしていることも考慮する必要がある．Aさんを支える家族のサポート体制について把握する必要がある（④⑤）
T-P	①現在治療中であることをふまえ，現在の観察と対応が次の治療以降につながることを理解できるようにする ②外来化学療法について具体的な疑問点や不安点があるか確認する ③家族の健康状態や支援を受けられる状態か確認する ④治療の評価の方法や時期について理解できているか確認する ⑤ゆっくり話を聞く時間を作る ⑥疑問点や不安点にはすみやかに対応し，解決の難しいことはその理由を理解できるように配慮する	●まずは初回治療中であり，症状観察と対処方法を評価しながら，1つひとつクリアしていくことが必要であることを伝える．そのうえで，実際の通院治療時の疑問や不安の解決の糸口を見つけていく．治療評価等，今後の治療経過の中でしか判断できない部分に関しては，必要としている情報を見極め，確認しながら情報提供もしくは，思いを傾聴する必要がある（①②③④⑤⑥）
E-P	①外来化学療法時の場所や受診方法等を説明する ②可能な場合は治療場所の見学や治療室の看護師との面談を調整する ③通院方法，送迎，有害事象で受診する場合の方法等を説明する ④治療評価方法や時期について説明する	●外来化学療法の具体的なイメージがつけられるよう，受診や治療の流れや治療室での過ごし方等が理解できるようにすることが大切になる（①②③） ●治療効果に対する不安には具体的な評価方法等を説明しつつ，気になることにはいつでも対応し受け入れる準備があることを伝え，安心できる環境・体制を整えておく必要がある（④）

6 経過記録(SOAP)

S: Subjective data, 主観的情報
O: Objective data, 客観的情報
A: Assessment, アセスメント
P: Plan, 計画

優先順位 1　#2　副作用として食欲不振や便秘の出現があり，悪化に伴い苦痛症状が出現する可能性がある

時間	患者さんの状況・反応	看護ケア(実施したこと)	アセスメント
実習8日目 day5	【便秘について】 O：排便1回，硬便，やや腹部膨満 S：「昨日，便を柔らかくする薬は飲んだけど，寝る前に飲むように言われた薬を飲むの忘れた．便柔らかくする薬増やしたからもういいかなと思ってね．でもだめだ．少しは柔らかくなったけど少ししか出ないよ」 【食欲不振について】 O：食事8割摂取 S：「吐き気はないよ．食事の前の吐き気止めはまだいるかな？」	・排便回数，便性状，腹痛，腹部膨満の有無を確認した ・内服した薬を確認した ・内服を忘れない方法を相談した ・緩下剤と下剤の内服の効果を説明した ・食欲，食事摂取量，胃部不快感，嘔気・嘔吐の観察 ・制吐薬の使用方法について看護師から助言を得た	A：下剤を飲み忘れており，硬便が持続している．内服方法を再度確認し管理方法を調整する P：今日も酸化マグネシウムは毎食後2錠で内服を継続してもらう．寝る前のピコスルファートナトリウム水和物内服時は(看護師と相談のうえ)看護師と一緒に内服し確認してもらうことを相談した A：食欲不振は改善してきている P：食事前の制吐薬の使用を症状出現時の使用に変更する
実習9日目 day6	【便秘について】 O：排便2回，やや軟便，腹部膨満なし S：「すっきりしたよ．やっと薬効いたわ」	・排便回数，便性状，腹痛，腹部膨満を確認した ・内服した薬を確認した ・看護師から，便の性状に合わせて緩下剤を調整すること，量が出ないときは下剤を内服し，少ないときは滴下数を5滴ずつ増やすこと，今後の治療時に自己調整することを説明された	A：緩下剤・下剤の内服により，消化管活動が亢進し，適切に排泄に結びついた．やや軟便となっており，今後の緩下剤の内服方法について相談する必要がある P：緩下剤内服調整の必要性について理解できたか確認する．1日1回は排便が認められるようにコントロールすることを共有．薬剤の調整方法について理解できたか確認し，今後の治療時に継続できるようにかかわる

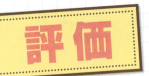

評価

5 看護計画の立案 であげた「期待する結果」に到達できたかどうかを評価していきます．

> **#2 期待する結果**
> ①食欲不振時の制吐薬の使用や予防内服，便秘対策として緩下剤・下剤の自己調整が理解できる
> ②症状に早期に対応することで症状悪化を予防し苦痛軽減ができる
> →①については，ほぼ到達しているが，退院後の治療継続に向けて，看護計画の継続が必要
> ②については，ほぼ達成している．外来治療，退院に向けて看護計画の一部修正が必要

①Aさんは，副作用症状である食欲不振・便秘に対して，薬剤を使用することで症状が緩和されることを薬剤の使用効果から理解でき，苦痛を軽減することができました．
しかし自己判断で下剤を内服しなかった経緯もあることから，正しく判断できるように内服効果や調整方法について振り返ること，退院後の治療継続時に薬剤調整を行えるよう確認する必要があります．

②制吐薬の使用方法について，看護師の助言のもと，症状出現時の使用に変更することができました．便秘や吐き気といった症状が緩和されてきているため，その際の薬剤の内服調整方法などを今後も学習していく必要があります．
もともと内服のコンプライアンスが悪かったことから，症状改善時にどのように対処していくことが必要かなどの説明を追加する必要があります．自己の体調に合わせた薬剤調整や食事摂取方法などを具体的に説明していきます．また，退院後どの程度妻の支援を得られるか確認しながら，看護計画を修正することが必要です．

引用・参考文献
1）医学情報科学研究所編：病気がみえるVol.5 血液．第1版，メディックメディア，2010．
2）国立がん研究センター内科レジデント編：がん診療レジデントマニュアル．第6版，医学書院，2013．
3）濱口恵子ほか編：がん化学療法ケアガイド 改訂版．第1版，中山書店，2012．
4）藤澤陽子ほか：根拠がわかる血液がんのケア．がん看護 18（5），2013．
5）T.H.ハードマンほか編，日本看護診断学会監訳：NANDA-I 看護診断—定義と分類 2015-2017．原書第10版，医学書院，2015．

基礎と臨床がつながる
疾患別看護過程

乳がん

～右乳房全摘出術とリンパ節郭清を行う事例～

乳がんは40歳代後半から50歳代前半に多く，日本人における乳がん罹患率は年々増加傾向にあります．

乳房の喪失によるボディイメージの混乱や，治療による役割の変化，再発の不安などを抱える患者さんも多いため，長期にわたり精神的ケアを行うことも大切です．

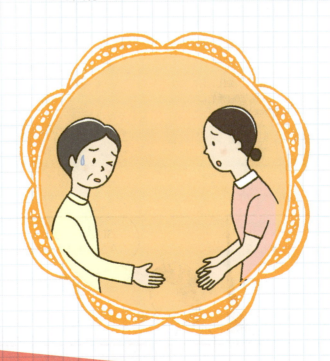

疾患別看護過程
基礎と臨床がつながる

事例

患者
Aさん　50歳代　女性

診断名
右閉経前乳がん

背景
Aさんは専業主婦で、会社員の夫（50歳代）と娘（19歳、17歳）との4人暮らし。夫の仕事が忙しいため、家事・育児を生き甲斐に頑張ってきた。真面目で几帳面な性格であり、ガーデニングの趣味を大切にしている。受験生の次女が風邪を引き、発熱している。入院中の家族の食事は、食材を大量に冷凍し準備してきた。入院時に「子どもが心配、早く帰りたい」と話す。
身長158cm、体重55kg。機会飲酒。喫煙歴なし。
初潮11歳、妊娠2回出産2回、初回出産30代前半。
月経周期：29～30日（生理不順なし）

既往歴
糖尿病（7年前）：健康診断で指摘され、服薬治療。食事に気をつけている。
高血圧：前医に指摘されたが、服薬はせず食事指導で経過観察中。

現症経過

術前
- 毎年検診を受けていたが、2か月前に右乳房のしこりを自覚し近医受診
- 右乳房に腫瘤性病変を認め、生検で浸潤性乳管がん（IDC）と診断される
- 病期分類はcT2N0M0, cStageⅡA。がんの性質はER(88.8%), PgR(92.9%), HER2(1+), Ki-67 67.4%
- 本人と家族の希望で、大学病院を紹介受診
- 手術施行目的で入院

手術
- 術式は、右胸筋温存乳房切除術＋センチネルリンパ節生検陽性のため腋窩リンパ節郭清術
- 手術時間1時間38分、麻酔時間2時間5分、出血量20mL、輸液量850mL、術中尿量120mL
- 大胸筋前面と腋窩にドレーンを1本ずつ挿入（ドレナージバッグは1つ）

術当日
- 帰室時、血圧150/90mmHg、脈拍80。血圧高値で経過
- 帰室後、酸素2L/分で3時間投与し、経皮的酸素飽和度（SpO$_2$）98%。酸素投与終了後も98%で安定
- 37℃台前半の微熱があるが、上昇なし
- ドレーンは血性だが、量の増加はなし
- 呼吸音清明
- 尿は流出良好
- 創部痛に対して鎮痛薬（フルルビプロフェンアキセチル〈ロピオン®〉）を使用し、疼痛が軽減した
- 深部静脈血栓症予防のために、弾性ストッキングを手術室入室時より継続して着用
- ベッド上安静による腰背部痛があるため、看護師が体位変換を介助した

術後1日目
- 体温36.9℃、血圧130/80mmHg、脈拍64、SpO$_2$ 98%
- 鎮痛薬（ロキソプロフェンナトリウム水和物〈ロキソニン®〉）の内服を開始し、疼痛の増強はなし
- 体動による嘔気があり、午前中は清拭・更衣にとどめた
- 午後より嘔気が軽減し、歩行を実施でき膀胱留置カテーテルを抜去した
- 初回歩行による深部静脈血栓症や肺梗塞の徴候は認めなかった
- 昼より食事を再開し、半量摂取でき、末梢静脈点滴を抜去

実習の5日目：術後4日目

今日は術後4日目です。Aさんは術後2日目にシャワー浴を開始しました。その際、創部は怖くて見たくないと希望し、見えないように保護をしました。また昨日、術後3日目からは上肢前方挙上のリハビリテーションを開始しています。

おはようございます。Aさん体調はいかがですか？

おはよう。リハビリを始めたからビリビリと痛い！

❶

IDC：invasive ductal carcinoma，浸潤性乳管がん

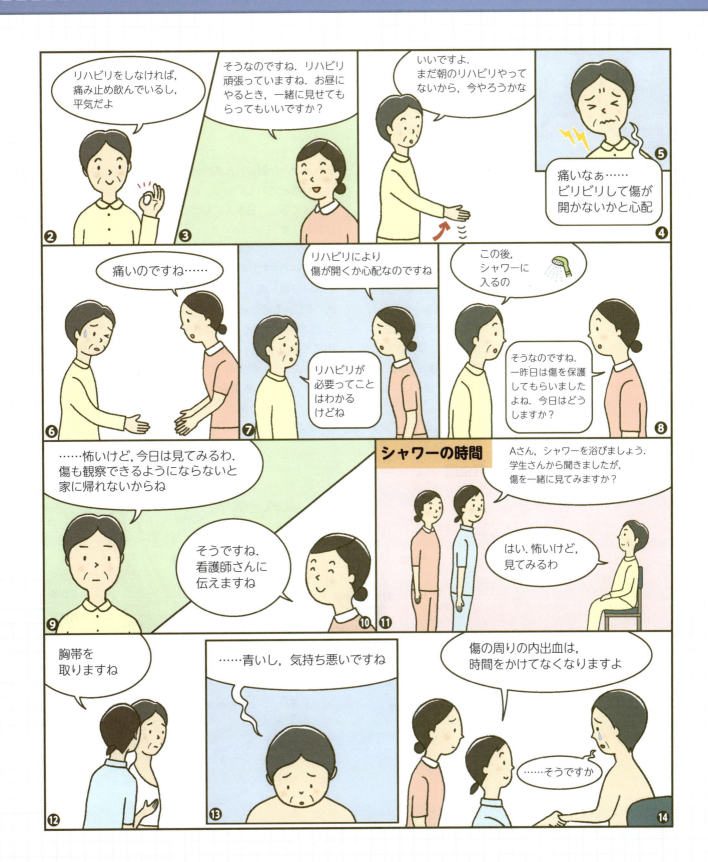

乳がんとは

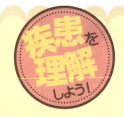

　乳腺は，実質（小葉と乳管）と間質（脂肪，結合組織など）からなり，乳がんは乳管がん（約90％）と小葉がん（5～10％）に分けられます（図1）．乳管もしくは小葉内にとどまるがんを「非浸潤がん」，乳管や小葉の基底膜を破って周囲に浸潤したがんを「浸潤がん」といいます．

　乳がんの発生には女性ホルモンのエストロゲンが深くかかわっており，体内のエストロゲン濃度が維持されている期間が長いほど，発症リスクが上がるといわれています．初潮が早いことや閉経が遅いこと，未出産，成人してからの肥満がリスク要因とされています．また，生活習慣では，飲酒や喫煙の習慣，夜間勤務，良性乳腺疾患の既往，糖尿病によりリスクが高くなる可能性があります．家族歴の多い場合には遺伝性乳がんが疑われます．一方，運動は乳がんのリスクを減少させるとされています．乳がんは，40歳代後半から50歳代前半に多く，日本人における乳がん罹患率は年々増加傾向にあります．

　乳がんは，①腫瘍径（T），②リンパ節転移の有無（N），③遠隔転移の有無（M）によって各Stage（病期）に分類されます（TNM分類，表1）．Stageは0，Ⅰ，ⅡA，ⅡB，ⅢA，ⅢB，ⅢC，Ⅳの8段階に分けられ，0期は非浸潤がん，Ⅰ期以上は浸潤がんで，Ⅳ期は多臓器への転移があり根治治療は困難となります．さらにER，PgR，HER2，Ki-67の発現状況によって分類するサブタイプ分類（intrinsic subtype分類）は，予後や治療選択に重要であるとされています（表2）．

■ 図1　乳房の解剖図と乳がん発生図

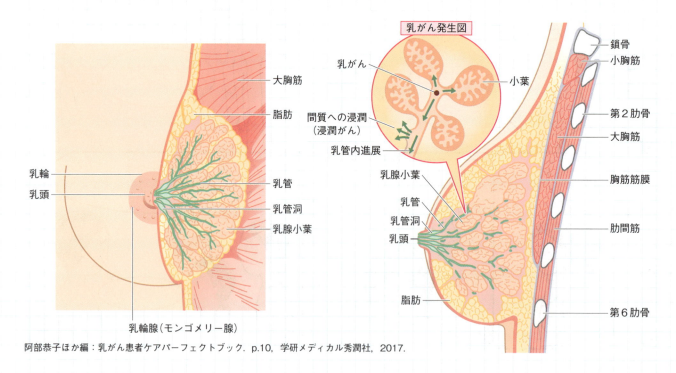

阿部恭子ほか編：乳がん患者ケアパーフェクトブック．p.10，学研メディカル秀潤社，2017．

表1　乳がんのStage分類（TNM分類）

転移\腫瘍	T0	T1	T2	T3	T4
M0　N0	✕	StageⅠ	StageⅡA	StageⅡA	StageⅢB
M0　N1	StageⅡA	StageⅡA	StageⅡB	StageⅢA	StageⅢB
M0　N2	StageⅢA	StageⅢA	StageⅢA	StageⅢA	StageⅢB
M0　N3	StageⅢC	StageⅢC	StageⅢC	StageⅢC	StageⅢC
M1	StageⅣ	StageⅣ	StageⅣ	StageⅣ	StageⅣ

Stage0　Tis 非浸潤がん
該当せず ✕
StageⅠ
StageⅡA
StageⅡB 　┐
StageⅢA 　│浸潤
StageⅢB 　│がん
StageⅢC 　│
StageⅣ 　┘

T:原発巣[*1]		大きさ(cm)	胸壁固定[*2]	皮膚の浮腫,潰瘍衛星皮膚結節
TX		評価不可能		
Tis		非浸潤がんあるいはPaget病		
T0		原発巣を認めず[*3,4]		
T1[*5]		≦2.0	―	―
T2		2.0<　≦5.0	―	―
T3		5.0<		
T4	a	大きさを問わず	＋	―
	b		―	＋
	c		＋	＋
	d	炎症性乳がん[*6]		

＊1：Tの大きさは視触診，画像診断により総合的に判定する．乳腺内の多発腫瘍の場合は最も高度のTを用いる
＊2：胸壁とは，肋骨，肋間筋および前鋸筋を指し，胸筋は含まない
＊3：視触診，画像診断にて原発巣を確認できない
＊4：異常乳頭分泌例，マンモグラフィの石灰化例などはT0とはせず判定を保留し，最終病理診断によってTis，T1miなどに確定分類する
＊5：a（≦0.5），b（0.5<≦1.0），c（1.0<≦2.0）に亜分類する．ただし，組織学的浸潤径が0.1cm以下のものはT1miとして付記する
＊6：炎症性乳がんは通常腫瘤を認めず，皮膚のびまん性発赤，浮腫，硬結を示すものを指す

日本乳癌学会編：臨床・病理乳癌取扱い規約第17版．p.4．金原出版．2012．

表2　サブタイプ分類

		ER	PgR	HER2	Ki-67	治療方針
Luminal A		＋	＋	―	低値	ホルモン療法（高リスクでは化学療法）
Luminal B	HER2陰性	＋	＋	―or＋	高値	内分泌療法±化学療法
	HER2陽性					化学療法＋抗HER療法＋内分泌療法
HER2		―	―	＋		化学療法＋抗HER療法
Triple negative		―	―	―		化学療法

榮木実枝監：がん看護ビジュアルナーシング．p.343，学研メディカル秀潤社，2015．

用語解説

ER	エストロゲン受容体
PgR	プロゲステロン受容体
HER2	ヒト上皮細胞増殖因子受容体タイプ2．細胞膜に存在する糖タンパクで，細胞の増殖・分化に関与する．HER2が過剰に発現しているがん細胞には，分子標的治療薬のトラスツズマブを投与し，細胞の増殖を抑える．
Ki-67	G0期以外の細胞周期（G1，S，G2，M）において核に出現する．細胞増殖能の指標．

症状

- 乳房のしこり，乳房のえくぼなど皮膚の変化，乳頭分泌，腋窩リンパ節腫脹など(図2).
- 乳がんの好発部位を図3に示す.

■ 図2　乳がんの代表的症状

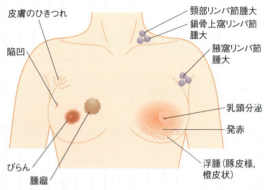

阿部恭子ほか編：乳がん患者ケアパーフェクトブック．p.33，学研メディカル秀潤社，2017．

■ 図3　乳がんの好発部位

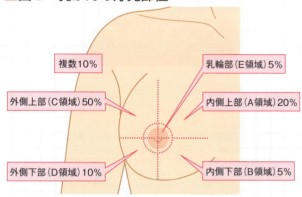

阿部恭子ほか編：乳がん患者ケアパーフェクトブック．p.34，学研メディカル秀潤社，2017．

検査・診断

- 乳腺疾患の基本検査は，マンモグラフィや乳房超音波である．MRI検査は，良悪性の鑑別・乳腺内の病変の広がりの診断に役立つ．
- 病理診断として，細胞診・組織診が行われる．いずれも外来で簡便に実施できるが，組織診では良悪性の鑑別に加え，乳がんであった場合の悪性度・薬物治療への反応性がわかることから，術前薬物療法の適応を判断するためにも必須の検査である．

治療

- 乳がん治療は，集学的治療が基本である．
- 治療目標はStageにより異なり，StageⅠ～Ⅲの遠隔転移のない原発乳がんでは完治が目的，StageⅣの転移再発乳がんでは緩和，延命が目的となる．

手術

- StageⅠ～ⅢAが手術適応とされる．乳房切除術と乳房部分切除術の2種類があり，StageⅡまでは乳房部分切除術の適応となる．
- 臨床的に腋窩リンパ節転移陰性の場合には，センチネルリンパ節生検が行われ，転移陽性の場合は腋窩リンパ節郭清が行われる．

放射線療法

- 放射線治療は，術後補助療法として行われる．また，再発乳がんの局所や骨転移による疼痛コントロール目的，脳転移に対しても実施される．

全身治療

- 乳がんの全身治療には，化学療法，ホルモン療法，分子標的療法がある．生検や手術検体から得られた予後因子・治療効果予測因子などから，治療による利点と副作用を考慮して決定される．

一般的な経過

経過	看護のポイント 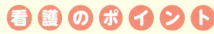
入院・術前 ● 手術前後の流れを理解し，心理的な準備を整える	● 患者さんの既往歴や服用薬，生活背景，家族などについて聴取し，全体像を把握する ● インフォームド・コンセント時の反応や言動から，患者さんの疾患・手術に対する思いや理解，受け止めを把握する ● 手術前後の流れを説明し，患者さんの疑問・不安を軽減できるようにかかわる
術当日 ● 臥床安静 ● 苦痛緩和の処置を行いながら，観察を行う	● ドレーン性状・量の確認を行い，術後出血の早期発見に努める ● 疼痛・嘔気の程度を確認し，苦痛の緩和に努める ● 臥床安静による腰背部痛を軽減できるように，体位変換を介助する
急性期：術後1日目 ● 苦痛緩和の処置を行いながら，観察を行う ● 鎮痛薬を内服に切り替え，疼痛を緩和する ● 清拭・更衣を行う ● 全身状態が問題なければ，第一歩行を実施し膀胱留置カテーテルを抜去する ● 昼より食事を開始し，摂取できれば点滴を抜去する	● 清拭時に全身状態の観察と苦痛緩和に努める ● スムーズに第一歩行ができるように，事前に苦痛緩和を行う ● 第一歩行時には，肺塞栓に注意して観察を行う
急性期：術後2日目 ● ドレーンを保護したうえで，シャワー浴開始	● 合併症の予防と早期発見の継続 ● 苦痛緩和に努め，離床を進める ● 乳房喪失によるボディイメージの変化，受け止めを確認し，精神的な支援を行う ● 患者さんの意向に沿って，創部の観察時期を決定，実施できるように指導する ● ドレーンに配慮しながら，シャワー浴が行えるように指導・介助を行う
リハビリテーション：術後3日目 ● 患側上肢の前方挙上リハビリテーションを開始する．ドレーン抜去後に，側方挙上も実施する	● リハビリテーションの目的が理解できるように説明を行う ● リハビリテーションの方法を説明し，退院後も継続できるように支援する
回復期～退院：術後4～7日目 ● 退院に向け，創部の観察，リンパ浮腫予防のための生活の注意点など自己管理行動を身につける	● 患者さん自身が創の観察をできるように支援する ● リンパ節郭清を行った場合は，リンパ浮腫の予防として患肢の感染や傷を作らないように注意すること，採血や血圧測定を行わないことを説明する ● 患者さんの疾患と今後の経過に関する知識や受け止めを把握し，補整下着の情報提供や精神的な支援を行う

情報収集

✱ 情報収集の視点の定め方

乳がん術後の患者さんは，術後急性期は創部痛の軽減，術後合併症の観察を受けながら早期離床を進めます．術後1日目には離床し食事を開始するため，術後合併症のリスクや離床を妨げる因子の有無を確認する必要があります．回復期にはリハビリテーションを進め，退院に向けて創部の観察，リンパ浮腫予防のための生活の注意点など自己管理行動を身につけます．

1週間程度の短期入院であるため，看護師は患者さんの生活背景や価値観を理解し，セルフケアを高められるようなかかわりが必要になります．

また，乳がんは集学的治療が基本となるため，病期分類やがんの性質を把握し，術後どのような治療を行っていくかを把握したうえでかかわっていくことが大切です．

情報収集の視点

視点1 術後合併症の徴候があるか（術後出血・深部静脈血栓症・創部感染）

視点2 ボディイメージの変化や機能変化をどのように認識しているか

視点3 疾患や手術，今後の治療をどのように受け止めているか

✱ 情報収集の例

視点1 術後合併症の徴候があるか（術後出血・深部静脈血栓症・創部感染）

情報収集の視点（詳細項目）	どこから？	なぜこの情報が必要か？	Aさんの情報
<術後出血> ●ドレーン排液の性状・量 ●創部の腫脹・疼痛 ●血液検査：Hb ●貧血症状（頻脈，血圧低下）	●カルテ ●看護記録 ●観察 ●本人の発言	●手術により侵襲を受けた範囲が広く，かつ術後出血の可能性があるため，ドレナージが効果的に機能しない場合は，創部に内出血をきたし血腫を形成して腫脹することがある．そのためドレーン排液量に加えて創部の観察も必要である	●右胸筋温存乳房切除術＋腋窩リンパ節郭清術 ●大胸筋前面と腋窩にドレーン留置 ●術後1日目：Hb 11.5g/dL，血圧130/80mmHg，脈拍64回/分，貧血症状なし ●創部周囲に内出血が軽度あるが，腫脹はなく血腫形成は認めない
<深部静脈血栓症・肺梗塞> ●深部静脈血栓症の徴候（下肢の腫脹，疼痛，熱感など）の有無 ●血液検査：Dダイマー ●第一歩行の状況 ●肺梗塞の徴候（突然の呼吸困難，胸痛，SpO_2の低下）	●カルテ ●看護記録 ●観察 ●本人の発言	●がんであること，術後翌日まで臥床安静であることから，深部静脈血栓症が起こる可能性がある	●術当日から術後1日目の離床まで弾性ストッキングを着用 ●術後1日目，第一歩行はスムーズに実施．深部静脈血栓や肺梗塞の徴候は認めなかった ●SpO_2 98％

| 1 情報収集 | 2 情報の整理とアセスメント | 3 全体像の把握から看護問題を抽出 | 4 看護問題の絞り込み | 5 看護計画の立案 | 6 経過記録(SOAP) |

情報収集の視点(詳細項目)	どこから?	なぜこの情報が必要か?	Aさんの情報
		● 致命的な合併症である肺梗塞は,第一歩行時に発症しやすい ● 術後数日でリスクは軽減するが,予防のため飲水量や離床状況の把握は必要である	● 術後2日目以降は,術前と同様に歩行できていた
<創部感染> ● 体温 ● 血液検査:WBC,CRP ● 創部の炎症徴候 ● 血糖値 ● 保清の実施状況	● カルテ ● 看護記録 ● 観察 ● 本人の発言	● 手術侵襲と全身麻酔により,生体に全身性炎症反応と細胞性免疫の抑制状態が生じる.創部感染の発症時期は術後3〜10日目である ● 高血糖が持続すると感染のリスクが高まるため,血糖コントロールが必要である	● 術後1日目:WBC 6,800/μL,体温36.9℃,血糖値 112mg/dL,糖尿病の既往があり術前のHbA1c 7.1% ● 術後2日目からシャワー浴を開始 ● 手術創部の感染徴候はなし

視点2 ボディイメージの変化や機能変化をどのように認識しているか

情報収集の視点(詳細項目)	どこから?	なぜこの情報が必要か?	Aさんの情報
<創部の受容> ● 創部の受容(創部を見ることができたか,見た際の表情・言動)	● 看護記録 ● 本人の言動	● 入院期間の短縮に伴い,退院後は創部の自己観察・ケアが必要である ● 創部の受容状況には個人差があるため,患者の気持ちに沿って少しずつ受容できるように個別的なサポートが必要である ● 患者の創部の受容状況に応じて,補整具・補整下着の情報提供を行う必要がある	● 術後2日目,シャワー浴の際は,創部を見ることができず,見えないように保護を希望した ● 術後4日目,「怖いけど,今日は(傷を)見てみるわ.傷も観察できるようにならないと家に帰れないからね」と自ら創部を見てみようと気持ちが変化した ● 実際に創部を見て,「青いし,気持ち悪いですね」と涙した ● 補整下着の紹介は,退院直前を希望している
<知覚障害> ● 前胸部,上腕内側の知覚障害の程度 ● 鎮痛薬の使用状況と効果	● カルテ ● 看護記録 ● 観察 ● 本人の言動	● 乳房切除術後の前胸部,腋窩リンパ節郭清後の上腕内側に知覚障害が生じる ● 前胸部,上腕内側ともに術直後から7日目くらいまでは知覚が鈍麻した状態であり,その後数週間はビリビリとした痛みや不快な感覚が出現する ● 患者は前胸部や上腕内側の感覚の不快な症状を抱えたまま退院することが多いため,正常な症状を把握することが必要である	● 右胸筋温存乳房切除術+腋窩リンパ節郭清術 ● Aさんに知覚障害の出現はなし
<上肢の挙上障害> ● リハビリテーションの実施状況 ● 患肢の挙上角度 ● 疼痛の程度,部位 ● 鎮痛薬の使用状況と効果	● カルテ ● 看護記録 ● 観察 ● 本人の言動	● 腋窩リンパ節郭清の際には腋窩周囲の運動神経は温存するため,上肢の運動障害が生じることは少ない.しかし,創部の拘縮が生じるため,適切な上肢の運動を行わないと上肢の挙上が困難になることがある	● 右胸筋温存乳房切除術+腋窩リンパ節郭清術 ● リハビリテーション時のAさんの発言「痛いなぁ……ビリビリして傷が開かないかと心配」「リハビリが必要ってことはわかるけどね」

情報収集の視点（詳細項目）	どこから？	なぜこの情報が必要か？	Aさんの情報
		●リハビリテーションは退院後も継続して行う必要があるため，患者が自宅で継続できるような指導が必要である	
<リンパ浮腫> ●患肢の重だるさ，疲れやすさ，違和感，熱感や腫れ ●患者の理解状況（初期徴候や自覚症状，予防行動）	●カルテ ●看護情報 ●観察	●リンパ浮腫の原因，症状，日常生活の注意点を説明し，退院後にセルフケアをする必要がある	●リンパ節郭清術施行 ●現在リンパ浮腫なし ●専業主婦，ガーデニングが趣味，ペットは飼っていない

視点3　疾患や手術，今後の治療をどのように受け止めているか

情報収集の視点（詳細項目）	どこから？	なぜこの情報が必要か？	Aさんの情報
●がんの進行度 ●がんの治療反応性（ER, PgR, HER2, Ki-67） ●患者の疾患理解（医師からの説明内容，受け止め）	●カルテ ●看護記録 ●本人の言動・表情	●乳がんは女性ホルモンに対する感受性があり，その反応性を見るために，がん細胞のホルモン受容体の有無（ER, PgR）を調べる必要がある ●HER2タンパクが発現しているがん細胞は，発現していないものに比べて再発のリスクが高いが，アントラサイクリン系抗がん剤は効果を示しやすく，また分子標的薬のトラスツズマブを加えることにより，再発のリスクを大きく減少させる．そのため，今後の治療を決定するうえでも重要となる ●Ki-67は細胞が分裂期に入っているときに発現するタンパクであり，腫瘍の増殖能を示す指標となる	●病期分類はcT2N0M0, cStage ⅡA．がんの性質はER（88.8％），PgR（92.9％），HER2（1+），Ki-67 67.4％ 「今後の治療について，何も聞いていない．抗がん剤が必要になるの？　とにかく心配」 「先生からは，病理の結果が出たら，今後の治療について相談すると聞いている．抗がん剤はやりたくないな」 ●リンパ節転移陽性，ホルモン受容体陽性であったため，術後内分泌療法に加えて化学療法も行う可能性がある

2 情報の整理とアセスメント

●ゴードンの機能的健康パターンによる情報の分類

領域	情報を集める視点	アセスメントの視点
【1】 健康知覚― 健康管理	●自分の健康状態をどのように認識し，管理しているか ●現病歴 ●既往歴 ●健康管理状況（受診状況・治療状況） ●医療者からの指示に対応しているか ●日常生活管理 ●喫煙・飲酒，アレルギーの有無 ●習慣的に服用している薬剤 ●薬剤管理状況 ●疾患理解，受け止め ●治療に対する考えと期待 ●家族は患者の健康をどのように感じているか	●乳がんの病態と，必要となる治療についてどのように認識しているか ●手術による合併症のリスクや身体の形態と機能の変化について，どのように認識しているか ●手術による身体の形態と機能の変化に合わせた望ましい生活について，どのように理解しているか，生活の調整について検討しているか ●既往（糖尿病）をどのように理解しているか ●内服している薬剤についてどのように理解しているか，自己管理能力はどうか ●病気になるまでの健康観，受診状況はどうか
【2】 栄養―代謝	●栄養状態：食事摂取量（摂取パターンと1日摂取量） ●身長，体重，BMI ●皮膚の状態 ●食習慣 ●糖尿病の既往，服用薬の有無 ●全身状態：倦怠感の有無と程度 ●感染徴候：体温，倦怠感 ●血液検査：TP，Alb，Hb，WBC，CRP，HbA1c，血糖値	●食事摂取量および消化器症状から，食事行動に影響を与える因子を判断する ●全身状態や検査値データから，栄養状態や貧血の程度はどうか判断する ●糖尿病の既往の有無，今までの食事習慣はどうか ●創部は感染徴候なく治癒しているか ●創部感染のリスクや術後の免疫低下について理解しているか，術後の感染予防のために必要な事項を理解しているか
【3】 排泄	●排尿習慣：排尿回数，夜間の排尿 ●排便習慣：排便回数，性状，下剤の服用の有無と頻度 ●発汗の有無 ●検査データ：BUN，Cr，eGFR，尿検査	●腎機能障害はないか ●術前の排便における問題はないか ●術後の排便コントロール状況はどうか
【4】 活動―運動	●呼吸状態 ●日常生活の活動能力：入院前と現在の活動レベル ●身体の障害・運動器系症状の有無 ●活動を阻害している要因の有無（疼痛，倦怠感など）	●術後の離床状況はどうか ●入院前の生活の活動量と術後の活動量の変化はどうか ●活動に影響を与える疼痛や倦怠感などによる苦痛症状があるか
【5】 睡眠―休息	●睡眠状況：睡眠時間，熟眠度，入眠障害・中途覚醒の有無 ●睡眠に対して自覚している問題 ●睡眠に関する薬剤の使用 ●休息の取り方と状況	●睡眠や休息が十分に取れているか，十分だと感じているか ●睡眠や休息が十分に取れていない場合，原因は何か
【6】 認知―知覚	●視力・聴力・味覚・嗅覚・触覚・知覚などの感覚器の状態 ●疼痛・掻痒感・眩暈・しびれの有無と程度 ●意識レベル・言語能力・記憶力・理解力の程度 ●問題解決や意思決定の能力，コミュニケーション能力	●術後の疼痛の部位と程度はどうか ●鎮痛薬の使用状況（種類・量・頻度），効果と副作用はどうか ●術後の倦怠感に関する認識はどうか，倦怠感の原因は何だと考えられるか
【7】 自己知覚― 自己概念	●自分自身について：性格，理想の自分 ●疾患，治療に対する思い・感情，今後への思い ●今回の入院や治療についての考え ●家庭や社会における役割遂行と自立	●自分の生活をどのようにとらえているか ●恐怖や不安，絶望などの感情の有無とその要因は何か ●疾患により自己概念，自尊心がおびやかされていないか

領域	情報を集める視点	アセスメントの視点
【7】 自己知覚－ 自己概念		●手術による乳房喪失に対する思いはどうか，リンパ浮腫についてどのように考えているか ●術後の生活をどのようにイメージしているか ●今回の入院や治療，追加治療についてどのように考えているか ●家族の不安はないか
【8】 役割－関係	●家族構成と家族との関係性 ●家庭内での役割と認識：患者の発達段階と発達課題 ●キーパーソンの有無 ●家庭内に介護を必要とする人がいるか ●職業：内容と役割	●入院や治療により家庭内や社会での役割にどのような影響があるか ●役割の変化がある場合，患者や家族はどう感じているか ●家族からのサポートが得られるか ●患者が入院中に家族の不安はないか ●今後の継続治療や外来通院による経済的な不安はないか
【9】 セクシュアリティー 生殖	●性別 ●月経，生殖器の状態 ●妊娠・分娩回数，性関係に対する問題の有無と満足度	●手術による乳房喪失をどのようにとらえているか ●性についてどのように考えているか ●今後の性関係に対してどのような問題を感じているか
【10】 コーピングー ストレス耐性	●ストレス因子の有無 ●コーピング方法(ストレスの発散方法，身近な相談相手の有無) ●薬物や飲酒依存の有無	●今までストレスにどのように対処してきたか ●現在，ストレスに対してどのように対処しているか，対処法は適切か ●サポート体制は整っているか
【11】 価値－信念	●価値，信念，目標(人生で大切にしているもの，自分自身の意思決定に影響するもの，入院中に大切に思うこと) ●宗教・宗教的習慣の有無	●患者の価値や信念などが，疾患や生活にどのように影響しているか ●患者の大切にしていることが家族に受け入れられているか ●自分の価値や信念が尊重されていると感じているか

●Aさんの情報の整理とアセスメント

	Aさんの情報の整理	アセスメント
【1】健康知覚－健康管理	①現病歴：2か月前に右乳房のしこりを自覚し，近医受診した．右乳房上部（AC領域）に腫瘍性病変を認め，生検にて浸潤性乳管がん（IDC）と診断された．本人・家族の希望にて大学病院を紹介受診した．MRI検査にて右腋窩に短径6mmのリンパ節腫大があるが，エコー検査では転移を疑う所見がなかった．右乳房切除術＋センチネルリンパ節生検目的で入院した ②既往歴：糖尿病の既往があり，アログリプチン安息香酸塩（ネシーナ®）錠25mg 1錠／日，グリメピリド（アマリール®）錠1mg 1錠／日で薬物療法中 ③健康管理状況（受診状況・治療状況）：毎年検診を受けている．乳房のしこりに気づき受診行動を取った ④日常生活管理 ・喫煙歴なし，機会飲酒，アレルギーなし ・習慣的に服用している薬剤：糖尿病治療薬 ・薬剤管理状況：自己管理，小袋にまとめ薬剤の効用も理解できている ⑤疾患理解，受け止め：乳がんステージⅡ，進行の速いがんだが，今のところ転移はない．リンパが腫れているため転移があるかもしれないと聞いた．乳房は全摘出する．しこりに気づいたときは怖かった．乳がんはショックだったけど，転移がないと聞いてホッとした ⑥治療に対する考えと期待：術後の治療がどうなるか心配．抗がん剤はできればやりたくない ⑦家族は患者の健康をどのように感じているか：（家族に確認できず本人談）「夫には病気のことを全て話し，理解してもらっている．治すために頑張れと言ってくれる」	●毎年検診を受け，乳房のしこりに自身で気づき，受診行動を取ることができており，自身の健康管理への意識が高いと考えられる（①③） ●高血糖は感染のリスクを高め創部の治癒遅延につながる可能性がある（②） ●服薬も自己管理できており，セルフケア能力は高いと考えられる（④） ●乳房喪失により不眠や精神的な落ち込みがみられる可能性がある（⑤） ●診断を受けて2か月であり，発言から，診断時受けた衝撃から受容段階へと移行していると思われる．術後の化学療法については，化学療法への悪いイメージや否定的な理由がある可能性がある（⑤⑥） **臨床の視点** 乳がんは，組織構造と細胞学的特徴によって多数の組織型に分類され，組織型によって予後と治療法が異なります．そのため，病名だけではなく，病期（ステージ），がんの性質（ER, PgR, HER2, Ki-67の発現状況）を把握したうえで，患者さんの体調や希望を確認していく必要があります．
【2】栄養－代謝	①身長158cm，体重55kg，BMI 22.0 ②皮膚の状態：皮膚トラブルなし ③食習慣：1日3回，夕食は炭水化物を摂取せず，野菜中心にしていた．高血圧の指摘もあり，塩分は控えめにしていた ④糖尿病の既往があり，アログリプチン安息香酸塩錠25mg 1錠／日，グリメピリド錠1mg 1錠／日で薬物療法中 ⑤全身状態：右乳房のしこり以外の自覚症状なし．全身状態良好 ⑥感染徴候：術後体温36℃台後半 ⑦血液検査：（術前）TP 7.2g/dL，Hb 12.7g/dL，WBC 5,600/μL，HbA1c 7.1％，血糖値214mg/dL，Na 138mEq/L，K 4.4mEq/L，Cl 104mEq/L （術後1日目）TP 6.7g/dL，Hb 11.5g/dL，WBC 6,800/μL，血糖値112mg/dL，Na 139mEq/L，K 4.2mEq/L，Cl 108mEq/L	●AさんのBMIは22であり，標準の範囲内であるといえる．糖尿病の既往があり，術後の高血糖は創部感染を起こす可能性が高いが，術後血糖値は112mg/dLと正常範囲内であり，発熱や創部の感染徴候も認めず，創部治癒遅延を起こす可能性は少ないと考えられる（①⑥⑦） ●糖尿病の既往，高血圧の指摘がされたため，食事内容を工夫し継続できており，健康意識は高く自己管理能力があると考えられる（③） ●一方でDDP-4阻害薬であるアログリプチン安息香酸塩錠25mgとスルホニル尿素薬であるグリメピリド錠1mgは，インスリン分泌促進系薬剤であり，併用により低血糖増強が副作用としてあげられ，術後の食事量低下により低血糖を起こす可能性がある（④） ●血液検査や皮膚症状から脱水や電解質異常はないと考えられる（②⑦）
【3】排泄	①排尿習慣：5〜6回／日，夜間0回 ②排便習慣：1〜2回／週 ③下剤の服用はなし，野菜や青汁を摂るようにしている ④発汗の有無：汗はほとんどかかない ⑤血液検査：（術前）BUN 8mg/dL，Cr 0.55mg/dL，eGFR 89.7mL/分/1.73m² （術後1日目）BUN 8mg/dL，Cr 0.49mg/dL，eGFR 101.8mL/分/1.73m² ⑥乳房の手術であり，術操作による腸管への影響はないが，全身麻酔により消化管運動が抑制される	●術前，術後ともに排尿習慣・腎機能に問題はないと考えられる（①⑤） ●術操作による腸管への影響はないが，術前から便秘傾向にあり，自宅で実践している食事の工夫ができず，さらに全身麻酔の影響で消化管運動が抑制され，便秘が助長される可能性がある（②③⑥）

BMI：body mass index，体格指数

	Aさんの情報の整理	アセスメント
【4】 活動-運動	①右胸筋温存乳房切除術＋腋窩リンパ節郭清術（右利き） ②手術後3時間は酸素投与3L/分を施行，SpO₂は98％．酸素投与終了後も呼吸状態に問題なし ③高血圧の指摘あり．術当日は血圧高値だったが，翌日は130/80mmHgと安定する ④喫煙歴なし ⑤入院前のADLは自立，専業主婦でガーデニングが趣味 ⑥手術後：安静制限はなし ⑦安静時に創部痛はないが，リハビリテーション時には痛む ⑧「リハビリが必要ってことはわかるけどね．ビリビリして傷が開かないかと心配」	●全身麻酔による呼吸中枢抑制，気管内挿管による気道や喉頭への刺激による気道内分泌物の増加により術後無気肺を起こす可能性がある．しかし，麻酔時間が短く喫煙歴がないため，呼吸器合併症が起こる可能性は低く，酸素投与終了後も呼吸状態が安定していることから問題ないと考えられる（①②④） ●血圧は翌日には下降し，循環動態も安定しており問題ないと考えられる（③） ●ADLは自立しているが，患肢への負担やガーデニング時の虫刺されに注意する必要があり，活動や趣味への意欲が低下する可能性がある（①⑤） ●リハビリテーションの必要性は理解できているが，創部離開や創部痛増強に不安を抱き，リハビリテーション継続に支障をきたす可能性があると考えられる（⑦⑧）
【5】 睡眠-休息	①睡眠状況：服薬により良眠 ②不眠時（頓用薬）フルニトラゼパム錠1mgを乳がん診断時から連日内服	●現在自覚している睡眠障害はないが，手術や環境の変化により不眠となる可能性がある（①） ●乳がん診断時から睡眠薬（フルニトラゼパム）を内服しており，術後の乳房喪失によるボディイメージの混乱や今後の治療への不安により，睡眠障害が悪化する可能性がある（②）
【6】 認知-知覚	①視力・聴力・味覚・嗅覚・触覚・知覚などの感覚器の障害はなし ②コミュニケーション障害なし ③鎮痛薬（ロキソプロフェンナトリウム水和物）3錠/日，リハビリテーション時にビリビリと痛む．鎮痛薬を飲む前はジンジンと痛みが出てくる ④右胸筋温存乳房切除術＋センチネルリンパ節生検陽性のため腋窩リンパ節郭清術 ⑤医師から説明を受けた疾患・治療については，理解できている	●認知機能は正常であり，説明を受けた疾患・治療について理解し，現状の認識はできていると考えられる（②⑤） ●乳房全摘による創部痛は，術後1～2日がピークとされているが，患肢のリハビリテーション開始に伴い疼痛が増強しており，リハビリテーションに対する意欲減退につながる可能性がある（③） ●腋窩リンパ節郭清を施行しており，リンパ管の途絶や圧排（圧迫されること）のためにリンパの流れが停滞し，タンパク成分に富んだ組織間液が細胞や組織間に貯留して，リンパ浮腫が起こる可能性がある（④）
【7】 自己知覚- 自己概念	①50歳代女性，専業主婦 ②真面目で几帳面な性格 ③夫（50歳代）会社員．仕事が忙しく平日は深夜まで帰ってこない．土日休み．患者の入院中は早く帰るようにしている ④長女19歳，次女17歳．受験生の次女が風邪で発熱している ⑤「今後の治療について，何も聞いていない．抗がん剤が必要になるの？　とにかく心配」	●入院中は仕事で忙しい夫の世話や，風邪を引いている受験生の次女に対して母としての役割を果たせず，葛藤を抱いている可能性がある（②③④） ●乳がんリンパ節転移があったため，術後治療が必要になる可能性があり，「抗がん剤が必要になるの？　とにかく心配」と話している．今後の治療に対する考えや大切にしたい事柄を把握する必要がある（⑤）
【8】 役割-関係	①50歳代女性，専業主婦 ②夫（50歳代）と娘（長女19歳，次女17歳）と同居 ③夫は会社員．仕事が忙しく平日は深夜まで帰ってこない．土日休み．入院中は早く帰るようにしている ④受験生の次女が風邪で発熱している ⑤入院中の家族の食事は，食材を大量に冷凍し準備してきた．家事は長女が手伝ってくれる予定 ⑥「子どもが心配，早く帰りたい」 ⑦キーパーソン：夫	●専業主婦であり10歳代の子どもがいるため，夫の世話や子どもの精神的な成長の援助が発達課題として考えられる．夫が仕事で忙しく，受験生の次女が風邪を引いている中での入院であり，主婦・母としての役割を果たせず，家族に対する負い目や，家族への心配が増している可能性がある（①②③④⑥） ●キーパーソンである夫は仕事が忙しいため，退院後にAさんの支援をすることが困難である可能性がある．また，夫・娘の疾患理解やAさん退院後の支援について，情報提供が必要であると考えられる（②③④⑤⑦）

> **臨床の視点**
> 1週間程度の短期入院であるため，家族への支援をタイムリーに行う必要があります．キーパーソンを明らかにし，疾患理解や思いを把握したうえで，退院後の支援をともに考えられるようなかかわりが必要です．

	Aさんの情報の整理	アセスメント
【9】セクシュアリティー生殖	①50歳代女性，既婚 ②初潮11歳，妊娠2回出産2回，初回出産30歳代前半 ③月経周期：29～30日（生理不順なし） ④挙児希望（妊娠を望むこと）なし ⑤右胸筋温存乳房切除術＋センチネルリンパ節生検陽性のため腋窩リンパ節郭清術	●初潮が早いことや閉経が遅いことは，乳がんのリスク因子であるが，妊娠期間はエストロゲンに曝露されないため，乳がんリスクの低減因子であると考えられる（②） ●乳房喪失によるボディイメージの変化に伴い女性としての価値を失ったと感じ，混乱や悲しみを抱く可能性がある（⑤）
【10】コーピングーストレス耐性	①趣味はガーデニング ②真面目で几帳面な性格 ③「困ったことや悩みはあまり相談できない．自分で解決することが多かった．病気になってからは，夫に聞かれたら話すようにしている．家族の存在が支え」	●真面目で几帳面な性格であり，自分の病気や入院によって家族に心配や迷惑をかけることにストレスを感じている可能性がある．また，入院中は家族と離れた環境であり，夫へ悩みの相談ができず，病気や今後への不安が増強する可能性がある（②③）
【11】価値ー信念	①専業主婦 ②夫，10歳代の娘2人と4人暮らし．「子どもが心配，早く帰りたい」 ③信仰する宗教はない	●専業主婦として，夫を支え子どもを育てることに価値や信念を感じており，早く退院して家庭内での役割を果たすことを望んでいると考えられる（①②） ●信仰する宗教はなく，入院や治療による信仰への影響はないと考えられる（③）

✷ 統合アセスメント

　Aさんは，術後出血・深部静脈血栓症の徴候はなく，術後合併症を起こさずに経過できています．糖尿病の既往があるため，今後，創部感染の可能性が考えられます．また，リハビリテーションにより創部痛が増強しているため，リハビリテーション実施に支障をきたす可能性があります．

　退院後は患肢のリハビリテーションやリンパ浮腫予防を継続する必要があり，セルフケア能力を高める必要があります．

　Aさんは乳房喪失によるボディイメージの混乱が大きく，女性として価値を失ったように感じたり，創部の観察に支障をきたしたりする可能性があります．早期退院を希望し，創部を見ることはできているため，Aさんの意向にそって受容を促すケアをしていく必要があります．

　Aさんは，真面目で几帳面な性格であり，疾患・手術により，これまで担ってきた家庭での役割を果たせず，負い目を感じているようです．また，今後の治療や経過にも不安を抱いています．疾患と治療について受け止めていけるように，Aさんのストレスコーピングや要望をふまえて長期的な支援が必要であると考えられます．

　さらに，キーパーソンである夫ともコミュニケーションをとることで信頼関係を構築し，家族の疾患理解や思いの把握，退院後家族にできる支援を一緒に考え，指導していく必要があると考えられます．

基礎と臨床がつながる
疾患別看護過程

3 全体像の把握から看護問題を抽出

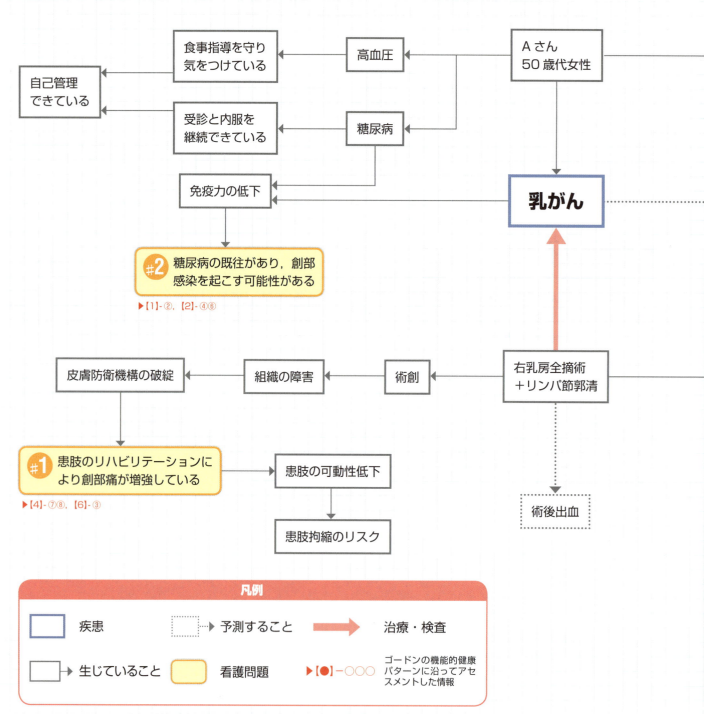

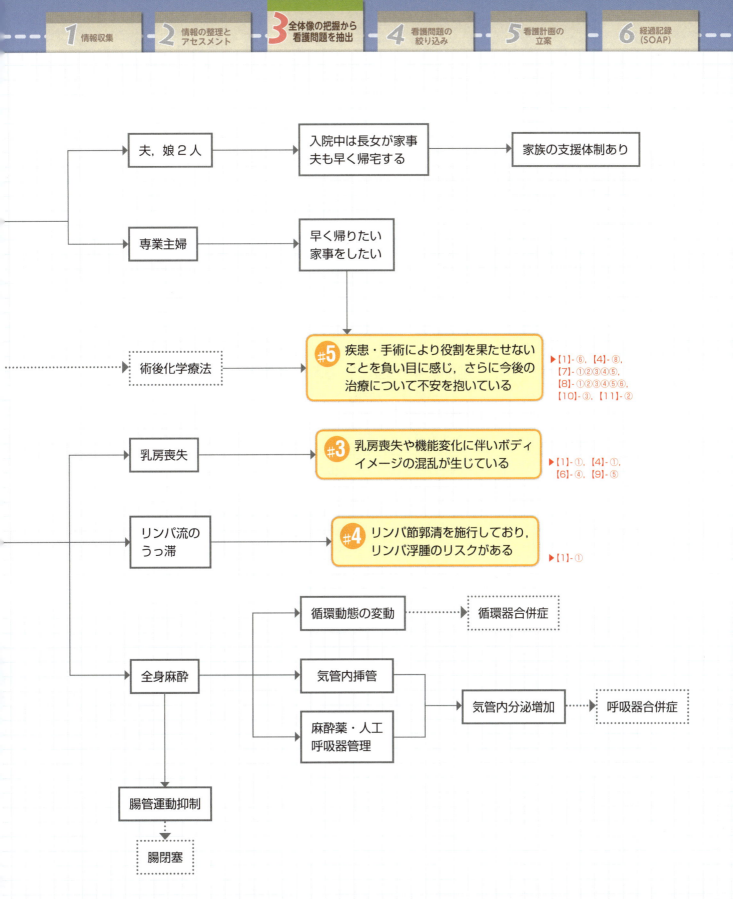

✳ 抽出した看護問題

 患肢のリハビリテーションにより創部痛が増強している
NANDA-Iでは ➡ **安楽：急性疼痛**
（関連因子：身体損傷要因〈手術的処置〉）

◆疼痛管理を行い，リハビリテーションを継続する

　Aさんの創部痛は，鎮痛薬の内服により落ち着いていましたが，術後3日目より開始した患肢リハビリテーション時に創部痛が増強しています．患肢リハビリテーションの継続は，患肢の拘縮予防になるため，疼痛管理を行いリハビリテーションが継続できるような支援が必要になります．

 糖尿病の既往があり，創部感染を起こす可能性がある
NANDA-Iでは ➡ **安全／防御：感染リスク状態**
（危険因子：慢性疾患〈糖尿病〉，皮膚統合性の変化）

◆Aさんの受容段階に合わせ，創部の自己管理を支援する

　Aさんは，生体防御機構の不備として，手術創部の皮膚の破綻，ドレーンの留置，糖尿病の既往があげられます．

　頻度は少ないですがドレーンの留置部から感染を起こした場合，乳房やドレーン留置部周囲に感染徴候を認めます．

　また，血糖が持続すると，好中球やマクロファージの貪食作用や異物の認識作用を阻害し，免疫力が低下し感染症に罹患しやすくなります．

　Aさんは，術後4日目で感染徴候は認めず，血糖値は正常範囲内で経過しています．今後は，退院に向けて創部の自己管理が求められる段階でありますが，創部への恐怖心により，観察や清潔保持が不足する可能性があるため，Aさんの受容段階に合わせて支援していく必要があります．

| 1 情報収集 | 2 情報の整理とアセスメント | **3 全体像の把握から看護問題を抽出** | 4 看護問題の絞り込み | 5 看護計画の立案 | 6 経過記録(SOAP) |

#3 乳房喪失や機能変化に伴いボディイメージの混乱が生じている
NANDA-Iでは ➡ 自己知覚：ボディイメージ混乱
（関連因子：身体機能の変化）

◆ **自己価値の転換をはかれるよう，心理的サポートを行う**

　Aさんは右乳房全摘により女性として価値を失ったと感じ，混乱や悲しみが出現しています．乳房がある女性としての価値よりも，他者との関係の中での自分の存在に価値を置くように自己価値の転換をはかれるよう，心理的サポートを行う必要があります．Aさんの受容段階に応じて，乳房の補整についてパッドとブラジャーの選択について情報提供を行っていく必要があります．

　また，乳房切除後の前胸部，腋窩リンパ節郭清により上腕内側に知覚異常や上肢の挙上障害，リンパ浮腫が生じるリスクがあり，患肢が利き手でもあるため，ADLが制限を受ける可能性が考えられます．退院後もリンパ浮腫の予防を継続できるように，セルフケア能力を高める必要があると考えられます．

#4 リンパ節郭清を施行しており，リンパ浮腫のリスクがある
NANDA-Iでは ➡ 安全/防御：組織統合性障害
（関連因子：外科的処置）

◆ **Aさんの早期発見・予防の知識を高める**

　Aさんは，リンパ節郭清を行っているため，リンパ浮腫のリスクがあります．また，今後病理診断結果によっては，放射線療法を追加する可能性もあり，さらにリンパ浮腫のリスクが上がると考えられます．

　Aさんは，退院に向けて，リンパ浮腫の早期発見と予防に関しての知識を高め，日常生活における注意点を把握する必要があると考えられます．

#5 疾患・手術により役割を果たせないことを負い目に感じ，さらに今後の治療について不安を抱いている
NANDA-Iでは ➡ コーピング/ストレス耐性：不安
（関連因子：大きな変化）

◆ **不安を表出できるようなかかわりを行い，支援する**

　Aさんは，疾患・手術のために，これまで担ってきた主婦としての役割を果たせず，家族に迷惑をかけていると感じています．また，受験生の子どもが風邪で発熱しており，入院当初から早く帰りたいと心配していました．

　Aさんは真面目で几帳面な性格のため，今後追加治療によっては今まで通りの役割を果たせない可能性があり，不安に感じています．不安や考えをため込まずに表出できるようにかかわり，不安の具体化や，可能な範囲で情報提供を行っていく必要があると考えます．

4 看護問題の絞り込み

✳ 抽出した看護問題

- #1 患肢のリハビリテーションにより創部痛が増強している
- #2 糖尿病の既往があり，創部感染を起こす可能性がある
- #3 乳房喪失や機能変化に伴いボディイメージの混乱が生じている
- #4 リンパ節郭清を施行しており，リンパ浮腫のリスクがある
- #5 疾患・手術により役割を果たせないことを負い目に感じ，さらに今後の治療について不安を抱いている

優先すべき看護問題

優先順位 1 #1 患肢のリハビリテーションにより創部痛が増強している

なぜ？ リハビリテーション継続には疼痛管理が必要なため

患肢のリハビリテーション時，創部痛が増強しており，不安の訴えがありました．患肢の拘縮予防のため，リハビリテーションは継続する必要があります．そのためにも疼痛管理は重要となるため，優先度は高いと考えられます．

優先順位 2 　#3 乳房喪失や機能変化に伴いボディイメージの混乱が生じている

 悲嘆が大きいが，創部を受容しケアしていく必要があるため

　Aさんは実際に創部を見ることはできましたが，乳房喪失による悲嘆が大きく，「気持ち悪い……」と涙する場面がありました．手術を受けた自分を認めることに加え，創部を丁寧に洗い清潔を保ち，創部感染などの異常に気づくためにも，Aさんの受容段階に合わせ，創部を受容できるように支援していく必要があります．また，Aさんの意向に沿って，乳房の補整に関する情報提供も行っていく必要があります．

優先順位 3 　#5 疾患・手術により役割を果たせないことを負い目に感じ，さらに今後の治療について不安を抱いている

 Aさんや家族の情緒状態の観察や精神的ケアは重要であるため

　Aさんは専業主婦として長年家事と育児にいそしんできたため，受験生の娘が風邪で発熱している中，手術のために入院し役割を果たせないことを負い目に感じていると考えられます．

　また，追加治療を行う可能性もあり，今後，役割の変化やボディイメージの変容に伴う価値観の転換も求められます．

　さらにはAさんだけではなく，家族もAさんの疾患・治療を理解し，家庭内での役割を調整する必要があります．

　乳がんは7年あるいは8年経過しても再発するタイプのがんであり，治療に区切りがついた後も再発・転移の不安を抱えている患者さんは少なくありません．また，がん患者の30～40％に適応障害やうつ病がみられると明らかにされており，がん患者や家族に対する長期的な情緒状態の観察や精神的ケアが必要になります．

優先順位 4 　#2 糖尿病の既往があり，創部感染を起こす可能性がある

   創部の観察が必要であるが，現在血糖値は安定しているため

　Aさんは糖尿病の既往があり，創部感染のリスクがあると考えられます．感染症の発症期間でもある術後3～10日は，医療者と患者さん自身による創部の観察が求められます．

　しかし，Aさんの術後血糖値は安定しており，創部の感染徴候も認めていないため，優先順位は下がります．

#4 リンパ節郭清を施行しており，リンパ浮腫のリスクがある

 リンパ浮腫が出現する可能性があるが，現在出ていないため

今後リンパ浮腫が出現する可能性があるため，リンパ浮腫の予防とケアについての情報提供を行い，セルフケア能力を高める必要があります．趣味のガーデニングや日常生活においては，傷を作らないように配慮が必要です．

しかし現在，リンパ浮腫の出現がないため，優先順位は最も下位となります．

 看護計画の立案

O-P：Observation Plan，観察計画
T-P：Treatment Plan，治療計画
E-P：Education Plan，教育・指導計画

  #1 患肢のリハビリテーションにより創部痛が増強している

看護目標：創部痛が増強せず，患肢のリハビリテーションを継続できる
期待する結果：①鎮痛薬使用の効果的なタイミングを考え，内服ができる
　　　　　　　②1日3回患肢のリハビリテーションを実施できる

	具体策	根拠と注意点
O-P	①疼痛の部位・程度 ②鎮痛薬の使用状況，効果と副作用 ③胸帯の締め方 ④リハビリテーションの実施状況 ⑤患肢挙上の角度 ⑥睡眠状況	①②疼痛が創部痛であるか鑑別し，鎮痛薬で疼痛管理ができているか把握する必要がある ③胸帯の締め方を調整することで，疼痛を軽減することができる ④⑤疼痛でリハビリテーションに支障をきたしていないか，確認が必要である ⑥夜間の創部痛により睡眠障害がないか，十分な休息が得られている確認が必要である
T-P	①鎮痛薬の使用のタイミングを相談する	①創部痛が増強する時間帯，内服が可能な時間帯に合わせて，鎮痛薬の内服ができるように相談が必要である
E-P	①鎮痛薬内服の注意点，副作用について説明する ②胸帯の使い方を説明する ③リハビリテーションの必要性，実施方法を説明する	①鎮痛薬内服後，効果が出るまでに時間がかかること，空腹を避けて内服することを説明し，効果的に使用できるように支援する ②リハビリテーションの必要性を理解できているか，効果的な実施方法を説明する

| 1 情報収集 | 2 情報の整理とアセスメント | 3 全体像の把握から看護問題を抽出 | **4 看護問題の絞り込み** | **5 看護計画の立案** | 6 経過記録(SOAP) |

優先順位 2 **#3 乳房喪失や機能変化に伴いボディイメージの混乱が生じている**

看護目標：ボディイメージの変容を受容し，手術を受けた自分を肯定できる
期待する結果：①創部を見て触ることができる
　　　　　　　②乳房の補整について考えることができる

	具体策	根拠と注意点
O-P	①創部に関する言動・表情 ②創部を見ること，触ることができているか ③予想していた創部と現実とのギャップの有無	①〜③ボディイメージとは，自分の身体に対する知覚と期待との評価の総体と定義され，身体が変化する前の自分自身の価値基準で変化後の身体を考えると，価値を失った自分への混乱や悲しみが出現する可能性がある．ボディイメージの変容を感じる最初の困難は，創部を見るときであり，受容段階には大きな個人差があるため，適応段階に合った配慮が必要である．また，創部を見ることで起きた気持ちの変化，予想と現実とのギャップの有無を確認する必要がある
T-P	①創部の抱いていたイメージと現実とのギャップがどの程度か確認する ②家族，パートナーから患者の傷をいたわる言葉をかけてもらうように促す ③患者の受容段階に応じて，乳房の補整について情報提供を行う	①②乳房はセクシュアリティにもかかわる部分であり，パートナーからの言葉かけが患者の受容を助けることがあるため，パートナーによるサポートを促す働きかけが必要になる ③乳房切除術により片方の乳房がなくなると，身体の重心バランスに変化を生じ，適切に補整しないと，肩こりや腰痛，頭痛の原因となるため，必要時に適切なものを選択できるように補整下着の情報提供を行う必要がある
E-P	①創部の内出血は，時間をかけて消えることを説明する ②創部の治癒過程，経過が順調であることを説明する	①②創部の内出血や治癒過程は，患者の想像よりも時間を要することが多く，順調な回復過程であることを伝える必要がある．創部を観察した際に，傷がきれいであることを伝え，受容を支援する必要がある

優先順位 3 **#5 疾患・手術により役割を果たせないことを負い目に感じ，さらに今後の治療について不安を抱いている**

看護目標：術後の回復を実感でき，疾患や今後の治療に対する疑問や不安を表出できる
期待する結果：①術後の回復を実感し，言葉で表現できる
　　　　　　　②今後の治療に対する疑問や不安を明らかにし，医療者に伝えることができる

	具体策	根拠と注意点
O-P	①表情・言動 ②睡眠状況 ③家族に対する言動 ④追加治療に対する言動 ⑤不安な気持ちへの対処にかかわる言動	①〜⑤乳がんという疾患の診断，手術を経験したAさんの気持ちは，変化しやすく不安定であると考えられる．乳がんは7，8年経っても再発するタイプのがんであり，今後も再発・転移の不安を抱えながら生活していくことを考え，家族や今後の治療，不安に対する対処行動について把握する必要がある
T-P	①患者の回復状況を伝え，回復を実感できるように配慮する ②疑問や不安に思うことがないか確認する ③患者・家族の求めている情報提供を十分に行う ④必要に応じて，話を聴く時間を作る ⑤家族の疾患理解や今後に対する思いを確認する	①手術という侵襲的な治療を終え，回復してきていることを実感できるような配慮が必要である．今後への不安があっても，現在取り組んでいること，努力している部分を評価し，共有することが大切である ②〜⑤今後に対する不安や疑問を表出しやすい環境を作り，すぐに対応ができる姿勢を示し，安心感を与えるように配慮する必要がある．また，家族の考えや疾患理解，今後に対する思いを把握し，患者との思いに相違がないように配慮が必要である

	具体策	根拠と注意点
E-P	①術後の回復過程と順調な経過であることを説明する ②退院後の相談窓口を説明する ③必要に応じて，家族にAさんの現状・思いを説明する	①今後への不安が先行し，術後の回復過程を実感できないことがあるため，経過を一緒に共有できるように配慮する ②③1週間程度の短い入院期間であるため，患者・看護師の関係構築が難しく，Aさんも看護師にどこまで頼っていいのか戸惑いがあると想定される．いつでも相談ができること，具体的な相談相手を伝え，安心できるように配慮する必要がある．また，Aさんと家族間で，疾患理解，今後に対する思いに相違がある場合は，医師からの説明の場を設ける等配慮が必要である

優先順位 4　#2 糖尿病の既往があり，創部感染を起こす可能性がある

看護目標：創部感染のリスクを理解し，予防行動を実践できる
期待する結果：①創部の観察，清潔を保つための行動を毎日行うことができる
　　　　　　　②感染予防のための血糖コントロールの必要性を理解し，血糖管理ができる

	具体策	根拠と注意点
O-P	①体温，脈拍，血圧 ②WBC，CRP ③血糖値，貧血，栄養状態 ④創部の炎症徴候（発赤，熱感，疼痛，腫脹）と滲出液の有無 ⑤創部以外の感染徴候 ⑥シャワー浴時の創部の洗い方 ⑦患者の創部の感染管理に関する知識と理解度 ⑧患者の感染や感染予防行動に関する言動	①～④感染症の発症時期は術後3～10日目とされている．Aさんは糖尿病の既往があるため，血糖管理を行いながら感染徴候を早期発見することが重要となる ⑤術後は免疫が低下しており，創部以外が感染する可能性もあるため，創部以外の感染症にも注意して観察する必要がある ⑥～⑧創部の清潔は感染予防に重要であるが，Aさんは創部の受容ができていないため，創部の観察や創部に触れて洗うことができるように，精神面に配慮しながら進めていく必要がある．また，感染徴候の観察が自身で十分に行えない可能性があるため，看護師主体の観察からAさんが自己観察できるように進める必要がある
T-P	①入院前の保清習慣 ②創部を見ること，シャワー浴を実施できたことを肯定的に評価する ③創部の感染徴候の観察をAさんと一緒に行う ④ドレーン留置中は，ドレーン周囲の感染徴候を観察する	①入院前の保清習慣と現在の状況を比較し，清潔保持に十分な頻度であるかを判断する ②喪失した乳房を見て清拭をすることは，ボディイメージの混乱が生じているAさんにとって苦痛を伴うため，肯定的な評価を行い，思いに寄り添うことが大切となる ③退院後，創部の異常がある場合に受診行動がとれるよう，一緒に観察を行う必要がある ④退院時にはドレーンは抜去されているため，ドレーン留置部周囲の観察は看護師が行う
E-P	①創部の洗い方を説明する ②創部の感染徴候を説明する	①創部の清潔を保持する必要性，洗い方が理解できるように説明を行う必要がある ②退院後に創部の感染が起こる可能性があるため，感染徴候を理解し，異常時には受診行動につながるように指導する必要がある

#4 リンパ節郭清を施行しており，リンパ浮腫のリスクがある

優先順位 5

看護目標：リンパ浮腫の予防行動を理解し，日常生活で実施できる
期待する結果：①リンパ浮腫の予防行動について，注意点を説明できる
　　　　　　　②リンパ浮腫の自覚症状がわかり，観察ができる

	具体策	根拠と注意点
O-P	①リンパ浮腫の自覚症状の有無（患肢の重だるさ・疲労感・違和感） ②患肢の上腕最大部，肘関節，前腕最大部の周囲径 ③患肢の皮膚の状態（皮膚の硬さ・傷・虫刺され・乾燥・感染徴候） ④リンパ浮腫の予防行動や皮膚保護の状況 ⑤きつい衣服や下着，装身具の有無 ⑥生活習慣（趣味，体毛処理の方法，普段の服装，活動）	①②リンパ浮腫は早期発見・対処することが重要であり，まずは医療者主体で観察を行う ③皮膚の傷や乾燥は，蜂窩織炎のリスクとなるため，皮膚の状態・ケア方法・生活習慣を観察する ④〜⑥リンパ浮腫発症につながる生活習慣の有無を把握する
T-P	①リンパ浮腫の自覚症状について確認する ②リンパ浮腫の予防行動の継続を促す ③患肢の上腕最大部，肘関節，前腕最大部の周囲径を一緒に測定する ④生活習慣について確認し，改善すべきことがあれば，一緒に考える	①②リンパ浮腫の知識や理解度を把握する ③患肢の周囲径を一緒に測定することで，変化に気づけるように意識づけをする ④生活習慣の中に，リンパ浮腫発症に関連する要因がないか一緒に考える
E-P	①リンパ節郭清術の影響を説明する ②リンパ浮腫の予防方法（皮膚を傷つけない工夫・傷がついた場合の対処方法・衣類の選択方法・患肢への負担となる行動）について説明する ③リンパ浮腫の自覚症状・徴候について説明する ④リンパ浮腫を自覚した際は，すみやかに受診するよう説明する ⑤リンパ浮腫発症後，対処方法があることを説明する	①〜⑤リンパ浮腫の症状・予防行動について情報提供を行い，患者自身がリスクを理解し，症状の観察・予防行動を継続できるように指導する．手術前の生活習慣において，リンパ浮腫発症の要因となる行動がないか一緒に確認し，生活調整を考えられるように説明を行っていく必要がある

6 経過記録(SOAP)

S：Subjective data，主観的情報
O：Objective data，客観的情報
A：Assessment，アセスメント
P：Plan，計画

優先順位 1　#1 患肢のリハビリテーションにより創部痛が増強している

時間	患者さんの状況・反応	看護ケア(実施したこと)	アセスメント
実習5日目	S：「リハビリテーションの必要性はわかるけど，痛くなると怖くてすぐやめちゃう．夜は痛みはなく，ぐっすり眠れている」 O：安静時や入眠時に創部痛なし．ロキソプロフェンナトリウム水和物は3回/日(朝・昼・夕)内服している．リハビリテーションは，疼痛が気になり十分に実施できていない	・ロキソプロフェンナトリウム水和物内服を毎食後に変更することを提案した ・ロキソプロフェンナトリウム水和物内服1時間後にリハビリテーションを実施するように提案した ・リハビリテーションにより創部離開は起こらないこと，疼痛やひきつれは一時的で，安静により消失することを十分に説明し，安心できるようにする	A：リハビリテーション時以外の創部痛はなく，睡眠も確保できている．リハビリテーション時の創部痛を軽減できるように，鎮痛薬の効果的な内服時間を説明，リハビリテーション時の創部痛により不安が出現しているため，不安を軽減しリハビリテーションを実施できるように説明を行う必要がある P：リハビリテーション時の創部痛の程度，リハビリテーションの実施状況の確認を継続する必要がある
実習6日目	S：「ロキソニン®の内服1時間後にリハビリをやった．少し痛みが楽な気がする」 「リハビリ中は痛いけど，終わったら痛みはなくなる．傷が開かないと聞いて安心した．これなら続けられそう」 O：ロキソプロフェンナトリウム水和物内服1時間後(朝・昼・夕)にリハビリテーションを実施している	・リハビリテーションの実施を一緒に確認し，正しく実施できていることを伝える ・退院後も継続して実施するように共有した	A：鎮痛薬の効果を考慮しリハビリテーションの実施時間を工夫できている．リハビリテーションにより創部離開や疼痛・ひきつれが起こらないことが理解でき不安が軽減したため，リハビリテーション実施につながったと考えられる．「これなら続けられそう」との言葉から，退院後も実施できると考えられ，セルフケア能力を高めることができた P：リハビリテーションの実施，創部痛について確認を継続する

| 1 情報収集 | 2 情報の整理とアセスメント | 3 全体像の把握から看護問題を抽出 | 4 看護問題の絞り込み | 5 看護計画の立案 | **6 経過記録(SOAP)** |

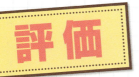

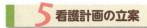 であげた「期待する結果」に到達できたかどうかを評価していきます．

> **期待する結果**
> **①鎮痛薬使用の効果的なタイミングを考え，内服ができる**
> **②1日3回患肢のリハビリテーションを実施できる**
> →ほぼ達成しているが，看護計画の継続が必要

鎮痛薬の内服時間に合わせてリハビリテーションを実施するように提案することで，創部痛が軽減され，リハビリテーションを実施できています．また，創部離開の心配がリハビリテーション実施の妨げとなっていましたが，安心できるような説明を行うことで，「傷が開かないと聞いて安心した．これなら続けられそう」との言葉が聞かれました．

退院後は徐々に鎮痛薬の内服回数を減らす必要があるため，減量のタイミングが理解できるように支援をする必要があると考えます．

引用・参考文献
1）阿部恭子ほか編：乳がん患者ケアパーフェクトブック．学研メディカル秀潤社，2017．
2）日本乳癌学会編：臨床・病理乳癌取扱い規約第17版．p.4, 金原出版，2012．
3）榮木実枝監：がん看護ビジュアルナーシング．p.343, 学研メディカル秀潤社，2015．
4）国立がん研究センター内科レジデント編：がん診療レジデントマニュアル．第6版，p.68〜89, 医学書院，2013．
5）佐々木常雄ほか編：新がん化学療法ベスト・プラクティス．第2版，照林社，p.303〜309, 2012．
6）T.H.ハードマンほか編，日本看護診断学会監訳：NANDA-I看護診断—定義と分類 2015-2017．原書第10版，医学書院，2015．

MEMO

基礎と臨床がつながる
疾患別看護過程 ⑬

大動脈解離
～保存的治療の事例～

大動脈解離は，大動脈壁が剥離し二腔となった状態です．解離の範囲によって症状が異なりますが，重要臓器への血流が障害されると臓器障害をきたします．

保存的治療においては，血圧管理や疼痛管理，安静が重要となります．身体的苦痛のみならず，それに伴う精神的苦痛も含め，アセスメントし，介入していくことが必要です．

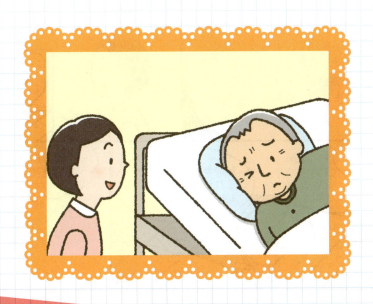

事例

患者
Aさん　66歳　男性

診断名
大動脈解離（Stanford B）

既往歴
45歳　高血圧，脂質異常症
60歳　狭心症，腎不全

背景
62歳で定年退職し，その後も短時間労働を継続している．妻（60歳），長女夫婦，孫2人の6人暮らし．60歳で狭心症に罹患したのをきっかけに禁煙し，また減塩食も心がけていた．しかし，最近は調子がよかったため，濃い味つけの食事に戻ってしまっていた．頑固な性格で，家族の言うことは聞き入れないが，出された食事は残さず食べていた．「食べたいものや行きたいところなど，やりたいことは我慢せず，今できることはやるという考えで，あまり考えず行動してきた」と話している．

現症経過
自宅で夕食後に，突然の背部痛を自覚した．以前より背中の筋肉が痙攣することがあったため，同様の痛みと思い様子をみていた．しかし，痛みは治まらず激痛が持続するため救急車を要請し，搬送された．CT検査で下行大動脈に急性大動脈解離と腹部大動脈瘤を認めた．

確定診断のために造影CT検査を行う必要があったが，検査により腎不全がさらに進行する可能性があった．本人と家族にそのリスクが説明され，同意のうえで検査を実施した．その結果，血栓閉塞型の急性大動脈解離と診断され，降圧薬の持続投与が開始され，緊急入院となった．

入院後は，絶対安静が指示され，絶食となった．背部痛は改善し疼痛の訴えはない．安静度は理解している様子だが，ごそごそ動いたり自分で腰上げをしたりする動作がみられていた．

実習2日目：病日3日目

今日は，ヘッドアップ90°に安静度が拡大され，食事が開始される予定です．昨夜，覚醒時に自力で坐位をとってしまったという情報が記録されていました．看護師の説明によって，その後は安静が保持できていました．安静度が守れない様子がたびたび見受けられるため，朝，医師の回診時に自力での側臥位が許可されました．背部痛は改善していますが，昨日から腰痛の訴えが続いています．

Aさんおはようございます．今日は体の調子はいかがですか？

おはよう．やっぱり動かずにじっとしているからね……背中はいいけど腰が痛いね

❶

痛み止めは飲まれましたか？

いやあ，これくらいの痛みなら我慢できるよ

❷

かなり痛そうな表情だけど……薬を飲みたくないのは何か理由があるのかな

❸

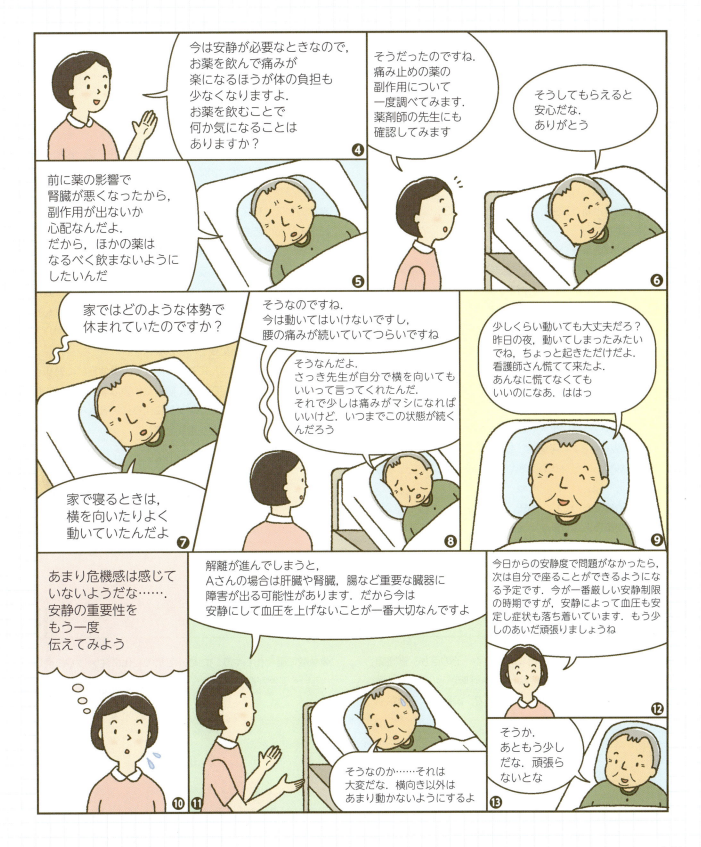

基礎と臨床がつながる
疾患別看護過程

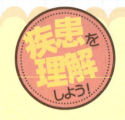

大動脈解離とは

　大動脈解離とは，「大動脈壁が中膜レベルで二層に剥離し，動脈走行に沿ってある長さを持ち二腔になった状態」で，大動脈壁内に血流もしくは血腫が存在する疾患です．本来の動脈内腔（真腔）と新たに生じた壁内腔（偽腔〔p.350参照〕）から成り立ちます．

　大動脈は体循環をつかさどる体内で一番太い血管です．その血管に解離を生じることで，重要臓器への血流が障害されると臓器障害をきたします．解離の範囲によって症状が異なるため，大動脈解離はさまざまな臨床症状を呈します．

　大動脈解離は，解離の範囲や偽腔の血流状態によって分類され，それぞれ治療が異なります．大動脈弓部に解離が及ぶ場合には，生命の危機にいたる可能性が高いため，緊急に外科的処置が必要となります．下行大動脈に解離がある場合は，多くの場合保存的治療が選択されます．

　また，大動脈解離は重大な合併症が多く，急性期には偽腔の血流状態が変化する可能性があるため，起こりうる合併症を予測しながら，全身状態を細やかに観察していくことが重要です．

　保存的治療においては，血圧と脈拍数のコントロール，鎮痛，安静が重要となります．医師の指示に基づいて適切に薬剤を使用し，症状を緩和していくことが必要です．また，病態の影響による身体症状に加えて，突然の入院による環境の変化，安静制限などさまざまな精神的ストレスも加わります．精神的なストレスも血圧上昇に大きく影響するため，全人的に患者さんの苦痛をアセスメントしていくことが重要です．

　さらに，大動脈解離は高齢者に多く，身体症状，精神的ストレス，安静など，せん妄の発症を促進する因子を多く含んでいます．せん妄を発症し過活動になると，血圧上昇に直接影響し，解離の進行につながります．そのため，常にせん妄のリスクをアセスメントしながら，入院早期より予防的介入を行っていくことが重要となります．

　大動脈解離の患者さんに対する看護は，身体症状に対する適切な対処と，合併症を念頭に置いた的確な観察，そして精神的ストレスへのきめ細かなケアにより，患者さんの心身の安楽を維持していくことが重要です．

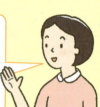

大動脈解離は高齢者に多く，わが国では発症頻度の高い疾患です．今後は高齢化に伴ってさらに患者が増加することが予測されています．

症状

- 突然の激しい胸背部痛が代表的である．そのほか，意識障害や心窩部痛，胸膜刺激症状（大きな呼吸がしにくい），腰痛など．特徴となる症状はさまざまで，解離による障害部位によって異なる（図1）．

- 急激に重篤化しやすいため，症状の変化に注意して観察していくことが重要である．

■ 図1　大動脈解離で起こりやすい合併症とその症状

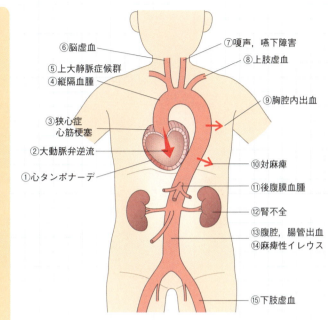

上行大動脈に解離がある場合
① 心タンポナーデ
　→血圧低下，意識障害
② 大動脈弁逆流
　→心不全症状
③ 狭心症／心筋梗塞
　→胸痛，胸部不快感
④ 縦隔血腫
　→胸痛，胸部圧迫感，背部痛
⑤ 上大静脈症候群
　→浮腫（頭，腕など）
⑥ 脳虚血
　→意識障害，脳神経症状
⑦ 嗄声，嚥下障害
⑧ 上肢虚血
　→上肢血圧左右差

下行大動脈に解離がある場合
⑨ 胸腔内出血
　→呼吸困難
⑩ 対麻痺
⑪ 後腹膜血腫
⑫ 腎不全
　→尿量減少
⑬ 腹腔，腸管出血
　→腹痛，腹部膨満／緊満
⑭ 麻痺性イレウス
　→腹痛，腹部膨満，腸蠕動音の減弱／消失
⑮ 下肢虚血
　→下肢血圧左右差，下肢痛，動脈触知の低下

分類

● 大動脈解離の臨床的病型は，解離の範囲からみた分類（**表1**），偽腔の血流状態による分類p.350（**表2**），病期による分類がある．

● 病期による分類は，発症2週間以内を急性期，この中で発症48時間以内を超急性期とし，発症後2週間を経過したものを慢性期とする[1]．

■ 表1　解離の範囲からみた分類

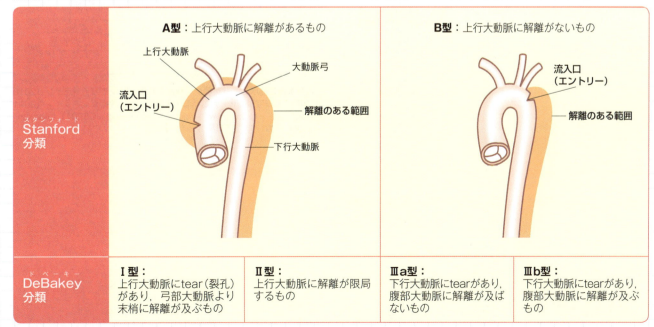

表2 偽腔の血流状態による分類

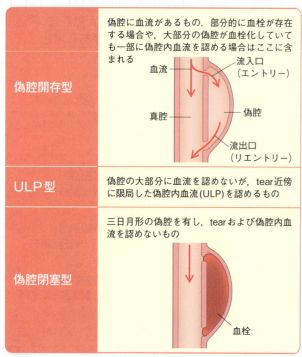

偽腔開存型	偽腔に血流があるもの．部分的に血栓が存在する場合や，大部分の偽腔が血栓化していても一部に偽腔内血流を認める場合はここに含まれる
ULP型	偽腔の大部分に血流を認めないが，tear近傍に限局した偽腔内血流(ULP)を認めるもの
偽腔閉塞型	三日月形の偽腔を有し，tearおよび偽腔内血流を認めないもの

偽腔開存型は，偽腔閉塞型より予後が悪いと言われています．検査を実施した際には，結果を把握することで適切な看護につなげていくことができます．

診断・治療

●診断と治療の進め方を図2に示す．

図2 急性大動脈解離診断・治療のフローチャート

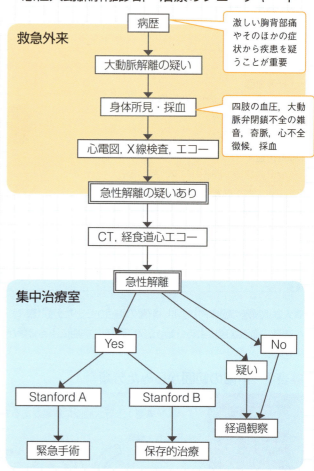

(日本循環器学会：循環器病の診断と治療に関するガイドライン（2010年度合同研究班報告）大動脈瘤・大動脈解離 診療ガイドライン（2011年改訂版）．http://www.j-circ.or.jp/guideline/pdf/JCS2011_takamoto_h.pdf（2017年7月5日閲覧）を一部改変)

ULP：ulcer-like projection，偽腔内血流

一般的な経過

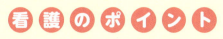

急性期　2週間以内

超急性期 48時間以内
- 重症度が極めて高い．
- 解離の進行を抑えるため，血圧管理(目標100〜120mmHg)，脈拍コントロール，鎮痛・鎮静，安静など厳重な集中治療が必要．
- 安静臥床による合併症を最小限にとどめるため，段階的にリハビリテーションを行いADLを拡大していく．

《全身状態，症状の観察》
- 新たな症状の出現は解離の進行による危険性もあるため，症状の変化に注意して細やかな観察を継続していく．
- 起こりうる合併症を予測し，悪化の徴候を早期に把握できるよう関連症状もあわせてアセスメントしていく．

《血圧管理》

安楽の維持
- 身体的苦痛，精神的ストレス，体動など血圧に影響する要因を軽減し安楽を維持する．
- 急性期の疼痛は薬剤などを用いて積極的に緩和することが推奨される．
- 大動脈解離の症状は激痛であり，生命の危機を実感することで不安や恐怖を感じることもあるため，精神状態の把握も重要となる．
- 突然の環境の変化や安静制限に伴い精神的ストレスも大きいため，疾患や治療を理解できるよう情報を提供していくことが必要である．

せん妄予防
- 過活動型のせん妄を発症すると，交感神経が活発化し，体動が増えるなど血圧上昇を引き起こす危険性が高くなる．
- せん妄はいったん出現すると対処方法がないため，入院早期よりリスク因子(p.364参照)を把握し，予防を意識した介入を行っていくことが重要である．

排便コントロール
- 排便時の努責は血圧上昇にとくに大きな影響を及ぼすため，入院早期より予防的介入が重要となる．
- 急性期には，安静，絶食によって腸蠕動運動が低下し，腹圧が不足するため便秘になる．そのため，早期から薬剤を使用して排便をコントロールする．

《リハビリテーション》
- 血圧の上昇や症状の変化に注意しながら実施する．1日の血圧が収縮期血圧で130mmHg未満にコントロールできることが退院基準として設定される．
- 病型や大動脈径の大きさなどの適応基準に応じて，標準コースと短期コースが設定されている（下表）．

■大動脈解離の入院リハビリテーションプログラム

ステージ	短期コース	標準コース	安静度	活動・排泄	清潔
1		発症〜2日	他動30°ヘッドアップ	ベッド上	部分清拭（介助）
2		3〜4日	他動90°ヘッドアップ	同上	全身清拭（介助）
3		5〜6日	自力坐位	同上	歯磨き，洗面，ひげそり
4		7〜8日	ベッドサイド足踏み	ベッドサイド便器	同上
5	9〜10日	9〜14日	50m歩行	病棟トイレ	洗髪（介助）
6	11〜12日	15〜16日	100m歩行	病棟歩行	下半身シャワー
7	13〜14日	17〜18日	300m歩行	病院内歩行	全身シャワー
8	15〜16日	19〜22日	500m歩行	外出・外泊	入浴

（日本循環器学会：循環器病の診断と治療に関するガイドライン（2010年度合同研究班報告）大動脈瘤・大動脈解離　診療ガイドライン（2011年改訂版）．http://www.j-circ.or.jp/guideline/pdf/JCS2011_takamoto_h.pdf（2017年7月5日閲覧）を一部改変）

慢性期　2週間以降
- 再解離と破裂の予防を目標とした日常生活習慣の改善
- 血圧管理：食事療法，薬物療法
- 安静度の管理と運動
- 外来通院の継続

1 情報収集

✱ 情報収集の視点の定め方

　保存的治療では，解離の進行を防ぐために血圧と脈拍のコントロールが重要となります．急性期は，疾患に伴う疼痛だけでなく安静に伴う腰痛などの身体的苦痛が生じるため，苦痛を緩和し，安楽を維持していくことが重要になります．

　また，患者さんは身体的苦痛だけでなく，突然の環境の変化や安静制限，家族や社会との関係の断絶などに伴い，さまざまな精神的ストレスも抱えています．精神的なストレスは，交感神経を活性化し，血圧を上昇させます．そのため，身体面だけでなく，精神面も含めた全人的苦痛をアセスメントし，苦痛の緩和につなげていくことが必要となります．

　また，治療が開始されてからも，解離の進行や合併症が出現した場合には，急激に重篤化し致命的になることも多くあります．起こりうる症状を念頭に置きながら，その変化に注意して観察していくことが重要です．

　さらに，安静を保持し，血圧管理を適切に行っていくためには，患者さんの治療への理解と協力が必須です．そのため，患者さんが疾患をどのように受け止めているのか，どの程度理解しているのかを見極めていくことが重要です．患者さんの理解度に応じて疾患や治療に関する情報を提供しながら，行われる治療や看護への理解を深め，主体的に取り組めるよう支援していくことが必要となります．

情報収集の視点

- **視点1** 患者さんはどのような苦痛を感じているか
- **視点2** 解離の進行や合併症の出現はないか
- **視点3** 疾患や治療に関してどの程度理解しているか

✱ 情報収集の例

視点1 患者さんはどのような苦痛を感じているか

情報収集の視点（詳細項目）	どこから？	なぜこの情報が必要か？	Aさんの情報
<身体的側面> ●解離の範囲，程度 ●臓器虚血の有無・程度 ●治療内容 ●現在の身体状況（バイタルサイン，四肢血圧） ●痛みの訴えや表情 ●疼痛部位，程度 ●薬剤使用への考え ●安静度 ●睡眠状況 ●排泄状況	●カルテ ●本人への問診 ●フィジカルイグザミネーション ●家族からの情報	●解離の範囲により多様な症状を示すため，疾患に伴う身体的症状を明らかにしておくことが必要 ●疼痛，不快感などは血圧上昇の原因となり，血管負荷となるため，積極的に取り除くことが必要 ●疼痛を感じる程度は個人差が大きいため，疼痛をどのように自覚し表出しているかを把握することが必要	<身体的側面> ●解離：下行大動脈に血栓閉塞型 ●背部痛は消失 ●臥床に伴う腰痛があり鎮痛薬を内服している ●「じっと寝ているのはつらい」「いつまでこの状態が続くのか」 ●バイタルサイン：体温37.8℃，血圧110/65mmHg，脈拍70回/分，SpO₂ 96％ ●病日2日目の夜間は中途覚醒があり，自力で坐位をとっていた ●排尿は介助で尿器採尿を行っている

| 1 情報収集 | 2 情報の整理とアセスメント | 3 全体像の把握から看護問題を抽出 | 4 看護問題の絞り込み | 5 看護計画の立案 | 6 経過記録（SOAP） |

情報収集の視点（詳細項目）	どこから？	なぜこの情報が必要か？	Aさんの情報
●血液検査データ：WBC, CRP ＜精神的／社会的側面＞ ●入院に伴う不安や心配事 ●疾患に対する受け止め方と理解の程度 ●ストレス耐性 ●環境からのストレスの有無		●血圧上昇に影響を及ぼしている，もしくは及ぼす可能性の高い要因を把握することで，具体的な看護介入につなげることができる ●治療抵抗性の疼痛は，予後不良であり外科治療が必要となる場合がある	●入院後排便なし ＜精神的／社会的側面＞ ●入院に伴い，仕事を休んでいる ●「大変な病気らしい」 ●「少しくらい動いても大丈夫だろう」 ●やりたいことは我慢せず，あまり考えずに行動してきた

視点2　解離の進行や合併症の出現はないか

情報収集の視点（詳細項目）	どこから？	なぜこの情報が必要か？	Aさんの情報
●解離の範囲と程度 ●偽腔の血流状態 ●意識レベル ●疼痛の部位や程度 ●新たな身体所見の変化 ●バイタルサイン ●血圧管理の状況 ●呼吸状態 ●循環動態 ●臓器虚血症状がないか（IN-OUTバランス，腹部症状の有無，冷感，チアノーゼ，下肢動脈触知の変化など） ●血液検査データ：WBC，CRP，BUN，Cr，eGFR，Alb，Dダイマー ●胸部X線検査結果 ●CT検査結果	●カルテ ●本人への問診 ●フィジカルイグザミネーション	●解離の範囲によって生じる合併症が異なるため，全身状態の観察が必要 ●症状の変化や新たな合併症の出現を認めた場合には外科的手術が必要となる場合があり，すみやかに医師に報告することが必要 ●意図的な観察を継続し，早期に変化に気づくことが必要 ●臥床に伴う横隔膜運動の低下や痛みから，効果的な呼吸・換気の低下，換気血流比不均衡が生じ，呼吸状態の悪化につながる	●背部痛は改善 ●臥床に伴う腰痛がある ●ニカルジピン塩酸塩を持続投与し血圧管理中 ●バイタルサイン：体温37.8℃，血圧110/65mmHg，脈拍70回／分，SpO_2 96％ ●冷感，チアノーゼは認めない ●両側足背動脈触知良好 ●既往歴：腎不全．造影剤使用による腎不全の悪化がある ●IN-OUT：輸液量1,500mL／日，尿量800mL／日，飲水量400mL／日 ●血液検査データ：BUN 35.3mg/dL，Cr 2.56mg/dL，eGFR 20.67mL／分／$1.73m^2$ ●腹部症状なし ●排ガスあり ●咳嗽，呼吸困難なし

視点3　疾患や治療に関してどの程度理解しているか

情報収集の視点（詳細項目）	どこから？	なぜこの情報が必要か？	Aさんの情報
●年齢 ●性別 ●認知機能 ●医師からの疾患の説明と受け止め方 ●疾患，治療に対しての理解，考え ●不安の有無，程度 ●ストレス耐性 ●家族の疾患，治療に対する理解・考え ●意識レベル ●疼痛の有無と程度 ●感覚障害の有無（視覚，聴覚） ●認知症，せん妄の有無 ●日中の覚醒状況 ●睡眠状況	●カルテ ●本人への問診 ●本人の言動 ●家族からの情報 ●看護師 ●医師	●疾患や治療に関してどの程度理解できる状態かを明らかにする必要がある ●認知機能に影響を及ぼす要因がないか見極める ●突然の疼痛，生命の危機的状況などにより不安が生じるとともに，緊急入院に伴う環境の変化や，安静に伴う刺激の減少により，認知に変調を生じやすい ●どのように情報が伝達されたのかを把握する必要がある ●理解度に応じて説明内容や方法などを検討し，効果的に介入していく必要がある ●家族の理解・考えは患者さんに大きく影響するため，家族の理解度も把握しておくことが必要	●「大変な病気らしい」 ●「いつまでこの状態が続くのか」 ●「少しくらい動いても大丈夫だろう」 ●ごそごそと体動がある ●自力で腰上げをする ●病日2日目の夜間，自力で坐位をとっていた

情報収集の視点（詳細項目）	どこから？	なぜこの情報が必要か？	Aさんの情報
		●患者の理解度の把握には，患者・看護師間の関係性も影響するため，ほかの看護師や医師からも情報を得ることで客観的にアセスメントする	

2 情報の整理とアセスメント

✱ 情報の整理

●NANDA-I分類法による情報の整理

領域	情報を集める視点	アセスメントの視点
【1】ヘルスプロモーション	●これまでの健康管理の状況 ・健康維持・増進行動 ・生活リズム ・嗜好品（喫煙・飲酒） ●アレルギーの有無 ●健康管理についてどのような意識を持っているか ●健康管理に対する家族の協力 ●既往歴 ●薬剤内服の有無，管理状況 ●現病歴 ●医師からの説明の理解度，疾患の受け止め方 ●治療，看護に対してどのように感じているか	●健康についての考え方と，それに基づいた日常生活活動が行われているか．問題点はないか ●これまでの健康状態の評価と，それについての患者のとらえ方 ●患者の健康管理に対する家族の協力体制 ●現在の健康管理状況から予測される今後の問題点 ●疾患についての受け止め方 ●今まで受けたことのある治療や看護に対する受け入れ姿勢
【2】栄養	●身長，体重，BMI，腹囲 ●体重の変化 ●食習慣（回数，間食，偏食の有無など） ●食欲の有無，変化 ●義歯の有無，適合しているか ●嚥下困難の有無 ●水分摂取量 ●皮膚の状態（浮腫の有無や弾力など） ●口渇の有無 ●発熱の有無，発汗の有無 ●点滴の量，内容 ●出血の有無 ●尿量 ●下痢・嘔吐の有無 ●IN-OUTバランス ●食事摂取量・内容，制限の有無 ●血液検査データ：TP，Alb，ChE，血糖値，HbA1c，TG，HDLコレステロール，LDLコレステロール，WBC，RBC，Hb，Ht，CRP ●X線：肺うっ血の有無，心拡大の有無など	●体格（肥満や痩せ） ●入院前の栄養状態 ●食事内容の偏りは嗜好の影響を受けていないかを分析する ●動脈硬化につながる食生活における問題点の有無 ●嚥下障害，誤嚥の可能性はないか ●毎日の水分摂取量と身体状況の関連 ●体温調節が十分行われているか ●使用している薬剤と水分代謝の関係はどうか ●炎症反応の有無 ●食事摂取量が適切であるか **臨床の視点** 血管が解離すると，炎症反応が惹起されるため発熱することがあります．臨床では多く経験する症状です．

領域	情報を集める視点	アセスメントの視点
【3】 排泄と交換	●排尿習慣 ・排尿パターン（日中，夜間の回数） ・尿の性状 ・排尿に伴う問題の有無（残尿感，排尿時痛，尿漏れ，尿失禁など） ・膀胱留置カテーテル使用の有無 ●排便習慣 ・排便パターン，性状（回数，色，硬さなど） ・排便に伴う問題（疼痛，いきみなど） ・薬剤使用の有無，使用頻度 ・痔，腸の手術，開腹術の既往の有無 ・腹部症状（腹部膨満の有無，腸蠕動音） ・オムツやパッドの使用の有無 ●呼吸状態 ・呼吸回数，呼吸音，SpO_2，呼吸困難感の有無 ・血液ガスデータ ●その他 ・発汗の有無 ・皮膚湿潤の有無と程度	●入院前の排尿パターンと尿の性状から膀胱の排泄機能を判断する ●機能障害の有無 ●入院前の排便パターンと便の性状から腸の排泄機能を判断する ●1日の生活リズムと排便習慣との関連性 ●入院前と入院後の排泄パターンの変化 ●便秘や下痢などを生じる原因は何か．予測される問題点は何か ●解離の進行や合併症の出現に伴う症状の変化がないか ●臥床による横隔膜運動の低下や痛みから，呼吸・換気が効率的に行えなくなり，換気血流比不均衡などが生じ，呼吸状態が悪化していないか
【4】 活動/休息	●入院前の活動レベル，運動習慣 ●現在の活動レベル ●疲労感の有無，程度 ●余暇の過ごし方，気分転換活動の内容 ●入院前と現在の睡眠状況（睡眠時間，熟睡感，就寝/起床時刻） ●睡眠を妨げる因子 ●薬剤使用の有無，内容，使用頻度 ●セルフケア能力 ●補助具の使用の有無 ●循環動態：血圧，冷感・チアノーゼの有無 ●呼吸状態：呼吸回数，呼吸パターン，呼吸困難の有無，SpO_2，呼吸音，咳嗽の有無，気道分泌物の有無，血液ガスデータ ●血液検査データ：WBC，RBC，Hb，Ht，Plt，BUN，Cr	●入院前のADL ●安静制限に伴うADLの低下に対してどのように感じているか，予測される問題点は何か ●入院前の余暇活動など，患者にとって重要な活動について ●入院に伴う睡眠パターンの変化 ●十分な睡眠がとれていると感じているか，十分でない場合，その原因は何か
【5】 知覚/認知	●意識レベル ●疼痛や不快感などの有無 ●注意力は保たれているか ●見当識障害の有無 ●感覚障害の有無（視覚，聴覚，味覚，触覚，嗅覚） ●睡眠の状況 ●意思決定が可能かどうか ●質問に対する回答の的確度 ●正しい知識が得られているか ●病状説明の受け止め方 ●家族の病気の受け止め方	●状況を正しく知覚し認知できる状態であるか ●解離の進行に伴う意識障害をきたしていないか ●せん妄などをきたしていないか ●疾患に関する知識や自分自身の状態についての理解度はどうか．今後，治療や看護を進めるうえでの問題点は何か
【6】 自己知覚	●自分の性格をどのように感じているか ●入院による気持ちの変化 ●病気による気持ちの変化 ●抑うつ症状の出現 ●思考過程，精神活動の低下の有無	●感情の状態，自分自身の価値をどのように感じているか ●恐怖や抑うつ的な気分におちいることはないか
【7】 役割関係	●年齢，性別 ●現在の職業，過去の職業 ●家族構成 ●キーパーソン ●面会状況	●入院により家族役割，家族関係にどのような変化が生じているか ●入院によって生じる変化をどのようにとらえているか ●家族関係が健全なものであるか，また入院中にサポートが得られるか

領域	情報を集める視点	アセスメントの視点
【7】 役割関係	●経済状況 ●家族介護者の状況 ●入院することで生じる心配事	
【8】 セクシュアリティ	●婚姻状況 ●子どもの有無 ●生殖器疾患の有無 ●泌尿器系疾患の有無	●性についての考え方や満足度，潜在する問題 ●性や生殖に関連した問題がないか
【9】 コーピング／ ストレス耐性	●ストレスを感じやすいか ●ストレスに感じていること ●不安や悩み ●悲嘆や無力感の有無 ●睡眠状況 ●食事摂取量 ●日頃のストレス発散法 ●困難や嫌なことが起きたときにとる行動 ●支えとなる人，相談する人がいるか	●疾患や治療に伴うストレスか，そのほかの影響か ●ストレスに対する対処行動が適切か．予測される問題点は何か ●自己コントロール能力や家族のサポート状況
【10】 生活原理	●価値・信念 ●信仰の有無 ●生活や人生への満足 ●人生の目標や生き甲斐 ●家族の治療計画への協力	●価値や信念による生活習慣が，入院で阻害されていないか ●価値や信念などが家族に受け止められているか
【11】 安全／防御	●感染の有無 ●意識レベル ●見当識障害の有無，注意力の変化 ●バイタルサイン ●転倒，転落の危険 ●喫煙歴 ●血液検査データ	●体温調節に問題がないか，感染徴候はないか ●身体損傷につながる要因がないか．予測される問題は何か ●暴力や危険環境に関する因子は何か．予測される問題は何か
【12】 安楽	●身体の疼痛や苦痛の有無 ●疼痛の部位，程度，間隔 ●精神面における苦痛の有無と程度 ●環境的苦痛の有無 ●社会的苦痛の有無 ●キーパーソン	●環境的な安楽を妨げている要因は何か ●社会的な安楽を妨げている要因は何か
【13】 成長／発達	●現在の発達課題 ●身体的な成長問題の有無 ●先天的・遺伝的問題の有無	●正常な発達を遂げているか

●Aさんの情報の整理とアセスメント

領域	Aさんの情報の整理	アセスメント
【1】 ヘルス プロモーション	①既往歴：高血圧，脂質異常症，狭心症，腎不全 ②アレルギーはない ③内服は自己管理しており，飲み忘れることはなかった ④60歳から禁煙している ⑤飲酒はしない ⑥減塩食を心がけていたが，最近は味が濃くなってきていた ⑦妻が食事を作っており，出されたものは残さずに食べる ⑧「食べたいもの，行きたいところなどやりたいことは我慢せずにやってきた」	●高血圧，狭心症の既往があり，味の濃い食事は塩分が多く高血圧増悪の原因となる．また脂質異常症の既往もあるため，動脈硬化の進行を予防するためにも，生活習慣の変容への援助が必要となる（①⑥⑪） ●狭心症を罹患したことをきっかけに禁煙し継続できている（①④） ●頑固な性格であるが，これまで禁煙や内服管理は遂行できており，本人の理解が得られればアドヒアランス*を向上できると考えられる（③④⑨）

*アドヒアランス…治療への積極的な参加

領域	Aさんの情報の整理	アセスメント
【1】 ヘルス プロモーション	⑨頑固な性格で家族の言うことを聞かない ⑩短時間労働を継続しており，生活リズムは規則的 ⑪運動習慣など健康維持，増進行動はとくにない ⑫病気の受け止め方：「大変な病気らしいな」 ⑬「少しくらい動いても大丈夫だろう」 ⑭ごそごそ動いたり，腰上げをしたりする動作がみられる	●食事は妻が作っており，出された食事は摂取できていることから，栄養指導は妻とともに受けてもらう必要がある（⑦） ●楽観的な発言が見受けられることから，疾患に関する理解，受容が不十分であると考えられる（⑫） ●安静の必要性を十分に理解できていないため，安静度が守れない行動が生じている．治療に対する理解を深め，主体的に取り組むことができるよう継続して介入していく必要がある（⑬⑭）
【2】 栄養	①身長170cm，体重85kg，BMI 29，腹囲95cm ②入院前は食事は1日3食摂取し，間食はしない ③入院前は食欲の変化はなかった ④入院後，絶食であり水分のみ摂取している ⑤浮腫は認めない ⑥点滴（ブドウ糖-電解質液）1,500mL/日 ⑦飲水量400mL/日 ⑧尿量800mL/日 ⑨体温37.8℃ ⑩発汗なし ⑪口渇なし ⑫血液検査データ：TP 6.7g/dL，Alb 4.0g/dL，血糖値96mg/dL，HbA1c 5.7%，総コレステロール250mg/dL，TG 473mg/dL，HDLコレステロール33mg/dL，WBC 9,500/μL，CRP 0.45mg/dL，BUN 35.3mg/dL，Cr 2.56mg/dL，eGFR 20.67mL/分/1.73m^2	●入院前の栄養状態は問題なし（①②③） ●体格は肥満であり，メタボリックシンドロームに該当する（①⑫） ●食事は規則的に摂取できており問題はないが，脂質異常症もあるため，味の濃さ以外にも食習慣に関してさらに情報を得ていく必要がある（②③⑫） ●腎機能の悪化を認めており，食欲の低下などが生じる可能性があるため，食事摂取開始後の摂取状況を観察していく必要がある（④⑫） ●尿量は少ないが，絶食中であり発熱や不感蒸泄を考慮すると，IN-OUTバランスは正常であると考える（④⑤⑥⑦⑧⑨）
【3】 排泄と交換	①入院時より膀胱留置カテーテルの挿入はなく，排尿時は看護師の介助で尿器採尿を行っている ②排尿・排便量 【入院前】排尿4,5回/日，排尿に伴う問題なし．排便1,2回/日，少し下痢気味だった 【入院後】排尿3,4回/日，尿量 800mL/日，排便はなし．排便を気にしている様子がある ③腹部症状なし．排ガスあり，腸蠕動音良好 ④安静度 【病日2日目】ヘッドアップ60°，介助により側臥位 【病日3日目】ヘッドアップ90° ⑤呼吸回数 20回/分，SpO₂ 96% ⑥下葉の呼吸音は減弱しているが，副雑音はなし．呼吸困難感の自覚もなし ⑦発汗はみられない ⑧血液検査データ：Na 136mEq/L，K 4.2mEq/L，Cl 105mEq/L，BUN 35.3mg/dL，Cr 2.56mg/dL，eGFR 20.67mL/分/1.73m^2	●尿器採尿ができているが，排泄時に自己体動が増加する可能性が考えられるため，尿意や便意などの徴候を早期にとらえ対処していく必要がある（①） ●ベッド上安静の状態であり，床上排泄に伴う羞恥心などの思いをくみ取り対応していく必要がある（①④） ●入院前に下痢気味であったことから，排便を気にしている．ベッド上で安心して排泄してもらえるよう配慮していく必要がある（②④） ●入院後排便がなく，最小限の腹圧で排便ができるよう薬剤使用などの看護介入が必要である（②） ●現在のところ酸素化は維持できており，呼吸状態の変化はみられていない．臥床が続いており，換気血流比不均衡から下側肺障害を生じる可能性があるため，呼吸状態の変化に注意していくことが必要である（⑤⑥） ●腎機能の悪化を認めている．原因としては，造影剤の使用による影響と解離の進行に伴う影響が考えられるため，関連症状にも注意しながら観察を継続していく必要がある（⑧）
【4】 活動/休息	①入院前は短時間労働を継続していた ②家でじっとしていることはなかった ③行きたいと思ったところには行く ④入院前のADLはすべて自立していた ⑤入院前の睡眠状況 ・睡眠時間：6～7時間 ・中途覚醒は排尿時の1度程度 ・睡眠中の体動は多い ・熟睡感はあり，睡眠薬の使用はなし ⑥安静度 【病日2日目】ヘッドアップ60°，介助により側臥位 【病日3日目】ヘッドアップ90°，朝から自力での側臥位が許可された ⑦ニカルジピン塩酸塩の持続投与を行い血圧管理をしている	●入院前のADLは自立しており，運動習慣はないが，労働を継続しており活動的であった（①②③④） ●突然の入院によって安静度が制限されており，自由に体位が変えられないため，熟睡感が得られず睡眠が妨げられていると考えられる（⑤⑥⑪⑬） ●ナースコールが少ないことから，看護師からの介入を増加して安静制限内での体動を維持し，心身の安寧につなげていくことが必要である（⑥⑩） ●薬剤を使用して血圧管理を行っている状態であり，現在は安静を保持し，血圧を安定させていくことが必要である．体動が増加し血圧が上昇した場合には，解離の進行や合併症の出現につながるため，体動に伴う血圧の変動に注意して観察していく必要がある（⑦⑧⑨）

領域	Aさんの情報の整理	アセスメント
【4】 活動/休息	⑧収縮期血圧は100～110mmHg台で経過している ⑨ごそごそ動いたり，腰上げをしたりする動作がある ⑩ナースコールで依頼することはあまりない ⑪病日2日目の夜間に中途覚醒があり，自力で坐位をとっていた ⑫睡眠薬を使用して入眠している ⑬日中に傾眠傾向がみられる ⑭「自分で横を向けないのがつらい」 ⑮「じっとしているのがつらい」 ⑯血液検査データ：RBC 447万/μL，Hb 14.0g/dL，Ht 40.4%，BUN 35.3mg/dL，Cr 2.56mg/dL	●夜間の熟睡感のなさから日中に傾眠傾向が生じており，さらに夜間の中途覚醒へと悪循環におちいっていることが考えられる（⑪⑬） ●夜間の睡眠を確保するために，日中の覚醒を促していくことや，睡眠薬の種類や量，内服時間を検討していくなど看護介入が必要である（⑪⑫⑬） ●安静に伴う苦痛の訴えが聞かれており，安静制限に伴い精神面に苦痛が生じていると考えられる（⑭⑮） ●腎機能の悪化より，意欲の低下などが生じる可能性があるため，血液検査データの変化にも注意していく必要がある（⑯）
【5】 知覚/認知	①意識レベルは清明 ②日中も傾眠傾向である ③見当識障害，記憶障害は認めない ④集中力は維持できている ⑤臥床に伴う腰痛がある ⑥感覚障害はない ⑦病気の受け止め方：「大変な病気らしいな」 ⑧病日2日目の夜間に中途覚醒があり，自立で坐位をとっていた ⑨睡眠薬を使用して入眠している	●もともとの理解力はあり，コミュニケーションも問題なくとれている（①③④） ●明らかな注意力の変化や見当識障害は認めないが，夜間の行動から認知機能に障害が生じている可能性が考えられる．睡眠薬の影響や，夜間せん妄の可能性などが考えられる（②⑧⑨） ●安静度が守れない行動は，疾患や治療に関する知識不足や，せん妄の影響，アドヒアランスが低いことの影響などが考えられるため，アセスメントし，適切に対処していく必要がある（⑦⑧）
【6】 自己知覚	①細かい配慮はできない性格だと話す ②嫌なものは絶対にダメという頑固さがあると話す ③妻からも頑固だという話があった ④家族の言うことは聞き入れないと話す ⑤抑うつ傾向，自尊感情の低下はみられない	●頑固な性格であり，本人も自覚している．感情表現や自己決定は可能と考えられる（①②③④） ●現在は抑うつ傾向や自尊感情の低下などは認めていないが，入院期間が長く，多くの制限が継続されることにより変化をきたす可能性があるため，継続して観察していく必要がある（⑤）
【7】 役割関係	①66歳男性，妻は60歳 ②子どもは娘2人 ③長女夫婦，孫2人と同居している ④62歳で退職後，短時間労働を継続している ⑤毎日妻の面会がある ⑥家族の言うことは聞き入れないと話す	●入院に伴い仕事を休んでいるため，経済的な問題が生じる可能性が考えられる（④） ●家族の言うことは聞き入れないと話すが，毎日妻の面会があるため情報を共有でき，役割関係は維持できていると考えられる（⑤⑥）
【8】 セクシュアリティ	①66歳男性 ②既婚者	●性に関する情報は不十分であり，必要時に情報収集を行っていく
【9】 コーピング/ ストレス耐性	①「自分で横を向けないのがつらい」 ②「じっとしているのがつらい」 ③「いつまでこの状態が続くのか」 ④睡眠薬を使用しているが，夜間の中途覚醒を認める ⑤「食べたいもの，行きたいところなどやりたいことは我慢せずにやってきた」 ⑥頑固な性格で家族の言うことを聞かない ⑦毎日妻の面会がある	●安静に伴うストレスのほか，状況を把握できず見通しが立たないこともストレスにつながっていると考えられる（①②③⑤） ●ストレスが蓄積し，睡眠に影響していることが考えられる（①②③④） ●妻の面会は毎日あるが，これまで家族の言うことは聞いてこなかった経緯もあり，家族のサポートの影響がどの程度ストレス緩和につながっているのか，情報収集を行っていく必要がある（⑥⑦）
【10】 生活原理	①信仰はとくにない ②「食べたいもの，行きたいところなどやりたいことは我慢せずにやってきた」 ③頑固な性格で家族の言うことを聞かない	●やりたいことは我慢せずに行動してきたため，制限の多い入院生活に対してのストレスは大きくなることが考えられる（②）

領域	Aさんの情報の整理	アセスメント
【11】 安全／防御	①意識レベルは清明，見当識障害はない ②アレルギーはなし ③ルート刺入部の感染徴候はない ④バイタルサイン：体温37.8℃，血圧110/65mmHg，脈拍70回／分，SpO₂ 96％ ⑤60歳まで喫煙していた ⑥ごそごそ動いたり，腰上げをしたりする動作がある ⑦血液検査データ：WBC 9,500/μL，CRP 0.45mg/dL，Na 136mEq/L，K 4.2mEq/L，Cl 105mEq/L，BUN 35.3mg/dL，Cr 2.56mg/dL	●発熱を認めるが，ルート刺入部の感染徴候は認めていない．そのほかの損傷部位もなく，明らかな感染を示す症状もないため，大動脈解離に伴う炎症反応であると考えられる（③④） ●ごそごそと自力での体動がみられており，安静に対するストレスもあるため，転落のリスクが考えられる．しかし，現在は認知機能は維持できており，疾患や治療への理解を深めていくことが優先と考えられる（①⑥）
【12】 安楽	①背部痛は消失 ②安静度 【病日2日目】ヘッドアップ60°，介助により側臥位 【病日3日目】ヘッドアップ90°，朝から自力での側臥位が許可された ③腰痛が持続しており，鎮痛薬を内服している ④「自分で横を向けないのがつらい」 ⑤「じっとしているのがつらい」 ⑥「いつまでこの状態が続くのか」 ⑦突然の入院により仕事を休んでいる ⑧毎日妻の面会がある	●大動脈解離に伴う疼痛は改善しているが，症状の変化に注意して観察を継続していく必要がある（①） ●安静制限に伴い腰痛が生じ，また安静の継続に伴う精神的苦痛も感じている．安静の必要性を十分に理解していないことでストレスは増強しているため，必要性を理解してもらいストレスを緩和していく必要がある（②③④⑤⑥） ●臥床に伴う腰痛は持続しており，安楽が保たれていないため，薬剤の使用を適切に行い積極的に介入していく必要がある（③）
【13】 成長／発達	①66歳男性 ②62歳で定年退職 ③孫の子育てを支援している	●エリクソンの発達課題では壮年期〜老年期へ移行する時期である（①②） ●現在，問題となる要因はない

✳ 統合アセスメント

　Aさんは66歳の男性．突然の背部の激痛が出現し，救急搬送されました．検査の結果，急性大動脈解離（Stanford B）と診断され，血圧管理と安静が開始され緊急入院となりました．

　入院後，背部痛は改善しましたが，安静臥床に伴う腰痛が持続しています．そのため安静制限を守れず自力での体動がみられています．また，環境の変化や安静制限の継続に伴い，精神的ストレスも抱えている状態です．身体的苦痛，自己体動の増加，精神的ストレスなどは血圧上昇に直接影響し，解離の進行や合併症の出現，生命の危機につながるため重要な問題です．症状の変化に注意し全身の観察を継続しながら，心身の安楽を維持していくことが優先されます．

　また，排便時の努責やせん妄なども血圧上昇に影響するため，血圧に影響を及ぼす要因に対して早期より予防的に介入していくことが必要となります．

　そして，Aさんは腎不全の既往があり，検査に伴い腎機能がさらに悪化する可能性が高いため，全身状態の観察とともに検査結果もあわせて把握していくことが必要です．

　適切な血圧を維持していくためには，Aさんの疾患と治療に対する理解と協力が必要となります．Aさんの理解度に応じて情報を提供し，Aさんが疾患や治療に関する知識を深め，主体的に治療に取り組めるよう支援していくことが重要です．

✳ 目標

現状と必要な治療を理解し，心身ともに安楽を確保する

3 全体像の把握から看護問題を抽出

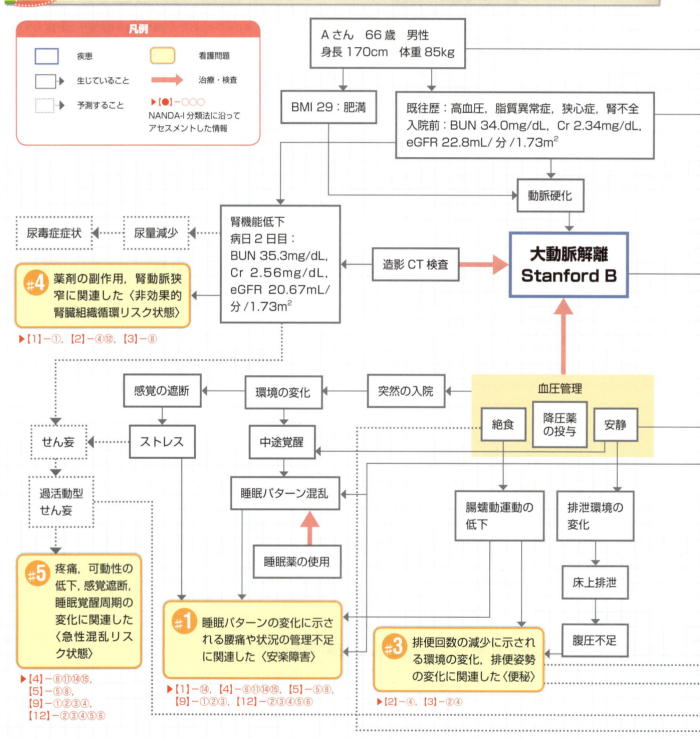

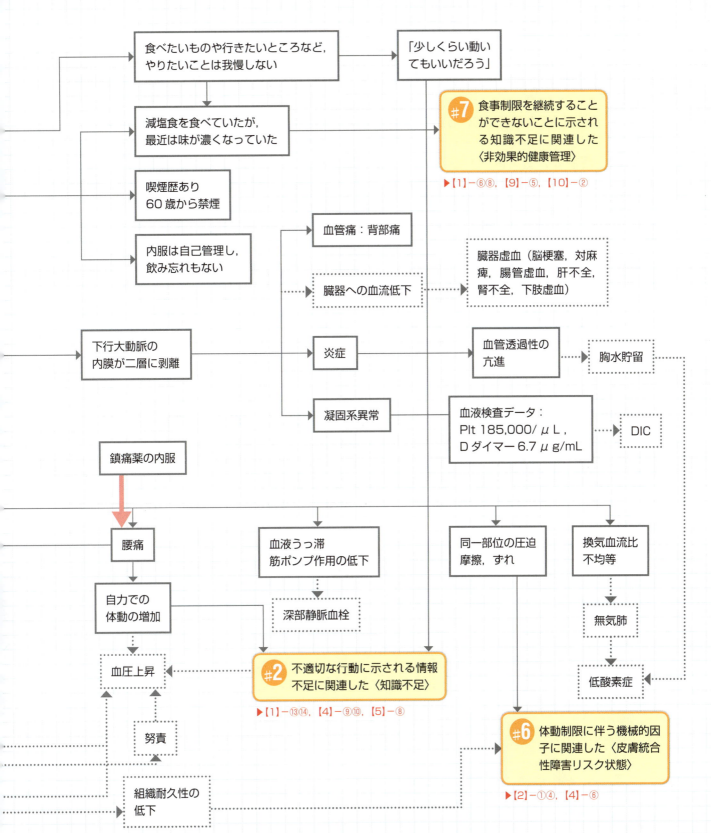

✱ 抽出した看護問題

> **#1 睡眠パターンの変化に示される腰痛や状況の管理不足に関連した〈安楽：安楽障害〉**
> 定義：身体的，心理スピリチュアル的，環境的，文化的，また社会的な側面における安心，緩和，および超越が欠如しているという感覚

◆全人的に苦痛をアセスメントしていくことが重要

Aさんは身体的苦痛として，安静臥床に伴う腰痛の訴えが持続しています．

また，入院前は睡眠中の体動が多かったため，安静制限により体位を自由に変換できないことへの不快感も持っています．これらのことが要因となり，中途覚醒がみられ熟睡感が得られず，睡眠パターンが乱れています．

さらに夜間の睡眠が確保されないことから日中の傾眠傾向も認めており，昼夜のリズムも乱れてきています．

また，「いつまでこの状態が続くのか」という発言から，今後の予測ができず状況を管理できないことに関連した苦痛も感じていると考えられます．

環境的・社会的なストレスに関する情報は得られていませんが，心身のストレスは，交感神経を活性化させ血圧を上昇させる要因となります．そのため，心身ともに安楽に過ごせるよう介入していくことが重要となります．

睡眠覚醒周期の変動は＃5につながるため，睡眠を確保できるよう介入していくことも重要です．

> **#2 不適切な行動に示される情報不足に関連した〈知覚／認知：知識不足〉**
> 定義：特定のテーマについての認知情報がない，あるいは足りない状態

◆患者さんの疾患に関する理解，受容を促していくことが重要

Aさんは，腰上げをしたり自力で坐位をとったりするなど，安静制限を守れない行動がみられています．また，「少しくらい動いても大丈夫だろう」という発言から，安静の必要性に対して理解が不十分であることが考えられます．

夜間の覚醒時の記憶もあり，認知機能の明らかな障害も認めていないことから，不適切な行動は疾患や治療に関する知識が不足していることが要因であると考えられます．体動の増加は血圧上昇につながるため，疾患や治療に関して理解を深め，安静を維持できるよう支援していくことが必要となります．

#3 排便回数の減少に示される環境の変化，排便姿勢の変化に関連した〈排泄と交換：便秘〉
定義：通常の排便回数が減り，排便困難や不完全な便の排出や，非常に硬く乾燥した便の排出を伴う状態

◆排便時の努責は血圧上昇につながるため，早期からの排便コントロールが必要

　超急性期は，ベッド上の安静と介助による側臥位の安静制限となり，活動量が著しく制限されます．
　また，床上排泄では腹圧も十分にかけることができず，不適切な排便姿勢となります．さらに，絶食や環境の変化に伴う精神的ストレスも加わることで腸の蠕動運動が低下し，便秘になりやすくなります．
　排便時の努責は血圧上昇につながり，便秘時はさらに上昇するため，入院早期より薬剤を使用しながら便秘を予防し，スムーズな排便ができるよう介入していくことが必要となります．

 #4 薬剤の副作用，腎動脈狭窄に関連した〈活動／休息：非効果的腎臓組織循環リスク状態〉
定義：腎臓への血液循環が減少しやすく，健康を損なうおそれのある状態

◆合併症を予測して，関連症状を観察していくことが必要

　Aさんは既往に腎不全があり，入院時の造影CT検査の副作用により腎機能低下が進行してきています．また，下行大動脈に解離を生じており，腎動脈に解離が及んだ場合には臓器血流が減少し腎不全が悪化する可能性も考えられます．
　予測される合併症の中でも腎不全のさらなる悪化はとくにリスクが高く，尿量やIN-OUTバランス，腎不全の悪化に伴う尿毒症症状の出現などに注意して観察していくことが必要となります．

#5 疼痛，可動性の低下，感覚遮断，睡眠覚醒周期の変化に関連した
〈知覚／認知：急性混乱リスク状態〉

定義：短期間に進行する可逆的な障害が，
　　　意識・注意・認知・知覚に発症しやすく，健康を損なうおそれのある状態

◆せん妄のリスクを予測し，早期から予防のためのケアを行うことが重要

　病日2日目の夜，自力で坐位をとる行動がみられています．
　現在は見当識障害や集中力の低下など明らかな認知機能の障害はみられていません．しかし，高齢であることに加え，身体的苦痛に加えて精神的ストレスや感覚遮断，環境の変化，ベッド上安静などせん妄の促進因子が多く存在する状態であり，せん妄の発症につながる可能性は十分に考えられます．そのため，安静制限を守れない行動が，せん妄の影響を受けていないか見極めていくことが必要です．

　過活動型せん妄を発症した場合には，体動が増加し血圧の上昇につながるため，早期に把握していくことが重要となります．しかし，いったんせん妄を発症すると有効な対処方法はないため，早期からリスク要因を把握し，予防を念頭に置いたケアを行っていくことが重要となります．

■ せん妄のリスク因子

直接因子
- 呼吸・循環障害
  低酸素血症，心不全，呼吸不全，ショック，不整脈など
- 代謝障害
  肝・腎不全，高・低血糖，電解質異常，脱水，高アンモニア血症，BUNの上昇など
- 薬剤
  ベンゾジアゼピン系，非ステロイド系抗炎症薬ステロイド，H2ブロッカー，麻薬，抗コリン薬，抗精神病薬，抗腫瘍薬など
- 熱傷，感染，腫瘍，甲状腺機能亢進あるいは低下，手術侵襲
- 脳神経疾患
  脳の器質的な病変，てんかん，血管障害，外傷など
- その他
  アルコールなど

促進因子
- 精神的ストレス
  不安，心配
- 身体的ストレス
  気管チューブの違和感，ドレーンの挿入部痛など
- 感覚遮断または，過剰
  視力障害，聴覚障害など
- 睡眠障害
- 環境の変化
- ベッド上安静による不動
  安静，身体拘束

準備因子
- 高齢
- 脳血管疾患の既往
- 脳の脆弱性
- 認知症
- 性格

→ せん妄

#6 体動制限に伴う機械的因子に関連した〈安全／防御：皮膚統合性障害リスク状態〉
定義：表皮と真皮の両方またはどちらか一方に変化が起こりやすく，健康を損なうおそれのある状態

◆褥瘡発生リスクの程度を把握し，的確に介入していくことが必要

ブレーデンスケールやOHスケールなどの褥瘡発生リスクアセスメントツールを活用し，リスクの程度をアセスメントしていきます．

Aさんは知覚異常はなく，浮腫，皮膚湿潤環境なども認めません．しかし，活動性，可動性に関しては制限されている状態であり，摩擦，ずれなどのリスク要因が当てはまります．また，肥満もあるため，持続的な圧迫に伴う変化に注意しながら観察していくことが必要です．

安静制限の範囲内で可能なケア介入を行いながら予防していくことが必要となります．

#7 食事制限を継続することができないことに示される知識不足に関連した〈ヘルスプロモーション：非効果的健康管理〉
定義：病気やその後遺症の治療計画を調整して日々の生活に取り入れるパターンが，特定の健康関連目標を達成するには不十分な状態

◆再解離を予防していくために，動脈硬化の危険因子を減らすための生活習慣の改善が必要

大動脈解離は，高血圧を基礎とした動脈硬化性病変において生じることが最も多いと言われています．Aさんの既往歴から高血圧，脂質異常症，喫煙歴，また肥満などが動脈硬化の危険因子として当てはまります．さらにAさんは腹部大動脈瘤も見つかっており，退院後も血圧管理を行っていくことが必要となります．動脈硬化の悪化を予防していくためには，減塩だけでなくカロリーや脂質に関しても食事制限が必要となります．

入院前に食事制限を継続できなくなっていたことより，今回の入院中に再度食事制限の必要性を理解してもらい，長期的に継続できるよう支援していくことが必要となります．

狭心症を罹患してから，禁煙と服薬管理は継続できていることから，Aさんのアドヒアランスを高めていけるような介入が必要であると考えられます．

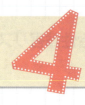

4 看護問題の絞り込み

✳ 抽出した看護問題

#1 睡眠パターンの変化に示される腰痛や状況の管理不足に関連した〈安楽障害〉

#2 不適切な行動に示される情報不足に関連した〈知識不足〉

#3 排便回数の減少に示される環境の変化，排便姿勢の変化に関連した〈便秘〉

#4 薬剤の副作用，腎動脈狭窄に関連した〈非効果的腎臓組織循環リスク状態〉

#5 疼痛，可動性の低下，感覚遮断，睡眠覚醒周期の変化に関連した〈急性混乱リスク状態〉

#6 体動制限に伴う機械的因子に関連した〈皮膚統合性障害リスク状態〉

#7 食事制限を継続することができないことに示される知識不足に関連した〈非効果的健康管理〉

| 1 情報収集 | 2 情報の整理とアセスメント | 3 全体像の把握から看護問題を抽出 | **4 看護問題の絞り込み** | 5 看護計画の立案 | 6 経過記録（SOAP） |

優先すべき看護問題

 #1 睡眠パターンの変化に示される腰痛や状況の管理不足に関連した〈安楽障害〉

 心身の苦痛は血圧上昇に直接影響を及ぼし、解離の進行や合併症の出現につながるため

　大動脈解離の保存的治療では、血圧管理と鎮痛が重要となります。疼痛は交感神経を刺激し、血圧上昇に直接影響を及ぼすため、解離に伴う血管痛以外の身体的な疼痛に対しても、薬剤を適切に使用して積極的に緩和していくことが必要です。疼痛によって血圧が上昇すると、解離の進行や合併症の出現など生命の危機につながるため、疼痛緩和への介入は最優先すべき問題となります。

　腰痛や体位が変えられないことから睡眠パターンの混乱が生じているため、疼痛緩和によって睡眠障害の軽減が期待できます。また、今後の予定が把握できていないことから、状況をコントロールできずストレスが増強しているため、おおまかな治療計画を患者さんと共有し、主体的に治療に取り組めるように支援していくことも重要であると考えます。

あわせて介入

 #2 不適切な行動に示される情報不足に関連した〈知識不足〉

 安静が保たれておらず、自己体動の増加は血圧の上昇につながるため

　安静度が守れず体動が増加すると、血圧が上昇する危険性があります。血圧の上昇は生命の危機につながる重要な問題であるため、安静制限を守り血圧管理を維持していくことは#1と並行して優先される看護介入となります。
　Aさんの発言から、疾患に対する理解が不十分であり、安静制限の必要性の認識が低いことが考えられます。必

要性が理解されていないと、自己体動の増加に伴う血圧上昇だけでなく、安静の継続に伴う精神的ストレスが増強します。そのため、疾患や治療に関する情報を提供し、理解を深めていけるような介入が重要となります。精神面における苦痛も血圧上昇に影響するため、訴えを傾聴しサポートしていくことが必要です。

 #3 排便回数の減少に示される環境の変化、排便姿勢の変化に関連した〈便秘〉

 排便時の努責は血圧上昇につながるため、早期からの排便コントロールが重要

　安静、絶食などにより便秘になりやすい状況であり、便秘になることで排便時の努責が増強します。また、床上排泄であり腹圧もかかりにくい状況です。排便時の努責の増強は血圧上昇につながるため、便秘を予測して早

期から排便コントロールを行っていくことが重要となります。入院以降は排便がなく、薬剤を使用するなどの介入が必要な状況であり、優先度は高くなります。

継続観察が必要な看護問題

#4 薬剤の副作用, 腎動脈狭窄に関連した〈非効果的腎臓組織循環リスク状態〉

なぜ？ 腎機能の悪化からほかの症状が出現する可能性が考えられるため観察が必要

腎機能の悪化は予測される合併症の中でもとくにリスクが高く，関連症状の観察が必要となります．ただ，血圧への直接的な影響は少なく，変化に時間的猶予もあるため，看護介入としての優先度は少し低くなります．

しかし，悪化が進行した場合には治療が必要となるため，症状の変化に早期に気づくことができるよう注意深く継続観察を行っていくことが必要です．

#5 疼痛, 可動性の低下, 感覚遮断, 睡眠覚醒周期の変化に関連した〈急性混乱リスク状態〉

なぜ？ せん妄発症のリスクはあるが，#1, 2による改善が期待できるため

現在は認知機能の明らかな変化はみられず，集中力も保たれている状況です．夜間に安静度を守ることができていませんが，安静度も拡大してきており，#2で介入していくことで改善が期待されます．

また，#1で安楽が維持され睡眠が改善されると精神的ストレスも軽減されるため，#1, 2での介入を優先しながら，せん妄の症状がみられないか継続観察を行っていくようにします．

#6 体動制限に伴う機械的因子に関連した〈皮膚統合性障害リスク状態〉

なぜ？ 安静度が徐々に拡大しているところであり, 褥瘡発生のリスク要因が減少しているため

病日3日目より安静度が拡大され食事摂取も開始される予定となっています．また，自力での側臥位が許可されたことにより自分で除圧行動をとれるようになるため，リスク要因が減少している状態です．リスク要因は残存していますが，これまで褥瘡の発生もなく経過していることから，継続観察でよいと考えられます．

| 1 情報収集 | 2 情報の整理とアセスメント | 3 全体像の把握から看護問題を抽出 | 4 看護問題の絞り込み | 5 看護計画の立案 | 6 経過記録(SOAP) |

> #7 食事制限を継続することができないことに示される知識不足に関連した〈非効果的健康管理〉

なぜ？ 現在は血圧管理と鎮痛が優先される急性期の段階であるため

現在は厳重な血圧管理を行い，安楽の維持を優先する段階です．すでに，安静度拡大に対して今後の見通しが立っていないことで精神的ストレスを抱えている状況であるため，退院後の生活改善に関する介入も行うと，精神的ストレスが増強し血圧が上昇する可能性が考えられます．

そして，現段階ではAさんの学習の準備も整っていないため行動変容につながりにくいと考えられます．現在は，会話を通して日常生活の情報を収集していくようにし，安静度が拡大し，血圧管理が落ち着いてから具体的に介入していくほうが適切です．

5 看護計画の立案

O-P：Observation Plan，観察計画
T-P：Treatment Plan，治療計画
E-P：Education Plan，教育・指導計画

> 優先順位 1 #1 睡眠パターンの変化に示される腰痛や状況の管理不足に関連した〈安楽障害〉
>
> 期待する結果：①腰痛の訴えが消失する
> ②中途覚醒がなくなり，熟睡感が得られる
> ③安静の段階的解除を理解し，治療計画を述べることができる

	具体策	根拠と注意点
O-P	①疼痛の有無，部位，程度，頻度 ②鎮痛薬の使用状況とその効果 ③鎮痛薬使用に対する考え ④安静度 ⑤安静による腰痛の有無，程度 ⑥安静制限に関してどのように説明されたか ⑦安静制限に対する思い ⑧リハビリテーションプログラム ⑨体動 ⑩表情 ⑪バイタルサイン ⑫睡眠状況(中途覚醒の有無，入眠時間，起床時間，睡眠中の体位) ⑬睡眠薬の使用状況とその効果 ⑭熟睡感の有無 ⑮環境(騒音，照明，温度・湿度，同室者の状態) ⑯睡眠/活動パターン	①疼痛の評価は評価者間で差が生じやすいため，統一した客観的評価スケールを用いて記録していく ③薬剤の使用に対する抵抗感があると疼痛を我慢し血圧上昇につながりやすくなるため，Aさんの考えを確認しておくことが必要である ③⑦⑫精神的ストレスの内容を明らかにして対処方法を見いだしていくことが必要である ⑨⑩表情や体動など非言語メッセージから苦痛をくみ取ることも必要である ⑪⑪疼痛の程度と血圧の変化を関連づけてアセスメントすることが必要である ⑯睡眠パターン混乱を生じるほかの要因がないかアセスメントする

	具体策	根拠と注意点
T-P	①疼痛時は医師から指示された鎮痛薬を投与する ②疼痛が激しくなる前に疼痛コントロールを行う ③指示された安静の範囲内で可能な体位変換やマッサージを実施し，安楽な姿勢を維持する ④看護師に依頼しやすい環境を整える ⑤訴えを傾聴する ⑥疼痛を緩和する/悪化させる要因をAさんとともに探索する ⑦疼痛緩和を促進するため，十分な休養・睡眠を促す ⑧睡眠を促すために体位を調整する ⑨具体的な体位調整の方法をAさんとともに検討する ⑩日中に覚醒を促す活動を取り入れることによって，傾眠傾向の改善につなげる ⑪不眠時は，医師から指示された睡眠薬を投与する ⑫必要時，医師からの説明が聞けるよう調整する ⑬Aさんの経過に関する情報を提供する	①～⑨疼痛や不快感は血圧を上昇させる要因となり，解離の進行や合併症の出現につながるため，積極的に疼痛緩和への援助を行うことが必要 ①②痛みが増強する前に内服することですみやかに鎮痛効果が発揮され，血圧上昇を防止することができる ⑤Aさんが痛いと感じるものはすべて疼痛であり，訴えを傾聴し信頼関係を構築していくことが重要である
E-P	①疼痛は血圧上昇につながるため，現在は積極的に疼痛を緩和することが重要であることを説明する ②疼痛が激しくなる前に看護師に伝えるよう説明する ③疼痛緩和の薬物的方法について指導する ④安静の範囲内での体位変換は可能であるため，看護師にいつでも依頼できることを説明する	①積極的な鎮痛の必要性を患者にも理解してもらい，目標を共有することで適切な介入につなげる

#2 不適切な行動に示される情報不足に関連した〈知識不足〉

期待する結果：①安静制限を守ることができる
②安静制限の必要性を理解し，制限内で可能な体位変換を行うことができる

	具体策	根拠と注意点
O-P	①医師からどのような説明を受けたか ②Aさん，家族が説明をどのように認識し受け止めているか ③疾患に関するAさんおよび家族の知識レベル，内容の理解度 ④治療に関するAさんおよび家族の知識レベル，内容の理解度 ⑤疼痛の有無，部位，程度，頻度 ⑥学習意欲の有無	①提供された情報を把握したうえで現在の理解度を判断していくことが必要である ②医療者との認識の差に注意して情報をアセスメントすることが重要である ③④Aさんだけでなく家族の理解度も把握することが必要である
T-P	①疾患の一般的な経過を説明する ②経過に関する情報を提供する ③身体の状態に基づいて，どのような活動が適切であるか情報を提供する ④個人的な要望・ニーズに情報を関連づけて説明する ⑤慣れ親しんだ言葉を用いる ⑥Aさんの知識や理解レベルに合わせて指導を調整する ⑦情報の誤った解釈を訂正する ⑧気になる点を質問し，話し合う時間を提供する ⑨必要時，医師からの説明が聞けるよう調整する ⑩適切な場合，家族も一緒に参加してもらう	②③Aさんは背部痛が改善しており重症度の認識が低くなることが考えられる．Aさんの認識を確認しながら介入していくことが必要である ⑤⑥⑦わかりやすい言葉で説明して情報を共有し，Aさんと医療者の認識を統一していくことが重要である ⑨医師の説明とAさんの認識にずれを認めた場合には，再度，医師から説明をしてもらい認識を共有できるよう支援することが必要である ⑩家族の協力が得られることで，Aさんの学習意欲が促進される可能性がある

	具体策	根拠と注意点
E-P	①適切なときを選んで指導する ②体動が血圧の上昇や血管負担につながることを説明する ③不明なことや理解できないことがある場合は看護師に質問するよう説明する	①効果的に介入するためには，Aさんの学習の準備が整っていることが重要である

優先順位 3　#3 排便回数の減少に示される環境の変化，排便姿勢の変化に関連した〈便秘〉

期待する結果：①排便時に指示範囲内の血圧を維持できる
　　　　　　　②1,2日に1回は排便を認める

	具体策	根拠と注意点
O-P	①安静度 ②食事摂取量 ③IN-OUTバランス（水分摂取量，輸液量，尿量） ④発汗の有無，程度 ⑤発熱 ⑥最終排便のあった日時 ⑦入院前の排便状況（パターン，便の性状，量，排便姿勢など） ⑧便の性状（硬さ，色，量など） ⑨排便時の姿勢 ⑩腹部膨満の有無 ⑪腹部緊満の有無 ⑫腸蠕動音 ⑬排ガスの有無 ⑭薬剤の使用状況 ⑮排便時の努責の程度，血圧上昇の程度	①②③⑦⑨⑫⑭便秘に影響を与える要因について情報を収集する ⑥⑧⑩⑪⑫⑮便秘の程度をアセスメントする
T-P	①便秘の原因や寄与因子を明らかにする ②温罨法や腹部マッサージを行い腸蠕動を促進する ③医師の指示に基づいて緩下薬を使用する ④排便時はプライバシーを確保する ⑤安静制限内で腹圧をかけやすい姿勢を選択する ⑥必要な場合は，摘便を実施する ⑦排便ができないときには長時間いきまないよう時間を調整する ⑧深呼吸や腹式呼吸などリラックスできる方法を促す	②④⑤副交感神経をはたらかせることで排便につながるため，姿勢の調整やプライバシーの確保には十分配慮することが重要 ③環境の変化に伴い便秘をきたしやすい状況であるため，適切に薬剤を使用してコントロールしていくことが必要 ⑤仰臥位で便器を使用する姿勢は，腰への負担が大きく腰痛が悪化する可能性が考えられる ⑤⑥⑦便器を使用しない方法や，側臥位で排便する方法など選択肢を提供し努責の少ない排便方法を選択していくことが重要 ⑧血圧上昇を防止しスムーズな排便につながる行動がとれるよう具体的に提案していくことが重要
E-P	①食事・運動・水分摂取量と便秘との関係について指導する ②緩下薬の適切な使用方法を指導する ③排便時の努責が血圧上昇に影響することを説明する ④禁忌でない場合，水分摂取量を増やすように指導する ⑤無理にいきまずリラックスすることが排便につながることを説明する	①〜⑤便秘になってから対処するのではなく，便秘にならないように対処していくことの重要性を理解してもらうことが必要

基礎と臨床がつながる 疾患別看護過程

6 経過記録（SOAP）

S：Subjective data，主観的情報
O：Objective data，客観的情報
A：Assessment，アセスメント
P：Plan，計画

優先順位 1 #1 睡眠パターンの変化に示される腰痛や状況の管理不足に関連した〈安楽障害〉

時間	患者さんの状況・反応	看護ケア（実施したこと）	アセスメント
実習3日目 10:00～ 10:30	S：「昨日から自分で横を向けるようになって，ずいぶん腰痛も楽になったよ．痛み止めの薬も寝る前に飲んだら，昨日は久しぶりにぐっすり眠れたよ．でも早く動きたいなあ」 「あまり飲むと副作用が怖いからね．また夜痛み止めの薬もらうよ」 O：穏やかな表情で明るく話している．昨日からヘッドアップ90°，自力での側臥位可能へ安静度が拡大されたことにより，身体的苦痛も精神的ストレスも軽減している様子がうかがえる．また，鎮痛薬の使用により腰痛が改善され，夜間は中途覚醒なく睡眠できており，起き上がりはみられず，体動は側臥位への体位変換のみであった．朝になると腰痛はNRS*：2-3と軽度増強している． 血圧115/76mmHg，心拍数60回/分	・バイタルサイン測定 ・疼痛について問診した ・Aさんの思いを傾聴し，安静制限を守っている行動を認めた ・鎮痛薬は，入眠前以外でも内服できることを説明した ・鎮痛薬の使用に関する考えを問診した ・疼痛は血圧上昇に影響するため，薬剤を使用して積極的に鎮痛することが重要であることを説明した ・痛みが増強したときには，すぐに看護師に知らせるよう説明した ・ほかの部位に痛みが生じたときにはすぐに看護師に知らせるよう説明した ★ワンポイント **NRS** NRSは，痛みを0から10の11段階に分け，痛みがまったくない場合を0，考えられる中で最悪の痛みを10として患者さんに痛みの点数を問うものです．	A：安静度が拡大されたことで，腰痛を軽減する対処法が自分で実施できるようになり，睡眠環境も整ったため，身体的苦痛だけでなく精神的ストレスも緩和されたと考える．Aさんにとって自力での側臥位が可能となったことが安楽維持に大きく影響したと考える．鎮痛薬の使用に関しては，副作用の心配から，もともと我慢する傾向にあったため，安心して使用できるよう援助していくことが必要である．安静度は守れたが，安静制限に対するストレスは持続しており，状況をどの程度理解できているのか引き続き観察していくことが必要 P：プラン継続
実習5日目 10:00～ 10:30	S：「薬の副作用を気にしなくていいって聞いて，痛み止めを朝と寝る前に飲むようにしたんだ．もうほとんど痛みを感じることはないよ．こんなに楽になるとは．もっと早く薬を飲んでいればよかったな」 「夜も薬を飲んでいるから眠れているよ．今日からまた少し自分で動けるようになるみたいだし．ここまできたから，あまりじっとしていることも気にならなくなったな．先生の言うことを聞いて安静にしているよ．血圧も大丈夫だろ？」 O：降圧薬の持続投与は昨日終了している．一昨日より日中，新聞を読むなどして覚醒している．本日から安静度拡大の指示があり，自力坐位が可能となった． 腰痛は改善し，終日NRS：0で経過している．鎮痛薬と睡眠薬を内服することで夜間の睡眠は確保できており，内服時間も自分で調整して看護師に伝えている． 血圧110/70mmHg，心拍数58回/分	・バイタルサイン測定 ・疼痛について問診した ・1日の疼痛の程度の変化を確認した ・鎮痛薬の使用頻度と時間について確認した ・安静制限に対するAさんの思いを確認した ・安静制限を守っている行動を認めた	A：薬剤の使用に対する不安が軽減したため，鎮痛薬を2回服用し，疼痛が適切に緩和されている．鎮痛薬や睡眠薬など薬の使用回数や時間などを自己決定できており，鎮痛と睡眠に関してセルフコントロールできていると考える．内服薬で血圧もコントロールされており，安静に対する受容もできていることから，安楽障害によって血圧が上昇する危険性は減少していると考える．しかし，現在は安静度が拡大している段階で，血圧管理が重要な時期であり，引き続き安楽が適切に維持されているか観察を継続していくことが必要である P：プラン継続

NRS：numerical rating scale，数字評価尺度

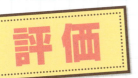

5 看護計画の立案 であげた「期待する結果」に到達できたかどうかを評価していきます．

 期待する結果
①腰痛の訴えが消失する
②中途覚醒がなくなり，熟睡感が得られる
③安静の段階的解除を理解し，治療計画を述べることができる
→①②③すべて達成しているが，介入を継続していくことが必要

　Aさんは鎮痛薬の服用に関して，副作用の心配から使用を最小限にしたいと考えていました．そのため，安静度が拡大されるまでの短期間の使用であり，副作用の心配は少ないことと，疼痛による血圧上昇が症状の悪化につながることを説明しました．その後，Aさんは疼痛緩和のための薬剤使用の必要性を理解し鎮痛薬を内服するようになりました．

　薬剤使用に対する考えは個人差が大きいため，Aさんの考えを確認したうえで不安軽減への介入を行ったことは適切であったと考えます．

　また，Aさんのケースでは予定より早く自力での側臥位が可能となったことが，安楽維持に大きく影響したと考えます．治療において血圧管理のために安静が必要となりますが，Aさんのケースでは安静を制限することによって苦痛が増強し，血圧上昇をきたす可能性が高い状況でした．治療の目的を理解し，最善の方法を検討していくために医師と情報を共有することも重要な介入となります．

　現在は，鎮痛薬と睡眠薬を使用して疼痛緩和と睡眠の確保が達成されています．また，安静の段階的解除も理解し受容できている状況です．しかし，解離の進行や苦痛の増強など状況が変化する可能性があるため，引き続き介入を継続して安楽を維持していくことが必要です．

　また，身体的・精神的苦痛が緩和されたことで，異なる問題にストレスを感じることも考えられます．まだ血圧管理が重要な急性期であり，一度安楽が得られても「大丈夫だろう」という先入観をもたずにAさんとかかわっていくことが必要です．問診する際に，疼痛や睡眠のこと以外でも訴えられるようオープンクエスチョンを心がけていくことで，Aさんの苦痛を早期に認識し介入することができると考えます．

引用・参考文献
1) 日本循環器学会：循環器病の診断と治療に関するガイドライン（2010年度合同研究班報告）大動脈瘤・大動脈解離　診療ガイドライン（2011年改訂版）http://www.j-circ.or.jp/guideline/pdf/JCS2011_takamoto_h.pdf（2017年7月5日検索）
2) 川名正敏ほか：カラー版　循環器病学　基礎と臨床．p.1346〜1354，西村書店，2010．
3) 高山守正：急性大動脈解離，Emergency Care，25（8）：745〜752，2012．
4) 井上智子ほか編：病期・病態・重症度からみた疾患別看護過程＋病態関連図．第2版，医学書院，2012．
5) 藤井毅郎：新人ナースのための心臓これだけガイド② 大動脈疾患（大動脈瘤・大動脈解離）．HEART nursing，28（4）：337〜344，2015．
6) 茂呂悦子編：せん妄であわてない．医学書院，2011．
7) 渡邊トシ子編：ヘンダーソン・ゴードンの考えに基づく　実践看護アセスメント―同一事例による比較―．第3版，ヌーヴェルヒロカワ，2011．
8) 黒田裕子編：NANDA-NIC-NOCを事例に適用する．第2版，医学書院，2008．
9) 古橋洋子編：NEW実践！　看護診断を導く情報収集・アセスメント．第4版，学研メディカル秀潤社，2013．
10) 佐藤栄子：NANDA看護診断―正確な書き方・使い方．日総研出版，2005．
11) T.H.ハードマンほか編，日本看護診断学会監訳：NANDA-I看護診断―定義と分類　2015-2017．原書第10版，医学書院，2015．
12) M.ジョンソンほか編，藤村龍子監訳：看護診断・成果・介入　NANDA，NOC，NICのリンケージ．第2版，医学書院，2006．
13) S.ムアヘッドほか編，江本愛子監訳：看護成果分類（NOC）．第4版，医学書院，2010．
14) G.M.ブレチェクほか編，中木高夫ほか訳：看護介入分類（NIC）．原書第5版，南江堂，2009．

基礎と臨床がつながる
疾患別看護過程

くも膜下出血
〜術後急性期の事例〜

くも膜下出血とは，脳とくも膜の間のくも膜下腔を中心とした出血で，激しい頭痛や頭蓋内圧亢進による嘔吐がみられます．
発症後4日〜2週間程度は，重篤な合併症が起こる可能性があるため注意深く観察していくことが必要です．

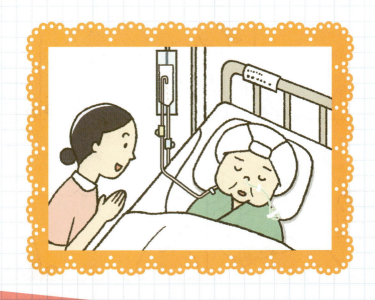

疾患別看護過程

事例

患者
Aさん　54歳　女性

診断名
左中大脳動脈瘤破裂による
くも膜下出血(GradeV)

背景
自宅から車で15分ほどのスーパーでパートをしている．仕事の時間はシフト制のため不規則で，帰宅が21時を過ぎることもある．普段の収縮期血圧は160mmHg台で，ときどき頭痛もあったことから受診しようと考えていた．家族は夫と長男・長女の4人暮らし．夫は市役所勤務で，定時に仕事を終えて妻と協力して家事を行っている．長男・長女は高校生．

既往歴
検診で高血圧を指摘されていたが未治療

現症経過
12月8日朝8時，パート先の朝礼中に，頭を抱えながら倒れこみ意識消失し，救急車で搬送される．救急センターでの血圧は175/98mmHgで，数回嘔吐あり．意識レベルはグラスゴー・コーマ・スケール(GCS) E2V1M3，運動レベルは徒手筋力テスト(MMT)上肢右1/左3下肢右左3，瞳孔は右3.5mm左3.0mmで，対光反射あり．当日中に，開頭クリッピング・脳室ドレナージ術を受けて，人工呼吸器管理下でICUに入室した．
ICUでは，脳槽ドレーン(p.387参照)管理と血圧管理を中心に行っていた．頭部CTの結果，脳浮腫は軽度であり，翌日の病日2日目に抜管してリハビリテーションが開始された．GCS E4V4M6, MMT右3/左5，瞳孔不同なし．
リハビリテーションでは，理学療法士(PT)，作業療法士(OT)，言語聴覚士(ST)が介入している．PTまたはOT1人の介助で車椅子に移乗できるようになってきている．STによる嚥下訓練中で，食事介助を受けている．食事動作は右手の巧緻性の低下があり介助が必要である．右口腔内に食塊が貯留していることもあるが，とろみつきの食事を誤嚥することなく摂取することができる．摂取量が少ないため，経管栄養も併用している．

実習の1日：病日8日目(術後8日目)

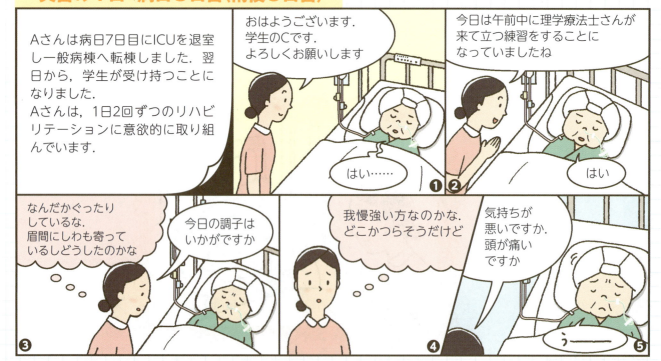

GCS：glasgow coma scale, グラスゴー・コーマ・スケール　MMT：manual muscle test, 徒手筋力テスト
ICU：intensive care unit, 集中治療室　PT：physical therapist, 理学療法士
OT：occupational therapist, 作業療法士　ST：speech therapist, 言語聴覚士

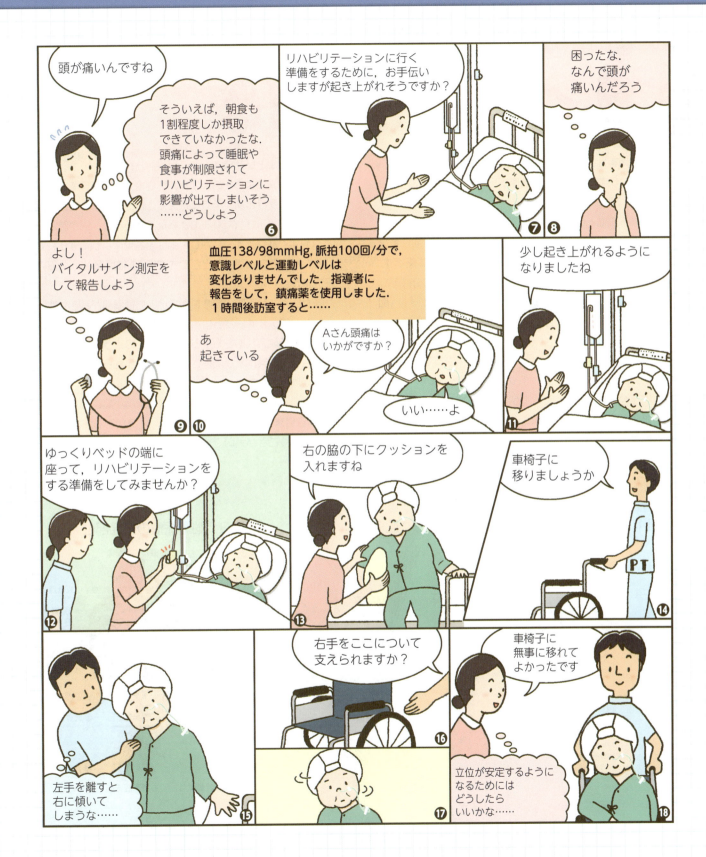

くも膜下出血とは

脳血管障害は，一過性脳虚血発作と脳卒中に大別されます。脳卒中は，①脳内出血，②くも膜下出血，③脳梗塞に区別されます（図1）。

くも膜下出血とは，くも膜下腔（脳とくも膜の間の脊髄腔）を中心とした出血で，外傷性と特発性に分類できます。特発性のくも膜下出血の原因の80％は，脳動脈瘤の破裂です。脳動脈瘤は，血流や血圧などのストレスが脳動脈の分岐部など一部に長期に加わり血管が膨らむことで形成されます（図2，図3）。高血圧・喫煙・過度の飲酒は，脳動脈瘤破裂の危険因子です。

動脈瘤が破裂すると，出血がくも膜下腔に沿って脳や脊髄表面全体に広がるため，頭蓋内圧の上昇をきたします。また，くも膜下腔へ出血が広がり血腫が生じ閉塞すると，髄液の流れや吸収が阻害されて急性水頭症を合併します。急性水頭症は，頭蓋内圧がさらに亢進し，20～30％の確率で死亡する重篤な疾患といえます。

出血は手術により止めますが，開頭術では全身麻酔という強い侵襲を受けます。それに加えて，術操作によって脳表面が空気中にさらされたり圧迫されたりするため，脳浮腫が起こりやすくなります。しかし，脳は頭蓋骨によって守られているため，圧を逃がすことができず術後脳血流障害や頭蓋内圧亢進が生じます。

また，くも膜下腔の血腫量が多いと血管攣縮が起きやすいといわれています。さらに，脳血管が閉塞すると痙攣が出現し，脳の低酸素状態をもたらします。このように脳循環が障害されると酸素供給が阻害され，脳細胞がさらに傷害を受ける悪循環となります。

手術による脳へのダメージと脳血管攣縮が起こりやすい術後14日目までを急性期として考え，全身状態を注意深く観察していくことが大切です。

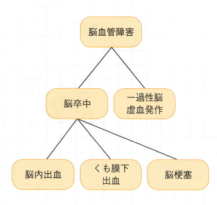

■図1　脳血管障害の種類

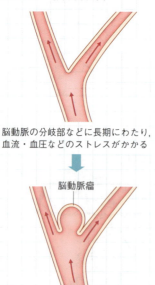

■図2　脳動脈瘤

脳動脈の分岐部などに長期にわたり，血流・血圧などのストレスがかかる

脳動脈瘤が形成される

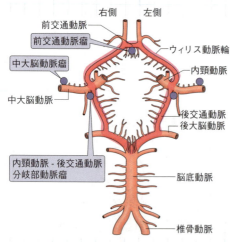

■図3　脳動脈瘤の好発部位

これらの主幹動脈は，くも膜下腔を走行している

■表1　Hunt and Kosnik分類
（ハント・アンド・コスニック分類）

Gradeが高いほど予後不良である．

Grade	
Grade 0	未破裂動脈瘤
Grade I	無症状か最小限の頭痛および軽度の項部硬直を認める
Grade Ia	急性の髄膜または脳症状をみないが，固定した神経学的失調のあるもの
Grade II	中等度から重篤な頭痛，項部硬直をみるが脳神経麻痺以外の神経学的失調をみない
Grade III	傾眠状態・錯乱状態，または軽度の巣症状を示すもの
Grade IV	昏迷状態で中等度から重篤な片麻痺があり早期除脳硬直および自律神経障害を伴うこともある
Grade V	深昏睡状態で除脳硬直を示し，瀕死の様相を示すもの

■表2　WFNSの分類

Gradeが高いほど予後不良である．

Grade	GCS	神経脱落症状
I	15	なし
II	14〜13	なし
III	14〜13	あり
IV	12〜7	あり/なし
V	6〜3	あり/なし

症状

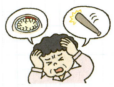

- 急激に発症する激しい頭痛（頭をバッドで殴られたような，雷が落ちたような）
- 項部痛
- 吐き気，嘔吐
- 意識障害

診断・検査

- CT
- 3DCT（CT血管造影）
  - 破裂部位を特定するため，造影剤を注入し血管撮影をする．
- 脳血管造影（脳アンギオ）
  - 動脈瘤周囲の穿通枝の確認や側副血行路の正確な評価をする．
  - 血管攣縮の及んでいる範囲や程度を考慮して手術の適応を決定する．
- 治療方針の決定には，重症度の判定が重要であり，Hunt and Kosnik分類（表1），WFNSの分類（表2）がある．
- くも膜下出血後の合併症である脳血管攣縮の発生を予測するための分類として，FisherのCT分類（表3）がよく用いられている．

■表3　FisherのCT分類

group 1	血液なし
group 2	びまん性の出血，あるいは血腫の厚さが大脳半球間裂，鳥槽，迂回槽いずれでも1mmに満たないもの
group 3	局在する血腫，あるいは厚さが1mmを超えるもの
group 4	びまん性の出血，あるいは，くも膜下出血はないが，脳内あるいは脳室内血腫を伴う

治療

脳動脈瘤クリッピング術（図4）

- 全身麻酔による開頭術が必要であり，侵襲が大きい．術中，動脈瘤に近づくために脳を少しずつ寄せたり引っ張ったりする．そのため，出血や浮腫などのダメージを受けやすくなる．

■図4　脳動脈瘤クリッピング術

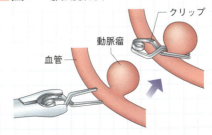

WFNS：World Federation of Neurosurgical Societies　世界脳神経外科学会連盟

血管内コイル塞栓術（図5）
- 開頭手術を必要としないため，侵襲度は低い．
- 大腿動脈などの太い血管を穿刺し，カテーテルを通じてコイルを動脈瘤の中に詰めることで破裂を防ぐことができる．
- 2mm程度の小さな動脈瘤や頸部の広い動脈瘤，直径15mm以上の大きな動脈瘤は治療が困難であるため適応とはならない．

トラッピング術
- 動脈瘤の頸部が不整形であるとクリッピングができないため，動脈瘤の前後2か所で親動脈を閉塞する．

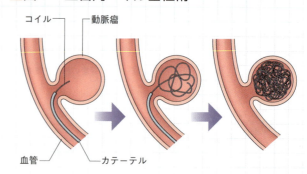

■図5　血管内コイル塞栓術

一般的な経過

	看護のポイント
入院〜術後3日目 〈再破裂の予防〉 ● 初回出血から24時間は，再破裂による出血が起こりやすい（とくに発症6時間以内）． 〈頭蓋内圧の管理，水頭症の予防〉 ● 脳室内に発生した出血によって脳脊髄液灌流の通路が閉塞すると，脳室が拡大し頭蓋内圧が上昇する．進行すると，脳ヘルニアとなる．	● 血圧が上昇しないよう安静を保つ目的で，術前・術直後は鎮静薬を投与する． ● 術後は創部痛や気管チューブ・ドレーン挿入などに伴う痛みを最小限にするため，鎮痛薬の持続投与も検討する． ● 外的刺激を避けるために病室の照明を暗くしたり，環境音や空調を調整したりできるよう，個室で対応する． ● 脳室・脳槽ドレーンを挿入し，髄液の量・性状を継続的に観察することが重要となる．
術後3日目〜14日目 〈血管攣縮の予防〉 ● 発症3〜14日目を中心に起こる．動脈が細くなり脳梗塞を合併すると予後に影響する． 〈頭痛のコントロール〉 ● 脳動脈の攣縮によりしばしば頭痛が出現する． 〈早期リハビリテーション〉 ● 運動麻痺や言語障害が出現する．	● 意識レベルや麻痺の有無など，神経所見に細心の注意を払う必要がある． ● 鎮痛薬の内服や点滴により頭痛の軽減をはかり，安楽な療養生活が送れるように配慮していく． ● 機能回復を促進するように早期からのリハビリテーションが大切となる．
入院2週間〜退院 〈セルフケアの拡大と補助具の検討〉 ● 運動麻痺によるセルフケア制限が生じる． 〈家族内の役割分担〉 ● 疾患により，家族機能の変化が予測される．	● 残存機能を生かして新たな生活行動を習得し自立できるように援助する． ● 杖や食事器具など適切な補助具を選択し，使用方法を習得することで自立できるように検討する． ● 患側を保護したり，転倒がないように意識づける援助を行う． ● その変化に対応できるか，周囲のサポートは得られるかなど情報収集をして調整する．

| 1 情報収集 | 2 情報の整理とアセスメント | 3 全体像の把握から看護問題を抽出 | 4 看護問題の絞り込み | 5 看護計画の立案 | 6 経過記録(SOAP) |

情報収集

✳ 情報収集の視点の定め方

　脳神経系は生命維持をつかさどる中枢器官です．そのため，脳血管の損傷は生命の危機状態につながります．

　くも膜下出血では，脳動脈瘤破裂による出血を手術により止めます．術後，急性期から回復期にいたるまでに，急性期をいかに合併症なく安全に乗り切れるかが重要です．

　そのため，私たち看護師には，合併症を早期発見できる観察力が求められます．術後の経過ごとに起こりうる合併症を知り(p.380『一般的な経過』参照)，どのような情報が必要で，何を観察すべきかについて視点①に挙げました．

　また，くも膜下出血の発症後は，傷害された脳神経の部位によって運動麻痺や言語障害などが出現し，ADLが阻害されています．全身状態が落ち着いてきた早い段階からリハビリテーションを始め，機能回復を促進し，日常生活を自立して行えるように援助します．リハビリテーションスタッフだけでなく，療養生活を援助する看護師が，患者さんが麻痺側の拘縮を予防し，残存機能を活用できるように，日常生活の中でケアなどを一緒に行うよう促すこともリハビリテーションに含まれます．リハビリテーションが進むと，自立してできることも多くなっていきます．

　脳細胞の損傷は不可逆性であり，残念ながら障害が治癒するということはありません．障害によるライフスタイルの変更に適応していくためには，家族のサポートもとても重要です．患者さんと家族が病気をどのように認識しているか，精神的サポートが得られているかを確認し，退院に向け，社会資源の活用を含めた支援体制を整えていきましょう．

　以上のことから，下記3つの視点に基づき情報収集していきます．

情報収集の視点

視点1 術後急性期における合併症が起きていないか

視点2 障害部位による症状の出現状況はどの程度か

視点3 リハビリテーションの進行状況の把握と阻害因子はないか

ADL：activities of daily living，日常生活動作

✱ 情報収集の例

視点1　術後急性期における合併症が起きていないか

情報収集の視点（詳細項目）	どこから？	なぜこの情報が必要か？	Aさんの情報
●重症度と術式 ●バイタルサイン（血圧，脈拍，呼吸数，体温） ●神経学的所見 ●意識レベル（GCS） ●瞳孔所見 ●運動レベル（MMT） ●脳槽ドレーンの排液量・性状 ●水分出納バランス（輸液量，尿量） ●自覚症状 ●頭痛 ●痙攣 ●悪心・嘔吐	●カルテの熱型表 ●患者への問診・観察 ●検査データ ●CT画像	●開頭術は血管内コイル塞栓術よりも侵襲度が高く合併症が起こりやすいため ●急性期に起こりやすい合併症を早期発見するには，身体所見が最重要であるため ●出血や梗塞などの合併症が起こると，まず意識レベルの低下や言語障害・運動麻痺が出現するため ●脳槽ドレーンにより脳内出血が起きた際の髄液の量・性状を観察したり，頭蓋内圧を予測したりするのに必要なため ●頭蓋内圧亢進の発見のために，自覚症状の訴えを傾聴することが重要であるため	●GradeVで開頭クリッピング・脳室ドレナージ術施行 ●血圧142/98mmHg，脈拍98回/分，呼吸数15回/分・リズム正常，体温38.0℃ ●GCS E4V4M6 ●瞳孔右3.0mm，左3.0mm，偏視はないが右半盲あり ●MMT 右3 左5 ●脳槽ドレーン：15cmH₂Oでドレナージ中，性状はキサントクロミー（髄液が黄褐色であること）で160mL/日の流出あり ●尿量：1mL/時/kgで1,630mL/日流出あり ●頭痛があるが鎮痛薬の使用で軽減している．痙攣や嘔吐はなし

視点2　障害部位による症状の出現状況はどの程度か

情報収集の視点（詳細項目）	どこから？	なぜこの情報が必要か？	Aさんの情報
●意識障害 ●運動麻痺 ●言語障害・嚥下機能 ●視野障害 ●運動失調	●カルテの熱型表 ●患者への問診・観察 ●リハビリテーション記録 ●リハビリテーションスタッフとの情報共有	●症状の状態や程度から重症度を把握するため	●GCS E4V4M6 ●とろみつきの食事を誤嚥なく経口摂取できるが，右口腔内に食塊の貯留を認める ●瞳孔右3.0mm左3.0mm．偏視はないが右半盲あり ●MMT右3/左5 ●右上肢の感覚麻痺がある．下肢の感覚は鈍い

視点3　リハビリテーションの進行状況の把握と阻害因子はないか

情報収集の視点（詳細項目）	どこから？	なぜこの情報が必要か？	Aさんの情報
●入院前のADL ●関節可動域 ●四肢・体幹の筋力 ●精神状況 ●患者の自覚症状 ●年齢・性別 ●家族構成・役割 ●経済的状況 ●退院後の療養先	●カルテのリハビリテーションカンファレンス記録など ●リハビリテーションスタッフからの聴取 ●患者・家族への問診	●入院前のADL状況と現状を比較し，回復の程度を把握するため ●リハビリテーションの意欲を阻害する不快症状などを除去し，自立へつなげるため ●退院後の生活を見据えたリハビリテーションの目標設定に必要となるため	●入院前はすべて自立 ●端坐位は軽介助で行えるが体幹が安定しないため右側へ傾いてしまう．車椅子への移乗時に立位はとれるが，体幹の不安定さに加えて筋緊張も伴い介助が必要である ●常時頭重感があるがリハビリテーションには意欲的に取り組めている．頭痛は鎮痛薬を使用しコントロールできている

情報の整理とアセスメント

✻ 情報の整理

　ここまで，情報収集のポイントとなる3つの視点，①術後急性期における合併症が起きていないか，②障害部位による症状の出現状況はどの程度か，③リハビリテーションの進行状況の把握と阻害因子はないか，についてAさんの情報収集をしました．ここからは，項目ごとに情報を整理し，不足している情報を追加収集して，Aさんの全体像を把握していきます．

●NANDA-I分類法による情報の整理

領域	情報を集める視点	アセスメントの視点
【1】 ヘルス プロモーション	●既往歴，手術経験 ●家族歴 ●アレルギー，嗜好（飲酒，喫煙歴） ●かかりつけ医・内服薬の有無	●自己の健康管理について，どのように認識し維持してきたのか ●既往歴や生活習慣から発症の増悪因子や合併症となることはないか ●健康を維持するためにどのような活動をしているか
【2】 栄養	●摂取 ・食欲 ・食事摂取方法（経口・経管・IVH） ・食形態，回数，時間帯，内容，摂取量 ・1日の塩分摂取量 ・口腔内の状態（義歯の状態，残歯の有無，口腔内乾燥や口臭，分泌物付着の有無） ・嚥下機能（水飲みテストなど） ・検査値：Na，K，Ht，Cl，P ●消化・吸収 ・皮膚の状態（皮膚色，弾力性，浮腫，皮膚乾燥，脆弱性，皮膚温） ●代謝 ・身長，体重，最近の体重増減，BMI ・検査値：TP，Alb，Hb，血糖値	●エネルギー産生のために，栄養を摂取して利用できているか．以下4つの視点からアセスメントする ①摂取：食物や栄養素を体内に摂取できているか ②消化：食物を吸収し分解できているか ③吸収：組織を通過させて栄養素を吸収できているか ④代謝：エネルギー産生と老廃物産生ができているか ●咀嚼や嚥下機能の低下がないか ●入院による生活リズムの変化や塩分制限などから，食欲が低下していないか ●血圧コントロールのために塩分制限が必要である
【3】 排泄と交換	●泌尿器：尿意の有無，回数，間隔，比色，比重，尿臭，浮遊物はないか，残尿感や排尿時痛はないか ●消化器：便意の有無，回数，最終排便，性状，痔の既往，緩下剤内服の有無，腸蠕動音，排ガスの有無，消化器系疾患の既往歴，悪心・嘔吐 ●排泄行動（ベッド上排泄，尿器，ポータブルトイレ，洋式・和式トイレ） ●自宅のトイレ様式 ●皮膚・呼吸器 ●検査値：尿・便培養 ●1日の水分摂取量	●身体から老廃物の分泌と排出ができているか．以下3つの視点からアセスメントする ①泌尿器：尿の生成と排出ができているか ②消化器：老廃物の排出ができているか ③皮膚・呼吸：皮膚や呼吸器から代謝産物や分泌物が排出されているか ●感覚麻痺がある場合，尿意や便意があるか，それを訴えることができるか ●ベッドサイドでの排泄による羞恥心や，排泄パターンの変化により排便を我慢していないか ●水分出納バランス異常や，安静による便秘が生じていないか

IVH：intravenous hyperalimentation，中心静脈栄養
BMI：body mass index，体格指数

領域	情報を集める視点	アセスメントの視点
【4】 活動／休息	●入院前のADL自立度 ●睡眠パターン，睡眠薬使用の有無，睡眠を阻害する因子はあるか（疼痛，咳嗽，処置） ●日中の活動状況	●産生されたエネルギーの保存と消費のバランスが取れているか ●入院前後のADLと比較してどの程度回復できるか分析する ●転倒のリスクとなる筋反射や不随意運動がないか ●入院による環境の変化や治療，不快症状で睡眠と活動のバランスが崩れていないか
【5】 知覚／認知	●意識状態 ●認知機能の状態 ●見当識の状態 ●視覚，聴覚，嗅覚，感覚障害の有無	●見当識，感覚，知覚，コミュニケーション能力はあるか ●思考や判断力の有無
【6】 自己知覚	●入院前の思考パターン ●入院や疾患，障害についてどのように感じているか ●精神的に安定しているか	●入院によって自分のことをどのように受け止めているか ●発症後は身体的障害が残ることが多く，自分の価値を見出せなくなっていないか
【7】 役割関係	●年齢，性別 ●就業の有無 ●介護保険申請など社会資源の利用状況 ●家族構成，キーパーソン，親戚など近親者との関係性，面会の様子	●障害を受け入れてリハビリテーションを進めるために必要な家族など周囲のサポートはあるか ●退院後の社会的資源をどのように活用するか
【8】 セクシュアリティ	●年齢，性別 ●最終月経	●性について問題が生じていないか
【9】 コーピング／ ストレス耐性	●入院経験の有無 ●余暇の過ごし方 ●相談できる相手はいるか，それは誰か ●どのようにストレスを発散しているか	●入院生活に対してストレスに感じていることはないか ●伝達能力があるか
【10】 生活原理	●信仰宗教や信念などはあるか ●家族は入院や今後の生活についてどのように考えているか	●入院生活や治療における信仰上の影響はないか ●病気での入院や治療に関して，本人または家族が意思決定を行うことができるか
【11】 安全／防御	●転倒転落のリスク因子はあるか ●感染の有無	●自ら安全防御策をとることができるか分析する ●感染徴候はないか
【12】 安楽	●頭痛の有無：NRS，痛みの部位，感じ方，コントロール方法，鎮痛薬の使用 ●頭痛に伴う随伴症状の有無：全身倦怠感，めまい，集中力がない	●治療や療養環境における不快症状がないか ●疼痛や苦痛の程度は表現できているか
【13】 成長／発達	●年齢，性別，発達段階	●年齢や性別による発達段階における家族内や社会的役割

NRS：numerical rating scale，数字評定尺度

●Aさんの情報の整理とアセスメント

領域	Aさんの情報の整理	アセスメント
【1】ヘルスプロモーション	①検診で高血圧を指摘されていたが未治療．普段収縮期血圧は160mmHg台で高いとは自覚していた ②ときどき頭痛を自覚し，受診しようと考えていたが実際は受診しなかった ③かかりつけ医，内服ともになし ④喫煙10本/日 ⑤機会飲酒 ⑥アレルギーなし ⑦親戚にくも膜下出血の既往歴あり	●血圧が異常値である認識はあったが，改善のための変容行動をとることができていなかった．高血圧や喫煙もくも膜下出血の原因になるという知識が不足していると考えられる（①②③④） ●入院前には健康維持のために，とくに気をつけていたことはないため，退院後の健康維持のための具体的な行動がイメージできるよう指導していく必要がある（②③④） ●家族性に同疾患が発症していることから，遺伝性も考えられる（⑦）
【2】栄養	【摂取】 ①1日あたりの食塩量6g，1,400Kcal，全粥 ②頭痛が強いときは食欲がない．5割以上摂取できない場合は経管栄養も併用している（400mL×3回/日） ③とろみつきの食事を誤嚥せず経口摂取できる ④一部分義歯，残歯の齲歯はなし ⑤口臭・舌苔があるが分泌物付着はなし．右口角より流涎がある ⑥反復唾液嚥下テストで3回以上/30秒．フードテストで右側口腔内に貯留があるが，咽頭残留はなし ⑦血液検査値：Na 138mEq/L，K 4.0 mEq/L，Ht 30%，Cl 100 mEq/L 【消化・吸収】 ⑧浮腫はなし．皮膚は乾燥傾向 【代謝】 ⑨身長157cm，体重68kg（最近の体重増減不明），BMI 27.5 ⑩血液検査値：TP 4.0g/dL，Alb 3.0g/dL，Hb 13.3g/dL，血糖値120mg/dL	●普段の食生活と比較して塩分の少ないコントロール食となっていることや，頭痛などの不快症状が，食欲低下につながっていると考えられる（①②） ●歯の状態に問題はないと考えられる（④） ●反復唾液嚥下テストの結果，嚥下機能の低下はないが，フードテストにおいて右側口腔内に貯留があることから，摂食嚥下過程*の準備期において食塊を形成することが不十分であると考えられる．右口角から流涎があることからも顔面麻痺がある（⑤⑥） ●血糖値などから消化吸収における問題はないと考えられるが，BMIは肥満度1に該当し軽度肥満であることから，嗜好についての情報が必要である（⑨⑩） ★ワンポイント **摂食嚥下過程** 摂食・嚥下の過程は①先行期，②準備期，③口腔期，④咽頭期，⑤食道期からなり，準備期とは，咀嚼運動によって食塊を形成する段階です．
【3】排泄と交換	【入院前】 ①排泄動作は自立 ②排尿日中5回．残尿感などなし ③排便は1日/1回，普通便．緩下剤の内服なし ④自宅のトイレ様式：和式 【入院中】 ⑤1日の飲水量：500mL ⑥術後より膀胱留置カテーテルを挿入中．1mL/時/kgで1,630mL/日の流出あり ⑦比色0，比重1.003，尿臭・浮遊物なし ⑧最終排便は病日4日目で，軟便．便意の訴えはなく失禁．腸蠕動音亢進．悪心・嘔吐なし ⑨便臭あり．排便があったことがわかるかという問いにうなずくことはある ⑩脳槽ドレーン：160mL/日流出あり ⑪不感蒸泄量：体重×15mL＋200×（体温−36.8）＝68kg×15mL＋200×（38−36.8℃）＝1,260mL	●入院前の排泄における問題点はなし（①②③） ●入院時から膀胱留置カテーテルが挿入されているため，尿意の有無は不明（⑤） ●失禁はあるが，排便があったことは認識できているため，便意はある（⑧⑨） ●失語により排泄の意思を伝えることはできないと考えられる（⑧） ●in量は経管栄養と飲水を合わせて1,700mL，out量は尿と不感蒸泄，ドレーン排液を合わせて3,050mL．1日水分出納バランスはマイナス1,350mLである．循環血液量減少を示す比重の高値，血圧低下などはない．口腔粘膜の乾燥や口渇の訴えがないか確認し，脱水の有無を観察していく必要がある．また，手術から現在の血管攣縮期まで侵襲の高い状態が続いている．炎症反応は血液検査では正常範囲内だが，今後サードスペースへ水分が移行し血管内脱水を起こす可能性はあるため，尿比重や皮膚状態なども合わせて継続的に観察していくことが必要である（⑤⑥⑪）
【4】活動/休息	①入院前のADLはすべて自立 ②入院前は疲労が蓄積してくると不眠になりやすく，ときどき市販の睡眠薬を内服することもあった ③夕方になるとベッド上で閉眼している時間が多くなる ④夕食前の車椅子移乗は看護師1人の介助では困難なときもある ⑤安静度は制限がなくリハビリテーションに合わせて拡大可能 ⑥1日2回リハビリテーション（PT/OTが介入している） ⑦GCS E4V4M6，MMT右3/左5 ⑧ベッド上での側臥位，起き上がり動作は自立	●入院中は休息と活動のバランスの不均衡により昼夜のリズムが崩れ，不眠になる可能性がある（②③） ●活動と休息のバランスの崩れや脳血管障害は，せん妄のリスク因子であるため，休息の不足による徴候の早期発見に努める（③） ●ADL低下により，不顕性誤嚥による肺炎や褥瘡など廃用症候群を起こさないよう，積極的なリハビリテーションを行っていく必要がある（①③⑦⑩⑪） ●右麻痺があり，常に左半分で生活動作を行うため，右側の拘縮や残存機能の低下を起こしやすい（⑦⑩⑪）

385

領域	Aさんの情報の整理	アセスメント
【4】 活動/休息	⑨リハビリテーションには意欲的に取り組めている ⑩車椅子へは1人介助で移動．右側を支えると左手で車椅子の肘かけをつかみ上肢を支えている．下肢は左足でなんとか数歩移動するが右下肢がついてこずに座面に倒れこむように着席する ⑪端坐位は軽介助で行えるが体幹が安定しないため右側に傾いてしまう ⑫補助具はまだ使用していない	
【5】 知覚/認知	①GCS E4V4M6，MMT右3/左5 ②視覚：老眼鏡使用 ③偏視はないが右半盲あり ④聴覚・味覚については異常はなかった ⑤右上肢の感覚麻痺がある．下肢の感覚は鈍い	●ルートが多数挿入されているが，従命はできる(①) ●失語があるために危険と認識しても，それを伝達することが難しい状態である(①) ●入院前の感覚の補助は老眼鏡のみだったことから，知覚面で問題となることはなかったと考えられる(③④)
【6】 自己知覚	①入院前は，積極的な性格で自分の意見をはっきり言っていた ②GCS E4V4M6	●自己表現する性格であったが，発症により失語があり表現することが困難である(①②) ●介助してもらわなければ生活できないことへの無力感があると考えられる(①)
【7】 役割関係	①54歳，女性 ②家族構成：夫，長男，長女の4人暮らし．キーパーソンは夫 ③夫は公務員で定時に帰宅することが多く家事に協力的 ④「家計のことは妻に任せていた」と夫より発言あり ⑤長男・長女は高校生 ⑥週末，休日が合うときは家族で食事に出かける ⑦両親は高齢だが健在で市内に在住 ⑧パートタイム勤務．シフト制であり不規則	●入院前は，Aさんが家計の管理を担っていたが，今後も金銭管理を行う生活能力があるかみていく(④)
【8】 セクシュアリティ	①54歳，女性 ②閉経	●現時点の情報の中では問題はない
【9】 コーピング/ ストレス耐性	①入院前はストレスとなる出来事は家族に話していた ②ときどき近所や職場の友人と出かける ③入院経験なし ④GCS E4V4M6	●初めての入院であり環境の変化や，症状・治療に対してストレスを感じていると考えられる(①③) ●家族や周囲に話すことで共感を得てストレスを解消していたが，発症後は言語障害があることから，解消する手段がない状態である(①②④)
【10】 生活原理	①宗教なし ②家族が面会に来たときに「早く家に帰ろう」と本人に話しかける様子がある	●宗教上で問題となることはないと考えられる(①) ●家族は，退院後に自宅で一緒に生活したいという意思決定ができている(②)
【11】 安全/防御	①GCS E4V4M6，MMT右3/左5 ②術後より膀胱留置カテーテル・脳槽ドレーンを挿入中．排液に浮遊物・混濁なし ③脳槽ドレーンの排液はキサントクロミー．培養検査陰性 ④左前腕に点滴ルート2本挿入中，刺入部発赤なし ⑤CRP 1.3mg/dL，WBC 9,800/μg，体温38℃台	●ルートが挿入されている状態であり，外界から感染源が侵入するリスクは高い(②④) ●脳槽ドレーン排液の性状と炎症データの上昇はないことから，髄液感染は起きていないが経時的に観察していくことが重要である(②③⑤)
【12】 安楽	①常時頭重感がある ②頭痛は不規則性にあるが，数値での表現はできない．表情が険しくなり言動が落ち着かなくなる様子がある ③鎮痛薬を使用すると穏やかに過ごしている ④痙攣や嘔吐はなし	●頭痛があるが，疼痛スケールで表現することができない状態であり，医療者側の主観的判断となる可能性がある(②) ●強さや時間帯などを把握して疼痛コントロールすることができずに，不快症状となっていると考えられる(②)
【13】 成長/発達	①エリクソンの発達段階：壮年期 ②「仕事が忙しくて子どもたちとかかわれていない」と感じていた	●発達段階における課題は世代性と停滞性．仕事と家庭の両立に体力的な限界を感じていたと考えられる(①②)

✲ 統合アセスメント

　Aさんは普段から収縮期血圧が160mmHgであり，Ⅱ度高血圧[1]に該当します．喫煙習慣もあったことによる動脈硬化と不規則な仕事によるストレスから，左中大脳動脈瘤が破裂し，くも膜下出血にいたったと考えられます．その結果，右顔面麻痺と右半身麻痺が出現しました．元来右利きでしたが，右麻痺により新たな生活動作の獲得が必要となりました．

　しかし，右側の麻痺により平衡感覚の不均衡におちいり，車椅子に倒れこむなど移乗動作に制限が生じています（＃3身体運動の低下）．

　こうした状態では，転倒するリスクも高くなります（＃4転倒のリスク）．また，麻痺側の拘縮により，同一部位への圧迫がかかることは，褥瘡発生のリスクとなります．

　そして，運動性失語により，意思表示ができず，意欲の低下につながる可能性が考えられます．頭痛が増強することでの疲労感も意欲の低下を助長し，ADLの遂行を妨げています（＃2ADL遂行能力の低下）．

　くも膜下出血後の合併症である脳血管攣縮が起こると，脳梗塞となり意識障害が現れる可能性があります（＃1脳組織損傷のおそれ）．

　また，Aさんは発症14日目まで脳槽ドレーンが挿入されています．閉鎖式ドレーンですが，外界と交通している状態であることから，感染のリスクは高いといえます．さらに，右顔面麻痺による口腔内の食塊貯留により，誤嚥の可能性があり，誤嚥性肺炎による感染の可能性もあります（＃5感染のおそれ）．そのため，合併症が起きていないか注意深く観察することが重要です．

　Aさんの家庭内における役割を夫が担うという変化も起きていきます（＃6家族内での役割変化のおそれ）．

✲ 目標

合併症を起こさずに，ADLを拡大することができる

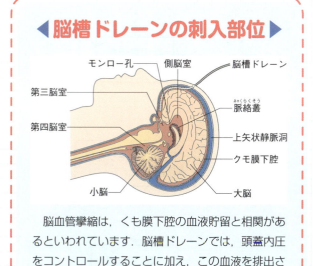

◀ 脳槽ドレーンの刺入部位 ▶

脳血管攣縮は，くも膜下腔の血液貯留と相関があるといわれています．脳槽ドレーンでは，頭蓋内圧をコントロールすることに加え，この血液を排出させることが重要な目的です．

◀ 徒手筋力検査（MMT）の評価基準 ▶

5（normal）	最大の抵抗と重力に抗し，運動域全体にわたって動かせる
4（good）	ある程度の抵抗と重力に抗し，運動域全体にわたって動かせる
3（fair）	抵抗を加えなければ重力に抗して，運動域全体にわたって動かせる
2（poor）	重力に抗さなければ運動域全体にわたって動かせる
1（trace）	筋の収縮がかすかに認められるだけで，関節運動は起こらない
0（zero）	筋の収縮も認められない

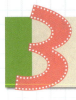

全体像の把握から看護問題を抽出

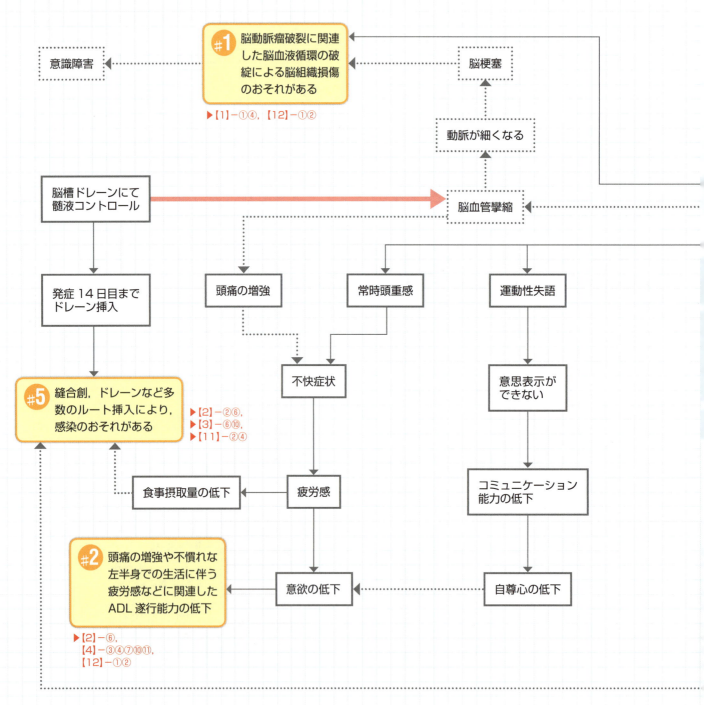

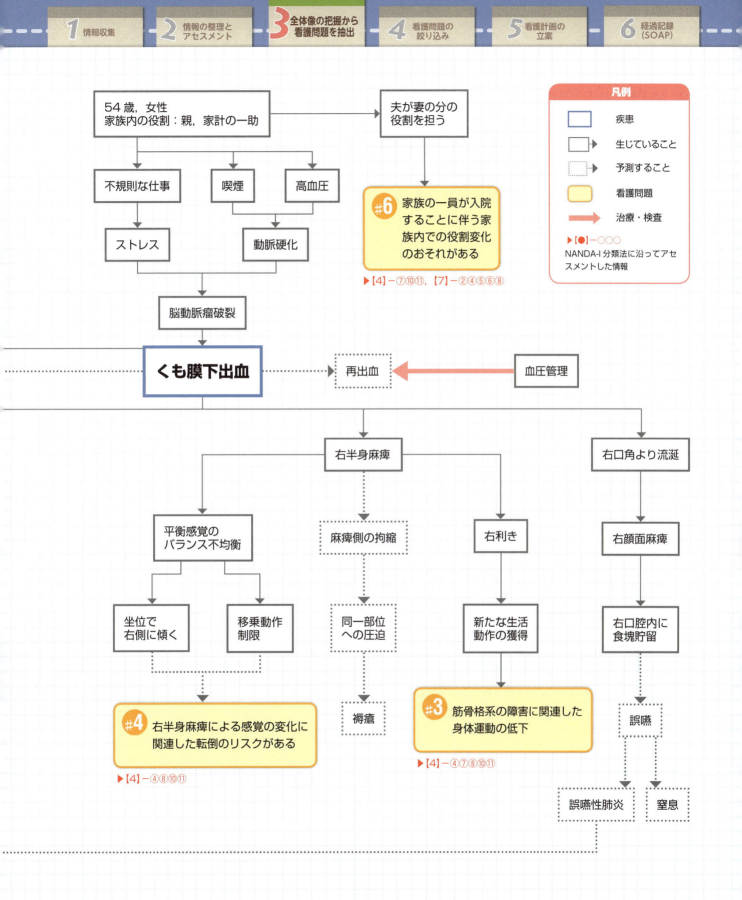

✳ 抽出した看護問題

脳動脈瘤破裂に関連した脳血液循環の破綻による脳組織損傷のおそれがある
NANDA-Iでは ➡ 活動／休息：非効果的脳組織循環リスク状態
（危険因子：脳損傷）

血腫除去と髄液ドレナージ目的で脳槽ドレーンが挿入され，頭蓋内圧をコントロールしています．しかし，脳血管攣縮が起こってしまうと動脈は細くなり脳組織への血液循環が減少，または遮断されて脳梗塞になることが予測されます．

頭痛の増強や不慣れな左半身での生活に伴う疲労感などに関連したADL遂行能力の低下
NANDA-Iでは ➡ 活動／休息：活動耐性低下リスク状態
（危険因子：体調不良，活動に不慣れ）

右利きであったAさんは，右半身麻痺により左半身での新たな生活動作を獲得していくことが必要です．左半身での活動や頭痛があることで思うようにADLを遂行できないために，身体的あるいは心理的エネルギーが不足することが予測されます．

筋骨格系の障害に関連した身体運動の低下
NANDA-Iでは ➡ 活動／休息：身体可動性障害
（関連因子：筋骨格系の障害）

元来，右利きであったAさんは，今回の発症により右半身麻痺となりました．MMTで右3/左5という状態は，上肢はやっと挙上でき，下肢は膝立ては可能ですが挙上は困難です．右半身の自力での意図的な身体運動や四肢運動に限界があり，不安定な姿勢になりやすい状態です．

#4 右半身麻痺による感覚の変化に関連した転倒のリスクがある

NANDA-Iでは ➡ 安全/防御：転倒転落リスク状態
（危険因子：可動性障害）

　右半身麻痺による左右の平衡感覚のバランスが不均衡となり，坐位や立位で右側に傾きやすい状態となっています．そのため，坐位時のベッドからの転落や，立位から車椅子などへ移乗する際に転倒するリスクは高いと考えられます．

#5 縫合創，ドレーンなど多数のルート挿入により，感染のおそれがある

NANDA-Iでは ➡ 安全/防御：感染リスク状態
（危険因子：皮膚統合性の変化）

　脳血管攣縮予防の目的で，発症14日目までは，脳槽ドレーンが挿入されています．また，点滴で脳血管攣縮発生を予防するための薬を投与します．さらに，食事から必要エネルギー量を摂取できないときには点滴を追加するほか，経管栄養も併用するため胃管が挿入されています．膀胱留置カテーテルも挿入されており，これら多数のルートによる感染のリスクは高いと考えられます．

#6 家族の一員が入院することに伴う家族内での役割変化のおそれがある

NANDA-Iでは ➡ 役割関係：家族機能破綻
（関連因子：家族役割の移行）

　Aさんは家庭内では，子ども2人の親であり，家事全般を担い子どもへの精神的安寧としての存在となっています．また，家計の一助として経済的補助を担い，子ども2人のこれからの進学などにそなえ家計を管理していました．これらの役割を，夫が担う負担は大きいと考えられます．

4 看護問題の絞り込み

✳ 抽出した看護問題

#1 脳動脈瘤破裂に関連した脳血液循環の破綻による脳組織損傷のおそれがある

#2 頭痛の増強や不慣れな左半身での生活に伴う疲労感などに関連したADL遂行能力の低下

#3 筋骨格系の障害に関連した身体運動の低下

#4 右半身麻痺による感覚の変化に関連した転倒のリスクがある

#5 縫合創，ドレーンなど多数のルート挿入により，感染のおそれがある

#6 家族の一員が入院することに伴う家族内での役割変化のおそれがある

優先すべき看護問題

優先順位 1 #1 脳動脈瘤破裂に関連した脳血液循環の破綻による脳組織損傷のおそれがある

なぜ？ 脳攣縮が起こると生命の危機に直結するため

一度合併症が起こると生命の危機に直結するため，#1が最優先されます．現在，術後8日目で脳血管攣縮が起きやすい時期です．脳血管攣縮により脳梗塞を発症すると，意識障害が出現します．

Aさんは頭痛を頻繁に訴えています．再出血の可能性も考慮しながら，合併症を早期に発見できるよう注意深く観察を行っていく必要があります．

#2 頭痛の増強や不慣れな左半身での生活に伴う疲労感などに関連したADL遂行能力の低下

 セルフケアの自立ができず，回復が遅れてしまうため

　右半身麻痺により，左半身による新たな生活動作を獲得している状況ですが，周囲からの介助がまだ多く必要です．リハビリテーションには，毎日前向きに取り組んでいる様子があります．しかし，常時の頭重感や鎮痛薬が必要なほどの強い頭痛があり，リハビリテーション時以外はベッド上で休む様子が多く見受けられます．疼痛や身体的不快感による疲労で，セルフケアの自立が妨げられている可能性が考えられます．それにより，回復が遅れてしまいます．

　可能な限り不快症状を除去し，また自立してきていることをフィードバックして励ましながら援助をしていくことが大切です．

#3 筋骨格系の障害に関連した身体運動の低下

 活動範囲の拡大のため，車椅子移乗の自立が重要なため

　活動範囲を拡大していくためには，現在移動手段となっている車椅子への移乗が自立できるようになることが必要です．しかし，現在Aさんは右半身麻痺による平衡感覚の失調や筋力の低下により介助が必要な状態です．右手で車椅子の肘かけをなんとか掴み，上半身を支えることができていますが，右足は挙上が難しく，自立して移乗することに限界があります．リハビリテーションを行い，とくに右下肢の可動性が回復する可能性を見極め，移乗動作が自立して行える手段を見出していくことが重要です．

#4 右半身麻痺による感覚の変化に関連した転倒のリスクがある

 右麻痺により，転倒転落の危険があるため

　ベッド上坐位で右側へ傾いていたり，車椅子へ移乗する際に倒れこむように着座したりと，転倒転落の危険性があります．転倒による骨折など二次的合併症が生じることで，リハビリテーションに遅れが生じたり，退院が延びたりする可能性があります．安全にリハビリテーションが進められるよう，リハビリテーションスタッフと情報を共有しながら，転倒転落の危険性を見極めて介助していく必要があります．

継続観察が必要な看護問題

#5 縫合創，ドレーンなど多数のルート挿入により，感染のおそれがある

 現時点で感染徴候はみられないため

術後8日目で，血液データでの炎症所見はなく，またルートの刺入部の発赤や熱感，ドレーン排液の性状などの問題はないため，現時点では継続的な観察でよいと考えられます．

#6 家族の一員が入院することに伴う家族内での役割変化のおそれがある

 周囲のサポートや社会的資源の活用で，負担軽減がみこめるため

今後，家族の役割移行を考えていく必要がありますが，近親者のサポートやさまざまな社会的資源の活用により負担を軽減していくことができると考えられます．

5 看護計画の立案

O-P：Observation Plan，観察計画
T-P：Treatment Plan，治療計画
E-P：Education Plan，教育・指導計画

  #1 脳動脈瘤破裂に関連した脳血液循環の破綻による脳組織損傷のおそれがある

期待する結果：脳血管攣縮期において合併症が起きない

	具体策	根拠と注意点
O-P	①既往歴 ②バイタルサイン（体温，血圧，脈拍，呼吸数） ③神経所見（瞳孔の大きさ，形，対称性，反応性） ④意識レベル ⑤運動レベル ⑥触覚刺激に対する反応 ⑦呼吸状態（呼吸回数，パターン，胸腹部の動き） ⑧頭痛の訴え	①〜⑦出血や梗塞などの合併症により脳神経が障害されることで，新たな麻痺や言語障害が現れていないか観察する必要がある ⑧〜⑪頭痛の訴えや随伴症状をあわせて観察し，緊急性があるか判断するため ⑫なんらかの原因により頭蓋内圧が亢進すると，脳槽ドレーンからの流出量が多くなるため

	具体策	根拠と注意点
O-P	⑨表情 ⑩頭痛に伴う随伴症状の有無 ⑪鎮痛薬使用後の変化 ⑫脳槽ドレーンの観察(排液量，性状，拍動の有無)	
T-P	①頭蓋内圧を上昇させる活動を避ける ②頭蓋内圧を上昇させるが必要とされる看護ケアは，実施間隔をあけて行う	①努責など低酸素状態になる行為や，就寝していた状態から覚醒し突然起き上がることによって，脳血流量が一気に増加し頭蓋内圧亢進が起こるため ②採血や静脈確保による穿刺など苦痛を伴う処置や，静脈還流を阻害する体位をとることで，頭蓋内圧亢進が起こる
E-P	①頭痛は我慢せずいつでも伝えるように説明する ②本人と家族へ現在起きやすい症状について説明して，その症状があれば早めに看護師に伝えるように協力を求める	①頭痛は脳血管攣縮期に起こりうる合併症の初期症状であり，早期の訴えが重要となる ②本人が訴えられない状況もあると考えられるため，家族にも，出現しやすい症状を説明し早期発見につなげる

  頭痛の増強や不慣れな左半身での生活に伴う疲労感などに関連したADL遂行能力の低下

期待する結果：セルフケアに取り組むことができる

	具体策	根拠と注意点
O-P	①入院前のADL ②医師の安静度許可の確認 ③運動レベル ④麻痺の程度 ⑤リハビリテーションの進捗状況 ⑥ADL自立の程度 ⑦補助用具使用の習得状況 ⑧頭痛の訴え，鎮痛薬使用後の変化 ⑨セルフケアやリハビリテーションへの意欲 ⑩退院先の家屋内の状況(段差，ドアの開閉，トイレ，浴室) ⑪退院後のADL自立の目標，本人と家族の思い	①⑥入院前と現在のADLを比較し，回復の程度や能力がどこまであるのかを評価するため ③〜⑧セルフケアを妨げる要因がどこにあるかを評価するため ⑨回復は本人の精神力や意欲によって左右されるため ⑩⑪退院して自宅で生活できることが最終的な目標であるため
T-P	①移動・入浴・更衣・摂食・排泄の動作について不足部分の介助 ②介助の内容や方法についてリハビリテーションスタッフと協力して援助する ③可能な範囲まで自身で行ってみるように励ます．必要に応じて適応用具を選択し提供する ④自立して行えるようになったことを認める ⑤頭痛がある場合，医師に鎮痛薬の使用を相談する ⑥年齢や性別を考慮して羞恥心への配慮をする	①〜⑤残存機能を生かしてADLを拡大できるように多職種と連携し援助していく必要がある ⑥壮年期の女性のため，整容や排泄などへの羞恥心があると考えられるため
E-P	①介助の必要性について本人と家族へ説明する ②自立してできることを本人と家族へ説明する ③補助用具の適切な使用方法を指導する ④可能な範囲までセルフケアを行うよう指導する ⑤遠慮なくナースコールをしてよいことを説明する ⑥頭痛は我慢せずいつでも伝えるように説明する	①〜⑤入院前と比較して身の回りのことができない状態に落胆しやすいが，確実に自立してきていることを具体的に伝えて，本人・家族と医療者が協力してセルフケアの習得を進めていく必要がある ⑥頭痛はセルフケア行動の妨げになるため

#3 筋骨格系の障害に関連した身体運動の低下

期待する結果：車椅子に軽介助または自立して移乗することができる

	具体策	根拠と注意点
O-P	①バイタルサイン ②関節可動域 ③麻痺の程度 ④運動レベル ⑤意識レベル ⑥平衡感覚 ⑦移乗時の起立性低血圧症状 ⑧リハビリテーションへの意欲	①〜⑥車椅子へ自立して移乗できるようになるためのリハビリテーションの計画立案に必要な情報を得る ⑦交感神経系の機能低下による脳静脈還流量の変化で起こる可能性がある ⑧本人の精神状態や意欲によってリハビリテーションの進行は違ってくるため
T-P	①患者に合った車椅子を選択する ②患者のニーズに合わせたクッションを選ぶ ③坐位のときは患側である右側をクッションで支持する ④運動プログラムの作成と実行にあたり，PTと協働する	①〜③本人の要望や身体に合った車椅子を使用し，長時間乗車した際の不快症状を軽減する ④リハビリテーション専門スタッフとプログラムを共有することで，移乗動作習得を促進させる
E-P	①リハビリテーションの目標と計画について本人と家族に説明する ②現状の関節可動域と移動動作の可能範囲を本人と家族に説明する ③能動的な関節可動域運動を指導する	①〜③家族へ現状を説明しサポート力へつなげる

#4 右半身麻痺による感覚の変化に関連した転倒のリスクがある

期待する結果：転倒しない

	具体策	根拠と注意点
O-P	①入院前のADL自立度 ②現在のADL自立度 ③意識レベル ④運動レベル ⑤麻痺の程度 ⑥年齢・性別 ⑦既往歴 ⑧活動領域 ⑨感覚障害 ⑩認識力 ⑪睡眠状況と排泄方法 ⑫使用薬剤（睡眠薬，麻薬，鎮痛薬，降圧利尿薬，血糖降下薬）	①〜⑧足腰の弱り，何かにつかまらないと立ち上がれなかったりふらついたりするような筋力低下がある．車椅子・杖・歩行器の使用時に介助を要するチューブ類・輸液ポンプ・持続点滴などの付属物がある ⑨視力・聴力障害や麻痺・しびれ感のほか，四肢に浮腫や骨・関節の拘縮があると転倒するリスクが高くなるため ⑩見当識障害や混乱があると現状を正しく認識できず危険を予知することができないため ⑪⑫鎮痛薬・降圧薬などの使用によるふらつきが考えられるため

	具体策	根拠と注意点
T-P	①転倒転落アセスメントシートの活用 ②環境整備(ベッドや床頭台にロックをする，床に水がこぼれるなど滑りやすい状態であれば拭き取る，荷物を整理する) ③車椅子・ポータブルトイレは看護師の目の届く範囲に置く ④ベッドの高さ・柵・テーブルを固定する ⑤ナースコール・ベッドコントローラーの位置確認 ⑥着丈の合った寝衣を着用する ⑦履き慣れた履物を使用する ⑧夜間移動するときは，ベッドサイドランプをつける	①転倒転落アセスメントシートを使用することで，危険性を事前に把握し予測できる ②～⑥転倒の危険因子を，可能な限り減少させる必要がある
E-P	①ベッドの高さは足底が床に確実に着くように調整する ②靴は滑りにくく軽いものを履くように説明する ③可動性のあるものに体重をかけないように説明する ④夜間移動時はベッドサイドランプをつけるように説明する ⑤転倒しやすい状況とその対策について本人と家族へ説明する	①～⑤転倒なく安全に自立を促していけるように，家族を含めて危険性を意識してもらう

6 経過記録 (SOAP)

S : Subjective data, 主観的情報
O : Objective data, 客観的情報
A : Assessment, アセスメント
P : Plan, 計画

優先順位 1 **#1** 脳動脈瘤破裂に関連した脳血液循環の破綻による脳組織損傷のおそれがある

時間	患者さんの状況・反応	看護ケア(実施したこと)	アセスメント
12/16 (術後9日目) 8:45	S:「うー」 O:閉眼したまま眉間にしわを寄せている．しばらくすると入眠している様子もあるが左右側臥位を繰り返して落ち着かない様子．こめかみを手で押さえ，「頭が痛いですか」という問いにうなずく 血圧130/78mmHg，心拍数98/分，SpO₂ 98%，浅速呼吸．GCS E3V4M6，MMT右3/左5．瞳孔3.0mm/反射迅速 脳槽ドレーン：色調キサントクロミー，5mL/時，拍動あり 鎮痛薬の指示がありNSAIDsを使用する	・バイタルサイン測定 ・神経所見(瞳孔の大きさ，形，対称性，反応性)確認 ・意識レベル確認 ・運動レベル確認 ・呼吸状態(呼吸回数，パターン，胸腹部の動き)の確認 ・頭痛の訴え，表情の確認 ・頭痛に伴う随伴症状の確認 ・脳槽ドレーンの観察(排液量，性状，拍動の有無)	A:著明な血圧上昇や新たな麻痺・言語障害の出現など神経所見はないことから，脳梗塞などの合併症が起こっているとは考えられない．頭痛は起床による脳血流量の増加に伴う硬膜や脳血管の痛覚刺激により引き起こされているものと考えられる．頭痛とその随伴症状が合併症によるものかどうかを判別するために，継続して観察していく必要がある P:計画継続

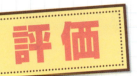

評価

5 看護計画の立案 であげた「期待する結果」に到達できたかどうかを評価していきます．

#1 期待する結果
脳血管攣縮期において合併症が起きない
→現時点では到達しているが，継続的に観察が必要

Aさんは，現在脳血管攣縮期であり，発症して14日目までは合併症を起こす可能性が高いと考えられます．常時頭重感があり，頭痛もしばしば訴えています．経過観察でよいのか，合併症を起こしている可能性があり緊急性のあることなのか，注意深く観察していく必要性があります．

#2 期待する結果
セルフケアに取り組むことができる
→ほぼ到達できているが，自立できるように援助が必要

冒頭のマンガで，鎮痛薬の使用後に学生が促すと，Aさん自身で端坐位になっています．頭痛が改善したことで「できることはやろう」という意欲が見受けられたことから，身体状況が整えばセルフケアに取り組むことができると判断できます．更衣や排泄など必要な場面に介入して，Aさんが自らセルフケアに取り組める状況を整える支援をしていくことが必要です．

#3 期待する結果
車椅子に軽介助または自立して移乗することができる
→現時点では未到達であるため，リハビリテーションが進むように看護介入が必要

ほぼ全介助で，車椅子に移乗しています．右手で車椅子の肘かけをつかむ動作はありますが，右足の一歩が出せずに座面に倒れこむようにして移動しています．移乗時に右半身の平衡感覚と四肢をどのように移動させたらよいかを習得できるように声をかけながら，少しずつ自立できるように介入します．

引用・参考文献

1) 日本高血圧学会高血圧治療ガイドライン作成委員会編：高血圧治療ガイドライン2014.（2016年3月1日検索）
2) 道又元裕ほか：クリティカルケア看護学．p.70～78，医学書院，2008．
3) 井上智子ほか：病期・病態・重症度からみた疾患別看護過程＋病態関連図．p.1052～1072，医学書院，2012．
4) 卯野木健：クリティカルケア看護入門．p.62～80，学研メディカル秀潤社，2015．
5) リンダJ.カルペニート＝モイエ：カルペニート看護診断マニュアル（新道幸惠訳）．医学書院，2008．
6) グロリア・M．ワーグナーほか：看護介入分類（NIC）（黒田裕子ほか訳）．南江堂，2015．
7) T.H.ハードマンほか編，日本看護診断学会監訳：NANDA-I 看護診断-定義と分類 2015-2017．原書第10版．医学書院，2015．

基礎と臨床がつながる
疾患別看護過程

腹部大動脈瘤
～人工血管置換術を受ける事例～

腹部大動脈瘤は，腹部の大動脈の壁が脆弱になり，
こぶ状に膨らんだもので，破裂すると生命にかかわります．
人工血管置換術を行うまで，安定した血圧で過ごすことが大切です．
自覚症状がない場合が多いため，疾患や治療の理解ができるよう支援します．

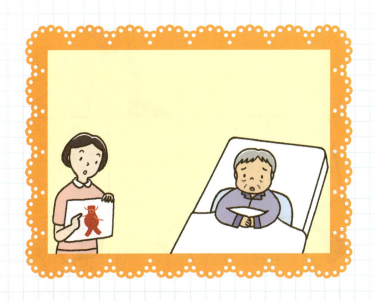

事例

患者　Aさん　59歳　男性
診断名　腹部大動脈瘤

既往歴
・脂質異常症
・45歳で高血圧を指摘されていたが，仕事を理由に受診していない

背景
　会社経営をしている．身長170cm，体重82kg，BMI 28.3．妻は54歳で，Aさんとは違う会社で役員をしている．食生活は不規則で，昼食と夕食はほとんど外食となっている．アルコールは，毎日ビールを1,000mLほど摂取している．喫煙歴は20歳から1日に30〜40本程度．大学生の息子と娘がおり家族関係は良好．子どもたちはそれぞれ遠方で1人暮らしをしていて，年に数回実家に遊びに帰ってくる．

現症経過
　もともと便秘がちであったため，市販の下剤を使用し調整していた．4〜5日前から排便がない日が続いた．入院前日から腹部膨満感と嘔気が出現したため消化器内科で受診すると，腹部の精査目的で腹部CTを実施することとなった．腹部CTの結果から，腸閉塞は否定されたが，腹部の大動脈径が増大していることがわかった．そのため，同病院の心臓血管外科を受診することになり，腹部造影CTの結果，大動脈径が65mmで腹部大動脈瘤と診断され，手術目的で即日入院となった．以前から消化器症状以外の腹痛や腰背部痛などの自覚症状はなかった．入院時の血圧は，172/86mmHgであった．

実習の1日：病日3日目（手術2日前）

入院当日から降圧薬の使用による血圧のコントロールが開始されていました．手術は2日後に予定され，昨日，手術について医師から説明を受けています．
既往歴に高血圧と脂質異常症があるため，看護師から食生活，喫煙，運動習慣について指導が行われました．また，排便時の努責による大動脈瘤破裂の危険性についても説明され，排便習慣についても指導が行われました．看護記録には，指導時の反応として，手術と術後の生活習慣改善への不安が記載されています．

Aさん，おはようございます．表情がすぐれませんが，あまり眠れませんでした？

いろいろ考えてしまって，あまり眠れなかった．ただおなかの調子が悪くなっただけだったのに……　❶

そうですね．急に入院になって，すぐに手術をしなくてはいけないと言われたら不安も強くなりますよね　❷

病気と手術のことは先生に教えてもらった．そのときはわかったつもりでいたけど，あまり覚えていないな……．おなかを切って，血管を置き換えると言っていたような．手術しないと治らないんですか？仕事のこともあるので，早く退院したいんだ

お仕事も心配ですね　❸

看護師さんからは，高血圧のことを説明されたよ．動脈硬化のことは聞いたことがあるけど，自分が動脈硬化になるとは思ってなかった．今までのことを言われてもどうしようもないし

急にいろいろなことを言われて混乱しているのかもしれない．情報を整理してAさんに説明し直してみよう　❹

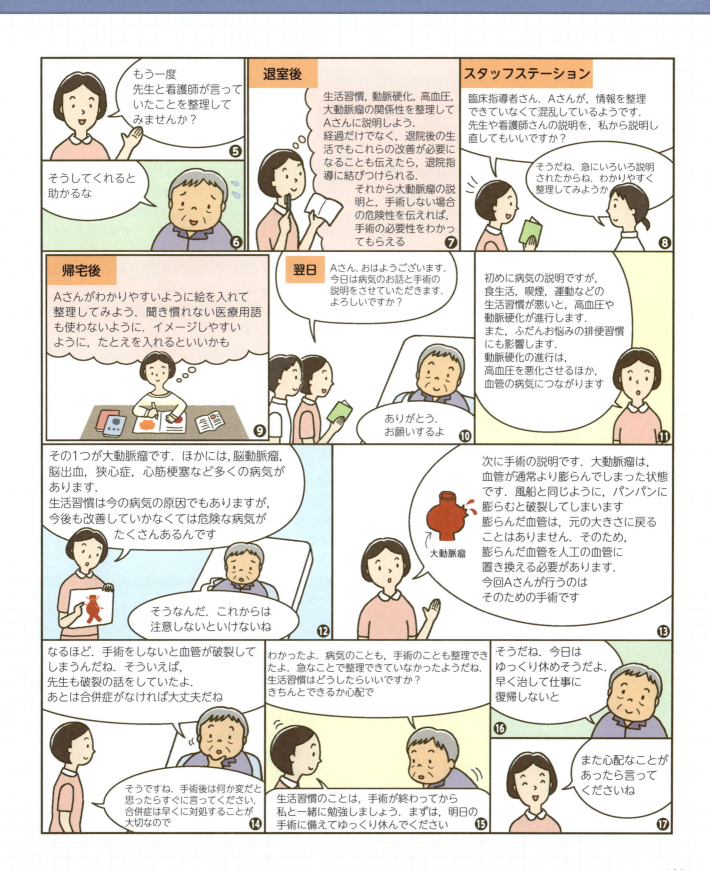

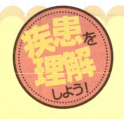

腹部大動脈瘤とは

腹部大動脈瘤は，腹部の大動脈の壁が脆弱になり，こぶ状に膨らんだものです（図1）．定義としては，大動脈が正常の太さの1.5倍以上に膨らんだ状態です．腹部の大動脈の正常な直径は約20mmであるため，30mm以上に膨らんだ状態です．

原因の多くは動脈硬化で，そのほかには，感染症，炎症（ベーチェット病など），外傷，先天性の病気（Marfan症候群など）などが知られています．

大動脈瘤の拡大が進行すると，瘤壁の脆弱化が進み破裂する確率が高くなります．腹部大動脈瘤は，大きくなればなるほど，拡大するスピードが速くなります．一般的に50mm前後になると手術の適応になりますが，拡大のスピード，部位，瘤の形状などによっても変わってきます．腹部大動脈瘤で50mm以上に拡大したものは，25〜37％の破裂率といわれています．

破裂の原因となるのが高血圧や急な血圧の上昇です．破裂にいたると大量出血となり，血圧低下，ショック状態におちいるため予後は不良です．破裂後の救命率は，治療が受けられても約50％です．

■ 図1　腹部大動脈瘤

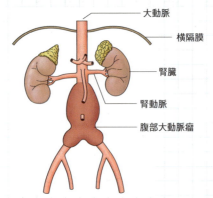

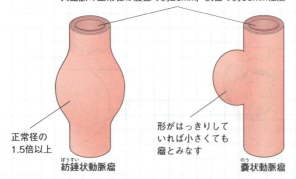

症状

- 瘤が破裂し，疼痛が出たりショック状態となったりするまで無症状の場合が多い．
- 痩せ型の患者では，腹部に拍動性の腫れを自覚することがある．その場合には，視覚的にも拍動が観察できることがある．
- 瘤が徐々に大きくなり周囲の臓器を圧迫した場合に，腰痛や腹痛を自覚することもある．

検査

- 腹部エコーや腹部CTによって調べられる．腹部CTでは，腹部大動脈瘤の正確な大きさが測定できるため，手術の必要性が判断できる．
- 消化器症状で受診したときに，医師が腹部の触診を行い，拍動に偶然気がつくこともある．
- いずれも，ほかの疾患に対する検査や検診時に偶然発見される場合が多い．

治療

- 瘤が手術適応となる大きさまで拡大していない患者に対しては，拡大を抑える治療を行う．
- 現在明らかに有効な治療薬はなく，生活習慣の改善と血圧コントロールが重要となる．そのほかの動脈硬化を進める要素をいかに減らせるかが重要である．

- 手術適応となった場合，人工血管置換術とステントグラフト内挿術の大きく2つの治療法がある．

人工血管置換術

- 腹部を切開し，腹部大動脈瘤の前後を一度遮断し人工血管に置き換える方法（図2）．腹部大動脈瘤の外科治療の基本となる．

■ 図2　人工血管置換術

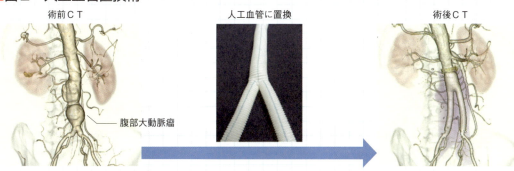

ステントグラフト内挿術

- 鼠径部の血管から細いカテーテルを挿入し，ステントグラフト（バネ状に広がる人工血管）を腹部大動脈の内側に挿入する方法（図3）．

■ 図3　ステントグラフト内挿術

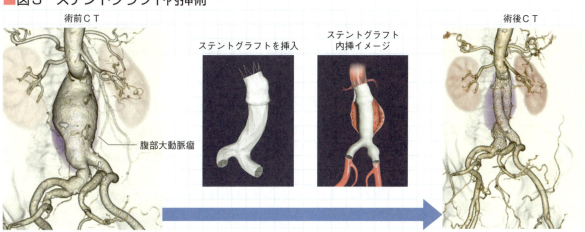

（CT画像提供：KKR札幌医療センター 心臓血管外科 第二部長 山内孝先生のご厚意による）
（人工血管，ステントグラフト写真提供：日本ライフライン株式会社）

一般的な経過

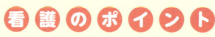

入院〜手術

- 病状や手術方法を理解する.
- 血圧をコントロールし腹部大動脈瘤の破裂を予防する.

《精神的サポート》
- 医師が患者に行った，病状や手術の説明の内容を把握し，本人や家族の理解度，不安点を確認しサポートする.
- 心身ともに安静にできる環境を提供する(体調へ配慮をする).
- 患者目標の共有を行う(手術後の早期社会復帰への柱となる).

《社会復帰に向けたサポート》
- 手術後に予測される問題について情報収集を行い，対策の検討，調整，実施をする(退院指導に向けての情報収集，社会資源・社会保障の利用のための調整，職場復帰までの予定など).
- 手術後から退院指導に向けて，セルフケア能力，家族のサポート力の把握をする.

手術後

- 術後合併症の早期発見と対処に努める.
- 早期離床をはかる.
- 社会復帰に向け前向きに取り組む.

《合併症の予防》
- 患者のフィジカルアセスメントを行い，異常の早期発見，対処を行う(自覚症状の訴えだけではなく，全身状態を正確に把握する).
- 創部の管理を適切に行い，感染症の予防に努める(滅菌ドレッシング材の管理と，炎症所見の観察を行う. 指示された抗菌薬の確実投与).
- 創痛コントロールを行う(鎮痛薬を適宜使用し，苦痛の軽減に努める. 早期離床をはかり，筋力低下や呼吸器合併症を予防する).
- 消化器症状の観察(腹部膨満感，胃部不快，腸蠕動音，排ガスの有無，画像所見などからイレウス症状の観察を行い，経口摂取に向けての評価も行う).
- 指示内の血圧にコントロールする(術後の水分出納の管理，降圧薬の調整，創痛コントロールなどを行い，血圧の急激な変動がないように注意する).
- 心身ともに安静にできる環境を提供する(環境面への配慮をする，術後せん妄を予防する).

《社会復帰に向けたサポート》
- 医師からの術後の状態説明の内容を把握し，患者・家族の理解度，不安点を確認しサポートする.
- 患者目標の確認(術前に立てていた目標を再確認し，必要に応じて修正する).
- 術前の予測との変化があれば早期に対処する(術後合併症の併発など予測していなかった状態となった場合や，今後新たに予測される場合には，患者，家族の精神的サポートと社会資源・社会保障の見直しを行う).
- コメディカルとの情報共有(薬剤師，理学療法士，ソーシャルワーカーなどと，退院に向けてのプランニングを術後の状態で再評価し共有する).

リハビリ〜退院

- 社会復帰に向けて行動を拡大する.
- 自己管理のポイントを理解する.

《行動拡大に対するサポート》
- バイタルサインに合わせて行動拡大を行う(理学療法士と情報共有し，行動拡大時の血圧変動に注意する).
- 創痛コントロールを行う(鎮痛薬を適宜使用し，苦痛の軽減に努める. 行動拡大による創痛増強を予測する).
- セルフケアのサポート(創部の状態や行動の拡大に合わせて，全身清拭から入浴まで，注意点を説明しながら進める).
- 消化器症状に合わせて，食事の形態を段階的に上げる(食事の摂取状態に合わせて，粥食から米飯食へ変えていく. 排便状況も確認する).

《社会復帰に向けたサポート》
- 術前に立てた患者目標の確認(社会復帰という目標に向かう過程で，小目標を適宜設定し，達成感を感じられるようにする).
- 生活習慣の改善に向け，継続した指導をメディカルチームで行う(医師と情報共有しながら疾患の理解，禁煙指導，管理栄養士と情報共有しながら食生活の改善指導，理学療法士と情報共有しながら運動療法についての指導，薬剤師と情報共有しながら服薬指導，ソーシャルワーカーとの社会資源活用の検討などをベッドサイドで継続して行う. 必要に応じて家族の同席を検討する).
- 定期受診の必要性を指導する(治療部位や，動脈硬化により起こるそのほかの疾患を，継続的に観察する必要があることを指導する. 必要に応じて注意すべき症状を指導する. 生活習慣の評価の場になり，継続したサポートを受けられることも説明する).
- セルフチェック方法の指導(血圧測定，体重測定を継続して行い，日々の変化を観察し，急激な変化がある場合には受診するように指導する).

| 1 情報収集 | 2 情報の整理とアセスメント | 3 全体像の把握から看護問題を抽出 | 4 看護問題の絞り込み | 5 看護計画の立案 | 6 経過記録(SOAP) |

1 情報収集

✳ 情報収集の視点の定め方

　腹部大動脈瘤は，多くの場合，自覚症状がなく診断されます．そのため，病識が低く疾患や治療の必要性についての理解が得られていない場合があります．まずは，疾患と治療に対する理解度を確認します．

　疾患の理解度を把握するには，患者さんが医師の説明をどのように受け止めたかの確認から行います．患者さんがどのような疾患であるかを理解していたら，なぜこのような状態になったかの原因も知る必要があります．腹部大動脈瘤は，多くの場合，動脈硬化や高血圧が原因となる疾患です．動脈硬化の進行や高血圧には，生活習慣が大きく関係しています．患者さんのどのような生活習慣が腹部大動脈瘤につながったのか結びつけられることが重要です．そのために，患者さんの詳細な生活習慣について情報収集していきます．

　次に治療の必要性についてです．患者さんが，現在どれくらい危険な状態にあるかを理解していることが重要です．無症状の状態では，生命への危険性が伝わっていなければ，治療の必要性を感じません．

　治療の必要性を伝えるとともに，治療に対してどのような不安があるかも確認します．ここで得られた詳細な情報は，社会復帰に向けて指導する際に重要になります．疾患や治療の必要性の理解は生活改善への意欲につながり，生活習慣の情報は，生活改善への具体的な指導ポイントへとつながるからです．詳細な情報が得られるほど，かかわりが具体的になり個別性を取り入れたケアにつながっていきます．

　こうして得られた情報は，治療を行っていくうえでとても重要です．同時に，患者さんが今後どのような生活を送っていきたいかを知ることも重要となります．人生の目標は，退院に向けてとても重要な目標になります．この情報を得ることで患者目標が具体化され，退院に向けた患者さんの意欲にも大きく影響します．

情報収集の視点

- **視点1** 腹部大動脈瘤とその治療についてどのように理解しているか
- **視点2** 腹部大動脈瘤の原因(生活習慣)についてどのように認識しているか
- **視点3** 手術後の症状と状態の受け止め
- **視点4** 今後の生活(退院後の生活)についてどのように考えているか

✷ 情報収集の例

視点1　腹部大動脈瘤とその治療についてどのように理解しているか

情報収集の視点（詳細項目）	どこから？	なぜこの情報が必要か？	Aさんの情報
● 腹部大動脈瘤の理解 ● 腹部大動脈瘤の症状 ● 手術に対する理解 ● 手術後の合併症の理解	● 本人・家族の言動 ● カルテ ● 看護記録	● どのような疾患であるか，病状の進行によってどのような危険性があるかを理解しなければ，今後の治療に前向きに臨めない ● 手術後に起こりうる状況を共有することで，合併症への対応がスムーズになる	●「手術しないとダメかな？」 ●「病気と手術のことは先生に教えてもらったけど，あまり覚えていない」 ●「手術をしないと血管が破裂してしまう」 ● 自覚症状なし ● 手術を受けないといずれ生死にかかわることは理解している ● 情報を整理すると，疾患，手術方法を理解できる ● 夜間あまり眠れなかった ●「早く治して仕事に復帰したい」

視点2　腹部大動脈瘤の原因（生活習慣）についてどのように認識しているか

情報収集の視点（詳細項目）	どこから？	なぜこの情報が必要か？	Aさんの情報
● 生活習慣（食事，運動，嗜好など） ● 動脈硬化について ● 生活習慣と動脈硬化の関係 ● 既往歴 ● バイタルサイン ● 腹部CT検査 ● 血液検査結果 ● 職業について ● 現状の受け止め ● 家族構成	● 本人・家族の言動 ● カルテ ● 看護記録 ● 他職種	● 疾患と生活習慣との関係が結びつかなければ生活習慣改善の必要性が理解できない ● 改善の必要性が理解できなければ，実際に改善に取り組めない ● 数値や画像などは，患者にとって，正常と異常が把握しやすく，目標にもなりえる ● 現状の受け止めや家族のサポート体制は，生活習慣の改善に大きく影響する	●「自分が動脈硬化になるとは思ってなかった」 ●「生活習慣を気にしたことはなかった」 ● 生活習慣が動脈硬化に影響するとは思っていない ● 高血圧を指摘されていたが放置していた ● 入院時血圧172/86mmHg ● CT結果：腹部大動脈径65mm ● 術前血液検査：Hb 13.8g/dL，Ht 42%，TP 6.4g/dL，Alb 3.8g/dL，血糖値 132 mg/dL，HbA1c 6.4%，BUN 19mg/dL，Cr 0.9mg/dL ● ビール1,000mL/日 ● 喫煙歴は20歳から30〜40本/日 ● 食事は外食が多い ● 会社経営 ●「ただおなかの調子が悪くなっただけ」 ● 会社役員の妻と同居，子どもは2人いるが別居で遠方

視点3　手術後の症状と状態の受け止め

情報収集の視点（詳細項目）	どこから？	なぜこの情報が必要か？	Aさんの情報
● 手術後の受け止め ● 手術後の自覚症状（創痛の有無，倦怠感，腹部症状，下肢症状，呼吸状態など） ● 合併症の有無 ● 排便状況 ● 食事摂取 ● 睡眠状況 ● バイタルサイン	● 本人・家族の言動 ● カルテ ● 看護記録 ● 他職種	● 全身状態を観察し，合併症の早期発見・対処を行う必要がある ● 手術後の症状や状態の受け止めが，その後の社会復帰へのケアに大きく影響する ● 数値や画像などは，患者にとって，正常と異常が把握しやすく，目標にもなりえる	● 手術が無事に終わって「本当によかったよ」 ●「動くと少し傷が痛むけど，思っていたほどじゃない」 ●「久しぶりの食事もおいしかった」 ● 創部の発赤，腫脹，出血，熱感なし ● 倦怠感軽度あり ● 手術翌日から腸蠕動が確認でき，嘔気などの出現なし ● 排ガスあり，術後2日目に少量の排便あり

情報収集の視点（詳細項目）	どこから？	なぜこの情報が必要か？	Aさんの情報
●血液検査 ●腹部CT検査		●早期離床を目指すうえで，障害となっていることに対処するため	●両足背動脈触知良好，下肢チアノーゼなし，冷感なし ●酸素カニューラ3L/分送気 ●鎮痛薬を1日2回内服している ●血圧134/68mmHg ●脈拍78回/分 ●体温36.8℃ ●SpO$_2$ 96% ●術後血液検査：Hb 12.8g/dL，Ht 40%，TP 5.8g/dL，Alb 3.2g/dL，血糖値 116 mg/dL，BUN 23mg/dL，Cr 1.4mg/dL，WBC 13,700/μL，CRP 1.67mg/dL ●術後腹部CT結果，人工血管置換部のトラブルなし

視点4 今後の生活（退院後の生活）についてどのように考えているか

情報収集の視点（詳細項目）	どこから？	なぜこの情報が必要か？	Aさんの情報
●疾患の理解 ●生活習慣（食事，運動，嗜好など） ●動脈硬化について ●生活習慣と動脈硬化の関係 ●日常生活の注意点 ●血圧，体重測定 ●内服薬 ●職業について ●今後の生活のイメージ ●家族構成 ●定期受診について	●本人・家族の言動 ●カルテ ●看護記録 ●他職種	●疾患と生活習慣との関係が結びつかなければ改善の必要性が理解できない ●生活習慣改善の必要性が理解できなければ，実際に改善に取り組めない ●数値や画像などは，患者にとって，正常と異常が把握しやすく，目標にもなりえる ●現状の受け止めや家族のサポート体制は，生活習慣の改善に大きく影響する ●今後の生活注意点，生活のイメージがつかなければ，実際の行動にはいたらない	●「これからは注意しないといけないね」 ●「生活習慣はどうしたらいいですか？ きちんとできるか心配で」 ●「帰るまでにいろいろ教えてね．もうこんな思いはしたくないから」 ●「しっかり勉強しないと．妻にもお願いしないと」 ●病院食を食べて「味は薄味だけど，これくらいにしないといけないね」 ●術後血圧 134/68mmHg，体重 76kg ●降圧薬服用 ●ビール1,000mL/日 ●喫煙歴は20歳から30～40本/日 ●食事は外食が多い ●同居の妻も時間調整して栄養指導などへの同席あり ●以前は仕事を理由に受診しなかった ●退院後，数日間自宅療養をして職場復帰予定

2 情報の整理とアセスメント

✻ 情報の整理

●ゴードンの機能的健康パターンによる情報の分類

領域	情報を集める視点	アセスメントの視点
【1】 健康知覚－ 健康管理	●腹部大動脈瘤の症状と出現経緯 ●自身の健康状態の認識 ●健康状態の管理に対する認識 ●受診行動 ●既往歴 ●嗜好 ●薬物などのアレルギーの有無	●疾患についての知識と認識 ●生活習慣、既往歴も含めた、現在の健康状態についての認識 ●現在の生活習慣が疾患や治療にどのように影響するか ●今後の生活をどのように理解しているか
【2】 栄養－代謝	●栄養状態 ●身長、体重、BMI ●食生活（食事内容、摂取量、食習慣など） ●消化器症状 ●嗜好 ●感染徴候	●現在の栄養状態 ●食生活が疾患に影響していないか ●消化器症状が食事摂取に影響していないか ●食生活が疾患や治療に影響するか ●手術後の創部に感染徴候がないか ●今後の食生活の改善が可能かどうか
【3】 排泄	●排尿状況（排尿回数、尿の性状など） ●排便状況（排便回数、便の性状など） ●下剤服用の有無 ●腹部膨満感の有無 ●腸蠕動音 ●血液検査（BUN、Cr、Na、K）	●排便状況に問題はないか ●治療の影響が排尿、排便状況に影響していないか ●排便時の努責が疾患に影響していないか
【4】 活動－運動	●ADLの状況 ●日常生活での運動量 ●運動を妨げる因子の有無 ●日常生活動作時の症状	●日常生活に影響を及ぼす機能的な障害がないか ●入院前後で活動量が低下していないか ●術後の創痛や倦怠感が、生活中の運動を阻害していないか ●術後合併症が運動機能に影響していないか ●日常生活動作時に、バイタルサインの変化などが出現していないか
【5】 睡眠－休息	●睡眠状況（睡眠時間、熟睡感や中途覚醒の有無） ●睡眠を妨げる因子の有無 ●睡眠薬使用の有無 ●日中の休息の有無、時間	●十分な睡眠や休息がとれているか ●疾患や治療が睡眠に影響していないか ●睡眠や休息を妨げている因子はないか
【6】 認知－知覚	●意識レベル ●感覚器の機能 ●認知機能 ●疼痛の有無、程度	●疾患や治療が意識レベルや感覚器に影響していないか ●疼痛の原因と日常生活への影響はないか ●創痛の有無と離床への影響はないか ●鎮痛薬使用の有無と効果の評価
【7】 自己知覚－ 自己概念	●不安や恐怖の有無 ●現状に対する自分の思い ●今後に対する自分の思い ●家族への思い	●疾患や治療に対しての不安や死への恐怖などはないか ●退院後の生活に不安はないか ●家族の不安がないか ●職場復帰に向けて不安はないか

BMI：body mass index，体格指数
ADL：activities of daily living，日常生活動作

領域	情報を集める視点	アセスメントの視点
【8】 役割－関係	●社会での役割 ●家族内の役割 ●経済状況	●役割の喪失や他者との間に問題はないか ●家族のサポートは受けられるか ●入院や今後の生活での経済的な問題はないか ●家族の不安はないか
【9】 セクシュアリティ－生殖	●生殖機能 ●家族構成	●性について問題はないか
【10】 コーピング－ストレス耐性	●ストレスの状況 ●ストレスの発散状況 ●サポート状況	●日常生活にストレスはなかったか ●入院，治療に対してストレスはないか ●今後の生活でストレスとなることはないか ●ストレスを発散する習慣はあるか ●サポートしてくれる人はいるか
【11】 価値－信念	●価値観 ●信仰 ●信念	●患者の価値観，信仰，信念が，入院生活や退院後の生活に影響するか ●患者の価値観や信念が尊重され意思表示できているか

●Aさんの情報の整理とアセスメント

○入院前～術前　●術後

領域	Aさんの情報の整理	アセスメント
【1】 健康知覚－健康管理	①「手術しないとダメかな？」 ②「病気と手術のことは先生に教えてもらったけど，あまり覚えていない」 ③「手術をしないと血管が破裂してしまう」 ④自覚症状なし ⑤手術を受けないといずれ生死にかかわることは理解している ⑥情報を整理すると，疾患，手術方法は理解できる ⑦「早く治して仕事に復帰したい」 ⑧「自分が動脈硬化になるとは思ってなかった」 ⑨「生活習慣を気にしたことはなかった」 ⑩生活習慣が動脈硬化に影響するとは思っていない ⑪高血圧を指摘されていたが放置していた ⑫ビール1,000mL/日 ⑬喫煙歴は20歳から30～40本/日 ⑭食事は外食が多い ⑮血圧172/86mmHg ⑯腹部大動脈人工血管置換術施行 ⑰手術が無事に終わって「本当によかったよ」 ⑱「動くと少し傷が痛むけど，思っていたほどじゃない」 ⑲創部の発赤，腫脹，出血，熱感なし．倦怠感軽度あり．両足背動脈触知良好．下肢チアノーゼ，冷感なし ⑳酸素カニューラで3L/分送気 ㉑鎮痛薬を1日2回内服している ㉒血圧134/68mmHg，脈拍78回/分，体温36.8℃，SpO₂ 96% ㉓Hb 12.8g/dL，Ht 40%，TP 5.8g/dL，Alb 3.2g/dL，血糖値116mg/dL，BUN 23mg/dL，Cr 1.4mg/dL　WBC 13,700/μL，CRP 1.67mg/dL ㉔術後腹部CT結果，人工血管置換部のトラブルなし ㉕「これからは注意しないといけないね」 ㉖「生活習慣はどうしたらいいですか？ きちんとできるか心配で」	●自覚症状がなく，消化器症状での受診であったため疾患の理解へつながりにくい．また，緊急の入院，手術により精神的な動揺へとつながったため現状を理解できなかったと考えられる．しかし，理解力はあり情報を整理することで現状を理解することができ治療に臨めるようになった（①②③④⑤⑥） ●現状の生活習慣は動脈硬化を進行させる因子を多く有しているが，症状の自覚はなかった．今回の入院により，現在の生活習慣や高血圧が動脈硬化を進行させ腹部大動脈瘤につながったことは理解した．今後，再発予防や新たな疾患を罹患しないためには，退院に向けて生活習慣を見直す必要性を説明し理解が得られれば，改善・予防へとつながると考えられる（⑧⑨⑩⑪⑫⑬⑭） ●疾患についての知識が少ないことや仕事が多忙であることで受診行動はとれていない．仕事への早期復帰を望んでおり，現在の認識では受診行動がとれず病状の悪化などが予測される．生活習慣の改善とともに，受診の重要性の説明も重要である（⑦⑪） ●腹部大動脈瘤に対して人工血管置換術が施行され，腹部大動脈瘤破裂は回避された．術後はバイタルサインも安定しており，明らかな合併症の出現もなく経過している．しかし，長期の喫煙歴や創痛の増強などによる呼吸状態の悪化，創部の感染，開腹によるイレウス，下肢虚血など今後も注意して観察する必要がある（⑬⑮⑯⑰⑱⑲⑳㉑㉒㉓） ●創痛に対しても鎮痛薬の効果を自覚しており，内服薬の必要性も理解している．薬剤の必要性を理解することは，今後の内服薬の自己管理にも重要である（⑱㉑）

領域	Aさんの情報の整理	アセスメントの視点
【1】 健康知覚－ 健康管理	㉗「帰るまでにいろいろ教えてね．もうこんな思いはしたくないから」 ㉘「しっかり勉強しないと．妻にもお願いしないと」 ㉙「味は薄味だけど，これくらいにしないといけないね」 ㉚退院後数日自宅療養をして職場復帰予定	●今回腹部大動脈瘤に対し手術を行ったことで，生活習慣が大病へとつながることが理解できた．生活習慣を改善する必要性が理解され，前向きな言葉が聞かれている．理解力があるため，本人への説明も重要であるが，職場復帰し，入院前の仕事中心の生活に戻ることで，意識が薄れる可能性がある．そのため，現在の気持ちが継続するように，家族を含めた周囲のサポートを調整する必要がある（⑯㉕㉖㉗㉘㉙㉚）
【2】 栄養－代謝	①身長170cm，体重82kg，BMI 28.3 ②食生活は不規則で，昼食と夕食はほとんど外食 ③術前血液検査：Hb 13.8g/dL，Ht 42％，TP 6.4g/dL，Alb 3.8g/dL，血糖値 132mg/dL，HbA1c 6.4％ ④皮膚の乾燥なし ⑤術後血液検査：Hb 12.8g/dL，Ht 40％，TP 5.8g/dL，Alb 3.2g/dL，血糖値 116mg/dL，WBC 13,700/μL，CRP 1.67mg/dL ⑥「久しぶりの食事もおいしかった」 ⑦創部の発赤，腫脹，出血，熱感なし ⑧手術翌日から腸蠕動を確認でき，嘔気などの出現なし	●栄養状態は問題ないが，軽度の肥満である．食生活が不規則であり，外食が多いため栄養の偏りや塩分過多も考えられる（①②③） ●術直後は，開腹手術の影響もあり，イレウスのリスクが高くなる．しかし，症状は出現しておらず経口摂取を再開していることや血液検査の結果からも現状大きな問題はない．栄養状態は，術後の褥瘡形成や創傷治癒に大きく影響するため，皮膚，創部の状態とともに食事摂取量や消化器症状の観察は重要である（④⑤⑥⑦⑧）
【3】 排泄	①排尿状況：6～7回／日 ②排便状況：1回／2～3日，下剤服用 ③術前BUN 19mg/dL，Cr 0.9mg/dL ④術後BUN 23mg/dL，Cr 1.4mg/dL ⑤排ガスあり，術後2日目に少量の排便あり ⑥3分粥から食事開始 ⑦腹部大動脈人工血管置換術施行	●排尿状況や腎機能に問題はない．術後の腎動脈への血流障害の発生や検査時の造影剤による腎機能の悪化が予測されるため，継続的な観察が必要である（①③④） ●不規則な食生活や多忙による排便習慣への影響で便秘である．便秘は，排便時の努責による血圧上昇につながるため，食生活の見直しなど排便習慣の改善が必要である（②） ●開腹術の影響によるイレウスに注意が必要であるが，術後，腸蠕動音や排ガス，排便も確認されている．今後，食事形態の変化に合わせ排便状況の観察も必要である（⑤⑥⑦）
【4】 活動－運動	①ADL：自立 ②職場へは自家用車で移動し，仕事はデスクワーク ③仕事が忙しく定期的な運動はない ④安静度は病棟内歩行 ⑤病棟外の検査は車椅子で移動する ⑥「動くと少し傷が痛むけど，思っていたほどじゃない」 ⑦鎮痛薬を1日2回内服している ⑧術後2日目，トイレまで歩行可能	●ADLは自立しているが，血圧変動による動脈瘤破裂のリスクがあるため，入院後は安静度が制限された．入院前の運動習慣も疾患に影響している．今後は定期的な運動を取り入れるなど，運動習慣の見直しも必要である（①②③④⑤） ●術後早期離床により，歩行は安定している．また，腹部の創痛も鎮痛薬の使用でコントロールされておりADL拡大の妨げになっていない．創痛の増強は，活動量に大きく影響し，食欲，睡眠，排便，筋力などに悪影響を及ぼすため，ADLの状況とともに継続した観察が必要である（⑥⑦⑧）
【5】 睡眠－休息	①起床時刻6時，就寝時刻0時 ②浅眠であるが睡眠薬の使用なし ③仕事が忙しいと休日も返上していた ④入院時は夜間あまり眠れなかった	●睡眠時間は短く，仕事が忙しいときには十分な休息が取れていなかった．入院時に疾患への不安から不眠となっており，今後も精神面の影響で不眠となる可能性がある．また術後は，創痛や体調面から不眠となる可能性があり，不眠はADLの拡大などにも影響を及ぼすため注意が必要である（①②③④）
【6】 認知－知覚	①意識，認知，コミュニケーションなどに問題なし ②術後創痛はあるが，鎮痛薬でコントロールされている	●現在の意識，認知機能に問題はなし（①） ●術後の創痛はあるが，鎮痛薬でコントロールされており大きな問題はない．しかし，創痛の増強などがあれば，ADL，睡眠，排泄，栄養などに影響を及ぼすため注意が必要である（②）

領域	Aさんの情報の整理	アセスメント
【7】 自己知覚－ 自己概念	①「手術しないとダメかな？」 ②「早く治して仕事に復帰したい」 ③「自分が動脈硬化になるとは思ってなかった」 ④「生活習慣を気にしたことはなかった」 ⑤高血圧を指摘されていたが放置していた ⑥仕事が忙しいと休日も返上していた ⑦「帰るまでにいろいろ教えてね．もうこんな思いはしたくないから」 ⑧「しっかり勉強しないと．妻にもお願いしないと」 ⑨「生活習慣はどうしたらいいですか？ きちんとできるか心配で」 ⑩「これからは注意しないといけないね」	●仕事を生きがいに感じており，何よりも大切にしてきた．また，仕事が忙しく，これまで自分の健康状態を気にしていなかった．今後も大切な仕事を継続するうえで，健康面の管理が重要であると認識する必要がある（①②③④⑤⑥） ●退院後の生活を見直さなければいけないと考えている．また，多忙な妻への協力依頼も言葉にしており，必要性も高く感じている．現在の思いを継続できるように，家族に対して，支援や疾患・生活習慣について理解を得られるようにかかわっていく必要がある（⑦⑧⑨⑩）
【8】 役割－関係	①職業：会社経営 ②家族構成：妻（会社役員），大学生の息子と娘がいる ③妻とは同居しているが，子ども2人とは別居 ④経済面の問題なし	●家族の中心であり，職場でも経営者として地位がある（①） ●妻は同居しているが仕事をしており多忙．2人の子どもも遠方に住んでいる．自己管理に向け，家族の協力が必要であり，協力体制の調整が必要である（②③④）
【9】 セクシュアリティ －生殖	①男性，59歳	●問題なし
【10】 コーピング－ ストレス耐性	①ビール1,000mL／日 ②喫煙歴は20歳から30～40本／日 ③仕事が忙しく趣味はなし	●飲酒歴はあるが依存性はない（①） ●経営者であり，仕事で多忙であることがストレスの原因となりうる．長期の喫煙歴があり，入院生活中だけでなく，生活習慣の改善から今後も禁煙を継続しなくてはいけないことで，ストレスが増強する可能性がある．今後，ストレスを解消できる対処方法を検討する必要がある（②③）
【11】 価値－信念	①信念，宗教なし	●問題なし

✱ 統合アセスメント

　Aさんは，生活習慣から高血圧症や動脈硬化となってしまいました．また，高血圧症を指摘されながら放置していたことで病状は進行し，腹部大動脈瘤を罹患しました．

　Aさんは，腹部大動脈瘤の自覚症状がなかったため，突然の入院・手術にいたったことが，大きな不安や動揺につながっています．また，突然大動脈瘤破裂のリスクを説明されたことで死を意識するため，さらに不安や動揺が増強します．そのため，手術前は大動脈瘤破裂の予防と，治療方針を理解し手術に臨めるようにかかわることが必要になります．

　腹部大動脈瘤の手術は，重篤な状態につながる合併症が多くあります．そのため，手術後は術後合併症を最小限に抑えられるようにケアする必要があります．

　術後の回復状態に合わせながら，退院後の生活習慣改善に向けた指導を開始します．生活習慣の指導は，ポイントが患者さんそれぞれに異なるため，その患者さんの生活や現状などを詳細に理解してからかかわることが重要になります．

✱ 目標

術前 大動脈瘤が破裂せず手術を迎える

術後 合併症を起こさない

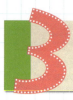

3 全体像の把握から看護問題を抽出

＊ 病日3日目（手術2日前）の関連図

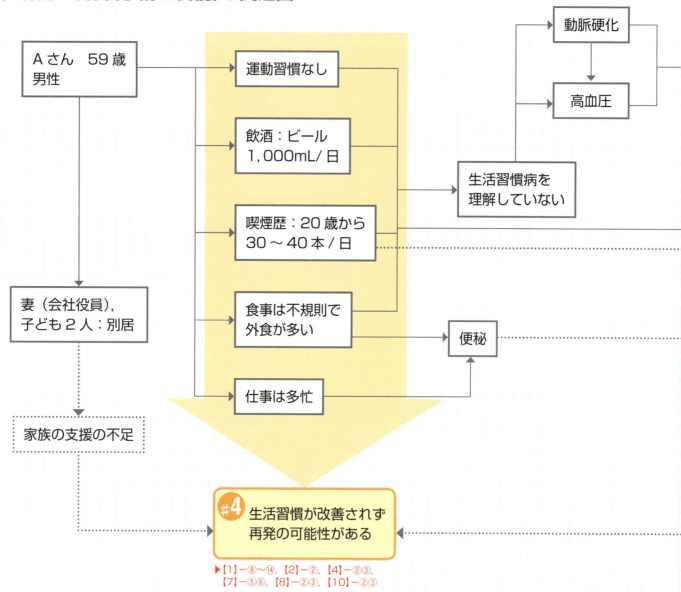

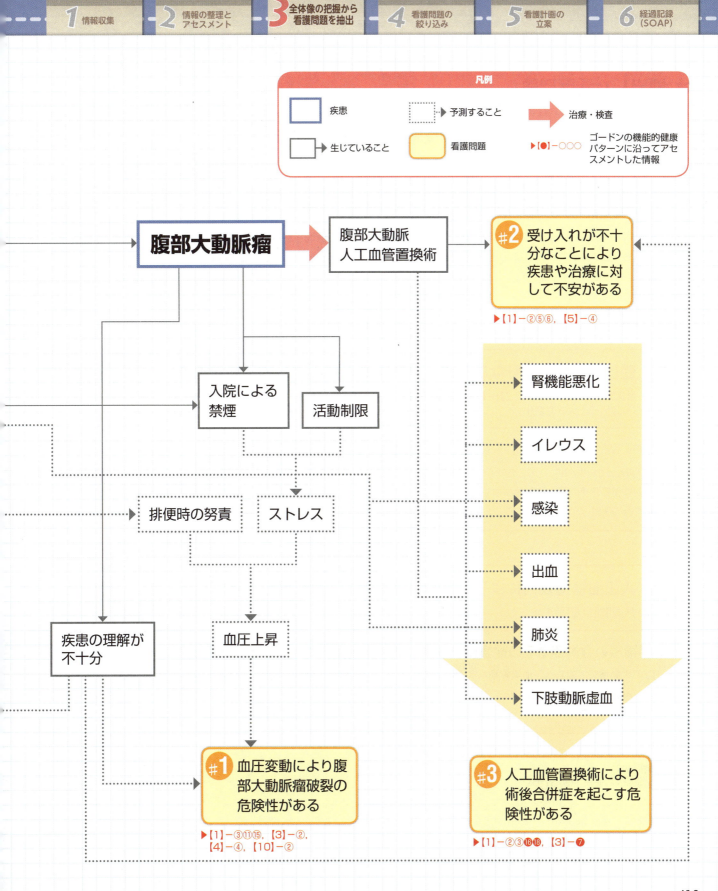

✳ 抽出した看護問題

 血圧変動により腹部大動脈瘤破裂の危険性がある
NANDA-Iでは ➡ 安全/防御：ショックリスク状態
（危険因子：血液量減少症）

◆**血圧変動による大動脈瘤破裂を防ぐための支援が必要**

　手術前の状態では，血圧の変動による大動脈瘤の破裂に最も注意が必要です．大動脈瘤の大きさや状態にもよりますが，破裂すると死亡のリスクが高まります．降圧薬の使用による血圧コントロールがなされるため，薬剤の管理も重要になります．排便時の努責，重い物を持つなど負荷の大きい運動は避けるようにし，安静に過ごせるようなケアが必要です．

 受け入れが不十分なことにより疾患や治療に対して不安がある
NANDA-Iでは ➡ コーピング/ストレス耐性：不安
（関連因子：大きな変化）

◆**疾患や今後の治療への不安に対して支援が必要**

　突然の入院や手術は，予定されていた場合と比べて受け入れができず，不安や動揺が強くなります．疾患や治療方針の理解は，その後の患者さんの入院生活に大きく影響するため正しく認識し受け入れられるような支援が必要です．完全に不安を取り除くことは困難ですが，少しでも軽減できるように支援することが重要です．

 人工血管置換術により術後合併症を起こす危険性がある
共同問題（CP）★

◆**手術後の合併症とその観察点を理解して早期発見，対処をすることが必要**

　腹部大動脈瘤に対し人工血管置換術を実施した後は，さまざまな合併症のリスクがあります．合併症によっては，死亡リスクの高いものや，その後の生活に大きな影響をもたらすものもあります．そのため，予防につながるケアを実施すると同時に，観察点を正しく理解し早期発見することが重要になります．

> ★ワンポイント　**共同問題（CP）**
>
> 疾患，検査・治療によって生じる危険性のある身体的な問題は「潜在的合併症」といい，カルペニートはこれを「共同問題」と表現しています．共同問題では，看護師による介入と医師による介入の両方が必要です．たとえば，看護師は合併症が発症していないかの観察や，医師の指示に基づいた介入を行います．

CP：callaborative problem，共同問題

#4 生活習慣が改善されず再発の可能性がある
　　NANDA-Iでは ➡ ヘルスプロモーション：非効果的健康管理
　　（危険因子：治療計画についての知識不足）

◆生活習慣が改善されなければ，再発や新たな疾患を罹患する可能性が高くなることを認識できる支援が必要

動脈硬化や高血圧が関係する疾患は，生活習慣を改善し自己管理することが重要となります．そのため，今までの生活習慣の改善すべき点を理解し，前向きに取り組めるよう支援することが重要です．

4 看護問題の絞り込み

* 抽出した看護問題

#1 血圧変動により腹部大動脈瘤破裂の危険性がある

#2 受け入れが不十分なことにより疾患や治療に対して不安がある

#3 人工血管置換術により術後合併症を起こす危険性がある

#4 生活習慣が改善されず再発の可能性がある

看護問題の優先順位（病日3日目；手術2日前の時点）

優先順位1　#1 血圧変動により腹部大動脈瘤破裂の危険性がある

なぜ？ 腹部大動脈瘤が破裂した場合，死亡率が高く，致死的な状態になる危険性が高いため

Aさんは，突然，腹部大動脈瘤の診断を受けており，疾患や注意点の理解が不十分です．そのため，腹部大動脈瘤破裂に直結する血圧変動への注意点が理解できておらず，致死的な状態におちいる可能性があります．手術を受けるまで予防に努めなくてはならないため，優先順位は1としました．

優先順位2　#2 受け入れが不十分なことにより疾患や治療に対して不安がある

なぜ？ 疾患や治療への不安は，患者さんとともに治療に取り組んでいく際の大きな障害になりえるため

検査，治療などは，患者さんの合意のもとで進めていかなくてはなりません．そのためには，疾患の理解が不可欠であり，また検査や治療の必要性も理解してもらう必要があります．適切に治療を受けるため，不安を軽減できるよう支援することが重要であり，優先順位を2としました．

優先順位3　#3 人工血管置換術により術後合併症を起こす危険性がある

なぜ？ 人工血管置換術は，重篤な合併症を引き起こす可能性があるため

人工血管置換術は，さまざまな合併症を引き起こす可能性があります．なかには，致死的な状態におちいるものや，術後の生活に大きな障害をもたらすものもあります．そのため，合併症の予防や早期に対処を受けることが重要です．優先度は高いのですが，術後の問題であるため，現状では優先順位を3としました．

優先順位 4

#4 生活習慣が改善されず再発の可能性がある

なぜ？ 入院前の生活習慣が退院後も継続すると，再発や新たな重症疾患を罹患する可能性が高くなるため

Aさんは，生活習慣が大きく影響して今回の治療にいたっています．そのため，退院後の生活習慣を改善する必要があります．しかし，現時点では適切な治療を受けることが優先されるため，優先順位を4としました．

5 看護計画の立案

O-P：Observation Plan, 観察計画
T-P：Treatment Plan, 治療計画
E-P：Education Plan, 教育・指導計画

優先順位 1

#1 血圧変動により腹部大動脈瘤破裂の危険性がある

患者目標：血圧が安定し療養生活が過ごせる
期待する結果：血圧変動がなく，手術まで腹部大動脈瘤が破裂しない

	具体策	根拠と注意点
O-P	①バイタルサイン（血圧，脈拍数，体温，呼吸回数，SpO₂） ②疼痛の有無，程度（腹部，腰部，背部） ③腹部大動脈拍動の有無，程度 ④下肢動脈血流の有無 ⑤活動状況 ⑥検査結果（胸・腹部X線，腹部CT，血液検査） ⑦排泄状況（排便回数，便の性状，努責の有無，排尿回数，尿量）	①〜④腹部大動脈瘤破裂時は，疼痛が出現し，ショック状態へとおちいるため，自覚症状の有無，バイタルサイン，血流の変化を観察する ⑤⑦入院療養中に血圧変動の原因となるのは，安静度を守れない活動や排便時の努責などであるため，注意事項を守れているか観察する ④⑥⑦腹部大動脈瘤が破裂にいたらなくても，拡大などがある場合には，腎動脈や下肢動脈血流の変化，疼痛の出現，画像上の変化がみられるため観察する
T-P	①血圧の上昇を予防する ・安静度の保持 ・必要時は移動の介助 ・降圧薬の確実投与 ・便秘時は下剤の調整 ・清潔ケアの介助 ・ベッド周囲の環境整備 ②症状出現の早期発見・対処をする ・ナースコールが使用できるか確認 ・バイタルサインや症状の変化があるときには，主治医に報告する ・鎮痛薬の投与 ③療養環境を整える ・ベッド周囲の物品配置の調整	①自覚症状がない場合には，安静度の必要性が理解されにくいため，活動状況を確認する．また，血圧上昇につながるような活動は，介助して予防に努める ②ナースコールは症状出現時にすぐに使用できる位置にセッティングし，ナースコールを押すことができ作動するかを確認する．また症状の変化などは細かく観察し，変化があるときには早めに医師に報告し対応する ③安静度に合わせてベッド周囲の環境を整えなければ，"ちょっとくらいなら"と安静度が守られない原因となるので注意する

	具体策	根拠と注意点
E-P	①安静度内のADLを具体的に伝えて，必要性も説明する ②血圧上昇につながるような行動をしないように説明する ③行動の判断に迷うときには，看護師に相談するように伝える ④症状に変化がある場合には，すぐにナースコールを押すように伝える	①②血圧変動が腹部大動脈瘤破裂につながるため，血圧上昇を予防する必要性を理解しているか確認する ③④我慢したり自己判断したりすることの危険性を理解しているか確認する

優先順位 2　#2 受け入れが不十分なことにより疾患や治療に対して不安がある

患者目標：疾患や治療に対する不安が軽減する
期待する結果：①疾患や治療方法について理解できる
　　　　　　　②不安なことを訴えることができる

	具体策	根拠と注意点
O-P	①疾患についての理解(疾患の原因，症状，危険性，合併症，必要な検査) ②治療についての理解(安静の必要性，血圧コントロール，手術方法，手術後の理学療法，退院の目途) ③睡眠状況と休息 ④ストレスの有無 ⑤表情，言動	①疾患についての理解が得られなければ，治療の理解にもつながらないため重要である ②治療についての理解は，安静度を守ったり，手術に前向きに臨むために重要である．理解度は，患者の言葉で治療について説明してもらい確認する ③〜⑤患者の発言からだけでなく，看護師間で情報を共有し，同じ指標で継続して不安がないか観察することが必要である
T-P	①患者の疾患や治療に対する理解度を確認する 　・医師からの説明後に，患者に理解した内容を教えてもらう 　・患者の説明内容に不十分な点があれば看護師が追加説明する 　・必要に応じて医師との面談を再調整する ②患者が不安を訴えやすいように環境に注意する ③医師，看護師間で情報共有し統一したかかわりをする ④家族の理解度も確認する	①理解度を確認する際には，看護師の質問に答えてもらうのではなく，理解している内容を患者の言葉で説明してもらうほうが詳細を確認できる ②説明を行うときや不安を聞くときには，プライバシーに注意して行う(同室者がいる大部屋はとくに注意する) ③医師と看護師，また看護師間で説明内容が異なると不安が増強するため，統一したかかわりは重要である ④家族の理解度は，患者から伝わった内容であることが多いため，どのように理解しているか間接的に確認できる
E-P	①疑問点がある場合には，そのままにせず訴えて解決するように伝える ②面談の実施，面談場所の調整が可能であることを説明する ③不安の増強は，血圧にも影響することを説明する	①いつでも疑問などに対応できることを伝えて安心感を得ることが重要である ②環境によって，面談の効果が変化するので患者が希望する環境で行う

5 看護計画の立案

▶術後から取り組む計画

優先順位 3　#3 人工血管置換術により術後合併症を起こす危険性がある

看護目標：術後合併症を早期に発見し対処する
期待する結果：①術後合併症による重篤化を防ぐことができる
　　　　　　　②予定していた治療計画で退院を迎えられる

	具体策	根拠と注意点
O-P	①バイタルサイン(血圧，脈拍数，体温，呼吸回数，SpO₂) ②疼痛の有無，程度(腹部，腰部，背部) ③創部の状態(出血・腫脹・熱感・発赤の有無，程度) ④創痛の有無，程度 ⑤下肢動脈血流の有無 ⑥消化器症状(腸蠕動音，腹部膨満感，嘔気・嘔吐の有無，程度) ⑦意識レベル ⑧水分出納 ⑨活動状況 ⑩検査結果(胸・腹部X線，腹部CT，血液検査) ⑪排泄状況(排便回数，便の性状，努責の有無，排尿回数，尿量) ⑫経口摂取の有無(水分量，食事摂取量)	①～⑫術後合併症を早期に発見できるように，継続して観察する ⑥⑩⑪⑫腸蠕動音を確認しながら，経口摂取を開始する．摂取後の消化器症状も観察する ①③⑩感染徴候は，術後数日経過して出現するため，回復が順調であっても注意する
T-P	①確実な治療の実施 ・指示薬剤(輸液，抗菌薬，循環作動薬など)を確実に投与する ・創部を清潔に管理し，汚染状況に合わせて処置の介助を行う ②苦痛の軽減 ・創痛の状況に合わせて鎮静薬の調整をする ・安楽な体位の工夫(枕などを使用し体位を調整) ・不眠時は環境の調整 ③異常時の早期対処 ・ナースコールの設置と確認 ・緊急時は医師に報告 ④セルフケアの介助 ・患者の状態に合わせてセルフケアの介助をする ・体動時は状態に合わせて介助する	①循環動態の安定や，感染症を予防するためには，指示薬を確実に投与することが重要である．また，創部の管理は観察を綿密に行い，必要に応じてドレッシング材の交換や消毒を行う ②④創痛の増強は，血圧の上昇による出血，苦痛の増強によるせん妄，体動減少によるイレウスや呼吸器合併症などにつながるため，早期に対処が必要である．離床をはかるときには，鎮静薬の予防投与の検討も重要である ③状態の変化を報告する際には，情報を整理して行う．判断に迷うときには，複数の看護師と観察，アセスメントを行う ③異常時に，患者がただちに訴えられるようにナースコールを設置する．術後は点滴やモニターなどのラインが多くあるため，誤抜去につながらないよう環境整備も行う必要がある
E-P	①創痛など苦痛がある場合には，我慢しないように説明する ②症状に変化がある場合には，すぐにナースコールを押すように伝える ③早期離床の必要性を説明する	①～③自覚症状や創痛に対応しながら，早期離床を促し，臥床安静で併発する症状(呼吸不全，筋力低下など)を予防する必要がある

#4 生活習慣が改善されず再発の可能性がある

優先順位 4

患者目標：生活習慣の改善点を理解して実践できる
期待する結果：生活習慣を改善し，再発や新たな疾患を予防できる

	具体策	根拠と注意点
O-P	①生活習慣に対する患者の認識 ②生活習慣と疾患の関係性についての理解度（動脈硬化，高血圧について） ③入院前の生活習慣（食事，嗜好，運動，仕事，休息，排泄など） ④退院に向けた生活習慣改善への認識 ⑤家族などの支援体制	①〜③生活習慣をどのように認識しているか，今回の入院にいたった経緯の理解が，改善への意欲につながるため重要である ④生活習慣改善への認識がずれていると正しい実践につながらないため確認が必要である ⑤長年培ってきた生活習慣を改善するためには，家族など周りのサポートが重要である
T-P	①生活習慣と疾患の関係性を理解してもらう ・現在の生活習慣と動脈硬化の関係性について説明する ・現在の生活習慣と高血圧の関係性について説明する ・現在の生活習慣とそのほかに起こりうる疾患について説明する ②生活習慣の問題点と改善方法の検討 ・生活習慣を振り返り，改善が必要なポイントを把握する ・どのような改善方法が必要か具体的に検討する ・改善方法は実現可能な具体的な内容で検討する ③実践に向けた支援 ・家族の協力体制を調整する ・必要に応じてパンフレットなどの資料を活用する ・コメディカルと情報共有し，専門的な意見を取り入れる	①生活習慣が及ぼす影響を正しく理解することができれば，改善の必要性を理解できる ②生活習慣の改善方法は，患者の退院後の生活に合わせた検討が重要である．具体的な内容だとイメージしやすく，実践可能かどうかを判断しやすい ③入院中の学習だけでは記憶が薄れてしまい，継続した実践は困難になる．そのため，パンフレットなどの使用や，血圧などを書き込むことができる手帳などの使用を検討する ③サポートしてくれる家族がいる場合には，同席して改善点を学んでもらうことが効果的である
E-P	①食事指導 ・適切なカロリー，塩分量などについて ・外食のカロリー，塩分量などについて ・管理栄養士による指導 ・家族が同席できるよう調整する ②嗜好品の指導 ・禁煙について ・酒の摂取量について ③運動療法 ・1日の目標運動量について ・継続できる有酸素運動の検討 ・理学療法士による指導 ④排泄 ・排便コントロール（努責について） ・下剤の服薬指導 ⑤内服薬の管理 ・医師の指示どおりの内服方法 ・摂取してはいけない食物について ・薬剤師による指導 ⑥毎日の健康管理について ・血圧・体重測定と手帳への記載 ・休息時間の確保 ・定期受診について ・日常生活の注意点について	①〜⑥生活習慣の改善点を，分野ごとに整理しながら実施する．その際に，コメディカルから専門的な指導を取り入れると効果的である ⑥退院後に継続して取り組まなくてはならないこと（手帳記載など）は，入院時から習慣化することで継続性が高められる

| 1 情報収集 | 2 情報の整理とアセスメント | 3 全体像の把握から看護問題を抽出 | 4 看護問題の絞り込み | 5 看護計画の立案 | 6 経過記録(SOAP) |

6 経過記録(SOAP)

S：Subjective data，主観的情報
O：Objective data，客観的情報
A：Assessment，アセスメント
P：Plan，計画

優先順位 1　#1 血圧変動により腹部大動脈瘤破裂の危険性がある

時間	患者さんの状況・反応	看護ケア（実施したこと）	アセスメント
病日5日目朝（手術当日）	S：「ゆっくり休めたよ．トイレに行くときも，力が入らないように気をつけた．便も力まないですることができたよ」 O：トイレ移動時の起き上がりはベッド柵を使用し，歩行もゆっくり行う．軟便が少量あり．腹部膨満感なし．血圧128/64mmHg，脈拍76回/分．両側足背動脈触知可能．疼痛の出現なし	・起き上がり動作，歩行の介助 ・就寝時の下剤の服用確認 ・排便回数，便の性状，努責の有無 ・活動前後のバイタルサイン測定 ・下肢動脈血流の確認 ・腹部，腰部の疼痛の有無の確認	A：腹部大動脈瘤の注意点を理解し，血圧が上昇しないように行動できている．そのため，腹部大動脈瘤が破裂することなく経過している P：手術開始まで引き続き注意して観察し，移動時は車椅子で介助する

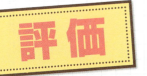

ここでは，#1の看護問題について，手術当日朝の時点で 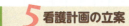 であげた「期待する結果」に到達できたかどうかを評価していきます．

#1 期待する結果
血圧変動がなく，手術まで腹部大動脈瘤が破裂しない
→ほぼ達成しているが，人工血管に置換されるまでは看護計画の継続が必要

　Aさんは，入院当初は精神的な動揺もあり，疾患の理解はされていませんでした．しかし，病日4日目の学生のかかわりにより情報が整理され，疾患や生活の注意点について理解することができました．その結果，血圧変動に注意しながら療養することができ，手術当日の朝まで腹部大動脈が破裂することなく過ごすことができました．

　手術室へは歩行距離があることや手術への不安などにより血圧上昇の危険性があるため，車椅子介助を行ったり家族とリラックスできる環境を整えたりするなど，手術開始まで継続して支援する必要があります．

引用・参考文献
1) 2010年度合同研究班：大動脈瘤・大動脈解離診療ガイドライン．（2011年度改訂版）http://www.j-circ.or.jp/guideline/pdf/JCS2011_takamoto_d.pdf（2016年1月3日検索）
2) 橋本和弘監：心臓血管外科ナースのための検査と治療．HEARTnursing 2013年臨時増刊：106～114．2013．
3) T.H.ハードマンほか編，日本看護診断学会監訳：NANDA-I看護診断—定義と分類 2015-2017．原書第10版．医学書院，2015．

MEMO

基礎と臨床がつながる
疾患別看護過程

⑯

肺血栓塞栓症

〜血栓溶解療法と下大静脈フィルター留置術を行った事例〜

肺血栓塞栓症は，血栓により肺動脈が閉塞し，血流障害を起こした状態です．長時間坐位が続くことなどにより起こる，いわゆるエコノミークラス症候群（旅行者血栓症，ロングフライト症候群）も肺血栓塞栓症の1つです．患者さんのもつ血栓形成の危険因子を見極め予防することも大切です．

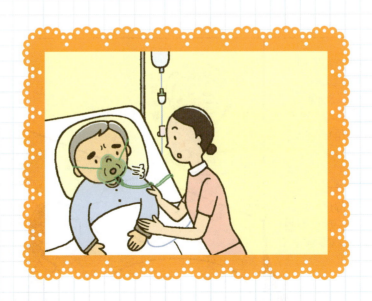

基礎と臨床がつながる 疾患別看護過程

事例

患者
Aさん　68歳　男性

診断名
肺血栓塞栓症

背景
身長：163cm，体重：76kg，BMI：28.6
同居：妻(60歳)，長男(30歳)，嫁(30歳)，孫(5歳)
脳出血を患ったがADLは自立していた
仕事はデスクワーク
喫煙：なし
飲酒：ビール3缶/日
もともと飲水量は少ない(300～500mL/日)
車の運転が趣味である

既往歴
高血圧
脂質異常症(内服薬にアレルギーあり，現在は服用なし)
46歳のときに脳出血(左被殻出血)

現症経過
　8月から階段を上る際に息切れを自覚するようになった．平地での歩行は問題ない．その後も徐々に症状が悪化し近医を受診したが，狭心症が疑われ内服薬を処方された．8月中旬に旅行した際，6時間の運転をした．最近は孫と遊ぶと呼吸困難を自覚し，安静にすると改善していた．ここ数日で階段の昇降や掃除などで呼吸困難が出現し，症状が悪化したため救急車で来院した．両側肺動脈に塞栓を認め，SpO₂の値もやや低下していたため9月1日に緊急入院となった．診察では右下腿に軽度腫脹があった．点滴を挿入し抗凝固療法・血栓溶解療法(ヘパリン，ウロキナーゼ)を開始し，緊急で下大静脈フィルター(非永久的)留置術を行った．

＜入院1日目のおもな検査所見＞
① 心エコー：心駆出率(EF)70%，下大静脈(IVC)径23mm，右房・右室の拡大，左室の圧排→おおよその肺動脈圧(PAP)75mmHg
② 心電図：心拍数86回/分，洞調律，陰性T波(V_1～V_4)
③ 血液検査：WBC 5,400/μL，Dダイマー 3.9μg/mL，BNP 837pg/mL，APTT 84.6秒　AST 89 IU/L，ALT 67 IU/L，CRP 0.5mg/dL，UN 8mg/dL，Cr 0.96mg/dL
④ 血液ガス：PaO_2 71.6Torr，$PaCO_2$ 25.3Torr(入院時空気中酸素)
⑤ 造影CT：両側肺動脈の塞栓，右大腿～外腸骨静脈に血栓

実習の1日：入院1日目(手術後)

下大静脈フィルター留置術を終え，Aさんが帰室しました．脈拍90回/分，呼吸30回/分，体温36.5℃，血圧134/48mmHg，酸素マスクで酸素4L/分を投与しSpO₂は96％です．簡単な会話は可能ですが呼吸困難を自覚し不安そうな表情をしています．安静度は床上安静の指示となり，膀胱留置カテーテルを挿入しています．

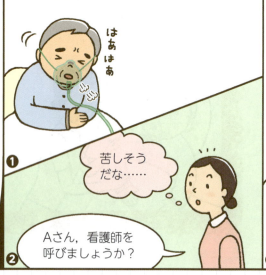

❶ 苦しそうだな……
❷ Aさん，看護師を呼びましょうか？

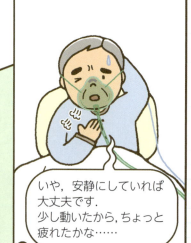

❸ いや，安静にしていれば大丈夫です．少し動いたから，ちょっと疲れたかな……

ADL：activities of daily living，日常生活動作
BMI：body mass index，体格指数
EF：ejection fraction，駆出率
IVC：inferior vena cava，下大静脈
PAP：pulmonary arterial pressure，肺動脈圧

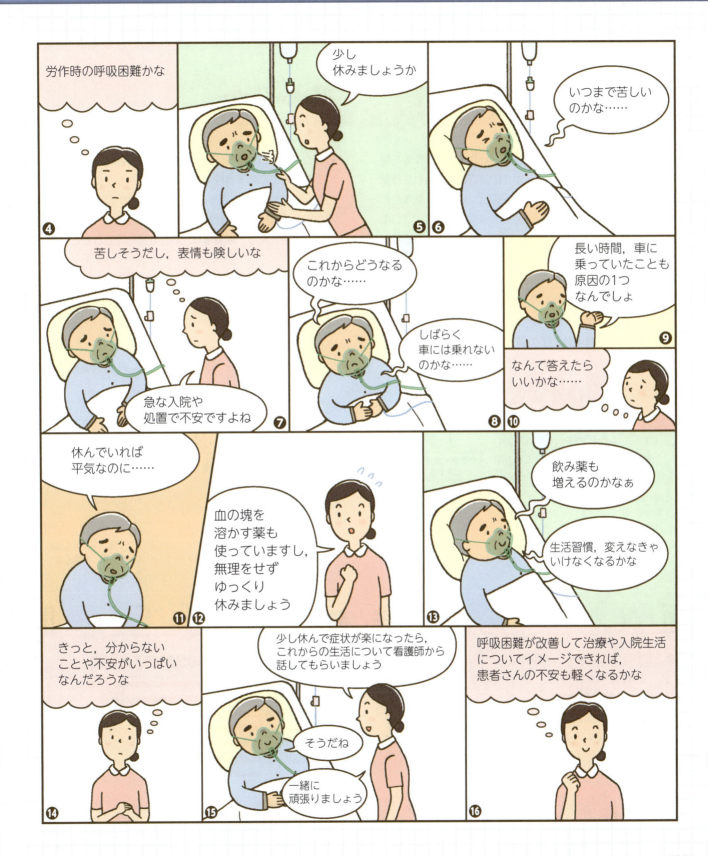

肺血栓塞栓症とは

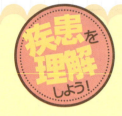

肺血栓塞栓症とは，静脈血流内にできた血栓が肺動脈を閉塞して血流障害を引き起こした状態です（図1）．急激な肺動脈の閉塞により発症した急性肺塞栓症と，繰り返す肺塞栓症などにより持続性の肺高血圧を呈した慢性肺塞栓症の2つに分類されます．一般に肺血栓塞栓症というと急性肺塞栓症を指すことが多く，認知度の高いエコノミークラス症候群（旅行者血栓症，ロングフライト血栓症）も急性肺塞栓症です．

患者さんの心肺予備機能や肺梗塞の有無などにより，症状の程度も，無症状から突然死をきたすものまでさまざまです．急性肺血栓塞栓症と慢性肺血栓塞栓症どちらも，治療の目的は血栓を除去あるいは溶解し，症状を緩和させることです．

■図1 肺血栓塞栓症の病態

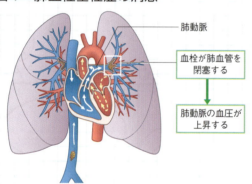

血栓が遊離して急激に肺血管を閉塞することによって肺高血圧をきたす

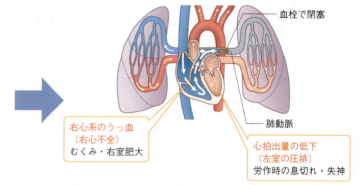

右心房圧が上昇し右心系のうっ血から右心不全を合併，左室の圧排により左室機能が低下し，心拍出量の低下から低酸素血症，循環不全へとおちいる

危険因子と発生状況

- 下肢や骨盤内腔由来の深部静脈血栓により起こることが多く，肥満，長時間の安静，悪性腫瘍に伴う腫瘍塞栓などが危険因子となる（表1）．
- 手術や処置などの医療行為を行ったあとに発症することもあり，医原性といえる側面もある．また65歳以上の高齢や心疾患，脱水なども危険因子となる．

■表1 肺血栓塞栓症の危険因子の頻度

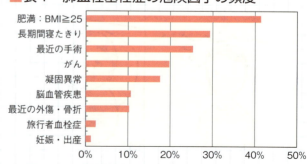

公益財団法人循環器病研究振興財団ウエブサイトより
http://www.ncvc.go.jp/cvdinfo/pamphlet/blood/pamph78.html （2017年7月10日検索）

- ①血流の停滞，②血管内皮障害，③血液凝固能の亢進が血栓形成の誘因として重要である（図2）．起立，歩行，排便などで下肢の筋肉が収縮し，筋肉のポンプ作用により静脈還流量が増加することで血栓が遊離する．深部静脈系に血栓を生じ，静脈閉塞を起こすものを深部静脈血栓症（DVT）という．

■ 図2 血栓形成の3誘引（Virchow）

①血液の停滞 静脈内の血液の流れが悪い	長期安静・臥床，妊娠，脱水など
②血管内皮障害 静脈が傷ついている	手術，外傷，中心静脈カテーテル留置など
③血液凝固能の亢進 血液が固まりやすい	悪性腫瘍，炎症，経口避妊薬など

症状

- 労作時の息切れ：多くの場合，突然呼吸が苦しくなり階段や上り坂などで息切れを認める
- 呼吸困難・過呼吸・頻脈：肺動脈が詰まるため動脈血中の酸素濃度は低くなり，心臓は酸素不足を補うために頻繁に血液を送り出す．そのため安静にしていても脈拍が増え呼吸数も増加する
- 胸痛：肺動脈の血液が急にせき止められるために，肺動脈内圧の上昇や血圧の低下が起こり，冠動脈の血流が低下し胸痛の原因となることがある
- 失神：心臓から流れる血液が減少してしまうことで血圧低下を認め意識消失をきたす
- 血痰：血管壁の破綻や漏出により血液が肺胞腔へ浸出し血痰を認める
- 発熱：静脈の炎症を伴う場合もある
- チアノーゼ：低酸素状態が悪化すると末梢チアノーゼをきたす
- 肺高血圧：肺血管抵抗の上昇に伴って肺高血圧となる
- 右心不全による腹部膨満，体重増加，下肢浮腫，肝腫大など：肺高血圧から右心負荷が増大し右心不全をきたす
- 下肢の腫脹，疼痛，Homans（ホーマンズ）徴候（図3）：深部静脈血栓症の特徴として認める場合があるため，その他の所見と統合的に判断する

■ 図3 Homans徴候

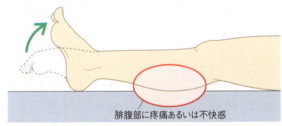

腓腹部に疼痛あるいは不快感

仰臥位で足関節を背屈させると腓腹筋に疼痛を感じる

検査・診断

- 造影CT：主肺動脈の血栓を検出，手術の適応判断や効果の予測に有用
- 血液・生化学：Dダイマー，FDPの上昇．右心不全による肝うっ血をきたすとAST，ALTの上昇など，肝機能障害を示す
- 動脈血液ガス：過換気となるためPaO_2だけでなく$PaCO_2$もともに低下する
- 胸部X線画像：閉塞領域の肺血管陰影の減弱（Westermark sign），対側への血流増加，肺高血圧の合併による肺門部血管陰影の拡大や心陰影拡大
- 心電図：胸部誘導V_1〜V_3にかけての陰性T波，右室肥大や右心負荷所見
- 心エコー：右室拡大や右心負荷，心室中核の左室側への圧排や奇異性運動
- 肺動脈造影・カテーテル検査：平均肺動脈圧の上昇，かつ肺毛細血管楔入圧が正常値を示すことを確認する（心機能評価のためにスワンガンツカテーテルを留置することもある）

DVT：deep venous thrombosis，深部静脈血栓症

治療

- 循環不全や低酸素血症に対する一般的な治療と，抗凝固療法・血栓溶解療法を行い，危険因子の除去が治療の中心になる．
- 凝固能の正常値は表2の通りであるが，抗凝固療法・血栓溶解療法では凝固能を低下させるため，患者によりコントロールする目標値は異なる．そのため医師の指示に従う．

薬物療法

- 抗凝固療法：血をさらさらにする治療

ヘパリン	効果：高い	即効性	・血液凝固を抑制する ・治療の第一選択薬 ・急性期に使用
ワルファリン	効果：高い	遅効性	・代表的な経口抗凝固薬 ・症状が安定してから再発予防に使用 ・妊婦には禁忌

- 血栓溶解療法：血栓を溶かす治療

ウロキナーゼ	効果：低い	即効性	・体内の血栓以外の部分にも作用しやすく，副作用（出血傾向）に注意が必要
t-PA※	効果：やや高い	即効性	・血栓に集中的に作用するため，ウロキナーゼより副作用が出にくい

※組織プラスミノーゲンアクチベータ

■表2　指標となる凝固データ

凝固検査	正常範囲	数値が表す意味
PT（プロトロンビン時間）	PT秒：10.0〜13.5秒 PT活性％：70％以上 PT-INR：1〜1.4	血液が固まりにくくなると数値が上がる
APTT（活性化部分トロンボプラスチン時間）	26.4〜41秒	
Fib（フィブリノゲン）	150〜400mg/dL	低下すると血液が固まりにくくなる
FDP（フィブリン・フィブリノゲン分解産物）	5.0μg/mL以下	高値の場合，凝固異常・線溶異常を示す
Dダイマー	1.5μg/mL以下	

カテーテル治療

- 血栓吸引，血栓破砕術，血栓除去術

下大静脈（IVC）フィルター（図4）

- 透視下で下大静脈にフィルターを留置する．
- 永久的なものと，非永久的なものがある．
- フィルターを長期的に留置することが血栓のリスクとなるため，非永久的フィルターを一時的に挿入し血栓がある程度回収できた段階で抜去することが多い．

■図4　下大静脈フィルター

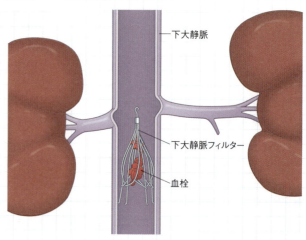

一般的な経過

入院〜急性期

- 労作時の息切れや呼吸困難を主訴に来院することが多い．循環不全や呼吸不全を認めた場合は直ちに点滴や酸素投与を開始する．
- 重症な場合，気管挿管による人工呼吸器の使用など，生命維持装置が必要となる場合もある．
- 全身状態を観察し，禁忌がなければ抗凝固療法・血栓溶解療法が開始となる．また，必要に応じて外科的治療（カテーテル治療や下大静脈フィルター留置）を行う．

看護目標：呼吸困難の改善
薬物療法の管理と治療方針の確認・準備

外科的治療（カテーテル治療・下大静脈フィルター留置術）〜1週間

- CTなどの検査結果から血栓の大きさを評価し，徐々に安静度を拡大する．
- 血液検査の結果から凝固能を評価し，抗血栓薬を調整する．

看護目標：治療に伴う合併症の予防と早期発見

1週間〜退院

- 非永久的フィルターを留置した場合は血栓の回収を確認しフィルターを抜去する．
- 血液検査の結果から凝固能の安定と全身状態を確認し退院調整を行う．

看護目標：退院に向けた服薬指導や生活指導

看護のポイント

- **酸素投与と症状の緩和**
  - 指示に従って酸素を投与し，患者への負担が重ならないように連続する処置を避け，休息を促す．
- **薬剤・輸液管理**
  - 抗凝固療法・血栓溶解療法のための点滴を開始する．
  - 効能が十分に得られなければ塞栓は改善せず，薬剤が効き過ぎてしまうと出血のリスクが高くなる．そのため正確な薬剤投与，輸液管理が必要となる．
- **外科的治療**
  - カテーテル治療やフィルター留置術後は穿刺部位の後出血や皮下出血，硬結などがないか観察する．

- **出血徴候の観察**
  - 抗凝固療法・血栓溶解療法により易出血状態となるため，脳出血や臓器出血などの出血徴候や皮下出血による紫斑の形成がないか全身を観察する．
  - 胃粘膜を保護するための薬剤を開始する．消化管からの出血徴候を早期発見するためには，血尿や血便などの排泄物の性状も観察する．
  - 点滴などのルート挿入部の出血にも注意する．
- **血栓の再発予防（表3）**
  - 安静が長期化するほど血栓のリスクは高くなる．下肢に血栓が残存している場合は，間欠的空気圧迫法（フットポンプなど）は使用せずに，弾性ストッキングを着用する（図5）．
  - →血栓が残存している場合，間欠的空気圧迫法により血栓を遊離させてしまうおそれがある．

◀ 血栓形成の予防策 ▶

■表3 肺血栓塞栓症に推奨される予防法

リスクレベル	推奨予防法
低リスク	早期離床および積極的な運動
中リスク	弾性ストッキング，あるいは間欠的空気圧迫法
高リスク	間欠的空気圧迫法あるいは抗凝固療法
最高リスク	抗凝固療法＋間欠的空気圧迫法あるいは弾性ストッキング

公益財団法人循環器病研究振興財団ウエブサイトよりhttp://www.ncvc.go.jp/cvdinfo/pamphlet/blood/pamph78.html（2017年7月10日検索）

■図5 弾性ストッキング

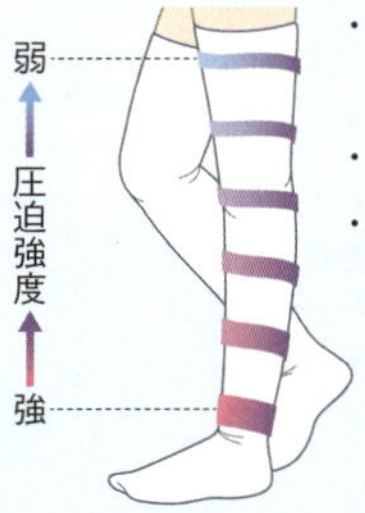

- 圧迫によって静脈拡張を予防し，逆流を減少させる
- 筋肉との協働で逆流を減少させる
- 下肢静脈の血液停滞を抑える

- **服薬指導**
  - 定期的な血液検査を行い，その結果から医師が薬剤量を調整する．薬剤服用の手技確認や，薬剤への理解度をアセスメントし，患者自身で内服管理が可能かどうか判断する．
  - 認知機能の低下や運動障害などにより，患者自身での内服管理が難しい場合は，家族の協力を依頼する．
- **生活環境の調整と教育**
  - 抗凝固療法により易出血状態となるため，生活の中で出血しやすい危険な環境がないか確認する．
  - 長時間の安静を避けて軽い運動を行う，飲水を心がけるなど，血栓形成の危険因子を最小限に抑える生活を教育する．

1 情報収集

✳ 情報収集の視点の定め方

肺血栓塞栓症の患者さんの背景にはなんらかの危険因子が存在します．患者さんや家族から得られる情報をもとに，患者さんの生活習慣や生活環境から肺血栓塞栓症につながる危険因子を考えます．肺血栓塞栓症の患者さんのゴールは，血液の凝固能をコントロールしながら再梗塞を予防し，安心した生活を送ることです．そのために患者さんの疾患や治療に対する認識と全身状態を確認しながら，以下の3つの視点で情報収集を行います．

情報収集の視点

視点1 肺血栓塞栓症の原因は何か

視点2 治療に伴う合併症のリスクはないか

視点3 疾患と治療に対する理解は得られているか

✳ 情報収集の例

視点1 肺血栓塞栓症の原因は何か

情報収集の視点（詳細項目）	どこから？	なぜこの情報が必要か？	Aさんの情報
●年齢 ●性別 ●既往歴 　・継続している内服 ●生活歴 　・職業 　・就業条件，環境 　・生活リズム 　・生活環境 　・嗜好 　・食習慣 ●症状 　・自覚症状 　・他覚症状 　・対処方法 ●身体状況 　・バイタルサイン 　・身長 　・体重 　・BMI 　・血液検査所見	●カルテ ●患者への問診 ●家族への問診 ●検査結果	●肺血栓塞栓症の要因として，年齢や生活習慣，生活背景が関連するため，普段の生活状況を知る必要がある．とくに肥満や長時間の安静，心疾患などの既往があるとハイリスクとなるため確認しておく必要がある ●肺血栓塞栓症の治療薬に影響のある薬剤を使用していないか確認する ●血栓の遊離には起立，歩行，排便などの下肢筋肉の収縮による筋肉ポンプの作用が影響しているため，運動量や職場の環境，職種なども把握しておく必要がある ●嗜好や喫煙歴は血栓の要因の1つとして考えられる	●68歳，男性 ●脳出血の既往 ●デスクワーク ●喫煙：なし ●飲酒：ビール3缶/日 ●飲水量：300〜500mL/日 ●車の運転が趣味 ●症状の始まり：8月から階段を昇る際に息切れを自覚 ●平地での歩行は問題ない ●約半月前，旅行で6時間の運転 ●孫と遊ぶと呼吸困難を自覚，安静にすると改善 ●ここ数日，階段の昇降や掃除などで呼吸困難が出現 ●体温36.5℃ ●脈拍90回/分 ●呼吸30回/分 ●SpO_2 96%（酸素4L/分投与） ●PaO_2 71.6Torr（入院時空気中酸素） ●血圧134/48mmHg

| 1 情報収集 | 2 情報の整理とアセスメント | 3 全体像の把握から看護問題を抽出 | 4 看護問題の絞り込み | 5 看護計画の立案 | 6 経過記録（SOAP） |

情報収集の視点（詳細項目）	どこから？	なぜこの情報が必要か？	Aさんの情報
・心エコー ・心電図 ・CT所見 ・その他検査所見 ●精神状況 ・睡眠 ・ストレス ●疾患や生活への不安		●症状の変化を知ることで，肺塞栓にいたるまでの経過や重症度を考えることができる ●バイタルサインや呼吸状態，自覚症状を把握することで，酸素化障害の程度を評価することができる ●血液検査や心電図，心エコーなどの検査結果から，心機能がどの程度障害されているか評価できる ●肺血栓塞栓症の多くはDダイマーやFDPの上昇を認める（p.427参照）	●身長163cm ●体重76kg ●BMI 28.6 ●心駆出率70％ ●下大静脈径[*1] 23mm ●右房・右室の拡大 ●左室の圧排 ●PAP 75mmHg[*2] ●造影CT：両側肺動脈の塞栓，右大腿〜外腸骨静脈に血栓 ●右下腿に軽度腫脹 ●睡眠障害なし

★1 ワンポイント **下大静脈（IVC）径**
右心系の評価の1つとして用いられることがある．
・20mm以上の場合，右室圧は10mmHg以上ある可能性がある
・25mm以上の場合，右室圧は18mmHg以上ある可能性がある

★2 ワンポイント **心機能（心内圧）の正常圧**

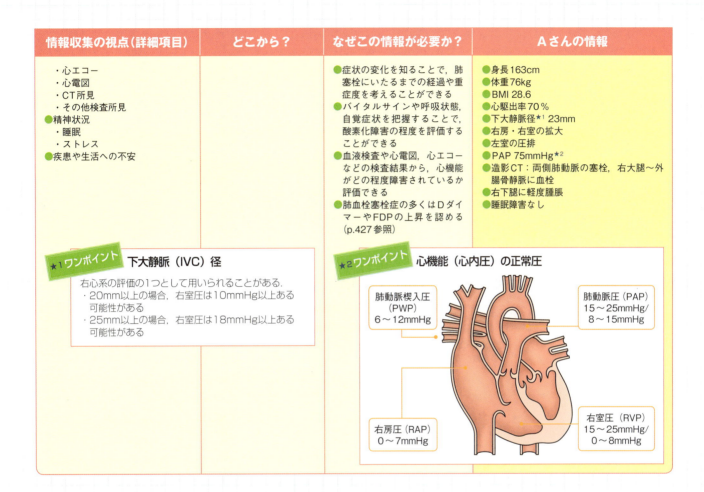

肺動脈楔入圧（PWP）6〜12mmHg
肺動脈圧（PAP）15〜25mmHg／8〜15mmHg
右房圧（RAP）0〜7mmHg
右室圧（RVP）15〜25mmHg／0〜8mmHg

視点2 治療に伴う合併症のリスクはないか

情報収集の視点（詳細項目）	どこから？	なぜこの情報が必要か？	Aさんの情報
●年齢 ●性別 ●既往歴 ・内服 ・アレルギー ●入院中の状態 ・安静度 ・留置，挿入物 ・入院生活のリズム ・飲食状況 ・食習慣 ●身体状況 ・バイタルサイン ・水分出納 ・排泄（尿・便性状） ・身長 ・体重 ・BMI ・血液検査所見	●カルテ ●病状説明 ●指示内容 ●患者への問診 ●検査結果	●加齢や持病，生活習慣により生理機能の低下や予備機能の低下が考えられる ●肺血栓塞栓症の治療薬に影響を及ぼす薬剤を使用していないか確認する ●アレルギーを把握することで，薬剤や処置に伴うアナフィラキシー症状に注意することができる ●出血徴候として血尿や血便などの排泄物の性状も観察する ●バイタルサイン，血液検査や心電図，心エコーなどの検査結果から，心予備機能がどの程度あるのか評価できる．また右心不全の評価として肝機能などの血液検査結果が参考となる	●68歳，男性 ●アレルギーにより内服を中止している ●脳出血の既往 ●喫煙：なし ●飲酒：ビール3缶／日 ●抗凝固療法（ヘパリンの投与） ●血栓溶解療法（ウロキナーゼの投与） ●下大静脈フィルターを挿入 ●膀胱留置カテーテルを留置 ●末梢静脈点滴を留置 ●体温36.5℃ ●脈拍90回／分 ●呼吸30回／分 ●SpO₂ 96％（酸素4L／分投与） ●PaO₂ 71.6Torr（入院時空気中酸素） ●血圧134/48mmHg ●身長163cm ●体重76kg ●BMI：28.6

PWP：pulmonary wedge pressure，肺動脈楔入圧
RAP：right atrial pressure，右房圧
RVP：right ventricular pressure，右室圧

情報収集の視点（詳細項目）	どこから？	なぜこの情報が必要か？	Aさんの情報
・心エコー ・心電図 ・CT所見 ・その他検査所見 ●治療 ・開始された内服 ・輸液 ・挿入物 ・リハビリテーション ●精神状況 ・睡眠 ・ストレス ●疾患や生活への理解 ●療養生活環境		●血液検査の結果から凝固能を確認し，出血のリスクを把握しておく ●挿入物の留置により感染のリスクが考えられるため，熱型や炎症反応などの感染徴候を確認する ●抗凝固薬・抗血栓薬の使用により，凝固能の低下が予測される．退院後も含め，出血の誘因となるような，あるいは出血を助長するような生活環境がないか確認する	●心駆出率70％ ●下大静脈径23mm ●右房・右室の拡大 ●左室の圧排 ●PAP 75mmHg ●造影CT：両側肺動脈の塞栓，右大腿～外腸骨静脈に血栓 ●Dダイマー 3.9μg/mL ●APTT 84.6秒 ●AST 89 IU/L ●ALT 67 IU/L

視点3　疾患と治療に対する理解は得られているか

情報収集の視点（詳細項目）	どこから？	なぜこの情報が必要か？	Aさんの情報
●患者の言動 ・自覚症状 ・他覚症状 ・治療に関する内容 ●生活歴（入院前とのADLの比較） ●心理面（入院による変化） ●社会面（役割の変化） ●職業 ●家族（キーパーソン）	●患者への問診 ●家族への問診	●自覚症状が悪化した場合，ナースコールを押して知らせるなど，入院中のセルフケア能力をアセスメントする ●治療内容や安静度などを理解できているか患者の言動から把握し，必要時は繰り返し説明することが必要となる ●生活習慣を改善するために，入院前の生活背景を把握しておく必要がある ●患者の意思や家族の協力が得られるかを確認する必要がある ●内服薬を継続する可能性が高く，内服を自己管理できるかどうか評価する必要がある ●生活習慣に危険因子が存在している場合，生活習慣を改善する必要がある	●「安静にしていれば大丈夫です」 ●「飲み薬も増えるのかなあ．生活習慣，変えなきゃいけなくなるかな」 ●「しばらく車には乗れないのかな……．長い時間，車に乗っていたことも原因の1つなんでしょ」 ●仕事はデスクワーク ●喫煙：なし ●飲酒：ビール3缶/日 ●飲水量：300～500mL/日 ●車の運転が趣味である ●同居：妻（60歳），長男（30歳），嫁（30歳），孫（5歳）

情報の整理とアセスメント

＊ 情報の整理

情報を聞き取り記録するだけでなく，治療後や退院後の患者さんをイメージしながら情報を整理しアセスメントすることが大切です．ゴードンの機能的健康パターンを用いて，情報を分類してみましょう．

●ゴードンの機能的健康パターンによる情報の分類

領域	情報を集める視点	アセスメントの視点
【1】健康知覚－健康管理	●既往歴 ●現病歴 ●健康状態 ●病気への理解 ●喫煙状況 ●アルコールの摂取状況 ●薬剤の使用状況 ●アレルギーの有無	●患者が疾患をどう捉えているか，どのように理解しているか ●疾患に影響する生活習慣や，薬剤の影響を受けるアレルギーを把握する ●退院後に必要となる内服や生活スタイルの自己管理は可能か ●治療開始後に合併症につながる要因が存在するか
【2】栄養－代謝	●身長，体重，BMI ●体温の変動 ●悪寒・発汗の有無 ●食事（嗜好・偏食・間食・食欲） ●爪・毛髪・皮膚・体液の状態 ●感染の徴候 ●栄養に関する検査データ	●疾患の要因となる食生活や嗜好，生活習慣は何か ●退院後の生活で改善すべき点は何か ●治療により変化する栄養状態や水分出納はどうか ●発熱や不感蒸泄による水分喪失はどうか
【3】排泄	●排便：回数・性状・量，不快感や残便感の有無 ●排尿：回数・性状・量，不快感や残尿感の有無 ●排泄に関する検査データ	●消化管出血の徴候の有無 ●安静により膀胱留置カテーテルの使用や床上排泄など，排泄方法の変更はあるか
【4】活動－運動	●バイタルサイン（呼吸，脈拍，血圧など） ●歩行状況と姿勢 ●身体の障害，運動器系症状の有無 ●セルフケア行動，移動動作など運動機能が正常か確認	●疾患による日常生活への影響は何か ●再発の要因となることはないか
【5】睡眠－休息	●睡眠時間 ●熟眠度 ●入眠障害・睡眠中断の有無 ●健康時の休息の有無と休息の仕方	●十分な休息がとれているか ●心負荷は軽減されているか
【6】認知－知覚	●視力・聴力・味覚・嗅覚・触覚など感覚器の状態 ●疼痛・掻痒感・眩暈・しびれの有無と程度 ●意識レベル，言語能力・記憶力・理解力の状態	●疾患への理解や症状の認知状況はどうか
【7】自己知覚－自己概念	●表情・声・話し方 ●疾病や治療に対する想い ●感情不安・絶望感・無力感の有無 ●自己尊重，家庭や社会における役割遂行と自立	●患者が疾患をどう捉えているか，どのように理解しているか
【8】役割－関係	●家族構成や家族に対する想い，キーパーソンの有無 ●職業（学校）における内容・役割・満足度	●家庭や職場・地域での役割は何か ●入院による役割の変化，患者や周囲への影響の程度 ●役割を代行できる存在はあるのか
【9】セクシュアリティ－生殖	●生殖器の状態 ●性関係に対する問題の有無と満足度	●性別や年齢をふまえた疾患により受ける影響と障害は何か
【10】コーピング－ストレス耐性	●ストレス因子の有無 ●ストレス発散方法 ●家族や友人など身近な相談相手の有無	●患者にとってよりどころとなる存在は誰か，思いを表出できる存在やサポートは何か
【11】価値－信念	●宗教・宗教的習慣の有無 ●家族のしきたり・習慣の有無	●価値や信念などが疾患や生活にどのように影響しているか

基礎と臨床がつながる 疾患別看護過程

●Aさんの情報の整理とアセスメント

領域	Aさんの情報の整理	アセスメント
【1】健康知覚-健康管理	①年齢：68歳，性別：男性 ②喫煙：なし ③飲酒：ビール3缶/日 ④既往歴：高血圧，脳出血，脂質異常症（内服薬にアレルギーあり，現在は服薬なし） ⑤階段の昇降や掃除などで呼吸困難が出現し，症状が悪化したため来院．両側肺動脈に塞栓を認めた ⑥抗凝固療法（ヘパリンの投与），血栓溶解療法（ウロキナーゼの投与）を実施 ⑦下大静脈フィルターを挿入 ⑧「飲み薬も増えるのかなあ．生活習慣，変えなきゃいけなくなるかな」	●喫煙はないが68歳と高齢でありハイリスクに相当する（①②③） ●術後出血や血栓などの合併症のリスク因子となる（④⑥⑦） ●内服治療を進める上で，アレルギー反応を認める可能性がある（④） ●症状の悪化と塞栓の存在により緊急性が高いことが考えられる（⑤） ●疾患に対する治療の必要性や生活スタイルの改善の必要性は認識できている（⑧）
【2】栄養-代謝	①身長：163cm ②体重：76kg ③BMI：28.6 ④体温36.5℃ ⑤飲水量は少ない（300～500mL/日） ⑥WBC 5,400/μL，CRP 0.5mg/dL ⑦BNP 837.7pg/mL ⑧AST 89 IU/L，ALT 67 IU/L	●標準体重は58.6kg．BMIは25以上であり肥満度1に相当し肺血栓塞栓症のハイリスクとなる（①②③） ●発熱による体液の喪失や水分の摂取不足は脱水につながり血液の粘性を高め再塞栓の要因となる（④⑤） ●炎症所見の著明な上昇はない（④⑥） ●BNPの上昇は心室負荷を反映するため，数値からは心室負荷が示唆される（⑦） ●肝機能の検査値の上昇は右心不全に伴う循環障害と考えられる（⑧）
【3】排泄	①PaO_2 71.6Torr，$PaCO_2$ 25.3Torr（入院時空気中酸素） ②BUN 8mg/dL ③Cr 0.96mg/dL ④膀胱留置カテーテル ⑤排便：普通便，茶色1回/日 **臨床の視点** 腎機能障害がある場合は，造影剤の使用は禁忌となります．	●呼吸困難による過換気に伴い二酸化炭素値は低値を示している（①） ●若干の腎機能障害を認めているため，造影剤使用後の腎機能の悪化に注意が必要である（②③） ●排泄方法の変更が不安やストレスにつながる可能性がある．カテーテルを留置することで感染のリスクも考えられる（④） ●便性状に異常はなく，血便などの消化管出血の徴候はない（⑤）
【4】活動-運動	①脈拍90回/分 ②呼吸30回/分 ③SpO_2 96%（酸素4L/分投与） ④簡単な会話は可能だが呼吸困難を自覚 ⑤PaO_2 71.6Torr，$PaCO_2$ 25.3Torr（入院時空気中酸素） ⑥血圧134/48mmHg ⑦右房・右室の拡大，左室の圧排 ⑧おおよそのPAP 75mmHg ⑨心電図：心拍数86回/分，洞調律，陰性T波（V_1～V_4） ⑩造影CT：両側肺動脈の塞栓，右大腿～外腸骨静脈に血栓 ⑪右下腿に軽度腫脹 ⑫Dダイマー 3.9μg/mL，APTT 84.6秒 ⑬過去に脳出血を患ったがADLは自立 ⑭仕事はデスクワーク ⑮車の運転が趣味 ⑯ベッド上安静	●動脈血中の酸素濃度は低く酸素不足を補うために頻脈となり呼吸数が増加している（①②③④） ●過呼吸によりPaO_2と$PaCO_2$ともに低下しており肺塞栓症の症状を示している（②⑤） ●血圧は維持できていることから，循環不全にはいたっていない（⑥） ●血栓の存在により肺動脈圧が上昇し右心圧の上昇を認めている．そのため右心負荷をきたし右心不全を合併，肝機能障害も右心不全の徴候と考える（⑦⑧⑨⑩） ●脈拍はやや頻脈であり，心電図の所見からは肺塞栓症の特徴である陰性T波を認めている（⑨） ●右下腿はCT所見からも深部静脈血栓による腫脹である可能性があり，塞栓の要因と考えられる（⑩⑪） ●凝固データの推移から治療の効果を考える（⑫） ●長期安静は血流の停滞の因子となるため，生活習慣の改善が必要である（⑬⑭） ●治療に伴う安静制限により活動量が低下し筋力低下や関節拘縮を引き起こす可能性，さらに血栓の再発や再塞栓のリスクが考えられる（⑯）
【5】睡眠-休息	①「安静にしていれば大丈夫です．動いたから，ちょっと疲れたかな……」	●労作による苦痛や安静による負荷の軽減は認知できている（①） ●心負荷が軽減されなければ安眠がはかれない可能性がある（①） ●睡眠状況の把握のために，夜間の情報の収集も必要である

領域	Aさんの情報の整理	アセスメント
【6】 認知-知覚	①感覚に障害なし ②「安静にしていれば大丈夫です．動いたから，ちょっと疲れたかな……」	●労作による苦痛や安静による負荷の軽減は認知できている（②）
【7】 自己知覚- 自己概念	①簡単な会話は可能だが呼吸困難を自覚し不安そうな表情をしている ②「飲み薬も増えるのかなあ．生活習慣，変えなきゃいけなくなるかな」 ③「いつまで苦しいのかな……」	●呼吸困難に苦痛や不安を感じており，苦痛や不安軽減への介入が必要である（①③） ●生活習慣の中に血栓形成の誘因があること，疾患に対する治療の必要性や生活スタイルを改善しなければならないことは認識できている（②）
【8】 役割-関係	①年齢：68歳 ②同居：妻（60歳），長男（30歳），嫁（30歳），孫（5歳） ③孫と遊ぶ	●入院により孫の面倒をみるなど，家族役割を果たせなくなる可能性がある（①②③）
【9】 セクシュアリティ -生殖	①年齢：68歳 ②妻：60歳	●現在は問題ないと考える
【10】 コーピング- ストレス耐性	①車の運転が趣味である ②「しばらく車には乗れないのかな……．長い時間，車に乗っていたことも原因の1つなんでしょ」 ③「飲み薬も増えるのかなあ．生活習慣，変えなきゃいけなくなるかな」	●入院により趣味の車の運転ができなくなったこと，罹患したことにより車の運転が制限されてしまうことや生活スタイルを変更しなければならないことへの不安や失望がうかがえるため，コーピングへの介入が必要である（①②③）
【11】 価値-信念	①特別な宗教や信仰はない	●本人の意思決定を尊重し，治療に前向きになれるようなかかわりが必要である．そのために価値観や信念，治療についての思いも情報収集が必要である

✳ 統合アセスメント

　Aさんの症状やバイタルサイン，検査所見から肺血栓塞栓症の程度を考えます．血中の酸素濃度が低下し呼吸不全をきたしている状態です．肺動脈の閉塞により右室の拡大だけでなく左室の圧排も認めています．右心室の後負荷が増大すると呼吸不全を悪化させてしまい，意識障害や循環変動を引き起こすリスクが考えられます．そのため肺動脈の塞栓を解除する治療に加え，呼吸不全を悪化させない看護が必要となります．

　Aさんは抗凝固療法・血栓溶解療法と下大静脈フィルター留置による治療を開始しました．治療開始後の症状の変化を観察し評価すること，酸素投与や安静により呼吸仕事量を軽減し苦痛を緩和することが重要です．

　また突然の入院や安静制限など，入院中は不安を助長させる要因が数多くあります．自覚症状が強く持続する場合はとくに，苦痛に伴い不安も大きくなります．Aさんとの会話を振り返ると，表情や発言から今までの生活習慣に対する自責の思いや，今後への不安がうかがえます．Aさんの思いに寄り添いながら，生活習慣の改善や治療への理解を支援していくことも必要となります．

　肺血栓塞栓症の治療の目的は，血栓による閉塞を解除し血流を回復させることです．そのためには詰まった血栓を薬剤などで積極的に溶かすことが必要ですが，それにより，他の血管が破れて出血する危険性があります．治療の副作用や合併症を理解し，その徴候を見逃さないことも重要な看護です．

✳ 目標

酸素化やガス交換障害が改善し，呼吸状態が安定する

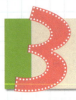

3 全体像の把握から看護問題を抽出

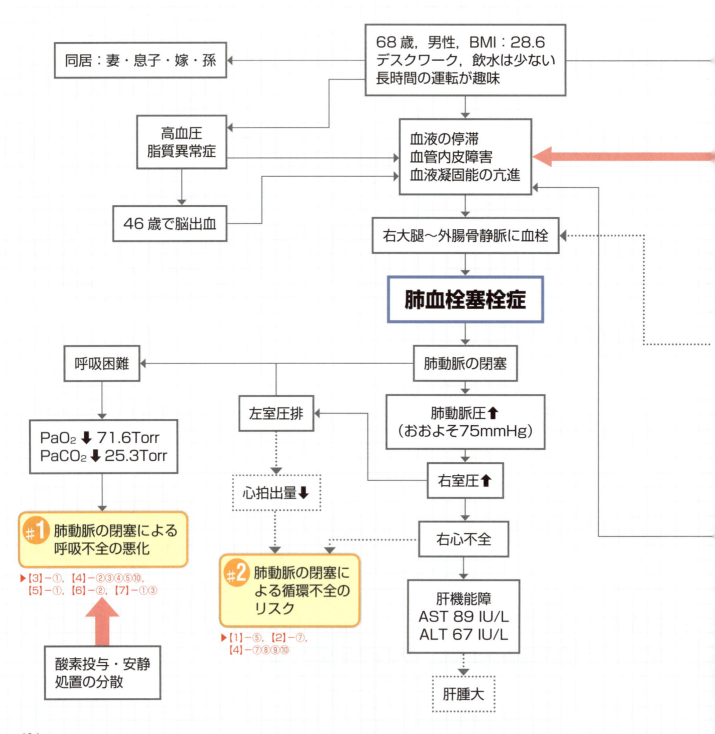

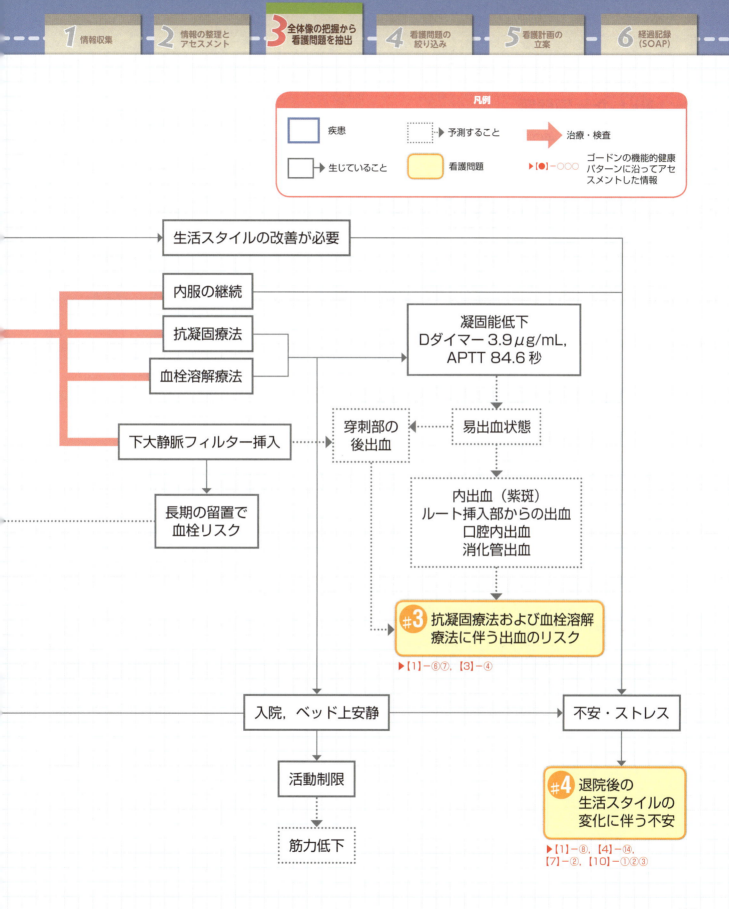

✳ 抽出した看護問題

肺血栓塞栓症患者への看護のポイントは，迅速で的確な呼吸管理と右心不全への対処です．
まずは全身状態を安定させ，苦痛や症状の改善をはかります．

肺動脈の閉塞による呼吸不全の悪化
NANDA-Iでは　➡　活動/休息：非効果的呼吸パターン
（関連因子：低換気症候群）

Aさんは酸素化障害やガス交換障害から呼吸困難を認めており呼吸状態は不安定です．酸素投与を開始し簡単な会話は可能ですが，労作時の呼吸困難は持続しています．そのため肺動脈の塞栓が解除されなければ，さらなる呼吸不全の悪化や循環不全を引き起こすおそれがあります．

肺動脈の閉塞による循環不全のリスク
NANDA-Iでは　➡　活動/休息：心臓循環減少リスク状態
（危険因子：血液量減少症）

肺血栓塞栓症では肺動脈圧の上昇によって肺へ血液を送り出している右心室に負担が増え，右心不全から低血圧にいたるリスクがあります（急性肺性心）．Aさんの血圧は130/48mmHgと維持されていますが，右心不全に伴う心拍出量の低下や頻脈，不整脈の出現により循環不全におちいる可能性があります．

抗凝固療法および血栓溶解療法に伴う出血のリスク
NANDA-Iでは　➡　活動/休息：出血リスク状態
（危険因子：治療計画）

肺血栓や塞栓を除去し全身状態を改善するためには抗凝固療法と血栓溶解療法が必要不可欠ですが，治療効果の反面で副作用として易出血状態になることが考えられます．凝固時間を延長させることで，各臓器からの出血や粘膜からの出血などのリスクを伴います．

#4 退院後の生活スタイルの変化に伴う不安
NANDA-Iでは ➡ コーピング/ストレス耐性：不安
（関連因子：大きな変化）

　Aさんの生活背景には肺血栓塞栓症の危険因子がいくつか存在していました．Aさんとの会話からは，肺血栓塞栓症を患った原因についての理解や，生活環境および生活スタイルを改善する必要性は認識できていました．しかしその表情からは退院後の生活環境の変化や内服の継続に対する不安がうかがえたため，不安を軽減させるための介入が必要です．

4 看護問題の絞り込み

✻ 抽出した看護問題

#1 肺動脈の閉塞による呼吸不全の悪化

#2 肺動脈の閉塞による循環不全のリスク

#3 抗凝固療法および血栓溶解療法に伴う出血のリスク

#4 退院後の生活スタイルの変化に伴う不安

▸ 看護問題の優先順位

優先順位 1 #1 肺動脈の閉塞による呼吸不全の悪化

なぜ？ 呼吸不全から生命の危機的状況におちいる可能性があるため優先順位が高い

　肺血栓塞栓症は患者さんの心肺予備機能や肺塞栓の状況などにより症状の程度はさまざまですが，Aさんは肺動脈圧の上昇により右心不全を合併し左室を圧排する所見もありました．肺動脈の閉塞が改善されなければ呼吸不全の悪化から循環不全や生命の危機的状況へおちいる可能性も考えられるため早急な介入が必要です．

#3 抗凝固療法および血栓溶解療法に伴う出血のリスク

 凝固時間の延長により臓器出血を引き起こすリスクがあるため

抗凝固療法および血栓溶解療法では易出血により，消化管出血や脳出血など重要臓器の出血を引き起こすリスクがあります．Aさんは脳出血の既往があり，動脈硬化などから出血のリスクが高いと考えられます．血液検査の結果から凝固データを評価するだけでなく，紫斑形成などの出血徴候を細かく観察することや，入院により留置された点滴などの留置物は挿入部や抜去部をしっかりと確認することが大切です．

 #2 肺動脈の閉塞による循環不全のリスク

 現在は血圧を維持できているため，潜在的リスクとして考える

Aさんは右心不全に伴う循環不全のリスクを抱えていますが，現在は血圧低下はなく生命の危機に直結するような重篤不整脈の出現もありません．循環不全の徴候であるショックの5P（p.442）に注意し，経過を観察します．

 #4 退院後の生活スタイルの変化に伴う不安

 術直後であり身体面の問題点を優先する必要があるため

Aさんは抗血栓薬の治療を開始しフィルター留置術を終えて帰室した直後であり，自覚症状も残存しています．退院や内服に対する不安はうかがえましたが，生活環境や生活スタイルを改善する必要性は認識できていました．そのため，まずは症状の改善や薬剤コントロールを行い，全身状態を安定させることが優先だと考えます．

5 看護計画の立案

O-P：Observation Plan，観察計画
T-P：Treatment Plan，治療計画
E-P：Education Plan，教育・指導計画

優先順位 1

#1 肺動脈の閉塞による呼吸不全の悪化

期待する結果：呼吸困難や酸素化障害が改善する

	具体策	根拠と注意点
O-P	①バイタルサイン（体温，心拍数，SpO₂，血圧） ②意識レベル ③呼吸状態（回数，様式，呼吸音，胸郭の動き，深さ） ④モニター（不整脈の有無） ⑤痰の性状・量・色 ⑥表情 ⑦チアノーゼ ⑧末梢冷感 ⑨自覚症状（呼吸困難，胸痛など） ⑩検査所見（血液検査，心エコー，CTなど） ⑪水分出納	②低酸素から意識障害をきたす可能性があるため，会話や患者の反応を観察する ③安静時と労作時の症状の変化を観察し，どのような動作や処置により呼吸困難が悪化するのか把握する ④心負荷による不整脈や，酸素化障害によるSpO₂の変動を確認するため急性期はモニターを使用することが望ましい ⑤血痰は肺胞からの出血を示唆する ⑨自覚症状は疼痛スケールを用いると統一した評価につながる
T-P	①医師の指示に従ったバイタルサインの管理 ②輸液管理 ③酸素管理 ④内服管理 ⑤検査および検査介助 ⑥日常生活の援助（清潔ケア，安楽な体位の工夫と調整，複数の動作を立て続けに行うことによる二重負荷の回避，排泄介助） ⑦褥瘡予防	①②④目標血圧を維持するために指示に従った昇降圧薬の管理を行う ⑤⑥⑦安楽な体位調整や二重負荷を避けることで苦痛を緩和し，身体的ストレスを最小限にする ⑥呼吸困難や苦痛に伴い冷汗を認めることがあるため，症状が安定したら状態に合わせて保清を行う
E-P	①治療や処置について説明する ②疲労が強いときには看護師に伝えるよう説明する ③不安や疑問などを看護師に伝えるよう説明する	①酸素投与や輸液管理など必要な処置に関する説明を行い理解と協力を得る ①②③わかりやすい言葉で説明し，不安を軽減させる

優先順位 2

#3 抗凝固療法および血栓溶解療法に伴う出血のリスク

期待する結果：血液凝固能がコントロールされ，出血や出血徴候がない

	具体策	根拠と注意点
O-P	①バイタルサイン（心拍数，SpO₂，血圧） ②呼吸状態（回数，様式） ③検査所見 　・血液検査結果（FDP，APTT，BNP，PT，WBC，AST，ALTなど）	③血液検査の凝固データは医師が指標としている凝固検査の目標値を具体的に明記しておくと，目標を共通認識できる．また血液検査結果から凝固データを評価しながら薬剤の投与量を調整するため，数値の推移を確認する ④点滴やカテーテルの挿入部や抜去部は易出血状態では止血困難な場合があるため注意する

	具体策	根拠と注意点
O-P	④出血徴候 ・スキントラブルの有無，程度 ・紫斑の有無，程度 ・ルート挿入部の状態 ・口腔内出血の有無 ・血尿の有無 ・排泄物の性状	④口腔内等の粘膜は出血しやすいため注意する ④便性状からは消化管出血の有無を評価する ④保清時にはスキントラブルや紫斑の形成を確認する
T-P	①医師の指示に従ったバイタルサインの管理 ②輸液管理 ③内服管理 ④検査および検査介助 ⑤日常生活の援助（清潔ケア） ⑥褥瘡予防（体位の工夫と調整，体圧分散器具の使用） ⑦環境整備（転倒防止）	①②③血圧の上昇は出血リスクを助長するため，指示された血圧に管理する ⑤保清は皮下出血などを防ぐため愛護的に行う ⑥呼吸困難や苦痛により自力での体動が少ない場合は，除圧を考慮した体位調整やエアマットの使用を検討する ⑦転倒転落を防ぐため，ベッド周囲の環境を整え，脱げにくい靴を使用する
E-P	①患者および家族へ，治療に伴い出血しやすい状態であることを説明する ②紫斑の出現やスキントラブルに気づいたときは看護師へ伝えるよう説明する	①②患者や家族の反応を確認し，理解状況を把握する

#2 肺動脈の閉塞による循環不全のリスク

期待する結果：循環変動なく経過する

	具体策	根拠と注意点
O-P	①バイタルサイン（体温，心拍数，SpO$_2$，血圧） ②呼吸状態（回数，様式） ③モニター（不整脈の有無，頻度） ④心音 ⑤表情 ⑥ショックの5P★ ⑦自覚症状（呼吸困難，眩暈，胸痛など） ⑧右心不全徴候（消化器症状，浮腫，頸動脈の怒張，中心静脈圧など） ⑨検査所見（血液検査，心エコー，心電図など） ⑩水分出納 ⑪体重	①血圧や心拍数の増加は心負荷や心仕事量の増加を表す ③心負荷の増強で不整脈が増える可能性がある ⑥循環血液量が低下するとショックの徴候（ショックの5P）を認める ⑦循環血液量の減少では意識障害をきたすことがある ⑧右心不全の徴候を理解し，症状の変化や推移を観察する．スワンガンツカテーテルを留置した場合は，圧の変化を観察する ⑩⑪プラスバランスや体重増加は心負荷の要因となる
T-P	①医師の指示に従ったバイタルサインの管理 ②輸液管理 ③酸素管理 ④内服管理 ⑤日常生活の援助（清潔ケア，排泄介助など） ⑥安楽な体位の工夫と調整，二重負荷を避ける ⑦褥瘡予防	①②目標血圧を維持するために指示に従った昇降圧薬の管理を行う ③低酸素は心負荷の増悪につながるため，確実な酸素投与に努める ⑤⑥安楽な体位調整や二重負荷を避けることで心負荷を最小限とする ⑥座位は心臓への静脈還流を減少させる
E-P	#1に順ずる	

★ワンポイント　ショックの徴候5P

・Pallar-蒼白
・Pulmonary insufficiency-呼吸不全
・Pulselessness-脈拍触知不能
・Perspiration-冷感
・Prostration-虚脱

MSW：medical social worker，医療ソーシャルワーカー

#4 退院後の生活スタイルの変化に伴う不安

優先順位 4

期待する結果：患者と家族の不安が軽減する

		具体策	根拠と注意点
O-P		①症状の変化 ②疾患の受け止め方, 認知状況 ③患者の言動(入院生活・治療に対する理解, 退院後の生活をどう捉えているか) ④患者の表情 ⑤家族の言動(入院生活・治療に対する理解・協力, 退院後の生活をどう捉えているか) ⑥患者のサポートはどの程度可能か ⑦家族の表情 ⑧面会の状況(面会時間, 回数) ⑨睡眠(睡眠時間, 睡眠薬の使用の有無)	③④不安は言葉以外にも現れることが多く, 表情を観察することで隠れている思いを読み取ることができる ⑤患者は家族へのみ思いを表出することもあるため, 家族から得られる情報も確認しておく
T-P		①患者, 家族の発言を傾聴 ・患者, 家族と同じ目線で傾聴 ・気持ちや感情の表出を妨げない ②医師からの病状説明の場を設定, 調整する ③プライバシーに配慮する ④ラジオやテレビの使用など入院生活の過ごし方を相談する ⑤面会調整 ・家族の生活スタイルも考慮 ⑥退院調整(服薬指導, 生活指導)	①話を聞く用意があることを伝え安心感を得られるようにする ①③状況によりベッドサイドではなく, 存分に思いを表出できる場所を用意する ④治療の効果や今後の治療方針を定期的に説明することで不安の軽減につなげる ⑤家族の職業や都合を考慮し, 面会が精神的にも身体的にも負担にならないように配慮する ⑥退院後の生活に関し必要に応じてMSWや薬剤師, 管理栄養士などの介入も検討する
E-P		①患者, 家族へ不安や悩みを看護師へ伝えるように説明する ②面会時間の説明	①患者や家族の反応を確認し, 理解状況を把握する

6 経過記録（SOAP）

S：Subjective data，主観的情報
O：Objective data，客観的情報
A：Assessment，アセスメント
P：Plan，計画

優先順位 1　#1 肺動脈の閉塞による呼吸不全の悪化

時間	患者さんの状況・反応	看護ケア（実施したこと）	アセスメント
9/11 （術後10日目） 9:00～10:00	S：「トイレに1人で歩いて行けるし，苦しくなくなったよ」 O：表情は穏やかであり，息切れもない． SpO₂ 98％ S：「血液検査の数値も悪くない，って先生も言ってた」	・ADL拡大時の症状観察 ・呼吸困難を助長させないよう処置を分散 ・指示された酸素投与と薬剤投与	A：自覚する呼吸困難はなく，SpO₂の値からは酸素化障害は改善され，呼吸状態は安定している P：解決

優先順位 2　#3 抗凝固療法および血栓溶解療法に伴う出血のリスク

時間	患者さんの状況・反応	看護ケア（実施したこと）	アセスメント
9/12 （術後11日目） 9:00～10:00	S：「長ズボンにしたよ」 O：昨日半ズボンを履いて寝返りをした際，ベッド柵に下肢を擦ってしまい，紫斑を認めた． 血液検査結果から凝固時間の延長を認めていたため，抗凝固薬を減量した	・内服薬の効果と副作用について説明し，血液検査結果を患者と確認した ・内出血などのスキントラブルを認めた場合は，看護師に伝えるよう説明した ・血液検査の結果を確認した ・スキントラブルを予防するための生活環境を整えた	A：血液検査の結果より凝固時間の延長を認めており出血のリスクが高いため，出血徴候とデータの推移に注意する必要がある P：継続

優先順位 4　#4 退院後の生活スタイルの変化に伴う不安

時間	患者さんの状況・反応	看護ケア（実施したこと）	アセスメント
9/14 （手術13日目） 14:00～15:00	S：患者「孫の世話もしないとね，車に乗るときは休憩と水分を意識するよ」 S：妻「私も薬を飲んだことを一緒に確認しますね」 O：血栓は縮小し全身状態の改善を認めたため，下大静脈フィルターを抜去した	・患者および家族に，今後の生活についての疑問や不安がないか確認し，傾聴した ・患者とともに退院後の生活をイメージし，改善点を一緒に考え具体的な行動を確認した	A：患者自身で生活スタイルの改善を行動レベルで発言できていることから，再塞栓に対する予防行動を期待できるのではないか P：解決

| 1 情報収集 | 2 情報の整理とアセスメント | 3 全体像の把握から看護問題を抽出 | 4 看護問題の絞り込み | 5 看護計画の立案 | 6 経過記録(SOAP) |

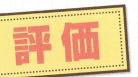

5 看護計画の立案 であげた「期待する結果」に到達できたかどうかを評価していきます．

 #1 期待する結果
呼吸困難や酸素化障害が改善する
→到達できたため，看護計画を終了

Aさんとの会話の様子では呼吸困難はなく，運動量を増やしても呼吸状態は安定しています．このことから酸素化障害も改善され，呼吸不全の悪化なく経過したと考えます．

 #3 期待する結果
血液凝固能がコントロールされ，出血や出血徴候がない
→ほぼ到達できているが，継続的に観察が必要

術後11日目には下肢に紫斑の形成を認め内服薬の調整を行いました．全身状態に大きく影響を及ぼすほどの出血はありませんでしたが，継続して出血徴候を観察し血液検査による凝固データの推移に注意する必要があります．

 #4 期待する結果
患者と家族の不安が軽減する
→到達できているが，今後も継続が必要

Aさんの趣味であった車の運転も血栓形成の要因になるからといって禁止するのではなく，飲水や運動を意識して取り入れることで危険因子を減少させ，継続することが可能となります．患者さんの会話からは前向きな発言があり表情も穏やかです．家族の協力も得られることから，不安は軽減したと考えます．

引用・参考文献
1) 公益財団法人循環器病研究振興財団ウエブサイト http://www.ncvc.go.jp/cvdinfo/pamphlet/blood/pamph78.html （2017年7月10日検索）
2) 日本循環器学会ほか：肺血栓塞栓症および深部静脈血栓症の診断，治療，予防に関するガイドライン（2009年改訂版）
   http://www.j-circ.or.jp/guideline/pdf/JCS2009_andoh_h.pdf （2016年4月27日検索）
3) 友池仁暢ほか監：Nursing Selection③循環器疾患．学研メディカル秀潤社，2003．
4) T.H.ハードマンほか編：NANDA-I 看護診断 定義と分類2015-2017．原書第10版，医学書院，2015．
5) 武井テル監：循環器 経過別ポケット看護過程．メディカルレビュー社，2012．
6) 清水敬樹ほか：ICU実践ハンドブック．羊土社，2009．
7) 道又元裕監：ICUナースの検査値の読み方．日総研，2014．
8) M.ゴードン：ゴードン看護診断マニュアル．原書第11版，医学書院，2010．
9) 循環器病の診断と治療に関するガイドライン（2008年度合同研究班報告）：肺血栓塞栓症および深部静脈血栓症の診断，治療，予防に関するガイドライン（2009年改訂版）．
   http://www.j-circ.or.jp/guideline/pdf/JCS2009_andoh_h.pdf （2016年4月27日検索）

MEMO

基礎と臨床がつながる
疾患別看護過程

食道がん
～化学放射線療法を受ける事例～

食道がんは，食道上皮組織に由来するがんで，50～60歳代に多く見られます．初期には自覚症状がないことが多く，進行すると嚥下障害や体重減少などがみられます．低栄養状態となると，治療の継続や予後にも影響をおよぼすため，患者さんにあわせた食事の摂り方の工夫なども大切です．

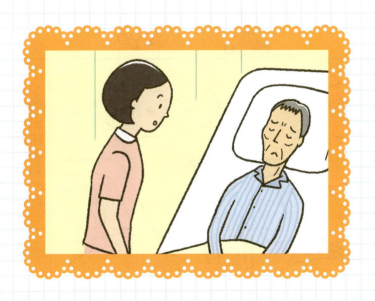

基礎と臨床がつながる 疾患別看護過程

事例

患者 Aさん 64歳 男性

既往歴 とくになし

診断名 食道がん T3N4M0（Stage Ⅳ）

背景
30年前に離婚しており，1人暮らしで身寄りがない．清掃員をしていた．離婚後，飲酒量が増え，毎日5合飲んでいた．喫煙は，20歳から1日20本吸っていた．口数は少なく，食事に対してこだわりがある．

現症経過
今年の8月，食事摂取時につかえ感を自覚した．10月に食事が摂れなくなり，近所のB病院を受診した．胃カメラを施行し，食道がんの疑いと診断を受けた．B病院では治療ができないため，C病院を紹介された．11月にC病院を受診し，PET-CT検査を施行した．食道がんStage Ⅳとの診断を受け，化学放射線治療（FP療法＋radiation 50.4Gy）目的で入院となった．食事は固形物を摂ると嘔吐してしまい，現在は液体が少し摂れる程度である．夏から15kgくらい痩せたと話していた．

実習の1日：病日1日目

今日は，入院初日です．Aさんは入院前から，咽頭痛や食物のつかえ感を自覚しており，表情は暗いです．6人部屋に入院しましたが，カーテンを閉めて，他の患者さんとも交流をしようとしていません．明日から化学放射線治療が予定されています．

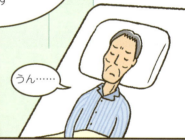

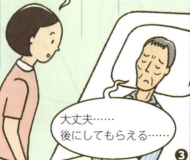

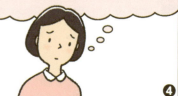

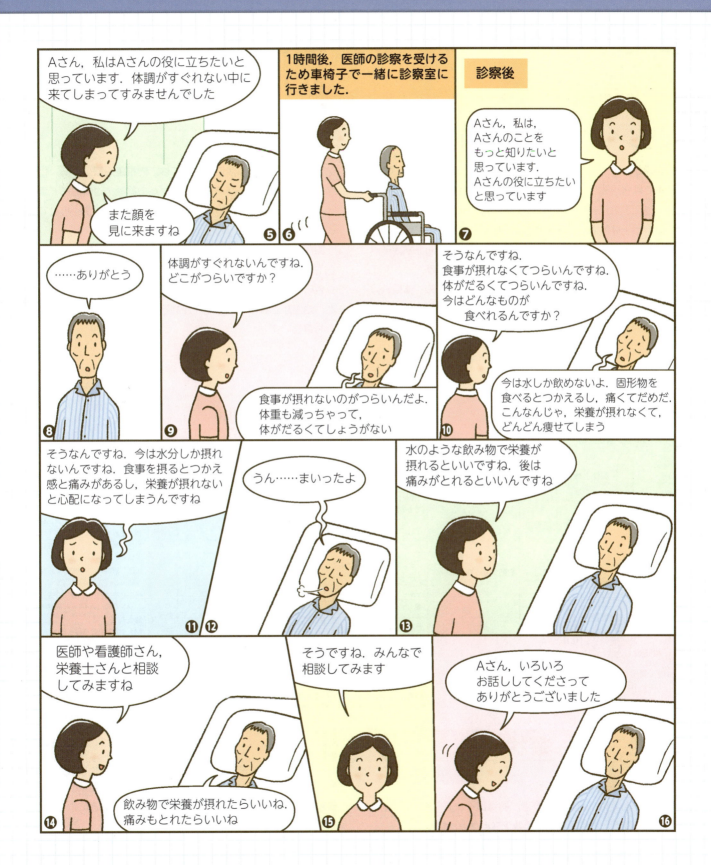

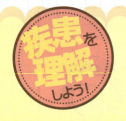

食道がんとは

　食道がんとは食道粘膜(図1)に発生する上皮性悪性腫瘍で，日本では90％以上が扁平上皮がんです．罹患率の男女比は，約6：1で男性に多く，食道がんの早期発見率は2割程度です．
　危険因子は飲酒と喫煙です．そのほか，栄養状態の低下や果物や野菜を摂取しないことによるビタミン欠乏も危険因子といわれ，緑黄色野菜や果物は予防因子とされます．
　初期は無症状なことが多いため，食物のつかえ感や体重減少がある場合は，すでに進行している状態です．進行度のStageを表1に示します．

　食道がんに対する治療法としては，内視鏡治療，手術，化学療法，放射線療法があり，食道がんの診断・治療ガイドラインでは臨床病期に応じて治療のアルゴリズムが決められています．
　臨床病期のStage Ⅳでは，通常手術は行われず，化学療法や化学放射線療法が行われます．症状や治療の副作用により食事が摂取できず，栄養状態が低下し全身状態が悪化すると，治療が困難になる可能性があるため，食事形態の工夫なども重要です．

■図1 食道の区分

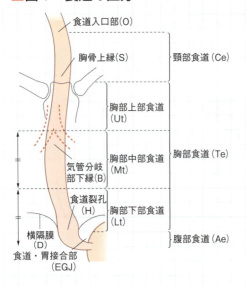

■表1 食道がんの進行度 Stage

壁深達度＼転移	N0	N1	N2	N3	N4	M1
T0：原発巣としての癌腫を認めない T1a：癌腫が粘膜内にとどまる病変	0	Ⅱ	Ⅱ	Ⅲ	Ⅳa	Ⅳb
T1b：癌腫が粘膜下層にとどまる病変	Ⅰ					
T2：癌腫が固有筋層にとどまる病変	Ⅱ		Ⅲ			
T3：癌腫が食道外膜に浸潤している病変		Ⅲ				
T4a*：癌腫が食道周囲臓器に浸潤している病変	Ⅲ					
T4b*：癌腫が食道周囲臓器に浸潤している病変	Ⅳa					

＊T4a：胸膜，心膜，横隔膜，肺，胸管，奇静脈，神経
＊T4b：大動脈（大血管），気管，気管支，肺静脈，肺動脈，椎体

N0：リンパ節転移を認めない
N1：第1群リンパ節のみに転移を認める
N2：第2群リンパ節まで転移を認める
N3：第3群リンパ節まで転移を認める
N4：第3群リンパ節より遠位のリンパ節（第4群）に転移を認める
M1：遠隔臓器転移を認める

日本食道学会編：臨床・病理　食道癌取扱い規約．第11版，p.21，金原出版，2015．

症状

- 初期には無症状であることが多い．
- 進行がんでは，胸痛，狭窄感，胸骨部不快感，嚥下障害，悪心・嘔吐，食欲不振，体重減少などがみられる．

検査

- X線検査と内視鏡検査によってがんの有無を検査する．
- 超音波内視鏡検査，CT，PET-CT，MRI検査などによって，病気の判定を行う．

治療

内視鏡治療

- 内視鏡粘膜切除術(EMR)：食道の粘膜病変を生理食塩水などで挙上させ、銅線のスネアをかけ、高周波により焼灼切除する方法で、深達度の浅い表在がんに行う。
- 内視鏡粘膜下層剥離術(ESD)：高周波ナイフで病巣周囲の粘膜を切開し、粘膜下層を剥離して切除する方法で、深達度の深い表在がんに行う。

化学放射線療法

- 食道がんでは、化学療法と放射線療法の併用が一般的である。併用する化学療法は、シスプラチン(CDDP)、5-FU系薬物、タキサン系薬物などが多い。多くは放射線増感作用(放射線治療の治療効果を高める作用)を有する薬物なので、同時併用される(表2)。
- StageⅠ〜Ⅲの患者で合併症などの理由で手術が適さないと判断された場合や、手術を希望しない場合、およびStageⅣの患者に行う。

FP療法(5-FUとCDDPの2剤組み合わせ治療)

- 食道がん化学療法の標準治療。
- 4〜6週を1コースとして、最大6コースまで行う(何コース行うかは治療目的・目標によりさまざま)。
- シスプラチンは大量補液を必要とし、5-FUは5日間持続静注するため、入院治療で行うのが一般的である。

放射線療法

- 1回線量1.8Gy〜2Gyで総線量50〜70Gy照射する。治療期間は約6週間である。
- 化学療法併用の場合、治療効果も高いが有害事象も多くみられ(図2)、特に粘膜炎は重篤となりやすい。多くの場合治療前より経口摂取障害を認めるが、治療中はほとんど経口摂取不可能となる場合も多い。経管栄養や胃瘻、IVH管理などで栄養状態の改善や維持をはかる場合もある。

手術療法

- がんを含めて食道と胃の一部、関連リンパ節を郭清する。
- 右開胸食道切除術+3領域リンパ節郭清術(頸部・縦隔・上腹部)が行われることが多い。
- がんの位置や全身の状態を考慮し、食道の代わりにする(再建)臓器と再建経路などが検討される。

■表2　化学放射線療法の主なレジメン

レジメン名	薬品名	1日投与量	投与法	投与時間	投与日	1コース期間	総コース数
FP/RT	5-FU	700mg/m²	持続静注	24時間	day1〜4, day29〜32	8週間	1コース
	CDDP(シスプラチン)	70mg/m²	点滴静注	2〜3時間	day1,29		
	RT	2Gy/日	照射		day1〜5, 8〜12, 15〜19, 22〜26, 29〜32, 35〜39		

EMR：endoscopic mucosal resection，内視鏡粘膜切除術
ESD：endoscopic submucosal dissection，内視鏡粘膜下層剥離術
IVH：intravenous hyperalimentation，中心静脈栄養
RT：radiotherapy，放射線治療

図2　化学療法の副作用の種類と発現時期

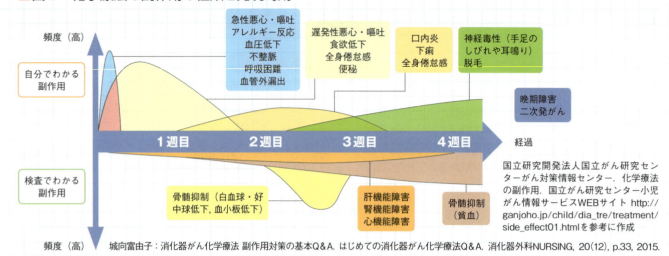

城向富由子：消化器がん化学療法 副作用対策の基本Q&A. はじめての消化器がん化学療法Q&A. 消化器外科NURSING, 20(12), p.33, 2015.

一般的な経過

FP療法

入院日・治療前日	看護のポイント
●治療内容と方法の説明を受ける. ●体重測定と蓄尿を開始する.	●患者の既往歴，生活背景を聴取する. ●治療内容と治療方法を説明する（治療スケジュール，有害事象，セルフケア指導). ●シスプラチンの投与により，腎機能障害が出現するため，体重測定と蓄尿を開始することを説明をする. ●入院や治療をどのように受け止めているか，不安や疑問がないかを確認し，不安が軽減できるようかかわる.
治療1日目 ●点滴ラインの穿刺. ●急性（投与1〜3日目）の悪心・嘔吐が出現することがある. ●大量補液による水分負荷で排尿回数が増加する.	●歯科衛生士に口腔内の診察を依頼する．口腔ケアができているか確認をする. ●シスプラチンと5-FUは点滴穿刺部の皮膚に血管外漏出による変化がないか観察をする. ●排尿パターンを確認する. ●悪心・嘔吐の出現時には，制吐薬・食事・リラクゼーション・環境整備を工夫する.
治療2日目〜5日目 ●遅発性の嘔吐が出現する可能性がある. ●シスプラチンの投与により，腎機能障害が出現する可能性がある. ●バイタルサイン測定や体重測定，蓄尿の継続，口腔ケアなど適切な副作用対策の管理をする. ●発熱や食欲低下など体調に異常を感じたときは医療者に伝える.	●遅発性の嘔吐が出現した場合には適切に対応する. ●シスプラチンの腎毒性に注意し，排尿パターン・血液検査・体重変化，浮腫の有無を確認し，体重増加，浮腫が著しい場合は医師に報告する.
治療5日目以降 ●5-FU投与開始後，数日〜2週間後に下痢を起こす可能性がある. ●治療開始後7〜28日に骨髄抑制を起こす可能性がある. ●バイタルサインや体重測定や蓄尿の継続，口腔ケアなど適切な副作用対策の管理をする. ●発熱や食欲低下など体調に異常を感じたときは医療者に伝える.	●激しい下痢の場合は脱水を起こすこともあるため排便状況を観察し，必要時は医師に報告する. ●血液検査のデータやバイタルサインの確認や感染予防に努める.

EUS：endoscopic ultrasonography, 超音波内視鏡

放射線療法

	看護のポイント
入院日・治療前日 ●治療内容と方法の説明を受ける． ●放射線治療計画のためCTを受ける． ●治療部位のマーキング．	●患者の既往歴，生活背景を聴取する． ●治療内容と治療方法の説明をする． ●入院や治療をどのように受け止めているか，不安や疑問がないかを確認し，不安が軽減できるようかかわる．
治療1日目〜2週間 ●放射線治療が開始される．照射部位のマークを消さないようにし，薄くなったら医療者に伝える． ●ほとんど症状は出ない．咽頭の乾燥感や粘稠感があることがある．	●治療が進むにしたがってつかえ感や通過障害が出現してくるため，症状の確認と栄養状態の観察をする．
治療3週間〜4週間 ●粘膜炎によるつかえ感や咽頭痛が出現する． ●味覚が消失する場合がある． ●照射部位のマークが薄くなったら医療者に伝える． ●食事が摂れないときは医療者に伝える．	●必要時に粘膜保護薬や痛み止めが処方される． ●栄養状態を確認しながら，食事の工夫をする．必要時栄養士に相談する．
治療5週間〜6週間 ●通過障害や咽頭痛が増強し，栄養摂取が困難になる． ●流動食や栄養剤，経管栄養を用いる場合がある． ●粘膜炎の状態によっては照射を休止することもある． ●照射部位のマークが薄くなったら医療者に伝える．	●栄養状態の観察が重要となる． ●食事形態の工夫が大切で，流動食や栄養剤で栄養を補うこともある．それでも栄養摂取できないときは，必要に応じて経管栄養や点滴で栄養を補う． ●照射を休止することもあるため患者の精神的ケアも必要となる．
治療終了後 ●食道粘膜炎，皮膚炎は治療が終了して2，3週間までがピークとなる．	●食事は食道の粘膜炎が改善するまで，刺激物を避け入院中の食事と同じような内容をすすめる．

1 情報収集

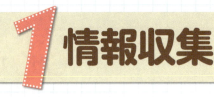

❋ 情報収集の視点

　Aさんは，食事が摂れず，体重減少が著しく，検査データからも低栄養状態です．まず，栄養状態の改善を目標に，濃厚流動食による経口栄養摂取を試みます．しかし，食道の通過障害や咽頭痛により，経口摂取が困難で低栄養状態が進行するようであれば，経鼻経管栄養や胃ろう造設を考慮しなければなりません．

　Aさんの病期はStage Ⅳで，化学放射線療法を選択しました．化学放射線療法には多くの有害事象の出現が予測されます．有害事象の予防に努め，最小限の症状でコントロールしながら日常生活を送れるよう支援が必要となります．

　また，化学放射線療法によりがんを縮小することはできますが，すべてのがんを消失させるのは困難な状態です．がんの告知だけでなく，根治できないがんを患っていることを受け止めるには，さまざまな不安が出現し，精神的苦痛を受ける可能性があります．

　Aさんがどのような症状を自覚し，病気や治療をどのように受け止め，これからどう生活していきたいと考えているか，身体的，精神的，社会的側面から情報を得て，アセスメントしていく必要があります．

情報収集の視点

- **視点1** 自覚症状によって日常生活は妨げられていないか
- **視点2** 化学放射線療法を継続するためにセルフケア行動はとれるか
- **視点3** 疾患や治療，予後をどのようにとらえ，今後どのようにしたいと思っているか

❋ 情報収集の例

視点1 自覚症状によって日常生活は妨げられていないか

情報収集の視点（詳細項目）	どこから？	なぜこの情報が必要か？	Aさんの情報
●年齢 ●生活歴 ●身体面の状態 ・疾患と病期 ・バイタルサイン ・身長，体重，BMI ・食事摂取量，摂取カロリー ・症状の有無と程度 ・ADL，パフォーマンス・ステータス（PS*）の状態	●診療録，看護記録 ●患者への問診（自覚症状） ●触診，聴診（身体所見） ●検査データ ●日常生活の様子	●食道がんは進行すると痛みや食物のつかえ感，体重減少が出現する．それらの症状が生活にどのような影響を与えているか情報収集する必要がある ●Aさんの自覚症状は日常生活の改善や薬剤などによってコントロールができるものか情報収集していく必要がある	●64歳 ●20歳から喫煙を始め，20本/日吸っていた．飲酒は5合/日．入院後禁煙，禁酒している ●入院時バイタルサインは，体温37.2℃，心拍数88回/分，呼吸数20回/分，血圧102/66mmHg ●身長：162.9cm，体重：46.1kg，BMI：17.37

BMI：body mass index，体格指数　ADL：activities of daily living，日常生活動作
PS：performance status，パフォーマンス・ステータス

| 1 情報収集 | 2 情報の整理とアセスメント | 3 全体像の把握から看護問題を抽出 | 4 看護問題の絞り込み | 5 看護計画の立案 | 6 経過記録（SOAP） |

情報収集の視点（詳細項目）	どこから？	なぜこの情報が必要か？	Aさんの情報
・睡眠状況 ・検査データ（血液検査，内視鏡検査，食道透視検査） ●精神面の状態 ・疾患や治療の受け止め方 ・疾患や治療に対する不安の有無と程度 ・価値観		●不安や恐怖などの精神的苦痛が身体面に影響している可能性があるため、精神的な状態について情報収集する必要がある	●食事は摂取できず、液体が少量摂取できる．摂取カロリーは500Kcal程度 ●入院前から咽頭痛、つかえ感、体重減少があった．入院後、コップ1/3くらい吐血 ●歩行時のふらつきがあるが、自分の身のまわりのことはすべて可能．しかし、作業はできない．日中の50％以上はベッド外で過ごしており、ADLは自立 ●睡眠薬を使用しているが、夜間は疾患や治療のことを思うと心配で眠れない．睡眠時間は6時間だが、痛みもあり、中途覚醒してしまう ●血液データ：AST 19 IU/L，ALT 23 IU/L，TP 7.5g/dL，Alb 2.7g/dL，BUN 11mg/dL，Cr 0.5mg/dL，CRP 5.57mg/dL，WBC 7,500/μL，Hb 10.2g/dL ●内視鏡検査：中部食道に筋層まで浸潤している腫瘍があり、易出血性で、狭窄している（食道の内腔は約5mm）

視点2　化学放射線療法を継続するためにセルフケア行動はとれるか

情報収集の視点（詳細項目）	どこから？	なぜこの情報が必要か？	Aさんの情報
●年齢，性別 ●生活歴 ・生活のリズム ・生活環境 ・学歴，職歴 ●医師からの疾患や治療法についての説明内容 ●身体面の状態 ・疾患と病期 ・バイタルサイン ・症状の有無と程度 ・ADL，PSの状態 ・セルフケア能力の程度 ・化学療法のレジメン ・放射線治療の部位と線量 ●精神面の状態 ・疾患や治療に対する受け止め方 ・治療や社会復帰に対する意欲 ・疾患や治療に対する不安の有無と程度 ・価値観	●診療録、看護記録 ●患者への問診 ●触診、聴診（身体所見） ●日常生活の様子	●化学放射線療法には、化学療法のレジメンにおける有害事象と、放射線療法の部位と線量における有害事象の出現の可能性がある．どのような有害事象がいつどのように起こるか予測しておくことが支援をしていくうえで必要となる ●有害事象を予防したり最小限にするためには、患者自身がセルフケアすることが重要である．そのため、患者のセルフケア能力をアセスメントし、「患者の力」を最大限に引き出すセルフケア支援が、治療中のQOL維持につながる	●64歳、男性 ●最終学歴は、高校卒業で、入院まで清掃員をしていた．長期入院になるため退職している ●食道がん Stage IV ●化学療法はFP療養を施行 ●放射線療法は、食道全域を50.4Gy照射 ●内視鏡所見を見ながら、主治医より食道がんであることは告知され、食道が狭窄しているため食事が摂れないこと、手術は適応ではなく、化学放射線療法が適応であることは説明されている ●入院前から咽頭痛、つかえ感、体重減少があった．入院後、コップ1/3くらい吐血 ●ADLは自立している．PSは2 ●病院食は味が薄いと話し、売店でカレーパンや肉まんを購入し、摂取している．その後、嘔吐を繰り返している ●体重減少、咽頭痛、思うように食事が摂れないことに対しストレスを感じている ●治療をしてよくなるのか、食事を摂れるようになるのか不安を抱いている ●入院前は、ストレスが増強したときは飲酒、喫煙で気をまぎらわしていた

> **★ワンポイント　PS（パフォーマンス・ステータス）**
>
> 全身状態の指標の1つで、患者さんの日常生活の制限の程度を示します．
> 0：全く問題なく活動できる．発病前と同じ日常生活が制限なく行える．
> 1：肉体的に激しい活動は制限されるが、歩行可能で、軽作業や座っての作業は行える．
> 　　例：軽い家事、事務作業
> 2：歩行可能で自分の身の回りのことはすべて可能だが作業はできない．
> 　　日中の50％以上はベッド外で過ごす．
> 3：限られた自分の身の回りのことしかできない．日中の50％以上をベッドか椅子で過ごす．
> 4：全く動けない．自分の身の回りのことは全くできない．完全にベッドか椅子で過ごす．

QOL：quality of life，クオリティ・オブ・ライフ

視点3 疾患や治療，予後をどのようにとらえ，今後どのようにしたいと思っているか

情報収集の視点（詳細項目）	どこから？	なぜこの情報が必要か？	Aさんの情報
●年齢，性別 ●医師からの疾患や治療法についての説明内容 ●身体面の状態 ・疾患と病期 ・治療法 ・病期と治療法 ・症状の有無と程度 ●精神面の状態 ・疾患や治療に対する受け止め方 ・治療や社会復帰に対する意欲 ・疾患や治療に対する不安の有無と程度 ・価値観	●診療録，看護記録 ●患者への問診	●食道がんStage Ⅳは，根治的な治療法の適応ではなく，化学放射線療法の目的は，延命である．予後は，5年生存率約10％と不良である．予後不良ながんを抱えた患者に対し支援を考えるうえで，限られた時間をどのようとらえているか情報収集が必要である	●64歳，男性 ●食道がんStage Ⅳ ●治療法は，化学放射線療法を施行 ●主治医からは，「Aさんの病気は，食道がんで遠位のリンパ節に転移がありStage Ⅳの進行がんです．Aさんの病状では，根治的な治療は困難で手術適応でなく，少しでも余命を伸ばす目的で化学放射線療法が適応となります．治療にはさまざまな副作用があります」と説明されている ●主治医からの面談後，「病気が治らないってことは理解できた．でも，どこまで病気がよくなるか，いつまで生きられるのか．まだ64歳だし，あと5年は生きたいな」と話していた ●体重減少，咽頭痛，思うように食事が摂れないことに対しストレスを感じている ●治療をしてよくなるのか，食事を摂れるようになるのか不安を抱いている

情報の整理とアセスメント

✴ 情報の整理

ここでは，ゴードンの機能的健康パターンに基づいて情報の整理とアセスメントを行っていきます．さらに不足している情報があれば，情報収集を行い患者さんの全体像を把握していきます．

●ゴードンの機能的健康パターンによる情報の分類

領域	情報を集める視点	アセスメントの視点
【1】 健康知覚－ 健康管理	●今まで健康促進のためにとってきた行動 ●自分の健康をどう認識しているか ●アルコールやたばこの量 ●自覚症状と症状を自覚したときにとった行動 ●疾患の病期や状態と今後の予測 ●自分の疾患と今後をどう理解しているか ●内服薬の有無とその管理能力 ●食事や生活で気をつけていること ●医療者からの指示に対応しているか	●これまで自分の健康についてどのように認識していたか，またどのように健康を管理してきたか情報収集をして，健康を管理する能力があるか，オレムのセルフケア理論などを参考にアセスメントする ●飲酒・喫煙は食道がんの発生リスクであるため，今後禁酒・禁煙ができるか意思を確認し，その行動がとれるかアセスメントする ●自分の病気をどのように理解し，今後どう考えているのか情報収集をして，どのような支援が必要かアセスメントする

| 1 情報収集 | 2 情報の整理とアセスメント | 3 全体像の把握から看護問題を抽出 | 4 看護問題の絞り込み | 5 看護計画の立案 | 6 経過記録(SOAP) |

領域	情報を集める視点	アセスメントの視点
【2】栄養－代謝	●栄養状態 ・身長と体重，BMI ・最近の体重の変化 ・検査データ：TP，Alb，Hb，WBC，内視鏡所見，食道透視検査 ●食習慣 ・栄養摂取方法，摂取のパターン ・食事摂取内容，食事形態 ・摂取カロリー ・水分摂取量 ・食欲の有無 ・食事に対する思い ●嚥下機能の評価 ●口腔内の状態 ・疼痛の有無と程度 ・病変の有無と程度 ・歯の状態，義歯の有無 ●皮膚の状態	●栄養摂取が可能な身体状態であるか内視鏡所見等で情報収集して機能的にアセスメントする ●患者にあった栄養が補給されているか情報収集をして，栄養状態をアセスメントする ●食生活や栄養状態にどのような問題があるか，改善できる問題はないかアセスメントする
【3】排泄	●排便習慣 ・排便パターン ・便の性状 ・排便時に伴う問題 ・下剤の使用の有無 ●排尿習慣 ・排尿パターン ・尿の性状 ・排尿困難の有無 ●検査データ：BUN，Cr，Ccr，UA，尿検査	●化学療法により排便パターンに影響がないかアセスメントする ●化学療法に影響するような腎機能障害はないかアセスメントする
【4】活動－運動	●日常生活の活動能力 ・日常生活動作（食事，入浴，排泄行動，移動，更衣などの活動レベル） ・PS ・1日の過ごし方，生活パターン，運動習慣 ・活動を阻害してる要因の有無（疼痛や筋力低下など） ●呼吸器疾患，循環器疾患の有無と程度 ●検査データ：胸部X線検査，呼吸機能，心電図，血液凝固機能（血小板，PT，APTT，Dダイマー）	●化学放射線療法に適応できるPSであるかアセスメントする ●活動レベルにおけるセルフケア不足はないかアセスメントする ●活動を妨げる身体所見はないかアセスメントする
【5】睡眠－休息	●睡眠パターン ・睡眠時間，熟睡度，中途覚醒の有無，早期覚醒の有無 ・睡眠薬の使用の有無 ・休息のとり方 ●睡眠を妨げる要因	●睡眠や休息が十分とれているかアセスメントする ●睡眠を障害する不安などの要因はないか情報収集をしてアセスメントする
【6】認知－知覚	●認知レベル ・意識レベル ・認知機能の問題の有無 ・見当識障害，記憶問題の有無 ・判断・理解力低下の有無 ・コミュニケーション能力 ●感覚機能 ・視覚，聴覚，味覚，嗅覚，触覚の問題の有無 ●不快症状の有無と程度 ・疼痛の有無と程度，部位，対処方法	●疾患や化学放射線療法に関する知識や自分の現状についての理解度をアセスメントする ●化学放射線療法や療養を続けていくうえで，意思決定能力に問題はないかアセスメントする ●自覚している症状はないか，また自覚症状により安楽が障害され，日常生活の妨げになっていないかアセスメントする

領域	情報を集める視点	アセスメントの視点
【7】 自己知覚－ 自己概念	●自分の性格 ●気分や落ちこみの有無と程度 ●自分の身体に対する思い ●疾患や入院，治療に対する思い ●今後への思い	●疾患や化学放射線療法により自己概念が脅かされていないかアセスメントする ●疾患や化学放射線療法により不安や恐怖，絶望などの感情を抱いていないかアセスメントする
【8】 役割－関係	●家族構成，家族関係 ●介護者の有無 ●職歴，社会的役割 ●経済状況	●年齢から発達課題をとらえて，社会的な役割として問題はないかアセスメントする ●入院や退院後の療養生活のサポート体制をアセスメントする ●入院や化学放射線療法により社会的役割に影響がないかアセスメントする ●入院や化学放射線療法を継続できる経済状況かアセスメントする
【9】 セクシュアリティー 生殖	●結婚，子どもの有無 ●性疾患，生殖疾患の有無 ●生殖器の状態	●疾患や化学放射線療法により生殖機能に問題がないかアセスメントする
【10】 コーピングー ストレス耐性	●病気や入院，治療に対する不安，ストレス ●療養態度や不安の表出の仕方 ●これまでのストレス経験と対処方法 ●ストレスを解消するためにとる行動 ●キーパーソンや相談できる人の有無	●疾患や化学放射線療法に対してストレスを感じていないか，そのストレスに対処できるか，またはどのように対処しているかアセスメントする
【11】 価値－信念	●信仰 ●価値観 ・人生において大切にしているもの ・希望や生きる原動力となっているもの	●価値観や信念により入院や化学放射線療法にどのような影響があるかアセスメントする ●今後疾患を抱えてどのように人生を送っていきたいと思っているかアセスメントする

● Aさんの情報の整理とアセスメント

領域	Aさんの情報の整理	アセスメント
【1】 健康知覚－ 健康管理	①病名：食道がんStage Ⅳ ②治療：化学放射線療法 ③既往歴，アレルギーなし．内服薬なし 【これまでの健康管理行動】 ④検診，人間ドックを受けたことがなく，風邪を引いたときでも市販薬で様子をみていた ⑤今年の8月に食事摂取時につかえ感を自覚した．10月に食事が摂れなくなり，近所のB病院を受診 【健康管理に関する認識】 ・入院前 ⑥独居のため外食やコンビニでの食事が多かった ⑦ストレスが増強したときは飲酒，喫煙で気をまぎらわしていた ・入院後 ⑧禁煙，禁酒しているが，「吸うところがないから禁煙しているだけ」と話していた ⑨主治医からは食道がんであること，食道が狭窄しているため食事が摂れないことは説明されていた ⑩売店でカレーパンや肉まんを購入し摂取，その後嘔吐を繰り返していた	●疾患や治療に影響する既往歴やアレルギーはなく，問題ない（①②③） 【これまでの健康管理行動】 ●検診や人間ドックを受診したことがなく，自覚症状が出現しても数か月受診行動をとっていないことから健康維持に対する意識が低く健康管理行動はとれていなかったと考える（④⑤） 【健康管理に関する認識】 ●食道がんの要因である喫煙，飲酒を長年続けていた．入院により環境的要因で禁煙，禁酒できているが，禁煙や禁酒の必要性は理解していない可能性が考えられる．禁煙や禁酒に対する教育的介入が必要である（⑦⑧⑪⑫） ●食事摂取が困難であると説明を受けているが，売店でカレーパンなどを購入し嘔吐を繰り返している姿から，食に対する生理的な欲求や，疾患の知識不足から健康に対する認識が低く，健康管理がとれていない可能性がある．健康管理ができない要因をさらにアセスメントし，問題に合わせた情緒的介入，教育的介入，行動的介入が必要である（⑥⑨⑩）

2 情報の整理とアセスメント

領域	Aさんの情報の整理	アセスメント
【1】 健康知覚－ 健康管理	【生活習慣】 ⑪飲酒は毎日5合飲んでいた ⑫喫煙歴は20歳から1日20本吸っていた ⑬定期的な運動習慣はない	
【2】 栄養－代謝	【栄養状態】 ①身長：162.9cm、体重：46.1kg、BMI：17.37 ②血液データ：AST 19 IU/L、ALT 23 IU/L、TP 7.5g/dL、Alb 2.7g/dL、BUN 11mg/dL、Cr 0.5mg/dL、CRP 5.57mg/dL、WBC 7,500/μL、Hb 10.2g/dL ③内視鏡検査：中部食道に筋層まで浸潤している腫瘍があり、易出血性で、狭窄している（食道の内腔は約5mm） ④夏から15kgくらい痩せたと話していた 【食習慣】 ・入院前 ⑤食欲はあるが、固形物を摂取すると嘔吐してしまう。液体が少量摂取できる ⑥摂取カロリーは500kcal程度 ⑦水分摂取量はペットボトルで500mL程度 ・入院後 ⑧病院食は3分粥を提供しているが、味がなく、ほとんど摂取していない ⑨売店でカレーパンや肉まんを購入し、摂取しているが、その後嘔吐している 【嚥下機能の評価】 ⑩咽頭痛があり、食物を嚥下するとつかえ感がある 【口腔内の状態】 ⑪口内炎はない ⑫義歯なし	【栄養状態】 ●BMIは17.37であり、低体重である（①④） ●血液データから低栄養状態である。また、内視鏡検査で食道の狭窄がみられたことから、食物の通過障害があり、栄養が十分摂取できない状態であると考えられる（②③） 【食習慣】 ●入院前は、食道の通過障害から食事が摂取できない状態であり、十分な栄養摂取ができていない（⑤⑥⑦） ●入院後は、通過障害があるため、3分粥を提供しているが、患者の嗜好に合っていない。現状から必要なカロリーを摂取できるよう患者の嗜好を取り入れ、食事形態の変更をするなど、栄養管理の介入が必要である（⑧⑨） 【嚥下機能の評価】 ●咽頭痛の自覚症状が出現している。苦痛症状を緩和し、栄養摂取ができるよう症状緩和をしていく必要がある（⑩） 【口腔内の状態】 ●現在口内炎の出現はないが、化学療法により、口腔粘膜が障害される可能性がある。歯科とも連携し、口腔内の清潔を維持し、有害事象の予防に努める必要がある（⑪⑫） **臨床の視点** 化学療法による有害事象は、貧血、悪心などそれぞれの症状ごとに程度の軽い状態から重い状態をGrade1～4に分類した有害事象共通用語基準が設けられています。臨床では、それにもとづいて症状の程度を表すことがあります。
【3】 排泄	【排便習慣】 ①3日に1回排便あり。普通便であった ②下剤の使用はない 【排尿習慣】 ③1日に8回排尿あり。そのうち夜間は1～2回 ④排尿時痛、残尿感はない 【排泄機能】 ⑤検査データ：BUN 11mg/dL、Cr 0.5mg/dL、Ccr 97.3mL/分	【排便習慣】 ●排便機能に問題はない（①②） 【排尿習慣】 ●排尿に問題はない（③④） 【排泄機能】 ●検査データ上、腎機能に問題なく化学療法は行える状態。しかし、シスプラチンの投与により腎機能が悪化する可能性があるため、今後も排泄機能の観察が必要である（⑤）
【4】 活動－運動	【日常生活活動】 ①食事、整容、排泄行動、移動などは自立していた ②歩行時にふらつきがある。作業はできない ③PS：2 ④運動習慣はない ⑤咽頭痛があり、必要以上は動きたくないと話していた 【呼吸器疾患・循環器疾患】 ⑥20歳から喫煙を始め、20本/日吸っていた。入院後は禁煙している ⑦呼吸器疾患・循環器疾患の既往はない ⑧食道がんの放射線治療の照射野に両肺の一部が含まれている	【日常生活活動】 ●ADLは、自立しておりセルフケアできている。しかし、咽頭痛があり、活動を阻害していると考えられる。症状緩和とともにセルフケア支援が必要な可能性がある（①②⑤） ●PSは2であり、化学療法に適応できるPSであると考えられる（③） 【呼吸器疾患・循環器疾患】 ●呼吸器疾患、循環器疾患の既往はないが、喫煙していたことで呼吸機能の低下が疑われるため、バイタルサインや呼吸機能の検査などで観察していく必要がある。また、放射線治療の晩期有害事象の肺臓炎にも今後注意が必要である（⑥⑦⑧）

領域	Aさんの情報の整理	アセスメント
【5】睡眠−休息	【睡眠パターン】 ①入院前は平均睡眠時間は6〜7時間 ②がんの診断後は睡眠薬を使用している ③入院前は仕事をしていたので，午睡する習慣はない 【睡眠を妨げる要因】 ④疾患や治療のことを思うと心配がある ⑤咽頭痛があり，夜間中途覚醒してしまう	【睡眠パターン】 ●入院前は睡眠時間は確保されていた．がんと診断後は，睡眠薬を使用している．休息が十分とれているか観察していく必要がある（①②③） 【睡眠を妨げる要因】 ●咽頭痛により，中途覚醒しているため症状の緩和が必要である．また，疾患や治療に対する不安が出現し，睡眠を妨げる可能性があるため，精神的なケアも必要である（④⑤）
【6】認知−知覚	【認知】 ①意識レベルは清明 ②最終学歴は，高校卒業 ③見当識障害，記憶問題はない ④主治医の面談後，「病気が治らないってことは理解できた．でも，どこまで病気がよくなるか，いつまで生きられるのか．まだ64歳だし，あと5年は生きたいな」と話していた ⑤もともと口数は少なく，入院後もカーテンを閉めたきりで同室者と交流をすることはなかった 【感覚機能】 ⑥視覚，聴覚，味覚，嗅覚，触覚の問題はない 【不快症状】 ⑦咽頭痛，食物のつかえ感があり，食事摂取が困難で体重減少が著しい ⑧鎮痛薬の使用はない	【認知】 ●意識レベルは清明で，認知機能に問題はない（①②③） ●「どこまで病気がよくなるか，いつまで生きられるのか．まだ64歳だし，あと5年は生きたいな」と話しており，疾患や予後を正確に理解できていない可能性がある．現状をどのようにとらえているかさらに情報収集する必要がある（④） 【感覚機能】 ●感覚機能に問題はないが，化学療法の有害事象により味覚が変化する可能性があるため，化学療法の有害事象に注意しながら観察していく必要がある（⑥） 【不快症状】 ●咽頭痛が出現し，安楽を阻害している．現在鎮痛薬を使用していないため，適切な疼痛緩和を行い症状をコントロールする必要がある（⑦⑧）
【7】自己知覚−自己概念	①口数が少ない ②主治医からの面談後，「どこまで病気がよくなるか，いつまで生きられるのか．まだ64歳だし，あと5年は生きたいな」と話していた ③治療をしてよくなるのか，食事を摂れるようになるのか不安を抱いていた	●「どこまで病気がよくなるか，いつまで生きられるのか．まだ64歳だし，あと5年は生きたいな」と話しており，疾患や予後に対する現実を受け止めきれず，防御機制が働き認知がゆがんでいる可能性がある．認知のゆがみが持続することでストレスが増強し，心理的均衡状態を阻害する可能性がある（②） ●疾患や治療，予後に対する不安の言動がある．今後長期入院や治療に伴いさらに不安が増強する可能性がある．不安の程度を情報収集していき，精神的苦痛の緩和に努める必要がある（②③）
【8】役割−関係	①30年前に離婚しており，1人暮らしで身寄りがない ②入院まで清掃員をしていたが，入院するため退職していた	●1人暮らしで身寄りがないことから，入院中や退院後のサポート体制が不十分である可能性が考えられる（①） ●入院，治療により退職しており，社会的役割を遂行できず，経済的にも問題が生じる可能性がある．社会的苦痛がないか情報収集していき，必要時MSWの介入が必要である（②）
【9】セクシュアリティー生殖	①64歳，男性 ②泌尿器疾患，生殖器疾患はない ③離婚しており，子どもはいない	●現時点での問題はないと考える（①②③）

MSW：medical social worker，医療ソーシャルワーカー

領域	Aさんの情報の整理	アセスメント
【10】 コーピングー ストレス耐性	【不安，ストレス】 ① 主治医との面談後，「どこまで病気がよくなるか，いつまで生きられるのか．まだ64歳だし，あと5年は生きたいな」と話していた ② 治療をしてよくなるのか，食事を摂れるようになるのか不安を抱いていた ③ 体重減少，咽頭痛，思うように食事が摂れないことに対し，ストレスを感じている 【療養態度や不安の表出の仕方】 ④ 元々口数が少なく，同室者と話している様子はなかった ⑤ 医療者が心配なことはないか尋ねても積極的には返答がなかった 【これまでのストレス経験と対処方法】 ⑥ ストレスが増強したときは飲酒，喫煙で気をまぎらわしていた 【キーパーソンや相談できる人】 ⑦ 独居で身寄りがいない	【不安，ストレス】 ● 疾患や治療，予後に対する不安の言動がある．今後長期入院や治療に伴いさらに不安が増強する可能性がある．不安やストレスの程度を情報収集していき，精神的苦痛の緩和に努める必要がある（①②③） 【療養態度や不安の表出の仕方】 ● 元々口数が少なく，積極的な不安の表出はない．信頼関係を構築し，不安が表出しやすい環境調整が必要である（④⑤） 【これまでのストレス経験と対処方法】 ● 飲酒や喫煙で気をまぎらわすことは，情動中心のコーピングスタイルである．疾患や治療から禁酒，禁煙が必要であり，今後新たなコーピングスタイルを獲得する必要がある（⑥） 【キーパーソンや相談できる人】 ● 身寄りがいないため，生活の中で適切なサポートをしてくれる存在がない．社会的サポートの調整が必要である（⑦）
【11】 価値ー信念	【信仰】 ① とくにない 【価値観】 ② 味が薄い病院食はほとんど摂取せず，カレーパンや肉まんを購入して食べている ③ 「まだ64歳だし，あと5年は生きたいな」と話していた	【信仰】 ● 現時点での問題はないと考える（①） 【価値観】 ● 疾患から食事に制限があるが，食事に対してのこだわりがある（②） ● あと5年は生きたいと治療を受けて生きることに価値を見いだしている（③）

✴︎ 統合アセスメント

　Aさんは，64歳で食道がんStage Ⅳの診断を受けました．治療法として，化学放射線療法を選択しました．

　入院時のAさんの状態をアセスメントすると，身体的問題として，咽頭痛が出現しており，日常生活に影響を及ぼしているため，症状緩和が必要となります．また，食物のつかえ感から食事摂取が困難で，低栄養状態であるため栄養の改善が必要です．

　入院前から喫煙や飲酒を続け，自覚症状が出現してもすぐに受診していませんでした．入院後も食道の通過障害があるとわかりながら，カレーパンや肉まんを摂取し嘔吐している姿から，健康管理行動がとれない状態です．化学放射線療法を受けるにあたり，有害事象の予防や早期発見，早期対処が必要となります．治療が継続できるよう情緒的介入，教育的介入，行動的介入でセルフケアの支援が必要となります．

　精神的問題として，疾患から不安が出現しています．元々口数が少なく，ストレスに対処するコーピングスキルも少ないと考えます．不安の軽減に努め，新たなコーピングスキルを獲得できるよう支援が必要となります．

　社会的問題として，独居で身寄りがなく，元々口数が少なく，入院後も同室者と会話したり，医療者に積極的に話をする姿は見られていませんでした．そのため，生活や気持ちを支えるサポーターが不足しています．入院中は，不安の表出をしやすい環境や医療者との信頼関係を構築し，入院生活を支援し，退院後も疾患を抱えながら生活できるよう退院後の生活調整も必要となります．

✴︎ 目標

疼痛コントロールができる

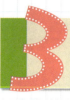

全体像の把握から看護問題を抽出

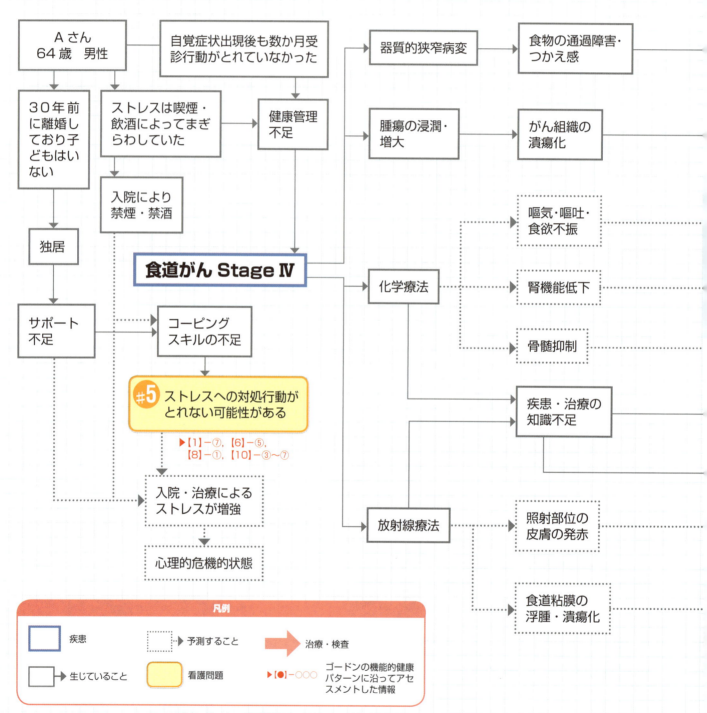

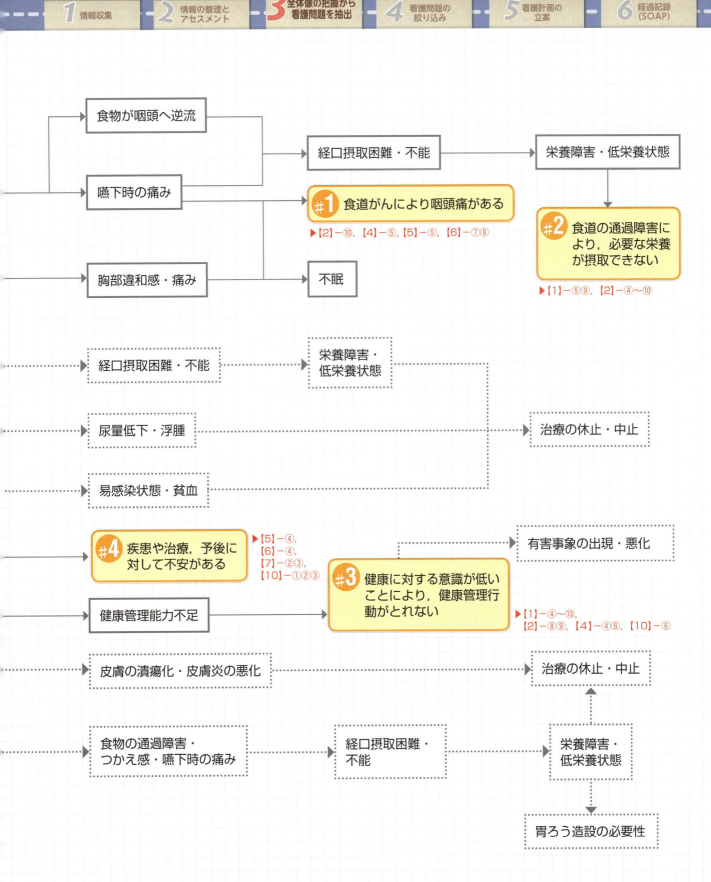

✳ 抽出した看護問題

 食道がんにより咽頭痛がある
NANDA-Iでは ➡ 安楽：慢性疼痛
（関連因子：腫瘍浸潤）

◆**安楽な状態を保つための援助が必要**

　Aさんは咽頭痛があり，食事，活動，休息に影響がでて，QOLが低下しています．主観的な情報と客観的な情報をあわせて，Aさんの疼痛を総合的に判断し，Aさんのありのままを受け止めながら，苦痛を生じている因子を取り除き，苦痛を軽減する方法を一緒に検討し，安楽な状態が保てるように援助することが重要となります．

 食道の通過障害により，必要な栄養が摂取できない
NANDA-Iでは ➡ 栄養：栄養摂取消費バランス異常：必要量以下
（関連因子：食物を摂取できない）

◆**摂取エネルギー量を増やす工夫が必要**

　Aさんは，食物のつかえ感から栄養摂取が困難となり，低栄養状態をきたしています．そのため，必要量の食事が摂取できない原因を分析し，Aさんの嗜好に合わせる，食事形態を変更する，食欲が増進するよう気分転換をはかるなど，摂取したエネルギー量と消費量のバランスがとれるよう支援が必要となります．

 健康に対する意識が低いことにより，健康管理行動がとれない
NANDA-Iでは ➡ ヘルスプロモーション：非効果的健康管理
（関連因子：治療計画についての知識不足）

◆**Aさんが主体的に治療に取り組めるよう，共感的・支援的態度で接する**

　Aさんは，自覚症状が出現しても受診行動をとらなかったり，入院後も嚥下困難があるにもかかわらず，カレーパンや肉まんを摂取し，嘔吐を繰り返しており，健康管理行動がとれていません．
　またAさんは，化学放射線療法を選択しました．化学放射線療法には多くの有害事象の出現が予測されます．有害事象の予防につとめ，有害事象の出現を最小限にコントロールしながら日常生活を送るためには，Aさん自身のセルフマネジメントが必要となります．
　そのため，Aさんの健康管理ができない要因をアセスメントして，その問題に合わせて，情緒的介入，教育的介入，行動的介入をしていきます．Aさんが生活の中で主体となって自分自身の治療方法を守れるよう，共感的・支援的な態度で接することが重要となります．

#4 疾患や治療，予後に対して不安がある
NANDA-Iでは ➡ コーピング/ストレス耐性：不安
（関連因子：大きな変化（がんの診断））

◆思いを表出できる環境を整え，精神的苦痛の緩和に努める

不安は「自律神経系の反応を伴う，漠然とした，動揺した不快な感情または恐怖の感情」と定義されています．そして，疾患や手術，治療，検査，退院後の生活などに対してイメージがつかないこと，見通しがつかないことで出現します．

Aさんは，疾患や治療，予後に対する不安を表出しています．また，今後長期入院や治療に伴いさらに不安が増強する可能性があります．生理的反応や行動上の反応を観察し，不安の程度をアセスメントし，Aさんに寄り添いながら思いを表出できるようかかわり，精神的苦痛の緩和に努める必要があります．

#5 ストレスへの対処行動がとれない可能性がある
NANDA-Iでは ➡ コーピング/ストレス耐性：非効果的コーピング
（関連因子：ソーシャルサポートの不足）

◆Aさんが適したコーピング行動を選択できるようにかかわる

コーピングとは，その人がその人の独自の方法でストレスや脅威を緩和，軽減あるいは除去しようとする努力の過程で，コーピング行動には問題中心型と情動中心型の2つの型があります．入院による環境変化，入院の長期化，完治が得られない疾患などのストレスや，適切なサポートシステムの欠如で，必要な資源をうまく活用することができず，ストレスをうまく処理できなくなり，コーピング行動がとれなくなった状態を非効果的コーピングといいます．

Aさんは，元々口数が少なく，積極的な不安の表出がありません．また，今までのコーピングスタイルは飲酒や喫煙で気をまぎらわすことで，身寄りがいないため，生活の中で適切なサポートをしてくれる存在がいません．

Aさんの過去のストレスの対処行動やストレスに対する対処資源の程度，ストレスの受け止め方などをアセスメントし，Aさんの対処行動を尊重しながら受け止め，思いを引き出すなどの情動支援を行います．さらに自己コントロール感のもてる方策を一緒に考え提案するなど，Aさんに望ましいコーピング行動が選択できるよう支援が必要です．

4 看護問題の絞り込み

✳ 抽出した看護問題

- #1 食道がんにより咽頭痛がある
- #2 食道の通過障害により，必要な栄養が摂取できない
- #3 健康に対する意識が低いことにより，健康管理行動がとれない
- #4 疾患や治療，予後に対して不安がある
- #5 ストレスへの対処行動がとれない可能性がある

優先すべき看護問題

優先順位 1　#1 食道がんにより咽頭痛がある

なぜ？ 疼痛は著しい不快感をもたらし，QOLを低下させるため

安楽は，人それぞれで内容や程度，感じ方が異なり，全ての活動のベースにあり，エネルギー源となり，病気の回復や意欲の向上に大きく影響します．その安楽を，疼痛により障害されることで，著しい不快感や不安定な感覚を体験し，治癒や回復を遅らせ，身体的苦痛だけでなく，精神的，社会的にも大きく影響を及ぼし，患者さんのQOLを低下させます．しかし，きちんと疼痛マネジメントがされれば，疼痛はコントロールされるといわれています．そのため，優先順位を1番目として考えます．

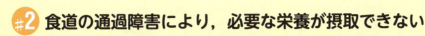

| 1 情報収集 | 2 情報の整理とアセスメント | 3 全体像の把握から看護問題を抽出 | **4 看護問題の絞り込み** | 5 看護計画の立案 | 6 経過記録（SOAP） |

優先順位 2 #2 食道の通過障害により，必要な栄養が摂取できない

なぜ？ 栄養状態は治療の継続や予後に大きく影響するため

栄養摂取とは，生命と健康の維持，成長促進，臓器や組織の正常な機能の営み，エネルギー供給のために食物を摂取・消化し，これを利用する過程をいいます．栄養摂取は，酸素摂取とともに生存に必須な基本的ニードです．また，低栄養状態では，化学療法の継続が困難になり，予後やQOLに大きく影響します．そのため，優先順位を2番目として考えます．

優先順位 3 #3 健康に対する意識が低いことにより，健康管理行動がとれない

なぜ？ 有害事象の出現を減らすにはセルフケアが重要なため

非効果的健康管理とは，「患者が疾患や合併症の治療と危険な状況の排除のためのプログラムを日常生活に取り込むことに困難をきたす」ことをいいます．
化学放射線療法を継続・完遂するためには，有害事象の出現が最小限で済むように予防的セルフケア行動がとれることが重要となってくるため，自己の健康管理が必要となります．そのため，優先順位を3番目として考えます．

優先順位 4 #4 疾患や治療，予後に対して不安がある

なぜ？ 不安は治療への意欲に影響するため

疾患や治療，予後に対する思いを傾聴したり，疾患や治療について情報提供することで不安が軽減します．不安の軽減は，治療意欲の向上につながります．そのため優先順位を4番目と考えます．

優先順位 5 #5 ストレスへの対処行動がとれない可能性がある

なぜ？ ストレスの増強は将来的な問題であるため

今後ストレスが増強することを考慮すると，そのストレスに対処することが必要となります．将来的な問題を見据えた看護問題のため，優先順位を5番目と考えます．

5 看護計画の立案

O-P：Observation Plan，観察計画
T-P：Treatment Plan，治療計画
E-P：Education Plan，教育・指導計画

優先順位 1　#1 食道がんにより咽頭痛がある
期待する結果：疼痛が軽減し，十分な休息がとれる
　　　　　　　疼痛が軽減し，希望する活動ができる

	具体策	根拠と注意点
O-P	①疼痛の有無と部位，随伴症状の有無と程度，持続時間，疼痛の性質，強度 ②疼痛によるバイタルサインの変化 ③疼痛による行動制限の有無 ④疼痛に対する言語的表現と非言語的表現 ⑤疼痛を軽減，増強させる因子 ⑥睡眠状況 ⑦処方されている鎮痛薬の投与方法 ⑧薬剤使用前後の疼痛の変化 ⑨副作用の有無 ⑩検査データ：画像，採血データ（WBC，CRP） ⑪消化器症状 　・食欲の有無 　・食物のつかえ感 　・食事摂取量 ⑫過去の疼痛体験	①〜⑥疼痛によって日常生活にどのような影響があるか症状の程度を観察していく必要がある ④⑧⑫疼痛や鎮痛薬に対する認識，不安や恐怖など疼痛を総合的にアセスメントする
T-P	①疼痛の訴えを傾聴する ②ペインスケールを用いて疼痛の程度を評価する ③鎮痛薬の使用後は疼痛が緩和されたかペインスケールでの疼痛の変化，患者の訴え，表情，バイタルサインを評価する ④安楽な体位の工夫をする	②疼痛は，主観的なものであり，NRSなどスケールを用いて評価することが望ましい ②③疼痛は鎮痛薬の使用前後に必ず評価し，鎮痛薬の効果があるか鎮痛薬が適切か確認していく必要がある
E-P	①疼痛を我慢しないでありのままを医療者に伝えるよう説明する ②疼痛が強いときは鎮痛薬の追加ができることを説明する ③疼痛マネジメントが行えるように，必要な知識を提供する	①疼痛緩和のためには，患者のありのままの訴えが重要となるため，きちんと疼痛の程度を医療者に伝えるよう指導することが必要である

NRS：numerical rating scale，数字評定尺度

| 1 情報収集 | 2 情報の整理とアセスメント | 3 全体像の把握から看護問題を抽出 | 4 看護問題の絞り込み | **5 看護計画の立案** | 6 経過記録(SOAP) |

#2 食道の通過障害により必要な栄養が摂取できない

優先順位 2

期待する結果：栄養摂取の必要性が理解でき，疾患や治療に応じた栄養摂取ができる

	具体策	根拠と注意点
O-P	①食事摂取量，食欲，内容，嗜好の有無と内容 ②悪心や嘔吐の有無 ③脱水症状の有無と程度：口渇，口唇，皮膚の乾燥状態，尿量減少，倦怠感，脱力感 ④体重の変化 ⑤疼痛の程度：嚥下時，口腔内 ⑥口腔内の状態：口内炎，舌苔の有無，唾液の粘稠度 ⑦嚥下障害による随伴症状の有無と程度：嚥下時痛，悪心，嘔吐，つかえ感，食物残留感 ⑧排便状況の確認 ⑨バイタルサイン ⑩検査データ：TP，電解質，血糖値，CRP，WBC，X線写真	①②⑤⑥⑦⑧栄養摂取を阻害している要因を明らかにする必要がある ①③④⑨⑩疾患や治療により低栄養状態が持続する可能性があるため，検査データを含め，栄養状態をモニタリングしていく必要がある ⑥化学放射線療法の有害事象として，口内炎などの粘膜障害が起きる可能性がある
T-P	①食欲を増進するために食事の工夫をする ・Aさんの嗜好を聞きながら食べやすい形態に変更する ・1回の食事量，食事回数，時間の調整，食事内容を工夫する ・悪心，嘔吐時は，冷たく，臭気の少ない食品を選ぶ ・食事前後に口腔ケアを行い，口腔内の清潔に努める ・疼痛，嘔気を食前にコントロールする ②定期的に体重測定を行う ③点滴時には指示された輸液を管理する ④便通を整える ⑤必要時は栄養士，NSTを含めチームで栄養管理する	①⑤栄養摂取できない原因をアセスメントし，Aさんの嗜好に合わせてメディカルチームで栄養摂取できるよう支援が必要である． Aさんは病院食はほとんど摂取せず，味の濃いものを購入して食べていることから，Aさんの希望を確認する必要がある ①化学療法により悪心，食欲不振が出現する可能性がある ①化学放射線療法により粘膜炎，嚥下困難が出現する可能性がある．そのため刺激物を避けることが大切である
E-P	①栄養摂取の必要性について説明する ②食欲がないときや食事摂取困難なときは，医療者に伝えるよう説明する ③食事内容や食事形態を栄養士と相談して変更が可能であることを説明する	①②③必要な栄養を適切な形態で摂取できるよう指導が必要である

#3 健康に対する意識が低いことにより，健康管理行動がとれない

優先順位 3

期待する結果：疾患や治療に必要な自己管理行動を述べることができる
　　　　　　　治療中の有害事象のマネジメントができ，セルフケア行動がとれる

	具体策	根拠と注意点
O-P	①認知力，理解力，年齢，職業 ②ライフスタイル，生活リズム ③禁煙，禁酒に対する思い ④自覚症状の有無と程度，疾患の状態 ⑤キーパーソンの有無 ⑥これまでのコーピングスタイル	①〜⑨自己管理やセルフケアにおける準備状態の情報を得る必要がある

	具体策	根拠と注意点
O-P	⑦疾患や治療に対する認識，理解度 ⑧自己管理に対する心理的準備状態 ⑨治療に対する意欲の程度	
T-P	①症状の管理について話し合う ②治療に必要なセルフケアについて話し合う ③不安の軽減に努める ・信頼関係を深め，不安を共感的に傾聴する ・価値観を把握し，尊重した態度で接する ・疾患の理解度を確認し，必要な情報を提供する ・治療の理解度を確認し，治療継続に必要な情報を提供する ④自信と自己効力感が高まるかかわりをもつ ・過去の成功体験を探る ・他者の成功体験を話す ・過去に施行したコーピング法を強調する	①〜④Aさんの価値観を尊重して，情緒的介入，教育的介入，行動的介入をしていく必要がある ②患者が実践可能な内容を患者とともに話し合いながら計画を立てていく必要がある
E-P	①禁煙，禁酒の必要性について説明する ②治療後予測される有害事象について説明する ③疾患や治療を継続するためにセルフケアの必要性を説明する ④退院後の生活について必要であれば専門機関を紹介できることを説明する	①〜④患者の情報ニーズに合わせた情報提供をする必要がある ①食道がんの誘因として喫煙，飲酒があるため，禁煙，禁酒は必須となる ②③治療後には化学療法による有害事象と放射線療法による有害事象がある．それを理解し，セルフケア行動がとれるよう支援が必要である

6 経過記録（SOAP）

S：Subjective data，主観的情報
O：Objective data，客観的情報
A：Assessment，アセスメント
P：Plan，計画

優先順位 1　#1 食道がんにより咽頭痛がある

時間	患者さんの状況・反応	看護ケア（実施したこと）	アセスメント
病日2日目 10:00〜11:00	S：のどが痛くてね．眠れなかったよ．痛み止めが出たんだけど，粒が大きくて飲めなかったよ．だから痛みもひどくなっている気がする O：アセトアミノフェンの錠剤を900mg内服開始した．しかし，咽頭痛が持続している．苦痛表情を浮かべ，NRSは8．食事摂取時は咽頭痛が増強し，NRS10．夜間も咽頭痛が出現し，不眠である	●痛みの程度についてペインスケール（NRS）を用いて評価した ●検査画像等から疼痛の種類を評価した ●鎮痛薬を使用しているため鎮痛薬の効果を評価した ●疼痛が日常生活にどのように影響するか確認した ●Aさんとの信頼関係を構築し，これからも疼痛を我慢しないでありのままを医療者に伝えるよう説明した	●Aさんの痛みは，原疾患によるがん性疼痛（内臓痛）であると考える ●疼痛緩和の第1目標は，夜間の良眠であり，適切な症状コントロールが必要である ●WHO方式がん疼痛治療法によると第1段階は非オピオイド鎮痛薬の使用であり，Aさんは，アセトアミノフェン（錠剤900mg）を使用している．Aさんは，化学療法（FP療法）を予定しており，それにより，腎機能障害のリスクがある．腎機能を守るため，NSAIDsではなく，アセトアミノフェンを選択している

WHO：World Health Organization，世界保健機関
NSAIDs：non-steroidal anti-inflammatory，非ステロイド性抗炎症薬

時間	患者さんの状況・反応	看護ケア（実施したこと）	アセスメント
			●鎮痛薬は錠剤であり，食道に通過障害があるAさんにとっては，飲み込みが困難である．鎮痛薬の形状を細粒に変更する必要があると考える．また，鎮痛薬の使用後も除痛の実感がないことから，鎮痛薬の効果が不十分であると考える．アセトアミノフェンを有効に使用するポイントは，十分な用量を用いることである．アセトアミノフェンは，1回最大投与量1000mgであるため，Aさんは，900mgでは十分な用量でない可能性がある

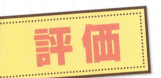

病日3日目の時点で，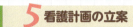であげた「期待する結果」に到達できたかどうかを評価していきます．

 期待する結果
①疼痛が軽減し，十分な休息がとれる
②疼痛が軽減し，希望する活動ができる
→現在は①②ともできているが，今後も継続が必要

　アセトアミノフェンは錠剤から細粒に変更され，用量も増量され，夜間の睡眠が確保できるようになりました．これは，常にペインスケールを用いて，疼痛の評価を行ったことが効果的でした．疼痛をスケールで評価することで，患者にとって薬剤がどれくらい効いたか医療者が把握しやすく治療に役立ちます．

　そして，Aさんとの信頼関係を構築し，症状を訴えやすい環境を設定したことで，ありのままの疼痛を表出できたことも効果的でした．

　また，Aさんは，化学放射線療法をしているため，粘膜炎の発症のリスクがあります．粘膜炎を発症すると，再び疼痛が出現する可能性があります．放射線治療による粘膜炎は，治療開始後2，3週間後に出現します．その時期を考慮し，今後も疼痛の評価をしていき，継続して看護介入していく必要があります．

引用・参考文献
1) 日本食道学会編：臨床・病理　食道癌取扱い規約．第11版，p.21，金原出版，2015．
2) 菅野かおり：はじめての消化器がん化学療法．消化器外科NURSING，20（12），33，2015．
3) M.ゴードンほか：ゴードン博士のよくわかる機能的健康パターン—看護に役立つアセスメント指針．照林社，1998．
4) 矢田昭子ほか：基準看護計画—臨床でよく遭遇する看護診断，潜在的合併症と基準看護計画．第2版，照林社，2011．
5) L.J.カルペニート：看護診断ハンドブック．第10版，医学書院，2014．
6) 野川道子：看護実践に活かす中範囲理論．メヂカルフレンド社，2012．
7) 阿部俊子監：エビデンスに基づく疾患別看護ケア関連図　改定版．中央法規，2014．
8) 的場元弘：がん疼痛治療のレシピ．春秋社，2006．
9) 余宮きのみ：ここが知りたかった緩和ケア．南江堂，2013．
10) T.H.ハードマンほか編，日本看護診断学会監訳：NANDA-I看護診断—定義と分類 2015-2017．原書第10版．医学書院，2015．

MEMO

基礎と臨床がつながる
疾患別看護過程

緑内障
〜術後の事例〜

緑内障は，高い眼圧により視神経が障害されることで，視野が狭くなる疾患です．緑内障によって生じた視神経の障害は不可逆的で，失明の原因の1位にもなっています．
術後の身体的なケアだけでなく，精神面にも寄り添う支援が重要です．

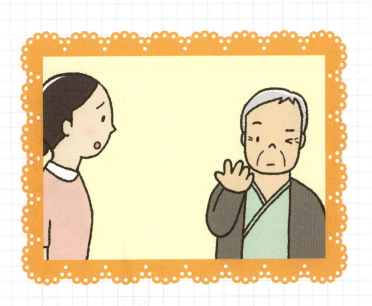

事例

患者
Aさん　71歳　男性

診断名
緑内障（原発開放隅角緑内障）

既往歴
高血圧，前立腺肥大症，白内障

背景
妻68歳と同居．長男46歳，長女43歳，次女40歳．子どもはそれぞれ結婚しており，別居している．Aさんは65歳までは仕事をしていたが，現在は退職して趣味の相撲観戦や飼っている犬の散歩をして過ごしている．妻は専業主婦で家事は妻が担当しているが，Aさんも退職して以降，家事を担当することがあった．飲酒は毎日日本酒2合程度，喫煙は20歳から40年間20本/日であったが，緑内障と同時に高血圧も指摘されて以来禁煙している．

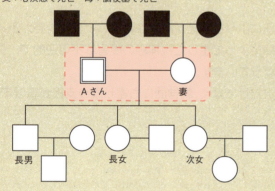

父：心疾患で死亡　母：脳梗塞で死亡

現症経過
10年前会社の定期検診で両眼の眼圧が高いことを指摘される．以降近所の眼科クリニックにて眼圧コントロールの点眼薬の処方を受け，経過をみていた．眼圧は20mmHg前後でコントロールされており良好であったが，徐々に眼圧の値が悪化していった．点眼の種類や回数の変更により対応していたが，徐々にコントロール不良となる．

ここ数か月の間に右眼に視野障害が出現し，白内障の進行も認めたことから，手術適応の可能性がありB大学病院を紹介され受診した．B大学病院で手術適応と診断され，両眼の白内障手術＋緑内障手術目的で入院加療となった．紹介時に使用していた点眼薬はキサラタン®（寝る前1回/日），チモプトール®（朝夕に1回ずつ/日）．

両眼の緑内障手術と白内障手術の適応を指摘され，外来にて手術に関する説明を受け，手術加療目的で予定入院．右眼の視野障害は中心付近にあるが，両眼で見ていると視野障害には気づかない程度．視力は右眼矯正0.4，左眼矯正0.9であり，日常生活は自立していた．入院翌日（3月5日）に右眼の緑内障手術と白内障手術を同時に行い，術翌日に眼帯を除去されたが，自覚的には右眼がほとんど見えていないという感想であった．右眼手術の2週間後に左眼の同じ術式の手術を予定しており，現在右眼の術後の経過観察を行っている．

実習の1日：病日3日目（術後2日目）

Aさんは緑内障に関する手術を受け，右眼の視力が一時的に低下した状態にあります．入院前は右眼に視野障害があるものの，自立して生活をしていました．左右の見え方に違いがあり遠近感があまりなく，生活に介助が必要な状態であり，術後の影響を抑えるため主に居室内で安静に過ごしています．

学生がAさんの居室を訪問すると，ベッドに臥床して休んでいました．声をかけると少し眠そうな声で「夜あまり眠れなかったんだよ」と返事がありました．バイタルサインは体温36.5℃，脈拍65回/分・整，血圧132/78mmHg，SpO₂ 98%でした．カルテには，前日の発言として「右眼は全然見えない」と記載がありました．

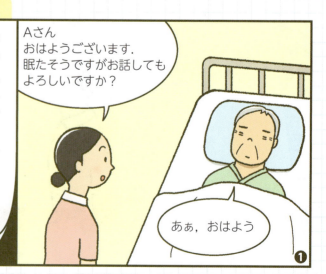

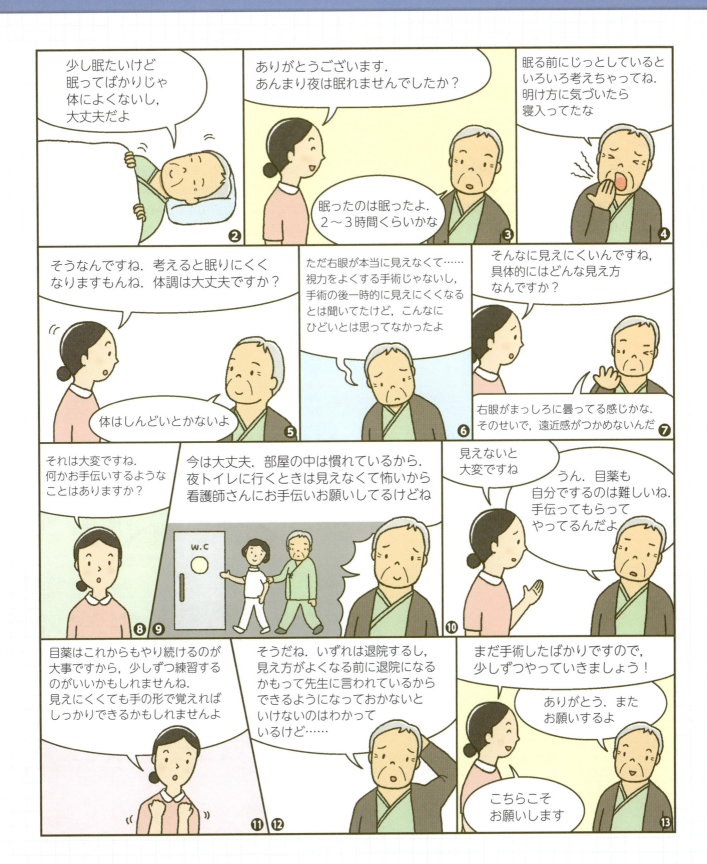

緑内障とは

緑内障とは，目から入ってきた情報を脳に伝達する視神経に障害が起こり，視野が狭くなる病気です．治療が遅れると失明にいたる場合もあり，厚生労働省の調査によると，わが国における失明原因の約25％で1位（平成17年度）です．早期発見・早期治療によって失明の可能性を少しでも減らすことができるので，適切な治療を行うことが重要です．

緑内障による視神経の障害は，目の硬さの目安である眼圧が高くなり，視神経が耐えられる圧力より大きくなることによって引き起こされます．また眼圧が高くなる原因はさまざまで，原因となる薬剤や原疾患がある場合を除いて，どうして緑内障になる人とならない人がいるのか，また緑内障がどのように発症するのかについて詳しいことはまだわかっていないため，確実に予防することは困難です．

一方，眼圧が正常の範囲内であっても緑内障になる人＝神経にダメージが与えられてしまう人も多くいます．こういった疾患は正常眼圧緑内障とよばれています．

◀眼圧ってなに？▶

眼の中は「房水（ぼうすい）」と呼ばれる液体が循環しており，図のように眼の中で産生されて，水晶体と虹彩（こうさい）の隙間を通り角膜の裏からシュレム管へ移動し，眼の外に排出されていきます．この房水が循環する仕組みにより眼の中の圧力が一定に保たれて，眼球の形状を保つことができます．眼の中の圧力のことを「眼圧」と呼びます．

眼圧の正常値は10～21mmHgです．

■房水の流れと眼圧

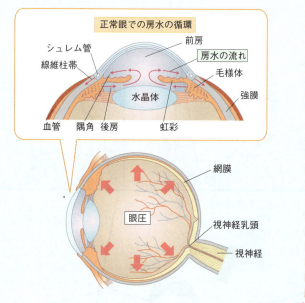

症状

- 片目に視野障害が生じていても，両方の目で見ていると，片目の視野障害に気づかないことがあるため，緑内障はほとんど自覚症状がないまま進行する（図1）．そのため，自覚症状として視野の障害に気づくころにはかなり進行してしまっている場合もある．
- 一度障害された神経の機能を取り戻すことはできないため，進行した視神経の障害は回復することがなく，見えなくなった視野が治療によって再び見えるようになることはない．そのため，緑内障の治療は見え方をよくするものではなく，これ以上見え方を悪くしないように，進行をゆっくりさせるためのものである．
- 眼圧が高くなると，眼痛・充血・目のかすみのほか頭痛や吐き気として随伴症状が現れることもある．

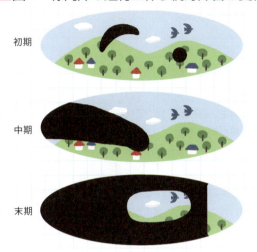

■図1 緑内障の進行に伴う視野障害の変化の例

緑内障の種類

- 原発開放隅角緑内障（図2）
  - 隅角は開いているものの，その先の房水排出路の1つである線維柱帯が目詰まりを起こすために起こる緑内障．
  - フィルターが目詰まりするようなイメージなので眼圧はゆっくり上がっていくことが多く，気づかないうちに進行していることがある．
- 原発閉塞隅角緑内障（図3）
  - 房水の出口（隅角）部分が虹彩によってふさがれ，狭くなっていることで起こる緑内障．
  - 隅角が狭い人が暗いところで本を読んだり，交感神経を刺激するような薬を飲んだりして，瞳が大きくなり虹彩の幅が厚くなったときに，虹彩が線維柱帯の房水側に張りついて蓋をしてしまうと起こる．
  - 急激な眼圧の上昇が生じる場合がある．
- 続発緑内障
  - あらかじめ眼や全身になんらかの疾患があり，それが原因で眼圧が上昇するために起こる緑内障．
  - 原因はさまざまで，糖尿病網膜症から起こる血管新生緑内障，ステロイドの目薬などで起こるステロイド緑内障などがある．

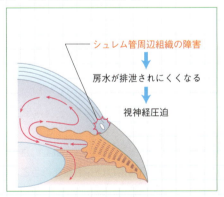

■図2 原発開放隅角緑内障

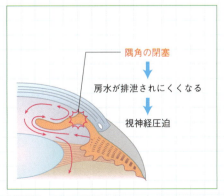

■図3 原発閉塞隅角緑内障

- ●発達緑内障
  - ・生まれつき隅角に異常があるタイプの緑内障．
  - ・生まれた直後から眼圧が高い場合，眼球そのものが大きくなることもある．
  - ・眼圧を適切にコントロールしていたとしても，視機能が著しく障害されてしまう場合もあるため，早期に手術療法が必要となる．

検査

- ●眼圧検査
  - ・眼圧を測定する機器を用いて実施する．
  - ・直接器具を目の表面に当てて測定するものや空気を吹き当てて測定するものなどがある．
- ●隅角検査
  - ・特殊な専用のレンズを目に当てて，隅角の状態を見る．
  - ・眼に押し当てるため，痛みがないように点眼麻酔をしてから行う．
- ●眼底検査
  - ・視神経の障害の程度をみるために行う．
  - ・視神経は障害されると視神経乳頭にあるくぼみが拡大していくため，どの程度の状態にあるかを確認する．

- ●視野検査
  - ・見える範囲を調べる．
  - ・どの部分が見えていてどの部分が見えていないかを判定する検査であり，小さな光が見えるか見えないかを患者自身でボタンを押して検査を進めていく．
  - ・少しずつ見える部分と見えない部分を判定していくため，検査は30分以上かかることが多い．

治療

- ●薬物療法
  - ・現在の緑内障治療の基本であり，点眼薬と内服薬がある．
  - ・緑内障の種類や重症度，眼圧の程度，全身疾患，ADLなどを考慮して治療法が選択される．
  - ・緑内障の治療に用いられる点眼薬の種類は10種類以上あり，複数の点眼薬を組み合わせて治療を行うこともある（p.495）．
- ●レーザー治療
  - ・レーザーによって目に穴をあけて房水の流れを変える方法．
  - ・穴をあける部分は大きく分けて2つあり，虹彩（目の茶色の部分）に穴をあける方法と線維柱帯に穴をあける方法がある．
  - ・痛みはごくわずかのため外来で実施することも可能．

- ●手術
  - ・薬物療法やレーザー治療では効果が得られなかった場合に行う．
  - ・手術によって房水を流れやすくしたり，新しく流れる道を作ったりする．
  - ・手術によって視野が改善することはなく，眼圧をコントロールしてこれ以上悪くならないようにするためのものである．
  - ・手術をしても再手術が必要となったり，点眼を継続する必要があったりするため，しっかりと管理をしていく必要がある．

1 情報収集

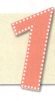

✳ 情報収集の視点

　緑内障は一度失ってしまった視野を二度と取り戻すことができない病気であり，治療も視力を改善するものではなく，現状を維持しこれ以上悪くならないようにするものです．さらに今回の患者さんのように，適切にコントロールを継続していても徐々に悪化することがあり，今まできちんと治療をしていたのにといった思いを抱く可能性があります．

　Aさんの視野は徐々に欠損が進んでおり，緑内障の視野欠損は加齢とともに進んでいくので，今回の手術をしても今後さらに視野が障害されていくこともあるでしょう．Aさんが今後の人生をどう捉えているか，目の見え方についてどう捉えているかを考えて，周手術期や退院してからの生活について支援を把握していく必要があります．

情報収集の視点

視点1 Aさんは現在の自分の疾患・視力・視野についてどう捉えているのか

視点2 視野が欠損していること，今後も進行してしまう可能性があることについてどう考えているか

視点3 疾患を抱えたまま今後人生を過ごしていくことについてどう捉えているか

✳ 情報収集の例

視点1 Aさんは現在の自分の疾患・視力・視野についてどう捉えているのか

情報収集の視点（詳細項目）	どこから？	なぜこの情報が必要か？	Aさんの情報
●病型・罹患期間 ●視力に関する自覚症状 　・現在の見え方はどう感じるか 　・手術前の見え方・左右の見え方を比較して，どのように感じるか ●家族・生活歴 　・家族に関する情報（支援の有無） 　・生活行動に関する情報（趣味・仕事・住居・金銭面） ●既往歴・現病歴 　・どんな経過をたどって入院にいたったのか 　・加療している他の疾患について ●入院してからの経過	●カルテ（看護記録，診療記録） ●患者・家族から聞き取り ●患者を観察して ●担当医師・担当看護師から聴取	●視力を検査で数値化することは可能だが，見え方は患者個人の感じ方で左右される．Aさんが自身の視力や視野についての捉え方を知る必要がある ●視力・視野の捉え方やAさんの身体状況などの情報を総合的にアセスメントして，必要な援助について考える ●家族やこれまでの生活，入院前から入院後の疾患に関する経過を把握することで，慢性疾患としてどう受け止めているかをアセスメントする	●原発開放隅角緑内障，60歳のときに高眼圧を指摘され，点眼加療で眼圧をコントロールしていた ●定期的に近医受診を行い点眼も自立して行っていたが，眼圧が徐々にコントロール不良となり手術目的で大学病院に紹介受診となる ●手術適応と指摘され，両眼の緑内障手術（＋白内障手術）目的で入院 ●入院前は右眼に視野障害＊（p.477参照）があったが，両眼で見ていたため生活は自立していた ●右眼の手術後，一過性の視力低下で右眼の視力低下を訴える

基礎と臨床がつながる 疾患別看護過程

情報収集の視点(詳細項目)	どこから？	なぜこの情報が必要か？	Aさんの情報
●バイタルサイン ●ADLに関する身体状況 ★ワンポイント **視野障害と視力障害の違い** 目の障害全般を指し示すのが「視覚障害」です．視野障害は漢字の通り，見える範囲の一部が真っ暗になって欠けている状態で，視神経の障害によって起こります．また，視力障害は「どのくらいよく見えるか」が障害されている状態なので，一般的な近視など眼鏡をかけているような目が悪い人もこれにあたります．視力障害の原因はさまざまですが，Aさんの場合は強い眼内の炎症により，眼の中に光が入りづらく，視力が障害されています．			●Aさんの発言：「右眼がほとんど見えていない」「左右で見え方が違うからいつもと違ってものが取りにくい」「今までは普通に見えてたんやけど，手術して悪くなってしまったんじゃないか」 【家族・生活】 ●妻68歳（同居），長男46歳・長女43歳・次女40歳（別居） ●65歳で退職し現在は無職，年金で生活する ●趣味：相撲観戦，犬の散歩 【視力】 ●術前：右眼(0.4)，左眼(0.9) ●術後2日目：右眼(0.02)，左眼(0.9) 【バイタルサイン(術後2日目)】 ●体温36.5℃，脈拍65回/分・整，血圧132/78mmHg，SpO₂ 98% 【ADL】 ●術前：自立 ●術後2日目：居室内では自立，病棟内移動は必要時介助，内服・点眼は医療者の介助で実施

視点2 視野が欠損していること，今後も進行してしまう可能性があることについてどう考えているか

情報収集の視点(詳細項目)	どこから？	なぜこの情報が必要か？	Aさんの情報
●年齢，性別 ●疾患に関する理解 　・視力の経過についてどう理解しているか 　・疾患に対する治療についてどう理解しているか 　・視野障害に対する思い ●表情，言動 ●睡眠状況 ●医療者や治療に対する思い 　・過去，現在，未来の治療に対してどう思っているか 　・どのような状態になるために治療を受けているか ●人生において大事にしているもの	●カルテ(看護記録，診療記録) ●患者・家族から聞き取り ●患者を観察して ●担当医師・担当看護師から聴取	●視野・視力はこれから症状が進行することで不可逆となる可能性がある ●視機能の障害は生活に大きな影響を与えるものであり，今後どう生きていくかということにも影響していく ●現在の視機能と本人・家族の思いや希望を踏まえてアセスメントすることで，精神面へどのように援助を提供していくかを考える	●71歳男性 ●Aさんの発言「先生からも視力をよくするための手術ではないと聞いているけど，今まで見えてたのに手術してもっと見えなくなってるから悪くなっているのではないかと心配」，「このまま見えないままだったらどうしようか……」 ●暗い表情 ●夜間不眠あり，日中傾眠傾向にある ●Aさんの発言「今までちゃんと目薬してきたのに……」，「これまでやってきたことは本当に意味があったのかな」，「趣味で相撲見たりするからそれができなくなるのは寂しいね……」

視点3 疾患を抱えたまま今後人生を過ごしていくことについてどう捉えているか

情報収集の視点(詳細項目)	どこから？	なぜこの情報が必要か？	Aさんの情報
●年齢，性別，職業，趣味 ●家族，生活歴 　・家族に関する情報(支援の有無) 　・家族の思い 　・生活行動に関する情報(趣味・仕事・住居・金銭面)	●カルテ(看護記録，診療記録) ●患者・家族から聞き取り ●担当医師・担当看護師から聴取	●今後の人生は視機能に影響を受けることが予想される ●視機能を保持し，よりよい生活を退院後も送っていくためには退院後の自己管理が重要である	●入院前：点眼・内服は自己管理していた．定期的に近医を受診しており，眼圧もコントロール良好であった．医師の指示を順守することができていた．点眼をしっかり行っていたが眼圧が徐々にコントロール不良となり，手術適応と指摘される

ADL：activities of daily living，日常生活動作

情報収集の視点（詳細項目）	どこから？	なぜこの情報が必要か？	Aさんの情報
●人生において大事にしているもの ●治療に関する積極性 ・点眼や内服に関するコンプライアンス ・通院状況 ・治療に対する意欲 ●身体の状況と退院後の生活 ・生活を阻害しているものとその程度 ・阻害しているものに対してどう対処するか ●患者自身の思い ・入院中そして退院後の生活についての希望 ・今後の生活に関する希望		●入院前の生活や持っている能力，生活に関する希望などから自己管理を支援するために必要な援助はどんなものがあるかをアセスメントする	●術後2日目：右眼の視力障害の訴えあり．「右眼はほとんど見えないですね」「目薬を入院前は自分でしてたけど，今はとてもじゃないけどできないです．目薬の先が見えないからどこに落としていいかわからない」 ●右眼は視力障害があるが，左眼は手術前のため視力は保たれている．居室での行動は自立しているが，遠近感がなく夜間暗くなってからの移動に不安があり「夜はトイレに連れて行ってほしい」と希望があった ●Aさんの発言「視野がよくなることはないと聞いているけど，見えなくなるのは困るな」「今ののんびりした生活も気に入ってるから散歩したりテレビ見たりはしたいんだけど」

情報の整理とアセスメント

✲ 情報の整理

今回はヘンダーソンの14の基本的ニードの枠組みに沿って情報を整理します．

先ほどの情報収集の視点に沿って情報収集を行い，整理しアセスメントしていきます．

この緑内障の周手術期の患者さんの場合，不可逆の視野欠損がすでに生じており，手術をしても視野が改善することは見込めません．改善を目指すための手術とは異なり，これ以上悪くならないようにするための手術であるため，患者さんの心理状態も変わってきます．また，術後も適切に眼圧を管理していくために，点眼や内服などの薬物療法も重要です．そのため，現状の視機能やADL情報と合わせて退院後の管理についても支援していかなくてはなりません．

本人のもつ力を尊重し，必要な支援を行っていくことが求められますので，患者さんの状態を適切にアセスメントすることが重要です．

●ヘンダーソンの14の基本的ニードの枠組みによる情報の整理

領域	情報を集める視点	アセスメントの視点
【1】 正常に呼吸する	●ガス交換が正常に行われている ・呼吸の性状（回数・呼吸音・呼吸リズム・呼吸の深さ），自覚症状の有無，努力呼吸の有無，胸郭の動き，SpO₂，皮膚の色や表情，検査データ，胸部X線写真 ・呼吸器疾患，呼吸を阻害する因子の有無 ・循環器疾患の既往歴 ●安楽に呼吸ができる ・姿勢や体位は呼吸を障害していないか ・寝具や家具は適切なものか ・体液バランスの異常の有無	●検査データやX線画像，身体所見からどのような呼吸を行っているか把握し，正常範囲からの逸脱の程度を評価する ●呼吸器疾患の既往や呼吸を阻害する因子の有無から，呼吸状態の評価に影響があるかどうか判断する ●視力障害により周囲の環境を自己で整えられない可能性があるため，空気環境が安楽な状態にあるかどうか判断する

領域	情報を集める視点	アセスメントの視点
【1】正常に呼吸する	●空気環境が適切であるか ・室内空気の調節（温度，障害因子となる物質の有無） ・酸素療法の有無	
【2】適切に飲食する	●適切な食事摂取量や食品 ・消化器疾患の既往の有無，甲状腺疾患などの消費エネルギーに影響する疾患の有無 ・身長，体重，BMI，体脂肪率，体重の増減，腹囲 ・血液データ（TP，Alb，Hb，Ht，HDLコレステロール，LDLコレステロール，血糖値，HbA1c），尿データ（尿タンパク） ●食事の満足感 ・家庭での食習慣 ・入院してからの食事 ・食事の嗜好，偏食の有無，食事への価値観 ●食事の自立度 ・視力障害など摂食行動に関連する運動・感覚機能疾患の有無やその程度 ・食物の購入や調理の可否 ・適切な食生活に関する知識の有無 ・サポートパーソンの有無 ●食事摂取に影響を及ぼす要因 ・食物アレルギーの有無，咀嚼に関する機能障害の有無，嚥下機能障害の有無 ・悪心，嘔吐，食欲に関する疾患や薬剤使用の有無	●検査データや身体所見から栄養状態を把握し，正常範囲から逸脱していないか評価する ●食物の消化吸収やエネルギー消費に影響を及ぼす疾患の有無を判断する ●摂取エネルギーと消費エネルギーのバランスを考え，必要なエネルギー量を判断する ●電解質，体液バランスから適切な水分量を判断する ●適切な栄養素のバランスを判断する ●運動機能・感覚機能（視力など）の状態から食事に伴う活動の自立度を判断する ●食事を適切にとる知識の有無，食生活への価値観や嗜好から今までの食習慣を考える ●重要他者との関係や食事への支援状況を判断する
【3】身体の老廃物を排泄する	●排泄の状態 ・尿・便の量，性状，回数，間隔，家庭での習慣，失禁の有無，腹部膨満の有無 ・発汗，月経（女性），痰などの分泌物，ドレーンからの排液 ●排泄に関する感情 ・緊張，ストレス，羞恥心 ・自立していないという苛立ち ●排泄行動の自立度 ・排泄の自覚，トイレへの移動，トイレ内の物品の確認，衣類の着脱，後始末，清潔の保持 ●排泄に影響を及ぼす要因 ・消化器，泌尿器疾患の有無 ・人工肛門，人工膀胱，膀胱留置カテーテルの有無 ・排尿排便に関連する薬剤の使用 ・食物摂取量，水分摂取量，食事内容や摂取時間 ・活動量，季節による気温の変化 ●検査結果 ・血液データ（BUN，Cr，eGFR，Ccr，Na，K，Cl） ・尿データ（尿比重，尿糖，尿タンパク，尿中アルブミン，尿潜血）	●排泄の正常からの逸脱の有無，程度を判断する ●In-Outバランスを考慮し，尿量の増減や水分摂取の多少を判断する ●排尿排便の回数・間隔・時間帯を把握し，生活に影響を及ぼしていないか判断する ●消化器，泌尿器疾患の有無と，人工肛門や人工膀胱・膀胱留置カテーテルの有無，排尿排便に関連する薬剤の使用，それらの排泄に与える影響を判断する ●排泄行動への患者を取り巻く環境や自身のもつ思いを知り，排泄に関する援助を行ううえでの注意点や配慮を考える ●排泄に関する援助を安全に提供するために自立度を把握し，必要な援助をしつつ，自立を促すような援助を考える
【4】移動する，好ましい肢位を保持する	●よい姿勢の保持 ・骨の変形や機能不全を引き起こす疾患の有無 ・運動疾患と手術の有無 ・廃用症候群の有無 ・感覚機能の障害の有無や程度 ●自立度 ・どの程度自立して動くことができるのか ・視力障害の程度による影響の有無や程度 ・困難が生じた場合の対処方法 ・サポートする人間の有無 ●よい姿勢に対する知識 ・今までの生活習慣	●姿勢の保持と移動に関する機能の正常からの逸脱の有無と程度を判断する ●患者の年齢，安静による廃用症候群の影響を考え，リハビリテーションを開始する時期を判断する ●今までの生活習慣と疾患の状況から自立の程度を判断する ●患者の気持ちを尊重し，よい姿勢や適切な移動を行えるよう，意欲や動機づけに関して援助をする ●患者の移動の程度と対処方法，患者自身の思いを知ることで，必要な援助をアセスメントする

BMI：body mass index，体格指数

領域	情報を集める視点	アセスメントの視点
【5】眠る，休息する	●十分な睡眠と休息 ・入眠困難，中途覚醒，早期覚醒，熟睡感の有無，入院前の睡眠習慣，睡眠のリズム ●十分な睡眠を妨げる要因 ・睡眠に影響する精神疾患の有無，睡眠薬の使用の有無，睡眠に影響する薬剤使用の有無，不快な身体症状の有無（呼吸困難，疼痛，搔痒感，空腹感など），睡眠を妨げる環境（照明，音，においなど） ・悩みなど心理的要因，疾患の状況，疾患の受け入れ	●睡眠と休息が十分かどうかを判断する ●入院による睡眠の障害がないか判断する ●家庭に睡眠を妨げる要素がないかどうかを判断する ●視力障害に関する不安が睡眠にどのような影響を与えているか評価する
【6】適切な衣服を選び，着たり脱いだりする	●適切な衣類の選択 ・清潔であるか，温度調整の可否，環境に応じた衣類の選択 ●衣類に関する気持ち，満足度 ・好み，衣服に対する価値観，自己認識 ●衣類着脱の自立度 ・更衣の必要の認識，清潔な衣類の準備，着脱の行為の可否（ボタンやファスナーの操作），汚れた衣類の洗濯 ・感覚機能障害の有無	●衣服を選択し着脱することが十分できているかを判断する ●入院，手術，検査，治療により衣服の着脱が妨げられていないかを判断する ●視力がどの程度更衣に影響を与えるか判断し，自立の程度から必要な援助が何かを知る
【7】体温を正常範囲に保持する	●体温に影響を与える要因 ・年齢，甲状腺疾患など代謝に影響する疾患の有無，感染症の有無，創傷の有無，血液検査（WBC，CRP） ・季節，空調による変動 ・身体の部分的な温度差の有無	●正常な体温を保持できているかの判断をする
【8】身体を清潔に保ち，身だしなみを整え，皮膚を保護する	●身体の清潔の保持 ・身体，陰部，頭髪，ひげ，足，つめ，顔，鼻，耳の整容の状態 ●清潔に関する捉え方 ・清潔への意識，清潔習慣，生活の必要性の理解，自己の身体に対する意識，清潔を保持することによる快の感覚への刺激 ●清潔を保つための行動の自立 ・整容行動の可否，整容のための道具の取り扱いの可否 ・感覚機能障害の有無 ●易感染状態の有無 ・易感染に影響する薬剤の使用（ステロイドなど），循環状態，創傷の有無，皮膚の乾燥，浮腫，皮膚の脆弱度	●身体の清潔を保持する機能について正常範囲から逸脱していないか，またその程度を評価する ●清潔に対する意識や快の感覚への刺激から，自己の身体に対する認識を判断する ●退院後の生活を考えて，感染予防のための清潔に関する教育の必要性の有無や教育内容を判断する ●感覚機能の障害により自立が阻害される場合，どのように対処すれば自立を促すことができるか考え，援助や指導を行う ●眼の創傷に対する清潔意識について判断し，自立して管理できるように援助や指導を行う
【9】環境の危険因子を避け，また，他者を傷害しない	●危険回避の知識があるか，行動がとれるか ・危険に対する認識，危険を回避する知識の有無，危険を回避する行動の自立度，行動の自立度に対する自己認識，性格 ●環境に危険はないのか ・年齢，環境変化への適応の状態，運動機能の障害の有無，感覚機能への障害の有無や程度，下肢や腰などの疼痛の有無，環境の中の危険物の有無，照明の状況 ●精神の状態 ・自傷自殺の可能性の有無，他者を傷つける可能性の有無 ・精神疾患の有無とコントロール状態 ●感染症のリスク ・感染症の有無，免疫力低下の有無，感染予防行動への理解と行動	●危険を回避する機能を判断し，正常範囲から逸脱していないか評価する ●転倒や感染のリスクに対する自身への影響を認識し対応することができているかどうかを判断する ●退院後の生活を考え，環境を整える必要や整備の方法を検討する ●精神状態から，自傷や他傷の可能性を判断し，同室患者・重要他者・キーパーソンとの関係に配慮する
【10】他者とのコミュニケーションを持ち，情動，ニード，恐怖，意見などを表出する	●コミュニケーションに障害はないか ・コミュニケーションに障害となる感覚機能障害の有無，精神疾患や発達障害の有無 ●他者に自分の感情，考え，ニードを表出しているか ●重要他者との関係，関係変化の有無	●他者とのコミュニケーション機能を判断し，正常範囲から逸脱していないか評価する ●患者が自身の考えや感情を表出しやすい状況にあるかどうか判断する

領域	情報を集める視点	アセスメントの視点
【10】 他者とのコミュニケーションを持ち，情動，ニード，恐怖，意見などを表出する	●ソーシャルサポートシステムとの関係 ●情動変化を表す身体症状の有無	●退院後の生活を考え，サポートが受けられるように重要他者やサポートシステムとの良好な関係がとれるよう援助する
【11】 自分の信仰に従って礼拝する	●信仰，価値観，倫理的な考え方，人生の意味，今までの生き方，将来に対する考え ●自己に対する期待 ●将来への希望	●患者が自身の信仰や価値観が尊重されていると感じているか判断する ●患者の将来に対する意向や自己への期待を考慮し，援助の方向性を判断する
【12】 達成感のあるような形で仕事をする	●社会，家庭内での役割について ・患者の発達段階，家族の発達段階 ・感覚機能の障害による役割変化の有無や程度 ・役割変化についての家族や重要他者の認識 ●1日の過ごし方，仕事と休息のバランス，社会活動，達成感のある仕事 ●経済状況と変化 ・仕事の継続状況，生計者，収入源の変化，支出の状態 ●社会資源の利用 ・障害者手帳の給付	●活動や仕事をする機能について判断し，正常範囲から逸脱していないか評価する ●患者と家族の発達段階について考慮し状況を判断する ●疾患や機能障害による役割機能の変化についての患者自身の受容を判断する．また，家族についても同様に捉え方について判断する ●患者がどのような活動に達成感を得ているか判断する ●退院後の生活や治療・外来通院の継続を考え，経済状況に対する支援を検討する
【13】 遊び，あるいはさまざまな種類のレクリエーションに参加する	●遊び，レクリエーション，気分転換 ・趣味，障害となる身体症状の有無（息切れや疼痛など），感覚機能障害の有無，運動機能障害の有無，障害となる精神疾患の有無，精神的ストレスの有無 ●生きがい	●レクリエーション活動のニーズ充足について判断する ●患者の身体（感覚機能など）・精神はレクリエーション活動を行うために整っているか判断する ●活動を変化させる必要があるか，現在の身体状況は活動を行うことに適しているかを判断する ●レクリエーション活動が快となっているか，ストレスとなっていないかを判断する ●どのような生きがいが患者の支えとなっているか考える
【14】 "正常"な発達および健康を導くような学習をし，発見をし，あるいは好奇心を満足させる	●知識の程度 ・疾患の治療，予防，進展に関する知識 ・自己管理に対する知識や経験 ・情報源（新聞・書籍，インターネット，テレビ，知人，患者会） ●理解力の程度 ・年齢，学歴，認知機能に影響を及ぼす疾患の有無 ・情報を得たり理解するための感覚機能に影響を及ぼす疾患の有無や程度 ・教育歴に対しての理解度 ・疾患に関する情報の解釈，理解度 ●意欲 ・意欲低下に影響を及ぼす疾患・身体症状（息切れや疼痛，掻痒感，倦怠感など）の有無や程度 ・自己管理の必要性や影響度についての理解 ・疾患や症状管理のコントロール感，自己効力感の有無 ●知識を実行するうえでの障害の有無 ・実行に影響を及ぼす疾患や機能障害の有無・程度 ・患者自身のもつ価値観 ・適切な自己管理と患者の理解している自己管理，患者の実行している自己管理 ・治療や受診への参加状況 ●サポート状況 ・重要他者やソーシャルサポートシステムの支援，関係性	●患者の状態に合わせて教育をするため，年齢・認知力・感覚機能・身体症状・疾患・精神状態などから教育を受けることができる状態か判断する．また，教育の内容についても適切か判断する ●知識を提供するだけでなく，実際に自己管理ができるように，患者の自立を促すような援助を計画する ●疾患や症状についての受け止め方や精神状態から，自己管理のための教育を受け入れる準備が整っているかどうかを判断する ●過去の経験や関心から，患者のもつ強み・自己管理に影響を及ぼす要因を判断する ●自己決定能力について判断し，自己管理の目標や達成可能なレベルについて検討する ●実行していた自己管理の内容や支援状況から援助の具体的内容を計画する

| 1 情報収集 | 2 情報の整理とアセスメント | 3 全体像の把握から看護問題を抽出 | 4 看護問題の絞り込み | 5 看護計画の立案 | 6 経過記録（SOAP） |

●Aさんの情報とアセスメント

領域	Aさんの情報の整理	アセスメント
【1】正常に呼吸する	①入院時：呼吸数15回/分，SpO₂ 98% ②術後2日目：呼吸数16回/分，SpO₂ 98% ③喫煙歴：20歳から40年間，毎日20本吸っていた．61歳のときに高血圧を指摘され同時に禁煙する ④呼吸苦の訴えなし	●喫煙歴がありブリンクマン指数は800である．しかし，入院時のバイタルサインに異常はなく，術前術後で状態が変化している様子もない．呼吸苦の訴えもなく呼吸機能は維持されていると考えられる（①②③④）
【2】適切に飲食する	①身長171cm，体重68kg，BMI 23.26 ②61歳のときに高血圧と診断され，食事療法と内服加療で経過をみていた ③趣味：犬の散歩と相撲観戦 ④職業：65歳で退職し無職 ⑤病院食：一般食1,800kcal，家庭では妻が調理を担当，飲酒は日本酒2合/日 ⑥摂食障害なし，嚥下障害なし ⑦術後右眼の視力低下の訴えあり．「距離感がつかめない」と発言があるが，食事は自立して行っており，配下膳の介助のみ実施 ⑧血液検査：血糖値113mg/dL，TP 7.1g/dL，Alb 4.2g/dL，総コレステロール200mg/dL，HDLコレステロール65mg/dL，LDLコレステロール122mg/dL	●栄養状態は血液検査の値から正常範囲内と考えられる（①⑤⑧） ●視力が障害されているので配下膳など食事に一部介助が必要な状態にあるが，食事摂取そのものには障害はない（⑥⑦） ●Aさんの身長体重からBMIは23.26と普通体重の範囲にある．身体活動レベルは，犬の散歩を行っておりふつうレベル（レベルⅡ）だと考えられるので，家庭では適切なカロリー摂取が行われていると予想される．病院では活動量が低下するので身体活動レベルに合わせたカロリー量となっているが，本人の訴えと合わせて経過をみる必要がある（②③④⑤）
【3】身体の老廃物を排泄する	①排尿回数5～6回/日，排便回数1回/日 ②家庭での排泄時の困難の訴えなし ③術後右眼視力の低下があり，「夜はトイレまで連れて行ってほしい」と要望あり．トイレ内での行動は自立している ④血液検査：BUN 12mg/dL，Cr 0.7mg/dL，UA 6.9mg/dL	●血液検査の結果から腎機能は正常範囲内にあると考えられる（④） ●排尿・排便ともに機能が保たれているが，視機能の障害によって居室からトイレの移動に介助が必要である（①②③） ●自身の身体機能を把握しており，必要な援助を求めることができている（③）
【4】移動する，好ましい肢位を保持する	①手術前も視野障害はあったが，両眼で見ることで機能は補完されており，生活は自立していた ②緑内障手術後右眼の視力が低下して遠近感がつかみにくい．夜間暗くなってからの移動に対しての不安の訴えあり．夜間トイレなど病棟内での移動は医療者介助で実施する ③居室内の行動は自立している	●術後一過性の視力低下があり，視機能が障害されている．障害の程度は病棟内での移動に一部介助が必要な程度（②③） ●自身の機能を自己で評価し他者に介助を依頼することができている（②③） ●緑内障手術後の一過性の視力低下は回復する可能性が高いが，どの時期にどの程度回復するか不明であるためAさんの視機能やADLを評価し続ける必要がある（①②③）
【5】眠る，休息する	①家庭で睡眠に関して不満はなかった ②手術後に「夜いろいろ考えてしまって普段よりは眠れてないかな．しんどいとかはないけど，そのせいか昼間にうとうとしてしまうことがある」と発言あり ③夜間排尿：1～2回 ④入院前は犬の散歩で毎日1時間程度歩いていた	●睡眠に関して不満はなく，身体症状の変化に関しても訴えはない．現在休息は十分とれていると考えられるが，睡眠状況が家庭と変化している（①②③④） ●睡眠状況が変化している理由について「いろいろ考えてしまって」とあるため，Aさんの心理面から睡眠状況の変化につながっていると考えられる（①②） ●やや昼夜逆転しているため経過をみる必要がある（②）
【6】適切な衣服を選び，着たり脱いだりする	①更衣は自立している ②洗濯は家族が家庭で実施 ③病衣の上からカーディガンを羽織るなどして対応している	●視力障害があるものの更衣や衣服の選択は自立している．洗濯に関しても家族の介助で行えている．今後の視機能の変化や退院後の生活も考慮し，必要な援助の有無を考える（①②③）
【7】体温を正常範囲に保持する	①術後2日目のバイタルサイン：体温36.5℃，脈拍65回/分・整，血圧132/78mmHg，SpO₂ 98%	●バイタルサインも正常範囲内であり，術後2日経過し麻酔の影響もないと考えられる（①②）

領域	Aさんの情報の整理	アセスメント
【7】 体温を正常範囲に保持する	②手術は局所麻酔，手術時間1時間程度 ③血液検査：WBC 5,500/μL，CRP 0.04mg/dL 未満 ④医師の診察記事「術後の炎症を認めるが，感染徴候は認めない」	●感染徴候もなく，現状問題となることは見受けられないが，身体状況を引き続きアセスメントしていく（①②③④）
【8】 身体を清潔に保ち，身だしなみを整え，皮膚を保護する	①入浴許可があり，自身で入浴を実施．浴室までの移動も自立している．家庭での入浴も自立，毎日20時ころ30分程度入浴していた ②洗顔と洗髪は未許可．眼の症状が落ち着き次第，医師の許可の後実施予定．現在はタオルでの顔面清拭のみ許可されている ③眼の状態（随伴症状）：手術した右眼には結膜の充血・浮腫，眼脂の付着がある．医師診察記事「感染徴候なし」 ④眼の掻痒感あり，疼痛の訴えなし ⑤右眼には術後の抗菌薬・抗炎症薬の点眼加療を行っている．点眼は患者の希望もあり，医療者の介助で実施 ⑥Aさんの発言「右眼がほとんど見えていないので，目薬が入らない．目に当たるのも怖いのでやってほしい」 ⑦家庭で点眼は自立していた	●安静指示を守ることができており，許可の範囲内で清潔を保持している．（①②） ●手術を行ったため右眼には創傷がある．点眼加療で経過をみており，掻痒感はあるが，医師の診察記事からも感染徴候はなく順調に経過していると考えられる（③④⑤） ●家庭では点眼は自立していたが，手術後の一過性の視力低下のため，点眼を自己で実施することができない．視力は今後回復すると考えられるので，必要な期間のみ医療者介助で対応することも可能である．しかし，退院までに十分視力が回復するかどうかわからないことや，今後視野障害の進行が予想されることも考えると，視機能に障害があったとしても点眼手技を自立することが重要．視力回復の経過や予想される入院期間等をふまえて援助を決定する（⑤⑥⑦）
【9】 環境の危険因子を避け，また，他者を傷害しない	①Aさんの発言「部屋の中はわかるから大丈夫」 ②居室内に危険物はない．居室内の移動は自立している．夜間の病棟内のみ医療者が誘導して移動する ③Aさんの発言「今まで普通に見えていたんやけど，手術して悪くなってしまったんじゃないか」「このまま見えないままだったらどうしようか……」「見えなくなるのは困る」	●視機能の低下があるため転倒リスクが増大しているが，介助が必要なときは医療者が誘導するなどして対応している．居室内も危険なく経過しているので，環境整備を続けて安全に過ごせるよう援助していく（①②） ●Aさんの発言から視機能に関する不安があると考えられる．自身や他者を傷害する可能性は現時点では低いとアセスメントするが，今後の経過もみて必要な援助を行う（③）
【10】 他者とのコミュニケーションを持ち，情動，ニード，恐怖，意見などを表出する	①Aさんの発言「先生からも視力をよくするための手術ではないと聞いているけど，今まで見えてたのに手術してもっと見えなくなってるから悪くなっているのではないかと心配」，「このまま見えないままだったらどうしようか……」 ②表情暗く話す ③夜間不眠あり．日中傾眠傾向 ④妻68歳（同居），長男46歳・長女43歳・次女40歳（別居） ⑤妻は入院中毎日お見舞いに来ており，治療に関しては協力的である	●手術前よりも視力が低下していることについて自身の気持ちを訴えることができている（①） ●視力が低下して今後も視野障害が進行するおそれがあるため，失明へのおそれを抱いている．身体症状として夜間の不眠が起こっており，表情も暗く精神面・身体面へのフォローが重要となる（①②③） ●家族とコミュニケーションはもてているが，家族との関係性や情報共有の程度など必要な情報を収集する（④⑤）
【11】 自分の信仰に従って礼拝する	①葬儀は仏式（浄土真宗），信仰している宗教はとくになし ②Aさんの発言「今ののんびりした生活も気に入っているから，散歩したりテレビ見たりはしたいな」	●信仰上の問題は見受けられない（①） ●現在の生活に価値を見出しているが，視機能の変化で生活も変えざるを得ない可能性がある（②）
【12】 達成感のあるような形で仕事をする	①65歳で退職し現在は無職，年金で生活する ②妻68歳（同居）：家事は主に妻が担当している．長男46歳・長女43歳・次女40歳（別居） ③趣味：相撲観戦，犬の散歩 ④手術の影響で一時的な視力低下があり，どの程度回復して退院になるかわからない．医師からは眼圧と術創が安定すれば退院となると発言あり	●仕事はすでに退職しており，家庭でも家事はほとんど担当していない．趣味である犬の散歩や相撲観戦が今価値のある行動であり，家庭でどのような役割を担当しているのか情報収集し検討することが求められる（①②③） ●視力低下があり，今後視野の欠損も進行するおそれがあるため，何らかの役割変化が生じることが予想される（④）
【13】 遊び，あるいはさまざまな種類のレクリエーションに参加する	①趣味：相撲観戦，犬の散歩 ②Aさんの発言「今ののんびりした生活も気に入っているから，散歩したりテレビ見たりはしたいな」 ③視力 術前：右眼（0.4），左眼（0.9） 術後2日目：右眼（0.02），左眼（0.9）	●術後の一過性の視力障害があり，今後視野欠損により不可逆的な視機能の低下が生じる可能性があるが，退院してからも自身の楽しみである趣味を継続したいという希望がある（①②③）

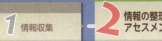

領域	Aさんの情報の整理	アセスメント
【14】"正常"な発達および健康を導くような学習をし、発見をし、あるいは好奇心を満足させる	①60歳のときに高眼圧を指摘され、点眼加療を行っていた。定期的に近医を受診し、点眼で眼圧コントロールを行っていたが徐々にコントロール不良になり手術適応となった ②Aさんの発言「今までちゃんと目薬してきたのに……」、「これまでやってきたことは本当に意味があったのかな」、「趣味で相撲見たりするからそれができなくなるのは寂しいね……」、「手術して悪くなってしまったんじゃないか」 ③家庭ではテレビ・ラジオ・新聞・インターネットから情報を得ており、緑内障についても自分で調べていた ④妻は入院中毎日お見舞いに来ており、治療に関しては協力的である	●通院を定期的に行い、点眼も自己管理を継続して行うことができていた。自身もきちんと目薬をしていたと自負があり、治療への参加は意欲的であると考えられる(①②) ●治療をきちんと行っていたという自信があったが、手術をして視機能が低下してしまっているため、今までの治療に関して疑問を持ち始めている。自分で情報を収集することはできるので、適切な情報提供を考え疾患や自身の置かれている状況について正しく理解できるよう援助を行う(①②③) ●家族の援助について、どの程度得ることができるのか把握する必要がある(④)

✱ 統合アセスメント

周手術期の看護といえども、手術に関する苦痛を緩和し安全に経過するための支援だけでなく、精神面に寄り添ってその人に対して本当に必要なことは何なのかを考えることが重要です。

今回のAさんのケースにおいては、視力という生活に不可欠な部分が障害されており、今後失明の危機におちいる可能性すらあります。Aさんは、自身の治療に対して十分努力してきたという自負がある中でこのような状態におちいってしまったことに対する不満や、今後の人生がどうなるのかといった不安、治療を継続してもよくなるわけではなく現状維持が精一杯という現実と向き合わなければならない葛藤があり、自暴自棄になってしまってもおかしくない状況です。その中で医師のすすめに沿って手術という選択をし、少しでもよい状況の中で今後の人生を歩みたいという希望をもっています。

そのため、手術後の安全に関するニード・今後の人生に関するニードといった部分を全人的に見ながら患者さんを捉えて必要な支援を考え、その場その場で優先順位を考えて実施していくことが求められます。

✱ 目標

安全に過ごし、眼の症状が緩和する

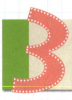

全体像の把握から看護問題を抽出

✳ 右眼術後2日目の関連図

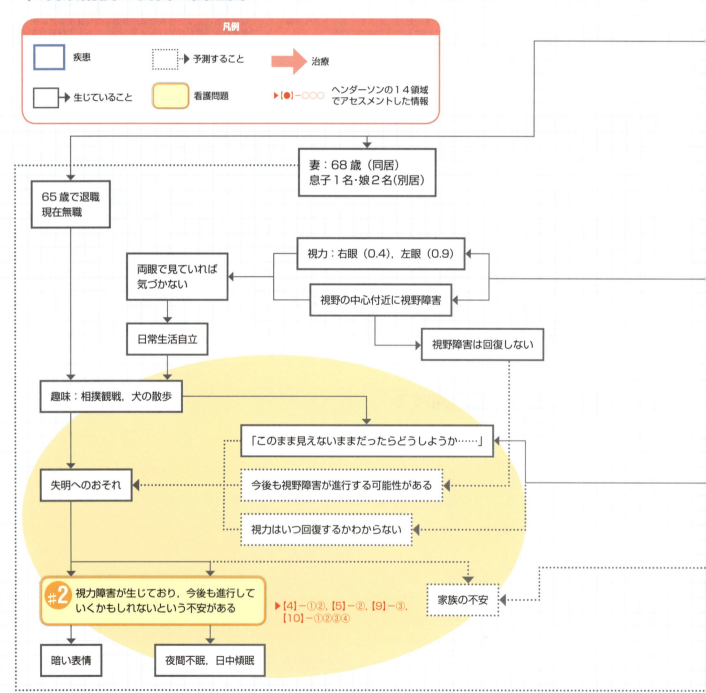

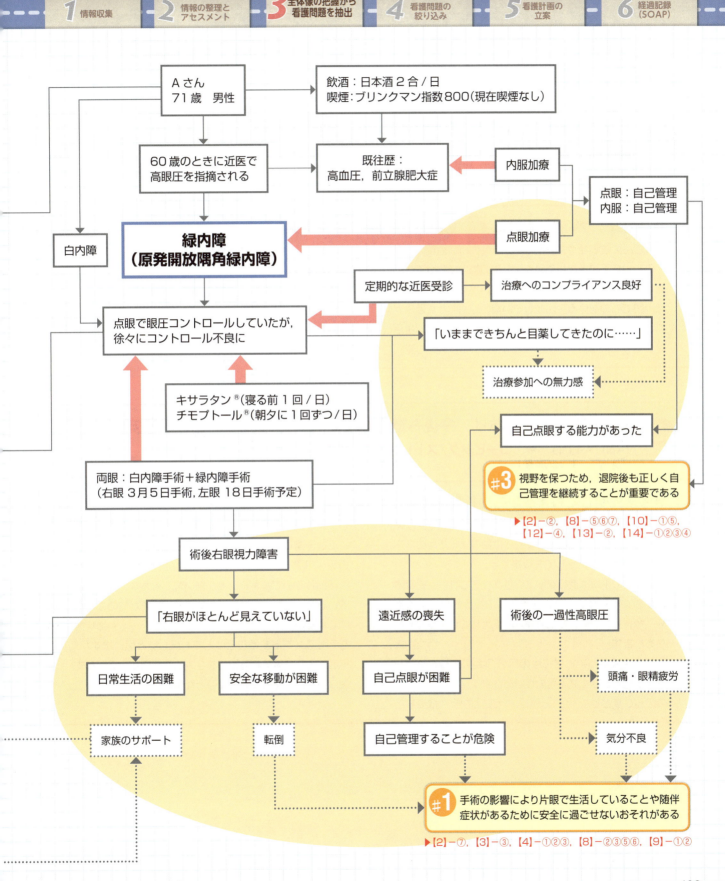

✱ 抽出した看護問題

手術の影響により片眼で生活していることや
随伴症状があるために安全に過ごせないおそれがある
NANDA-Iでは　➡　安全／防御：身体損傷リスク状態
（危険因子：物理的障壁，感覚の変化）

◆視力低下や術後の症状による生活への影響をアセスメントしよう

　Aさんは右眼が視野欠損しており，さらに術後の一過性の視力低下をきたしていて，左眼の視力に頼って生活をしている状態です．右眼の視野欠損があっても，術前は両眼でものを見る生活をしていたので問題なく過ごすことができていましたが，現在は左眼だけの視力で生活をしなくてはなりません．そのためADLの状況も変化しており，安全に過ごすための支援を行うことが重要となります．

　また，術後の眼圧の影響で頭痛や気分不良などが生じた場合には，苦痛症状を緩和し安楽を障害している因子を取り除くことができるよう働きかけることが大切です．

視力障害が生じており，今後も進行していくかもしれないという不安がある
NANDA-Iでは　➡　コーピング／ストレス耐性：不安
（関連因子：状況的危機）

◆今後失明してしまうかもしれないという思いがどのような精神状態をもたらしているか

　何度もお伝えしていますが，緑内障の視野障害は神経そのものが障害されていることに由来するために，不可逆的であり手術をしても改善することはありません．さらにこの手術は進行をゆっくりさせてこれ以上視野障害が悪くならないようにするために行うものであるため，今後症状が進行し視野障害が拡大してしまうおそれがあります．

　見えなくなったときに今の自分の大切にしているものを継続できなくなる可能性がありますが，Aさんの「今ののんびりとした生活も気に入っているから，散歩したりテレビ見たりはしたいな」という発言からはそうしたことを予期しているか不明です．今後を予測するための適切な知識がないので不安を予期していないのか，または予期していて考えることが怖いので考えないようにしているのか，もしくは予期して不安はあるが先のことなのでと思い，内に秘めているだけなのか……．精神状態をアセスメントすることはとても難しいと思いますが，患者さんから得られる情報を全人的に判断し，必要な支援は何なのかを考えていくことが重要です．

#3 視野を保つため，退院後も正しく自己管理を継続することが重要である
NANDA-Iでは ➡ ヘルスプロモーション：健康管理促進準備状態

◆術前のように適切な薬物療法を継続できるよう支援を行う

　Aさんは10年前会社の定期検診で両眼の眼圧が高いことを指摘されて以来きちんと通院し，点眼加療を自己で行っていました．しかし，それでも眼圧コントロールが困難となり，視野障害が生じてしまい，手術を行わなくてはならなくなりました．そのため，「今まできちんと目薬してきたのにな……」の発言にもあるように，適切な自己管理をしてきた自負があるにもかかわらず病状が進行してしまったことについて，悲嘆し落ち込んでいる様子が見受けられます．自己管理し実施する能力は，術前の状態から備わっていると考えられるので，術後退院してからも適切に点眼を管理していくことができるよう，現在の困難を乗り越えて成長を促すような支援が求められます．

4 看護問題の絞り込み

✳ 抽出した看護問題

#1 手術の影響により片眼で生活していることや随伴症状があるために安全に過ごせないおそれがある

#2 視力障害が生じており，今後も進行していくかもしれないという不安がある

#3 視野を保つため，退院後も正しく自己管理を継続することが重要である

看護問題の優先順位

 #1 手術の影響により片眼で生活していることや随伴症状があるために安全に過ごせないおそれがある

 転倒転落のリスクが増大すると，結果として生命の危機にさらされるため

　Aさんの視力障害は片眼のものであり，もう一方の眼でのみ生活をしている状況です．片眼だけでの生活は距離感を見誤って転倒しやすくなるだけでなく，生活のしづらさからさまざまなストレスを生じさせます．入院時にすでに視野障害は生じていましたが両眼で見ていたために生活は自立していました．その後手術の影響で右目の視力障害が悪化し，今は完全に片眼のみでの生活となってしまっているためADLの縮小は否めません．眼の安静を保つためにも，安全で安楽に経過できるように援助を行っていく必要があります．

　そして，緑内障手術の後に生じる随伴症状には頭痛や気分不良があり，現在のAさんには生じていませんが，これらも生活に大きな影響をもたらします．普段と違う状況の中でAさんが安全安楽に過ごせるように支援を行うことはまず第1に優先されるため，優先順位は上位となります．

 #2 視力障害が生じており，今後も進行していくかもしれないという不安がある

 手術による可逆的で一時的な視力障害が生じていて，今後への不安をもつため

　Aさんの視力障害は視神経の障害による不可逆的な視野欠損と，手術の影響による術後の一時的な視力障害の2つに分類することができます．しかし，Aさんのもつ思いとしては「目が見えない」という1つにまとめられ，今後視力がどうなり，生活にどのように影響していくかということへの不安があると考えられます．

　そして，術後の一時的な視力障害が回復したとしても，緑内障由来の視野障害は徐々に進行するおそれがあり，今後も治療を続けていくことが必須です．「今後どうなるかわからない」という不安に対して，知識と自身で困難な状況に立ち向かう力を持つことができるような援助をすることが求められます．

　優先順位としては，まず生命の安全を優先するため，2番目となります．

視野を保つため，退院後も正しく自己管理を継続することが重要である

 緑内障の眼圧コントロールは今後もずっと続ける必要があり，点眼などのセルフケアが必要なため

Aさんは入院前には点眼を自己で行い，近医への通院も自身でしっかり行うなどセルフケア能力は十分備わっていたと考えられます．しかし，手術の影響で現在は視力障害が増大し，片眼で生活をしなければならない状況です．この視力障害は徐々に回復することが予想されますが，入院のきっかけとなった視野障害は改善が望めず，退院してからも緑内障の治療のために点眼などの薬物療法を続けていく必要があります．

セルフケアは入院前はAさんに備わっていた能力ですが，視力の変動によって能力の再獲得が必要な状況にあるかもしれません．現在の能力や本人の希望，今後の経過の予想などから必要援助をアセスメントし実施していくことが重要です．

優先順位としては，退院後のこととなるため，ほか2つがより優先され，3番目となっています．

 看護計画の立案

O-P：Observation Plan，観察計画
T-P：Treatment Plan，治療計画
E-P：Education Plan，教育・指導計画

 手術の影響により片眼で生活していることや随伴症状があるために安全に過ごせないおそれがある

期待する結果：症状を言葉で表出し，解決策をともに考えることができる
　　　　　　　自身の身体の状況を把握し，介助が必要なときを知り，援助を依頼することができる

	具体策	根拠と注意点
O-P	①視力障害の程度 ②随伴症状の有無とその程度 ③ADLの自立度 ④援助が必要なときに医療者や家族に依頼できているかどうか ⑤自身の疾患や状態をどのように捉えているか ⑥危険なく経過できているか ⑦居室内など周辺環境の様子 ⑧身体状況に関する情報（バイタルサイン，血液検査，眼の診察結果）	●視力障害や随伴症状について把握し，AさんのADLや思いと合わせてアセスメントすることで現在必要としている援助が何なのかを考える（①②③④⑤⑥⑧） ●必要な援助が何か考えると同時に，周囲の環境を整えて安全に経過することができるよう配慮する必要がある（④⑥⑦）

	具体策	根拠と注意点
T-P	①点眼・内服の実施介助 ②日常生活における困難な場面で援助を行う ③声かけや態度で医療者に援助を求めやすい雰囲気を作る ④医師から指示された安静を保持できるよう援助する	●安全に過ごすということは転倒などの危険がないというだけでなく，適切な治療を受けることができるということも含まれている．自己で点眼ができなければ介助することが求められるし，安静を保持することも治療の一環である（①②④） ●家庭で自立していた人は医療者から援助されることをためらう場合もあるので，雰囲気作りも重要となる（③）
E-P	①援助が必要なときや困難を感じたときには遠慮せずに依頼するように説明する ②随伴症状の変化や視力の変化などがあれば医療者に報告するように指導する	●Aさんが自身の症状を理解し，適切な治療を受け安全に経過することが重要である．そのために医療者に援助を依頼することや症状の変化を感じ取ることを自分で考えてできるように説明・指導を行うことが求められる（①②）

#2 視力障害が生じており，今後も進行していくかもしれないという不安がある

期待する結果：自身の体に起きている状況を適切に把握し，困難に対応することができる
自身の気持ちや考えを言葉にして表出することができる

	具体策	根拠と注意点
O-P	①患者の発言・語気・表情 ②患者との会話の内容 ③家族の発言・語気・表情 ④家族との会話の内容 ⑤睡眠状況・睡眠に関する満足感 ⑥患者の行動・動作 ⑦視力や疾患に対する思い ⑧今後の希望	●表情や語気から言語化されていない患者の気持ちについて観察することも重要．話の内容から患者が大事だと考えていることや援助する際にポイントとなる価値観は何なのかを把握する（①②③④⑥⑦⑧） ●不安による機能障害が生じているかどうかを知る（①②⑤）
T-P	①話しやすい環境を整える ②気持ちの表出があったときに否定せずに耳を傾ける ③質問に適切に対応し，医師からの説明が必要な場合には機会を設ける ④患者にとっての困難は何か，どのように乗り越えるのが適切か，妨げになっているものは何かをともに考える ⑤患者と信頼関係を築き，患者から信頼をされるように振る舞う	●より多くの情報を収集し適切に患者の状態を把握することが重要である．そのために患者から話を十分聞くことができるよう配慮する必要がある（①②③） ●患者と信頼関係を築くことで，患者と相互に協力して問題解決に向かうことが重要である（④⑤）
E-P	①患者に自分の気持ちや疑問などの思いを表出してもいいことを伝え，自分1人で抱え込まないように促す ②疾患や視力について正しい知識をもち，状況が理解できるように指導を行う ③患者とともに今後の見通しについて話し合う ④家族とも話し合いの場を設ける	●患者や家族が「失明してしまう」という漠然とした不安に悩まされないように，現状の把握と今後の予想を立てることができるよう説明・指導する．どうなるかわからないということが不安の原因にあると考えられるため，不安の原因を解消できるよう働きかける（①②③④）

優先順位 3	#3 視野を保つため，退院後も正しく自己管理を継続することが重要である

期待する結果：入院前に行っていた自己管理を入院中・退院後も継続して実施することができる
変化した視力での生活について考え，自分の価値観にしたがって困難を乗り越えられる

	具体策	根拠と注意点
O-P	①入院前の点眼内服の自己管理方法，現在行うことのできる自己管理の程度 ②眼圧の変化，疾患と治療に関する理解，価値観 ③自己管理についての意識 ④今後の人生・生活に関する価値観 ⑤これまでの生活との変化 ⑥家族の言動・語気・表情 ⑦家族の患者へのサポート ⑧患者と家族の関係性	●手術前は生活も自立し，定期受診や点眼管理を自己で行うなど積極的に治療に参加することができていた．手術の影響で視力が低下しており，見えないことと，今までの治療への信頼のゆらぎが生じていることで，今後同様の自己管理が行えない可能性がある（①②③④⑤） ●人生の価値観を知ることで，大事にしている習慣と同様に自己管理も行うことができるよう生活に沿った方法を考える（④⑤） ●家族の情報と患者と家族の関係性から退院後家庭でどのようにサポートをすることが望ましいか考え指導する（⑦⑧）
T-P	①疾患や治療に関する気持ちを表出できるよう促す ②入院前には自己管理できていたことを確認する ③現在可能な自己管理方法を患者と確認し，今後必要となる自己管理方法は何かを話し合う ④患者の希望・価値観を肯定する	●これまでの治療が無意味なものでなく，自己管理できていたことで手術までの期間を伸ばすことができたことを患者と確認する．今までの自己管理の能力を今後の生活でも活かせるよう援助する（①②③④）
E-P	①点眼の重要性について疾患の機序にともなって説明する ②今の視機能でも可能な自己管理方法について指導し，手技を確立する ③今までの治療の効果に関する説明 ④家族への点眼・内服の介助の依頼と実施方法の説明	●疾患の特性と治療の効果について説明を受け理解することで，どうしてこの治療が必要なのか理解できるようになる（①③） ●患者の持つ能力を尊重し，患者の能力と希望や家族のサポートから，自身で管理方法を選択できるよう援助する（②④）

◀ 緑内障の治療に用いられる点眼薬の種類 ▶

　緑内障に対する点眼薬は，複数の機序があり，眼の状態によって使い分けます．効果は主に房水の産生を抑制すること，房水の排出を促進することであり，眼の中の房水の量を減らすことで眼圧を下げる効果を狙います．

配合剤もあり，複数の効果を併せ持つ点眼薬もあります．
　また，手術後の患者さんには眼圧に対する点眼薬のみでなく，抗菌薬や抗炎症薬の点眼薬も使用します．

薬剤	薬理効果	販売している薬品名の例
プロスタグランジン製剤（PG製剤）	ぶどう膜強膜経路の房水排出を促進する	トラバタンズ®，キサラタン®，ルミガン®等
炭酸脱水酵素阻害薬（CAI）	房水の産生に関与している炭酸脱水酵素を阻害することにより，房水の量を減らす	エイゾプト®，トルソプト®
副交感神経刺激薬	シュレム管経路の房水流出を促進する	サンピロ®
β遮断薬	房水の産生に関与しているβ受容体の作用を遮断することにより，房水の量を減らす	ミケラン®，チモプトール®等
α₂作動薬	房水の産生を抑制する作用と，房水排出を促進する作用をもつ	アイファガン®

6 経過記録(SOAP)

S：Subjective data，主観的情報
O：Objective data，客観的情報
A：Assessment，アセスメント
P：Plan，計画

  手術の影響により片眼で生活していることや随伴症状があるために安全に過ごせないおそれがある

時間	Aさんの状況・反応	看護ケア(実施したこと)	アセスメント
3/10 (術後5日目) 11:00～11:30	S：「手術から1週間近く経ってるけどまだ右眼はぼんやりしたままだね．少しずつよくなってると先生は言ってくれてるけど，あんまり実感はないかな」 「夜の移動は怖いからそれはまだお願いしている」 「部屋の中は自分で大丈夫」 O：医師の診察記事より「眼内の炎症は軽快傾向だが依然強い．経過をみていく」	・現状のADLの程度について把握 ・バイタルサインの把握 ・必要時援助を求めることができていることを確認し，いつでも依頼してよいことを説明する ・随伴症状の有無を確認	A：自身の視力の状況を把握しており，必要な援助について依頼することができている．感染徴候はないが，視力は十分回復していないため，安全に経過できるよう援助を継続する

  視力障害が生じており，今後も進行していくかもしれないという不安がある

時間	Aさんの状況・反応	看護ケア(実施したこと)	アセスメント
3/12 (術後7日目) 15:00～16:00	S：「このまま見えなかったらどうしようかな．今の見えないのはよくなるとは言ってくれてるから少し安心してる．ただ視野はほっといたらもっと悪くなるって言われてるからな……」 「夜は眠ってるよ．ときどき起きるけど4時間は寝てるかな．昼間少し眠くなることもあるけどね」 O：表情暗く話す．ため息あり	・患者の思いを聞き，寄り添う姿勢で話を聞く ・生活状況や生きがいについて把握する ・表情や話し方，たたずまいを確認する ・睡眠・身体状況について確認	A：自身の視力の経過について発言しており，現状を適切に把握できていると考えられる．今後の視力と視野の変化を追いながら，Aさんが自身の状況をどう感じているかについて経過をみていく． 今後の経過についての不安は解消されてないため，Aさんの価値観や生活とあわせて必要な援助を提供することが重要である

| | 1 情報収集 | 2 情報の整理とアセスメント | 3 全体像の把握から看護問題を抽出 | 4 看護問題の絞り込み | 5 看護計画の立案 | **6 経過記録(SOAP)** |

優先順位 3　#3 視野を保つため，退院後も正しく自己管理を継続することが重要である

時間	Aさんの状況・反応	看護ケア（実施したこと）	アセスメント
3/13 （術後8日目） 10:00～11:00	O：点眼は医療者介助で実施，内服は手の中に薬を渡して実施してもらう S：「まだ右眼が見えにくくて目薬するのは怖いからお願いできますか」 「家では自分でやってたけど，目薬の先が見えないから眼に当たりそうで怖い．退院したら家族にしてもらうか自分でしないといけないから，どうするか考えておかないとね」	・点眼の介助 ・内服の介助 ・治療の参加についての思いを確認する	A：退院後の生活を思い描いて今後の管理方法を検討する様子が見受けられる．現時点ではAさんの思いを尊重し介助で点眼を実施している．視力の経過をみながら，退院までに自身でできるよう手技を指導するか，家族に説明するかを決定し援助していく
3/17 （術後12日目） 10:00～10:30	S：「少しずつ右眼のもやが晴れてきたよ．まだすっきりとはいかないけどそろそろ目薬も自分でしてみようかな．先生も退院が近いって言ってくれてたしね」 「家族も家にいるときは手伝ってくれるって言ってたから，よかったらお見舞いに来てるときに教えてもらえるかな」	・点眼の介助 ・治療の参加についての思いを確認する ・家族のサポートに関する情報の聞き取り ・現状の視力やADLを確認し，点眼手技練習を開始する	A：徐々に視力障害が軽快し治療への参加意欲が高まっている．入院前家庭では自己管理をしていた能力があるので，現状の視力からどのような手技であれば自立して行えるかを考え，手技確立に向けて援助していく．家族にも点眼方法を伝えてほしいとAさんから希望がある．適切な手技を指導できるよう機会を設ける

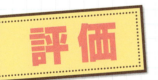

今回は3月18日（術後13日目）の時点での評価を示します．評価も時間経過とともに変化するため，注意しましょう．
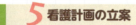 であげた「期待する結果」に到達できたかどうかを評価していきます．

 期待する結果
症状を言葉で表出し，解決策をともに考えることができる
自身の身体の状況を把握し，介助が必要なときを知り，援助を依頼することができる
→達成できているが，継続が必要

　自身の視力や視野の状況などを把握し，解決策を医療者とともに考えて困難に対応することができています．現時点で対応できていますが，今後視力がどのように変化していくか不明です．そのため，今後とも期待する結果を達成できるように，継続して必要な援助を考え実施することが求められます．

期待する結果
自身の体に起きている状況を適切に把握し，困難に対応することができる
自身の気持ちや考えを言葉にして表出することができる
→達成できているが，継続する

　Aさんの視野欠損は不可逆的なもので今後回復することがなく，むしろ進行していくことが予想されます．さらに，今回の手術は視野を温存するためのものですが，術後の影響で一時的に手術前よりも視力が低下しています．自分の体に起きているこれらの状況に関しての発言は適切なものであると考えられ，自身のことについて言葉で表出することができています．
　しかし，現時点では達成できていますが，視力が一向に回復しないなど状況がよい方向に進まない場合もありますので，継続的に評価し計画を実施する必要があります．

期待する結果
入院前に行っていた自己管理を入院中・退院後も継続して実施することができる
変化した視力での生活について考え，自分の価値観にしたがって困難を乗り越えられる
→未達成のため，継続して実施

　入院前は視野欠損がありましたが，視力は保たれていたため点眼や内服を自己管理していました．しかし，手術の影響で一時的に視力が低下し，片眼での生活となり自己管理についても困難な部分ができてしまっています．
　徐々に視力は回復していくことが予想されますが，視力が完全に回復して退院の運びとなるわけではなく，病状が安定した際に退院となることが多いです．その際には十分でない視力で日常生活を家庭で送る必要がありますが，まだAさんは自立して行えているという状況ではありません．
　Aさんの持つ力，たとえば入院前に自分で点眼をできていたことや適切な理解力をもっていることなどを生かして，今後自己管理を十分に行えるように援助を進めていくことが重要です．

引用・参考文献
1）日本眼科学会：緑内障
　　http://www.nichigan.or.jp/public/disease/ryokunai_ryokunai.jsp（2016年7月24日検索）
2）石橋達朗ほか：厚生労働科学研究費補助金　疾病・障害対策研究分野　難治性疾患克服研究　網膜脈絡膜・視神経萎縮症に関する調査研究　平成17年度　総括　研究報告書．2005．
3）T.H.ハードマンほか編，日本看護診断学会監訳：NANDA-I看護診断　定義と分類 2015-2017．原書第10版．医学書院，2015．
4）V・ヘンダーソン，湯槇ますほか訳：看護の基本となるもの．日本看護協会出版会，2006．

基礎と臨床がつながる
疾患別看護過程

肝臓がん
～肝切除術後の事例～

肝臓がんの多くは肝細胞がんで，主に慢性ウイルス性肝炎や肝硬変を誘因として発生します．
出血や肝不全などの術後合併症に注意して観察するほか，再発を繰り返すことが多く，長期にわたり向き合っていく疾患であるため，患者さん，家族の精神的ケアも大切です．

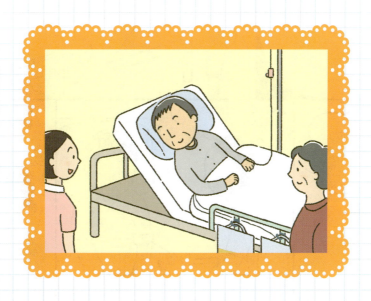

基礎と臨床がつながる 疾患別看護過程

事例

患者　Aさん　61歳　男性

診断名　肝細胞がん

背景
定年退職し，趣味の旅行・ドライブを妻と楽しんでいる．お酒が好きで毎日晩酌している．
家族は妻と，30代の長男・長女の4人家族．子どもたちは2人とも結婚し遠方に住んでいる．
現在は妻と2人暮らしである．

既往歴
高血圧，胃潰瘍

現症経過
全身倦怠感と軽度黄疸が持続するため，5月26日に近医受診．精密検査の結果，肝細胞がんの診断．転移はなく肝切除適応のため，6月3日手術目的にて入院した．6月10日肝細胞がんに対し肝左葉切除を施行．術後はICUへ入室し，一晩経過観察をしたのち，一般病棟へ転棟となった．
術中は出血が多く輸血（RBC/FFP）total 2,000mLを施行した．ドレーンは肝離断面・ウィンスロー孔に各1本ずつ挿入されており，淡血性の排液が確認されている．
IVHが挿入されており，細胞外液を輸液中．IVHの側管よりフェンタニルクエン酸塩10mL（0.5mg）＋生食40mLを持続投与し，疼痛コントロールを行っている．ICU入室中はNRS 2〜3で経過．追加の痛み止めを使用することはなかった．
術後1日目よりリハビリテーションが開始となっている．

実習1日目：病日9日目（術後1日目）

今日は6月11日，実習1日目です．午後，Aさんを担当することが決定しました．Aさんは，術後1日目．午前中にICUから戻ってきました．疼痛コントロールのため点滴側管からフェンタニルクエン酸塩10mL（0.5mg）＋生理食塩水40mLの薬剤が3.0mL/時で持続投与されています．

❶
- Aさんこんにちは．これからAさんを担当させていただく学生のCといいます．今日はバイタルサインを測ったり，リハビリをお手伝いしたりします．よろしくお願いします．
- お願いします．ICUではベッドの上で安静にしていました．病棟に戻ってくるときもベッドだったので，まだ自分でちゃんと動いていないです．動くと痛みがでてしまう気がして心配です
- この人は痛がりなんですが，我慢してしまう性格なので心配です

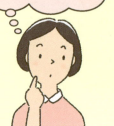

❷ ICUでは安静にしていたのか．今日からリハビリが始まるみたいだけど大丈夫かな

❸ まずはバイタルサインを測定しよう
Aさん，血圧やお熱をはかります．痛みはありますか？

❹ 指導者にバイタルサインを報告しました．

Aさんのバイタルサイン
血圧116/68mmHg，心拍数79回/分，呼吸数16回/分，体温36.8℃，創部痛NRS 3
S：少し痰がからむような感じがするが苦しくはない．

ICU: intensive care unit，集中治療室
FFP: fresh frozen plasma，新鮮凍結血漿
IVH: intravenous hyperalimentation，中心静脈栄養法
NRS: numerical rating scale，数字評定尺度

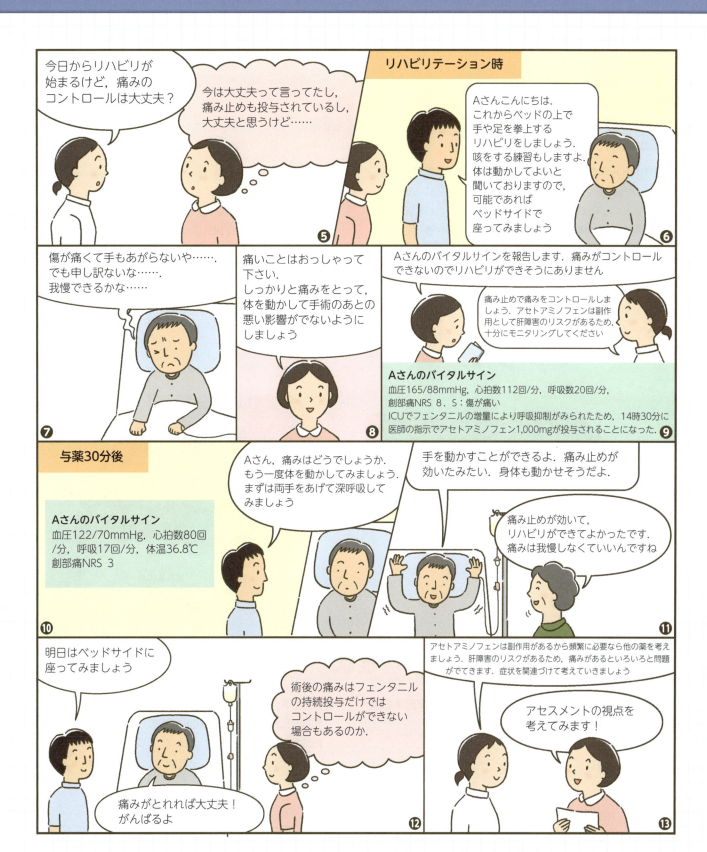

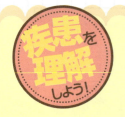

肝臓がんとは

肝臓がんには原発性肝がんと転移性肝がんがあります．原発性肝がんの多くは肝細胞がん（HCC）であるため，主に肝細胞がんについて述べていきます．転移性肝がんは胆道・膵臓・大腸・卵巣・胃などの腹部臓器からの転移が多いです．

肝細胞がんは再発を繰り返すことが多く，長期に疾患と向き合わなければなりません．定期受診を継続でき，再三の治療に向かえるよう，患者さん・家族への精神的ケアが必要になります．家族は患者さんの疾患をどのように受けとめているか，疾患による人生設計の変更は必要なのか，考えていく必要があります．

■図1　肝臓の構造と区域【クイノー分類】

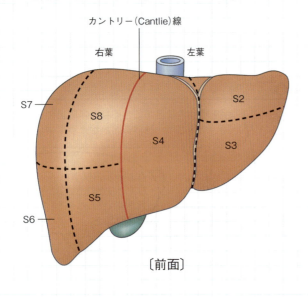
〔前面〕

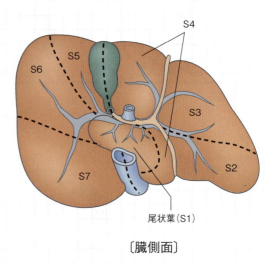
〔臓側面〕

症状

- 自覚症状：食欲不振，体重減少，全身倦怠感，腹部膨満感，浮腫，右季肋部から心窩部への鈍痛，発熱など．
- 他覚症状：慢性肝炎・肝硬変の症状（クモ状血管腫，女性化乳房，手掌紅斑など），門脈圧亢進症状（腹壁静脈怒張，脾腫，痔核など）．

HCC：hepatocellular carcinoma，肝細胞がん

検査

腫瘍マーカー

- α-フェトプロテイン（AFP）
- ・基準値5～20ng/mL以下．
- ・400ng/mL以上で肝がんと診断．
- ・慢性肝炎・肝硬変で上昇．小型のがんだと高値を示さないことがあるため，1回の検査値では早期診断は困難（レンズマメレクチン反応性AFP分画が測定されるようになった）．
- PIVKA-II
- ・基準値40mAU/mL以下．
- ・肝臓でのプロトロンビンの合成過程においてビタミンK欠乏により生じる異常タンパク．
- ・AFPとの関連性はない．

画像診断

- 腹部超音波検査（腹部エコー）：小型のがん検出に優れている．検査前は絶飲食．
- コンピューター断層撮影（CT）：肝臓内の病変部位を知ることができる．
- 血管造影（アンギオグラフィ）：がんの確定診断と病変の広がりを明らかにする．
- 胆道造影：閉塞性黄疸がある場合に閉塞部位を確認するために行う．経皮経肝胆道造影（PTC），経皮経肝胆管ドレナージ（PTCD）と，内視鏡的逆行性胆管膵管造影（ERCP）がある．
- MRI：腫瘍性病変の診断や転移の診断に用いる．

腹腔鏡・肝生検

- 肝組織を採取し細胞診を行う．

治療

- 肝切除術は原発性肝細胞がんに対し第一選択と考えられているが，肝細胞がんの治療方法は肝障害度（表1），腫瘍の大きさ・病変の部位・肝予備能によって手術療法か保存療法に分けられる（図2）．

■ 表1 肝障害度

項目＼肝障害度	A	B	C
腹水	なし	治療効果あり	治療効果が少ない
血清ビリルビン値（mg/dL）	2.0未満	2.0～3.0	3.0超
血清アルブミン値（g/dL）	3.5超	3.0～3.5	3.0未満
ICG R15（%）	15未満	15～40	40超
プロトロンビン活性値（%）	80超	50～80	50未満

日本肝癌研究会編：臨床・病理 原発性肝癌取扱い規約．第6版，p.15，金原出版，2015．

■ 図2 肝細胞がん治療アルゴリズム

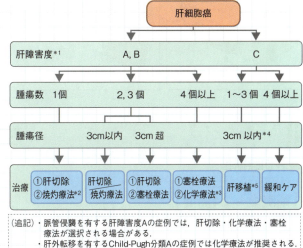

（追記）・脈管侵襲を有する肝障害度Aの症例では，肝切除・化学療法・塞栓療法が選択される場合がある．
・肝外転移を有するChild-Pugh分類Aの症例では化学療法が推奨される．

*1：内科的治療を考慮するときはChild-Pugh分類の使用も可
*2：腫瘍径3cm以内では選択可
*3：経口投与や肝動注などがある
*4：腫瘍が1個では5cm以内
*5：患者年齢は65歳以下

日本肝臓学会編：科学的根拠に基づく肝癌診療ガイドライン2013年版．p.15，金原出版，2013．

AFP：α-fetoprotein，α-フェトプロテイン
CT：computed tomography，コンピューター断層撮影
PTC：percutaneous transhepatic cholangiography，経皮経肝胆道造影
ERCP：endoscopic retrograde cholangiopancreatography，内視鏡的逆行性胆管膵管造影
MRI：magnetic resonance imaging，磁気共鳴映像法

基礎と臨床がつながる 疾患別看護過程

手術療法（図3）
- 大きく肝区域切除術と肝葉切除術に分かれる．
- 肝区域切除には外側区域切除と内側区域切除などがある．
- 肝葉切除術は右葉切除と左葉切除，さらに拡大右葉（右葉＋左内側区）切除などに分かれる．

保存療法
- 経皮的エタノール注入療法（PEIT）
  - 穿刺針を腫瘍に穿刺して純エタノールを直接注入し，腫瘍細胞を凝固壊死させる．
  - 侵襲が少ないため肝予備能が低下している患者にも行われる．
- 肝動脈塞栓術（TAE）
  - 腫瘍を栄養している動脈を塞栓物質によって閉塞させ腫瘍を壊死させる方法．

■ 図3　肝切除様式

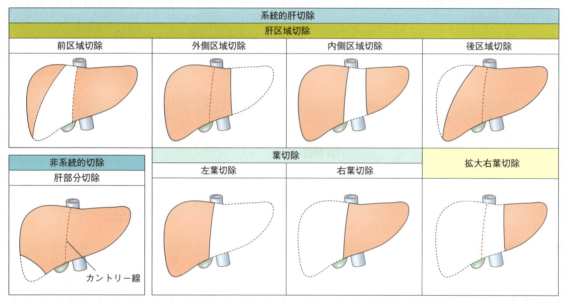

一般的な経過

■ 肝切除術後

術直後～24時間

《合併症予防》
- 全身状態を管理し，出血や肝不全を早期発見する．

看護のポイント
- 水分出納バランス，バイタルサイン，CVP，電解質をモニタリングする．
- 肝不全検査所見（AST・ALTの上昇，直接ビリルビン値の上昇，低アルブミン血症，コリンエステラーゼ値低下，APTT・PT延長）に注意する．
- 嘔吐，上腹部痛，体温上昇，血圧低下，頻脈，黄疸，全身倦怠感などの肝不全の徴候に注意する．
- ドレーン排液が血性，胆汁，膿汁色の場合や，排液のアミラーゼ値が高値（4000IU以上*）の場合は異常であるため，排液の量・性状に注意する．
  *医師が検体を採取する

PEIT: percutaneous ethanol injection therapy，経皮的エタノール注入療法
TAE: transcatheter arterial embolization，肝動脈塞栓術

術後1日目～3日目	**看護のポイント**
《疼痛コントロール》 ●浅い呼吸による低酸素血症や，痰貯留による有害合併症を予防する． 《早期離床》 ●状態が安定していれば安静度フリーとなる． ●胃管カテーテルは術後1日目に抜去．	●どのタイミングで疼痛が増強するか評価し，早期離床ができるよう疼痛コントロールを行う． ●痰の自己喀出ができるよう援助する． ●飲水・食事開始についての説明を行う．
術後3日目～2週間	●手術が無事に終わったことをねぎらい，不安の表出に努める． ●身体の回復状況や今後の見通しを説明する． ●家族背景・職業や退院後の生活について情報を得て，退院後の生活における，食事，適度な活動，休息，排泄の調整，服薬のしかたなどを指導する． ●異常症状（全身倦怠感・浮腫・発熱など）や不安があるときは，受診予約日以外でも受診するように促す．
《退院支援》 ●患者・家族の心理的支援を行う． ●ドレーンは排液量を観察しつつ2週間以内には抜去． ●膀胱留置カテーテルは硬膜外カテーテル挿入の有無で抜去の時期が違ってくる．	

1 情報収集

✳ 情報収集の視点

　肝切除術を受ける患者さんは一般に肝硬変を合併していることが多いため，血液凝固能が低下し術中・術後に大量出血を起こすリスクが高くなります．そのため，術後12時間はドレーン排液の性状・量を注意深く観察する必要があります．

　また術後肝不全の原因として①肝炎活動時期と手術侵襲が重なった場合，②化学療法による薬剤の影響，③術中から術後の低血圧・低血糖・低酸素，④肝切除による肝容積の減少，⑤門脈・肝動脈損傷による肝血流量の減少，⑥エンドトキシン血症などがあります．発症すると予後不良になってしまうため肝不全を誘発しないようにすることが重要です．

　肝切除では手術操作が横隔膜や縦隔内に及ぶこと，創部が広範囲にわたることから，術後創部痛の原因となります．術後の創部痛は呼吸抑制を起こしやすく，リハビリテーションの進行にも影響を与えるため，早期離床も遅れ，呼吸器合併症を起こす要因となってしまいます．呼吸器合併症は低酸素血症につながるため，それが続くと肝不全を引き起こし重篤な状態におちいってしまうことが考えられます．そのため疼痛コントロールを行い，早期離床を促し呼吸器合併症を予防することが重要になります．

　また，長期に疾患と向き合わなければならないため，家族への精神的ケアも必要です．そのためコミュニケーションをとり信頼関係を築き，患者さんや家族の心のよりどころとなれるようにかかわっていく必要があります．

CVP：central venous pressure，中心静脈圧

情報収集の視点

視点1 術式と術後のバイタルサインの変動

視点2 疼痛コントロールはできているか

視点3 患者・家族の精神面

✻ 情報収集の例

視点1 術式と術後のバイタルサインの変動

情報収集の視点(詳細項目)	どこから？	なぜこの情報が必要か？	Aさんの情報
●術式 ●手術時間 ●術中の水分出納量 ●ICU帰室時間 ●ICUでの状態 ●バイタルサイン(血圧, 脈拍, 呼吸, 体温) ●ドレーン排液量・性状 ●検査データ(Hb, 血小板など)	●カルテの術中記録 ●カルテの経過記録 ●フローシート ●検査データ結果	●術式により侵襲度が異なるため ●術後のバイタルサインの変動は術中の状態に左右されるため ●術後12時間は出血のリスクが大きいため, 術後の時間経過を知る必要がある ●ドレーン排液量や性状変化の観察をして出血に対し早期に対応する必要があるため ●検査データやバイタルサインの変動は出血を予測するための重要な指標となるため	●肝左葉切除術 ●手術時間は10時間 ●ICU帰室時間は19時30分 ●術後のバイタルサインは安定していた ●肝離断面からのドレーン*排液は淡血性で120mL/12時間 ●ウィンスロー孔ドレーンからの排液は淡血性で100mL/12時間 ●水分出納はマイナスバランスでありICUでは細胞外液500mLを輸液した ●貧血なし ●血小板データは正常

視点2 疼痛コントロールはできているか

情報収集の視点(詳細項目)	どこから？	なぜこの情報が必要か？	Aさんの情報
●薬剤の種類・投与量・投与経路 ●疼痛による随伴症状 ●疼痛閾値 ●リハビリテーションの進行具合	●カルテの経過記録 ●患者の言動・表情 ●家族の言動 ●リハビリテーションのカルテ	●薬剤の作用・副作用と, どれくらいの投与量が必要なのかを把握するため ●どのようなときに痛みが増強するのか痛みのパターンを把握するため ●痛みを我慢する傾向があるか, 痛みに弱いのかを把握するため ●疼痛によりリハビリテーションの進行が遅れていないか把握するため	●フェンタニルクエン酸塩を点滴側管より持続投与している ●硬膜外カテーテルは入っていない ●動くと痛みが増強している ●もともと痛みを我慢する性格である ●リハビリテーション初日である ●ICU入室中はNRS 2〜3で経過していた

| 1 情報収集 | 2 情報の整理とアセスメント | 3 全体像の把握から看護問題を抽出 | 4 看護問題の絞り込み | 5 看護計画の立案 | 6 経過記録(SOAP) |

視点3 患者・家族の精神面

情報収集の視点(詳細項目)	どこから?	なぜこの情報が必要か?	Aさんの情報
●年齢・性別 ●飲酒・喫煙歴 ●仕事に就いているか ●家族構成・役割 ●経済的状況 ●家族の面会の頻度 ●疾患に対する理解度	●カルテの患者ファイル ●カルテの経過記録 ●患者の言動・表情 ●家族の言動・表情	●退院後の生活に対する不安要素を把握するため ●キーパーソンとなる人物を支える人の存在を確認するため ●患者・家族の関係性を知るため ●退院後のセルフケアに関する指導を行うため	●61歳,男性 ●退職し妻と趣味のドライブを楽しんでいた ●子どもは独立しており遠方に住んでいる ●妻は毎日面会に来ており協力的である ●疾患への不安言動は聞かれていない

★ ワンポイント　肝離断面ドレーン

肝離断面に留置した閉鎖式ドレーン. 血性か, 胆汁か, 腹水か, リンパ液かなど, 滲出液の観察をする.

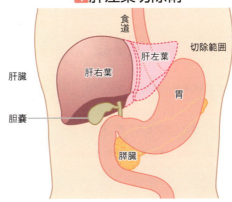

1 肝左葉切除術

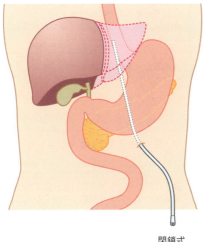

2 ドレーンの留置位置

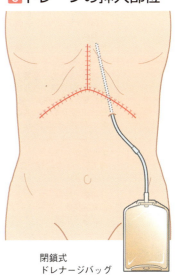

3 ドレーンの挿入部位

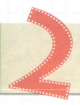

2 情報の整理とアセスメント

✱ 情報の整理

術後1日目，ICUから転棟してきたAさんに対する情報収集の視点3つを説明しました．次に，Aさんについての詳細を情報収集していきます．

● NANDA-Iによる情報の整理

領域	情報を集める視点	アセスメントの内容
【1】ヘルスプロモーション	●既往歴 ●感染症・アレルギー ●嗜好（飲酒歴，喫煙歴） ●内服薬	●健康管理についての認識 ●禁止薬剤・食材の把握 ●他者への感染のリスクはないか ●合併症を誘発するリスク因子はないか ●健康維持のために気をつけていることはあるか
【2】栄養	●摂取（食欲，食事摂取方法，食事形態，回数，摂取量，義歯の有無，嚥下機能，検査データ） ●消化・吸収（皮膚の状態） ●代謝（身長，体重，体重増減の有無，BMI，検査データ）	●術前の栄養状態は術後の回復に影響があるため，栄養を維持するために必要な摂取・消化・吸収・代謝機能をアセスメントする ●食事が摂れているかどうか，肝機能に影響はないかをアセスメントする
【3】排泄と交換	●泌尿器系（排尿の回数，量，性状，残尿感の有無，排尿時痛，夜間の排尿回数など） ●消化器系（排便回数，便意の有無，便性状，最終排便，緩下剤服用の有無，腸蠕動，排ガスの有無など） ●外皮系（汗の量，皮膚の状態） ●呼吸器系（呼吸回数，呼吸苦の有無など）	●尿の産生と排出ができているか，老廃物の排出ができているか，呼吸・皮膚からの代謝ができているかをアセスメントする ●排泄行動を把握し，術後の排泄への援助をスムーズに行えるようアセスメントする
【4】活動/休息	●睡眠/休息（睡眠時間，睡眠薬使用の有無など） ●活動/運動（日中の活動状況など） ●エネルギー平衡（活動・運動・休息のバランス） ●循環/呼吸反応（睡眠・休息をとるために必要な循環・呼吸機能） ●セルフケア（自分の体をケアする能力）	●入院・手術による環境の変化で睡眠・活動・休息のバランスが崩れていないか ●手術により循環・呼吸機能が低下し，睡眠・休息がとれていないことはないか ●ADLが低下しセルフケア能力が低下していないか
【5】知覚/認知	●注意（注意力，観察力） ●見当識（意識レベルは正常か） ●感覚/知覚（味覚・知覚・触覚・聴覚は正常か） ●認知（記憶力・知的能力は正常か） ●コミュニケーション（言語能力など）	●判断力・注意力はあるか ●コミュニケーション能力はあるか
【6】自己知覚	●入院前の思考 ●入院・手術に対する思い	●入院・手術の受け止め方
【7】役割関係	●年齢，性別 ●家族構成，キーパーソンの有無 ●就業の有無	●入院中から退院後の生活を支えてくれる人はいるか ●入院・手術により社会生活が変わってしまうことはあるか

BMI: body mass index，体格指数
ADL: activities of daily living，日常生活動作

領域	情報を集める視点	アセスメントの内容
【8】セクシュアリティ	●年齢，性別 ●生殖	●性についての問題の有無
【9】コーピング/ストレス耐性	●入院経験の有無 ●ストレスの発散方法 ●相談できる相手の存在	●入院生活にストレスを感じていることはないか
【10】生活原理	●信仰宗教や信念	●入院・治療における信仰上の影響の有無
【11】安全/防御	●転倒・転落のリスク因子 ●感染の有無	●安全防御策をとることができるかどうか ●感染徴候はあるか
【12】安楽	●痛みの有無，部位，コントロール方法など ●NRSによる痛みの評価 ●痛みによる随伴症状	●疼痛を表現でき適切な対処が受けられるかどうか
【13】成長/発達	●年齢，性別，発達段階	●発達段階における社会的役割について

● Aさんの情報の整理とアセスメント

領域	Aさんの情報の整理	アセスメント
【1】ヘルスプロモーション	①高血圧・胃潰瘍の既往があり，定期受診・内服をしていた．普段の血圧は120mmHg台であり自宅に自動血圧計があり，毎日測定していた ②喫煙12本/日（40年間：1年前に禁煙） ③飲酒はビール350mL缶（2本），日本酒2合（毎日） ④アレルギーや感染症はない **臨床の視点** 喫煙があると全身麻酔後，痰の量が増え，うまく喀出できないと肺炎・無気肺による低酸素血症を呈する可能性があるため，術後肝不全のリスクが高くなります．	●定期受診・内服は継続しており，毎日血圧測定をして健康管理を行っていることから，自己管理能力は十分であり，退院後の定期受診・セルフケアも問題はないと考えられる（①） ●喫煙歴があるため，術後，気道内分泌物が増え，呼吸器合併症のリスクがある（②） ●感染症はないため肝細胞がんの原因はウイルスによるものではないが，飲酒歴や胃潰瘍の既往からストレスなども原因の1つとなった可能性がある（③④）
【2】栄養	**摂取** ①絶飲食中で中心静脈カテーテルが挿入されているが，高カロリー輸液は始まっていない ②胃管カテーテルが抜去され飲水が始まる予定である **消化/吸収** ③浮腫はなく皮膚の状態も良好である **代謝** ④毎週1回体重測定を行う予定である 　入院時体重62kg，身長170cm 　BMI＝体重kg÷(身長m)²＝62÷(1.7)²＝21.4 ⑤アルブミン値は3.1g/dLと低下しているが，肝機能データは正常である ⑥血糖値220mg/dL	●これから経口摂取が始まるため長期絶飲食ではないが嚥下機能に問題がないか評価を行う必要がある（①②） ●既往歴に糖尿病はないが術後の高血糖状態となっている．経口摂取開始に伴いさらに高血糖となる可能性があるため血糖値には注意する必要がある（①②⑥） ●肝切除術後であり，肝機能が低下する可能性があるため，肝機能にかかわる検査データを確認しておく必要がある（⑤） ●体重を確認し，水分出納バランスは適切か，栄養状態は良好かを評価する必要がある（④）

領域	Aさんの情報の整理	アセスメント
【3】 排泄と交換	〈入院前〉 ①排泄行動は自立していた ・尿回数5～7回/日．排尿に伴う問題はなかった ・排便回数1回/日．排便に関する問題もなく下剤の服用もない 〈術後1日〉 ②膀胱留置カテーテルが挿入されている ③安静度がフリーとなるがADLが自立できるかどうかはまだわからない ④便意の訴えはない ⑤尿量900mL/24時間，浮遊物なし ⑥肝離断面ドレーン排液200mL/24時間，淡血性 ⑦ウィンスロー孔ドレーン排液150mL/24時間，淡血性 ⑧輸液量2,000mL/24時間 ⑨不感蒸泄970mL（体温37℃）	●膀胱留置カテーテルが挿入されているため，入院前の排泄行動と相違がある．今後，ADLの状況や尿量によっては膀胱留置カテーテルが抜去されるため排泄行動の確認・援助が必要になる（①②③） ●便意の訴えはないが，排泄行動に援助が必要な状況で，羞恥心を伴うため配慮が必要になる（④） ●術後，利尿期に移行する前であり，約40mL/時と，体重あたりの尿量はやや少ない．不感蒸泄を除いた全体的な水分出納は約750mLのプラスバランスである．しかし，ムーアの分類（p.511）の第Ⅰ相の段階であり，血管内脱水におちいりやすい時期である．今後の尿量に注意し輸液管理を行う必要がある（⑤⑥⑦⑧⑨）
【4】 活動/休息	①術前のADLは自立していた ②睡眠薬を内服することはなく夜間は良眠できていた ③ICUでは創部・ドレーンが気になり熟睡できなかった ④術後24時間はベッド上安静でADLは全介助だったが，術後1日目より安静度がフリーとなっている	●手術により活動・休息のバランスが崩れている（①②③） ●安静度がフリーとなるため術前のADLや睡眠状況に近づけるよう援助する必要がある（④）
【5】 知覚/認知	①意識レベルは清明 ②術後せん妄は発症していない ③言語的コミュニケーションが可能である	●判断力やコミュニケーション能力には問題はない（①②③）
【6】 自己知覚	①温厚な性格で，入院前は内服・血圧管理や定期受診の予定は自分でしっかり把握していた ②入院・手術に対して，「仕方がない．しっかり治します」と話していた	●自分の症状を把握し病気に関する自己管理能力は十分であるため，必要な情報は提供し，退院後の生活がイメージできるようかかわっていく必要がある（①②） ●術後，人の手を借りなければならない状況にストレスを感じる可能性がある（①）
【7】 役割関係	①61歳，男性 ②家族構成：妻・長男・長女の4人家族．子どもは2人とも遠方に住んでいるため，現在は妻と2人暮らしである ③60歳で定年退職．趣味のドライブを楽しんでいる ④キーパーソンは妻．毎日面会に来ており協力的である	●キーパーソンである妻を支える存在の有無を確認する必要がある（②④）
【8】 セクシュアリティ	①61歳，男性 ②既婚	●とくに問題はない
【9】 コーピング/ ストレス耐性	①入院前は妻とともに趣味のドライブを楽しんでいた ②胃潰瘍で入院の経験がある ③家族仲は良好である ④退職後は近所の住民とときどき食事に行くこともあった	●入院・手術による日常生活の制限がありストレスを感じている可能性がある（①） ●家族との仲は良好であるため，不安・ストレスを感じた際は家族に表出できる関係であると考えられる（③）
【10】 生活原理	①信仰している宗教はない	●とくに問題はない
【11】 安全/防御	①意識レベルは清明 ②ADLはこれから拡大する予定であり現時点ではADLは全介助である ③右内頸より中心静脈カテーテル，肝離断面ドレーン1本，ウィンスロー孔ドレーン1本，膀胱留置カテーテルが挿入されている	●ADL拡大時に，転倒・転落のリスクがあるため安全な環境を整えていく必要がある（①②） ●ルート・ドレーン挿入中であるため，感染のリスクが高い（③）

領域	Aさんの情報の整理	アセスメント
【12】安楽	①体動時に創部痛が増強している(NRS 8) ②安静時のNRSは2〜3である ③側管よりフェンタニルクエン酸塩を持続投与している ④ICUでは疼痛増強のためアセトアミノフェン点滴を追加投与して対応していた ⑤転棟時は疼痛があるためベッドで移動した ⑥妻より「痛がりなのに我慢してしまう性格」との情報がある	●体動時に創部痛が増強しているため，早期離床に影響が出る可能性がある（①②⑤） ●疼痛評価を行い，必要時は鎮痛薬の追加投与を行う必要がある（④） ●本人の性格を考慮し声かけの内容を工夫し疼痛コントロールがはかれるよう配慮する必要がある（⑥）
【13】成長/発達	①老年期 ②子どもたちは結婚し自立したため安心しているとの発言がある	●とくに問題はない

◀ ムーアの分類 ▶

第Ⅰ相 （異化期・急性傷害相）	第Ⅱ相 （異化〜同化期・転換相）	第Ⅲ相 （同化期・回復相）	第Ⅳ相 （脂肪蓄積期・脂肪増加相）
術後1〜3日間	術後3〜5日目に始まり，1〜3日間持続	術後6日〜数週間	第Ⅲ相から数か月
神経内分泌系の反応が亢進する	体内の第3腔に貯留していた水分が体循環系へ戻り，ナトリウム(Na)と過剰な水分は尿となって排出される	タンパク質代謝が同化傾向となり，第Ⅰ相で喪失した筋力を回復する	タンパク質の合成や脂肪の蓄積がされる

✳ 統合アセスメント

　Aさんは，性別・年齢ともに肝臓がんのリスク因子に当てはまります．また飲酒歴もあり，さまざまな要因が重なった結果，肝臓がんを患ってしまったと考えられます．術式は肝左葉切除術であり，侵襲度は大きく，創部もかなり大きくなります．（♯1）

　腹部の創であることから，痛みが強いと，痰を出したり，起き上がったりする腹筋を使う動作が妨げられてしまいます．Aさんは喫煙者であることから全身麻酔後に気道内分泌物が増加しています．痛みにより上手に痰を出せなければ，さらに呼吸器合併症を発症するリスクが高くなってしまいます．呼吸器合併症を起こすと，低酸素血症から肝不全へ移行する可能性も考えられます．そのため疼痛コントロールは重要になってきます．（♯2，3）

　またドレーン挿入や術後のベッド上安静から，ADLを拡大する時期には転倒するリスクも高くなります．（♯4）

　そして再発のリスクが大きいため，Aさんだけでなく家族に対する精神的支援も必要不可欠です．（♯5）

✳ 目標

　疼痛コントロールを行うことで早期離床がスムーズに進み，合併症を起こすことなく退院できる

全体像の把握から看護問題を抽出

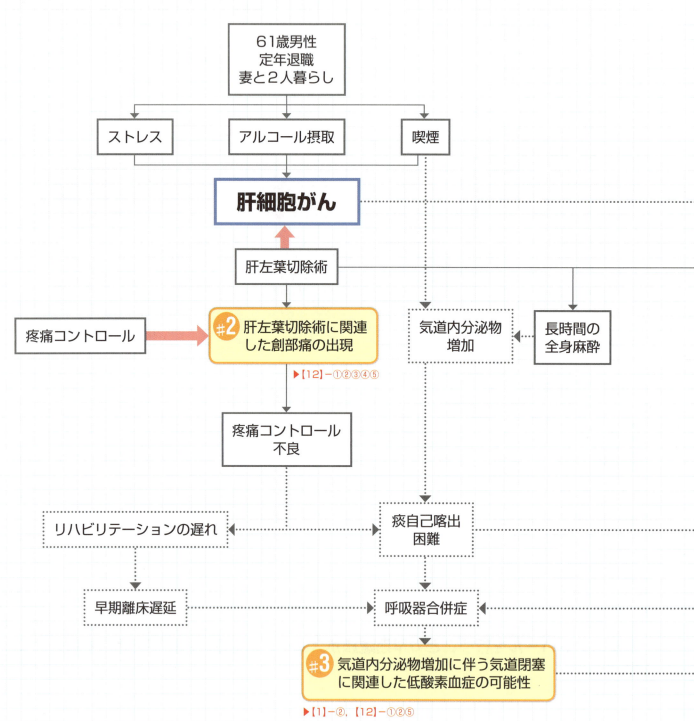

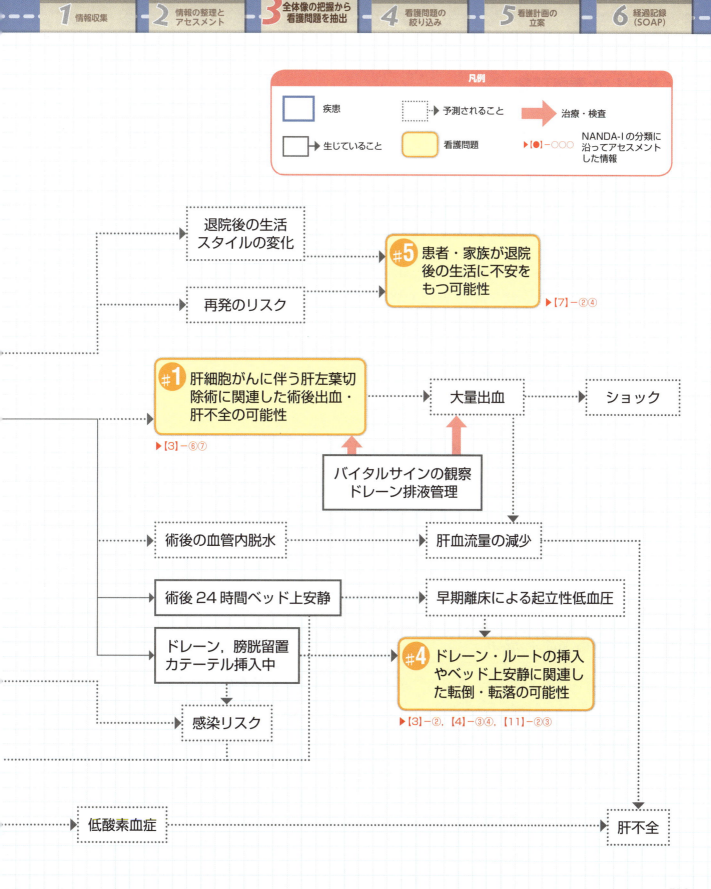

✱ 抽出した看護問題

 肝細胞がんに伴う肝左葉切除術に関連した術後出血・肝不全の可能性
NANDA-Iでは ➡ 活動/休息：非効果的消化管組織循環リスク状態
（危険因子：治療計画）

◆ 手術侵襲や術後出血により循環血液量が減少するおそれがあるため

　術直後から約3日間は手術侵襲により循環血液量を維持するためにさまざまな病態を呈します（p.511ムーアの分類参照）．血管内脱水による肝血流量の低下は肝不全を誘発するため輸液管理が必要になります．また術後12〜24時間は術後出血のリスクが高く，出血を起こすと循環血液量が低下し肝不全に移行する可能性があります．

 肝左葉切除術に関連した創部痛の出現
NANDA-Iでは ➡ 安楽：急性疼痛
（関連因子：身体損傷要因〈手術創〉）

◆ 痛みは，呼吸器合併症や離床の遅延につながる可能性があるため

　肝左葉切除による創の範囲は広く，疼痛コントロールは必須です．Aさんは痛みに弱いが我慢強い性格との情報があるため，痛みを我慢してしまう傾向が考えられます．痛みがあると身体の動きに制限がでてしまい，痰の自己喀出がうまくできず，痰貯留による呼吸器合併症を起こす可能性があります．また早期離床にも影響を与えてしまいます．

 気道内分泌物増加に伴う気道閉塞に関連した低酸素血症の可能性
NANDA-Iでは ➡ 安全/防御：非効果的気道浄化
（診断指標：貯留した分泌物）

◆ 肝切除術や喫煙歴により，気道内分泌物の増加が予測されるため

　肝切除術は手術操作が横隔膜や縦隔内に及び，麻酔時間も長いため呼吸器合併症のリスクが高いです．Aさんには喫煙歴があるため術後の気道内分泌物増加は容易に予測されます．疼痛コントロールを行いながら効果的に排痰ができるよう援助が必要になります．

#4 ドレーン・ルートの挿入やベッド上安静に関連した転倒・転落の可能性
NANDA-Iでは ➡ 安全/防御：転倒転落リスク状態
（危険因子：起立性低血圧）

◆ **起立性低血圧やドレーン・ルート挿入による制限が転倒・転落のリスク因子となるため**

　術後24時間のベッド上安静や，循環動態に変動があったことで，ADL拡大時に体動に循環動態がついていかず，起立性低血圧を起こし転倒する可能性があります．またドレーン・ルート挿入により身体可動域に制限が加わることも転倒・転落リスクの要因になります．

#5 患者・家族が退院後の生活に不安をもつ可能性
NANDA-Iでは ➡ 役割関係：家族機能破綻
（関連因子：家族構成員の健康状態の変化）

◆ **退院後，今までの生活が変化する可能性があるため**

　肝細胞がんは再発のリスクが高く，退院後は入院前の生活と変わる可能性があるため，患者さん・家族は今までの生活ができないかもしれないと不安を抱くようになります．

4 看護問題の絞り込み

＊ 抽出した看護問題

- #1 肝細胞がんに伴う肝左葉切除術に関連した術後出血・肝不全の可能性
- #2 肝左葉切除術に関連した創部痛の出現
- #3 気道内分泌物増加に伴う気道閉塞に関連した低酸素血症の可能性
- #4 ドレーン・ルートの挿入やベッド上安静に関連した転倒・転落の可能性
- #5 患者・家族が退院後の生活に不安をもつ可能性

優先すべき看護問題

優先順位 1　#1 肝細胞がんに伴う肝左葉切除術に関連した術後出血・肝不全の可能性

なぜ？ 大量出血によるショックや循環動態の悪化，低酸素血症による肝不全は生命の危機に直結するため

　生命の危機に直結するため最優先されます．Aさんは術後12時間経過していますが，術後出血のリスクは存在しています．100mL/時以上のドレーン排液（血性），血圧低下，皮膚の湿潤，意識レベル低下などは出血の徴候です．また，嘔吐，上腹部痛，黄疸，全身倦怠感，精神症状（羽ばたき振戦），体温上昇，頻脈，血圧低下などは肝不全の徴候です．出血や肝不全の徴候を見逃さないよう観察を継続していく必要があります．

#2 肝左葉切除術に関連した創部痛の出現

 痛みによりADLが制限されてしまい早期離床の遅れや呼吸器合併症の原因になるため

　Aさんは創部痛があり床上でのリハビリテーションもスムーズにできない状態でした．安静度はすでにフリーになっていましたが，そのような状況では離床もできません．

　長期臥床は筋力低下を招き，さらに離床を遅らせる原因となってしまいます．また同一体位でいることは無気肺の原因にもなるため，疼痛コントロールを行うことは重要です．

#3 気道内分泌物増加に伴う気道閉塞に関連した低酸素血症の可能性

 肺炎や気道閉塞による低酸素血症は肝不全の誘因になるため

　Aさんには喫煙歴があるため，非喫煙者の全身麻酔後と比較し気道内分泌物が増加します．現在は呼吸状態に問題はないですが，創部痛により咳嗽がうまくできないと気道内分泌物の自己喀出が困難になり気道内分泌物貯留により，無気肺のような呼吸器合併症を発症し，低酸素血症につながります．

　そうならないように呼吸状態の観察や疼痛コントロールを行うことが必要になります．

#4 ドレーン・ルートの挿入やベッド上安静に関連した転倒・転落の可能性

 患者さんが安心して入院生活を過ごせるよう環境を整え，安全を確保する必要があるため

　Aさんの体にはドレーンやルートが挿入されており健康時とは違う身体状況です．また術後はベッド上で安静にしており，リハビリテーションによりADLが拡大される時期のため，体動による循環動態の変動から転倒・転落のリスクがあります．転倒・転落による外傷などの二次合併症を生じると，離床が遅れたり退院が延期になったりするため，安全な環境を提供する必要があります．

継続観察が必要な看護問題

#5 患者・家族が退院後の生活に不安をもつ可能性

なぜ？ 現時点では家族より退院後の生活に対する不安の訴えがないため

術後1日目であり，妻は退院後の生活よりもAさんの症状・言動を心配しています．今後退院日時が決定すると自宅での療養や外来受診についての質問が多くなるかもしれません．現時点では家族の言動や様子について継続的な観察を行っていきます．

5 看護計画の立案

O-P：Observation Plan，観察計画
T-P：Treatment Plan，治療計画
E-P：Education Plan，教育・指導計画

優先順位1 #1 肝細胞がんに伴う肝左葉切除術に関連した術後出血・肝不全の可能性

期待する結果：循環動態が変動せず肝不全を起こさない

	具体策	根拠と注意点
O-P	①術式 ②手術時間 ③バイタルサイン（血圧，呼吸，脈拍，体温） ④四肢冷感，チアノーゼ，皮膚の湿潤の有無 ⑤水分出納 ⑥ドレーン排液量，性状 ⑦検査データ（Hb，AST，ALT，ビリルビン値，血小板など） ⑧血液ガスデータ（pH，PaO_2，$PaCO_2$，乳酸値など）	①②術式や手術時間から侵襲度が予測される ③〜⑧出血や肝不全の徴候がないか把握する必要があるため
T-P	①頻脈，創部痛の出現，血圧低下に注意する ②ドレーン排液の性状変化に注意する ③バイタルサインの変動やドレーン排液の性状に変化があった場合は早急に医師に報告する	①〜③患者の状態を観察し異常を早期発見する必要がある．ドレーン排液量は定期的にチェックする
E-P	①異常があった場合はナースコールで報告するよう説明する	①患者本人にも合併症状を説明し早期発見につなげる

#2 肝左葉切除術に関連した創部痛の出現

優先順位 2

期待する結果：疼痛コントロールができる

	具体策	根拠と注意点
O-P	①疼痛の有無 ②疼痛出現時の随伴症状 ③疼痛出現の時期 ④疼痛の閾値（疼痛評価スケール） ⑤患者の性格 ⑥投与薬剤の種類や薬量	①②疼痛が増強すると血圧や脈拍が上昇するため疼痛以外の症状を把握する必要がある ④疼痛評価スケールを使用することで疼痛の程度を把握できる ⑤我慢する傾向があると疼痛コントロールができない可能性がある ⑥どの薬剤を使用したら効果があったのかを把握する必要がある
T-P	①疼痛増強時は指示薬を投与し薬剤の効果を評価する ②疼痛出現時期を把握し疼痛増強前に薬剤を使用する ③チーム内で情報を共有し統一した対応をする	①薬剤の効果があったのか，なかったのかを把握することは疼痛コントロールにおいて重要である ②事前に薬剤を使用することで薬効が得られやすい ③各担当により対応が異なると疼痛コントロールがはかれなくなるため
E-P	①疼痛増強時は我慢せず看護師へ報告するよう説明する	①痛みを我慢する性格のため

#3 気道内分泌物増加に伴う気道閉塞に関連した低酸素血症の可能性

優先順位 3

期待する結果：呼吸器合併症を起こさない

	具体策	根拠と注意点
O-P	①呼吸音左右差 ②異常呼吸音の種類・聴取部位 ③気道内分泌物の性状・量 ④咳嗽反射の有無 ⑤酸素飽和度 ⑥血液ガスデータ ⑦喫煙歴 ⑧咳嗽時の随伴症状	①②気道内分泌物貯留部位を把握できるため ③気道内分泌物が粘性だと気道閉塞のリスクが高くなるため ④⑧痛みがあったり咳嗽反射が弱かったりすると気道内分泌物を自己喀出できないため ⑤⑥呼吸状態の評価のために必要である ⑦喫煙歴は気道内分泌物増加のリスク因子である
T-P	①気道内分泌物を自己喀出できるよう援助する ②体位ドレナージを実施する ③咳嗽時に痛みが増強する場合は疼痛コントロールをする	①～③気道内分泌物を自己喀出できるような援助が必要であるため
E-P	①創部をおさえたり枕をかかえたりして咳嗽するよう説明する	①効果的な排痰方法の指導は必須である

#4 ドレーン・ルートの挿入やベッド上安静に関連した転倒・転落の可能性

優先順位 4

期待する結果：転倒・転落を起こさない

	具体策	根拠と注意点
O-P	①意識レベル ②バイタルサイン ③活動領域 ④ドレーン・ルートの種類 ⑤排泄方法 ⑥入眠状況 ⑦麻薬・睡眠導入薬の使用の有無	①②体動時の循環動態が変調したり，認識力が低下すると，転倒・転落のリスクが高まるため ③④⑤活動領域に応じたADLの介助が必要になるため ⑥⑦不眠または薬剤の影響により判断力の低下を招き危険を予知することができなくなるため
T-P	①転倒・転落アセスメント評価をする ②安全な環境を提供する ③体動時の循環動態の変調に注意する ④ナースコール・ベッドコントローラーを手元に置く ⑤ベッド柵・ストッパーの固定 ⑥ADLに合わせた寝衣・履物を選択する	①転倒・転落アセスメント評価をすることで危険性を把握できる ②〜⑥安全に入院生活をすごせるように危険因子を取り除く必要がある
E-P	①ナースコール・ベッドコントローラーの使用方法 ②急な動作を避けるよう説明する	①②患者に安全に留意した行動がとれるよう認識してもらう

6 経過記録（SOAPによる）

#2 肝左葉切除術に関連した創部痛の出現

優先順位 2

時間	患者さんの状況・反応	看護ケア（実施したこと）	アセスメント
6/11 （術後1日目） 14:00〜16:00	S：「傷が痛くて動けないです」 O：術後1日目．本日よりPTによるリハビリテーションが開始となるが，創部痛が増強し体動が困難な様子．フェンタニルクエン酸塩を持続投与中．NRS 8． 血圧160mmHg台 心拍数112回／分 呼吸数20回／分 SpO₂ 97 %	・バイタルサイン測定 ・NRS評価 ・疼痛増強時の時期の確認 ・疼痛増強による随伴症状の確認 ・ドレーン排液の性状の確認 ・鎮痛薬の指示確認 ・鎮痛薬の投与 ・NRS再評価	A：フェンタニルクエン酸塩を持続投与中だがリハビリテーションによる体動で疼痛が増強してしまい，リハビリテーションが進まない状況である．薬剤の使用により創部痛が軽減し，スムーズにリハビリテーションができるようになっているため，リハビリテーション開始前や看護ケアの前に薬剤による疼痛コントロールを行っていく必要がある

時間	患者さんの状況・反応	看護ケア（実施したこと）	アセスメント
	ドレーン排液淡血性 疼痛コントロール目的で医師の指示のもと14：30に鎮痛薬の点滴が投与された． 15：00，創部痛はNRS 3へ軽減． リハビリテーションが再開された		P：看護問題継続

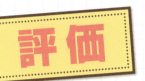

術後1日目の時点で 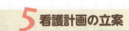 であげた「期待する結果」に到達できたかどうかを評価していきます．

 肝細胞がんに伴う肝左葉切除術に関連した術後出血・肝不全の可能性
期待する結果：循環動態が変動せず肝不全を起こさない
→**現時点では到達しているが継続観察が必要**

　Aさんは術後1日目であり，術後出血を起こす可能性が高いです．バイタルサインは安定しておりドレーンの排液の性状・量ともに問題はないですが，肝不全を起こすと生命の危機におちいるため継続した観察が必要になります．

 肝左葉切除術に関連した創部痛の出現
期待する結果：疼痛コントロールができる
→**到達しているが，今後離床が進むにつれ疼痛が増強する可能性があるため，引き続き看護介入が必要**

　薬剤使用によって疼痛が軽減し，ベッド上でのリハビリテーションを再開することができました．しかし，今後離床をしていく段階で，さらに疼痛が増強し疼痛コントロールができなくなる可能性があります．そのため引き続き看護介入を行っていく必要があります．

#3 気道内分泌物増加に伴う気道閉塞に関連した低酸素血症の可能性
期待する結果：呼吸器合併症を起こさない
→現時点では到達しているが，継続観察・看護介入が必要

　Aさんには喫煙歴があるため全身麻酔術後，気道内分泌物が増加する可能性があります．
　現時点で，呼吸状態に問題はないですが，疼痛による咳嗽反射の減弱や浅表性呼吸により呼吸器合併症を起こす可能性があるため，継続した観察と看護介入を行う必要があります．

 #4 ドレーン・ルートの挿入やベッド上安静に関連した転倒・転落の可能性
期待される結果；転倒・転落を起こさない
→現時点では到達しているが，継続観察・看護介入が必要

　現時点でのAさんの活動範囲はベッド上であり，転倒の可能性は低いです．しかし離床を進めていく段階であり，転倒・転落リスクは高くなっていきます．そのため引き続き看護介入が必要になります．

引用・参考文献
1) 日本肝癌研究会編：臨床・病理 原発性肝癌取扱い規約．第6版, p.15, 金原出版, 2015.
2) 日本肝臓学会編：科学的根拠に基づく肝癌診療ガイドライン2013年版．p.15, 金原出版, 2013.
3) 北島政樹ほか編：系統看護学講座 別巻 臨床外科看護各論．p.251～255, 医学書院, 2011.
4) 松田明子ほか：系統看護学講座 専門分野Ⅱ 消化器―成人看護学5. p.240～245, p.403～409, 医学書院, 2015.
5) 磯部文子ほか監：外科的療法を受ける患者の看護（改訂版）．p.139～145, 学研メディカル秀潤社, 1999.
6) T.H.ハードマンほか編, 日本看護診断学会監訳：NANDA-I 看護診断 定義と分類 2015-2017. 原書第10版, 医学書院, 2015.

基礎と臨床がつながる
疾患別看護過程

IgA腎症

～ステロイドパルス療法の事例～

IgA腎症は，成人の糸球体腎炎の中で，もっとも頻度の高い疾患です．患者層はすべての年代にわたりますが，20歳代で発症することが多く，慢性の経過をたどります．

疾患の進行をコントロールし，透析導入の時期を少しでも遅くするため，食事療法や薬物療法が重要です．

IgA：immunoglobulin A，免疫グロブリンA

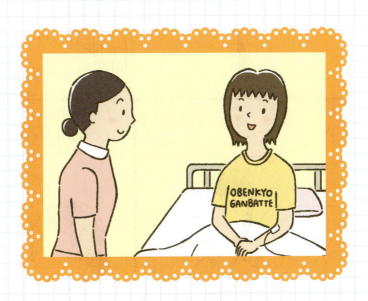

基礎と臨床がつながる 疾患別看護過程

事例

患者
Aさん　25歳　女性

診断名
IgA腎症

既往歴
これまでの既往なし

背景
父60歳，母58歳，大学生の妹と4人暮らし．Aさんは会社に勤め始めて3年．旅行会社で海外旅行の企画を行っている．仕事にも慣れ，早朝から深夜まで働いていたが，充実した毎日を送っていると感じていた．食事は主に母親が作っているが，昼食，夕食は外食で済ますことがほとんどだった．Aさんの趣味はジョギングで，フルマラソンに出場することを目標にトレーニングを積んでいた．

現症経過
4月に会社の健康診断で血尿を指摘され，近医で再検査するが同様の結果であり，その際タンパク尿も軽度検出されたため，腎臓専門医を紹介され受診した．すると，詳しい検査をしたほうがよいと入院をすすめられた．Aさんは仕事が休めないと入院を拒否したが，医師から一生にかかわるかもしれないので，早い段階で検査したほうがよいと言われ，親に相談し入院を決意した．

1回目の入院は5月初めの1週間で，初日に腎生検を行い，翌朝安静解除となり，退院までは病棟内安静だったが経過良好だった．

Aさんは体調もよく，体力にも自信があったため，自分が病気かもしれないと言われても，何かの間違いではないかと思っていたが，腎生検の結果，IgA腎症の「高リスク群」と診断された．現在のeGFRは42.7mL/分/1.73m²．

今回，仕事の調整を行い，6月1日に扁桃摘出術とステロイドパルス療法のために2回目の入院をした．6月1日，扁桃摘出術を受け，鎮痛薬を服用しながら流動食から開始となり，徐々に食事形態がアップしていった．入院8日目からステロイドパルス療法が開始された．

実習の1日：入院10日目

Aさんは10日前に扁桃腺摘出を終え，1クール目のステロイドパルス療法を開始しました．今日は，ステロイドパルス療法1クール目の3日目の朝です．

① 「Aさん，おはようございます」「おはようございます」「体調はいかがですか？」

② 「まだ喉が少し痛いですね……」「そうですか……．お食事はどのくらい食べられましたか？」

③ 「飲み込むときが痛いけど，痛み止めを飲んで，8割くらいは食べています」「よかったです」

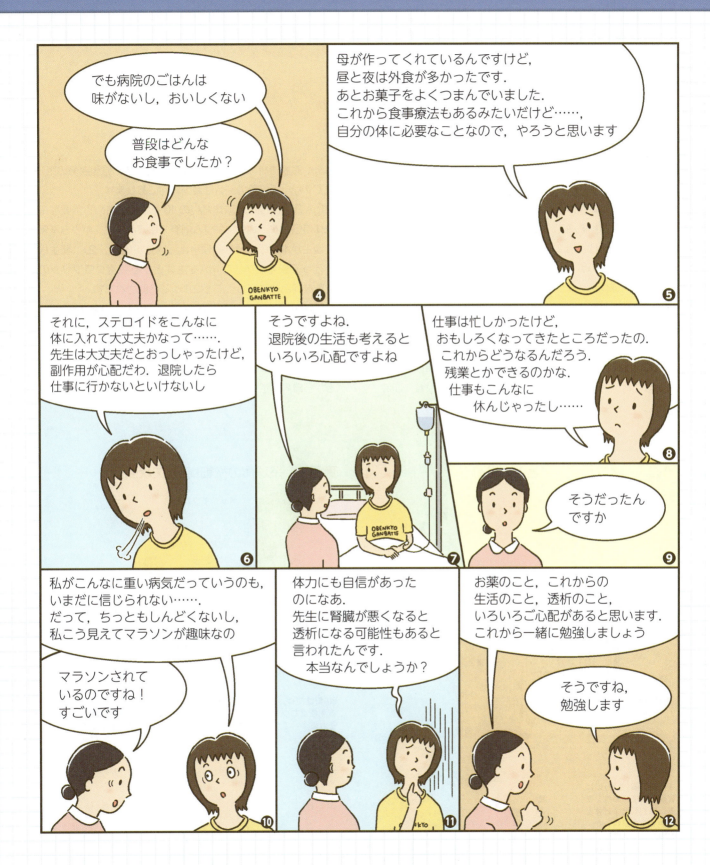

基礎と臨床がつながる 疾患別看護過程

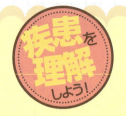

IgA腎症とは

　IgA腎症は原発性糸球体腎炎の1つで慢性の経過を示す疾患です．

　原発性糸球体腎炎は腎臓に一時的な障害をきたす疾患を指して用いられる診断名で，主な病変は糸球体にあります．一方，種々の全身性疾患に続発する糸球体障害は二次性糸球体腎炎とよばれています．

　原発性糸球体腎炎はタンパク尿や顕微鏡的血尿などの検尿異常で発見されることが多く，発症の初期には自覚症状のない例がほとんどです．しかし，病状が進行性の例では，経過とともにしばしば浮腫や高血圧をきたします．また，すでに慢性腎不全にまで進行した状態で発見され，その原因が原発性糸球体腎炎と診断されることもまれではありません．血液透析や腹膜透析の導入にいたる末期腎不全の原因疾患の第2位ですが，近年その割合は減少傾向にあります．

　IgA腎症は慢性糸球体腎炎の40％以上を占める重要な糸球体疾患です．メサンギウム細胞の増殖とメサンギウム基質の増生が本症の主要な病理組織所見です（**図1，2**）．腎生検を行って蛍光抗体法でIgAを主体とする免疫グロブリンの沈着を同部位に認めることによって診断されます．

　「難病の患者に対する医療等に関する法律」（略称：難病法）が平成27年1月1日に施行され，医療費助成の対象疾患が56疾患から平成27年7月以降306疾患に拡大された際，IgA腎症の一部の症例は治療抵抗性で末期腎不全にいたることから難病指定されました（**表2**）．

■図1　ネフロンと血管径の構造

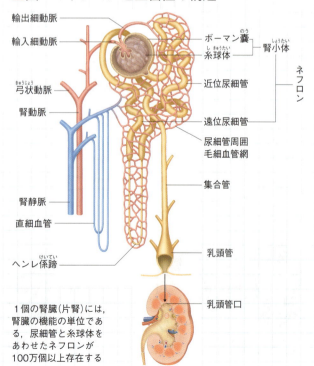

1個の腎臓（片腎）には，腎臓の機能の単位である，尿細管と糸球体をあわせたネフロンが100万個以上存在する

■図2　糸球体の微細構造（矢状断面）

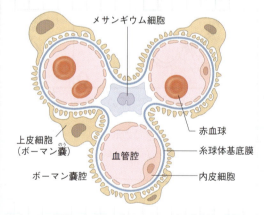

IgA腎症では，腎臓の糸球体の中のメサンギウム領域へのIgAを主体とする免疫グロブリンの沈着と，メサンギウム基質・細胞の増加がみられ，それによって，糸球体内が狭くなることで，腎血流が低下する

表1　原発性糸球体腎炎の種類

臨床病型
病歴と臨床症状または検査所見などから診断する病名
急性糸球体腎炎，急速進行性糸球体腎炎，無症候性タンパク尿/血尿，ネフローゼ症候群，慢性腎不全

組織病理型
腎生検または剖検を行った場合の病理組織診断名
管内増殖性糸球体腎炎，半月体形成性糸球体腎炎，微小変化型ネフローゼ症候群，膜性増殖性糸球体腎炎，膜性腎症，巣状分節性糸球体硬化症，IgA腎症

表2　IgA腎症の難病指定の要件

以下のいずれかを満たす場合を対象とする
A. CKD重症度分類ヒートマップが赤の部分の場合
B. タンパク尿0.5g/gCr以上の場合
C. 腎生検施行例の組織学的重症度ⅢもしくはⅣの場合

注：半月体，分節性または全節性糸球体硬化が全糸球体の50〜74.9%にみられる場合が組織学的重症度Ⅲ，75%以上が組織学的重症度Ⅳである．

難病情報センターホームページIgA腎症（指定難病66）
http://www.nanbyou.or.jp/entry/203（2017年7月4日検索）

表3　慢性腎臓病（CKD）の重症度分類ヒートマップ

		蛋白尿区分	A1	A2	A3
糖尿病	尿アルブミン定量（mg/日）尿アルブミンCr比（mg/gCr）		正常	微量アルブミン尿	顕性アルブミン尿
			30未満	30〜299	300以上
高血圧・腎炎・多発性嚢胞腎・移植腎・不明・その他	尿蛋白定量（g/日）尿蛋白Cr比（g/gCr）		正常	軽度蛋白尿	高度蛋白尿
			0.15未満	0.15〜0.49	0.50以上
GFR区分（ml/分/1.73㎡）	G1	正常または高値	≧90	緑	黄	オレンジ
	G2	正常または軽度低下	60〜89	緑	黄	オレンジ
	G3a	軽度〜中等度低下	45〜59	黄	オレンジ	赤
	G3b	中等度〜高度低下	30〜44	オレンジ	赤	赤
	G4	高度低下	15〜29	赤	赤	赤
	G5	末期腎不全（ESKD）	<15	赤	赤	赤

＊重症度は原疾患・GFR区分・蛋白尿区分を合わせたステージにより評価する．CKDの重症度は死亡，末期腎不全，心血管死亡発症のリスクを「緑」のステージを基準に，「黄」「オレンジ」「赤」の順にステージが上昇するほどリスクは上昇する．
（KDIGO CKDguideline 2012を日本人用に改変）

日本腎臓学会編：CKD診療ガイドライン2013. 東京医学社，2013.

症状

- 無症候性血尿で健康診断などで偶然に発見されることが多い．
- 一般的に初期には自覚症状がみられない．

予後

- 顕微鏡血尿のみに終始するIgA腎症の予後は一般に良好．
- タンパク尿が中等度以上（0.5〜2g/日），あるいは高血圧を呈する例では緩徐に腎機能の低下をきたす．
- 20〜30年に及ぶ長期間の経過観察の結果では，IgA腎症のほぼ40%が慢性腎不全におちいる（表4〜6）．

CKD：chronic kidney disease，慢性腎臓病
GFR：glomerular filtration rate，糸球体濾過値
ESKD：end-stage kidney disease，末期腎臓病

表4　組織学的重症度分類

組織学的重症度	腎予後＊と関連する病変を有する糸球体／総糸球体数	急性病変のみ	急性病変＋慢性病変	慢性病変のみ
H-Grade Ⅰ	0〜24.9%	A	A/C	C
H-Grade Ⅱ	25〜49.9%	A	A/C	C
H-Grade Ⅲ	50〜74.9%	A	A/C	C
H-Grade Ⅳ	75%以上	A	A/C	C

＊急性病変（A）：細胞性半月体（係蹄壊死を含む），線維細胞性半月体
　慢性病変（C）：全節性硬化，分節性硬化，線維性半月体

松尾清一ほか：IgA腎症診療指針．第3版，日本腎臓学会誌 53（2）：129，2011.

■表5　IgA腎症の臨床的重症度分類

臨床的重症度	尿蛋白 (g/日)	eGFR(mL/min/1.73m^2)
C-Grade Ⅰ	<0.5	—
C-Grade Ⅱ	0.5≦	60≦
C-Grade Ⅲ		<60

松尾清一ほか：IgA腎症診療指針．第3版，日本腎臓学会誌 53 (2)：130, 2011.

■表6　IgA腎症患者の透析導入リスクの層別化

臨床的重症度＼組織学的重症度	H-Grade Ⅰ	H-Grade Ⅱ	H-Grade Ⅲ+Ⅳ
C-Grade Ⅰ	低リスク	中等リスク	高リスク
C-Grade Ⅱ	中等リスク	中等リスク	高リスク
C-Grade Ⅲ	高リスク	高リスク	超高リスク

低リスク群：透析療法に至るリスクが少ないもの[注1]
中等リスク群：透析療法に至るリスクが中程度あるもの[注2]
高リスク群：透析療法に至るリスクが高いもの[注3]
超高リスク群：5年以内に透析療法に至るリスクが高いもの[注4]
(ただし、経過中に他のリスク群に移行することがある)
後ろ向き多施設共同研究からみた参考データ
注1) 72例中1例(1.4%)のみが生検後18.6年で透析に移行
注2) 115例中13例(11.3%)が生検後3.7〜19.3(平均11.5)年で透析に移行
注3) 49例中12例(24.5%)が生検後2.8〜19.6(平均8.9)年で透析に移行
注4) 34例中22例(64.7%)が生検後0.7〜13.1(平均5.1)年で、また14例(41.2%)が5年以内に透析に移行

松尾清一ほか：IgA腎症診療指針．第3版，日本腎臓学会誌 53 (2)：131, 2011.

＊注意　この分類はあくまで種々の治療を受けた結果としての腎予後を反映しています．

治療

- 生活習慣の是正，診察・検査項目の是正，エネルギー摂取量の調整を行う(IgA腎症診療指針[1]「IgA腎症の治療指針」参照)
- 薬物療法には，経口副腎皮質ステロイド薬，ステロイドパルス療法，扁桃摘出術(扁摘)＋ステロイドパルス療法，降圧薬，免疫抑制薬，抗血小板薬，抗凝固薬が用いられることがある．(IgA腎症診療指針[1]「IgA腎症の薬物療法」参照)

ステロイドパルス療法

- 副作用が最小限で有効性が得られることがメリット(p.543「ステロイドパルス療法の副作用」参照)．
- 3日連続でメチルプレドニゾロン500mg点滴を行った後，経口プレドニゾロン(PSL) 30mgを連日4日間内服する．これを1クールとして，3週連続で計3クール実施．その後，PSL 30mgを隔日に内服とし，順次減量させて1年以内に内服を終了する．その間に寛解すれば，急速にPSLを減少させる．
- 自己判断で急に内服を中断しない．生理的に分泌される以上の量(PSL換算で2.5〜5mg程度以上)のPSLを長期に内服した場合，副腎皮質からステロイドホルモンが分泌されなくなる．そのため，服薬を急に中止すると，体内のステロイドホルモンが不足し，倦怠感，嘔気，血圧低下などの症状がみられることがある(ステロイド離脱症候群)．

扁桃摘出術＋ステロイドパルス療法

- 扁桃腺の感染によって，IgA腎症を起こす異常なIgAが産生されると考えられており，それを防ぐために行う．
- わが国では，扁桃摘出術とステロイドパルス療法の併用がIgA腎症の寛解に有効であったことをHottaらが報告して以来，多くの施設で行われているが，その有効性については結論が得られていない[1]．

◀ステロイドとは▶

ステロイドとは，副腎(両方の腎臓の上端にある)から作られる副腎皮質ホルモンの1つです．ステロイドには強い抗炎症作用と免疫抑制作用があります．そしてステロイドに対するレセプターはすべての有核細胞にあるため，さまざまな細胞に効果が得られます．ステロイドパルス療法では，このステロイドホルモンを模して作られた薬剤であるステロイド薬を使用します．

PSL：prednisolone，副腎皮質ステロイド

| 1 情報収集 | 2 情報の整理とアセスメント | 3 全体像の把握から看護問題を抽出 | 4 看護問題の絞り込み | 5 看護計画の立案 | 6 経過記録(SOAP) |

1 情報収集

＊ 情報収集の視点

　IgA腎症は，発症初期に自覚症状のない場合が多く，患者さんは疾患を理解し受け止めることが困難です．元気に日常生活を送っていたのに，ある日突然「腎臓が悪くこれから一生治療が必要です」と言われ混乱します．

　しかし，透析治療を回避するために，自分の体がどうなっているのか，どういう疾患なのか，どうやって療養していくのかについて正しく理解し，実践していかなければなりません．看護師は，患者さんがどの程度理解できているか把握し，患者さんの理解を深め，療養が行えるよう支援していく必要があります．

情報収集の視点

- **視点1** 疾患が正しく理解され，疾患に向き合う姿勢になっているか
- **視点2** ステロイドパルス療法による副作用が出ていないか
- **視点3** 療養方法を理解できているか

＊ 情報収集の例

視点1 疾患が正しく理解され，疾患に向き合う姿勢になっているか

情報収集の視点（詳細項目）	どこから？	なぜこの情報が必要か？	Aさんの情報
①疾患の理解 ・腎臓の働き ・IgA腎症とは ・IgA腎症の治療法 ・ステロイドパルス療法 ・IgA腎症の予後 ②身体状況の把握 ・検査値 ・尿量 ・血圧値 ③疾患に対する思い ・障害受容過程のどの段階にあるのか（p.530障害受容過程＊参照）	①本人の発言，看護記録 ②カルテ，身体の観察 ③本人・家族の発言，看護記録	①疾患が正しく理解されていなければ，自覚症状がないため，治療の中断を招く危険がある ②本人が自分の体に起きていることを正しく理解することは，療養を継続するうえで動機づけになり，セルフケア向上につながる ③疾患に対する思いの把握は，療養の継続や新たな生活の再構築に対して重要な要因となる	●ステロイド治療の副作用，運動や仕事，透析についてなどの不安を話している ●軽度尿タンパク（<0.5）のため，C-Grade I，H-Grade III ●血尿，尿タンパク，腎生検からIgA腎症の「高リスク」群であり，残腎機能の指標であるeGFRが42.7mL/分/1.73m^2 ●信じられない，といった否定的な気持ちや透析の不安，仕事への影響などさまざまな思いがある **臨床の視点** 近年患者さんは，インターネットやメディアなどで情報を収集することがあり，偏った情報を得ている場合があるため，正しく理解ができているか確認する必要があります．また，ボディイメージの変化に対し抵抗感をもつ場合もあり，治療について正しく認識できていないと自己判断で内服を中断する危険があります．

★ワンポイント　障害受容過程

完治が困難な疾患や障害をもった患者さんは，次のような障害受容過程を，段階を進んだり戻ったりしながら経験していきます．

時期	心身の状態
ショック期	障害の直後で集中的な医療とケアを受けている時期．身体的に苦痛があっても心理的には実際に自分に起きていることでないような状態．
障害否認期	身体的状態が安定して，もとの状態への回復の期待をもつ．心理的な防衛反応として回復しないことへの否認が生じる．
混乱期	障害が完治しないことを否定しきれない時期．抑うつや嘆きがみられる．
解決への努力期	前向きな努力が主になる時期．悲嘆や攻撃ではなく，現実的な方法で生活上の問題の対処にむかう．
受容期	社会や家庭の中で新しい役割や仕事を得て，生活に生きがいを感じるようになる．

視点2　ステロイドパルス療法による副作用が出ていないか

情報収集の視点（詳細項目）	どこから？	なぜこの情報が必要か？	Aさんの情報
①年齢 ②既往歴（糖尿病，骨粗鬆症の有無） ③身体面の状態 ・バイタルサイン ・症状の有無と程度（感染徴候，口渇，尿量，胃痛の有無，食欲，吐き気，便色〈下血〉，イライラ，不眠，多幸感，抑うつ，体重増加，浮腫） ④食事摂取状況 ⑤検査結果 ・血液検査（CRP，WBC） ・骨密度検査値 ・血糖値 ・体重 ・コレステロール値，中性脂肪値 ⑥ステロイド治療内容の確認	●カルテ ●検査値 ●本人の発言 ●身体観察 ●看護記録	③ステロイドを投与することで免疫力が抑制され，感染しやすくなる．ただの風邪と思っていたら肺炎になった，口が荒れたと思ったら口腔カンジダ症であったという場合もある．少しでも異常があればすぐに報告してもらい，早急に対応する必要がある ③入院による不眠ととらえられる場合があるが，ステロイドの副作用の場合もよくある．不眠が続くとさらに免疫力が低下したり，昼夜逆転し日常生活行動が阻害されるなどの影響がある．早期に発見し睡眠薬で対応することができる ⑥血糖値が上昇するため，血糖値の推移を注意深く観察する必要がある．血糖値が上昇すると，口渇や多尿などの症状も出てくるため，それらの把握も必要．また，血糖測定や血糖降下薬の内服も開始される場合があり，自己血糖測定や低血糖などの理解も必要	●25歳 ●既往歴なし ●現在は扁桃腺摘出後ののどの痛みがあるだけで，ステロイドの副作用は出現していないが，ステロイドの副作用に対する不安がある．また，ステロイドを内服しながら仕事に復帰することに対する不安も感じている ●WBC 9,000/μL，CRP 5.2mg/dL ●血糖値 180mg/dL（食後2時間） ●身長160cm，体重57kg，BMI 22.3 ●HDLコレステロール42mg/dL，LDLコレステロール110mg/dL ●ステロイドパルス療法1クール目3日目

BMI：body mass index，体格指数

| 1 情報収集 | 2 情報の整理とアセスメント | 3 全体像の把握から看護問題を抽出 | 4 看護問題の絞り込み | 5 看護計画の立案 | 6 経過記録(SOAP) |

視点3 療養方法を理解できているか

情報収集の視点(詳細項目)	どこから?	なぜこの情報が必要か?	Aさんの情報
①療養方法の理解度 ・食事制限(減塩食,低タンパク食) ・運動制限 ・血圧,体重測定 ・服薬管理 ・感染予防 ・定期受診 ②これまでの生活の把握 ・食事(食事内容,調理者,嗜好,食事時間) ・運動(運動強度,運動時間,運動習慣) ・仕事(勤務時間,勤務内容,勤務シフト,通勤形態,職場の理解者) ・生活リズム(起床から就寝までの流れ,休日の過ごし方,趣味)	●本人の発言 ●カルテ ●家族の発言	①今後腎機能が低下しないよう,自己管理が必要となる.年齢も若いため,セルフモニタリングできるよう,療養方法が理解できているかを確認する ②これまでの生活状況を把握し,療養方法を生活にどのように組み込んでいくか具体的に患者と相談する必要がある.一般的な療養方法の説明だけでは,長い療養を継続することはできないため,患者にあった療養方法を入院中に相談し,必要時医師にも相談する. 仕事に復帰後,体調不良や受診などで仕事に支障が出る可能性があるため,職場に疾患について理解をしてくれる上司がいることが重要である. 療養をしながらもその人らしい生活が送れることは,QOL向上につながるため,余暇や趣味についても情報収集する	●「これからどうなるんだろう」「残業とかできるのかな」と,退院後の生活について漠然としたイメージしか描けていない ●仕事にやりがいを感じ,退院後も仕事に復帰したいと考えている ●仕事で昼夜と外食になることが多かった ●主調理者:母親 ●お菓子をよくつまんでいた ●趣味はジョギング

2 情報の整理とアセスメント

✱ 情報の整理

ここまで述べてきた3つの視点にもとづき,収集した情報を整理しアセスメントします.Aさんは突然慢性疾患だと診断され,副作用を伴う治療を行っています.看護師は副作用を最小限にとどめ,生涯にわたる療養方法を獲得し,うまく生活に組み込み,自分らしく生きていけるよう支援する必要があります.

● ヘンダーソンの14の基本的ニードの枠組みによる情報の分類

領域	情報を集める視点	アセスメントの内容
【1】 患者の呼吸を助ける	●十分なガス交換 ・呼吸回数,呼吸音,呼吸リズム,呼吸の深さ,胸郭の動き,努力呼吸の有無,咳嗽の有無,経皮的酸素飽和度(SpO₂),胸部X線検査,Hb,トランスフェリン飽和度(TSAT),Fe,Alb ●安楽な体位 ・どのような体位をとっているのか ・日中と就寝中の体位 ●術後出血の有無	●呼吸器疾患の既往について情報収集し,現状で影響を受けているかどうかの判断をする ●低アルブミン血症による膠質浸透圧の低下や尿細管におけるNa再吸収の亢進に関連した胸水の貯留,肺水腫などの溢水症状に呼吸が影響を受けていないかどうかを判断する ●腎性貧血や消化管出血,術後出血による貧血がないか判断する.貧血による息切れやめまいなどの症状にも気をつける

領域	情報を集める視点	アセスメントの内容
【1】 患者の呼吸を助ける	●扁桃摘出後ののどの違和感や咳嗽の有無 ●室内の空気調整 ・病室環境（温度，湿度，臭気の有無） ・酸素療法の有無 ・適宜換気できているか ●喫煙の有無	●安楽な呼吸の体位をとることができているかどうかを確認する ●易感染状態になるため，感冒症状等に注目する
【2】 患者の飲食を助ける	●適切な食事摂取量 ・消化器疾患の既往の有無，甲状腺疾患など消費エネルギーに影響する疾患の有無 ・身長，体重，BMI，体脂肪量，体重の増減，腹囲 ・血液検査（TP, Alb, 好酸球，トランスサイレチン，Hb, Ht, HDLコレステロール，LDLコレステロール，TG, 血糖値，HbA1c, P, K） ・水分摂取量とその内容，排泄量・発汗量 ・塩分摂取量，タンパク質摂取量，カリウム摂取量 ・食事内容，食事パターン ・血圧の推移 ●食事摂取に影響を及ぼす要因 ・消化器症状の有無（食欲不振，悪心，嘔吐，胃部不快感） ・咀嚼機能（歯や口腔に関する疾患），嚥下機能，嚥下時ののどの痛みの程度 ●食事療法への取り組みの程度 ●食事の満足感 ・IgA腎症になる前までの食生活，IgA腎症になってからの食生活とそれらへの思い，嗜好，偏食の有無 ●食事の自立度 ・摂食行動に関連する運動機能疾患の有無 ・主調理者 ・適切な食生活に対する知識の有無 ・サポートパーソンの有無	●身体所見，検査結果から現在の栄養状態が正常であるかどうかを判断する ●ステロイドの副作用で消化器症状が出ていないか確認する ●扁桃摘出後ののどの痛みにより，食事が摂取できていない可能性がないか確認する ●摂取エネルギーと消費エネルギーが適切か判断する ●十分な糖代謝が行われているかを判断する ●運動機能の状態から，食事に伴う活動の自立度を判断する ●食事療法の適切な知識をもっているか ●食生活に関する価値観 ●仕事やつきあいなども含め，生活の中での食事療法への取り組みについて考える ●重要他者との関係性と支援の状況を判断する
【3】 患者の排泄を助ける	●排尿の状態 ・尿の性状，量，回数，間隔 ・利尿薬の内服の有無，内服時間 ・活動時間 ・排尿の習慣 ●その他の排泄の状態 ・発汗，月経，痰などの分泌物，消化器からの嘔吐物，ドレーンからの排液量 ●排泄に対する感情 ●排泄の自立度 ・排泄の自覚，トイレへの移動，衣服の着脱や後始末が可能かどうか，清潔の保持 ●排泄に影響を及ぼす要因 ・消化器・泌尿器科疾患の有無 ・人工肛門，人工膀胱，膀胱留置カテーテルの有無 ・食物・水分摂取量，内容，摂取時間 ・活動量，季節による気温の変化 ●検査結果 ・血液検査（BUN, Cr, eGFR, Ccr, Na, K, Cl） ・尿検査（尿比重，尿糖，尿タンパク，尿中アルブミン，尿潜血） ●体液貯留状況（足背，足関節等の浮腫）	●in-outを把握し，尿量の減少や水分の過多摂取を判断する ●排尿の時間帯と間隔を確認し，生活に影響を与えていないかを判断する ●日中の活動量（仕事，通勤，趣味など）が多くなっていないか ●水分制限や薬剤の影響によって便秘になっていないかを判断する ●ステロイドの副作用で消化管潰瘍になった場合，出血すると黒色便となるため，便の色に注意する ●尿量減少に対する悲しみや今後への不安について理解し，今後の情報提供のための判断とする ●夜間尿が多くなるため，排泄の自立度を確認し，安全に排泄ができるように環境を調整する ●今までの排便の習慣や緩下剤の服用時期などを判断する ●尿量に合わせて，1日の水分摂取量が決定するため，排泄・排便以外の水分喪失量や活動量を判断し，水分摂取量を評価する ●尿検査結果から現在の腎機能を把握する ●浮腫や胸水の有無
【4】 歩行時および座位，臥位に際して患者が望ましい姿勢を保持するように助ける	●よい姿勢の保持 ・骨の変形や姿勢の保持ができない疾患の有無 ・運動器疾患と手術の有無 ・廃用症候群の有無 ●自立度 ・術後日数に応じてどの程度動くことができるのか ・疾患による影響の有無	●姿勢を保つことができるかどうかを判断する ●患者の年齢，安静による廃用症候群の影響を考え，リハビリテーションを開始する時期を判断する ●今までの生活習慣と疾患の状況から，退院後の生活を見据え，自立の程度を判断する

領域	情報を集める視点	アセスメントの内容
【4】歩行時および座位,臥位に際して患者が望ましい姿勢を保持するように助ける	●よい姿勢に対する知識 ・今までの生活習慣 ●骨密度：X線検査 ●体重管理	●患者の気持ちや自尊心を把握し，よい姿勢が保持できるような動機づけを判断する ●易感染状態のため，安静度が制限される可能性がある ●ステロイドの副作用により骨密度が低下し，骨折にいたる危険がある ●標準体重に近いか
【5】患者の休息と睡眠を助ける	●十分な睡眠と休息 ・入眠困難，中途覚醒，早期覚醒，熟睡感の有無，入院前の睡眠習慣，睡眠のリズム ●十分な睡眠を妨げる要因 ・睡眠に影響する精神疾患の有無，睡眠薬使用の有無，睡眠に影響する薬剤の使用の有無，不快な身体症状の有無（呼吸困難感，掻痒感，空腹感，疼痛，尿意，咳嗽），悩みや不安等の心理的要因，睡眠を妨げる環境（照明，音，臭い） ●鎮痛薬の使用状況	●睡眠と休息が十分にとれているかどうかを判断する ●入院による睡眠の障害がないかを判断する ●退院後の生活で睡眠を妨げる要素がないかどうかを判断する ●ステロイドの副作用により，興奮状態，不眠となっていないか判断する ●扁桃摘出術による喉の痛みに対し，疼痛コントロールが十分できているか
【6】患者が衣類を選択し，着たり脱いだりすることを助ける	●適切な衣服の選択 ・清潔であるか，温度調整の可否，環境に応じた衣服の選択 ●衣類に関する気持ち，満足度 ・好み，衣服に対する価値観，自己イメージ ●衣類の着脱の自立度 ・更衣の必要性の認識，清潔な衣類の準備，着脱行為の可否（ボタンやファスナーの操作），汚れた衣類の洗濯	●衣服を選択し，着脱するニードが充足されているかを判断する ●入院，検査，治療により衣服の着脱が妨げられる要因がないかを判断する
【7】患者が体温を正常範囲に保つのを助ける	●病室の環境 ・室温，エアコンの温度設定，湿度 ●正常な体温の維持 ・バイタルサイン（体温，脈拍・心拍数，血圧，呼吸数） ・発汗の有無と程度 ●体温に影響を及ぼす要因 ・年齢，感染症の有無，甲状腺疾患など代謝に影響する疾患の有無，血液検査（WBC，CRP）	●正常な体温を保持できているかどうかを判断する ●感染による発熱がないか
【8】患者が身体を清潔に保ち，身だしなみよく，また皮膚を保護するのを助ける	●身体の清潔の保持 ・身体，陰部，頭髪，ひげ，顔，鼻，耳の整容の状態 ●扁桃摘出術後の口腔内の衛生状況の確認 ●清潔に対するとらえ方 ・清潔への意識，整容の習慣，自己の身体に対する意識，清潔を保つことによる快の感覚 ●清潔を保つための行動の自立 ・整容行動の可否，整容のための道具の取り扱いの可否 ●感染状態 ・血糖コントロールの状態，易感染に影響する薬剤の使用（ステロイドや免疫抑制薬など），循環状態，創傷の有無，皮膚の感染，浮腫，皮膚の脆弱性，爪の長さ ●全身掻痒感の有無	●身体の清潔を保持する機能の正常からの逸脱の有無と程度を判断する ●痛みや出血の不安から，口腔ケアを十分行えていない可能性を判断する ●清潔に対する意識から，感染症を引き起こす可能性を判断する ●清潔に対する意識や快の感覚への刺激から，自己の身体に対する認識を判断する ●退院後の生活を見据え，感染予防のための清潔に対する教育の必要性の有無や教育内容を判断する
【9】患者が環境の危険を避けるのを助ける．また，感染や暴力など，特定の患者がもたらすかもしれない危険から他のものを守る	●危険回避の知識があるか ・危険に対する認識（感染，高カリウム食，溢水，薬の自己中断など），危険を回避する知識の有無，危険を回避する行動の自立度，行動の自立度に対する自己認識 ●環境に危険はないか ・年齢，運動器の障害の有無，下肢や腰などの疼痛の有無，ベッドの高さ，ベッド周囲の危険物の有無，環境の照明 ●精神の状態 ・自傷，自殺の可能性の有無，他者を傷つける可能性の有無 ・精神疾患の有無とコントロール状態 ●感染症の可能性 ・感染症の有無，接触者の有無，感染予防行動の理解と行動の有無	●危険を回避できるかどうかを判断する ●どういった行為が自分にとって危険であるかを理解できているか ●転倒や感染のリスクに対する可能性を認識できているかどうかを判断する ●退院後の生活を想定し，環境を整える必要性や方法を考える（家庭，職場や通勤など） ●ステロイドの副作用により精神状態から自傷や他傷の可能性を判断し，同室患者や重要他者，キーパーソンとの関係性に配慮する

領域	情報を集める視点	アセスメントの内容
【10】 患者が他者に意思を伝達し，自分の欲求や気持ちを表現するのを助ける	● コミュニケーション障害はないか ● 看護師に自分の感情，考え，ニードを表出しているか ● 重要他者との関係 ● ソーシャルサポートネットワーク ● 情動変化を表す身体症状があるか	● 他者とコミュニケーションがとれているかどうかを判断する ● のどの痛みや腫れにより，十分に声が出ず，訴えや欲求が伝えられていない可能性を判断する ● 患者が自分の考えや感情を表出しやすい状況にあるかどうか ● 退院後の生活を想定し，サポートが受けられるように重要他者との関係性が構築できているかどうかを判断する．とくに仕事復帰にあたり，職場に理解者を得られているか ● 家族以外の他者（友人や恋人など）に自分の病気について語ることができているか
【11】 患者が自分の信仰を実践する，あるいは自分の善悪の考え方に従って行動するのを助ける	● 信仰，価値観，倫理的な考え方，人生の意味，今までの生き方，将来に対する考え ● 自己に対する期待	● 患者が自分の信仰や価値観が尊重されていると感じているかを判断する ● 患者の将来に対する意向から援助の方向性を判断する
【12】 患者の生産的な活動あるいは職業を助ける	● 家族のなかでの役割とその認識 　・患者の発達段階，発達課題 　・家族の発達段階，発達課題 ● 社会での役割とその認識 ● 疾患による役割の変化とその認識 　・患者自身および家族の受け止め 　・職場の人の受け止め ● 1日の過ごし方，仕事と休息のバランス，社会活動，達成感のある活動 ● 経済状況と変化 　・仕事の継続状況，生計者，収入源の変化の有無，支出 ● 社会資源の利用 　・介護保険，自立支援医療（更生医療），身体障害者手帳給付	● 活動と休息のバランスがとれた生活が送れているかどうかを判断する ● 生活の中で家族や社会の役割を果たすことができているかどうか，病気によって役割の変化が起きているのかどうかについて考える ● 役割の変化があった場合，患者，家族はそれをどのようにとらえているのか ● 退院後の生活や外来通院の継続を考え，経済状況に対する配慮を考える ● IgA腎症の難病指定の要件にあてはまるか確認し社会資源（医療費助成）を活用する
【13】 患者のレクリエーション活動を助ける	● 遊び，レクリエーション，気分転換 　・趣味，障害となる身体症状（倦怠感，息切れなど），運動器疾患などの障害となる疾患の有無，うつなどの障害となる精神疾患の有無，精神ストレスの有無 ● 生きがい	● レクリエーション活動のニーズの充足を判断する ● 患者の身体・精神状態がレクリエーション活動を行うために整っているかどうかを判断する ● 血圧や尿タンパク，腎機能によって活動量が変わるため，医師の指示を確認する ● 何が日々生活を送る支えになっているか考える
【14】 患者が学習するのを助ける	● 知識 　・疾患や治療についての知識 　・疾患がどのように進行していくか（予後）についての知識 　・情報源（書籍，インターネット，医療者など） 　・教育入院歴，病歴 ● 理解 　・年齢，学歴，認知機能に影響を及ぼす疾患の有無 　・必要な情報を得るための感覚機能の状態（視覚，聴覚，触覚） 　・過去の状況や現状の理解の程度 　・自己管理の必要性に関する理解の程度 ● 意欲 　・意欲低下に影響する疾患，薬剤投与の有無 　・意欲低下に影響する身体症状の有無と程度 　・疾患や症状管理へのコントロール感 　・自己効力感の有無 ● 対処方法 ● サポート状況	● 患者の状態に合わせて教育するため，年齢，認知力，感覚機能などから，教育を受けることができる状況かどうか，また指導内容が適切かどうかを判断する ● 疾患の受け止め方やコントロール感から，自己管理に必要な教育を受ける準備が整っているのかどうかを判断する ● 過去の療養生活のなかから，患者の強みや自己効力感について判断する ● 患者の重要他者となるサポーターについて情報収集する

●Aさんの情報の整理とアセスメント

領域	Aさんの情報の整理	アセスメント
【1】患者の呼吸を助ける	①ガス交換 ・呼吸回数15回/分，呼吸音・呼吸リズム正常，努力呼吸なし，SpO₂ 99％ ・胸部X線検査：異常なし ・Hb 13g/dL，Alb 3g/dL ②咳なし，のどの痛みあり ③安楽な体位 ・とくに体位に問題なし ④室内の空気調整 ・病室環境：温度24℃，湿度50％，臭気なし ・酸素療法なし ・空調により適宜換気されている ⑤喫煙なし	●呼吸状態は正常（①） ●腎機能低下による体液バランスの異常なし．今後腎機能低下とともにアシドーシスに傾く可能性あり（①） ●室内の空気調整に問題なし（④） ●同室者に感染症患者が発生した場合は，易感染状態のため部屋の移動を検討する（④）
【2】患者の飲食を助ける	①適切な食事摂取量 ・消化器疾患の既往：なし ・甲状腺疾患など消費エネルギーに影響する疾患：なし ・身長160cm，体重57kg，BMI 22.3．体重の増減なし ・血液検査：TP 6.7g/dL，Alb 3g/dL，好酸球5％，トランスサイレチン25mg/dL，Hb 13g/dL，Ht 35％，HDLコレステロール42mg/dL，LDLコレステロール110mg/dL，TG 120mg/dL，血糖値180mg/dL（食後2時間値），HbA1c 6.0％（NGSP），P 3.6mg/dL，K 4mEq/L ・水分摂取量：1.5L，内容はお茶のみ ・排泄量：1L/日，発汗はほとんどなし ・指示食：食塩摂取量6g/日，タンパク質摂取量0.6〜0.8g/kg標準体重/日，1,600kcal/日 ・血圧の推移：100〜120mmHg/60〜70mmHg ②食事摂取に影響を及ぼす要因 ・消化器症状（食欲不振，悪心，嘔吐，胃部不快感）：なし ・咀嚼機能（歯や口腔に関する疾患），嚥下機能：扁桃腺摘出後のため，嚥下時に痛みあり ③食事療法への取り組みの程度 ・「自分の体に必要なことなので，やろうと思う」と話す．具体的な内容はまだ理解していない ④食事の満足感 ・IgA腎症になる前までの食生活：仕事で昼夜と外食になることが多かった ・IgA腎症になってからの食生活とそれらへの思い：入院食について「味がしない．おいしくない」 ・嗜好，偏食の有無：「お菓子をよくつまんでいた」 ⑤食事の自立度 ・食事摂取行動に関連する運動機能疾患：なし ・主調理者：母親 ・適切な食生活に対する知識：医師から一度説明を受けただけ ・サポートパーソン：あり（父，母，妹）	●BMI 22.3であり，適正体重を維持している（①） ●栄養の指標の血液検査も異常はない．電解質異常なし．今後，腎機能低下とともに，P，Kの上昇などの電解質異常が出現する可能性がある．また，ステロイドの副作用で脂質異常や血糖値上昇の可能性がある（①） ●扁桃摘出後の咽頭痛のため，嚥下が困難であるが，適宜鎮痛薬を使用し，食事量を増やし必要エネルギーを摂取してもらう必要がある（②） ●退院後の食事療法についての知識は，医師から一度説明を受けただけであり，退院後の生活の中に組み込めるようイメージできていない．管理栄養士からの指導も含め，患者にあった指導を繰り返し実施していく（③） ●これまで外食が多かったため，病院食について「味がない」と話している．今後，塩分制限が必要なため，この薄味に慣れ，減塩について学んでもらう．主調理者は母親であるため，栄養指導に母親も一緒に参加してもらう必要がある．また，外食時に塩分が少ない食事を選ぶ方法も習得できるよう支援する（③④⑤） ●今後ステロイドの副作用で体重が増加する可能性がある．適正体重を維持できるようその必要性を説明する．摂取カロリーを適切にすることによってステロイドの副作用である満月様顔貌（ムーンフェイス）を予防することができる（①） ●間食の習慣があるため，血糖コントロールのためにもノンシュガーの飴などに変更する必要がある（①④）
【3】患者の排泄を助ける	①尿の状態 ・尿の性状：尿タンパク/Cr比 0.47g/gCr，尿量1L/日，回数6〜7回/日 ・利尿薬の内服なし ・活動時間：日中 ②便の状態 ・便の性状：茶色，やや便秘，回数1回/2日 ・腸蠕動音あり，腹部膨満感なし，ガスあり ・便秘になりやすい薬剤（リン吸着薬，カリウム吸着薬）の内服なし ・緩下剤の内服なし ・排便の習慣：もともと便秘気味 ③検査結果 ・血液検査：BUN 28mg/dL，Cr 1.3mg/dL，eGFR 42.7mL/分/1.73m²	●軽度タンパク尿が出ており，eGFR 42.7mL/分/1.73m²であることから，CKDの重症度分類ヒートマップでは，G3bA2でCKD重症度は赤である．現在尿量は確保されているが，足背や足関節に軽度浮腫があるため，今後の体液貯留状態に注意が必要（①③④） ●もともと便秘があるが，2日に1回排泄できており，腸蠕動運動もあることからこのまま様子をみる（②） ●今後ステロイドの副作用で消化管出血が起こる危険があり，早期発見のためにも便の色や腹部症状に注意する（②） ●今後，リン吸着薬やカリウム吸着薬を服用することで，排便コントロールが困難になる可能性あり．下剤の服用も検討する（②）

基礎と臨床がつながる 疾患別看護過程

領域	Aさんの情報の整理	アセスメント
【3】患者の排泄を助ける	・尿検査：尿潜血±，尿タンパク/Cr比 0.47g/gCr ④体液貯留状況：足背，足関節に軽度浮腫あり	
【4】歩行時および座位，臥位に際して患者が望ましい姿勢を保持するように助ける	①よい姿勢の保持 ・骨の変形や姿勢の保持ができない疾患なし ・運動器疾患と手術の既往なし ・廃用症候群なし ②自立度：自立している ③骨密度 X線検査 ≧80% YAM※，3か月後にも再検査予定 ④体重管理：体重の増減なし	●運動器に疾患はなく，体位保持に問題ない(①) ●今後，ステロイドの副作用で骨密度の低下が考えられ，適宜検査でフォローする必要あり(③)
【5】患者の休息と睡眠を助ける	①十分な睡眠と休息 ・入院前は深夜まで仕事をしており，消灯後も2時間ほど就寝できていない ②十分な睡眠を妨げる要因 ・ステロイドの副作用による動悸，ほてり感がある ③のどの痛みがある	●ステロイドの副作用による不眠や不安の可能性もあり，本人から話を聞く必要あり(①②) ●痛みによる不眠の可能性もあり，就寝前の鎮痛薬の使用も検討する(③)
【6】患者が衣類を選択し，着たり脱いだりすることを助ける	①衣類は母親が毎日，交換している ②自宅から服を持参しており，自分の好みの服を着ている ③着脱に問題なし	●好みの服を毎日交換できており，清潔に保つことができている(①②③)
【7】患者が体温を正常範囲に保つのを助ける	①病室環境：温度24℃，湿度50%，臭気なし ②正常な体温の維持 ・バイタルサイン：体温36.2℃，脈拍62回/分，血圧110/65mmHg，呼吸数15回/分 ・発汗はほとんどなし ③体温に影響を及ぼす要因 ・年齢25歳，感染症なし，甲状腺疾患など代謝に影響する疾患なし，血液検査(WBC 9,000/μL, CRP 5.2mg/dL)	●病室環境は正常(①) ●バイタルサインの異常なし(②) ●血圧は125/75mmHg未満とすることが望ましい(②) ●現在感染徴候はないが，易感染状態のため，注意深く観察する(③)
【8】患者が身体を清潔に保ち，身だしなみよく，また皮膚を保護するのを助ける	①体の清潔の保持：シャワー浴を毎日実施 ②清潔に対するとらえ方：入院前も毎日入浴を実施している ③爪はやや伸びている ④肌はやや乾燥している ⑤足背，足関節に軽度浮腫あり ⑥歯磨きは毎食後に実施している	●易感染状態であるため，身体の清潔保持が必要．今後，ステロイドの副作用により，うつ状態になるなど清潔保持が継続できない危険があり，その場合は清拭などで対応する(①②) ●空調換気により肌が乾燥しており，痒みが増強する可能性がある．適宜保湿をすすめる(④) ●浮腫により皮膚が伸展し，脆弱になっている危険がある．搔把により皮膚を傷つける可能性もあり，爪は短く切っておく(③⑤)
【9】患者が環境の危険を避けるのを助ける．また，感染や暴力など，特定の患者がもたらすかもしれない危険から他のものを守る	①危険回避の知識があるか ・ステロイドの自己中断の危険性は理解できている ・感染しやすい状態であることを理解し，身体状況に変化があれば伝えることができる ・認知機能は正常 ・運動障害なし ②環境に危険はないか ・ベッドの周囲に危険物なし ③精神の状態 ・今後の生活や仕事に対し不安を持っている ・ステロイドの多量投与中 ④感染症の可能性 ・現在感染徴候なし	●危険回避行動に問題なし(①②) ●ステロイドの多量投与中であり，易感染状態である．感染徴候があればすぐに伝えてもらうよう説明する必要がある(③④) ●感染予防のため，ワクチンの接種など，情報提供していく必要あり(④)
【10】患者が他者に意思を伝達し，自分の欲求や気持ちを表現するのを助ける	①コミュニケーション障害なし，のどの痛みはあるが，会話は可能 ②看護師に自分の思いを表出している．「自分が病気なんて信じられない」「ステロイドをこんなに体に入れて大丈夫かなって……．先生は大丈夫だとおっしゃったけど，副作用が心配だわ．退院したら仕事に行かないといけないし」	●看護師に対し，今の思いを率直に話せている(①②) ●今後の生活に対する不安が強い(②) ●退院後の療養生活を送るうえで，周囲の理解と協力は重要である．できれば話ができるよう支援する(③④)

※YAM：Young Adult Mean，骨密度若年成人平均値，正常は80%以上．

領域	Aさんの情報の整理	アセスメント
【10】患者が他者に意思を伝達し，自分の欲求や気持ちを表現するのを助ける	①「仕事は忙しかったけど，おもしろくなってきたところだったの」 ②「これからどうなるんだろう．残業とかできるのかな．仕事もこんなに休んじゃったし……」 ③重要他者との関係：職場の上司には，腎臓が悪いと話したがそれ以上のことは話せていない ④病気について友人に話せていない	
【11】患者が自分の信仰を実践する，あるいは自分の善悪の考え方に従って行動するのを助ける	①信仰している宗教はない ②仕事にやりがいを感じている．生活の中心が仕事になっていた	●今後，病気の理解が深まるにつれ，「どうして私がこんな病気に」といった悲嘆や怒りの感情が現れる可能性がある．また，やりがいを感じていた仕事も，部署異動や退職となる可能性もある．どのような選択をするにしても，Aさんが納得し自己決定ができるよう，情報提供を行い情報を整理し，意向が表出できるよう支援する（①②）
【12】患者の生産的な活動あるいは職業を助ける	①「仕事は忙しかったけど，おもしろくなってきたところだったの．これからどうなるんだろう．残業とかできるのかな．仕事もこんなに休んじゃったし……」 ②指定難病の医療費助成：未申請 ③入院代を気にしている	●仕事に復帰したい気持ちがあるが継続できるか不安もある．状態が安定したら，職場の上司に病状を報告し，理解を得る．また，仕事内容によって負担の少ない部署への移動も検討してもらう（①） ●CKD重症度分類は赤なのでIgA腎症の指定難病の要件に当てはまる（p.527参照）．医療費に関しては，申請して医療費助成を受けられるよう情報提供し，MSWに協力を要請する（②③）
【13】患者のレクリエーション活動を助ける	①遊び，レクリエーション，気分転換 ・趣味はジョギング ・フルマラソンに出場することを目標にトレーニングを積んでいた	●腎機能を考慮すると，フルマラソン出場は困難である．しかし過度な安静も弊害があるため，血圧，尿タンパク，腎機能をみながら医師の指示に従い運動を行っていく．また，体に負担の少ない趣味を見つけることを支援する（①）
【14】患者が学習するのを助ける	①知識 ・疾患や治療についてはステロイドの副作用についての不安，腎機能が低下した場合の透析療法についての不安を訴えている ・情報源：医療者，インターネット ・教育入院歴，病歴：なし ②理解：突然の疾患の診断，治療の開始により，十分に病気や治療，療養方法について理解できていない ③意欲：ステロイド投与中であるが，意欲の低下はみられない ④サポート状況：家族の支援あり	●ステロイドの副作用についての不安は訴えているが，どのような副作用があるかは理解できていない．症状の早期発見のためにも，副作用の理解を進める（①） ●透析療法についても不安を訴えているが，腎機能低下を防ぐための療養行動を理解することが重要であり，その点の理解を確認する（①②） ●情報源は，医療者とインターネットであり，偏った情報を得ている可能性がある（①） ●ステロイドの副作用により無力感や抑うつ状態になる可能性がある．指導は状況をみて繰り返し説明する（②③）

✽ 統合アセスメント

健康診断で血尿を指摘されてから，腎生検，診断，治療開始が短期間で起こり，Aさんは自分の身に起きていることを十分に受け止めることができていない状況です．

一方で，ステロイドパルス療法が開始され，易感染状態をはじめとする副作用に十分注意をしなければなりません．

Aさんは25歳と年齢も若く，今後結婚や妊娠，出産の可能性もあることから，腎機能の低下を極力抑えなければならず，そのための療養方法についてきちんと理解し，自分でコントロールできなければなりません．

療養生活を継続させるためには，支援者の存在は大変重要で，Aさんの家族に加え職場や友人にも支援してもらえるよう働きかけが必要です．

✽ 目標

疾患や療養方法について理解し，セルフケア行動がとれる

MSW：medical social worker，医療ソーシャルワーカー

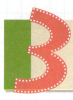
基礎と臨床がつながる
疾患別看護過程

3 全体像の把握から看護問題を抽出

✻ 入院10日目の関連図

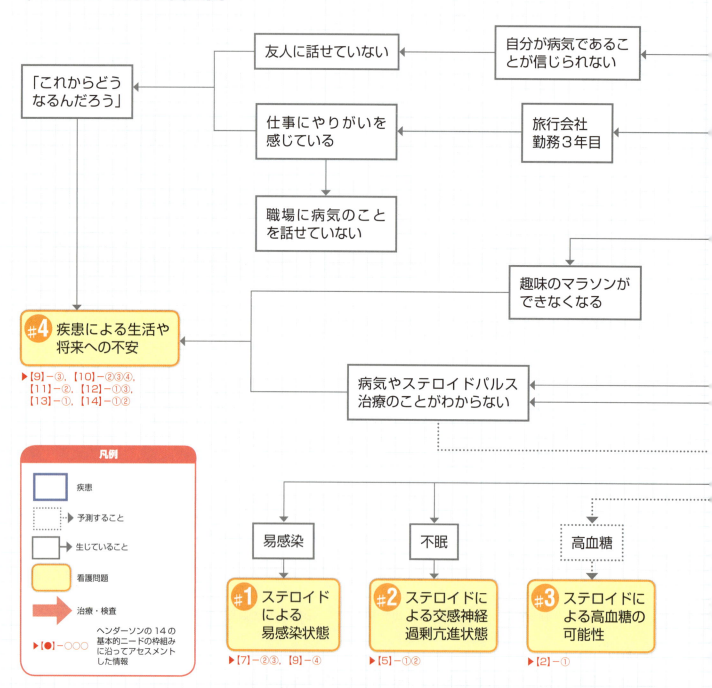

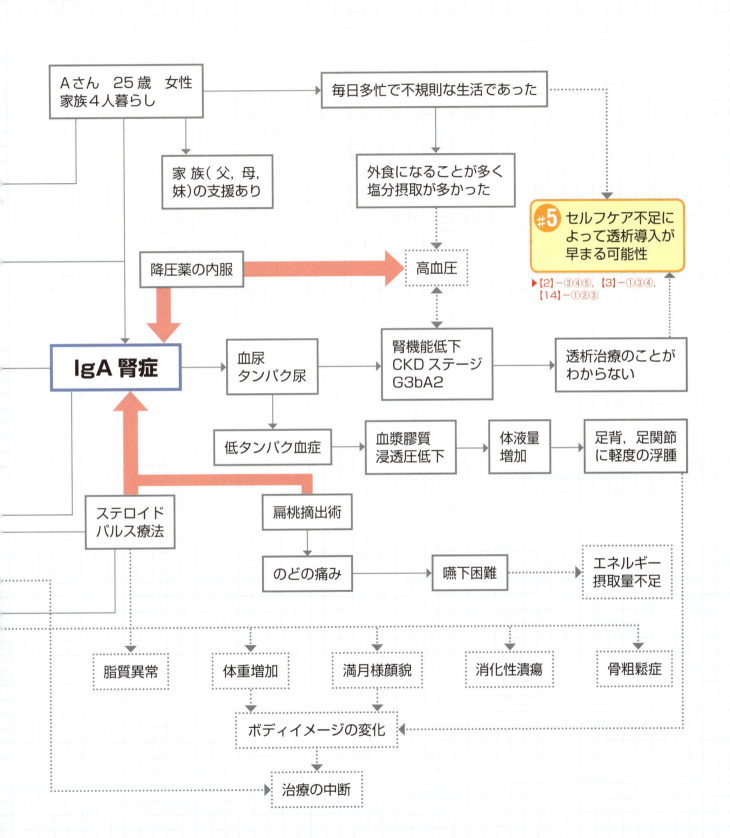

✱ 抽出した看護問題

> #1 **ステロイドによる易感染状態**
> NANDA-Iでは ➡ 安全/防御：感染リスク状態
> （危険因子：免疫抑制）
>
> #2 **ステロイドによる交感神経過剰亢進状態**
> NANDA-Iでは ➡ 安楽：安楽障害
> （関連因子：治療計画）
>
> #3 **ステロイドによる高血糖の可能性**
> NANDA-Iでは ➡ 栄養：血糖不安定リスク状態
> （危険因子：疾病管理についての知識不足）

◆ステロイドパルス療法によって起こりうる状態への対処が必要

　Aさんは入院中にステロイドパルス療法を3日間行いました．その後，4日間経口でステロイドを内服します．これを1クールとし，残り2クールの治療が残っています．そして，しばらく経口でステロイドを内服し，1年以内に内服を終了できるよう少しずつ減量していきます．

　ステロイドパルス療法を受けたAさんは，易感染状態，交感神経過剰亢進状態が続き，高血糖となる可能性があります．入院中からそれらに対する知識を身につけ，対処ができるように支援していく必要があります．

> **疾患による生活や将来への不安**
> NANDA-Iでは ➡ コーピング/ストレス耐性：不安
> （関連因子：大きな変化，人生の目標に関する矛盾）

◆退院後の生活や将来の不安に対処する方法を考える

　Aさんは，仕事にやりがいをもっていますが，退院後の生活に不安を感じています．また，フルマラソンの大会に出場することを目標にトレーニングを行っていましたが，それも今後実現できないかもしれないと悩んでいます．また，将来の結婚や妊娠，出産のことを考えると不安がさらに増強される可能性があります．

　これからAさんが，自分の不安に対処できるよう支援する必要があります．

| 1 情報収集 | 2 情報の整理とアセスメント | 3 全体像の把握から看護問題を抽出 | 4 看護問題の絞り込み | 5 看護計画の立案 | 6 経過記録(SOAP) |

#5 セルフケア不足によって透析導入が早まる可能性
NANDA-Iでは ➡ 活動/休息：非効果的腎臓組織循環リスク状態
（危険因子：糸球体腎炎）

◆ **正しい知識をもち療養することで，透析導入の時期を遅らせられる**

　AさんはIgA腎症のなかでも「高リスク群」と診断され，今後，末期腎臓病となり透析導入となる可能性があります．治療の方針は，生活指導，食事療法，薬物療法となります．そして，日常生活のなかの悪化する要因をなるべく取り除くことで，透析導入の時期を遅くすることができます．
　そのため，正しい知識をもち，生活を調整していくことが大切になります．

4 看護問題の絞り込み

* **抽出した看護問題**

#1 ステロイドによる易感染状態

#2 ステロイドによる交感神経過剰亢進状態

#3 ステロイドによる高血糖の可能性

#4 疾患による生活や将来への不安

#5 セルフケア不足によって透析導入が早まる可能性

優先すべき看護問題

優先順位1

#1 ステロイドによる易感染状態

#2 ステロイドによる交感神経過剰亢進状態

#3 ステロイドによる高血糖の可能性

なぜ？ ステロイドによる副作用を最小限にして治療が継続できるようにするため

　ステロイドパルス療法では，3日間連続して多量の副腎皮質ホルモン（プレドニゾロン）が点滴投与されます．その後，経口プレドニゾロンを4日間連続内服します．これを1クールとし，残り2クールの計3クールを実施することになります．そのため，易感染状態，交感神経過剰亢進状態が継続し，高血糖の可能性があります．

　もし，治療中に肺炎や尿路感染などの感染症や真菌症を発症した場合，治療の継続が難しくなります．また交感神経過剰亢進状態には，動悸やほてり，不眠などがあり，安楽が阻害されます．そして，高血糖状態となる場合，ステロイドによる2次性糖尿病の治療が必要となります．

　これらから，治療による影響を最小限にすることが重要であると考え，3つの問題に同時に取り組んでいくため，まとめて優先順位を1としました．

優先順位2

#4 疾患による生活や将来への不安

なぜ？ 不安によって治療の継続やAさんらしい生活ができなくなるため

　突然の診断を受けたAさんは，治療を受けることを決めました．しかし，治療を受けても完治は難しく，長期にわたって治療を続けなければなりません．指定難病であるため，申請すれば医療費助成が受けられます．

　治らない病気と一生付き合っていかなければならない状況に対し，Aさんは「これからどうなっていくのだろう」と不安をもっています．

　このような生活や将来への不安の原因には，病気自体への知識不足や療養方法がわからないことが考えられます．不安を少しでも減少させ，病気とよりよく付き合っていくために，優先順位を2としました．

優先順位 3 　#5 セルフケア不足によって透析導入が早まる可能性

なぜ？ 生活を整えることが透析導入の時期を少しでも遅くすることにつながるため

　Aさんの診断結果は，「高リスク群」であり，今後，透析導入になる可能性があります．これからは定期的に受診しながら，生活調整や食事療法，薬物療法に取り組んでいかなければなりません．

　また，仕事や趣味，結婚，妊娠，出産のことなども考え，生活を調整していく必要があります．

　これらのことは，長期的に取り組んでいかなければならないことであり，退院後，外来での支援が重要となります．現在は，入院中であることから，優先順位を3としました．

◀ステロイドパルス療法の副作用▶

ステロイドパルス療法は短期間に大量投与する方法で，副作用の出現は少ないといわれています．副作用が出現する場合も，疾患，薬の量，内服期間などにより症状の種類や出方はさまざまです．
副作用に対しては対症療法がほとんどであるため，患者さんが副作用をよく理解し，症状が出たかなと思ったらすぐに報告するよう伝えることが重要です．

■ 主な副作用

- 易感染性
- 骨粗鬆症
- 高血糖，糖尿病
- 消化性潰瘍
- 血小板機能亢進

- 不眠症，多幸症，うつ状態
- 満月様顔貌，中心性肥満
- ステロイド筋症
- 動脈硬化
- 高血圧症，浮腫

- 白内障，緑内障
- ステロイド痤瘡
- 大腿骨頭壊死
- 増毛，脱毛
- 月経不順

5 看護計画の立案

O-P：Observation Plan，観察計画
T-P：Treatment Plan，治療計画
E-P：Education Plan，教育・指導計画

優先順位1

\#1 ステロイドによる易感染状態
\#2 ステロイドによる交感神経過剰亢進状態
\#3 ステロイドによる高血糖の可能性

期待する結果：感染を起こさない，安楽に過ごせる，高血糖を起こさない

	具体策	根拠と注意点
O-P	①ステロイドの投与量 ②薬剤の内服が確実にできているか ③バイタルサイン（血圧，脈拍数，体温，SpO_2） ④呼吸状態（呼吸回数，副雑音の有無） ⑤排泄の状況（尿・便回数，尿混濁の有無，便の性状） ⑥口腔内の状態 ⑦外陰部の皮膚の状態 ⑧点滴刺入部の腫脹，発赤，痛み，熱感の有無 ⑨感染の知識と感染予防行動 ⑩交感神経過剰亢進症状（動悸，ほてり，不眠など） ⑪睡眠状況 ⑫血糖の状態（空腹時・食後2時間） ⑬食事摂取量（1,600kcal/日，間食・空腹感の有無） ⑭水分量	①～⑧ステロイドにより，あらゆる組織が感染しやすい状況にあるため，全身状態の観察をしっかり行う ⑨Aさんのもともともっている知識や普段の行動を知り，教育につなげる
T-P	＃1 感染 ①身体の清潔の保持 ・清拭，シャワー，入浴 ・温水洗浄便座の使用 ・手洗いの励行 ・歯磨き，含嗽 ・スキンケア ②環境の調整をする ＃2 安楽 ③心身の安静をはかる ・十分な休息や睡眠 ・不眠がある場合，薬剤を検討する ・気分転換やストレス対処 ④抗不安薬の投与	①全身の清潔の保持が感染予防につながる ②医療者や外部から病原菌が侵入しないように環境を整える ③十分な休息やストレスを減らすことが自己免疫力の維持につながる．ステロイドには不眠の副作用があるため，必要時薬剤の使用を検討する
E-P	＃1 感染 ①感染しやすい状況にあることを説明する ②感染予防行動について（手洗い，歯磨き，ウォシュレット，マスクの着用，人混みを避けるなど）について説明する ③感染徴候について説明し，それを感じたらすぐに知らせるように説明する ④家族にも①～③について説明し協力を得る	①ステロイドには自己免疫抑制作用があるため，感染症を発症しやすい ②個人によって方法や習慣が異なるため，具体的に説明する ⑦低栄養状態，高血糖にならないように病院食を中心に摂取する必要がある．菓子類の摂取が増加していないかを確認する必要がある

	具体策	根拠と注意点
E-P	#2 安楽 ⑤交感神経過剰亢進状態がなぜ起こるかを説明する ⑥交感神経過剰亢進症状が出たら，早めに伝えるよう説明する #3 高血糖 ⑦高血糖予防のために病院食以外は食べないように説明する	

#4 疾患による生活や将来への不安

期待する結果：疾患や療養方法について理解できる
　　　　　　　生活や将来への不安が軽減する

	具体策	根拠と注意点
O-P	①IgA腎症の知識 ②IgA腎症増悪時の症状 ③今までの生活リズム 　・食事時間 　・睡眠状況 　・休息状況 　・労働時間 ④今までの食事状況 ⑤病気についての考えや思い ⑥仕事についての考えや思い ⑦マラソンについての考えや思い ⑧将来についての考えや思い ⑨家族の協力の有無 ⑩友人や職場の協力の有無	①②知識や症状の把握が十分であるかを確認する ③④今までの生活習慣を知ることで，退院後の療養方法を考えることができる ⑤⑥⑦⑧今までAさんが思い描いていた将来を知り，それらに配慮したうえで，療養方法の話し合いにつなげる（T-P①②③④）
T-P	①落ち着いた環境で話し合う ②食生活について話し合う ③仕事について話し合う ④マラソンについて話し合う ⑤病気について誰に伝えるかどうかを話し合う ⑥協力を得たい人を話し合って決める ⑦協力を得る内容を話し合う	①Aさんは退院後の生活に不安を感じているため，落ち着いた環境で話し合いながら療養方法について決めていく ②Aさんは，昼食と夕食が外食になることが多いため，減塩やタンパク質の量を考慮した食生活に変更することが重要である ③仕事は残業や仕事量の調整ができるかどうか，部署の変更が必要かどうかなどを話し合う ④Aさんの腎機能の状態からはマラソンを続けることは難しい．そのため，Aさんが腎機能に合わせた運動に切り替えられるように話し合う ⑤⑥⑦誰に病気を話すかや協力を得るかどうかについて，自分で決めることが重要である．また，職場の上司にどのように説明するか，協力を得るかも決める必要がある
E-P	①IgA腎症や症状，進行について説明する ②療養方法（食事・薬物療法，仕事と休息のバランスなど）について説明する ③増悪時の対処方法について説明する ④周囲の人から協力を得ることの重要性について説明する ⑤協力者に病気や生活について説明する	①②③Aさんが療養するために必要な知識や方法を獲得できるよう説明する ④⑤1人ではなく協力者からの支援を受けることが安心して生活を送ることにつながる

基礎と臨床がつながる
疾患別看護過程

優先順位 **3**	#5 セルフケア不足によって透析導入が早まる可能性

期待する結果：腎保護を考えた療養行動がとれる
　　　　　　　透析導入の時期を少しでも遅くすることができる

この問題は外来で継続的にかかわっていきます．

	具体策	根拠と注意点
O-P	①生活のパターン 　・食事時間 　・睡眠状況 　・休息状況 ②仕事の状況 ③食事について 　・食事の内容，外食の回数 　・減塩ができているかどうか ④血圧，体重増加や浮腫の有無 ⑤生活の中で困難だと感じること ⑥増悪時の対処方法 ⑦IgA腎症や透析についての知識 ⑧病気についての考えや思い ⑨内服状況 ⑩結婚や妊娠の希望 ⑪生活の中での楽しみや趣味 ⑫協力者の状況	①〜⑤退院後の生活状況，困りごとを確認し，生活の調整が必要かどうかを判断する ③④腎保護のためには，家庭血圧125/75mmHg未満，診察室血圧130mmHgにすることが望ましい（日本高血圧学会，2014）．タンパク尿によって低タンパク血症となり，体液貯留がみられることがある．その目安になるのは，体重増加と浮腫である ⑥体調が悪いと感じたときの対処方法とその効果を確認する．そして，自信をもって対処できるように支援する（T-P③）．効果が得られていない場合には，話し合いにつなげていく（T-P②） ⑦⑧退院後，病気についてインターネットや本で調べたかどうか，それらは正しい知識かどうか，また疑問はないかどうかなどを確認し，Aさんにとって必要な正しい知識が得られるように支援していく ⑨内服で困っていることがあれば，主治医に相談するように支援していく ⑩妊娠の希望がある場合，薬剤等の調整が必要になる
T-P	①落ち着いた環境で話し合う ②生活の中での困りごとや課題について話し合い，対処方法を一緒に考える ③できていることや頑張りをねぎらう	②対処方法は，体調やそのときの仕事の状況などで異なるため ③Aさんが頑張っている自分を認められるよう，できていることや頑張りは言語化して伝えていく
E-P	①今のセルフケアが腎保護につながっていることを説明する ②今後腎代替療法（血液透析，腹膜透析，腎移植）の選択が必要であり，それぞれの治療の特徴を説明する	①②今のセルフケアが腎保護や透析予防になっていることを伝えながら，いずれ受けることになる腎代替療法についても説明していく．それによって，気持ちや身体の準備を整えていく必要がある

臨床の視点

まずAさんの場合，腎保護ができるように生活調整をしていきます．しかし，いずれ腎代替療法の選択が必要になります．
腎代替療法には，血液透析，腹膜透析，腎移植（献腎移植と生体腎移植）があります．生体腎移植のドナーは，親族であること，自発的な提供意思があることが前提で，さらにさまざまな条件があります．
そのため，それぞれの治療の特徴を理解しながら，選択していかなければなりません．

◀なぜ血圧を下げる必要があるの？▶

腎臓にある糸球体は，とても細い動脈で構成されています．全身血圧や糸球体内の血圧を低下させることによって，糸球体の負担を軽減することができます．それによって，尿タンパクの抑制，腎機能の保持ができます．そのためには降圧薬を内服するとともに減塩に取り組み，血圧が上昇しないようにしなければなりません．

| 1 情報収集 | 2 情報の整理とアセスメント | 3 全体像の把握から看護問題を抽出 | 4 看護問題の絞り込み | 5 看護計画の立案 | 6 経過記録(SOAP) |

6 経過記録(SOAP)

S：Subjective data，主観的情報
O：Objective data，客観的情報
A：Assessment，アセスメント
P：Plan，計画

優先順位 1　#1 ステロイドによる易感染状態

時間	患者さんの状況・反応	看護ケア（実施したこと）	アセスメント
6/12 （入院12日目） 10：00	S：実は昨日面会に来てくれた友達が風邪気味だったみたいで，私はマスクをしていましたが大丈夫でしょうか？　今朝から少し鼻水が出ます．先生には風邪がうつったかもしれないねって言われました． O：血圧116/70mmHg，心拍数70回/分，体温36.5℃，SpO₂ 99％，呼吸音清明．咳，痰はなし．透明な鼻汁あり．口腔内や外陰部の皮膚異常なし	・バイタルサイン測定 ・呼吸状態の観察 ・本日の採血結果の確認 ・症状の悪化や発熱があればすぐに知らせるように伝える ・面会者が風邪をひいているときは，日にちを変更して来てもらうように提案 ・口腔内や外陰部の皮膚状態の異常がないかどうかを本人から確認	A：今のところ鼻汁のみの症状であるが，今後，上気道感染が悪化する可能性がある．継続して観察していく P：計画継続

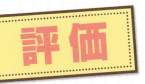

#1 **期待する結果**
感染を起こさない
→継続的に支援が必要

　Aさんは1クール目のステロイドパルス療法を無事に終了しましたが，まだ2クール残っています．これから，より易感染状態となりますので，注意深く全身の観察を続けていかなければなりません．

　Aさんはマスクをしていましたが，上気道感染を起こしました．面会者や同室者から感染源を持ち込まれることもありますので，本人への予防行動の支援とともに，周囲への働きかけも重要です．

#4 期待する結果
疾患や療養方法について理解できる
生活や将来への不安が軽減する
→まだ到達していないため，これから重点的に支援していくことが必要

Aさんは，1クール目のステロイドパルス療法が終了したところで，これからの生活や透析についての不安を訴えています．楽しくなってきた仕事や頑張ろうと思っていたマラソンについても悩んでいます．

まだ疾患や療養方法について十分に理解ができていないので，不安が大きくなっていると判断できます．まずは，Aさんの考えや思いを聞き，それから疾患や療養方法について話し合っていくことが必要です．

引用・参考文献
1）松尾清一ほか：IgA腎症診療指針 第3版．日本腎臓学会誌，53（2）：123〜135，2011．
2）難病情報センターホームページIgA腎症（指定難病66）http://www.nanbyou.or.jp/entry/203（2017年7月4日検索）
3）日本腎臓学会編：エビデンスに基づくCKD診療ガイドライン2013．東京医学社，2013．
4）副島昭典：基礎から始める腎臓内科学．東京医学社，2015．
5）片渕律子：難病指定腎疾患・保存期CKDと腎代替療法期における管理‐Ⅰ（1）IgA腎症・紫斑病性腎炎．臨牀透析，32（4）：407〜414，2016．
6）宮坂信之．ステロイド薬がわかる本．法研，2008．
7）日本高血圧学会：高血圧治療ガイドライン2014．ライフサイエンス出版，2014．
8）篠田敏夫ほか：どうする？透析導入前後の支援―CKD患者の療養指導．学研メディカル秀潤社，2014．
9）T. H. ハードマンほか編，日本看護診断学会監訳：NANDA-I看護診断―定義と分類2015-2017．原書第10版．医学書院，2015．

基礎と臨床がつながる
疾患別看護過程

熱傷

～広範囲熱傷で創傷処置（保存的治療）を受ける事例～

熱傷では，感染予防，体温維持などさまざまな機能をもつ皮膚が損傷します．受傷の程度によっては，生命を脅かすこともあります．また，処置やリハビリテーションの痛み，今後への不安などさまざまな身体的・精神的苦痛も生じます．緊急度・重症度の判断と治療，苦痛の軽減が重要です．

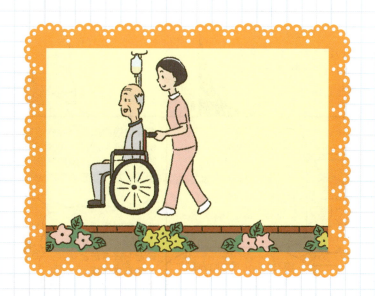

基礎と臨床がつながる 疾患別看護過程

事例

患者
Aさん　75歳　男性

診断名
熱傷Ⅱ度(熱傷部位：下腹部全周，両大腿，熱傷深度；下腹部全周・左大腿SDB，右大腿DDB)，熱傷範囲36％(9の法則)

背景
農家．妻と長男との3人暮らし．
身長165cm，入院前体重54kg，
入院前BMI 19.83

既往歴
60歳：高血圧(降圧薬内服)

現症経過
飲酒後，泥酔状態で自宅のお風呂で入浴．1時間経っても出てくる気配がなく，妻が心配して見に行くと，足先と手を浴槽から出した状態であった．妻が話しかけても泥酔状態で会話は成立せず，傾眠傾向であった．妻がお風呂の中に手を入れると湯が熱くなっていたため，浴槽からAさんを出そうとするが，1人では困難であり，救急車を要請する．救急隊の指示で妻はお風呂の湯を抜き，救急車到着後，病院へ搬送される．搬送後のバイタルサインは安定していたが，泥酔状態は続いており，血中アルコール濃度は，250mg/dLであった．下腹部から殿部，両大腿にかけてⅡ度の熱傷を認め，熱傷センターへ入院となる．

入院時より輸液療法が開始され，連日，ベッド上で熱傷創の処置が行われた．処置時は，ケタミン塩酸塩(鎮痛薬)を使用し，患部は，バシトラシン・フラジオマイシン硫酸塩配合軟膏入りのシリコンガーゼを貼付し，ガーゼで保護中．37℃台後半の熱と倦怠感が持続していたが，そのほかのバイタルサインは安定していた．

Aさんは，熱傷創の痛みや倦怠感があり，思うように動けないことにいらだちを募らせていた．また，食事も口に合わず進まない状況であった．

実習1日目：病日4日目

今日は，入院4日目です．Aさんは，熱傷部の痛みと思うように身体を動かせないことにいらだちを募らせています．食事も口に合わず進んでいません．日中，車椅子に乗り気分転換やADLの拡大をはかろうとしますが，拒否することが多く，趣味のTV鑑賞をすすめてもあまり見ようとしません．

❶
Aさんはじめまして，学生の〇です．今日からよろしくお願いします
学生さん．はい，よろしくね

❷
傷の痛みはどうですか？
傷の消毒をするときは，強い痛み止め使ってもらえているから大丈夫．でも動くと段々痛くなってくるから，あまり動きたくないんだ
疲れたし，昼ごはん前に少し休みたいから話，もういい？

❸
熱傷の傷の痛みがつらくて，いらいらしたり，表情が険しかったり，車椅子を拒否したりするのかな……
お酒が好きで，人と話したりすることも好きだと看護基本情報には書いてあったけど
ほかにも何かつらいことや，気になることがあるのかな？
本当はどんな人なんだろう？

SDB：superficial dermal burn，浅達性Ⅱ度熱傷
DDB：deep dermal burn，深達性Ⅱ度熱傷
BMI：body mass index，体格指数
ADL：activities of daily living，日常生活動作

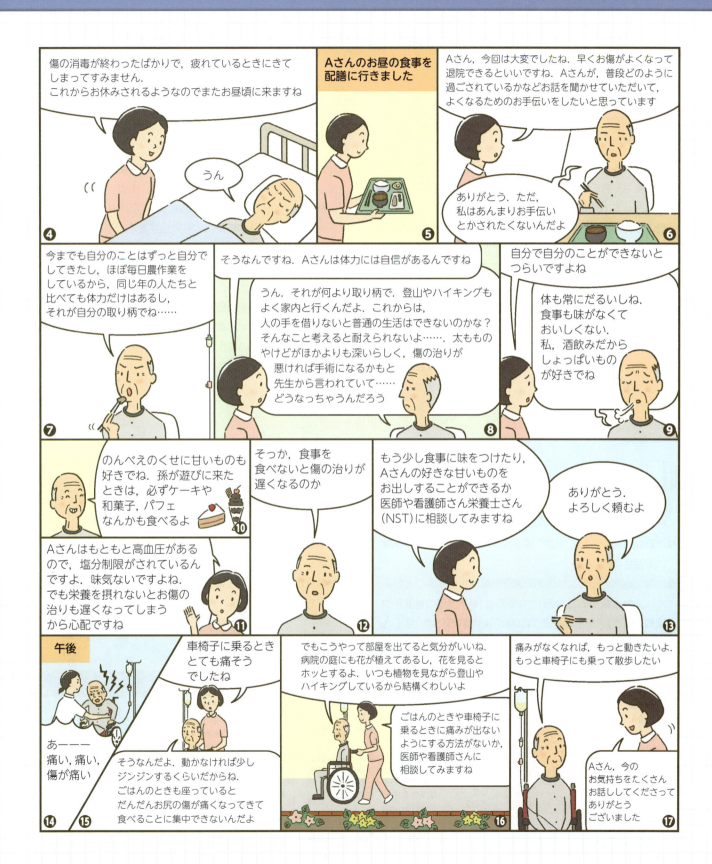

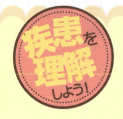

熱傷とは

皮膚は，身体の水分が過剰に失われるのを防ぐとともに，さまざまな外界の環境から身体を守る役割や，体温の調節の役割ももっています．

熱傷は皮膚や粘膜に熱エネルギーが作用して生じる皮膚の物理的障害の1つで，本来皮膚がもっているバリア機能が失われてしまった状態です．熱傷の深度により，Ⅰ度熱傷，Ⅱ度熱傷，Ⅲ度熱傷に分類され，症状や徴候が異なります[1]．

軽症では，外来通院で処置が可能ですが，損傷面積や深度によっては生命を脅かすこともあります．外傷のなかでも生体へ最大の侵襲を与え，生命の危機を伴う代表的な病態であるため[2]，受傷面積や受傷深度，受傷部位，年齢などをふまえて，緊急度・重症度を判断し治療を行うことが重要です．

重症熱傷となると，皮膚の機械的な損傷だけでなく，熱傷によって引き起こされた炎症により多くの炎症性サイトカインが放出され，全身性炎症反応症候群（SIRS）から，多臓器不全となり，創部の感染により敗血症をきたします[1]．このように，熱傷の局所変化に伴い二次的な全身反応もみられるため，皮膚の損傷のみに目を奪われないように心がけることが重要となってきます[2]．

患者さんは受傷後から退院までの間の創傷処置や手術，リハビリテーション，疼痛，受傷による関節可動域の低下，皮膚の瘢痕化や外観の変化などのボディイメージの変容をきたし，身体的苦痛をはじめ精神的苦痛も生じ，つらい日々が続くため，患者さんの苦痛を軽減できるかかわりも重要です．

深度，面積，重症度判断

熱傷の深度分類

- 障害組織によって，Ⅰ度，浅達性Ⅱ度，深達性Ⅱ度，Ⅲ度に分類される（**図1**）．
- 時間の経過とともに熱傷創の局所所見は変化することが多く，受傷機転（p.555参照）や損傷部位（局所血流の豊富さや皮膚の厚さ），患者の基礎疾患（糖尿病や循環器疾患）などさまざまな影響を受ける．受傷直後に熱傷深度を正確に評価することは困難であり，時間を置いた再評価が必要となる．
- 熱傷の深度により皮膚の状態，症状，創傷治癒過程，治療は異なる（**表1**）．

図1　熱傷深度の判定

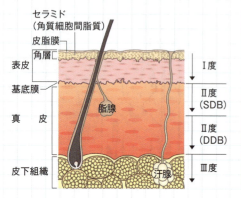

表1　熱傷深度の分類と治癒過程

深度	外観	症状	経過	治療
Ⅰ度	発赤・紅斑	疼痛（短時間）	瘢痕形成はなく一過性の色素沈着を認めることがあるが，数日で治癒	冷却することが有効．ほかに特別な治療は必要ない
浅達性Ⅱ度（SDB）	発赤・水疱	強い疼痛	軽度瘢痕形成を認め，1〜2週間で治癒	原則として水疱蓋を除去しない．外用療法が重要．深達性Ⅱ度では植皮を要することもある
深達性Ⅱ度（DDB）	白色・びらん	疼痛	瘢痕形成を認め，2〜4週間で治癒	
Ⅲ度	蒼白・羊皮紙様	無痛	上皮形成を認めないので自然治癒は不可能	壊死組織の除去と植皮を要する．外科的治療が主となる

SIRS：systemic inflammatory response syndrome，全身性炎症反応症候群

熱傷面積

- 熱傷は，広範囲に及ぶと死にいたることもあるため，受傷面積，部位，年齢などをふまえて，緊急度・重症度を判断し治療を行うことが重要である．
- 体表面積の何%が受傷しているかを表す．それぞれの算出方法で特徴があり，受傷者に合ったものを使用する（**図2**）．

■ 図2　熱傷面積算出法

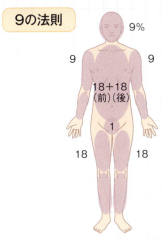

成人に適した簡便な方法

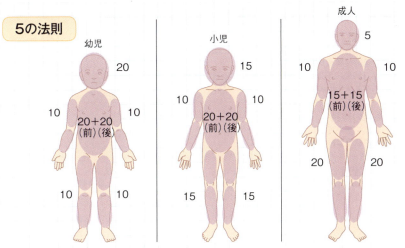

体を5の倍数に分けて受傷面積を把握する．頭部が大きく四肢が短い乳幼児に適している

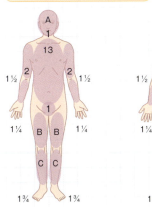

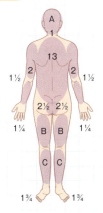

	年齢					
	0歳	1歳	5歳	10歳	15歳	成人
A-頭部の1/2	9 1/2	8 1/2	6 1/2	5 1/2	4 1/2	3 1/2
B-大腿部の1/2	2 3/4	3 1/4	4	4 1/4	4 1/2	4 3/4
C-下腿部の1/2	2 1/2	2 1/2	2 3/4	3	3 1/4	3 1/2

最も正確な面積の測定法

手掌法

手掌の面積を全身の1%として算出する．局所的な推定法として推奨される

重症度判断

- 熱傷の重症度は，受傷面積，深度，年齢，合併症の有無，受傷前の栄養状態や既往の有無などにより総合的に診断し分類される．
- 熱傷指数（BI）と熱傷予後指数（PBI）は熱傷の重症度を示す（p.557参照）．
- アルツ（Artz）の基準は，熱傷患者の入院基準として用いられる（**表2**）．

■ 表2　アルツの基準

軽症	外来で治療できるもの	Ⅱ度熱傷で体表面積の15%未満 Ⅲ度熱傷で2%未満
中等度	一般病院に転送し，入院加療を必要とするもの	Ⅱ度熱傷で15〜30% Ⅲ度熱傷で顔，手・足を除く部位で10%未満
重症	総合病院に転送し，入院加療を必要とするもの	Ⅱ度熱傷で30%以上，Ⅲ度熱傷で10%以上 顔面・手・足の熱傷，気道熱傷の合併，骨折，電撃傷，化学損傷

BI：burn index，熱傷指数
PBI：prognostic burn index，熱傷予後指数

治療・処置

● 気道(A),呼吸(B),循環(C)の評価と同時に必要な処置を開始し,引き続き局所創処置を行う.

	検査・観察	処置・治療
a. 気道確保 ・受傷直後からの2〜3時間は気道熱傷による上気道の浮腫性狭窄が問題となる ・頸部,胸部の熱傷では局所の障害による呼吸運動制限や気管の圧迫をきたす	・血液ガス,胸部CT,胸部X線検査,気管支鏡 ・呼吸状態	・予防的気管挿管
b. 換気の維持 ・一酸化炭素中毒が疑われる場合 ・胸壁の高度な熱傷	・Co-Hb値	・高濃度酸素投与 ・人工呼吸器管理
c. 循環管理 ・熱傷面積が15〜20％以上の場合,循環血液量減少性ショックを生じる	・時間尿量：0.5〜1.0mL/kg体重 ・CVP 5cmH$_2$O前後,PCWP 5mmHg ・Ht 35〜45％以上,TP 3g/dL以上 ・バイタルサイン：意識清明,収縮期血圧100mmHg以上,脈圧30〜40mmHg以上,脈拍120回/分以下,呼吸数20回/分以下 ・皮膚：冷感なく温かい	・適正な尿量が維持できるように水分出納を評価しながら,代表的な輸液公式(バクスター法,シュライナー法等＜p.555参照＞)にもとづき輸液管理を行う
d. 創部の冷却 ・冷却することで疼痛が軽減される ・創部の浮腫を抑制できる ・組織温を下げることで深部熱傷への進行が予防できる	・疼痛の有無,部位,程度	・クーリング ＊広範囲熱傷では,冷却に伴い低体温症が引き起こされ全身状態が悪化する可能性があるため行わない
e. 減張切開 ・深度Ⅱ度,Ⅲ度熱傷が四肢,頸部,胸部の広範囲に及んだ場合,受傷後に進行していく浮腫のために手足の末梢の循環不全や呼吸障害を起こす	・末梢循環障害の有無 ・胸郭の動き	・減張切開(p.555参照)
f. デブリードマン ・深度Ⅱ度,Ⅲ度熱傷部分の組織を取り除く,デブリードマンと植皮を同時に行うことが多い	・創状態の観察,壊死組織の有無	・デブリードマン手術 ・植皮術(シート状,メッシュ,パッチ状植皮術)
g. 局所治療 ・熱傷深度により治療方法を選択する	・熱傷範囲,深度の評価	・創洗浄 ・創傷処置
h. 栄養管理 ・熱傷の受傷により内分泌系の反応が起こり,エネルギー代謝が亢進するため低栄養となる ・十分な栄養補給が行われないと創治癒が遅延し,感染防御機能が低下する	・食事摂取量 ・血液検査データ	・栄養管理
i. 疼痛管理 ・熱の深達による末梢神経の機能障害が痛みの閾値を低下させ,痛覚反応が増大するため	・痛みの評価	・薬理的疼痛緩和法：鎮痛薬 ・非薬理的疼痛緩和法：クーリングなど

CVP：central venous pressure,中心静脈圧
PCWP：pulmonary capillary wedge pressure,肺毛細血管楔入圧

熱傷時の代表的な輸液公式

バクスター法（成人・小児）

受傷後24時間	受傷後24～48時間
乳酸リンゲル液：4.0mL×熱傷面積（%）×体重（kg） 最初の8時間に1/2，次の16時間に1/2を投与	乳酸リンゲル液：初日量の1/2量を投与 コロイド：0.5mL×熱傷面積（%）×体重（kg）

シュライナー法（小児）

受傷後24時間	受傷後24～48時間
乳酸リンゲル液：5,000mL×熱傷面積（m²） 維持輸液：2,000mL×体表面積（m²）	乳酸リンゲル液：4,000mL×熱傷面積（m²） 維持輸液：1,500mL×体表面積（m²） アルブミン：12.5g

■減張切開

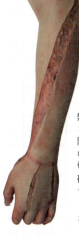

熱傷による浮腫で圧迫され起こる循環不全を防ぐため，四肢や胸部の皮膚を切開する．切開後の出血の有無を確認し，止血がはかれているかを観察していくことが循環維持につながる．

熱傷の受傷機転の種類と原因

1. 火災熱傷	火事などによる炎やたばこなどの炎により直接受傷した熱傷	6. 低温熱傷	湯たんぽなど，中等度の温度の物に長時間接触することによって発症する熱傷
2. 気道熱傷	熱気や煙などを吸入することによって気道に発症する熱傷	7. 化学熱傷	アルカリや酸などの化学薬品によって損傷を受け，発症する熱傷
3. 熱湯熱傷，湯傷	熱湯の接触や高温の浴槽への転落などによって発症する熱傷	8. 電撃傷	感電，電気スパーク，アークなどの熱による解剖学的損傷 特殊なものには落雷による雷撃症などがある
4. 接触熱傷	ストーブなどへの接触によって発症する熱傷	9. 凍傷	氷点下の寒冷刺激に曝露されることによって生じる外傷
5. 圧挫熱傷	高温物質によって圧迫を受け発症する熱傷	10. 放射線熱傷	放射線による皮膚障害で，病態はDNA損傷

熱傷患者さんの受傷機転は，さまざまであり，また突然です．そのため家族も動揺します．
また，患者さんの外観の変化に対して精神的ショックを受ける可能性もあるため，家族の不安軽減と精神的ショックの予防・軽減に向けて，面会方法の検討，声かけを行っていく必要があります．
意識清明な患者さんにおいても突然の発症や外観の変化に伴う動揺が出現するため，声かけを行うとともに，自分の体を見たりすることに恐怖を抱いていないかを観察し，必要時患者さんに熱傷創や外観の変化が見えないように環境を調整していきましょう．

一般的な経過

ショック期（受傷48時間以内）

- 熱傷の局所および全身の血管透過性が亢進し，血管外に血漿成分が漏出するため循環動態が不安定になる．
- 血漿成分が血管外に漏出し，低タンパク血症と浮腫が形成される．
- 熱傷により赤血球が破壊され，その結果溶血によるヘモグロビン尿を認め，これにより尿細管壊死を起こす可能性がある．

⇒循環を維持し，適切な尿量が維持できるよう輸液管理を行う．輸液による循環維持が困難な場合は，心血管作動薬を使用する場合もある．

看護のポイント

- 輸液療法により循環が維持できているか，バイタルサイン，CVP，血液検査結果，尿量などを持続的に観察することが重要である．
- 尿量が維持できるよう，ミオグロビン尿，ヘモグロビン尿の有無，血液検査結果を持続的に観察することが重要である．
- 輸液負荷や安静，分泌物によるガス交換障害や高度の胸壁熱傷による換気障害・頸部熱傷による気道閉塞をきたす可能性があるため呼吸状態を注意深く観察する．また血液ガス，胸部X線検査・CT等も呼吸の評価に活用していく．呼吸の観察を行うことが重要である．
- 熱傷創の状態の観察を行う．とくに創からの滲出液の量は，循環に影響するため，確実な観察が必要となる．
- 熱傷患者は，熱の深達による末梢神経の機能障害が痛みの閾値を低下させ，痛覚反応が増大するため痛みが出現する．体動に伴う突発痛や皮膚の再生が始まった際に生じる痛みなど，さまざまな痛みが生じる．また熱傷創や治療に伴う強い痛みが精神症状につながることも多い．そのため，ショック期から熱傷創が治癒するまでの間，患者とともに疼痛評価を行うことが重要である．痛みに対して，鎮痛薬やクーリングなどの薬理的・非薬理的療法を用いながら疼痛緩和をはかっていく必要がある．

利尿期：refilling（48～72時間）

- 血管透過性亢進も消退し，非機能化していた間質の水が再吸収され，血管内に戻ってくるため，血管拡張による心拍出量の増加が起こり肺水腫や心不全などが起こりやすい．

⇒熱傷創からの滲出液，尿量，不感蒸泄を考慮し，徐々に輸液を減量する．場合によっては，利尿薬や血管作動薬を使用する．

- 肺水腫や心不全を生じる可能性があるため呼吸状態の観察，心不全徴候の観察が重要となってくる．
- 患者の意識が清明である場合は，呼吸苦や胸部症状等があれば伝えてもらえるよう説明する．
- 輸液減量により再び尿量減少や血圧低下をきたす可能性があるため，尿量やバイタルサインの観察は1～2時間ごとに行う．

感染期（受傷後3日～1週間前後より）

- 熱傷による皮膚のバリア機能が失われることにより，宿主免疫能が低下し易感染状態となる．
- SIRSから敗血症に移行すると悪寒を伴う高熱が出やすくなり代謝亢進に加えてエネルギーの消耗が激しくなる．
- 創部の滲出液や壊死組織は菌が増殖するのに適した環境となるためさらに感染を起こしやすくなる．
- 熱傷以外にも，血管内カテーテル，膀胱留置カテーテル，消化管感染であるバクテリアルトランスロケーション（Bacterial translocation）★などにより感染を起こしやすくなる．
- 重症熱傷では，高率に感染症を発症する．感染症から敗血症，多臓器不全を合併し不幸な転機をたどることもある．
- 早期から植皮を目指していくが，術後の閉鎖療法や植皮の生着の程度により感染のリスクは続く．

⇒創を始めとして全身の感染徴候の観察を行い，創傷・カテーテル管理を行い，免疫機能を維持向上させ，低栄養を改善するため，栄養管理，腸内環境を整えるケアを行う．

- 熱傷創状態，滲出液の性状，臭気などから感染徴候を観察し，培養・血液検査等の諸検査から感染の確認を行う．
- 体内に留置されているカテーテルの刺入部の観察などを行い，感染が疑われる場合は，早期に入れ替えまたは抜去ができるようにする．
- 腹部症状の観察や排便状況，血液検査などからバクテリアルトランスロケーションを予防するために早期から消化管を使用した栄養管理を行っていく．
- 意識清明な患者は，倦怠感や発熱により食思が低下している場合も多いため，タンパク質等の栄養が摂取できるよう栄養補助食品の活用や嗜好にあったメニューへの変更を検討する．

> ★ワンポイント　バクテリアルトランスロケーション
> 腸内細菌が腸管粘膜を通過して全身に移行し，感染症を引き起こした状態のこと

回復期

- 創の閉鎖あるいは上皮化がはかられると，掻痒感やひきつれ感が強くなる．

⇒社会復帰を考慮し，生活の拡大をはかる．機能維持に向けたリハビリテーションの実施，ボディイメージの変化に対する心理的介入を行う．

- 個々の症状緩和のケアを行う．
- 患者自身がスキンケアを行っていけるよう指導する．
- 日常生活上の注意点（上皮化した皮膚を守る方法，スキンケア方法，日光からの防御方法，入浴方法など）を指導する．
- ゆっくり話をする時間を設け，患者が感じていることや思いなどを聞きだし，患者自身が自己成長や強み，これまでの体験を生かした生き方や考え方，行動がとれるよう一緒に考える．

1 情報収集

✳ 情報収集の視点

Aさんの，熱傷深度はⅡ度（下腹部全周と左大腿はSDB，右大腿はDDB），熱傷範囲は36%，熱傷予後指数*は111と，予後不良となる可能性があります．同じⅡ度でも右大腿はDDBであり，熱傷による皮膚損傷が深い状態です．

熱傷により皮膚が損傷すると感染防御機能も破綻するため，創感染からSIRS，敗血症へと移行する可能性が考えられます．DDB創の創傷治癒が遅延すると植皮術による治療が追加となる可能性があります．

Aさんは，現在，受傷後4日目であり，37℃台後半の熱が続いていることから感染期に移行している可能性が考えられます．

また，熱傷創の痛みが持続し，食事の際に坐位になったり，車椅子に乗車したときは，さらに痛みが増強しています．Aさんは動くことで痛みが強くなることから，動くことを苦痛に感じ，ADLの拡大がはかれていない状態にあります．また，入院前は自分自身のことは自分ですることを大事にしてきたAさんにとって，思うように動けない状態は，自尊心を低下させている可能性が考えられます．Aさんは医師より，今後，植皮術を行う可能性があることを説明されており，治療や予後に対する不安も感じています．

創感染を起こし，感染が遷延化したり，悪化することで生命の危機的状況になることも考えられます．Aさんの熱傷の病態をきちんと把握したうえで，全身のアセスメントをしていくことが大切です．そして，今の全身状態が，Aさんの精神面，社会面へどのような影響を及ぼしているのか，関連性を考えながらアセスメントしていくことが重要です．

熱傷の創傷管理と感染徴候の観察を行うとともに免疫力を高め，早期の創傷治癒促進を目指して，栄養状態の改善をはかっていく必要があります．

> **★ワンポイント　熱傷指数（BI）と熱傷予後指数（PBI）**
>
> BI＝Ⅱ度熱傷（%）×1/2＋Ⅲ度熱傷（%）
> 　10～15以上は重症
>
> PBI＝BI＋年齢
> 　100以上は予後不良
> 　120以上は予後きわめて不良

情報収集の視点

視点1 熱傷は刻々と病態が変化し，複雑化していくため，熱傷の感染期の特徴をふまえて全身状態を把握する

視点2 熱傷創の痛みの種類と部位，程度，どのようなときに痛みが強くなるのか，効果的な疼痛コントロール方法は何か

視点3 病気をした自分をどのように感じているのか．今後に対してどのような不安を抱えているのか

✱ 情報収集の例

視点1 熱傷は刻々と病態が変化し，複雑化していくため，熱傷の感染期の特徴をふまえて全身状態を把握する

情報収集の視点（詳細項目）	どこから？	なぜこの情報が必要か？	Aさんの情報
●熱傷創の状況 ・表面層の状態（真皮の色，壊死組織移行の有無，滲出液の量，性状，臭気） ・創傷周囲の皮膚の状態，感染の状況 ●バイタルサイン ●炎症所見 ●栄養状態 ●食事摂取量 ●身長，体重，BMI，摂取カロリー ●TP，Alb，Hb ●食物の嗜好 ●消化機能 ●尿量 ●NST[*1]（栄養サポートチーム）の介入の有無	●カルテ ●看護記録 ●検査データ ●本人の発言・観察	●感染が制御できなければ，創傷治癒が促進されず，さらに感染が悪化し，SIRS・敗血症へ移行すると生命の危機的状況となる ●食欲不振や熱傷の生体侵襲による代謝の亢進で栄養摂取量が不足しやすい ●低栄養状態では，創傷治癒が促進されず，さらに免疫機能が低下し易感染状態となる ●本人の嗜好を考慮し食事形態の変更が必要となる ●Aさんの熱傷の状態では，約2,000kcal/日のエネルギーを必要とする[*2]．活動係数は1.2，ストレス係数は1.5とする	●熱傷創からの滲出は続いており，臭気が出ており，創の上皮化ははかれていない ●受傷後3日目より37℃台後半の熱が続いている ●WBC 10,900/μL，CRP 11.7mg/dL．常食1,800kcal/日を毎食3割しか摂取していない ●TP 3.4g/dL，Alb 1.7g/dL，Hb 12.3g/dLと低値を示している ●身長165cm，体重は50kg，BMI 18.37（低体重） ●尿量60〜70mL/時 ●しょっぱいもの，甘いものが好き

[1] ワンポイント　NST

NSTとは，医師，歯科医師，（管理）栄養士，看護師，薬剤師，臨床検査技師，言語聴覚士，理学療法士，作業療法士，歯科衛生士など，多職種が協力して，安全かつ有効な栄養管理を行うための医療チームです．
NSTの活動は，適切な栄養アセスメントと栄養療法の実施，患者さんの栄養状態の改善のみならず，入院期間の短縮，医療費の節約等にも効果があるといわれています．

[2] ワンポイント　熱傷患者の栄養管理

侵襲時にはエネルギー消費量は上昇します．目標のエネルギーを算出する方法として①間接熱量測定，② Harris-Benedictの計算式，③簡易式などがあります．
熱傷ガイドライン第2版では，間接熱量測定やHarris-Benedict式により必要エネルギー量を予測し，活動量や病態によるエネルギー代謝の変化（ストレス係数）を考慮してエネルギー投与量を検討することが推奨されています．

● BEEとは
安静（活動をしない）状態で，人が生きてくうえで必要な最低エネルギー量を基礎エネルギー消費量（BEE）といい，Harris-Benedictの式で求めます．

● Harris-Benedictの式
男性　BEE=66.47 + 13.75W + 5.0H − 6.76A
女性　BEE=655.1 + 9.56W + 1.85H − 4.68A
W：体重（kg），H：身長（cm），A：年齢（年）

● 投与エネルギーの決め方
1日必要エネルギー量（kcal/日）＝BEE ×活動係数×ストレス係数

BEE：basal energy expenditure，基礎エネルギー消費量

| 1 情報収集 | 2 情報の整理とアセスメント | 3 全体像の把握から看護問題を抽出 | 4 看護問題の絞り込み | 5 看護計画の立案 | 6 経過記録(SOAP) |

視点2 熱傷創の痛みの種類と部位，程度，どのようなときに痛みが強くなるのか，効果的な疼痛コントロール方法は何か

情報収集の視点（詳細項目）	どこから？	なぜこの情報が必要か？	Aさんの情報
●痛みの種類と部位，出現状況，程度 ●これまでの人生における痛みの経験やそのときの対処方法 ●創処置の痛みと鎮痛薬の効果	●カルテ ●看護記録 ●本人の発言・観察 ●指示書（鎮痛薬の種類，量）	●熱傷に関連した疼痛には，安静時の痛み，創処置時の痛み，薬の塗布に関連した痛みなど，いくつかの種類があり，痛みの種類と部位・程度，どのようなときに痛みが強くなるのかなどの情報を把握することが重要である ●患者のこれまでの人生における痛みの経験やそのときの対処方法について把握することで，疼痛緩和に向けた有効な対処ができ，疼痛に伴うストレスの緩和につながる	●車椅子に乗車するなど体を動かしたときや坐位の時間が長くなると創の痛みが出現する ●過去に入院や疼痛経験はなく，今回が初めてである ●創処置時は，ケタミン塩酸塩40mgを静脈注射しており疼痛はない

視点3 病気をした自分をどのように感じているのか．今後に対してどのような不安を抱えているのか

情報収集の視点（詳細項目）	どこから？	なぜこの情報が必要か？	Aさんの情報
●熱傷を負ったことで患者と家族が感じていること ●患者，家族が不安に思っていること ●フラッシュバックのような体験の有無 ●家族がどのように生活しているか．食事や睡眠，休息などが十分にとれているか ●患者をサポートする体制が整えられているか ●患者，家族が外観の変化についてどのようにとらえているか	●患者，家族の発言・観察 ●看護記録 ●カルテ	●熱傷の治療は長期にわたることが多い．患者・家族がさまざまな不安を抱えることからも精神的な援助が必要となる ●患者・家族ともに精神的ダメージを受けている可能性があり，家族のサポートも行ないながら，患者を支えるための協力を得ていく必要がある	●今回ははじめての入院である．今後植皮の手術が必要になる可能性があることも説明されており，さらに動けなくなるのではないかと不安を抱いている ●創処置中は鎮痛薬の使用により寝ているため，まだ直接創は見ていない ●妻は，もう少し早く気づいてお風呂に行けばよかったと自責の念を抱いている ●妻は，農作業と入院中の身の回りの世話とで疲労がたまってきている

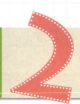

2 情報の整理とアセスメント

✱ 情報の整理

ここまで述べてきた3つの視点に基づき収集した情報を整理し、アセスメントを行っていきます。さらに不足している情報があれば、情報収集を行い患者さんの全体像を把握していきます。今回は北米看護診断協会インターナショナル（NANDA-I）の分類を用いて情報を整理し、患者さんの全体像をとらえていきます。

● NANDA-Iによる情報の分類

領域	情報を集める視点	アセスメントの内容
【1】ヘルスプロモーション	●今までの健康状態や安寧な状態を患者自らがどのように受け止めているのか ●現病歴 ●既往歴 ●健康状態や安寧状態を維持したりより強化するためにはどのような具体的な活動を行えばよいと考え、行動しているのか ●熱傷を負ったことや創についてどのように感じ、今後をどう理解しているか ●医療者の指示にどのように反応しているか（協力的、拒否的、受動的、能動的）	●熱傷の病態を全身状態を把握してアセスメントする ●これまでの自分の健康状態や安寧な状態をどのように認識してきたか、また健康状態や安寧状態を維持したり強化したりするためにどのような行動をとってきたかを情報収集し、オレムのセルフケア理論や保健信念モデルなどを参考にアセスメントする ●熱傷を負ったことをどのように理解し今後をどう考えているか情報収集をして、今後どのような支援が必要かアセスメントする
【2】栄養	**栄養状態** ●身長と体重、BMI、標準体重 ●血液検査データ（TP、Alb、Hb、血糖値、電解質） **食習慣** ●好き嫌い ●食欲 ●食環境の変化 ●摂取カロリー **栄養を示す部位の観察** ●全身の皮膚 ●口腔 ●歯 **栄養に影響を及ぼす症状の観察** ●悪心、嘔吐 ●食欲不振（それを引き起こしている原因）、消化器系の症状（胃部不快感や腹痛） ●腹部X線検査、腹部超音波検査等 ●発熱と排泄状態との兼ね合い（尿比重、排便、発汗）	●全身状態や検査所見から栄養状態・代謝状態はどうであるか ●食事摂取を阻害する要因を探り、どのような援助が必要か
【3】排泄と交換	●排尿習慣：排尿パターン、尿の性状、尿量 ●排便習慣：排便パターン、1日の回数、下剤服用の有無と頻度 ●検査データ：BUN、Cr、eGFR、尿検査 ●皮膚からの排泄の状況：色調、弾力、張り、発汗、熱傷創からの滲出液の量、性状 ●肺や気管からの排泄の状況：呼吸状態、呼吸回数、呼吸音、チアノーゼ、喘鳴の有無、排痰の喀出状態、肺雑音、血液ガス分析値、SpO₂、胸部X線検査、気道や口腔からの吸引状態	●ミオグロビン尿、ヘモグロビン尿はないか ●尿量は確保されているか ●腎機能障害がないか ●滲出液を認める部位と性状、量はどのような状態か ●排泄環境の変化や食習慣、体温などの影響による排便パターンの変化はないか
【4】活動／休息	●活動：運動機能（安楽な体位、ADL、四肢や関節の可動域）、気分転換状態、運動量 ●休息：睡眠状況（熟眠度、中途覚醒、早朝覚醒）、安静度	●熱傷を負ったことにより活動へ影響を与えているか。影響を与えている場合その要因は何か

NANDA-I：North American Nursing Diagnosis Association international, 北米看護診断協会

領域	情報を集める視点	アセスメントの内容
【4】 活動／休息	●活動に影響を及ぼす症状と治療：関節や筋肉の痛みや腫脹，筋の異常，疲労感，倦怠感，処置，注射，輸液など ●1日の生活パターン **活動／休息を支える呼吸と循環の状況** ●呼吸循環異常の徴候や症状（バイタルサイン，末梢循環，呼吸循環，呼吸循環のフィジカルアセスメント） ●検査データ：心電図，各種呼吸機能・心機能検査，血清電解質，血液ガス分析，赤血球，Hb，Ht	●睡眠や休息が十分にとれているか，十分だと感じているか，睡眠や休息が十分にとれない場合その要因は何か ●呼吸状態，循環動態が活動に影響を及ぼしているか
【5】 知覚／認知	●認知レベル：意識レベル，認知機能の問題の有無，見当識障害，記憶障害の有無，医師の説明の受け止め ●コミュニケーション能力：言語的，非言語的コミュニケーションの状態とそれによる情報のやりとりの状態 ●知覚/感覚の状況：触覚，味覚，嗅覚，聴覚，注意力	●熱傷による感覚機能の低下や障害はないか ●現状をどのように認識しているか
【6】 自己知覚	●自分自身について：自分の性格，理想とする自分の姿，今回の入院，疾患，治療に伴う現在の思いや感情・今後への思い ●自分の身体について：疾患による身体の変化をどのように感じているか	●自分自身の性格をどのようにとらえているのか ●熱傷を負ったことにより自己概念が脅かされていないか ●自分自身の能力や身体をどのようにみているのか ●今後の生活をどのようにイメージしているのか
【7】 役割関係	●家族構成と家族関係 ●職業と職場での役割 ●周囲の人々との相互関係 ●家族内での役割 ●介護者の有無 ●キーパーソン ●経済状況	●入院によりどのような役割変化があるのか，またその変化をどのようにとらえているのか ●入院中のサポートは受けられるか ●入院中の家族の不安はないか ●今後の治療継続による経済的負担はないか
【8】 セクシュアリティ	●年齢，性別 ●婚姻状況 ●子どもの有無 ●妊娠歴の有無 ●月経，閉経 ●性・生殖器疾患の有無	●自らの男性性や女性性を表すような言動はないか
【9】 コーピング／ ストレス耐性	●疾患や入院，治療に対する不安，ストレス ●日頃のストレス発散方法 ●身体的心理的トラウマの反応	●現在のストレスはどのような状況なのか ●自分でストレスがある状況であると受け止めているのか ●ストレスに対する対処（コーピング）の選択肢はどのようなものがあるのか ●対処（コーピング）を促進あるいは抑制させていることはあるのか．あるとしたらそれはどのようなことか
【10】 生活原理	●確固とした信念をもっている言動 ●他者の意見に動じない行動 ●信仰宗教はあるか ●人生の目標や趣味や特技があるか	●人生観や人生の目標はどのようなものか ●宗教をどのようにみているのか ●人生観や宗教観と行動に一貫性があるのか
【11】 安全／防御	●感染徴候：体温，熱傷創の組織の状態，脈拍，血圧，WBC，CRP ●感染を引き起こす要因：栄養状態，免疫機能，組織の破綻の状況 ●身体損傷が予測される状況：転倒転落などの身体外傷を引き起こす言動，身体損傷が予測される要因	●熱傷創の感染徴候はどのような状況か，創の感染徴候がみられる場合，全身への拡大はあるのか ●転倒転落のリスクはどれくらいあるのか，その要因は何か，リスク予防するためにどのような支援が必要か
【12】 安楽	●身体的安楽：身体的苦痛の徴候，症状，苦痛に対する薬剤使用の有無，疼痛の有無 ●精神的安楽：熱傷や環境の変化による患者の精神的安楽を阻害する要因	●創傷部位に疼痛は生じていないか，生じている場合，どの部位がどれくらい痛いのか ●身体的苦痛緩和に向けた対応がとれているのか，またその方法が複数あるのか

領域	情報を集める視点	アセスメントの内容
【12】安楽	●環境的安楽：入院環境による患者の安楽を阻害する要因，面会頻度 ●社会的安楽：孤立感を引き起こす社会環境の有無	●入院により環境的社会的安楽を阻害している要因はないか
【13】成長／発達	●年齢 ●身体面の成長異常の有無 ●先天的・遺伝的な問題の有無 ●現時点での発達課題	●心理社会的な発達および成熟の程度をエリクソンの心理社会的機能発達論などを用いてアセスメントする

● Aさんの情報の整理とアセスメント

領域	Aさんの情報の整理	アセスメント
【1】ヘルスプロモーション	【現病歴】 ①病名：広範囲熱傷．深度Ⅱ度，熱傷範囲36％，熱傷指数18，熱傷予後指数111 ②病期：受傷後4日目，感染期 ③治療：創傷処置，上皮化が遅延するときは植皮術施行予定 ④既往歴：高血圧（降圧薬内服） 【これまでの健康管理行動】 ⑤高血圧は，定期的に通院し，内服薬も自己管理をしていた．農家ということもあり規則的な生活を送っていた ⑥年1回市の健康診断も受診していた 【嗜好】 ⑦喫煙なし．アルコール：日本酒1合/日/40年 【現在の疾患や創についてどのように感じているのか】 ⑧現在の病状や治療方針は理解している．「やけどの範囲は広い．今は傷の処置をして傷が治ってくるのを待っている．今後傷の治りが悪ければ，手術になるかもしれない」，「傷が治らないと感染症になって全身状態が悪くなるかもしれない」，「手術にならないといいな．今でも動くと痛いのに，手術したらもっと動きたくなくなっちゃうんじゃないかって不安だよ」と手術に対する不安の様子もある．「こんなことになるだったらあんなにお酒飲まなきゃよかった．これからはお酒を控えるよ」とアルコールの過剰摂取を後悔している	●広範囲熱傷であり，熱傷予後指数111と予後はやや不良であり，感染期であることからSIRS，敗血症に移行するリスクが高い（①②③） ●病状や治療方針は理解できている（⑧） ●高血圧の管理や市の健康診断を定期的に受けていたことから健康への関心があり行動がとれていたが，嗜好物の過剰摂取が今回の受傷機転となっているため，適量摂取できるよう生活調整が必要である（④⑤⑥⑧） ●アルコール歴も長く，アルコールせん妄の発症リスクも潜在している（⑦）
【2】栄養	【栄養状態】 ①身長165cm，体重50kg（入院前54kg），BMI 18.37，標準体重59.9kg ②血液検査データ：TP 3.4g/dL，Alb 1.7g/dL，Hb 12.3g/dL，血糖値120mg/dL 【食習慣】 ③1日3回摂取 ・好物：お酒のつまみのようなしょっぱいもの，甘いもの ・嫌いなもの：とくになし 【入院後】 ④倦怠感と食事に味がないことから摂取量低下 ⑤1,800kcalの常食を毎回3割程度摂取 ⑥坐位になり食事摂取すると殿部の創が痛くなり食事に集中できない ⑦細胞外液補充液500mLを60mL/時投与中	●BMIは，18.37であり低体重である（①） ●食事摂取量が低下し，血清タンパク値，血清アルブミン値も低いこと，必要エネルギー量は約2,000kcal/日であるが1日摂取量は540kcal程度であることから，十分な栄養摂取ができていない．広範囲熱傷は，受傷時の内分泌変化によりエネルギー代謝が増大し低栄養となる．十分な栄養が摂取できないと創治癒が遅延するため，患者の嗜好を取り入れ必要な栄養を摂取できるよう栄養管理の介入が必要である（②③⑤） ●現在，食事の際に坐位となることで殿部熱傷創の痛みが出現する，また発熱により倦怠感が出現することが，十分な栄養摂取ができない要因ともなっていることが考えられる．食事時の疼痛や倦怠感の軽減がはかれるよう身体的環境を整える支援が必要である（④⑥）
【3】排泄と交換	【泌尿器・消化器系】 ①膀胱留置カテーテル留置中．尿量1,100mL/日，黄色，混濁なし ②血液データ：BUN 11mg/dL，Cr 0.74mg/dL ③入院後より4日間排便なく酸化マグネシウム内服開始 ④便意はあるが殿部に熱傷創があり差し込み便器が疼痛により使用できない	【泌尿器・消化器系】 ●検査データ，尿量，性状から腎機能に問題はないと考える．しかし，熱傷の皮膚損傷では，防御力が低下しており，創傷治癒するまでは易感染状態にある．感染から多臓器不全，敗血症をきたす可能性が潜在していることから，今後も排泄機能の観察は必要である（①②⑤⑥）

領域	Aさんの情報の整理	アセスメント
【3】排泄と交換	【外皮系】 ⑤皮膚の状態：熱傷Ⅱ度，黄色の滲出液がガーゼ上層までみられている ⑥皮膚色：水疱が破包し，真皮が露出し発赤を呈している 【呼吸器系】 ⑦呼吸回数：12回／分 ⑧呼吸状態：包帯交換時ケタミン塩酸塩を使用すると呼吸が浅くなりSpO₂ 93％まで低下するため，酸素8L／分，40％ベンチュリーマスクを使用中 ⑨SpO₂ 98％ ⑩胸部X線検査：異常なし	●入院後より排便がみられていない．食事摂取量の低下や殿部熱傷創による疼痛や床上排泄などの排泄環境の変化も便秘に影響していることが考えられる．下剤の内服が開始となっており定期的な排便がみられるよう排便管理が必要である（③④） ●腸管の機能が低下するとバクテリアルトランスロケーションとなる可能性が考えられる（③） 【呼吸器系】 ●熱傷創包帯交換時のケタミン塩酸塩（静注用ケタミン塩酸塩／注射用全身麻酔薬）の副作用で軽度呼吸抑制をきたしているため，包帯交換時は呼吸状態を観察しSpO₂が維持できるよう呼吸管理が必要である（⑧） ●ケタミン塩酸塩使用時以外は呼吸機能に問題はない（⑦⑨⑩）
【4】活動／休息	【活動・運動】 ①入院前のADLは自立していたが，下肢，殿部，腹部全周の熱傷によりベッド上での生活が中心となっている ②リハビリテーションと気分転換の目的で看護師の介助により車椅子へ乗車している ③動く際は，熱傷創の痛みが増強する ④上半身の運動機能障害はない 【セルフケア】 ⑤歯磨き，ひげ剃りはセッティングをすると自力で行えている ⑥更衣は，包帯交換時に一緒に行っている．ケタミン塩酸塩を使用し鎮静状態であるため，看護師が全介助で施行している 【睡眠・休息】 ⑦入院前の睡眠状況は問題なし ⑧入院4日目の朝，看護師に「寝返りを打つとお尻の傷が痛くなって目が覚めることがある．先生から数日様子みて皮膚の治りが進んでいなかったら手術することを考えていると言われて．手術することも不安だし，これ以上動けなくなってしまうのではないかと心配で，寝つきが悪かった」と話していた ⑨趣味はテレビ鑑賞であり，テレビ鑑賞をすすめるが拒否することが多い．車椅子に乗車時は，病院内を散歩し，気分転換をはかっている．しかし，時間が長くなると殿部の創痛が出現するため長時間座っていることは困難である	【活動・運動，セルフケア】 ●床上でセルフケアは一部自立しているが，熱傷創が下半身に集中しており，活動により痛みも増強しやすいことから介助がないと車椅子に移乗できない状況であり，運動機能が障害されている状態である（①②③④⑤） ●創傷処置時に鎮静状態となるため，活動・運動ともに制限され援助が必要である（⑥） 【睡眠・休息】 ●熱傷創の痛みや今後の治療に対する不安が睡眠を妨げている可能性がある．夜間の疼痛の緩和，睡眠の確保ができるよう援助していく必要がある（⑦⑧） ●看護師の介助のもと車椅子に乗車している．しかし，徐々に創痛が出現し，長時間座ることができないため，ベッド上で横になり過ごす時間が多く，活動性は低下している（⑨）
【5】知覚／認知	【認知】 ①意識レベルは清明 ②見当識障害や記憶障害はない ③「お酒を飲み過ぎたつけが来たね．これからはお酒を控えないと」，「先生から数日様子みて皮膚の治りが進んでいなかったら手術することを考えていると言われて．手術することも不安だし，これ以上動けなくなってしまうのではないかと心配」と話していた 【感覚・知覚】 ④視覚，聴覚，触覚，嗅覚，運動覚に問題なし	【認知】 ●意識レベルは清明で認知機能に問題はない（①②） ●自分の病状や治療方針については理解できている．しかし，術後のADLに不安を抱えているため，術後のADLをどのようにとらえているのかをさらに情報収集していく必要がある（③） ●アルコールを常用していたことからアルコールせん妄の発症リスクが潜在している（③） 【感覚・知覚】 ●現在，感覚・知覚に問題はないが熱傷創の治癒や治癒遅延などが影響して触覚に影響する可能性もあるため，観察していく必要がある（④）
【6】自己知覚	【自己概念】 ①「昔から農家をやってきたし体力には自信がある．人の手を借りて生活するなんて，自分の今までの人生の中で想定していなかった．今じゃ看護師さんの手を借りないと車椅子にも乗れないし，なにせ体がだるくて気力がない」と話していた	【自己概念】 ●もともと明るく活発であり，農家をしていたことや体を動かすトレッキングなどが趣味であることから，体力には自信がある．体力があることに自己の価値を見出していたと考える．しかし，現在熱傷創による倦怠感があり，思うように体が動かないことにより自分の価値が揺るがされ，闘病意欲も得られない状況にある（①②）

領域	Aさんの情報の整理	アセスメント
【6】 自己知覚	【自己尊重】 ②長年，農業を営んでおり，休みの日も登山やトレッキングをしたりと体力には自信がある ③「私はあんまりお手伝いとかされたくないんだよ．今までも自分のことはずっと自分でしてきたし，ほぼ毎日農作業をしているから，同じ年の人たちと比べても体力だけはあるし，それが自分の取り柄でね……」，「先生から数日様子みて皮膚の治りが進んでいなかったら手術することを考えていると言われて．手術することも不安だし，これ以上動けなくなってしまうのではないかと心配」と話していた ④性格：明朗，活発，頑固	【自己尊重】 ●もともと体力があり自立心が強いAさんにとって人の手を借りることは，自己の価値を揺るがす経験であり，自己の価値を否定的にとらえるできごとであると考える（①②③④）
【7】 役割関係	①現在も農業を営んでおり，きゅうりやじゃがいもを作っている．今もAさんが中心となり稼働している．今は作物の収穫の時期と重なり，妻は「収穫と病院の往復で少し疲れてきました」と話す．息子は農業に専念しているため入院3日目以降は面会に来ていない ②キーパーソンは妻 ③妻と息子との3人暮らし ④妻は「もっと早く自分が気がついていればこんなことにはならなかった．申し訳ない気持ちで一杯です」と話していた	●キーパーソンは妻である．農業はAさんが主体となっていたため，Aさんが入院したことにより妻の仕事の負担が大きくなり，さらに介護負担も重なり妻の役割緊張が高いことが予測される（①②③） ●妻は，Aさんの変化に早く気づけなかったことにより自責の念を抱いている．妻の精神的サポートも必要である（④）
【8】 セクシュアリティ	①年齢：75歳 ②性別：男性 ③婚姻状況：既婚 ④長男，長女の4人家族．長男は同居，長女は嫁いでいる ⑤生殖器疾患：なし	●現時点での問題はないと考える（①②③④⑤）
【9】 コーピング／ ストレス耐性	①趣味：登山，トレッキング，ウォーキング ②現在ストレスを感じていること：「私はあんまりお手伝いとかされたくないんだよ．今までも自分のことはずっと自分でしてきたし，ほぼ毎日農作業をしているから，同じ年の人たちと比べても体力だけはあるし，それが自分の取り柄でね……」と話していた ③不安なことや悩み：「先生から数日様子みて皮膚の治りが進んでいなかったら手術することを考えていると言われて．手術することも不安だし，これ以上動けなくなってしまうのではないかと心配」と話していた ④日頃のストレス発散法：身体を動かす	●熱傷創があり，思うように体を動かせないことにストレスを感じている．また，自立心が高いAさんにとって人の手を借りて動くこと自体がストレスを増す要因となっている（①②） ●普段のストレス発散方法が体を動かすことであり，日頃のストレス発散方法を用いることができない状態にある．入院中のストレスコーピングの代替となる対処方法を検討していく必要がある（②④） ●今後手術をする可能性があることや手術によりさらに体が動かせなくなることに不安を抱えているため，不安を医療者へ表現でき，不安軽減に向けた治療の情報提供等を行っていく必要がある（③）
【10】 生活原理	【価値観・信念】 ①体力には自信があり，自分のことは自分でする．人の手は借りたくない 【価値観／信念／行動の一致】 ②入院中は医療者の介助のもと車椅子に乗車したり，セルフケアを実施している 【宗教】 ③なし	●体力には自信があり，自分のことは自分でするということに価値を置いている．しかし，熱傷により医療者の介助がないと生活できない状態であり，自己の価値・信念のもとで行動がとれない状態にある（①②）
【11】 安全／防御	【感染の有無】 ①創部：黄色の滲出液多量，臭気軽度あり．連日，創洗浄包帯交換を行っているが上皮化は遅延している ②創部培養：受傷後4日目に提出し結果待ち **臨床の視点** 感染を防止するためには熱傷創の継続的な観察や感染の早期発見と，定期的なサーベイランスカルチャー（監視培養）を行うことが必要です．	●発熱，検査データ，創の状態，熱傷の病期より感染期に移行していくことが考えられ，創の上皮化が遅延するとさらに感染が悪化し，SIRSや敗血症へ移行するリスクも高い（①②③④⑤⑥）

領域	Aさんの情報の整理	アセスメント
【11】 安全/防御	③バイタルサイン：体温37℃台後半，脈拍96回/分，血圧120/56mmHg ④検査所見：WBC 10,900/μL，CRP 11.7mg/dL ⑤身体症状：倦怠感あり ⑥病期：熱傷4日目 【身体損傷の危険要因】 ⑦車椅子は看護師介助で乗車しているが殿部や下肢に熱傷創があり，痛みや力が入らないことからふらつきがある	●熱傷創の痛みや臥床による筋力低下により，車椅子乗車時の転倒のリスクが潜在している（⑦）
【12】 安楽	【身体的安楽】 ①苦痛の有無：熱傷創の痛みがある．安静時は自制可能だが坐位時や体動時は痛みが増強する．NRS：安静時2～3/10,体動時7～8/10 ②苦痛に対する薬剤使用の有無：創処置時はケタミン塩酸塩40mg静脈注射 【環境的安楽】 ③個室に入院中 【社会的安楽】 ④面会頻度：妻は毎日面会にきているが妻以外の面会はない	●熱傷創により疼痛がみられ身体的苦痛を感じている．薬理的または非薬理的方法を用いながら疼痛緩和に努めていく必要がある（①②） ●個室に入院中であり，面会者は妻だけであることから社会との交流が途絶えている状態である（③④）
【13】 成長/発達	①75歳 ②25歳で結婚し，30歳で長男，32歳で長女を授かる ③現在75歳であるが現役で農業を営んでいる	●現在，成長発達課題に問題はない（①②③）

✳ 統合アセスメント

75歳で熱傷を負ったAさんは，熱傷範囲，熱傷深度から広範囲熱傷ですが，熱傷予後指数からは予後不良であることが予測され，合併症を予防しながら，創傷治癒を促進させ，創閉鎖を目指すことが重要です．

Aさんは，入院時より熱傷創の床上創洗浄処置を施行していますが熱傷創の上皮化は進まず，滲出液の状態，発熱や検査データから感染期へ移行していると考えます．また，倦怠感や食事の際の創痛により食事摂取量が低下し，低栄養状態にあります．低栄養状態が続くと，易感染状態となり，創感染の悪化からSIRS，敗血症へ移行し，生命の危機的状況となる可能性があります．創傷治癒を促進させ，感染悪化を防ぐために，創傷管理，栄養管理，バクテリアルトランスロケーション予防，スタンダードプリコーションの徹底が必要です．

Aさんの右大腿の熱傷創はDDBとⅡ度でも深く，今後手術となる可能性もあることから治療や予後に対する不安を抱いています．Aさんが不安の表出をできるような環境づくりや治療に関する適切な情報提供といった支援が必要となります．

Aさんは，熱傷の組織破壊に伴う表在痛があります．また熱傷では熱の深達度により痛みの閾値が低下し痛覚反応が増大し痛覚過敏となるため，とくに創処置時は鎮痛薬を十分に使用し，疼痛により恐怖心を抱いたり，精神的な悪影響を及ぼしたりしないようにすることが重要です．

Aさんは熱傷創の処置時の鎮痛は適切に行われています．しかし，食事の際の坐位や車椅子乗車では疼痛が増強しており，動くことへの意欲が低下しています．創処置時だけでなく，継続的に痛みの観察を行い，痛みが出現する要因を特定します．身体的苦痛を緩和するために，確実な鎮痛への援助が必要となります．身体的苦痛を緩和することで，坐位保持や車椅子乗車が容易に可能となり，食事摂取量の増加やADLの拡大，気分転換をはかることにつながります．

また，Aさんの低下した自己価値を高めるためにも疼痛緩和をはかり，身の回りのことが自分でできるようセルフケア自立に向けた支援も必要となります．

✳ 目標

感染を最小限に抑えて創傷治癒が促進される

NRS：numerical rating scale，数字評定尺度

3 全体像の把握から看護問題を抽出

✽ 入院4日目の関連図

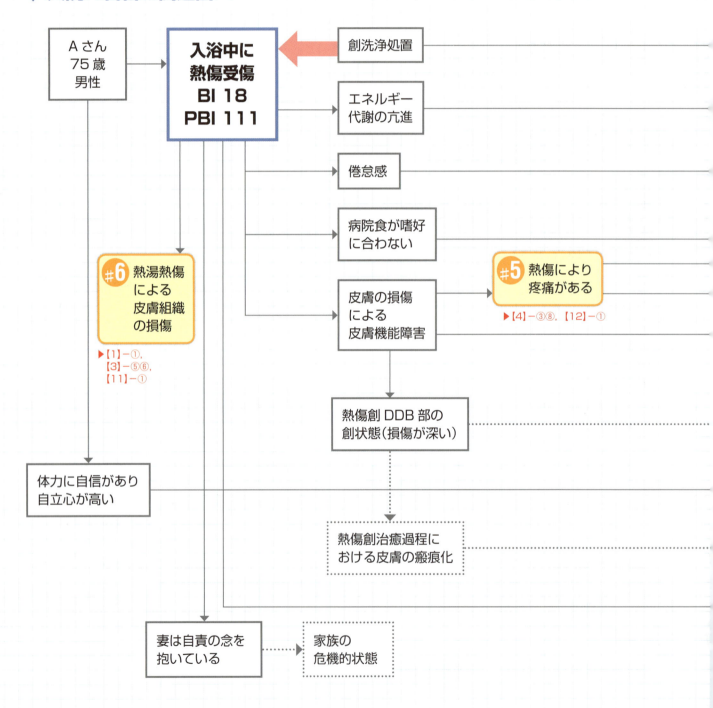

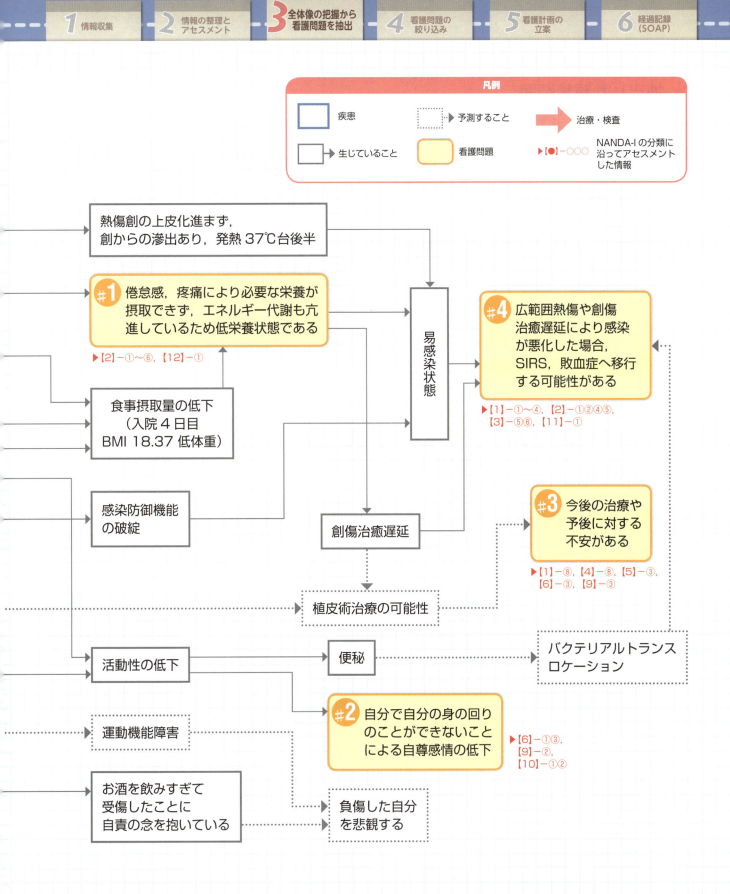

✳ 抽出した看護問題

倦怠感，疼痛により必要な栄養が摂取できず，エネルギー代謝も亢進しているため低栄養状態である
NANDA-Iでは　➡　**栄養：栄養摂取消費バランス異常：必要量以下**
（関連因子：食事摂取量の不足）

◆ **食事が摂れるよう，体位や食事内容の工夫が必要**

　広範囲熱傷は，人の体にとって過大の侵襲であり，受傷により内分泌系が反応し，エネルギー代謝が亢進するため低栄養となります．十分な栄養補給が行われないと創治癒が遅延し感染防御機能も低下します．そのため早期からの栄養管理が必要となります．
　Aさんが食事摂取できない原因を分析し，食事に専念できるよう疼痛を緩和するなど身体的環境を整える支援が必要となります．
　また，Aさんの嗜好を把握し，嗜好に合わせて食事形態を変更するなどの工夫が必要です．熱傷の場合はとくにタンパク質やカロリーの維持が重要となるため，栄養補助食品の活用も検討します．

自分で自分の身の回りのことができないことによる自尊感情の低下
NANDA-Iでは　➡　**自己知覚：自尊感情状況的低下**
（関連因子：価値観に合わない行動）

◆ **現状で自己価値を見いだせる環境づくりやセルフケアの自立に向けた支援が必要**

　入院前のAさんは，体力には自信があり，自分のことは自分でするということに価値を置いて生活をしていました．しかし，入院後は熱傷により医療者の介助が必要なことから，あるべき自分の姿が維持できず，自己の価値・信念のもと行動がとれない状態にあり，自己価値が低下しています．
　また疼痛が活動性を低下させているため，疼痛緩和への援助をすることが自尊感情低下の改善につながるため重要となります．しばらくは，現在の状態が続くため，この環境の中で自己価値を見いだせる入院環境づくりやセルフケア自立への支援が必要です．

#3 今後の治療や予後に対する不安がある

NANDA-Iでは ➡ コーピング/ストレス耐性：不安
（関連因子：状況的危機）

◆ Aさんの不安の内容を具体的に把握し，不安を軽減する

　Aさんは，DDB部の創状態が悪化した場合，今後，植皮術となる可能性があることが説明されています．手術後はさらに動けなくなるのではないかという不安を抱いており，この状態が続くとさらに不安が増強する可能性があります．

　Aさんとゆっくり話をする環境を作り，現在，不安に感じている具体的な内容を把握することができれば，不安軽減に向けた援助も明確となります．

　また，Aさんが手術療法のメリット，デメリットを正しく理解するために適切に情報提供がなされているのかを確認する必要があります．適切な情報提供がなされていない場合は，Aさんが治療の意思決定ができるようインフォームド・コンセントの場を設ける支援も必要となります．

#4 広範囲熱傷や創傷治癒遅延により感染が悪化した場合，SIRS，敗血症へ移行する可能性がある

NANDA-Iでは ➡ 安全/防御：感染リスク状態
（危険因子：皮膚統合性の変化）

◆ 感染予防対策を確実に行い，感染を最小限に抑える

　熱傷による感染が制御できず，感染が悪化するとSIRS，敗血症へと移行し，生命の危機的状態となる可能性があります．

　熱傷創の治癒を促進させ，早期創閉鎖を目指し，熱傷創処置を実施するとともに，スタンダードプリコーションを徹底し，定期的なサーベイランスカルチャー（監視培養）を確認しながら，感染を最小限に抑えることができるよう援助していくことが重要となります．

　Ⅱ度熱傷では，適度な湿潤環境の保持が創傷治癒促進につながるため，適切な湿潤環境を保つための観察・管理も必要です．

　Aさんは便秘であり，腸管機能の低下からバクテリアルトランスロケーションを発症し，敗血症へ移行する可能性もあるため，排便コントロールを行い，腸内環境を整えていくことも大切です．

　また，熱傷創以外にも口腔ケアをはじめとした全身の清潔の保持やカテーテル類の感染予防管理，シーツやベッド等の環境の清潔の保持への援助も必要となってきます．

#5 熱傷により疼痛がある
NANDA-Iでは ➡ **安楽：急性疼痛**
（関連因子：身体損傷要因）

◆食事が摂れるよう，体位や食事内容の工夫が必要

　Aさんは，熱傷の組織破壊に伴う表在痛があります．床上創洗浄処置時は，痛みにより恐怖心を植えつけたり，精神的な悪影響を及ぼしたりしないようにすることが重要です．

　現在，床上創洗浄処置時の鎮痛は適切に行われています．しかし，食事の際の坐位や車椅子乗車では疼痛が増強しており，熱傷による表在痛により食事摂取量の低下，活動性の低下をきたしています．

　Aさんの痛みを継続的に観察し，かつ総合的に判断することが重要です．身体的苦痛を緩和するために，薬理的または非薬理的な疼痛緩和方法を選択し確実な鎮痛への援助が必要となります．

#6 熱湯熱傷による皮膚組織の損傷
NANDA-Iでは ➡ **安全/防御：組織統合性障害**
（関連因子：化学損傷物質〈熱傷〉）

◆早期創閉鎖を目指し，熱傷創の評価，処置の援助を行う

　Aさんは熱傷により，皮膚の組織が損傷し，体温保持，身体の水分保持，外界から身体を守るなどの防御機能を失っている状態です．熱傷は，皮膚の機械的な損傷だけでなく，生体へ過大な侵襲を与え，生命の危機を伴う病態です．そのため，熱傷創の治癒を促進し，早期創閉鎖されるよう熱傷創の評価，処置への援助が必要となります．

4 看護問題の絞り込み

✳ 抽出した看護問題

#1 倦怠感，疼痛により必要な栄養が摂取できず，エネルギー代謝も亢進しているため低栄養状態である

#2 自分で自分の身の回りのことができないことによる自尊感情の低下

#3 今後の治療や予後に対する不安がある

#4 広範囲熱傷や創傷治癒遅延により感染が悪化した場合，SIRS，敗血症へ移行する可能性がある

#5 熱傷により疼痛がある

#6 熱湯熱傷による皮膚組織の損傷

> ここからは，抽出した各看護問題の優先順位を考えていきましょう

優先すべき看護問題

優先順位 1
#4 広範囲熱傷や創傷治癒遅延により感染が悪化した場合，SIRS，敗血症へ移行する可能性がある

#6 熱湯熱傷による皮膚組織の損傷

なぜ？ 熱傷創の治癒が遅延すると創感染から，SIRS，敗血症へ移行し，生命の危機的状況となるため

熱傷により程度の差はあるものの，熱傷では感染防御，体温保持，体液漏出防止などの皮膚の機能が失われている状態です．とくに感染の問題は創傷が治癒し創閉鎖するまで続きます．そのため早期創閉鎖に努めることがもっとも重要です．

熱傷創が治癒するまでは感染を最小限に抑えることができず，感染が拡大，増強すると多臓器不全や敗血症へと移行し，生命の危機におちいる可能性が高く，生命の維持に直結する看護問題であるため#4と#6の2つを優先順位を1番として同時にみていきます．

#1 倦怠感，疼痛により必要な栄養が摂取できず，エネルギー代謝も亢進しているため低栄養状態である

 低栄養状態が続くと熱傷創の治癒がされず予後に大きく影響するため

栄養は，酸素摂取とともに生存に必須な基本的ニードです．熱傷は，過大侵襲であり，タンパク異化亢進が進みます．

また，Aさんのような広範囲熱傷では，内分泌系の反応によりエネルギー代謝が亢進するためさらに低栄養となり多くの栄養を必要とします．十分な栄養が摂取できないと創傷治癒が遅延し，低栄養による易感染状態から感染を拡大・悪化させ，SIRSや敗血症へ移行しやすくなります．

また，生命予後だけでなく，タンパク異化亢進による筋力低下などにより回復後のADLにも大きな影響を及ぼすため，優先順位を2番目として考えます．

  #5 熱傷により疼痛がある

 熱傷創の痛みは精神的苦痛をもたらし，さらにADLを低下させるため

熱傷には組織破壊に伴う表在痛が常につきまといます．Ⅱ度熱傷は順調に経過したとしても創治癒までに3～4週間を要します．疼痛コントロールは長期にわたる入院生活の質の向上や生活の自立，リハビリテーション，合併症の予防につながります．

そのため，生命に直結する優先順位1，2の問題の次に早期に介入すべき看護問題であり，優先順位を3番目として考えます．

  #2 自分で自分の身の回りのことができないことによる自尊感情の低下

 熱傷の治癒過程は長期にわたるため，自分を否定的に感じると生きる意欲や闘病意欲にも影響を及ぼすため

疾患の罹患や障害を抱えること，長期入院期間による周囲の人間関係の変化はさらに自尊感情を下げる要因となります．そのため，Aさん自身が普段からどのような自己の価値観をもっているのかを把握し，熱傷を負った自分と理想とする自分とのずれがどのようなものなのかを理解していくことが重要です．

そして，熱傷は長期の闘病・入院生活となることが多いため，この環境の中で自己価値を見いだせる入院環境づくりやセルフケアへの支援が必要となってきます．よって優先順位を4番目と考えます．

| 1 情報収集 | 2 情報の整理とアセスメント | 3 全体像の把握から看護問題を抽出 | 4 看護問題の絞り込み | 5 看護計画の立案 | 6 経過記録(SOAP) |

優先順位 5　#3　今後の治療や予後に対する不安がある

なぜ？　不安は治療への意思決定や闘病意欲に影響するため

Aさんは，手術に対する不安や手術により今後さらに動けなくなるのではないかという不安を抱いています．

手術は，現状の創傷処置を続けるよりもAさんにとってよい結果をもたらす割合が多いと判断した場合，医師が倫理的判断に基づき治療の提案をします．

しかし，Aさんの発言からは，医師の治療方針の意図が正確に伝えられているのかがとらえにくい状態にあり

ます．Aさん自身が治療や予後に対するよい結果を見いだせない状況が続くと，闘病意欲にも影響を及ぼします．

Aさんの熱傷や治療，予後に対する思いを傾聴し，Aさんにとって必要とされる情報を提供することが不安を軽減し，今後の闘病意欲の向上につながります．そのため優先順位を5番目と考えます．

5 看護計画の立案

O-P：Observation Plan，観察計画
T-P：Treatment Plan，治療計画
E-P：Education Plan，教育・指導計画

優先順位 1　#4　広範囲熱傷や創傷治癒遅延により感染が悪化した場合，SIRS，敗血症へ移行する可能性がある

期待する結果：創感染が悪化せず経過することができる
　　　　　　　敗血症症状の出現がない

#6　熱湯熱傷による皮膚組織の損傷

期待する結果：熱傷創の上皮化が促進する

	具体策	根拠と注意点
O-P	①バイタルサインの観察 ②創状態の観察 　・範囲，深度，部位 　・滲出液の量・性状 　・出血の有無，程度 　・創の上皮化の程度を把握 　・創の湿潤環境の観察 ③創感染徴候の観察 　・緑色滲出液の有無 　・創部悪臭の有無 　・滲出液増加の有無・程度 ④カテーテルやライン類などの感染徴候の観察 　・各種培養結果の把握 　・カテーテル類の挿入日数の把握 　・尿混濁の有無	①②③⑤Aさんの創部の感染徴候の有無と程度を把握する必要がある ④創部の局所感染やカテーテル等の異物留置に伴う感染が全身へ波及し，SIRS，敗血症へ移行する可能性がある ②Ⅱ度熱傷では適度な湿潤環境の保持が創傷治癒を促進する．そのため創が乾燥しないよう管理していく必要がある

	具体策	根拠と注意点
O-P	⑤検査データ ・WBC，CRP，創部培養，生化学 ・胸部，腹部X線検査 ・血液ガス	
T-P	創処置の介助 ①急変に備え，救急カートや挿管準備を万全にしておく ②短時間で包帯交換が終わるようあらかじめ準備を整える ③追加の鎮痛薬を準備する ④シバリングを予防するため包帯交換前に室温を上げておくとともに，包帯交換後は十分な保温をする ⑤創部以外の不要な露出を避ける ⑥創処置時はライン・チューブ類の抜去に注意する ⑦前日の軟膏類は，しっかり洗い落とす ⑧適度な皮膚の湿潤環境を保つ ⑨スタンダードプリコーションの徹底 創処置後のケア ⑩呼吸状態を観察し，必要であれば酸素療法を検討 ⑪血圧，心拍数，呼吸数上昇，苦渋表情，体動などから，考慮して鎮痛薬の量・組成の検討を医師へ依頼していく ⑫ガーゼのずれによる創部の露出時は包帯交換を検討 感染予防 ⑬ガウンテクニックの施行 ⑭床上創洗浄処置時は長袖ガウン，ロング手袋，帽子，ゴーグル，マスクの着用 ⑮リネン類の交換 ⑯ベッドまわりの掃除 ライン・チューブ類の管理 ⑰各ライン刺入部の観察と刺入部の清潔の保持	①鎮痛薬の使用により創処置中，呼吸状態が悪化する可能性がある ③熱傷の組織破壊に伴う表在痛が存在し，痛みの閾値が低下し痛覚過敏となるため処置時はとくに疼痛を感じる可能性がある．創処置に対する恐怖心を植えつけたり，精神的な悪影響を及ぼしたりしないよう十分な鎮痛をはかることが重要である ⑧Ⅱ度熱傷では適度な湿潤環境を保つことが創傷治癒促進につながる．そのため，創が乾燥しないよう創傷管理に努める必要がある ⑦⑨⑬⑭⑮⑯⑰広範囲熱傷は，皮膚損傷による生体の防御機能が低下し，細菌感染を生じる可能性が高い．そのため感染防止には，洗浄処置の継続，感染徴候の早期発見と対応，スタンダードプリコーションの徹底が重要である
E-P	①手洗いや含嗽を十分に実施するよう指導する ②生活パターンを規則正しく整える必要性について指導する	①②熱傷創の存在に加えて宿主防御機能低下により常在菌による日和見感染を起こしやすくとくに高齢者では注意が必要である

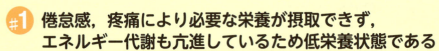

優先順位 2 #1 倦怠感，疼痛により必要な栄養が摂取できず，エネルギー代謝も亢進しているため低栄養状態である

期待する結果：熱傷創治癒について栄養摂取の必要性が理解でき，治療に必要な栄養摂取ができる

	具体策	根拠と注意点
O-P	①食事摂取量 ②食事摂取量の日内変動 ③嗜好の有無と内容 ④悪心や嘔吐の有無 ⑤体重の推移 ⑥排便状況 ⑦睡眠状況 ⑧疼痛状況 ⑨検査データ：TP，Alb，トランスフェリンの推移，血糖値，CRP，WBC	①〜⑧食事摂取を阻害する要因を明らかにする必要がある ⑤⑨食事摂取が適切でも消化吸収機能により栄養状態は左右されるため，検査データから栄養状態を把握する必要がある

	具体策	根拠と注意点
T-P	①嗜好を確認し食べやすい食事形態に変更する ②食欲不振の場合は患者とよく話し合いその原因を見極める ③必要時、栄養補助食品を併用する ④定期的に体重測定を行う ⑤食事前に休息時間をとる ⑥食事前に疼痛があるときには鎮痛薬を使用する ⑦口腔内の状態を把握し口腔ケアを実施する ⑧NSTや栄養士を含めたチームで栄養管理を実施する ⑨排便コントロール：下剤の内服	①②③⑥⑧栄養摂取ができない原因を明らかにして、Aさんの嗜好に合わせて食事摂取ができるよう、NSTなどのサポートのもと支援をする必要がある ⑤処置後の休息と食事時間が重なると、食欲がわかず、食事摂取量減少の原因となるため、食事前には十分な休息が必要である ⑦口腔内の清潔が維持されることで唾液の分泌が促されるとともに感染リスクの減少につながる
E-P	①食事摂取と創治癒との関連性・重要性を説明する	①患者自身が食事摂取の必要性を理解することで、治療への協力が得られやすくなる

優先順位 3　#5 **熱傷により疼痛がある**

期待する結果：食事時の坐位による創痛が緩和し食事摂取できる
　　　　　　　疼痛が軽減し、ADLの拡大ができる（活動量が増える）

	具体策	根拠と注意点
O-P	①痛みの有無・部位・程度・持続時間・薬剤使用希望の有無 ②表情 ③痛みに対し患者がどのように対処しているか	①②③痛みが生じる要因を理解することが重要であり、痛みへの対処方法を把握できてないと不適応状態となり、精神面での影響も及ぼすため
T-P	①痛みの程度に合わせて鎮痛薬を使用する ②鎮痛薬を使用時は効果の程度や効果時間を把握する ③痛みの増強因子を探り、取り除くための援助を行う ④痛みが生じる処置の前にはあらかじめどのような種類の痛みが生じるか情報提供をする ⑤冷罨法やタッチング、リラクゼーション技法を実施する ⑥処置などにより痛みが生じている場合は患者のそばに寄りそう	①②④⑥熱傷創処置による痛みは、強烈で恐怖感を患者に植えつけるため、できるだけ痛みを最小限に実施できるよう疼痛緩和をはかる必要がある ④ストレスの強い処置についてあらかじめ情報を与えることは、患者の心の準備を促し、恐怖感を軽減する ⑤⑥頻繁な薬物使用は、耐性の低下や薬物依存につながりやすいが、非侵襲的な疼痛緩和法は安全でいつでも実施できる
E-P	①痛みを我慢せず表現するよう説明する ②鎮痛薬の効果や副作用、効果時間などについて説明し患者自身でも観察できるように指導する	①②自分自身で痛みをコントロールできる感覚を身につけることは不安を軽減させ痛みの閾値を高めることにつながる

6 経過記録(SOAP)

S：Subjective data，主観的情報
O：Objective data，客観的情報
A：Assessment，アセスメント
P：Plan，計画

優先順位 1	#4 広範囲熱傷や創傷治癒遅延により感染が悪化した場合，SIRS，敗血症へ移行する可能性がある
	#6 熱湯熱傷による皮膚組織の損傷

時間	患者さんの状況・反応	看護ケア（実施したこと）	アセスメント
実習1日目 10:00〜11:00	S：「傷の処置をしている間はお薬で寝てしまったから痛みも感じなかったよ」「体はだるいね」 O：体温38℃，心拍数110回/分，呼吸数22回/分，血圧110/62mmHg，Hb 11.0g/dL，WBC 12,000/μL，CRP 12mg/dL．右大腿部のガーゼを剥すと，軽度臭気あり．黄色〜黄茶色の滲出液がガーゼ上層までみられている．右大腿の創部は一部白色を呈してきている	・熱傷創の皮膚の状態，滲出液の有無，量，性状，臭気の有無を観察した ・創傷以外にも皮膚の清潔ケアを実施した ・創処置時，創部培養提出をした	A：受傷後4日目であり，熱傷の創状態，滲出液の臭気，バイタルサイン，血液検査や創部培養の結果から時間の経過により進行性に熱傷深度が深くなり，感染期へ移行してきた可能性が考えられる．創の状態，血液検査や創部培養の結果から創感染状態であると考える．感染が拡大しないよう創傷管理，身体の清潔の保持に努めていく必要がある P：看護計画継続

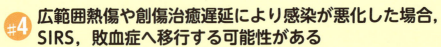であげた「期待する結果」に到達できたかどうかを評価していきます．

#6 期待する結果
熱傷創の上皮化が促進する
→現在，上皮化はみられていない．今後も継続が必要

　右大腿の熱傷創は，白色を呈し始めていることから，時間の経過とともに深度が深くなってきており，皮膚の上皮化ははかれていないと判断します．食事摂取量も少ないため，本人の嗜好を考慮して食事形態を変更し，創傷治癒促進に向けた栄養管理を継続していく必要があります．また，現在，創部培養の結果待ちですが，創部の臭気が出現し，経過や血液データからも感染期への移行が考えられます．全身状態や血液データから，敗血症へは移行していないと判断します．

　熱傷創の治癒には3〜4週間を要します．熱傷創の完全治癒まで感染リスクは潜在するため，今後も創状態とあわせて創部の感染徴候，全身状態の観察などを行い，創傷治癒，感染予防に向けた看護介入を継続していく必要があります．

引用・参考文献
1）井上智子ほか編：病期・病態・重症度からみた疾患別看護過程＋病態関連図．p.1595，医学書院，2008．
2）佐藤まゆみほか編：急性期看護Ⅱ-成人看護学 救急看護．p.230〜245，南江堂，2015．
3）道又元裕：ICUケアメソッド．p.115，学研メディカル秀潤社，2014．
4）一般社団法人日本熱傷学会学術委員会編：熱傷診療ガイドライン[改定第2版]．p.89〜91，2015．
5）黒田裕子：NANDA-NIC-NOCの理解－看護記録の電子カルテ化に向けて 新訂版．医学書院，2004．
6）T. H. ハードマンほか編，日本看護診断学会監訳：NANDA-I看護診断—定義と分類 2015-2017．原書第10版．医学書院，2015．

基礎と臨床がつながる
疾患別看護過程

統合失調症
～長期にわたる引きこもった生活を経て入院した患者の事例～

統合失調症は，精神疾患のなかで最も代表的な疾患のひとつですが，この疾患の症状は非常に多様で，まったく同じ症状の患者さんはいないといってよいでしょう．その中でも，長期にわたってひきこもった患者さんを取りあげましたので，実習に出る前に熟読して，統合失調症患者さんに対する精神科看護の実際をイメージしましょう．

※事例は完全に架空のもの，あるいは一部分が事実に基づいていたとしても大幅に情報を変更しており，架空のものと考えて差し支えありません．

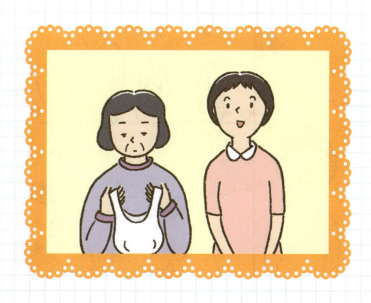

基礎と臨床がつながる 疾患別看護過程

事例

患者
Aさん 50歳代 女性

診断名
統合失調症

既往歴
とくになし

生育歴
50歳代女性．両親と妹の4人家族の長女．幼少期より体が丈夫ではなかった．小学校では仲のよい友人がいた．中学進学後は，友人ができず，自宅で過ごすことが多かった．

現症経過
中学校3年生の頃，自宅近くの精神科病院を受診し，統合失調症と診断された．その頃から不登校になり，自室での引きこもり生活が続いていた．精神科病院への通院も拒否したため，以降は母親が本人の代わりに薬を受け取りに通院していた．10年前に母親が死去してからは，薬の受け取りや食事の用意は父親が行うようになり，この頃からAさんは入浴を拒否し続けていた．引きこもり生活のAさんを支えていた父親が去年の夏に交通事故で負傷し，車椅子での生活となった．キーパーソンは母から父，父から妹へと変わり，妹は，父とAさんの2人を支えるのは難しいと保健所へ相談した．その後，長期間にわたる通院拒否により薬剤調整が必要であること，引きこもり生活の改善，家族負担の軽減などを目的に，医療保護入院が決まった．

急性期病棟にて薬剤調整を行ったのち，現在は開放病棟にて療養している．表情は乏しく自発的な発語はほとんどないが，問いかけに対しては，小さな声で単語をぼつりぼつりと話す．また，週に5日は作業療法に参加している．しかし，ほかの患者と交流する姿はみられていない．作業療法がない日には，看護師の声かけにより院内を散歩したり，1人で塗り絵をすることもあるが，基本的には自室のベッドに臥床したり，ベッドサイドに腰かけて壁を見つめていることが多く，日中の活動性は低い．現在，入浴の拒否はなく，入院前よりは生活行動の改善もみられているが，歯磨きや洗面・化粧などの生活行動の習慣化はできていない状態が続いている．

エピソード1：病日1年＋1日目

週4回のおやつ購入日．売店でパンを購入後，ほかの患者さんの買い物が終わるまで外で待っています．Aさんは袋に入れられたパンを見つめており，表情は乏しいです．

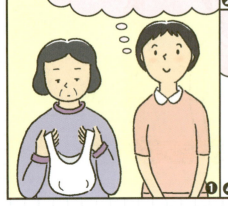

① 天気がよい外での待機時間だから天気や外について話しかけてみよう

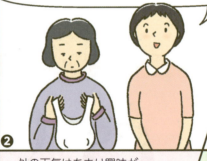

② とてもよい天気ですね．空が青くてキレイですよ．気持ちがよいですね

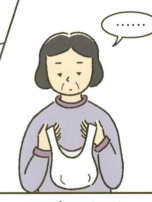

③ ……

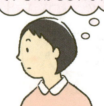

④ 外の天気はあまり興味がないのかな．すごくキレイな空だけど，パンのことを考えているのかもしれない

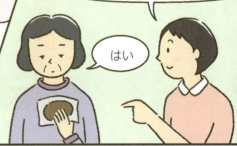

⑤ そのパン，とてもおいしそうですね
はい

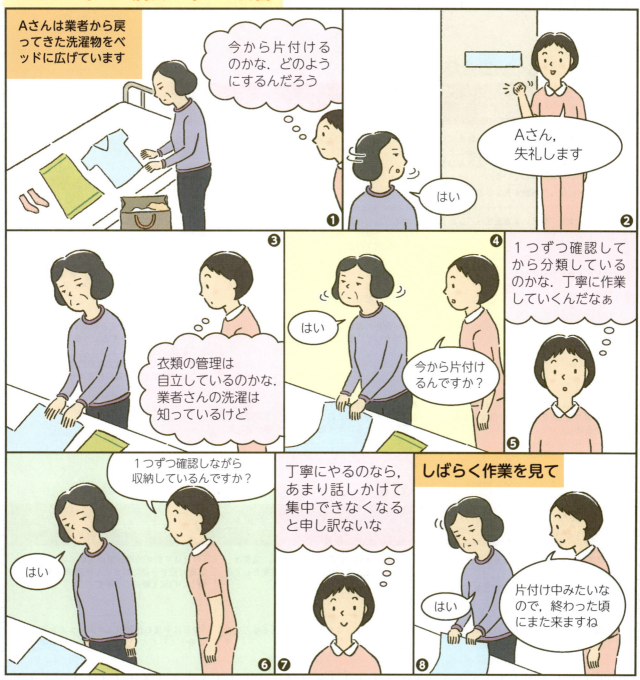

基礎と臨床がつながる
疾患別看護過程

エピソード3，4はプロセスレコード※の形式で掲載します．
※プロセスレコード：ある場面の患者の言動と看護師の言動・考察したことなどをありのままに経時的に記録したもの

エピソード3：病日1年＋2日目

Aさんが話したこと／動作／しぐさ／表情など	学生が感じた／考えたこと	学生が話した／行ったこと
〈今日は作業療法がないためAさんと散歩に行く．学生は散歩の前に洗顔と化粧をすることを促すため，Aさんの病室を訪れた．Aさんは散歩の実施については了解している〉 ベッドサイドに座り，時計を見ている	何時に散歩に行くのか気になっているのかな．行く前に洗面と化粧をしてほしいんだけど……	「せっかく散歩に行くんですし，顔を洗ってから外に行きましょうか」
何かを考えるように無言のまま止まってしまう	いつも「はい」と答えるときはすぐに発語してくれるのに，抵抗があるときは黙り込むことが多いな．面倒なのかな	「顔を洗ってから散歩するのはどうですか？顔を洗いたくはないですか？」
「はい」と小さな声で反応があった	1回，看護師さんに相談してから提案をもう1度してみよう．いつも洗面・化粧をして散歩をしているんだし，やってもらいたいな	「わかりました．じゃあ一旦，看護師さんと時間を決めてきますね．少し待っててくださいね」
「はい」と中くらいの声で反応があった	洗面・化粧の再提案の方法を知りたいな．いつもはどうしているんだろう	（部屋を出て看護師さんと相談する．"少し強引にでも洗面と化粧をするよう伝えてみれば？"との助言いただく） 部屋に戻って「看護師さんも洗面と化粧をしてほしいそうです．一緒に行きませんか？」
「はい」と中くらいの声で反応があり，黙ったり，拒絶するような（顔をそむけたり）反応もなく，ベッドから立ち上がった	看護師さんの言葉でやる気になったのかな．やる気になってくれたのはいいけど，私の言葉でやる気にはならなかったのだと少し落ち込んだ	

エピソード4：病日1年＋3日目

Aさんが話したこと／動作／しぐさ／表情など	学生が感じた／考えたこと	学生が話した／行ったこと
〈シーツ交換の後，ベッドに端坐位で座っているAさん〉 目線は合わないが，声かけに返答はある．声は小さい．表情は乏しい	昨日と同じ体勢，位置での会話だな．返事はしてくれている．このまま塗り絵の提案をしてみよう	「今日は午前中時間が空いているので，よければ塗り絵を一緒にしませんか」横顔を見ながら，優しい口調を継続して提案
少しの沈黙．口を開く様子がみられない	「はい」など，基本はすぐ答えてくださる方なのに，抵抗があるのかな	「今日は午後も作業療法がありますから，午前はゆっくりしたいですかね」優しい口調で続けた
「はい」と返答があった	もう1度だけ確認してみよう	「じゃあ，今日の午前はゆっくりしましょうか」
「はい」と返答があった．目線は合わず，声も小さい．表情が乏しい．姿勢も変わらない	やっぱり塗り絵はしたくないのか．休んでもらおう	「わかりました．ゆっくり過ごしてくださいね．次回から今日のような気分のときは，私は何をお手伝いしたらいいでしょうか」やさしい口調のまま，声をかけた

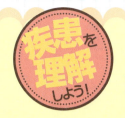
統合失調症とは

　統合失調症は，精神疾患のなかで最も代表的な疾患の1つですが（図1），この疾患の症状は非常に多様で，まったく同じ症状の患者さんはいないといってよいでしょう．また，発症の原因はいまだ確定的なものが見当たりません．歴史的に見ると，はるか昔からこの疾患の患者さんが存在したことは間違いなく，わが国においては病院に入院してもらうという政策を選択した時代が長く続いたことにより，長期入院の患者さんが他国と比べ圧倒的に多い実態があります（表1，表2）．

　精神科医療の臨床では，医師が主に陽性症状と陰性症状等を手がかりに統合失調症の診断をし，看護師が中心となって主に生活のしにくさに対して看護援助を行っています．

■図1　平成26年の精神病床入院患者の内訳

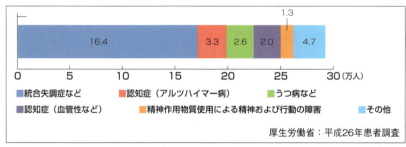

厚生労働省：平成26年患者調査

統合失調症は，100人に1人弱が発症するといわれており，精神科入院患者の50％を占める代表的疾患

■表1　傷病分類別にみた退院患者の平均在院日数

精神および行動の障害	291.9日
血管性および詳細不明の認知症	376.5日
統合失調症，統合失調症型障害，および妄想性障害	546.1日
気分［感情］障害（躁うつ病を含む）	113.4日

傷病分類別にみた退院患者の平均在院日数では，「精神および行動の障害」が最も長く，その中の統合失調症はさらに長くなっている．

厚生労働省：平成26年患者調査

■表2　精神科における入院形態

任意入院	本人の意思によって成立する入院
医療保護入院	本人に入院治療の理解・同意が得られない場合，家族等※の同意によって成立する入院
措置入院	自傷他害の可能性が高く，精神保健指定医2名がともに切迫している状況と診断した場合，行政の権限で入院
緊急措置入院	自傷他害の可能性が高いときで，精神保健指定医1名の診断の場合，72時間を限度とした入院
応急入院	本人および家族等にも同意が得られない場合，精神保健指定医1名の診断による，応急入院指定病院で72時間を限度とした入院

※1　家族とは，配偶者，親権者，扶養義務者，後見人または保佐人をいい，優先順位はない．

誘因

- 統合失調症は脳神経の疾患であり，神経伝達バランスの異常が背景にある．
- 遺伝的な疾患への脆弱性や，社会生活における過剰なストレスを契機に神経伝達物質のバランスが崩れ，精神的，身体的にさまざまな不調を呈すると考えられる．

症状

- 「陽性症状」「陰性症状」「認知機能障害」が知られている．
- 症状は多様で，必ずしもすべての症状が出るわけではない．
- 症状と脳基盤の関係を図2に示す．

■図2　症状と脳基盤の関係

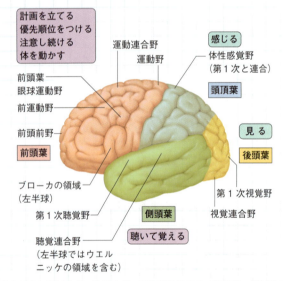

統合失調症の陽性症状，陰性症状，認知機能障害は，前頭葉・側頭葉の機能障害であると考えられている

陽性症状

- 幻聴：悪口や自分の行動を実況中継する声などが聞こえる．被害的な内容が多い．
- 被害妄想：誰かから狙われたり，監視されていると思い込む．
- 考想伝播：自分の考えが知られてしまったり，他人の考えが読み取れると感じる．
- 滅裂思考：頭のなかが混乱しやすく，考えがまとまらない．

陰性症状

- 意欲低下：やる気が出ない．何をするのも面倒になる．
- 注意の低下：注意力が落ち，集中力が続かない．
- 自閉的な生活：1日中寝てばかりで外に出る気力がなくなる．
- 感覚鈍麻：喜怒哀楽が乏しくなり，自分の体の状態にも無関心となる．

認知機能障害

- 注意機能障害：注意を向ける範囲が狭くなったり集中力が低下する．
- 実行機能障害：計画的な行動や，同時に複数のことを処理することが難しくなる．
- 社会的認知機能障害：自分中心の考えとなり，他人への共感，配慮が難しくなる．

治療

薬物療法
- 統合失調症の治療に用いられる薬を「抗精神病薬」とよぶ．
- 抗精神病薬には，①陽性症状を改善する，②混乱や興奮を軽減する，③陰性症状の改善を目指す，という3つの作用がある．また再発を予防する効果もある．
- そのほか，抗不安薬，気分安定薬，睡眠導入薬を用いることもある．

リハビリテーション
- 生活指導：回復直後や，長期の入院のために身の回りのこと（入浴，洗顔，洗濯，食事など）が苦手になっている場合に行う．
- 作業療法：身体や手先を動かすことで，症状や精神面での安定，日常生活能力や職業能力，社会生活での適応能力を身につける治療法．
- 社会生活技能訓練（SST）：日常生活や対人場面で困ることを実際の場面を想定して事前に練習し，対処する力を身につけるトレーニング．
- そのほか，デイケア，心理教育，就労移行施設，セルフヘルプグループなどがある．

精神療法
- 1対1での会話を通して症状や精神的な安定をはかる個人精神療法や，集団の中で適応力や自信を身につける集団精神療法などがある．
- 家族に対して家族療法を併用することもある．

電気けいれん療法
- 難治性や薬剤抵抗性の場合に選択されることがある．

予後

- 20～30％の患者が治癒し，40～50％の患者で中等度の症状が持続するが，一応の社会復帰は可能な水準まで回復する．20～30％の患者で治療困難で生活水準に重大な荒廃をきたす重篤な症状が続くとされる．

> さて，看護学生は「精神看護学実習は他領域の実習とは違う」ととらえていて，高い緊張感を持つようです．今回は，慢性期にある統合失調症患者の看護過程を詳しく見ていくことで，実習の参考となることを目的として執筆しました．
> この事例を通して，統合失調症の患者さんに対する看護をイメージしましょう．

SST：social skill training，社会生活技能訓練

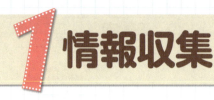

✽ 情報収集の視点

統合失調症の患者さんの情報収集では，成育歴，現病歴，精神科入院歴・通院歴，自殺企図・希死念慮の有無，身体疾患の既往歴，内服薬が大きな鍵となります．

また，患者さんの現状のとらえ方（とくに発症前と現在とで変わったこと），治療・内服に対するとらえ方，患者さんが楽しみにしていること，今後の見通しを患者さんはどう考えているか，さらに家族の状況（とくに患者さん本人に対する思い），家族の精神疾患・身体疾患の既往も重要です．

患者さんの精神症状に関しては，詳細に情報収集をします．宇佐美・岡谷[1]によれば，p.587の精神状態のアセスメントの項目が重要であると述べられています．

情報収集の視点

視点1 現病歴や現在の状態を把握する

視点2 疾患や現状のとらえ方や家族の状況を把握する

視点3 患者さんの精神症状に関しては，精神状態による情報の分類（p.587）の項目に基づき詳細に情報収集をする

✽ 情報収集の例

視点1 現病歴や現在の状態を把握する

情報収集の視点（詳細項目）	どこから？	なぜこの情報が必要か？	Aさんの情報
●成育歴 ●現病歴 ●精神科入院歴・通院歴 ●自殺企図・希死念慮の有無 ●身体疾患の既往歴 ●内服薬 **臨床の視点** 統合失調症の慢性期でも，入退院を何度も経験している人もいれば，初めての入院の人もいます．Aさんは，初めての入院であることも特徴です．	●患者さんの精神科通院歴にもよりますが，主に，下記から情報収集をします． ・内服薬はカルテ ・（あれば）入院時の紹介状 ・（あれば）精神障害者保健福祉手帳申請書の写し ・看護データベース ・入院初日とその前後の医師が記述した内容 ・入院診療計画書	●統合失調症の発症に関して，原因はいまだ明確ではありませんが，患者さんの成育歴・現病歴から，なんらかのつらい体験や厳しい生活環境が影響した可能性があるかもしれません．そのため，成育歴，現病歴を把握することが求められます ●入退院を繰り返している場合，内服アドヒアランスが低く，今後も（とくに退院後），内服薬の自己中断，通院の中断のリスクがあると考えられます．そのため，過去の精神科入院歴・通院歴の情報が必要です	●50歳代女性．両親と妹の4人家族の長女 ●中学校3年生の頃，自宅近くの精神科病院を受診し，統合失調症と診断された．その頃から不登校になり，自室での引きこもり生活が続いていた．通院拒否により以降は，10年前に死去するまでは母親が，その後昨年交通事故にあうまでは父親が，その後は妹が，薬の受け取りや食事の用意をしていた．今回，薬物調整，妹の負担軽減などのため医療保護入院となった ●自殺企図や希死念慮はない ●朝・昼・夕前→大建中湯顆粒2.5g 3包 ●朝・夕後→コントミン®糖衣錠50mg 2錠，リーマス®錠200mg 2錠

| 1 情報収集 | 2 情報の整理とアセスメント | 3 全体像の把握から看護問題を抽出 | 4 看護問題の絞り込み | 5 看護計画の立案 | 6 経過記録(SOAP) |

情報収集の視点(詳細項目)	どこから？	なぜこの情報が必要か？	Aさんの情報
		●自殺企図・希死念慮の有無に関しては，とくに過去に自殺企図の既往がある場合，ふたたび自殺をはかるリスクがあり，普段の様子と比べ変化がないか，より注意深い観察が必要となるため，カルテ類からしっかり情報収集をします ●「精神科の実習では精神面の看護を行う」と漠然としたイメージがあるかもしれませんが，身体的な合併症をもつ患者さんは少なくありません．高血圧，糖尿病，脂質代謝異常症等，精神症状と関連の深い合併症もありますので，身長，体重，BMIとともに，既往歴をカルテ類から確認しましょう ●精神科において，薬物療法は治療の大きな柱です．実習初日に，処方薬(定期薬とよばれています)，不眠時薬，不穏時薬，下剤の薬品名・量・飲むタイミングを正確に把握しましょう．たとえば，「リスペリドン®錠2mg 朝1，昼1，夕1，寝る前0」のように記録しましょう．実習初日の夜には，薬の作用・副作用・看護上の観察ポイントをよく調べて，翌日からの看護に活かしましょう	●夕食後→バップベリン®錠10mg 1錠，デパケン®R錠200mg 1錠 ●就寝前→リスパダール®内用液1mg/mL (4mL)，カタプレス®錠75μg 2錠，レンドルミン®錠0.25mg 1錠，センノサイド®錠12mg 2錠 ●頓服 不穏時→リスパダール®内用液1mL 1日2回まで 不眠時→ハルシオン®錠0.25mg 1錠 便秘時→ラキソベロン®内用液 0.75%，便秘3日目の寝る前に15滴

臨床の視点
使用される薬には，とくに，転倒・転落を引き起こす副作用をもつものが多くあるため，注意が必要です．なお，看護学生は副作用のみに注目して，「副作用が出ているからこの薬はやめるべきではないか」と考えがちなのですが，精神科においては主作用に注目しており，副作用がある程度出現していることは承知のうえで処方を継続していることが多々あります．そのため，看護師・看護学生は，副作用の度合い，患者さんにとっての薬の飲み心地をカルテではなく患者さんを観察したり，患者さんに直接聞くことで情報収集します．

視点2 疾患や現状のとらえ方や家族の状況を把握する

情報収集の視点(詳細項目)	どこから？	なぜこの情報が必要か？	Aさんの情報
●現状のとらえ方(とくに発症前と現在とで変わったこと) ●治療・内服に対するとらえ方 ●患者さんが楽しみにしていること ●今後の見通しを患者さんはどう考えているか ●さらに家族の状況(とくに患者さんに対する思い，家族の精神疾患・身体疾患の既往)	●カルテ類から，治療や内服薬，入院生活に関する患者さんの発言があれば把握します ●カルテ類に記載がない場合，また，記載があったとしても，患者さん本人に尋ねてみることが必要です	●精神科において，看護過程の展開を，看護学生が1人で勝手に計画立案して，患者さんに確認せずに勝手に実践すべきではありません．そのために，現状のとらえ方，治療・内服に対するとらえ方，患者さんが楽しみにしていること，今後の見通し，家族の状況に関する情報を収集し，アセスメントを行うことがまずは必要です．これにより患者さんの同意を得たうえで看護過程を展開することにつながります	●自分に対しての発言はほぼみられない ●「思っていることや考えていることはあるが，言葉にすることが難しい」 ●服薬の拒否はないが，自己管理はしていない ●おやつの購入時はパンを1つ買う(菓子類は買わない)．「パンが好き」 ●「塗り絵の作業療法が1番好き」 ●今後どうしたいかについて「わからない」「退院はしたい」 ●家族との関係性は良好である(妹がキーパーソン)

臨床の視点
情報収集したあとには想定原因と看護問題をあげる段階となりますが，この段階で，患者さん自身がそれを問題と思っているのか，自然な話の流れの中で患者さんに確認をするとよいでしょう．たとえば，「私は日中の昼寝の時間が長いように思うのです．昼寝時間を短くして，一緒に何かできたらいいなと思うのですが，Aさんはいかがでしょうか」といった具合です．こうした提案をし，患者さんの同意を得たうえで看護過程の展開をするために，前述の情報収集が不可欠です．ただし，患者さんの病期，状態，状況によっては同意が得られないけれども，たとえば患者さんに対して清潔ケアを強めに促して実施することはあり得ます．実習においては，実習指導者，教員とよく相談したうえで，看護過程を展開してください．

臨床の視点
患者さんによっては，今後の見通しに関して，まったくわからず，スタッフもわからないことがあり得ます．たとえば，退院先がなく，退院の見込みがない等の場合です．その場合は，患者さんのこの苦悩を，あなたが患者さんとともにいて，受けとめることができるとよいでしょう

基礎と臨床がつながる 疾患別看護過程

視点3 患者の精神症状に関して詳細に情報収集をする

情報収集の視点（詳細項目）	どこから？	なぜこの情報が必要か？	Aさんの情報
●外見 ●行動 ●気分 ●思考過程 ●思考内容 ●言語 ●認識 ●洞察と判断	●患者さんを見て、視線、表情、態度、しぐさ、行動、天候や季節に応じた服装、年齢相応に見えるか等を把握する ●患者さんと話して、会話の速さや思考の流れを把握. 時間当たりの発語率、声量等. また、突発的な行動等がないか、なんとなく気になる行動はないか等を把握する ●患者さんの様子をみて、過活動、ひきこもり、動き、振戦、歩行失調、興奮等を把握する ●患者さんと話して、悲しい、楽しい、うれしいといった感情や気分の状態、表現の方法等を把握する ●患者さんと話したりともにいることで、論理的でかつ目的指向的な思考の流れなのか等を把握する ●患者さんと話したり、カルテ上の記述から、妄想や強迫観念、思考奪取、希死念慮等を把握する ●患者さんと話したり、カルテ上の記述から、幻覚等を把握する ●患者さんと話したり、患者さんの行動を観察し、現実見当識（日時・場所・人がわかるかどうか）、集中力・注意力（注意を持続する力）、記憶力（短期記憶と長期記憶）を把握する	●初めて精神科の患者さんと接するとき、看護学生は、患者さんが何を考えているのか、あるいはなぜこの行動をするのか、わからなくなることが多々あります. こうしたとき、この視点をもって患者さんを把握することで、「今のありのままの患者さん」を受けとめ、アセスメントすることができます ●ただし、各項目ごとの把握にとらわれすぎると、患者さん全体の把握を見落とし、部分的なアセスメントしかできない状態となりますので、注意が必要です	●衣服は自分で調節できている ●洗面・化粧は声かけにより自力で行う. しかし、おおざっぱである ●日々の予定にそって行動する ●表情が乏しい、訴えが少ない ●自発的な発言はほとんどみられない ●統合失調症の陰性症状が強く出ている（活動性低下） ●集中力は持続させることができるが、同時に多くの作業をこなすのは難しい（1つのことに集中しがち） ●見当識障害はない

2 情報の整理とアセスメント

✱ 情報の整理

学校によって，採用している理論やモデル，記録用紙は異なります．今回は，精神症状のアセスメントは宇佐美・岡谷による項目を（【1】～【8】），セルフケアのアセスメントはオレム-アンダーウッドモデル（【9】～【14】）を採用しています．

どの理論等を用いても，丁寧な情報収集とアセスメントによって導き出される想定原因と看護問題に大きな差はないものとお考えください．

●精神状態による情報の分類

観察項目	情報収集とアセスメントの内容
【1】 外見	●視線が合うかどうか，表情，態度，行動，栄養状態，歩行状態を意味し，天候や季節に応じた服装か，年齢相応に見えるか，身体疾患の程度などを評価する
【2】 行動	●意味内容ではなく，会話の速さや思考の流れなど物理的特性を把握する ●時間当たりの発語率，音量などを評価する
【3】 気分	●過活動，ひきこもり，動きを評価する ●振戦や歩行失調，興奮など精神的運動興奮を含めて評価する
【4】 思考過程	●悲しい，楽しい，うれしいなど，感情や気分の状態，表現の方法などを評価する
【5】 思考内容	●論理的でかつ目的指向的であるか，そうでなければどのような思考の流れなのかを評価する
【6】 言語	●妄想や強迫観念，思考奪取，希死念慮などを把握する
【7】 認識	●幻覚（幻聴，幻臭，体感幻覚，幻視）などを評価する
【8】 洞察と判断	●現実見当識（日時・場所・人がわかるかどうか），集中力・注意力（注意を持続する力），記憶力（短期記憶と長期記憶）を評価する

●オレム-アンダーウッドモデルによる情報の分類

セルフケアの カテゴリー	情報を集める視点	アセスメントの内容
【9】 空気・水・食物の 十分な摂取	●食習慣はどのようなものがあるか．それは保てているか ●食欲はあるか ●偏食はないか ●盗食や異食がないか ●拒食や過食がないか ●極端なやせや肥満がないか ●栄養状態はどうか（貧血，低タンパク血症） ●水分摂取はどうか（水中毒の有無）	●要求量への内的・外的な因子による影響を調整し，正常な機能を保つのに必要な量を摂取すること．また資源が欠乏している場合，将来もとの統合された機能に最もうまく戻れるような形で消費量を調整すること ●解剖学的構造と生理学的プロセスの統合性を保持すること ●乱用することなく，呼吸する，飲む，食べるという満足的な経験を楽しむこと

セルフケアの カテゴリー	情報を集める視点	アセスメントの内容
【9】 空気・水・食物の 十分な摂取	●口渇（向精神薬の副作用）はどうか ●飲酒はどうか ●タバコの乱用はないか ●服薬をしているか（服薬に対する気持ちはどうか）	
【10】 排泄物と排泄のプロ セスに関するケア	●排泄習慣はどうか ●便秘（便秘の自覚，訴え，予防）はどうか ●失禁や頻尿がないか ●嘔吐がないか ●下剤の乱用がないか ●尿閉（向精神薬の副作用）がないか	●規則的な排泄のプロセスに必要な内的・外的状態を達成し，維持すること ●排泄のプロセス（関連する諸構造と諸プロセスの保護を含む）と排泄物の処理ができること ●排泄後の身体表面と身体部分の衛生的ケアを行うこと ●環境を整え，清潔な状態を維持すること
【11】 体温と個人衛生の 維持	●発熱はないか（悪性症候群の有無） ●清潔習慣はどうか ●衣類の調節（季節感，暑さ，寒さ）はどうか ●更衣・入浴・洗面（ひげそり，化粧）はどうか ●洗濯・身辺整理・掃除はどうか ●不潔恐怖に伴う強迫行為はないか	●体温調節に必要な内的・外的条件を達成し，維持すること ●文化的に規定された規範とともに，個人の能力と価値観を用い，それを基にして個人衛生を維持すること ●健康な生活状況を維持するために環境に気をつけること
【12】 活動と休息の バランスの維持	●無為的か ●過活動（多弁・多動）か ●睡眠障害（入眠困難・早朝覚醒）はないか ●昼夜逆転していないか ●強迫的（儀式的）な行動はないか ●規則的な日常生活を送れているのか ●1日1日を自分なりの計画を立てて過ごしているのか ●1週間のスケジュールを決めているのか ●余暇活動（趣味）はどうか ●金銭管理はどうか（浪費癖はないか） ●作業能力や家事能力はどうか ●就労能力はどうか ●将来に対する見通しを立てているか	●身体的活動，情緒的反応，知的努力，社会的相互作用を刺激し，行い，さらに各々のバランスを保つような活動を選んで行うこと ●休息と活動のニーズの現れに気づくよう，注意を払うこと ●文化的に規定された規範とともに，個人的な能力や関心や価値観を用いて，休息活動パターンを発達させること
【13】 孤独と社会的相互作 用（孤独とつきあい） のバランスの維持	●他者との関係はどうか（被害的・依存的・操作的） ●1人で過ごすことが多いか ●特定の親しい友人はいるか ●グループを作っているか ●人によって態度を極端に変えるか ●特定の人に敵意をもったり，反対に好意を寄せたりしているか ●異性とのつきあい方はどうか ●家族関係はどうか ●自己および他者のプライバシーを保持する能力はどうか	●個人が効果的に機能するために個人の自律性や維持的社会関係の発達に必要な質とバランスを保つこと ●愛情や親しみや友情の結びつきを促すこと，つまり，利己的な目的のために相手の個性，統合性，権利を無視して利用しようとする衝動を管理すること ●発達と適応を維持するために必須な社会的あたたかさと親密さの状態を供給すること ●グループメンバーシップとしての属性とともに個人の自律性を育てること
【14】 安全を保つ能力	●意識レベルはどうか ●見当識障害はないか ●自殺企図や希死念慮はないか ●絶望感・無力感はないか ●自傷行為はないか ●自己コントロール感（衝動行為の有無）はどうか ●不穏な言動（暴言・怒声）はないか ●暴力や破損行為はないか ●火の始末はどうか ●注意力の低下はないか ●ふらつき（向精神薬の副作用）はないか ●自分についての表現（自尊感情の低下，自己の過剰評価）はどうか ●性的逸脱行為がないか	●自己や他者の安全を保って生活できる能力

Aさんの情報の整理とアセスメント

●精神状態のアセスメント

観察項目	Aさんの情報の整理	アセスメント
【1】外見	①洋服を着て，外出（散歩）時は身だしなみを整えることができる ②体重は入院時より減少している	●一部声かけは必要だが，入院時と比べ，外見は整っている（①）
【2】行動	①時間にそって予定に合わせて動くようにしている ②毎日の作業療法に参加している．ほかの患者とのかかわりはほぼない．予定以外で病室からあまり出ない	●自閉があり，活動性は乏しいが，決められた予定は守り，参加することができている（①②）
【3】気分	①表情が乏しく，自発的な感情の表出はない ②イライラしたり，易怒性はみられない	●無為・自閉があり，感情の起伏はほとんどみられない．基本的に落ち着いている（①②）
【4】思考過程	①会話の流れがおかしくなったり，意思疎通が困難な状態ではない．質問には適切に答えようとする	●自分の考えを自ら伝えてくることがない．しかし，質問の流れを無視したり，意思疎通が不可能なわけではない（①）
【5】思考内容	①妄想を現実として伝えたり，行動に起こそうとする様子はみられない ②「思っていることや考えていることはあるが，言葉にすることが難しい」	●妄想的な言動はみられず，奇行もない．考えを言葉にするのが困難であるため，思考を伝えることが不十分である（①②）
【6】言語	①表情が乏しく，自発的な言葉は聞かれない ②「はい」「知らない」「これ」「塗り絵」など単語の発言が多い．話したいことも，口から言葉にすることが難しいと感じている	●感情や考えを言葉にして伝えることが難しくなっている．単語のみの会話が多いため，コミュニケーションが困難である（①②）
【7】認識	①発症直後は幻聴や幻覚が見えていた（現在は自ら「見える」「聴こえる」などと主張することはない）	●幻聴・幻覚の認識を訴えることはなく，現実と妄想の混同などもみられていない（①）
【8】洞察と判断	①1日の流れに合わせ，時間を守って行動できている ②身の回りの準備を自分で行えている	●自ら日程ごとに時間の調整や身支度も行えており，考えて正しい行動を判断することができている（①②）

●セルフケアのアセスメント

セルフケアのカテゴリー	情報	アセスメント
【9】空気・水・食物の十分な摂取	①呼吸状態に問題はない ②水分摂取量の異常はない ③「あまり喉は渇かない」 ④毎食（常食）完食している ⑤週4回のおやつ購入ではパンを1つ買う（菓子類は買わない） ⑥「パンが好き」 ⑦「食事量は多く感じる」 ⑧157cmの70kg．BMI 28.4（適正体重54.23kg）（入院時） ⑨現在は体重も減少している（約10kg以上減少） ⑩朝・昼・夕前→大建中湯顆粒2.5g 3包 ⑪朝・夕後→コントミン®糖衣錠50mg 2錠，リーマス®錠200mg 2錠 ⑫夕食後→バップベリン®錠10mg 1錠，デパケン®R錠200mg 1錠 ⑬就寝前→リスパダール®内用液1mg/mL（4mL），カタプレス®錠75μg 2錠，レンドルミン®錠0.25mg 1錠，センノサイド®錠12mg 2錠	●呼吸状態に現在異常なく，本人の訴えもみられない．このことから呼吸に関する問題は起こっておらず，自立しているといえる（①） ●水分摂取について，多飲はみられていない．本人が「あまり喉は渇かない」と話すことから，摂取が不足する可能性もあるため，意識して水分を摂取していくよう適時伝えていく必要がある（②③） ●入院時の体格は大きく，BMI値も28.4と肥満度1であった．現在は10kg以上の減量に成功しており，本人も病院食の量が多く感じている．おやつも大量に買うことはなく，食生活の乱れはみられない．継続して現状の食生活を行えるよう支援していく必要がある（⑤⑦⑧）

セルフケアの カテゴリー	情報	アセスメント
【9】 空気・水・食物の 十分な摂取	⑭頓服 　不穏時→リスパダール®内用液1mL 1日2回まで 　不眠時→ハルシオン®錠0.25mg 1錠 　便秘時→ラキソベロン®内用液0.75% 便秘3日目の寝る前に 　15滴 ⑮服薬の拒否はないが，自己管理はしていない ⑯漢方（食前）の服用時間には自らステーションの窓口に行き，漢方を服用する	●現在は，朝・昼・夕・夜に服薬を行っている．本人には服薬を拒否する言動は全くなく，窓口での漢方の食前の服薬も時間を把握しながら行えている．しかし，自己管理を行っていないため，服薬に関しても受容的な姿勢がみられる．自ら服薬への意識を高められるようなかかわりが必要である（⑩⑪⑫⑬⑭⑮⑯）
【10】 排泄物と排泄のプロ セスに関するケア	①毎日排便あり．3回程度 ②毎日排尿あり．3回程度 ③夜間の失禁がある．「入院前から失禁あった」「気づくと失禁してしまっている」「夜にトイレに行っても失禁する」 ④尿とりパッドをあてる ⑤夜間2回に分けてトイレ誘導を行う（23:00/3:00） ⑥バップベリン®10mg 1錠（夕食後） ⑦「日中の排泄に問題はない」 ⑧⑤⑥の実施後は失禁がみられていない ⑨センノサイド®錠12mg 2錠（就寝前） ⑩便の失禁もまれにみられる ⑪大建中湯顆粒2.5g 3包（朝・昼・夕食前）	●排便については，センノサイド®錠12mgの服用により毎日の排便がみられている．薬効により，ときどき下痢をしてしまうことで，まれに便の失禁もみられている．予防的に漢方の大建中湯顆粒を服用することにより，胃腸の機能を良好に保っていくことが大切である（①⑨⑩⑪） ●排尿に関しては，入院前から夜間の失禁がみられている．尿取りパッドや自力でのトイレのみでは尿失禁の改善が得られなかった．そのため，バップベリン®錠10mgの服用を開始している．膀胱括約筋に作用し，異常収縮を抑制することで膀胱容量を増加させる効果がある．また夜勤帯の看護師・スタッフにより23時と3時の2回に分けて起床させ，トイレ誘導を行うようになった．薬剤や誘導による排尿により，夜間の尿失禁はみられなくなった（②③④⑤⑥⑦⑧） ●トイレ誘導がない状態で尿失禁を予防していくことが今後求められる．自力で夜間トイレに行く，または夜間トイレに行かずに失禁を予防できるような対策を考えていくことで，退院後の生活自立度を向上していく必要がある（②③④⑤⑥⑦⑧）
【11】 体温と個人衛生の 維持	①36.0～36.5℃（体温） ②脈拍80回/分前後 ③週2回の入浴日は必ず入浴 ④衣服も自分で調節できている ⑤洗濯は業者にまかせている ⑥洗面・化粧は声かけにより自力で行う ⑦ベッド周囲の私物は整理されている ⑧ベッドのシーツ交換も自力で行えている ⑨歯磨きは夜のみの実施 ⑩引きこもり生活では直近の10年間，入浴を拒否していた	●体温や脈拍も安定し，正常値内で経過しており，悪性症候群の危険性は低いといえる（①②） ●また，入院までの10年間は入浴を拒否し，自室に引きこもっていた．しかし現在は週2回の入浴には毎回参加することができている．入浴の度に衣類や洗面・化粧用具を準備し使用することができており，季節感や気温にも対応しながら調節している（③④⑩） ●洗濯は業者に頼んでいるが，衣類の整理は自力で行っている．ベッド周囲も整理されており，丁寧に整頓して生活することができている．シーツ交換も自ら実施している．洗面・化粧に関しては，外出時のみ声かけにより自分で行う．拒否などはしないが，うまくは行えず，おおざっぱである．食後の歯磨きも夜のみである．今後は，洗面・化粧の自立度向上を目指し，食後の歯磨きの習慣づけや丁寧な洗面・化粧の実現に向けて指導していく必要がある（⑤⑥⑦⑧⑨）
【12】 休息と活動の バランスの維持	①表情が乏しい，訴えが少ない ②睡眠障害はない ③「夜はよく眠れています」 ④規則的な日常生活を送っている ⑤日々の予定にそって行動する ⑥週5日の作業療法に参加し，欠席もしていない ⑦手先の細かい作業が好き ⑧「塗り絵の作業療法が1番好き」 ⑨空いている時間に看護師と院内散歩に出ることがある ⑩予定がないと病室で過ごすことが多い ⑪集中力は持続させることができるが，同時に多くの作業をこなすのは難しい（1つのことに集中しがち） ⑫今後どうしたいかについて「わからない」「退院はしたい」	●表情がほとんど変わらず，日々の生活の中でも訴えがほとんどない（自ら話しかけることはない）（①⑬） ●睡眠障害はなく，本人も夜は眠れていると話しているため，休息は十分にとれているといえる（②③） ●入院後は週5日の作業療法に毎回参加し，欠席など拒否もみられていない．日々の予定を守りながら行動することができており，作業療法についても楽しんで過ごすことができている（塗り絵，ストレッチなど）（⑥⑦⑧） ●しかし，予定以外の時間は病室で過ごすことが多く，統合失調症の陰性症状が強く現れているため活動性の低下が目立つ（⑩）

セルフケアの カテゴリー	情報	アセスメント
【12】 休息と活動の バランスの維持	⑬統合失調症の陰性症状が強く出ている(活動性低下) ⑭ラジオ体操・作業療法の準備運動には参加するが、運動の作業療法では座ったまま参加しない	●ラジオ体操や作業療法での準備運動には参加するが、作業療法内での自発的な参加はない(⑭) ●そのため、作業療法のない日には看護師やスタッフが散歩に誘い、活動を促している(⑨) ●今後についても、本人の意向を確認するには具体的に問いかけをしていく必要があり、退院の意欲はみられている。集中力の持続はあるが、同時に多くの作業をこなすのは難しいため、問いかけをするときは作業中を避けて、会話に集中できる環境にかかわりをもったり、活動の機会を増やしていく必要がある(⑪⑫)
	臨床の視点 退院したい、と考えている患者さんが入院している段階で、人権擁護の観点からも、退院に向けた看護援助が本来必要なのです。一方で、自宅に退院することが困難で、それ以外のグループホームなどの退院先は容易に見つからない現実があります。こうした苦悩を受けとめることが統合アセスメントの前提となります。そのあとで、患者さんが抱えているとくに大きな問題は、何が原因となっているのかを的確にアセスメントし、それぞれの問題に対する根拠をもとに明確化することが、問題解決の糸口となり、的確な看護過程の展開を実現できます。	
【13】 孤独と社会的相互作用(孤独とつきあい) のバランスの維持	①他患者とのつきあいはない ②ほとんど1人で過ごす ③中学3年から引きこもり生活のため家族以外とのかかわりがなかった ④友人はいない(小学生時はいた) ⑤家族との関係性は良好である(妹がキーパーソン) ⑥長年の引きこもりにより、言語的コミュニケーションが困難(単語のみの返答) ⑦自発的な発言はほとんどみられない ⑧「考えを口に出すことが難しい」 ⑨発語が小さく、聞き取りにくい	●小学生時には友人がいたが、中学校からは友人がいない状態のまま、自室に引きこもるようになり数十年が経過した。家族以外とのかかわりをもたないまま成長してしまったため、入院生活でも他者とのかかわりは極端に少ない。スタッフからの声かけには反応はあるが、自発的な発言はほとんどみられない。また、発語は小さく、聞き取りにくい(①②③④⑥⑦⑨) ●家族関係での問題はないが、退院後の生活をどうしていくかについての方針が定まっていない。自宅に戻り、また自室に引きこもり、社会的なかかわりがなくなってしまうことを予防するために、生活行動の自立と他者とのかかわりをつくっていく必要があるといえる(⑤)
【14】 安全を保つ能力	①意識レベルは正常 ②見当識障害はない ③自殺企図や希死念慮はない ④自傷行為はみられない ⑤不穏な言動はない ⑥暴力や破損行為はない ⑦1つのことに集中していると、注意力の低下がみられる ⑧ふらつきはみられない ⑨自分に対しての発言はみられない ⑩向精神薬・睡眠薬の服用 ⑪夜間のトイレ誘導(2回)	●意識レベルは正常であり、見当識障害もない。自殺企図や希死念慮や自傷行為など、本人による考えや行動に危険なことはみられない。入院生活においても、不穏な言動や暴力行為もない(①②③④⑤⑥) ●しかし、1つの作業に集中していると注意力の低下がみられることから外部からの危険への対処が遅れる危険もある(⑦) ●向精神薬・睡眠薬を服用していることから、副作用によるふらつきが出現しやすい状況である(⑧⑩) ●夜間に起床し誘導によりトイレへ歩行していることから、転倒のないように注意して見守っていく必要がある(⑩⑪)

ここまでで、「精神症状のアセスメント」と「セルフケアのアセスメント」が、項目ごとに記述されました。これを統合したアセスメントを行うことで、Aさんの看護問題が抽出されます。ここで最も大切なことは、Aさん自身の苦悩を看護学生がどう理解するか、なのです。精神科に限ったことではありませんが、患者さんの苦悩をどうとらえるかで、看護問題の抽出、看護過程の展開の質は大きく左右されます。

✳ 統合アセスメント

Aさんの発言からは、長期にわたる引きこもった生活、1年にわたる入院生活に慣れたという側面、今後どうしたらいいかわからないという迷いのある側面、精神科病院を退院したいという願いをもつ側面があると考えられます。

自宅への退院を目指すとして、また引きこもった生活とならないようにするためには、デイケアなどの利用が有効ですが、その際、言語的コミュニケーションが困難なことや、陰性症状による活動性の低下が障壁となる可能性があります。また今回の入院のきっかけは、妹の負担増であり、家族の支援機能の低下も問題であると考えます。

目標 **現状や今後を前向きにとらえ、自ら退院につながる行動をとることができる**

3 全体像の把握から看護問題を抽出

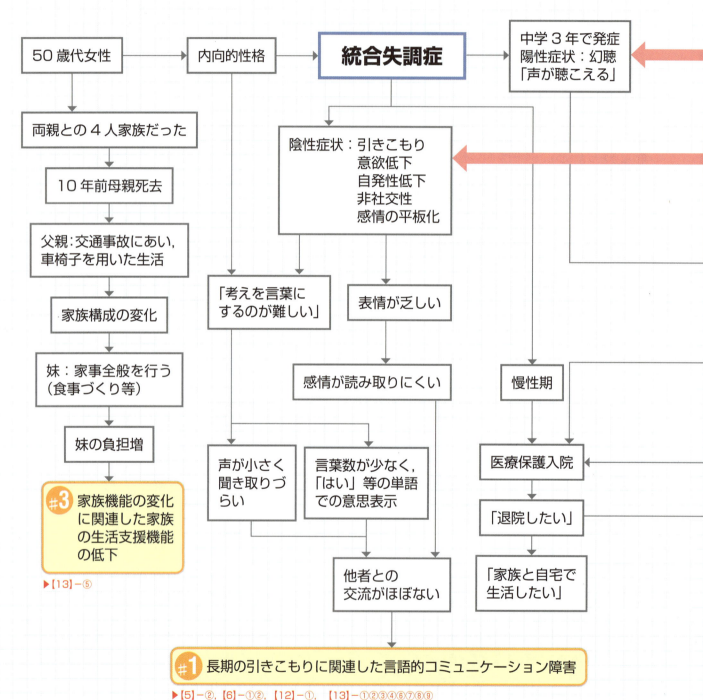

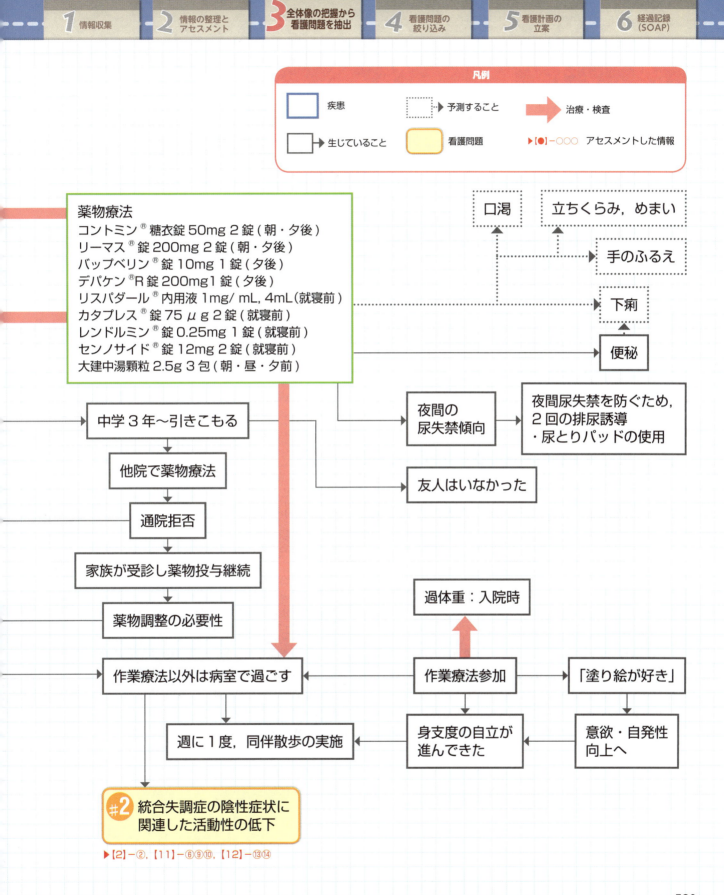

✴ 抽出した看護問題

長期の引きこもりに関連した言語的コミュニケーション障害

NANDA-Iでは　➡　知覚/認知：言語的コミュニケーション障害
（関連因子：精神病性障害）

◆言語的コミュニケーションの障害が退院に向けての最大の看護問題

　ここまでの情報収集とアセスメントから，Aさんは数十年にわたる引きこもった生活を送ったことにより，家族以外との交流がほぼない状況であることがわかりました．そのため，一般的な成人女性の人間関係づくり，清潔保持と整容（家庭にいるときは入浴も拒否していた），言語的コミュニケーションが，それぞれ困難になっていると考えました．

　1年間の入院生活の中で，清潔保持と整容は声かけと少しの手助けでセルフケアできるようになりましたが，人間関係づくりと言語的コミュニケーションはいまだ困難なままです．

　Aさんにとって，スタッフと最低限のかかわりができることは大きな進歩ですが，退院に向けた看護援助を念頭に検討すると，言語的コミュニケーション障害が最も大きな看護問題といえます．

統合失調症の陰性症状に関連した活動性の低下

NANDA-Iでは　➡　①コーピング/ストレス耐性：無力感
　　　　　　　　　②活動/休息：活動耐性低下
（関連因子：①対人関係の不足　②不動状態，坐位中心ライフスタイル）

◆内服がしっかり行われなかったことにより，陰性症状が進行している

　Aさんの入院目的の1つは「薬物調整」です．入院前，長期間にわたって，Aさんが病院の外来に行くことはほぼなく，家族が内服薬を処方してもらうため外来に通っていた実態に注目しましょう．

　「引きこもった生活」といっても，その度合いはさまざまで，たとえば「毎日コンビニに1回は行くが，それ以外は部屋から出てこない」という程度もあれば，「自室からトイレ以外出てくることはない」という程度もあります．Aさんは後者に近いことが考えられました．自宅での内服の状況ははっきりしませんが，おそらく，きっちり飲んでいたとは考えにくい状況です．つまり，統合失調症に対する薬物療法が数十年にわたりしっかりとは行われなかったのです．

　こうした背景から，統合失調症の陰性症状は進行した，といってよいでしょう．これを想定原因として，作業療法以外の時間をほぼ何もせずに過ごしていることを「活動性の低下」と表現することで，2番目の看護問題としてあげました．

> **#3 家族機能の変化に関連した家族の生活支援機能の低下**
> NANDA-Iでは ➡ **役割関係：家族機能破綻**
> （関連因子：家族構成員の健康状態の変化，家族の役割移行，状況的危機）

◆**家族が無理なく生活でき，Aさんも自宅に戻れる道はないかという苦悩がある**

　今回の入院のきっかけとなったことは，キーパーソンの妹が，Aさんの世話だけでなく，交通事故で車椅子を用いる生活となった父の介護負担が大きくなったからでした．これに対し，妹も父も無理なく生活でき，かつ，Aさんが自宅に退院できる道はないものだろうか，という患者さんの苦悩の理解を前提として，検討しました．

　その結果，家族機能がこの数年で大きく変化したことが想定原因であり，家族の支援機能の低下が3番目の看護問題であると考え，あげました．

4 看護問題の絞り込み

* **抽出した看護問題**

> **#1 長期の引きこもりに関連した言語的コミュニケーション障害**
> **#2 統合失調症の陰性症状に関連した活動性の低下**
> **#3 家族機能の変化に関連した家族の生活支援機能の低下**

看護問題の優先順位

優先順位1　#1 長期の引きこもりに関連した言語的コミュニケーション障害

なぜ？　本人が苦悩しており，退院後の生活の障壁ともなるため

「思っていることや考えていることはあるが，言葉にすることが難しい」とAさんは話しています．実際に，単語をぽつりぽつりと話す様子をみて，Aさん自身がそれをもどかしく感じている様子がありました．

仮に，自宅に退院できるとして，自宅でまた引きこもった生活とならないよう，地域活動支援センターやデイケアなどを活用することが考えられますが，そうした際に障壁となるのは言語的コミュニケーションが十分にとれないことです．これが解決できると，退院への足がかりとなります．

さらに，現在も「言葉にすることが難しい」ことで，本人が苦悩していることから，最優先の問題としました．

優先順位2　#2 統合失調症の陰性症状に関連した活動性の低下

なぜ？　退院後も継続できる楽しみの模索が必要なため

陰性症状が強く出現していますが，入院時の状態と比べ，週5日作業療法に参加できるようになり，現在大きな進歩を果たしている途中といえます．

今後はさらに，作業療法以外の時間も好きな活動を1人でもできることで，退院後も継続できる楽しみ方を模索する必要があると考えました．優先順位1とほぼ同じぐらいの優先度ですが，活動性を上げるためには言語的コミュニケーションが不可欠であるため，こちらを2番目としました．

優先順位3　#3 家族機能の変化に関連した家族の生活支援機能の低下

なぜ？　今後の見通しを家族と共有する必要があるため

妹の負担感が大きくなったことから，現在の状況が生まれています．しかし，妹にも生活があります．父にも車椅子生活となった喪失感があるでしょう．Aさんの家族のそれぞれの気持ちを，誰が聞いているのか，調整しているのか，明確ではありません．3番目の問題として，Aさんが入院時と比べて落ち着いてきた今，今後の見通しを家族とともに多職種で共有する段階と考え，これをあげました．

| 1 情報収集 | 2 情報の整理とアセスメント | 3 全体像の把握から看護問題を抽出 | 4 看護問題の絞り込み | 5 看護計画の立案 | 6 経過記録(SOAP) |

5 看護計画の立案

O-P：Observation Plan，観察計画
T-P：Treatment Plan，治療計画
E-P：Education Plan，教育・指導計画

優先順位 1

#1 長期の引きこもりに関連した言語的コミュニケーション障害

短期目標：他者との交流により，コミュニケーションの必要性や楽しさを知ることができる

	具体策	根拠と注意点
O-P	①他人との交流の有無 ②コミュニケーション時の表情・態度・発語の様子 ③発語の回数・パターン・内容	①～③言語的コミュニケーションが困難な状態でも，ほかの患者さんと作業等を通して交流することが可能です．しかし，Aさんがほかの患者さんとの交流を意図的に避けているのかもしれません．他者との交流を無理強いすることはできないため，まずは左記のO-Pで，状況を把握することが必要です
T-P	①看護者から声をかける ②ほかの患者との会話を仲介しながら促していく ③他者と自然に交流できるレクリエーションなどの場を設定する ④かかわる時間を正確に伝える ⑤問いかけは明確でわかりやすいものにする ⑥常に患者を気遣っていることが伝わるようにする（疲れていないか，トイレは大丈夫かなど）	①～⑥無理強いをしないことを前提として，短期目標の実現のために，優しく，「Aさんのことが気がかりで，心配です」という態度で（この態度は，ここまでアセスメントしてくれば自然と全身からあふれてきます），積極的に訪室したり，声かけしたり，ホールに誘ったり，ゲームをしませんかと誘う等のかかわりをもち続けることが求められます
E-P	①自身の考えや思いを表出することで，生活がしやすくなる（希望を実現しやすい）ことを説明する ②患者と話すことを楽しみにしている，ゆっくりでも何度でも返事を待つことができると説明する	①②患者さんが望まないことを，慢性期の患者さんにしないことが前提となります．しかし，看護学生の思い，具体的には「私は，もっとAさんとお話ができるとうれしいです．もっとお話ができるようになると，Aさんが暮らしやすくなるのではないかと思うのです」等と伝えてみて，その反応を確認することが必要です

#2 統合失調症の陰性症状に関連した活動性の低下

短期目標：基本的な生活習慣を自主的に継続し，病室外での活動を増やすことができる

	具体策	根拠と注意点
O-P	①日常生活自立度 ②作業療法の参加状況・態度・感想 ③病室外での活動 ④活動以外での過ごし方 ⑤不十分な生活習慣 ⑥十分に自立した生活習慣	①～⑤これらを観察し把握することで，患者さんの普段の生活がわかります．普段の生活を把握することなく，こちらの思いや願いや期待だけで活動を促すことは避けなくてはなりません
T-P	①作業療法の参加内容を充実させる（運動への参加意欲をもってもらう） ②不十分な生活習慣の改善のため，洗面・化粧や歯磨きの正しい習慣を共有する	①～⑤左記のように，活動性を上げるための第一歩を，Aさんの反応を見ながら，少しずつかかわっていきます．また，③のように，今できていることを認め，称賛することで，Aさん自身がそれを自覚することも大切な看護です

	具体策	根拠と注意点
T-P	③現在でも十分に自立した生活習慣を共有し，認める機会をつくる ④病室以外での活動を積極的に提案し，参加してもらう（ホールでの会話，作業/散歩など） ⑤新聞・テレビなどの情報を提供し，外の世界への興味を高める	
E-P	①洗面・化粧，歯磨きの適切な方法・効果について説明する ②活動を増やすことで生活にメリハリが生まれ，退屈せずに過ごせることを伝える ③薬物療法の大切さを説明する	①②「私は，活動を増やすことで，生活にメリハリが生まれて，退屈しないで過ごせると思うのですが，Aさんはどう思いますか？」と尋ね，その反応をじっくり待つことが大切です． もしかしたら，Aさんは（今の活動量で精いっぱいで，これ以上は疲れてしまう）と思っているかもしれません．その場合は，看護問題自体を見直し，看護問題を「意欲の低下」に変更します．そして，意欲が向上するために必要なことは何か，患者さんとともに考えることから始めます

#3 家族機能の変化に関連した家族の生活支援機能の低下

短期目標：患者の退院後の生活を互いにイメージすることができる

	具体策	根拠と注意点
O-P	①今までの患者と家族の生活内容 ②現在の患者に対する印象 ③今後の方針についての家族の考え ④今後の方針についての本人の考え ⑤入院前と現在の患者の変化 ⑥父親と妹の患者に対する支援力 ⑦患者のセルフケア能力	左記①〜⑦の情報がないと，短期目標を達成できません．面会に来た家族から情報収集を行う場合は，事前に実習指導者，教員に相談をしてください．相談の際は，具体的な質問項目とその質問意図を伝えてください．必要な助言が得られると思います．場合によっては，家族から直接聞くことは困難で，その代わりにスタッフから情報が得られるかもしれません
T-P	①家族に患者の現状のセルフケア能力について細かく知ってもらう機会をつくる ②患者の服薬の内容や方法の情報提供をする ③本人と家族の退院後の方針について話し合う機会をつくる ④家族のこれまでの支援や負担を傾聴し，認めていく	①〜④左記にあげた内容は，実習期間中に実現することは非常に困難ではありますが，計画としては妥当なものです．実習指導者と教員に，「ここまで立案できましたが，この中で実際に私ができることはありますか」と相談してみましょう．Aさんの家族に対する看護援助を，スタッフがあなたに見せてくれることにつながる可能性があります
E-P	①薬の副作用や悪化時のサイン，飲み忘れや怠薬時の対処などを説明する ②患者への対応，コミュニケーションの取り方についても説明する ③入院前よりも改善された部分があることを説明し，その上で退院後に再び引きこもらない取り組みが必要なことを理解してもらう	①〜③上記と同様です． 退院に向けた看護援助は，スタッフも精いっぱい実施していますが，それでも退院先が見つからない等，うまくいかず難航している例が沢山存在しています．看護学生1人で抱え込まずに，率直に実習指導者，教員に相談すること，あるいはAさんの現状を報告することが，結果として重要な看護となり得ます

6 経過記録(SOAP)

S : Subjective data, 主観的情報
O : Objective data, 客観的情報
A : Assessment, アセスメント
P : Plan, 計画

優先順位 1 #1 長期の引きこもりに関連した言語的コミュニケーション障害

時間	患者さんの状況・反応	看護ケア(実施したこと)	アセスメント
実習1日目 10:00〜11:00	S:(作業療法の塗り絵が上手ですね,と声をかけたところ) 「はい」 O:作業に集中している	・下記の観察を行う. ①他人との交流の有無 ②コミュニケーション時の表情・態度・発語の様子 ③発語の回数・パターン・内容 ・塗り絵が上手であることを認め,称賛する	A:作業療法参加時,他患者との交流はない.表情は乏しく,自発的な発語はみられない.単語での返事はあるが,声は小さく,咳払いをしてから再度返事をしたりする.質問の内容は理解できているようである P:引き続き計画を継続する
実習2日目 14:00〜15:00	S:(ホールで学生とともに塗り絵をしていると,ほかの患者から話しかけられた.塗り絵についての話題で)「はい」 O:ほかの患者から声をかけられたとき,顔を上げる動作がみられた	・適宜,声かけをしながら,一緒に塗り絵をする時間・空間を共有する ・ほかの患者との会話を仲介しながら促す	A:ほかの患者と会話している姿がみられた.ほかの患者に関心がないわけではないことがわかった P:引き続き計画を継続する
実習3日目 9:30〜10:00	S:(今日の買い物では何を買うのですか?と問うと)「パン……」 O:こちらが黙っているときは,Aさんも黙っている	・ホールで会話.学生の週末の過ごし方等を話す.患者と話すことを楽しみにしている.ゆっくりでも何度でも返事を待つことができると説明する	A:表情の乏しさは変わらない.問いかけ(明確なもの)には必ず返答があるが,発語は自発的にはみられない.先週よりは,「はい」「いいえ」以外の返答も増えてきた P:引き続き計画を継続する
実習4日目 13:00〜14:00	S:トイレや洗面など病室から移動する際に本人から「トイレ」「あっち」など発語により行動を伝えてくれる O:(「13時30分頃にまた来ます」など,時間を伝えてから訪問すると)ベッドサイドに座り会話をする姿勢で待機している	・かかわる時間を正確に伝え,問いかけは明確でわかりやすいものにする	A:表情は乏しい.しかし,学生との会話に前向きに参加してくれている P:引き続き計画を継続する
実習5日目 13:00〜14:00	S:(今どんなお気持ちですか?との問いに)「楽しい」 O:席を立ったり,拒否したりする様子はない	・他者と自然に交流できるよう,ホールでトランプを実施	A:表情は乏しいが,会話をすることに対して苦を感じることはなく,学生とのかかわりに対しても楽しむことができているとの意思を確認できた P:目標達成だが計画を継続

優先順位 2　#2 統合失調症の陰性症状に関連した活動性の低下

時間	患者さんの状況・反応	看護ケア（実施したこと）	アセスメント
実習1日目 9:00～10:00	S：（実習開始の挨拶をすると）「はい」 O：訪室すると，臥床している	・下記の観察を行う ①日常生活自立度 ②作業療法の参加状況・態度・感想 ③病室外での活動 ④活動以外での過ごし方 ⑤不十分な生活習慣 ⑥十分に自立した生活習慣	A：現状，衣類の洗濯は業者を利用．衣類の調節や整理は自立している．清潔行動は食後の歯磨きやおおざっぱな洗面・化粧が課題といえる．週5回の作業療法には毎回参加しており，作業療法のない日は散歩を実施している（看護師・スタッフ同伴のもと）．しかし，予定がないときは病室のベッドで過ごすことが多い P：引き続き計画を継続する
実習2日目 10:00～11:00	S：（柴犬，かわいいですね，との声かけに）「はい」 O：動物を飼育している場所に行きたがった	・作業療法がない1日だったため，午前中に散歩を実施する．外出の前に歯磨きと洗面・化粧を実施する	A：普段の散歩ルートに加え，動物を飼育している場所も見に行き，興味をもって眺めることができていた P：引き続き計画を継続する
実習3日目 13:30～14:30	S：（時間をみて行動できていること，作業療法に参加できていること，自立した部分が多いことを共有し，称賛したところ，）「今の生活の自分が好き……」 O：臥床している時間が減った	・学生とともにホールで塗り絵を実施する ・現在でも十分に自立した生活習慣を共有し，認める機会をつくる	A：カルテには「退院したい」との気持ちが記述されているが，いまの入院生活が特別に嫌というわけでなく，むしろ楽しい面があることがわかった P：引き続き計画を継続する
実習4日目 9:00～14:00	O：朝食後の歯磨き・洗面・化粧は声かけにより実施．昼食後の歯磨きは自発的に実施できた． ホールに移動し本を一緒に選んで読んでみる時間をつくると，興味をもって読み込んでいる姿がみられた	・不十分な生活習慣の改善のため，洗面・化粧・歯磨き等の正しい習慣を共有する ・病室以外での活動を積極的に提案し，参加してもらう ・新聞・テレビなどの情報を提供し，外の世界への興味を高める	A：日中の覚醒を促すことができた．昼食後，自発的に歯磨きができた．読書ができることがわかった P：引き続き計画を継続する
実習5日目 13:00～14:00	S：（自立した生活習慣や本人の努力がみえる点を再度振り返り，自己肯定感を高める時間をつくったところ）「続けたい」 O：（どのように貼り絵をやっていくかを見せると）完成まで取り組んでいた． 歯磨きも自発的に行えている	・貼り絵をともに実施する ・現在でも十分に自立した生活習慣を共有し，認める機会をつくる	A：貼り絵に熱心に取り組んでいた．歯磨きも自発的に行えているため，習慣がついてきているといえる．本人も歯磨き等を継続していきたい意思を確認できた P：目標達成だが計画を継続

| 1 情報収集 | 2 情報の整理とアセスメント | 3 全体像の把握から看護問題を抽出 | 4 看護問題の絞り込み | 5 看護計画の立案 | **6 経過記録(SOAP)** |

優先順位 3　#3 家族機能の変化に関連した家族の生活支援機能の低下

時間	患者さんの状況・反応	看護ケア（実施したこと）	アセスメント
実習1日目 14:00〜15:00	S：(妹さんがお見えになりましたよ，との声かけに)「はい」 O：(キーパーソンである妹と，Aさんと私とで，散歩にでかけた．帰棟後，「妹さんと外出できましたね．私はとてもうれしかったです」と感想を伝えると)やや朗らかな表情になり，うなずいた	・下記の観察を行う ①今までの患者との生活内容 ②現在の患者に対する印象 ③今後の方針についての家族の考え ④今後の方針についての本人の考え ⑤入院前と現在の患者の変化 ⑥父親と妹の患者に対する支援力 ⑦患者のセルフケア能力	A：Aさんは妹との外出により，家族との時間を病院外で過ごせることをうれしく感じているとの意思が確認できた．来週の土曜日にも再び妹と外出することが決まっている．なお，初対面でもあり，計画通りの質問等はできなかった P：引き続き計画を継続する
実習2日目 13:00〜14:00	―	・実習期間中に家族と会う機会はもうないため，病院の医療ソーシャルワーカーから，今後の見通しに関する情報収集を行う	A：土曜の外出のような機会を少しずつ増やしていくこと，その際の活動(買い物など)を拡大していくこと，その姿を支援者となる家族に見てもらうことで，退院に向けて本人と家族が相互に理解しながら進めていく必要がある．今週の土曜にも妹との外出予定が入っている．本人は今後そのような外出・外泊の場合でも抵抗はなく，入院前と同じような生活ではない(外出も行う)過ごし方となることを理解しつつ，自宅への退院を希望していることがわかった P：引き続き計画を継続する
実習3日目 14:30〜15:00	S：(自宅に戻った場合の生活の具体的なイメージをもてるよう，自宅の配置や周辺環境について思い出してもらった)「もっと，いろいろできるようにならないと……」	・患者との退院後の生活を互いにイメージする	A：退院には現在の生活を続けて生活行動のレベルを上げていくことが大切であることを再認識することができていた P：目標達成できていない．長期的に継続が必要である

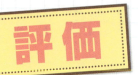

評価

5 看護計画の立案 であげた「期待する結果」に到達できたかどうかを評価していきます．

 短期目標
他者との交流により，コミュニケーションの必要性や楽しさを知ることができる
→目標達成だが継続

　訪室の最後に必ず次回の訪問・滞在時間や同行する予定の確認を行うようにした．Aさんが事前にコミュニケーションに対する心の準備を行えるようにしたことで，突然の訪室による緊張感や戸惑いを軽減することができた．伝えていた時間に合わせて，ベッドサイドに腰かけて待機しており，学生との会話にも前向きな姿勢がみられた．

　単語での発語が多いため，答えやすいように明確な問いかけを心がけ，答えの選択肢をさまざまに提示するようにした．その結果，会話の回数を重ねるごとに，発語時の単語も少しずつ増えていき，Aさんが想いをより正確に表出することができるようになった．

　自閉の傾向が強く社交性が低いため，学生に対してほかの患者が声をかけた際には，Aさんにも話題を振り，ほかの患者とも会話が行えるように意識した．その結果，Aさんが得意な塗り絵をホールで実施中，同じく塗り絵の得意なほかの患者さんと3人で会話する時間をもつことができ，ほかの患者さんからのAさんへの問いかけにも発語により答えていた．

　実習最終日には，他者とのかかわりが楽しいと感じられていること，自分の想いを他者に表出することで生活がしやすくなることへの理解を確認することができた．

　以上のかかわりから，#1に対して立てた「他者との交流により，コミュニケーションの必要性や楽しさを知ることができる」という目標は達成することができた．

 短期目標
基本的な生活習慣を自主的に継続し，病室外での活動を増やすことができる
→目標は達成できたが，今後も継続が必要である

　洗面・化粧・毎食後の歯磨きが習慣化されていないため，周囲に指摘される前に自発的に行えるよう声かけ・同行し実施の見守りを行った．また，現状で自立している生活行動を共有し認める機会をつくった．

　その結果，毎朝の洗面・化粧と毎食後の歯磨きを徐々に自発的に行えるようになった．洗面・化粧は，丁寧に行うようになり，生活行動の改善につながったといえる．かかわりの中で私物の整理や衣類の準備，シーツ交換の工夫や時間をみて行動できていること，それらを継続することの重要性などを共有し，Aさんからも「今の生活の自分が好き」という発言が聞かれた．病室内のベッドで過ごす時間が長いことから，Aさんの好んでいる活動を行いながら離床を促した．

　また，塗り絵や散歩，本を選んで一緒に読んだりするなど，学生が同行して会話をしながら活動時間を楽しみつつ増やすことができた．

　作業療法以外の時間にも活動し，日中の覚醒を促すことができた．また生活習慣の維持・改善も行うことができたため，#2で立てた「基本的な生活習慣を自主的に継続し，病室外での活動を増やすことができる」という目標は達成することができた．

短期目標
患者の退院後の生活を互いにイメージすることができる
→目標達成できていない．長期的に継続が必要である

　Aさんの退院についての想いや家族の考え（主に医療ソーシャルワーカーからの情報収集）を聞いた．Aさんは自宅への退院を希望しているが，家族はAさんの社会性をさらに向上させて自宅に戻ってほしいと考えていた．自宅に戻ったときの生活を具体的にイメージする時間をつくり，入院生活の維持・改善が退院につながっていくことを改めて認識できていた．家族に対しての退院に向けたかかわりは実施できず，「退院後の生活を互いにイメージできる」という目標は達成できなかった．

引用・参考文献
1) 宇佐美しおりほか：長期入院患者および予備群への退院支援と精神看護．医歯薬出版，p.1〜2，2008．
2) 落合慈之監：精神神経疾患ビジュアルブック．学研メディカル秀潤社，p.180，2015．
3) 野嶋佐由美監：セルフケア看護アプローチ．第2版，日総研出版，p.37〜44，2000．
4) 川野雅資編：精神看護学II 精神臨床看護学．第5版，ヌーヴェルヒロカワ，p.80〜83，2010．
5) T.H.ハードマンほか編，日本看護診断学会監訳：NANDA-I看護診断-定義と分類 2015-2017．原書第10版．医学書院，2015．

MEMO

基礎と臨床がつながる
疾患別看護過程

膵臓がん
～膵頭十二指腸切除術後の事例～

膵臓がんは発見が遅れ予後が悪いことが多く，また膵頭十二指腸切除術は，腹部手術の中でも手術時間が長く侵襲が大きい手術です．残りの膵臓・胆管・胃を再建するため吻合部（ふんごう）が多くなり合併症のリスクが高まります．そのためドレーン管理を含めた観察，異常の早期発見などのきめ細やかな看護が不可欠となります．

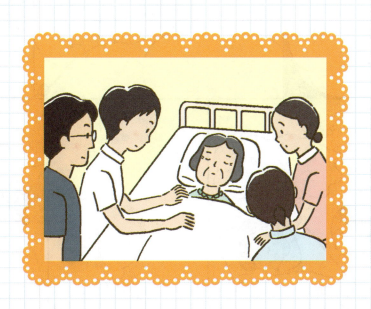

事例

患者: Aさん　68歳　女性

既往歴: 糖尿病，特発性視神経炎

診断名: 膵頭部がん（T2N0M0　Stage ⅠB），閉塞性黄疸

背景: 専業主婦（夫の個人事務所を手伝っている）で夫と2人暮らし．糖尿病と特発性視神経炎に対しては神経内科と眼科を定期受診しており，経口血糖降下薬やステロイドなどの内服のコンプライアンスは良好．夫は行政書士で個人事務所を持っており，自営のため時間に融通が利き，毎日面会に来ている．長男は独立し別居している．

現症経過: 20XX年6月，発熱と倦怠感があり受診した．肝障害と胆管拡張を認め，入院となった．閉塞性黄疸に対しては，経皮経管胆道ドレナージ（PTCD）が挿入された．精査で膵頭部腫瘍による閉塞性胆管炎の診断となった．減黄および全身状態の改善を待ち，同年7月に幽門輪温存膵頭十二指腸切除術（PPPD）＋Child変法再建術を施行された．術後はICU入室となり，術後3日目にICUを退室した．ICU在室中からせん妄を認め，夜間の不穏行動や危険行動が顕著となった．

実習1日目：術後3日目

Aさんは膵頭十二指腸切除後3日目にICUを退室し一般病棟へ転室しました．退室後から学生が受け持つことになりました．Aさんはベッドに臥床しており，夫がそばに付き添っています．

こんにちは．今日からAさんを受け持たせていただきます．よろしくお願いします ❶

ICUから出てきてから，今日はずっとこんな感じで寝てるんです．昨日の夜は，全然眠れなくって，なんでもICUの看護師さんにご迷惑をかけたらしくて…… 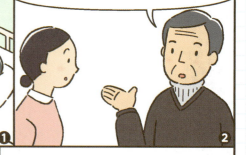❷

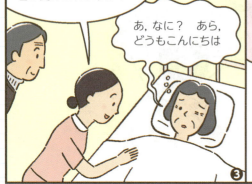

Aさん，わかりますか？目が開けられますか？

あ，なに？　あら，どうもこんにちは ❸

なんだかボーっとしてるな．昨日ICUで鎮静薬を使ったって申し送りがあったから，そのせいかな ❹

今日は，これから理学療法士さんが来てくれて，一緒にベッドから起き上がったり，できれば歩く練習などをさせていただく予定です

いててて 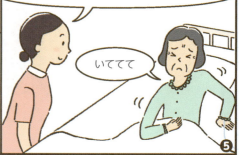❺

PTCD：percutaneous transhepatic cholangio drainage，経皮経肝胆道ドレナージ
PPPD：pylorus-preserving pancreato duodenectomy，幽門輪温存膵頭十二指腸切除術

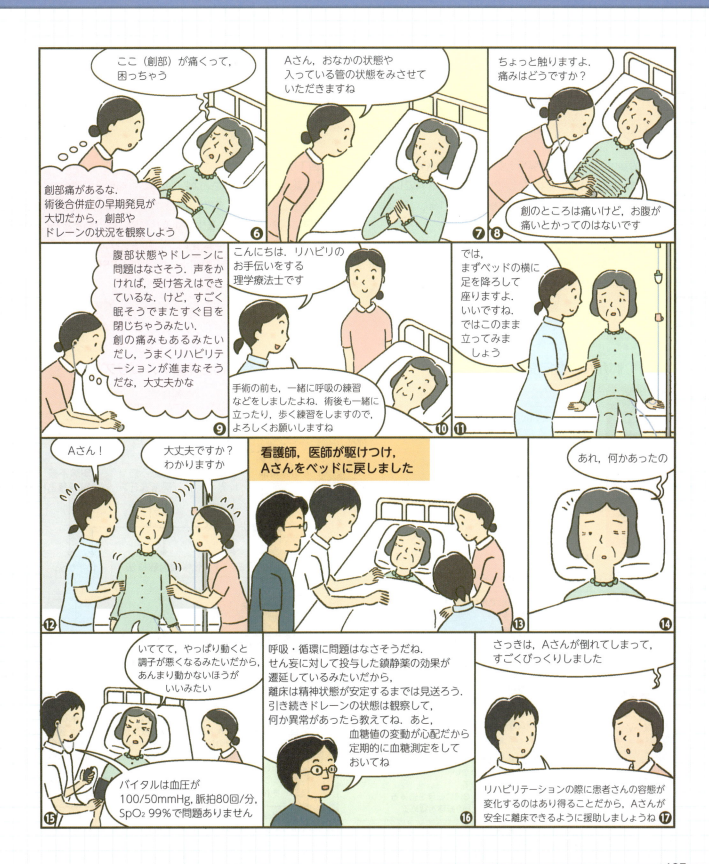

膵臓がんとは

　膵臓がんとは，ほとんどが膵管上皮に原発する悪性腫瘍で，脈管浸潤が強く発見が遅れるため予後が不良とされています．膵臓がんの5年生存率は，切除例では13.1％，非切除例を含めた全体では3.2％です．

　膵がんの病期は，局所進展度（T），リンパ節転移の程度（N），遠隔転移の程度（M）を組み合わせて分類します（表1，2）．膵がんの基本的な治療方針は，この病期によって決められます（図1）．

　膵頭部がんに対して従来は2/3の胃切除を伴う膵頭十二指腸切除が広く行われてきました．しかし，胃機能を温存し栄養摂取に関連したQOLを維持するために，幽門輪とともに胃を温存する幽門輪温存膵頭十二指腸切除や胃の出口付近のみを切除する亜全胃温存膵頭十二指腸切除（SSPPD）が選択されることが多くなってきています．

表1　膵がんの進行度分類

Stage 0	Tis	N0	M0
Stage IA	T1（T1a, T1b, T1c）	N0	M0
Stage IB	T2	N0	M0
Stage IIA	T3	N0	M0
Stage IIB	T1（T1a, T1b, T1c）, T2, T3	N1（N1a, N1b）	M0
Stage III	T4	Any N	M0
Stage IV	Any T	Any N	M1

日本膵臓学会編：膵癌取扱い規約 第7版．p.45，金原出版，2016．

表2　膵がんのTNM分類

膵局所進展度（T）	TX：膵局所進展度が評価できないもの T0：原発腫瘍を認めない Tis：非浸潤がん T1：腫瘍が膵臓に限局しており，最大径が20mm以下である 　T1a　最大径が5mm以下の腫瘍 　T1b　最大径が5mmをこえるが10mm以下の腫瘍 　T1c　最大径が10mmをこえるが20mm以下の腫瘍 T2：腫瘍が膵臓に限局しており，最大径が20mmをこえている T3：腫瘍の浸潤が膵をこえて進展するが，腹腔動脈（CA）もしくは上腸間膜動脈（SMA）に及ばないもの T4：腫瘍の浸潤が腹腔動脈（CA）もしくは上腸間膜動脈（SMA）に及ぶもの
リンパ節転移の程度（N）	NX：領域リンパ節転移の有無が不明である N0：領域リンパ節に転移を認めない N1：領域リンパ節に転移を認める 　N1a：領域リンパ節に1～3個の転移を認める 　N1b：領域リンパに4個以上の転移を認める
遠隔転移の程度（M）	M0：遠隔転移を認めない M1：遠隔転移を認める

日本膵臓学会編：膵癌取扱い規約 第7版．p.2-3，金原出版，2016をもとに作成

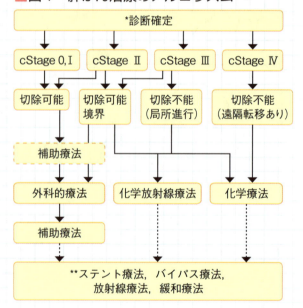

図1　膵がん治療のアルゴリズム

cStage分類は『膵癌取扱い規約』（第7版）による．
*膵癌患者においては診断初期から疼痛・消化吸収障害・（膵性）糖尿病・不安などに対する支持療法が必要となる．詳細に関しては各病態の診療ガイドラインおよび日本緩和医療学会のHP（http://www.jspm.ne.jp/guidelines/index.html）を参照されたい．
**ステント療法，バイパス療法，放射線療法は症例により適応とされる場合がある．

日本膵臓学会　膵癌診療ガイドライン改訂委員会編：膵癌診療ガイドライン2016年版．p.45，金原出版，2016．

SSPPD：subtotal stomach-preserving pancreaticoduodenectomy，亜全胃温存膵頭十二指腸切除術

症状

- 膵がんは，早期発見が難しく発見時にはすでに進行がんであることが多く，特異的な初期症状はない[1]．
- 腹痛(40％)
- 黄疸(15％)
- 腰背部痛
- 体重減少
- 糖尿病新発症や悪化
- 消化不良，食欲低下
- 無症状(18％)

診断・検査

- 腹部超音波検査(US)
- CT
- MRI，MR胆管膵管撮影(MRCP)
- 超音波内視鏡検査(EUS)
- 内視鏡的逆行性胆管膵管造影(ERCP)
- ポジトロン画像(PET)
- 腹部血管造影
- 病理組織学的診断：細胞診，組織診
- 各種腫瘍マーカー：CA19-9，CEA，Span-1，Dupan-2など

手術

- 膵臓がんに対する術式は，以下のものがある．
  ① 病巣が膵頭部にある場合
  ・膵頭十二指腸切除術(PD)
  ・幽門輪温存膵頭十二指腸切除術(PPPD)
  ・亜全胃温存膵頭十二指腸切除術(SSPPD)
  ・十二指腸温存膵頭切除術(DPPHR)
  ② 病巣が膵体部または膵尾部にある場合
  ・膵体尾部切除術(DP)
  ・膵分節切除/中央切除(SR)
  ③ 病巣が膵全体におよんだ(あるいは膵切除後の残存膵臓に膵がんを生じた)場合
  ・膵全摘術(TP)

膵頭十二指腸切除術

- 上腹部の主要臓器である胃の幽門側(PPPDでは温存)・十二指腸・空腸の一部・胆嚢・総胆管・膵頭部・門脈(がんが門脈に浸潤している場合)をまとめて切除する術式．
- 腹部手術の中でも複雑かつ難易度が高く，手術時間が長く侵襲が大きいことが特徴．
- 残りの膵臓・胆管・胃を再建するため吻合部が多くなり合併症のリスクが高いため，ドレーン管理を含めた観察，異常の早期発見などのきめ細やかな看護が不可欠となる．

■ 図2 (幽門輪温存)膵頭十二指腸切除術

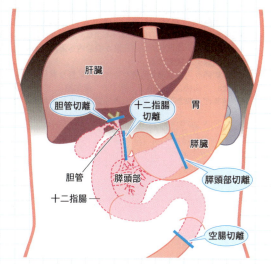

US：ultrasonography，超音波検査
MRCP：magnetic resonance cholangiopan-creatography，MR胆管膵管撮影
EUS：endoscopic ultrasonography，超音波内視鏡検査
ERCP：endoscopic retrograde cholangiopancreatography，内視鏡的逆行性胆管膵管造影
PET：positron emission tomography，ポジトロン断層撮影
PD：pancreatico-duodenectomy，膵頭十二指腸切除術
DPPHR：duodenum preserving pancreas head resection，十二指腸温存膵頭切除術
DP：distal pancreatectomy，膵体尾部切除術
SR：segmental resection，膵分節切除
TP：total pancreatectomy，膵全摘術

一般的な経過

入院〜術前

- 膵臓がんにより膵内分泌機能が障害されている場合は、術前から糖尿病を合併している場合があり、術前からの血糖コントロールが必要になる。
- とくに膵頭部腫瘍の場合は、胆管狭窄による閉塞性黄疸をきたしている場合がある。黄疸があると、出血傾向や術後縫合不全、腎不全、肝不全につながることが多いといわれている。減黄のため、経皮経肝胆道ドレナージ（PTCD）や内視鏡的逆行性胆管ドレナージ（ERBD）、内視鏡的経鼻胆道ドレナージ（ENBD）が行われる場合がある。
- 黄疸による出血傾向の原因の1つは、胆汁が腸管内に流れないことによるビタミンKの吸収障害である。胆汁には脂溶性ビタミン吸収促進作用があるためである。ビタミンKは凝固因子生成のために必要な成分であるため、プロトロンビン活性が低下し出血傾向となる。ビタミンK製剤（ケイツーN®）や凝固因子を含む新鮮凍結血漿（FFP）を経静脈的に投与する。
- 膵臓がんの手術は侵襲が大きく、無気肺や肺炎などの呼吸器合併症を併発しやすいことから、術前から深呼吸訓練器（コーチ2®）などを用いて呼吸訓練を行う。
- 膵臓がんは早期発見が非常に難しく予後不良な疾患であるため、患者本人や家族の不安が増大していることが予測される。

術直後〜2日目

- **後出血**：手術直後のドレーン排液は血性だが、徐々に淡血性〜漿液性へと薄くなっていく。
- 術後挿入されるドレーン・チューブには、①膵空腸吻合部ドレーン、②胆管空腸吻合部ドレーン、③ウィンスロー孔ドレーン、④左右横隔膜下ドレーン、⑤膵管、⑥胆管、⑦経鼻胃管などがある。
- ①〜④の腹腔ドレーンは腹腔内の出血や滲出液を排出し、また腹腔内の異常を早期に察知する目的がある。
- ⑤は膵液を外瘻化し体外に排出する目的がある。膵管の閉塞は膵管内圧の上昇につながり、膵空腸吻合部の縫合不全や膵液瘻の原因となるため注意が必要。正常では、無色透明の膵液が流出する。また、内瘻により膵液を消化管内に誘導する方法（ロストチューブ）やチューブ留置を行わない方法（ノーステント）もあり、この場合膵管は体外に誘導されない。
- ⑥は胆管空腸吻合部の減圧により縫合不全を防ぐ目的がある。粘稠性の黄色〜黄褐色（時間経過で酸化により緑色に変化）の胆汁が流出する。
- **縫合不全**：胆管空腸吻合部の縫合不全は、術後2日目くらいから発生する可能性がある。吻合部から消化液が腹腔内へ漏出することにより、腹腔内膿瘍や腹膜炎を併発する。
- 膵切除に伴う内分泌機能障害や生体侵襲に伴う異化亢進ホルモンの分泌促進により、術後は血糖値が上昇する。高血糖により、脱水、電解質異常、術後感染症、縫合不全、創傷治癒の遅延、血栓塞栓症などを起こしやすくなる。

看護のポイント

＜術前管理＞
- 適切な術前管理は術後の合併症予防のために必要。
- 黄疸により掻痒感がある場合は、清潔や保湿によるスキンケアに努める。また、出血傾向がある場合は、やわらかい歯ブラシを選ぶなど愛護的なケアにより、出血を助長しないように援助する。

＜疾患・手術の受け止めの把握＞
- 病状説明には同席し、疾患や手術の受け止めや理解を確認する。
- 患者および家族の訴えを傾聴して不安を軽減し、前向きな姿勢で手術に臨むことができるように支援する。患者自身が自分の言葉で、疾患や手術への疑問や思いを表出できるように支援し、術前・術後を通して看護師がサポートできることを伝え信頼関係を構築しておくことが重要。
- 術後のおおよその経過を示し（クリニカルパスがあればそれに準じてオリエンテーションを行う）、術後のドレーン管理、疼痛コントロール、合併症予防、早期離床の必要性などに関して患者自身がイメージできることが必要。

＜術後早期に起こりうる合併症に注意＞
- 施設により挿入されるドレーンは異なるため、手術記録などを参照し、挿入されているドレーンの名称や挿入部位を確認する。各ドレーンの特徴を理解し、適切な管理・観察を行う。
- 術後に100mL/時を超える血性の排液が持続するような場合には開腹止血術が必要になる可能性もある。血圧低下や頻脈、末梢冷感、意識障害の出現などはショックの徴候であり緊急な対処が必要。
- ドレーンが逸脱・抜去していないか、屈曲・閉塞・ねじれなどの異常がないかを注意深く観察し、テープで1〜2か所固定する。ドレーンの留置位置はX線検査で確認する。
- 逆行性感染を防止するため、閉鎖式ドレーンが用いられる。ドレーンバックはドレナージ部位より低い位置で固定する。
- ドレーンから得られる情報は、異常の早期発見のためにとても大切であるため、各ドレーン排液の量・性状をしっかりと観察することが重要。

＜耐糖能異常に対して、血糖コントロールを行う＞
- インスリンの投与（スライディングスケール法＊または持続注入法）により厳密な血糖コントロールを行う。
- インスリン投与中は、術後ストレスの程度や投与カロリーの変更などにより、同じインスリン投与量でも血糖値が変動し、逆に低血糖を呈することもあるため注意が必要。

> ★ワンポイント **インスリンスライディングスケール法**
> あらかじめ、血糖値の高さに応じたインスリンの投与量を決めておき、測定した血糖値に応じてインスリン量を変更すること。

ERBD：endoscopic retrograde-biliary drainage，内視鏡的逆行性胆管ドレナージ
ENBD：endoscopic naso-biliary drainage，内視鏡的経鼻胆管ドレナージ
FFP：fresh frozen plasma，新鮮凍結血漿

術後3日目～1週間

- **縫合不全**：膵空腸吻合部の縫合不全は術後3～4日目から起こり得る．
- **膵液瘻**：ドレーン排液中のアミラーゼ値が血清アミラーゼ値の3倍を超えて上昇した状態が術後3日以上続く場合，膵液瘻と診断される．膵液は強力な消化酵素を含むため，腹腔内に膵液が漏出すると，血管が侵食され仮性動脈瘤の形成や大量出血をきたすことがある．大量出血により患者はショック状態を呈し，IVR（血管内治療）による緊急止血術の適応となる．膵液瘻や術後膵炎の予防と治療のため，術後早期からタンパク分解酵素阻害薬（FOY®，フサン®，ミラクリッド®など）やオクトレオチド酢酸塩（サンドスタチン®）が投与される．
- **胆汁瘻・胆管炎**：胆管空腸部の狭窄や縫合不全，腸管内圧上昇により腸液が肝内胆管に逆流することにより起こる．ドレーンからの胆汁様排液や血清ビリルビン値の上昇，黄疸の出現時は注意する．
- **腹腔内感染**：ドレーンからの膿性の排液，38.0℃以上の発熱が持続する場合には腹腔内感染を疑う．原因は縫合不全，膵液瘻，胆汁瘻，ドレーンからの逆行性感染などさまざまだが，いずれにしても膿瘍のドレナージを行うことが重要．ドレーンがすでに挿入されているのであれば，屈曲，閉塞，逸脱などがないように管理し，ドレーンに問題があるようであればドレーン位置の調節や追加の穿刺が行われる場合もある．また，ドレーン培養による起炎菌の同定と適切な抗菌化学療法も必要となる．
- 床上安静により，下肢筋力の低下や無気肺，肺炎，術後イレウス，術後せん妄，創傷治癒の遅延，深部静脈血栓症などの合併症のリスクが高くなる．

術後1週間～退院

- 経口摂取が進み，ドレーンが抜去され合併症がなければおおよそ2～3週間で退院となる．
- 後出血，膵液瘻や胆汁瘻などの異常がなければ，排液量の減少を確認して術後5～7日ころにドレーンが抜去される．ドレーン抜去部からの滲出液の量や性状に注意し，抜去部はフィルムドレッシング材の貼付やガーゼ保護をする．
- 消化管吻合が「ある」場合は，消化管吻合が「ない」場合に比べて経口摂取の開始が遅くなる．排ガスがあり合併症がみられなければ，飲水および経口摂取が開始される．
- **胃内容排出遅延**：とくに幽門輪温存膵頭十二指腸切除術（PPPD）の術後に，胃内容の排出遅延が生じ，経口摂取が遅れたり胃管が抜去できないことがある．原因は，胃や十二指腸の血流障害や浮腫，消化管ホルモンであるモチリンの減少，迷走神経切離による消化管運動障害などがあげられているが，詳細は不明．
- **下痢**：膵切除により消化液の分泌量が減少し，消化吸収機能が低下することに伴って起こる．また，上腸間膜動脈周囲の神経叢を切除・郭清するために起こりやすくなる．術後の易感染状態では，MRSA腸炎などの感染性腸炎が原因となる可能性もあるため，便培養検査を行う場合もある．
- 膵臓がん術後に糖尿病を併発した場合には，食事療法，経口血糖降下薬やインスリン自己注射の導入が必要となる場合がある．とくに，膵全摘術後ではインスリン治療が必ず必要になる．

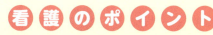

看護のポイント

＜引き続き合併症の出現に注意して観察を行う＞
- 術後は，侵襲に対する生体反応により炎症反応の高値や発熱がみられるが，徐々に沈静化していく．しかし，腹腔内になんらかの異常があるとそれらが遷延する．38.0℃以上の発熱が続いたり，腹痛，創部の発赤・腫脹・熱感・疼痛などを認める場合は要注意．

＜疼痛コントロールとリハビリテーションの実施＞
- 創部痛や各種ドレーン刺入部の疼痛，ドレーン挿入に伴う活動制限などが離床の妨げとなる．痛みは我慢しなくてよいこと，また早期離床は合併症予防のために重要であることを説明し，リハビリテーションに前向きに取り組めるように声かけを行う．また，ドレーン類の予定外抜去などが起こらないように安全管理に配慮する．
- バイタルサインが安定していることを確認し，ベッドアップ，端坐位，立位，歩行と段階的に進めていく．
- 疼痛評価と適切な鎮痛を行う．

＜ドレーン抜去＞
- ドレーン抜去後の発熱や腹痛の有無，血液データでの感染徴候の有無に注意が必要．

＜経口摂取の開始＞
- 経口摂取開始時は飲水テストを行い，誤嚥に注意し姿勢を整えて安全に摂取できるように援助する．
- 経口摂取開始に伴って，腹痛や上腹部膨満感，嘔気・嘔吐，食欲不振などがみられることがあるため注意深く観察する．
- 胃内容排出遅延により，胃管からの排液が多い場合や下痢が続く場合には，脱水症状を呈することもあるため電解質異常の有無と合わせて観察が必要．
- 消化管運動の低下や膵臓からの消化酵素の分泌減少により，脂肪を多く含む食品は下痢になりやすいため，摂取を控えるよう指導する．また，1回の摂取量は少なめにして食事回数を増やすなどの工夫が必要．
- 下痢が続く場合，肛門周囲のかぶれ，発赤，びらんなどの皮膚トラブルを起こしやすいため，予防に努める．

＜退院を見据えた指導＞
- 手術後に化学療法が必要な患者さんに対しては，抗がん薬について指導が必要になる場合もある．

IVR：interventional radiology，インターベンショナルラジオロジー
MRSA：methicillin-resistant Staphylococcus aureus，メチシリン耐性黄色ブドウ球菌

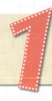

1 情報収集

✳ 情報収集の視点

　膵頭十二指腸切除術では，吻合箇所が多くなり（p.609参照），さまざまな合併症のリスクがあるため数多くのドレーンが挿入されます．縫合不全や膵液瘻などの術後合併症は，ドレーン排液の量や性状から早期発見することが可能です．縫合不全や膵液瘻などに起因して大量出血をきたした場合，重篤（じゅうとく）になりやすいので，異常を発見した場合，すみやかに医師に報告することが重要です．

　この術式は侵襲が大きいことが特徴であるため，侵襲に伴う生体反応を理解しアセスメントすることが重要です．生体反応は，①傷害期（術後2〜4日間），②転換期/利尿期（術後3〜5日後に始まり1〜3日間程度持続），③回復期（術後2〜5週間），④脂肪蓄積期（数か月）に分類されています．術後急性期では，主に①傷害期から②転換期へ移行するまでの過程が正常に進んでいるかという視点でアセスメントしていきます．過大侵襲により炎症反応が遷延したり，傷害期からうまく利尿期に移行できないなどの異常が起きていないか，情報収集が必要です．

　膵臓は血糖をコントロールするインスリンやグルカゴンを分泌する内分泌の働きを担っています．膵臓を切除することにより，膵内分泌機能低下が起こり耐糖能が低下することがあります．とくに，術前から糖尿病を合併している症例は注意が必要です．

　また膵がん術後は，膵切除や神経叢切除に伴う消化吸収機能低下，胃内容排出遅延，全身麻酔や不動に伴う術後イレウスなどが生じやすく，栄養障害が発生しやすい状況にあります．低栄養に伴い免疫力低下，低タンパク血症，貧血，創傷治癒の遷延などが起こりやすく，適切な栄養サポートが必要です．

■傷害期と利尿期の特徴

傷害期	炎症性サイトカイン，カテコールアミン（アドレナリン，ノルアドレナリン），抗利尿ホルモン，グルカゴン，コルチゾールなどの分泌が増加します．これにより，発熱，心拍数や心収縮力の増加，尿量の減少，タンパク分解と糖新生による高血糖状態などを招きます．この時期はサイトカインの働きで血管透過性が亢進し，血管内の水分は「サードスペース」とよばれる非機能相に移行し体内に水分を蓄えようとします．そのため周術期は，循環血液量を維持するのに十分な補液がなされます．
利尿期	転換期（利尿期）に移行すると血管透過性が正常化し，サードスペースに蓄積された水分が血管内に戻ってくるようになります．この時期は尿量が増加し，生体内に蓄積された過剰な水分を体外に排泄します．

以上より，次の3つの視点で情報収集を行います．

情報収集の視点

視点1 術後急性期における合併症が起きていないか

視点2 過大侵襲術後の正常な回復過程にあるか

視点3 血糖コントロールを含めた栄養療法や消化吸収機能の状態はどうか

| 1 情報収集 | 2 情報の整理とアセスメント | 3 全体像の把握から看護問題を抽出 | 4 看護問題の絞り込み | 5 看護計画の立案 | 6 経過記録（SOAP） |

＊ 情報収集の例

視点1　術後急性期における合併症が起きていないか

情報収集の視点（詳細項目）	どこから？	なぜこの情報が必要か？	Aさんの情報
● 診断名と術式 ● バイタルサイン（血圧，脈拍，呼吸数，体温，SpO_2 など） ● ドレーンの排液量・性状 ● ドレーン管理は適切か（固定方法は適切か，逸脱，抜去，屈曲，閉塞，ねじれがないかなど） ● ドレーン排液中のアミラーゼ値 ● 創部の発赤，熱感，腫脹，疼痛の有無，滲出液の量・性状 ● 腹痛の有無，程度 ● 消化器症状（吐下血，嘔気・嘔吐，上腹部膨満感，下痢，食欲不振など） ● 黄疸，倦怠感 ● ショック症状の有無 ● 血液検査データ ● 画像所見（X線，CT）	● 患者への問診およびフィジカルイグザミネーション ● カルテへの記載事項 ● 手術記録	● 術式により再建方法や術後に挿入されるドレーンの種類などが異なるため，術式を理解したうえでアセスメントに生かすことが重要であるため ● 合併症によりバイタルサインの異常をきたす可能性があり，バイタルサインの変化を鋭敏にとらえることは，異常の早期発見のために必要であるため ● ドレーンから得られる情報は，術後の腹腔内出血，膵液瘻，胆汁瘻などの生体内での変化を察知するための指標として重要であるため ● ドレーンの閉塞や逸脱などの異常により，縫合不全や膵液瘻などの合併症を誘発する可能性があるため，ドレーンを適切に固定し管理することが重要であるため ● 膵液瘻を合併した場合，ドレーン排液中のアミラーゼ値が上昇するため，定期的にドレーン排液中のアミラーゼ値を測定する	● 診断名：膵頭部がん（T2N0M0 StageⅠ），閉塞性胆管炎 ● 術式：幽門輪温存膵頭十二指腸切除術（PPPD）＋Child変法再建術 ● バイタルサイン：血圧100/50mmHg，脈拍70回/分（洞調律），SpO_2 99％，体温37.6℃ ● 挿入ルート・ドレーン：中心静脈カテーテル，末梢静脈路，膀胱留置カテーテル，膵空腸吻合部ドレーン，ウィンスロー孔ドレーン，胃管 ● 膵管：ロストチューブ ● 膵空腸吻合部ドレーン：100mL/日 　ウィンスロー孔ドレーン：70mL/日 ● 各ドレーンからの排液の性状は淡血性～漿液性 ● 創部は創傷被覆材が貼付されており，剥がれや滲出液は認めない．発赤や腫脹なし ● 膵空腸吻合部ドレーン排液のアミラーゼ値：1,852IU/L（術後1日目）→1,025IU/L（術後3日目） ● ウィンスロー孔ドレーン排液のアミラーゼ値：630IU/L（術後1日目）→193IU/L（術後3日目） ● 検査データ：WBC 13,500/μL，CRP 5.21mg/dL ● 腹痛などの消化器症状なし

■ PPPD（膵空腸吻合）後の主なドレーンの挿入部位

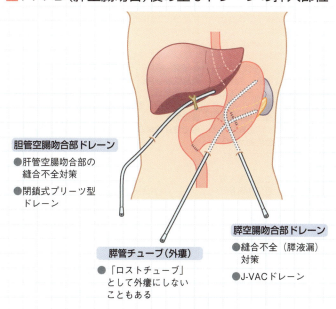

胆管空腸吻合部ドレーン
● 肝管空腸吻合部の縫合不全対策
● 閉鎖式プリーツ型ドレーン

膵管チューブ（外瘻）
● 「ロストチューブ」として外瘻にしないこともある

膵空腸吻合部ドレーン
● 縫合不全（膵液漏）対策
● J-VACドレーン

CVP：central venous pressure，中心静脈圧

視点2　過大侵襲術後の正常な回復過程にあるか

情報収集の視点（詳細項目）	どこから？	なぜこの情報が必要か？	Aさんの情報
●年齢，基礎疾患 ●術式，切開創の範囲，術中の体位 ●手術時間 ●麻酔時間，麻酔方法 ●術中出血量 ●術中輸液量 ●術中血液製剤使用量 ●術中IN/OUTバランス ●水分出納 ●体重 ●尿量 ●浮腫の有無と程度 ●中心静脈圧（CVP） ●呼吸状態 ●意識状態 ●心電図 ●血液検査データ ●血液ガス分析データ ●画像所見（X線，CT） ●術前呼吸機能検査 ●術前心機能検査 ●腎機能 ●喫煙歴の有無 ●肥満の有無	●カルテへの記載事項 ●手術記事 ●術中看護記録 ●麻酔記録 ●ICU経過記録 ●患者への問診およびフィジカルイグザミネーション	●高齢であることや低心肺機能，基礎疾患の有無などの内部環境により，生体反応の強さや持続性が異なってくるため ●手術侵襲としてのストレスの大きさを理解するため，術式や手術時間など術中の情報が必要となる ●侵襲に対する生体反応により，循環血液量不足または過多に傾く可能性があり，体内の水分量の評価が重要であるため ●全身麻酔による影響，安静臥床による影響，咳嗽反射の低下や気管分泌物の貯留などにより，無気肺，肺炎などの呼吸器合併症が起こる可能性があるため ●周術期の水分バランスの崩れや電解質の異常により，不整脈や心筋梗塞などの心血管イベントを引き起こす可能性があるため	●68歳 ●特発性視神経炎に対してステロイド内服中 ●手術時間：8時間26分 ●全身麻酔＋硬膜外麻酔，麻酔時間：9時間48分 ●術中出血量521mL，術中バランス+3,644mL ●術中自己血400mL投与 ●術前体重：44kg ●術後体重：48kg（術後1日目）→46kg（術後3日目） ●尿量2,026mL/日，バランス-514mL/日 ●検査データ：BUN 16mg/dL，Cr 0.71mg/dL ●術前呼吸機能検査：％肺活量89.4％，1秒率83.64％ ●術前心機能検査：EF（左室駆出率）70％，壁運動に異常なし ●術前心電図：正常洞調律

視点3　血糖コントロールを含めた栄養療法や消化吸収機能の状態はどうか

情報収集の視点（詳細項目）	どこから？	なぜこの情報が必要か？	Aさんの情報
●栄養摂取状況（経静脈栄養または経口摂取） ●血糖値 ●電解質 ●インスリン投与量 ●高血糖症状の有無（口渇，脱水，倦怠感，頭痛，嘔吐など） ●低血糖症状の有無（意識障害，脱力感，冷汗，震え，動悸など） ●尿糖，尿中ケトン体 ●HbA1c ●消化器症状（吐下血，嘔気・嘔吐，上腹部膨満感，下痢，食欲不振など） ●排ガス，排便（回数，性状） ●便培養検査 ●嚥下機能，咀嚼力，義歯の有無 ●脱水症状の有無 ●皮膚の状態 ●画像所見（腹部X線，CT）	●カルテへの記載事項 ●患者への問診およびフィジカルイグザミネーション ●インスリンスライディングスケール	●耐糖能異常により高血糖またはインスリン投与に伴う低血糖など，血糖が不安定になりやすいため血糖値の推移と高血糖または低血糖症状に注意する ●高血糖により脱水，電解質異常，術後感染症，縫合不全，創傷治癒の遷延，血栓症などを起こしやすくなるため ●全身麻酔による影響，手術操作による腸管の浮腫，床上安静などにより消化管運動機能が低下し術後イレウスとなる可能性があるため ●術後合併症の1つである胃内容排出遅延により，嘔気や胃管からの排液の増加，経口摂取が進まないことによる低栄養状態となることがあるため ●PDでは，しばしば上腸間膜動脈周囲の神経叢を切除する．これにより頻回の下痢をきたすことがあるため ●感染性腸炎により下痢をきたす場合があるため，培養検査で感染性腸炎の有無をチェックする	●経口摂取開始前で経静脈栄養中 ●血糖値：158mg/dL ●HbA1c：6.7％ ●インスリンスライディングスケールによりインスリンを投与している ●嘔気・嘔吐，下痢等の消化器症状なし ●腸蠕動は微弱だが，排ガスあり ●排便なし ●術前の嚥下機能に問題なし ●義歯なし ●皮膚は乾燥傾向で四肢に軽度の浮腫あり

情報の整理とアセスメント

✲ 情報の整理

● ゴードンの機能的健康パターンに基づく情報の整理

領域	情報収集の視点	アセスメントの視点
【1】 健康知覚/ 健康管理	●既往歴 ●家族歴 ●アレルギー ●嗜好（飲酒，喫煙の有無） ●通院の有無 ●服薬の有無 ●症状を自覚したとき，どのような行動をとったか	●自己の健康管理について，どのように認識し維持してきたのか ●既往歴や生活習慣から発症，増悪，合併症の要因となることはないか ●健康維持のためにどのような行動をとってきたのか
【2】 栄養/代謝	●身長，体重，BMI ●栄養投与方法（経口，経管，経静脈栄養） ●栄養投与量（輸液投与量，投与カロリー，食事摂取状況） ●水分出納 ●術式，手術時間，術中出血量，術中バランス ●嚥下機能 ●咀嚼機能（口腔内の状況） ●体温 ●創部：発赤・熱感・腫脹・疼痛の有無，滲出液の量・性状 ●皮膚・粘膜：色調，弾性，湿潤度，乾燥，浮腫，脆弱性，ブレーデンスケール（褥瘡発生リスクアセスメントスコア） ●各種カテーテル・ドレーン挿入状況，挿入部の発赤・腫脹・疼痛の有無 ●ドレーン排液の量・性状 ●発汗の有無 ●口渇の有無 ●消化管：腸蠕動音，排ガス，嘔気・嘔吐，腹部膨満の有無 ●腹部X線所見 ●血糖値，血糖コントロール状況，インスリン投与量 ●高血糖または低血糖症状の有無 ●検査データ：TP，Alb，Hb，Ht，WBC，CRP	●生命維持に必要な食物・水分摂取により身体各部へのエネルギー代謝がなされているか ●栄養摂取や消化吸収機能に異常はないか ●咀嚼や嚥下機能に問題はないか ●低栄養に伴う弊害（免疫力の低下や易感染，低タンパク血症，体液量不足，電解質異常など）はないか
【3】 排泄	●排便パターン：回数，量，性状，緩下剤使用の有無 ●排尿パターン：膀胱留置カテーテル挿入の有無，回数，量，性状，利尿薬投与の有無 ●皮膚・粘膜：色調，弾性，湿潤度，乾燥，浮腫 ●発汗の有無 ●水分出納 ●体重 ●術式，手術時間，術中出血量，術中バランス ●腎機能データ：BUN，Cr	●排泄機能（消化器系，泌尿器系，皮膚）に問題はないか ●生体侵襲に伴う体液量の変化に生体の反応が追いつかず，異常をきたしていないか
【4】 活動/運動	●入院前の日常生活動作の自立度（食事，移乗，整容，トイレ動作，入浴，移動，階段，更衣，排泄など） ●現在の日常生活動作の自立度 ●安静度指示 ●筋骨格系：関節可動域，筋緊張，握力	●社会復帰を目指し，入院前のADLを獲得するために必要なことは何か ●期待される活動/運動パターンに関連する要因（たとえば筋力，呼吸機能，心機能，疼痛，意識状態，その他活動を制限するもの）についてアセスメントする

領域	情報を集める視点	アセスメントの視点
【4】 活動/運動	●呼吸器系：呼吸数，リズム，呼吸音，呼吸困難，補助呼吸筋の使用，分泌物，酸素投与量，動脈血液ガス分析データ，胸部X線所見，呼吸機能検査 ●循環器系：脈拍，血圧，心電図変化，動悸，胸痛 ●意識状態，活動/運動への意欲 ●疼痛 ●挿入物	●期待されるような活動/運動パターンが得られないことによる弊害はないか
【5】 睡眠/休息	●睡眠パターン ●睡眠導入薬の使用の有無 ●睡眠を阻害する要因の有無（疼痛，環境の変化，不安など）	●睡眠と休息のパターンと質はどうか
【6】 認知/知覚	●疼痛の有無，程度 ●鎮痛薬投与の有無，薬剤の種類，投与量，投与回数，投与頻度 ●感覚：視覚，聴覚，補助手段（眼鏡，補聴器など） ●意識状態，認知機能や見当識の状態 ●注意力，記憶力，集中力，理解力，判断力 ●せん妄の有無 ●危険行動の有無	●認知機能や見当識，感覚の機能に異常はないか ●コミュニケーション能力はどうか ●安楽を障害する要因はあるか，またそれをどのように表現し対処しているか
【7】 自己知覚/ 自己概念	●入院前の思考パターン ●自分自身についてどう思っているか ●インフォームドコンセントの内容と理解，受け止めの様子 ●入院時病棟オリエンテーション，ICU入室前オリエンテーションの内容と理解度 ●視線を合わせるか，声と話し方のパターンや表情はどうか ●イライラしているか	●自己を取り巻く環境と状況をどのようにとらえているか，またそれをふまえて自己をどのように知覚しているか
【8】 役割/関係	●家族構成 ●キーパーソン ●面会者や面会の様子 ●インフォームドコンセントの内容と家族の受け止めの様子 ●職業 ●家庭内・職場・社会活動での役割変化の有無 ●介護保険の申請など社会的資源の利用状況 ●対処が困難な家族問題があるか	●手術侵襲から回復し，社会復帰を目指していく過程で必要な周囲のサポートは十分か ●入院や疾患によって，健康時に担っていた役割が遂行できないことに対する反応はどうか，今後どうしていくのか ●患者を取り巻く周囲の人々が抱えている問題はないか
【9】 セクシュアリティ/ 生殖	●年齢，性別 ●月経の状況，妊娠・出産の状況（女性の場合）	●性について問題が生じていないか
【10】 コーピング/ ストレス耐性	●入院・手術経験の有無 ●緊張やストレスの有無 ●表情，言動 ●出来事をどのように知覚しているか（正確な情報把握か，ゆがんだ知覚はないか） ●コーピングのために利用できる適切な社会的支持はあるか ●ものごとをじっくり相談できる相手はいるか，それは誰か ●普段問題が起きたときは，どのように対処しているのか ●緊張やストレス緩和の方法	●入院による環境の変化，手術，苦痛を生じる治療や疼痛（＝ストレッサー）に対してストレスを感じているか，またそのストレスに対して対処機制は十分か
【11】 価値/信念	●信仰や価値観に関する心配の有無とその内容 ●人生や生活の中で大切にしていることや将来の計画など	●選択や意思決定を導くための価値観，目標，信念（信仰を含む）のパターンについてアセスメントする ●治療方法の選択や，治療に伴う生体反応と経過の受容に関連する価値観や信念はどうか

| 1 情報収集 | 2 情報の整理とアセスメント | 3 全体像の把握から看護問題を抽出 | 4 看護問題の絞り込み | 5 看護計画の立案 | 6 経過記録(SOAP) |

● Aさんの情報の整理とアセスメント

領域	Aさんの情報の整理	アセスメント
【1】健康知覚/健康管理	①膵頭部がん ②糖尿病(経口血糖降下薬を内服中) ③特発性視神経炎(ステロイドを内服中) ④内服薬に関しては理解しておりコンプライアンス良好で、自己管理できていた ⑤飲酒:機会飲酒 ⑥喫煙:なし ⑦アレルギー:なし ⑧「もともと糖尿があるでしょう．だから，手術でまた血糖が上がっちゃうなんて聞くと心配」 ⑨「リハビリすると具合が悪くなるから，やらないほうがよいみたい．痛いし，動きたくない」	●入院前は定期受診や内服の自己管理ができており，健康管理に関する問題はないと考えられる(②③④) ●術後のリハビリテーションに対しては否定的な言動があり，早期リハビリテーションの必要性を理解しスムーズにリハビリテーションが進むように援助することが必要である(⑨) ●手術療法に伴い，退院時にはインスリン導入や食事療法に関する指導が必要になる可能性があり，健康維持のために必要な行動がとれるように支援していく必要がある(②⑧)
【2】栄養/代謝	①身長153cm，体重44kg，BMI 18.7(術前) ②術後体重:48kg(術後1日目)，46kg(術後3日目) ③術前の栄養摂取状況:糖尿病食(1,700kcal)ほぼ全量摂取 ④義歯なし，歯牙の動揺，う歯なし ⑤術前より歯科衛生士の介入あり，専門的口腔ケアを行っている ⑥嚥下機能:問題なし ⑦経静脈栄養療法中で経口では絶飲食 ⑧四肢に軽度の浮腫あり，皮膚は乾燥傾向 ⑨インスリンスライディングスケール使用中 ⑩血糖値:158mg/dL ⑪HbA1c:6.7% ⑫検査データ1:TP 5.2g/dL，Alb 3.1g/dL，Hb 10.8g/dL，Ht 33.9% ⑬体温37.6℃ ⑭挿入ルート・ドレーン:中心静脈カテーテル，末梢静脈路，膀胱留置カテーテル，膵空腸吻合部ドレーン，ウィンスロー孔ドレーン，胃管 ⑮膵管:ロストチューブ ⑯膵空腸吻合部ドレーン:100mL/日 ウィンスロー孔ドレーン:70mL/日 ⑰各ドレーンからの排液の性状は淡血性~漿液性 ⑱ドレーン刺入部はフィルムドレッシング材で密閉されており，滲出液や発赤なし ⑲膵空腸吻合部ドレーン排液のアミラーゼ値:1,852IU/L(術後1日目)→1,025IU/L(術後3日目) ⑳ウィンスロードレーン排液のアミラーゼ値:630IU/L(術後1日目)→193IU/L(術後3日目) ㉑創部は創傷被覆材が貼付されており，剥がれや滲出液は認めない．発赤や腫脹なし ㉒検査データ2:WBC 13,500/μL，CRP 5.21mg/dL，プロカルシトニン0.06ng/mL ㉓PPPD施行，手術時間8時間26分，全身麻酔+硬膜外麻酔 ㉔術中出血量521mL，術中尿量785mL，術中バランス+3,644mL ㉕術中自己血400mL投与 ㉖術中輸血なし ㉗術前呼吸機能検査:%肺活量89.4%，1秒率83.64% ㉘腹部膨満なし ㉙腸蠕動音微弱，排ガスあり，嘔気・嘔吐なし ㉚検査データ3:Plt 17.2万/μL，PT活性%111%，PT-INR 0.95，APTT 33.1秒，FDP 8.1μg/mL，Dダイマー6.0μg/mL ㉛検査データ4:Na 137mEq/L，K 4.2 mEq/L，Cl 103 mEq/L，Ca 8.2mg/dL	●術前のBMIは18.5でやや「やせ」傾向にあり，タンパク・アルブミンのデータからも軽度の低栄養状態であったと判断できる．これは，膵頭部がんにより食物の消化・吸収機能が低下したためと考えられる(①⑫) ●低タンパク，低アルブミン血症に伴い膠質浸透圧が低下し浮腫をきたす可能性や，褥瘡リスクが高いことを念頭にケアを行う必要がある．Aさんの褥瘡リスク要因は，低栄養に加え，安静臥床が続いていること，皮膚が乾燥傾向にあり脆弱であること，各種デバイスが挿入中であることなどが関与している(⑧⑫⑭) ●術後3日目の現在は経静脈栄養療法中であり，必要カロリーは投与されている(⑦) ●糖尿病の既往があり，さらに膵頭十二指腸切除に伴うインスリン分泌量の低下，手術侵襲による異化亢進ホルモンの分泌促進などの影響で血糖コントロールが困難となりやすい状態にある．インスリン投与中であり，低血糖症状にも注意が必要(⑨⑩⑪) ●全身麻酔，手術操作に伴う腸管浮腫，また鎮静薬・鎮痛薬使用による腸管神経叢麻痺や安静臥床に伴って腸蠕動運動が低下する可能性がある．離床を促し腸管運動の回復をはかる必要性があるが，Aさんは早期離床が進んでおらず，腸管麻痺が遷延し術後イレウスとなる可能性がある(㉓㉘㉙) ●術前の咀嚼や嚥下機能に問題はなかったが，手術時の全身麻酔で経口気管挿管されていること，また絶食期間があることなどの影響で術後に嚥下機能が低下する可能性がある．嚥下機能の評価を行い，経口摂取開始時には誤嚥を起こさないように注意する必要がある(④⑤⑥⑦㉓) ●各種デバイスが挿入されていること，術前からステロイド投与中であること，高血糖におちいりやすいこと，腸管運動低下に伴いバリア機能が破綻する可能性があることなどにより感染のリスクが増大している．現在のドレーン排液の状態や検査データは術後経過としては正常範囲内で，明らかな感染徴候を示す所見はない(⑨⑩⑪⑬⑭⑮⑯⑰⑱㉑㉒) ●ドレーン排液は正常で，排液中のアミラーゼの値も低下してきている．後出血，膵液瘻，胆汁瘻，縫合不全などの合併症の所見は今のところ認めないが引き続き経過観察が必要である(⑭⑮⑯⑰⑱⑲⑳㉑㉘)

> **臨床の視点**
>
> 絶食により腸管粘膜が萎縮し，バリア機能が破綻することにより，腸管内細菌が血行性やリンパ行性に体内に侵入し感染を引き起こすバクテリアルトランスロケーションを起こすことがあります．予防のためには早期経腸栄養により腸管粘膜を萎縮させないケアや，腸内細菌叢を整えるケアが必要です．

領域	Aさんの情報の整理	アセスメント
【3】排泄	①膀胱留置カテーテル挿入中 ②利尿薬を使用し，反応は良好 ③尿量2,026mL/日，バランス-514mL/日 ④術中出血量521mL，術中尿量785mL，術中バランス+3,644mL ⑤術中自己血400mL投与 ⑥術中輸血なし ⑦術後1日目に尿量の減少と血圧低下があり，ICUで晶質液と膠質液が投与された ⑧術前体重44kg ⑨術後体重48kg（術後1日目）→46kg（術後3日目） ⑩検査データ：BUN 16mg/dL，Cr 0.71mg/dL ⑪排便なし，嘔気・嘔吐なし	●腎機能は正常であり，尿量は1mL/kg/時間以上保たれている（①②③⑩） ●術前体重からまだプラス2kgであり，開腹手術に伴う水分の不感蒸泄分とサードスペースへ移行する水分の喪失分を想定すると，術中からICU在室中にかけての輸液投与量の除水が完了していない．術後3日目であり，尿の流出が良好であることから，リフィリング*（利尿）期に移行していることが示唆される（②④⑦⑧⑨） ●現在は排便機能に顕在する問題はない．膵臓がん手術では，上腸間膜動脈周囲の神経叢切除・郭清による影響や，膵外分泌機能低下（消化酵素分泌低下）により，術後に難治性の下痢をきたす場合があるので，注意が必要である（⑪）

★ワンポイント **リフィリング（refilling）**

手術侵襲に伴い血管透過性が亢進し，サードスペースへ水分が移動することにより浮腫を生じます．その後，炎症が改善し利尿期へ移行すると血管透過性が正常化し，サードスペースの水分は血管内に戻ってきます．この現象をリフィリングとよび，正常では尿量が増加し全身の浮腫も改善します．しかし腎機能の低下などにより，うまく水分を体外に排泄できないと，心不全や肺水腫などを引き起こすため注意が必要です．

領域	Aさんの情報の整理	アセスメント
【4】活動/運動	①「リハビリすると具合が悪くなるから，やらないほうがよいみたい．痛いし，動きたくない」 ②体動時に疼痛あり ③入院前の運動：ラジオ体操と15〜20分の散歩をほぼ毎日していた ④入院前のADL：すべて自立 ⑤四肢筋力：MMT 5 ⑥理学療法士の介入があり，端坐位を行えている．離床を進めようと立位になったところで意識消失があり，緊急コールでスタッフが駆けつけベッド上へ移動させる．臥床により意識は回復し，その際呼吸・循環に明らかな異常は認めなかった ⑦せん妄が改善し意識状態が安定するまでは，安全のため床上安静の指示あり ⑧意識状態の改善を待ち，離床を進めていく方針 ⑨全介助で全身清拭を行い，セッティングと軽介助で口腔ケアを実施する ⑩呼吸機能検査：%肺活量89.4%，1秒率83.64% ⑪術前から深呼吸訓練器を用いた呼吸訓練を実施 ⑫呼吸音：含気左右差なく良好で副雑音なし ⑬自己排痰あり ⑭術前心機能検査：EF（左室駆出率）70% ⑮術前心電図：正常洞調律 ⑯血圧100/50mmHg，脈拍70回/分（洞調律） ⑰SpO₂ 99%（酸素マスク4L/分投与下） ⑱胸部X線所見：両側に少量の胸水を認める	●入院前のADLは問題なくすべて自立しており，入院前と同等のADLを獲得できるよう，早期から社会復帰を見据えて援助していく必要がある（③④⑤） ●術後疼痛の存在，複数のドレーンやルート類挿入により活動が制限される可能性がある（①②） ●不穏に対する鎮静薬投与や安静臥床に伴う起立耐性能の低下の影響から，離床時の意識消失を引き起こしたと考えられる．今後安静度を拡大していく際には，歩行時の転倒やベッドからの転落のリスクに注意して援助していく必要がある（⑥） **臨床の視点** 臥床状態から起き上がると，下肢に血液が溜まります．その結果，心臓に戻ってくる循環血液量は少なくなり，血圧が低下します．そして，脳血流が低下し眩暈や意識消失などを起こします．通常では，下肢の筋ポンプ作用や圧受容体反射による血管収縮作用により，起き上がっても血圧が低下しないように調節されています．しかし安静臥床によりこの反応が低下し，調節がうまくいかなくなることがあります． ●不穏に対して鎮静薬が投与されていること，せん妄により昼夜の睡眠覚醒リズムが崩れ日中傾眠傾向にあることなどから日中は臥床で過ごすことが多く，安静が制限され早期離床が進んでいない状態（⑦⑧）

ADL：activities of daily living, 日常生活動作
MMT：manual muscle test, 徒手筋力テスト

領域	Aさんの情報の整理	アセスメント
【4】 活動/運動	⑲術前の四肢血栓検索超音波検査では，明らかな深部静脈血栓は指摘されていない ⑳術後床上安静中は弾性ストッキングの装着で血栓予防がなされている ㉑検査データ：Plt 17.2万/μL，PT活性% 111%，PT-INR 0.95，APTT 33.1秒，FDP 8.1μg/mL，Dダイマー 6.0μg/mL ㉒血液ガス分析データ | pH | 7.495 | | $PaCO_2$ | 30.6Torr | | PaO_2 | 92.8Torr | | HCO_3^- | 23.1mEq/L | | BE | -0.2mEq/L | | Lac | 1.8mmol/L |	●早期離床が進まず，安静臥床が続くことにより，呼吸器合併症や創傷治癒遷延，筋力低下，褥瘡発生，深部静脈血栓症などのリスクが高まる（⑥⑦⑧⑳㉑） ●%肺活量が80%以下で拘束性障害，1秒率が70%以下で閉塞性障害とされる．術前の呼吸機能に問題はないが，過大侵襲術後であり呼吸器合併症のリスクがある．胸部X線にて少量の胸水が認められ，仮に利尿期にうまく体外へ水分が排泄されないと，胸水が増える可能性があり，胸水により酸素化が悪化する可能性がある．現在は酸素投与下で酸素化は維持できており，呼吸状態に明らかな異常は認めない．離床に伴い安静度が拡大されると，酸素消費量が増大し呼吸苦が出現する可能性があり注意が必要である（⑩⑪⑫⑬⑰⑱） ●術前の左室収縮能は正常で問題ない．術後である現在は，生体侵襲により循環血液量の不足または過剰により心不全や不整脈を起こす可能性があり，注意が必要である（⑭⑮⑯）
【5】 睡眠/休息	①不穏のため，ICUでは夜間に鎮静薬を投与していた ②夜間つじつまの合わない言動が増え，過活動になっている ③疼痛があり，入眠できない ④日中は傾眠傾向で，臥床して過ごすことが多い ⑤せん妄に対してハロペリドールを頓用で投与している	●過大侵襲術後であること，ICU入室という環境の変化，疼痛などの要因からせん妄におちいったと考えられる．せん妄により睡眠覚醒リズムが崩れ，夜間の過活動と日中の傾眠状態をきたしている（①②③④） ●睡眠覚醒リズムの崩れは，さらにせん妄を助長する要因となるため，サーカディアンリズムを整え，夜間の安寧と日中の活動を促していく必要がある（③④⑤）
【6】 認知/知覚	①「起きると痛いよ．全部痛いに決まってんだろ」「こんなに痛いのは初めてだよ」 ②「ここは病院だよ」「手術？ それはしていない．覚えていない」 ③「何でこんなことするんだよ．はずしてよ．早くしてよ」 ④「火事だよ，火事．ほら見てみな，煙出てるでしょ．私を信用しないんだから」 ⑤硬膜外鎮痛により，安静時は概ね疼痛コントロールできているが，体動時には疼痛が増強し，追加で鎮痛薬を投与している ⑥特発性視神経炎の既往あるが視力の明らかな低下なし ⑦聴力：難聴なし ⑧夜間になると不穏行動を認め，攻撃的な言動やつじつまの合わない言動が聞かれる ⑨ルート類を気にしており，ドレーン類を触ったり，時折引っ張ろうとする様子があるため，両上肢にグローブ抑制を装着している ⑩せん妄に対してハロペリドールを頓用で投与している	●硬膜外鎮痛を行っているが体動時の創部痛があり安楽を障害されている．疼痛はせん妄を助長させ，離床の妨げとなり，侵害刺激により交感神経を興奮させ酸素消費量の増加や代謝を亢進させる．また疼痛により排痰や深呼吸が困難となり，低換気による酸素化の悪化や呼吸器合併症を引き起こす可能性がある．疼痛の評価と疼痛緩和が必要である（①⑤） ●せん妄により認知機能が低下し，見当識が保たれていない．治療に対する理解を得られず，自己抜去や転倒・転落などの危険性がある．Aさんはさまざまな重要ルート類が挿入されている状況にあり，これらの予定外抜去によりAさんに与える影響は多大である．安全に入院生活が送れるように配慮する必要がある（②③④⑧⑨）

領域	情報を集める視点	アセスメントの視点
【7】 自己知覚/自己概念	①「膵臓がんてのは，厄介ですね」「がんが取りきれると願っています．先生に任せるしかないからね．よろしくお願いします」（術前） ②術前のインフォームドコンセントではStage ⅠかStage Ⅱと説明されている ③手術関連死亡リスクは2.9％と説明されている ④術後のインフォームドコンセント内容（夫，長男へ）：予定通り膵頭十二指腸切除を行った．腫瘍はかなり大きいものだったが，周囲への浸潤や遠隔転移はなく切除することができた．今後は術後合併症に注意して管理していく ⑤術後本人に対してはベッドサイドで無事に手術が終わった旨が伝えられた	●術前のインフォームドコンセント内容は十分理解できており，手術によりがんを切除し回復したいという希望がある（①②③） ●術後は夫，長男に対して手術内容が話されており，本人には詳細なインフォームドコンセントは実施していない．闘病意欲を高め，積極的にリハビリテーションに取り組むことができるよう，認識を確認し，情報不足がある場合には補っていく必要がある（④⑤）
【8】 役割/関係	①職業：主婦 ②夫は自営業で，夫の個人事務所を手伝うという役割がある ③夫（自営業）と2人暮らしでキーパーソンは夫 ④長男は独立して別居しているが手術当日には面会あり，関係は良好 ⑤毎日夫の面会あり ⑥術前のインフォームドコンセント時に患者が目を潤ませており，夫は「手術でよくなるんだからさ」と患者を励ましている様子がみられる ⑦退院後は夫と協力して食事の準備をする予定 ⑧「夫の食事がまだ用意できてないの，準備しなくちゃ．困っちゃうわね」「もう朝ごはん食べたの？　早くしなくっちゃ．だからそこどいてよ」（せん妄時）	●退院後のインスリンおよび内服管理や適切な食生活への行動はＡさんの健康維持にとって重要である．夫は状況を理解しており，協力的な姿勢がみられるため，夫から必要な支援を受けられると考えられる（③⑤⑥⑦） ●長男との関係は良好だが，独立しており夫と2人暮らしであるため，キーパーソンである夫の精神的負担が増大する可能性がある．また身体的にも毎日の面会や付き添いにより疲労が蓄積する可能性があり，夫が精神的・身体的に安寧をはかれるように配慮する必要がある（③④⑤） ●Ａさんの発言から，主婦であることや自営業である夫を支援するという役割を遂行できていないことに対する潜在的な不安があると考えられる（①②⑧）
【9】 セクシュアリティ/生殖	①68歳，女性 ②子どもが1人いる	●問題なし
【10】 コーピング/ストレス耐性	①手術歴，ICU入室歴なし ②術前のインフォームドコンセント時には目を潤ませる様子があるが，不明な点や不安の訴えは聞かれない．インフォームドコンセント時には夫がそばに寄り添っている ③術前に不明な点や不安なことなどについて質問すると「大丈夫です．あとはもうお任せするしかないです．よろしくお願いします」と発言あり，表情は穏やか ④ICU入室前オリエンテーションでは，希望があり入室前ICU見学を実施．オリエンテーション時に不安の表出なく，穏やかな表情	●夫の支えがあり，術前の不安を軽減することができている．しかし，予後不良であるという疾患の特徴や過大侵襲手術であることを考慮すると，Ａさんにとっては初めて経験する大きなストレスであり，効果的なコーピングができているかアセスメントし，適応できるように支援していく必要がある（①②③④）
【11】 価値/信念	①無宗教 ②趣味：家庭菜園	●問題なし

✼ 統合アセスメント

　Aさんは，膵頭部がんにより胆管が閉塞され閉塞性黄疸と胆管炎を呈していました．これに対して，経皮経管胆道ドレナージ（PTCD）が行われており，胆汁が体外に排泄されることにより，ビタミンKが欠乏し出血傾向におちいりやすい状況でした．そのため，術後早期は，出血や膵液瘻による仮性動脈瘤の形成にともなう大量出血などの出血性の合併症に注意が必要な状況です．

　Aさんは，既往に糖尿病があること，術前からステロイドを服用していたこと，侵襲に対する生体反応として血糖を上昇させる方向に働くこと，膵切除で膵内分泌機能が低下することなどにより高血糖におちいりやすい状態です．そして，高血糖に対してはインスリンが投与されるため，医原性に低血糖におちいる可能性もあり，血糖が不安定になりやすい状態です（＃1血糖不安定リスク状態）．

　高血糖状態では創傷治癒が遷延し，さらに免疫能の低下により感染のリスクが高まります．

　本事例の術式では，縫合不全や膵液瘻に伴う腹腔内感染のリスクがあること，またそういった合併症の早期発見や予防のために数多くのドレーンが挿入されていることにより感染リスクが非常に高い状態であるといえます（＃3感染リスク状態）．

　また，この手術は過大侵襲ですので，広範囲の手術創や各種デバイス（ドレーンやカテーテル類）の挿入により疼痛を生じることが予測されます．実際にAさんは，硬膜外鎮痛を行っているにもかかわらず，疼痛を訴えています（＃4急性疼痛）．

　過大侵襲術後であること，疼痛の存在，ICU入室という環境の変化などの要因によりAさんは術後せん妄を発症してしまいました．

　せん妄により，認知機能の低下，睡眠覚醒リズムの障害（日中の傾眠傾向と夜間の不眠），不穏などの症状が現れています．このような状態では，療養上の指示が守れず安全に過ごすことが困難となります（＃5身体損傷リスク状態，＃6転倒転落リスク状態）．そのため，過活動に対して鎮静薬が投与されました．

　せん妄による認知機能の低下や鎮静薬の影響，また起立耐性能の低下により，早期リハビリテーションが進められていません（＃2活動耐性低下）．早期リハビリテーションが進まないと，安静臥床期間が長くなり，褥瘡リスクや術後イレウス，肺炎や無気肺などの呼吸器合併症，血栓塞栓症，創傷治癒の遷延などの術後合併症のリスクが増大するため注意が必要です（＃7褥瘡リスク状態，＃8消化管運動機能障害リスク状態，＃9術後回復遅延リスク状態）．

✼ 目標

血糖値が目標範囲内にコントロールされ，合併症を起こさずに離床が進む

全体像の把握から看護問題を抽出

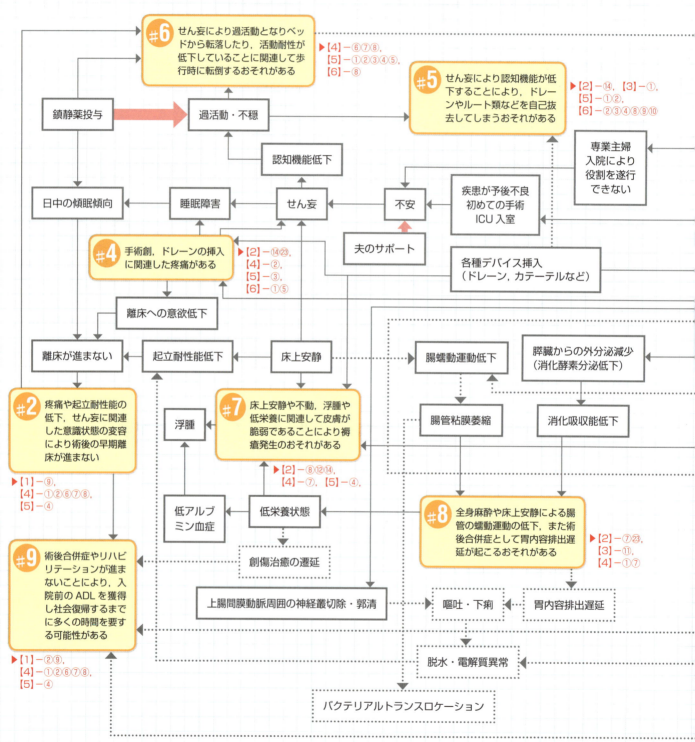

関連図

| 1 情報収集 | 2 情報の整理とアセスメント | **3 全体像の把握から看護問題を抽出** | 4 看護問題の絞り込み | 5 看護計画の立案 | 6 経過記録（SOAP） |

凡例

- ☐ 疾患
- ☐→ 生じていること
- ⌐⌐→ 予測すること
- ☐ 看護問題
- ⇒ 治療・検査
- ▶【●】-○○○ ゴードンの機能的健康パターンに沿ってアセスメントした情報

Aさん 68歳 女性

- 二次的合併症（外傷, 出血, 骨折）
- 膵頭部がん
  - 胆管閉塞 → 胆管拡張, 肝障害
- 糖尿病
- 特発性視神経炎

幽門輪温存膵頭十二指腸切除術 ＋ Child変法再建術

- ステロイド投与 → 免疫力の低下
- インスリン投与 → 低血糖
- 膵臓からの内分泌減少（インスリン分泌減少）→ 高血糖
- 血栓塞栓症
- 全身麻酔
- 閉塞性黄疸
  - 膵液瘻 → 膵液による組織の自己消化 → 仮性動脈瘤 → 術後出血
  - 縫合不全
  - 経皮経管胆道ドレナージ（PTCD）
  - ビタミンK欠乏に伴うプロトロンビン活性の低下
- 気道分泌物喀出困難 分泌物貯留 → 非効果的気道浄化 → 呼吸器合併症（無気肺, 肺炎）
- 炎症性サイトカイン↑ カテコールアミン↑ 抗利尿ホルモン↑ グルカゴン↑ コルチゾール↑
- 血管透過性亢進 → サードスペースへの水分貯留 → 浮腫 → リフィリング → 尿量増加
- 尿量減少
- 水分出納のアンバランス 不足：血圧低下 過剰：心不全・肺水腫
- 循環動態の異常 → 出血性ショック

看護問題

#3 手術創, 各種ドレーンやルート類の挿入や高血糖に関連して感染のおそれがある
▶【1】-②,【2】-⑩⑫⑬⑭⑮⑯⑰⑱㉑㉒㉓,【3】-①

#1 原疾患と手術侵襲の影響により血糖値が不安定になるおそれがある
▶【1】-①②③⑧,【2】-⑩⑪㉓

623

✳ 抽出した看護問題

#1 原疾患と手術侵襲の影響により血糖値が不安定になるおそれがある
NANDA-Iでは ➡ 栄養：血糖不安定リスク状態
（危険因子：身体的健康状態の悪化，不十分な血糖値モニタリング）

◆高血糖になりやすく，かつ低血糖になるリスクもある

既往に糖尿病があり，さらに膵頭部がんにより膵内分泌機能が低下している状態です．また今回，膵切除に伴いさらに膵内分泌機能が低下すること，手術という生体侵襲により異化ホルモンが亢進することにより，さらに高血糖となりやすい状態です．そして高血糖に対してはすでにインスリンが投与されており，インスリン感受性の変化に伴い低血糖となるリスクもあり，血糖値が正常範囲から逸脱しやすい状態にあるといえます．

#2 疼痛や起立耐性能の低下，せん妄に関連した意識状態の変容により術後の早期離床が進まない
NANDA-Iでは ➡ 活動/休息：活動耐性低下
（関連因子：床上安静）

◆術後合併症予防や早期回復のため早期リハビリテーションは重要！

早期リハビリテーションはさまざまな術後合併症の予防や手術侵襲からの早期回復のために重要です．しかし，現在はせん妄に伴い使用された薬剤の影響や起立耐性能の低下などの影響でリハビリテーションが進んでいません．

入院前と同等のADLを獲得するために必要な生理的または心理的エネルギーが不足した状態であると考えられます．

#3 手術創，各種ドレーンやルート類の挿入や高血糖に関連して感染のおそれがある
NANDA-Iでは ➡ 安全/防御：感染リスク状態
（危険因子：皮膚統合性の変化，慢性疾患）

◆感染のリスクとなる要因が複数ある状態である

術後は，合併症の早期発見や予防の目的でさまざまなドレーンが挿入されます．これらドレーンの不潔操作により，逆行性に感染を起こすリスクがあります．また，Aさんは経口摂取開始前であり，経静脈的に栄養を投与したり，術後管理に必要なさまざまな薬剤を投与するために中心静脈カテーテルが挿入されており，カテーテル関連血流感染のリスクがあります．

また膀胱留置カテーテルも挿入されており，尿路感染のリスクも懸念されます．

また高血糖状態では好中球による貪食能の低下や免疫反応の低下により，感染のリスクがさらに増大します．

手術創，ドレーンの挿入に関連した疼痛がある
NANDA-Iでは　➡　**安楽：急性疼痛**
（関連因子：身体損傷要因）

◆ **Aさんが安楽に過ごせるように援助が必要**

　硬膜外鎮痛法と経静脈的な鎮痛薬の投与で鎮痛をはかっていますが，体動時に疼痛が増強してしまう様子です．疼痛は侵害刺激となり，交感神経を賦活化させて血圧を上昇させたり，酸素消費量を増大させてしまうばかりでなく，せん妄発症の誘因ともされています．疼痛コントロールにより，Aさんが安楽に過ごせるように援助する必要があります．

**せん妄により認知機能が低下することにより，
ドレーンやルート類などを自己抜去してしまうおそれがある**
NANDA-Iでは　➡　**安楽／防御：身体損傷リスク状態**
（危険因子：認知機能の変化）

◆ **予定外抜去は出血や合併症リスクの増大を引き起こす可能性がある**

　せん妄により，睡眠覚醒リズムが崩れ，日中の傾眠傾向と夜間の過活動がみられます．認知機能の低下により，とくに不穏状態のときにはドレーンやルート類を自己抜去してしまう危険性があります．
　Aさんに挿入されているドレーンやルート類は，予定外抜去により出血を起こしたり，術後合併症のリスクを増大させたりとAさんに与える影響が大きいものばかりです．ドレーンやルート類の自己抜去により健康を損なうおそれのある状態であると考えられます．

**せん妄により過活動となりベッドから転落したり，
活動耐性が低下していることに関連して歩行時に転倒するおそれがある**
NANDA-Iでは　➡　**安全／防御：転倒転落リスク状態**
（危険因子：起立性低血圧，薬剤，認知機能の変化，年齢65歳以上）

◆ **せん妄時の過活動や起立時のめまいやふらつきがみられる可能性がある**

　せん妄による不穏状態では，体動が活発となりベッドから転落するリスクがあります．
　またAさんは，活動耐性が低下している状態にあり，リハビリテーションが進んでいない状態です．起立時の意識レベルの低下や血圧低下などにより，めまいやふらつきがみられる可能性があります．せん妄に対して鎮静薬を投与していることも，転倒のリスクになります．

#7 床上安静や不動，浮腫や低栄養に関連して皮膚が脆弱であることにより褥瘡発生のおそれがある

NANDA-Iでは ➡ 安全/防御：褥瘡リスク状態
（危険因子：可動性の低下，浮腫，栄養不良）

◆**長時間の同一体位やルート類による圧迫に注意が必要**

　リハビリテーションが進まずベッド上で過ごす時間が多くなり，同一体位による圧迫が加わることにより褥瘡のリスクがあります．Aさんはさまざまなデバイスが挿入されており，デバイスによる機械的な圧迫にも注意が必要です．

　また，手術侵襲によりサードスペースに体液が貯留することによる浮腫や，膵外分泌機能および消化管機能低下に伴う低栄養状態により皮膚は脆弱となり，さらに褥瘡発生のリスクは高まります．

 #8 全身麻酔や床上安静による腸管の蠕動運動の低下，また術後合併症として胃内容排出遅延が起こるおそれがある

NANDA-Iでは ➡ 排泄と交換：消化管運動機能障害リスク状態
（危険因子：不動状態，糖尿病，薬剤）

◆**早期離床が進まず，腸蠕動運動が低下することは術後合併症につながりうる**

　全身麻酔の影響や，早期離床が進まず床上安静が続くことにより術後イレウスを起こす危険性があります．さらに，この術式の術後合併症のひとつとして胃内容排出遅延（p.611）が懸念されます．
　また，膵外分泌の低下により消化吸収能が低下することや，上腸間膜動脈周囲の神経叢切除により下痢を起こすリスクがあり，消化管運動機能の低下に関連した嘔吐・下痢により脱水や電解質異常をきたすおそれがあります．

 #9 術後合併症やリハビリテーションが進まないことにより，入院前のADLを獲得し社会復帰するまでに多くの時間を要する可能性がある

NANDA-Iでは ➡ 安全/防御：術後回復遅延リスク状態
（危険因子：糖尿病，可動性障害，疼痛，長時間にわたる外科的処置，術後心理的障害）

◆**顕在する問題を早期解決し，社会復帰を見すえたケアを行う**

　この術式は侵襲が大きく，さまざまな合併症が起こるリスクがあります．Aさんは現在，リハビリテーションが進まないことによりさらに術後合併症リスクが高くなり，入院前の健康な状態に回復するまでの日数が延長するおそれがあります．

　既往に糖尿病があること，疼痛があること，広範囲の手術であること，せん妄があること，活動耐性が低下していることなどはすべて術後回復遅延の危険因子です．
　顕在する問題を早期に解決し，Aさんの社会復帰を見据えたケアを行っていく必要があります．

4 看護問題の絞り込み

✳ 抽出した看護問題

#1 原疾患と手術侵襲の影響により血糖値が不安定になるおそれがある

#2 疼痛や起立耐性能の低下，せん妄に関連した意識状態の変容により術後の早期離床が進まない

#3 手術創，各種ドレーンやルート類の挿入や高血糖に関連して感染のおそれがある

#4 手術創，ドレーンの挿入に関連した疼痛がある

#5 せん妄により認知機能が低下することにより，ドレーンやルート類などを自己抜去してしまうおそれがある

#6 せん妄により過活動となりベッドから転落したり，活動耐性が低下していることに関連して歩行時に転倒するおそれがある

#7 床上安静や不動，浮腫や低栄養に関連して皮膚が脆弱であることにより褥瘡発生のおそれがある

#8 全身麻酔や床上安静による腸管の蠕動運動の低下，また術後合併症として胃内容排出遅延が起こるおそれがある

#9 術後合併症やリハビリテーションが進まないことにより，入院前のADLを獲得し社会復帰するまでに多くの時間を要する可能性がある

優先すべき看護問題

優先順位 1 ＃1 原疾患と手術侵襲の影響により血糖値が不安定になるおそれがある

なぜ？ 高血糖は術後合併症のリスクを高め，低血糖では最悪の場合には生命維持が困難となるため

高血糖により，創傷治癒の遷延や易感染，縫合不全，血栓塞栓症などのリスクが増大します．一方，細胞のエネルギー代謝には糖が必要で，とくに脳や神経系，酸素運搬に重要な働きをしている赤血球などは糖を主なエネルギー源としています．よって糖は，生命維持に欠かせない物質であり，枯渇すると生命危機に直結する可能性があります．通常，血糖値が50mg/dLを下回ると中枢神経系の機能が低下し，さらに低血糖が進むと昏睡にいたるといわれています．そのため，膵がん術後の看護において血糖コントロールは優先度が高いと考えます．

優先順位 2 ＃2 疼痛や起立耐性能の低下，せん妄に関連した意識状態の変容により術後の早期離床が進まない

なぜ？ 早期離床の遅延は合併症リスクを高め，術後の回復過程に大きく影響を及ぼすため

早期離床は，肺炎や無気肺などの呼吸器合併症，腸管蠕動運動の低下によるイレウス，深部静脈血栓症などの術後合併症予防のために重要です．

しかし，Aさんはせん妄，疼痛，起立耐性能の低下などの影響でリハビリテーションが進んでいない状態です．

離床遅延はすでに顕在化している問題であり，対応の遅れにより術後の回復遅延に直結するため優先度が高くなります．

離床を阻害する因子を除去し，リハビリテーションが安全に進められるように援助することが求められます．

優先順位 3 ＃3 手術創，各種ドレーンやルート類の挿入や高血糖に関連して感染のおそれがある

なぜ？ 感染を合併した場合，Aさんにとってはさらなる生体侵襲となり，生命危機に直結する可能性があるため

Aさんは，膵臓がん手術という大きな生体侵襲が加わっている状態です．この状態では，侵襲ストレスに抗するため生体の代償機転が働き，なんとか恒常性を維持しています．ここで感染を起こすと，それ自体が新たな生体侵襲となり（セカンドアタックとよばれます），代償できる限界を超えてしまうと，最悪の場合は生命維持が困難となる危険性があります．

手指衛生の徹底や標準予防策の遵守などの基本的な行為が，感染対策が成功するか否かに大きくかかわっています．看護師は常にベッドサイドで患者さんと接しているため，適切な感染予防策を講じることや，異常の早期発見と早期対応をすることが必要です．

| 1 情報収集 | 2 情報の整理とアセスメント | 3 全体像の把握から看護問題を抽出 | **4 看護問題の絞り込み** | 5 看護計画の立案 | 6 経過記録（SOAP） |

優先順位 4

#4 手術創，ドレーンの挿入に関連した疼痛がある

なぜ？ 疼痛により離床が遅れたり，せん妄が悪化したりする可能性があるため

疼痛により安楽が障害された状態では，闘病意欲が低下してしまいます．さらに離床時に疼痛が増強したりすると，次回の離床機会にその経験を思い出し，リハビリテーションに対するモチベーションが低下してしまいます．

また，疼痛はせん妄の促進因子ですので，すでに発症しているせん妄を悪化させ，せん妄からの離脱を困難にします．

さらに疼痛による侵害刺激は交感神経を賦活化し，呼吸や循環の状態に悪影響を及ぼす可能性もあります．

疼痛は主観的なものですので，訴えを傾聴したり表情をよく観察するなどして疼痛評価を行い，緩和できるよう援助する必要があります．

優先順位 5

#5 せん妄により認知機能が低下することにより，ドレーンやルート類などを自己抜去してしまうおそれがある

なぜ？ 重要なドレーンやルート類の予定外抜去により，Aさんに及ぼす影響が大きいため

術後に挿入されているドレーンには，合併症の予防や早期発見の目的があります．それらが予定外に抜去されてしまうことにより，排出されるべき滲出液が体内に貯留したり，縫合部の減圧が不十分になったり，体内で起きた変化を鋭敏に察知できなくなったりするため，Aさんに与える影響は多大です．

また自己抜去ではドレーンやルート類を無理やり引っ張るため，縫合糸により皮膚を損傷したり，カテーテル自体が切断されて体内に残存したり，予想外に多量に出血したりします．そのため，体内に残存したデバイスを回収したり，必要なドレーンを再挿入するなどの外科的処置が必要になる場合もあります．

訪室の回数を増やす，声かけや説明を密にする，固定方法を工夫するなどして自己抜去を予防することが必要です．必要と判断された場合は，やむを得ず身体抑制を実施するケースもあります．

優先順位 6

#6 せん妄により過活動となりベッドから転落したり，活動耐性が低下していることに関連して歩行時に転倒するおそれがある

なぜ？ 転倒や転落により，外傷やドレーン・ルート類の予定外抜去を起こし，術後回復に影響を及ぼす可能性があるため

転倒や転落により，骨折や頭蓋内またはその他の出血などの二次的な合併症が生じる可能性があります．それにより，リハビリテーションの遅れから術後回復が遅延するのみでなく，二次的合併症に対する追加治療が必要になり，入院期間が延長してしまうことになります．

見守りの強化や環境整備，離床センサーやモニターなどのツールを用いることなどによって，安全に療養生活を送れるように援助します．

#7 床上安静や不動，浮腫や低栄養に関連して皮膚が脆弱であることにより褥瘡発生のおそれがある

 褥瘡予防のための愛護的な看護ケアにより，皮膚トラブルを回避することが可能であるため

適切な褥瘡対策を講じることは，医療安全対策や感染対策と同様，すべての入院患者さんに提供されるべき基本的な看護ケアであり，入院基本料の算定要件に含まれています．とくに術後の早期離床が進んでおらずベッド上で過ごすことが多い現在は，褥瘡リスクが高くなっていますので，皮膚トラブルを起こさないよう十分に配慮します．

入院中は常に対策を講じるべき問題ですが，現在は術後急性期に特徴的な他の問題の優先度が高くなっています．

経過観察が必要な看護問題

#8 全身麻酔や床上安静による腸管の蠕動運動の低下，また術後合併症として胃内容排出遅延が起こるおそれがある

 術後3日目である現在は他の問題の優先度のほうが高く，経口摂取を開始する時期に優先度が高くなる問題であるため

術後合併症の出現がないことを確認し，飲水から開始して徐々に経口摂取を進めていきます．離床遅延が遷延すると術後イレウスのリスクは高まりますが，#2でリハビリテーションが進むように支援することで解決可能ですので，この問題自体の現在の優先度はそれほど高くはありません．回復過程が進み，経口摂取を開始する時期までは経過観察でよいと考えます．

#9 術後合併症やリハビリテーションが進まないことにより，入院前のADLを獲得し社会復帰するまでに多くの時間を要する可能性がある

 合併症予防や早期リハビリテーションを進めることにより，早期回復が見こめるため

術後3日目である現在は，合併症の出現なく経過できています．リハビリテーションがなかなか進まないということは懸念材料としてありますが，術後回復過程に大きく影響を及ぼすような顕在する問題は認めません．現在は，より優先度の高い他の問題を1つずつクリアしていくことが，社会復帰への近道であると考えます．

| 1 情報収集 | 2 情報の整理とアセスメント | 3 全体像の把握から看護問題を抽出 | 4 看護問題の絞り込み | 5 看護計画の立案 | 6 経過記録(SOAP) |

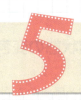

5 看護計画の立案

O-P：Observation Plan，観察計画
T-P：Treatment Plan，治療計画
E-P：Education Plan，教育・指導計画

優先順位 1

#1 原疾患と手術侵襲の影響により血糖値が不安定になるおそれがある

期待する結果：血糖値が医師の指示範囲内（一般的には100mg/dL～220mg/dL前後）で経過する

	具体策	根拠と注意点
O-P	①栄養摂取状況（経静脈栄養または経口摂取） ②血糖値 ③電解質 ④インスリン投与量 ⑤高血糖症状の有無（口渇，脱水，倦怠感，頭痛，嘔吐など） ⑥低血糖症状の有無（意識障害，脱力感，冷汗，震え，動悸など） ⑦尿糖，尿中ケトン体 ⑧HbA1c ⑨感染徴候の有無 ⑩創部の状態	①②⑧厳密な血糖コントロールのために，投与カロリーと血糖値の変動を知る必要がある ⑤⑥高血糖または低血糖になることがあるため，症状を観察する必要がある ③⑦高血糖により糖尿病性ケトアシドーシスとなる可能性があるため ⑨⑩高血糖により感染のリスクが高まることや創傷治癒が遷延する可能性があるため
T-P	①経静脈栄養投与時は，輸液ポンプを用いて確実に栄養剤を投与する ②インスリンスライディングスケールに準じて，適切に血糖測定を行う ③血糖値は決められた方法で適切に記録に残す ④インスリンスライディングスケールに準じて，適切にインスリンを投与する ⑤インスリン投与時は，複数の看護師でダブルチェックを行う ⑥低血糖発作時は，すみやかに医師に報告し，指示されたブドウ糖液の静脈注射または経口摂取を行う	①栄養投与量が予期せず変化することにより血糖値が変動することを防ぐため ②③適切に血糖値をモニタリングし，血糖値の変動を多職種で情報共有するため ④⑤インスリンはハイリスク薬であり，誤投与を防ぐため ⑥早期対応が必要であるため
E-P	①低血糖または高血糖症状について説明し，異常時はすみやかにスタッフに伝えるよう指導する ②経口摂取開始に伴い，管理栄養士と協働し栄養指導を行う ③インスリン自己注射導入の必要性がある場合，導入時の指導を行う ④栄養指導やインスリン自己注射の指導時は，夫も同席してもらい協力が得られるよう両者に指導を行う	①～④社会復帰に向け，自己管理ができるように支援する

優先順位 2 #2 疼痛や起立耐性能の低下，せん妄に関連した意識状態の変容により術後の早期離床が進まない

期待する結果：リハビリテーションが安全に進み，退院までに入院前と同等のADLを獲得することができる

	具体策	根拠と注意点
O-P	①バイタルサイン（安静時，離床前後） ②呼吸状態 ③心電図 ④意識レベル ⑤睡眠状態 ⑥離床中の訴え（不快感，倦怠感，疲労感，動悸，呼吸苦，めまい，ふらつき，脱力など） ⑦安静度指示 ⑧リハビリテーションの進捗状況 ⑨入院前のADL ⑩現在のADL ⑪四肢筋力 ⑫疼痛の有無，程度 ⑬疼痛緩和方法 ⑭リハビリテーションへの意欲	①～⑥安静度拡大に伴う身体反応を知るため ⑦医師の指示範囲を超えて安静度を拡大することはできないため．もし安静度を拡大し得る状況であると判断した場合は，その根拠を医師に伝え，指示を変更してもらう必要がある ⑫⑬疼痛は離床を妨げる要因となるため ⑭患者自身が積極的にリハビリテーションに参画することが必要であるため
T-P	①日毎に理学療法士と協働しリハビリテーションの目標を設定し，患者と共有する ②離床プロトコールやクリニカルパスがある場合は，内容に準じてリハビリテーション計画を立案する ③活動量は無理のない範囲で設定し，徐々に拡大していく ④離床が進まない場合は，床上で関節可動域訓練や自動運動および他動運動を行い筋力の低下を防ぐ ⑤リハビリテーション施行時は複数のスタッフで介入する ⑥リハビリテーション施行前にルートやドレーン固定を確実に行い，施行中はデバイス類に過度な緊張がかからないように配慮する ⑦リハビリテーション施行時にバイタルサインの変動や気分不快などを生じた場合には，すみやかに中止し，症状が回復するまで安静臥床とする ⑧SpO₂低下時は，医師の指示のもと必要な酸素投与を行う ⑨必要時は医師の指示のもと，リハビリテーション施行前に鎮痛薬を投与する ⑩環境整備（ベッド周囲や廊下に運動を阻害するものがない，動きやすい服装・履物の着用） ⑪必要な補助具を準備する（歩行器，端坐位時に支えるクッションなど）	①多職種連携は必要不可欠であるため ①②③患者状態に応じて目標を設定することにより，リハビリテーションへの意欲が増し，確実に段階を経てステップアップするため ⑤⑥⑦⑧⑩デバイスの予定外抜去や転倒などのリハビリテーションに関連した危険を回避し，リハビリテーションを安全に行うため ④筋力低下や廃用を防止するため ⑨リハビリテーション時の疼痛の増強は，患者の意欲減退を招き，離床が進まない要因となるため
E-P	①早期離床の必要性を説明し理解を促す ②疼痛は我慢しなくてよいこと，鎮痛薬が使用できることを伝える ③疼痛を緩和する方策の指導（呼吸法，疼痛部を用手的に保護する，過度に腹筋を緊張させないなど）	①～③患者自身がセルフコントロールできるように支援することが必要であるため

| 1 情報収集 | 2 情報の整理とアセスメント | 3 全体像の把握から看護問題を抽出 | 4 看護問題の絞り込み | **5 看護計画の立案** | 6 経過記録 (SOAP) |

優先順位 3　**#3 手術創，各種ドレーンやルート類の挿入や高血糖に関連して感染のおそれがある**

期待する結果：感染を起こさない（手術部位感染，カテーテル関連血流感染，尿路感染，肺炎）

	具体策	根拠と注意点
O-P	①バイタルサイン ②随伴症状の有無（悪寒・戦慄，熱感，疼痛，頭痛，頭重感，倦怠感，チアノーゼなど） ③皮膚温の変化 ④検査データ（WBC，CRP，プロカルシトニン，細菌検査結果） ⑤創部の状態（発赤，熱感，腫脹，疼痛の有無，滲出液の量・性状・臭気） ⑥各ドレーン排液の量・性状・臭気 ⑦ドレーン刺入部の状態（発赤，熱感，腫脹，疼痛の有無） ⑧中心静脈カテーテル刺入部の状態（発赤，熱感，腫脹，疼痛の有無） ⑨尿の量・性状（色調，浮遊物・混濁の有無） ⑩呼吸状態，肺音，SpO₂低下，X線所見 ⑪嚥下機能 ⑫血糖値 ⑬栄養状態（TP, Alb） ⑭ショック症状の有無 ⑮抗菌薬使用状況 ⑯下痢の有無 ⑰便培養検査	①②③④感染徴候を早期発見するため ⑤手術部位感染を早期に発見するため ⑥⑦腹腔内感染を早期に発見するため ⑧カテーテル関連血流感染を早期に発見するため ⑨尿路感染を早期に発見するため ⑩⑪誤嚥による呼吸器感染症を早期に発見するため ⑫高血糖により感染のリスクが増大するため，注意を要する ⑬低栄養により感染のリスクが増大するため，注意を要する ⑭感染により敗血症になると，敗血症性ショックにおちいる可能性があるため ⑮⑯⑰MRSA腸炎などの感染性腸炎になる可能性があるため
T-P	①手指消毒を確実に行う ②標準予防策を遵守する ③身体の保清 ④環境整備により環境表面を清潔に保つ（床頭台，ベッド柵，ドアノブ，洗面台周囲など） ⑤ドレーン排液管理時は清潔操作で行う ⑥ドレーン排液管理時や創傷処置時は適切なPPE（手袋，マスク，エプロン，ガウン，フェイスシールドなどの個人防護具）を装着する ⑦ドレーンはドレナージ部位より低い位置で固定する ⑧ドレーン刺入部はフィルムドレッシング材で覆い，汚染時はすみやかに交換する ⑨中心静脈カテーテル刺入部はフィルムドレッシング材で覆い，汚染時はすみやかに交換する ⑩中心静脈カテーテルから薬剤を投与する際は無菌的に行う ⑪指示された抗菌薬を確実に投与する ⑫急な発熱時やドレーンの異常など感染が疑われる場合はすみやかに医師に報告する	①②水平感染を起こさないよう，手指消毒と標準予防策が感染予防の基本であるため ⑤⑥⑦⑧⑨⑩清潔操作により，デバイスからの感染を防止する ⑫感染が起きた場合，適切な抗菌薬投与や膿瘍のドレナージ，感染したデバイスの抜去（または入れ替え）など，早期対応が必要であるため
E-P	①悪寒・戦慄などの異常時はすみやかにスタッフに伝えるように指導する	

PPE：personal protective equipment，個人曝露防護具

優先順位 4 #4 手術創，ドレーンの挿入に関連した疼痛がある

期待する結果：疼痛が緩和したと表現する

	具体策	根拠と注意点
O-P	①バイタルサイン ②疼痛評価スケール（VAS, NRS, BPS, CPOT など） ③言動，表情，苦痛様顔貌の有無 ④疼痛の有無と程度，部位，持続時間 ⑤疼痛による行動制限の有無 ⑥疼痛の増強または緩和因子 ⑦創部の状態（発赤，熱感，腫脹，疼痛の有無） ⑧ドレーン刺入部の状態（発赤，熱感，腫脹，疼痛の有無） ⑨鎮痛薬の使用状況とその効果 ⑩ドレーン固定状況 ⑪腹部症状（腹部膨満感，嘔気・嘔吐，腸蠕動音など） ⑫睡眠状況 ⑬精神状態，せん妄の有無 ⑭硬膜外鎮痛使用時（麻痺の有無，血圧低下の有無）	①②③④疼痛コントロールのためには，適切な疼痛評価が必要であるため ⑫疼痛により睡眠が阻害される可能性があるため ⑭硬膜外鎮痛により副交感神経がブロックされることで副作用が起こる可能性があるため
T-P	①疼痛の訴えを傾聴する ②疼痛の原因をアセスメントし，原因の除去をはかる ③安楽な体位の工夫，体位変換，マッサージを行う ④患者の希望時は温罨法または冷罨法を行う ⑤気分転換をはかる（リラクゼーション，テレビ・ラジオなど） ⑥疼痛に対して，医師の指示のもと，適切な鎮痛薬投与を行う ⑦疼痛が増強する前に鎮痛薬を投与する（リハビリテーション実施前，入眠前など） ⑧硬膜外鎮痛の管理を行う（流量，薬液の残量の確認，ルートの固定） ⑨家族面会の環境を整える	①疼痛は主観的な体験であり，患者個々によって，閾値や表現方法が異なるため ②③④⑤薬物的な鎮痛以外に，看護師として実施できる支援は多い ⑨家族のサポートは，精神的安寧につながり，疼痛緩和に有用であるため
E-P	①疼痛は我慢しなくてよいこと，鎮痛薬が使用できることを伝える ②薬物学的な疼痛緩和方法以外に看護師が実施できる疼痛緩和の方法を伝える（マッサージ，体位管理など） ③疼痛緩和のために，看護師はいつでも支援することができる旨を伝える	①鎮痛薬使用に関して，副作用の心配などから拒否を示す場合があるため，心配しなくてよいことを伝える必要がある ②③精神的安寧につながる

VAS：visual analogue scale，視覚的評価スケール
NRS：numerical rating scale，数字評定尺度
BPS：behavioral pain scale
CPOT：critical pain observation tool

6 経過記録 (SOAP)

S：Subjective data，主観的情報
O：Objective data，客観的情報
A：Assessment，アセスメント
P：Plan，計画

優先順位 1 #1 原疾患と手術侵襲の影響により血糖値が不安定になるおそれがある

時間	患者さんの状況・反応	看護ケア（実施したこと）	アセスメント
術後8日目	S：「血糖は何で上がっちゃうんだろうね．手術の前は，飲み薬だけだったのに」 「食欲は，あんまりわかない．けど，少しずつ食べられるよ」 O：昨日より経口摂取開始となった．現在は糖尿病食（全粥・5分食）1,700kcalで半量程度の摂取状況である．経口のみでは摂取カロリーが少ないため，経静脈栄養も併用している． 食後2時間後の血糖値は186mg/dL． 口渇，手のしびれ，冷汗なし．意識レベル清明	●血糖測定 ●スライディングスケールに則り，インスリンを2単位皮下注射（看護師2名で確認） ●食事摂取状況の確認 ●嚥下機能の評価 ●安全に経口摂取が進められるよう，セッティングと見守りで食事摂取を一部介助	A：経口摂取開始に伴い，摂取量が増減することにより，血糖値が変動する可能性がある．現在はスケールの使用により血糖値が目標範囲内で経過している．高血糖または低血糖症状なし．血糖上昇の原因と対策をAさんが十分に理解できていない可能性があり，知識不足に関しては患者指導を行う必要がある P：看護計画を継続し，引き続き血糖値，食事摂取量に応じてスケールに則り血糖コントロールを行う．今後は経口摂取量を増やし，経静脈栄養量を減らしていく方針であり，栄養投与方法の切り替えに伴う血糖値の変動に注意していく．また，退院を見据えて自己管理できるように支援していく必要がある

評価 **5 看護計画の立案** であげた「期待する結果」に到達できたかどうかを評価していきます．

#1 期待する結果
血糖値が医師の指示範囲内（一般的には100mg/dL〜220mg/dL前後）で経過する
→スライディングスケールに則りインスリンを投与することにより，目標範囲内で経過している．引き続き援助が必要

　経静脈栄養から経口摂取へと，栄養投与方法の切り替えがなされている段階です．インスリン投与により，血糖値は目標範囲内で推移し，高血糖による弊害や低血糖症状を引き起こさずに経過することができています．しかし，引き続き血糖が変動しやすい状況にあり，注意が必要です．インスリン投与量は経過とともに少なくて済むようになってきていますが，退院後にインスリン自己注射が必要になる可能性があり，退院を見据えた患者指導が必要な状況といえます．

#2 期待する結果
リハビリテーションが安全に進み，退院までに入院前と同等のADLを獲得することができる
→ほぼ達成しているが，ADLがすべて自立できるように引き続き援助が必要

せん妄の改善とともにリハビリテーションが進み，歩行器なしで病棟内歩行を行えています．離床に伴うバイタルサインの変動や転倒，ルートやドレーン類の予定外抜去などを起こさずに経過できました．

現在は更衣や清潔などは一部介助や見守りで実施できていますが，入院前と同等のADLを獲得できるよう，引き続き支援が必要です．

#3 期待する結果
感染を起こさない（手術部位感染，カテーテル関連血流感染，尿路感染，肺炎）
→感染を起こさずに経過でき，術後急性期におけるリスクはひとまず解決したと考えられる

術後合併症がないことを確認し，ドレーンなど各種デバイスはほとんど抜去されました．手術創も創傷治癒が進んでおり，現在は創傷被覆材の貼付なく経過をみています．しかし，縫合不全や膵液瘻などの合併症による腹腔内感染は，術後数週間経過した後に起こることもあり，注意が必要です．

Aさんは，術前からステロイドを内服していたことや閉塞性胆管炎を併発していたこと，高血糖状態におちいりやすい状態であることから，感染のリスクがあります．退院指導の際には，これらのリスクを説明し，何か異常を感じたらすみやかに医療機関を受診するように勧めることが必要です．

引用・参考文献
1) 日本膵臓学会編：膵癌取り扱い規約第7版．金原出版，2016．
2) 日本膵臓学会　膵癌診療ガイドライン改訂委員会編：膵癌診療ガイドライン2016年版．p.45，金原出版，2016．
3) 舩越顕博：インフォームドコンセントのための図解シリーズ　膵がん．改訂3版，p.46，医薬ジャーナル社，2013．
4) 江川隆子編：ゴードンの機能的健康パターンに基づく看護過程と看護診断．第4版，ヌーベルヒロカワ，2013．
5) M.ゴードン：ゴードン看護診断マニュアル．原書第11版，医学書院，2010．
6) 黒田裕子：NANDA-NOC-NICの理解―看護記録の電子カルテ化に向けて．医学書院，2004．
7) T.H.ハードマンほか編，日本看護診断学会監訳：NANDA-I看護診断-定義と分類2015-2017．原書第10版，医学書院，2015．

基礎と臨床がつながる
疾患別看護過程

気管支喘息
～肺がん術後に発症した事例～

気管支喘息は，アレルゲンや大気汚染などさまざまな要因によって，気道炎症や気道過敏性の亢進が起きることで，気道が狭窄し，喘鳴や呼吸困難をきたす疾患です．

誘発因子の除去と薬物療法により発作を予防していくことが重要です．退院後は患者さんが自己管理をしながら，その人らしい生活を送れるような援助もしていきます．

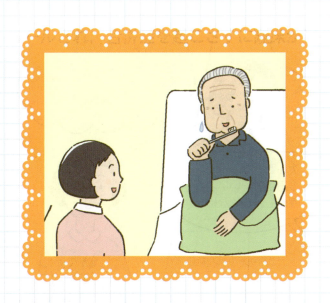

基礎と臨床がつながる 疾患別看護過程

事例

患者
Aさん　74歳　男性

診断名
右肺上葉切除術後　気管支喘息

既往歴
65歳　不安定狭心症
74歳　右肺上葉扁平上皮がん

現症経過
狭心症の既往歴があり，他院通院中であった．心臓の精密検査目的で胸部X線検査を行ったところ，肺に異常陰影を認めた．CT検査の結果，肺がんの疑いがあり，精密検査目的で当院を紹介される．入院後の精密検査の結果，右肺上葉扁平上皮がん（病期はⅢA）と診断され，化学療法と放射線療法を3クール施行する．化学療法と放射線療法は問題なく終了し，約2か月間の入院の後，一時退院となったが，1か月後に残存した肺がん，リンパ節を切除するため再入院となる．入院翌日に右肺上葉切除術，リンパ節郭清を施行．術後に中等度〜高度の気管支喘息を発症し，ICU入室となる．

実習2日：病日3日目（術後3日目）

Aさんは右肺がんの手術後に気管支喘息を発症してICUに入室となり，翌日から，学生が受け持つことになりました．薬物治療の効果もあり喘息発作が改善し，呼吸状態も徐々に安定してきているので，安静度が拡大しました．Aさん自身も回復に向けて意欲的です．

❶ Aさん，おはようございます．今日もよろしくお願いします
　おはよう，今日もよろしく

❷ 昨日に比べて，呼吸の感じはどうですか？つらくないですか？

❸ 夜も眠れたし，今日は調子いいよ．呼吸も苦しくないし

❹ よく休めたおかげでつらい感じはなさそうだな．今日から少し活動範囲を広げられそうかな？

❺ 今日から安静度がベッド上フリーになったので，お手伝いしますから徐々に自分でできることを増やしていきましょう
　そうだね，いろいろやってみるよ

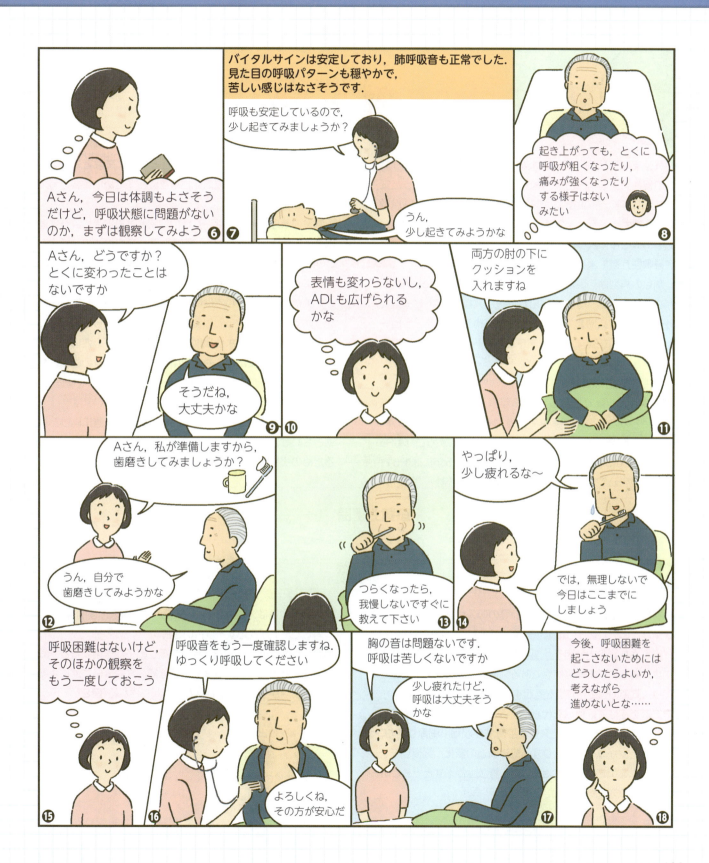

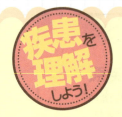

気管支喘息とは

　気管支喘息（以下，喘息）は気道のアレルギー疾患で，「気道の慢性炎症を本態とし，臨床症状として変動性をもった気道狭窄（喘鳴，呼吸困難）や咳で特徴づけられる疾患（喘息予防・管理ガイドライン2015）」と定義されています．自然に，あるいは治療により可逆性を示す気道狭窄は，気道炎症や気道過敏性亢進により起こると考えられています．

　喘息の病型は，環境アレルギーに対する特異的IgE抗体が存在するアトピー型とIgE抗体が存在しない非アトピー型に分類され，成人喘息ではアトピー型が約70％，非アトピー型が約30％に該当し，小児喘息ではアトピー型が90％以上となるといわれています．

　厚生労働省「患者調査」によると，喘息の推計患者数は，近年110万人前後で推移し，2008年調査では約90万人に減少したものの，2014年調査では約118万人と増えています．

　一方，喘息死亡率は減少傾向にあり，喘息死亡総数も1980年に6,370人であったところから，2015年には1,511人まで減少しています（厚生労働省人口動態統計）．今後は，若年者の喘息死を「0」にする努力とともに，高齢者対策を進めることが，わが国の喘息死亡率を減らすために重要と考えられています．

　喘息の管理・治療では，炎症の抑制と気道拡張により気道過敏性と気流制限を軽減し，可能な限り呼吸機能の正常化とQOLの改善をし，健常な人と変わらない日常生活を送れるようにすることが目標です．

　そのため，看護としては喘息の誘発因子を除去し喘息発作を予防すること，そして患者が自己管理しながらその人らしい日常生活が送れるよう援助・指導することが必要になります．喘息死を防ぐためにも，日頃からアレルゲンの除去，禁煙，吸入ステロイド薬を基本とした予防的薬物療法を徹底し，発作を十分に抑制することが最も重要とされています．

　喘息発作が出現したときには，呼吸状態の改善に向けた援助と合わせて，患者の状態の変化を予測し，重篤化を回避するための援助が必要です．

病態

- 喘息の発症にはアレルゲン（抗原）の吸入や感染，気候，運動などの外性因子（環境因子）や，ストレス，自律神経の不安定さなどの内性因子が関与する．それらの誘発因子により，喘息の基本的な病態である気道炎症と上皮傷害が起こり，気道の過敏性亢進を惹起すると考えられている（図1）．
- 気道炎症は，好酸球を代表とする多くの炎症細胞が関与して起こる．持続すると気管支平滑筋が収縮・肥厚したり，気道上皮が厚くなったりする気道構造の変化，気道リモデリングを引き起こし，治療に対し抵抗性が増すとともに非可逆性の気流制限をもたらす．
- 気道過敏性は，種々の刺激（感染，冷気吸入，運動など）に対して気道が反応する度合いを指す．
- 過敏性が亢進した気道に種々の悪性因子が作用すると，気管支平滑筋の収縮，気道粘膜の浮腫，気道分泌亢進による気流制限が生じ，喘息症状が引き起こされる（図2）．

症状

- 喘鳴，咳嗽（がいそう），呼吸困難を主症状とする．
- 発作時の呼吸困難は吸気時より呼気時にみられ，呼気性の呼吸困難を呈する．しかし，症状が悪化すると吸気性の呼吸困難も合併する．
- 発作時は，主症状に加え呼吸回数の増加，鼻翼呼吸，起坐呼吸などの症状が出現する．発作強度の分類を**表1**に示す．

■表1　喘息症状・発作強度の分類（成人）

発作強度[*1]	呼吸困難	動作	検査値[*3]			
			%PEF	SpO$_2$	PaO$_2$	PaCO$_2$
喘鳴/胸苦しい	急ぐと苦しい 動くと苦しい	ほぼ普通	80%以上	96%以上	正常	45 mmHg未満
軽度（小発作）	苦しいが横になれる	やや困難				
中等度（中発作）	苦しくて横になれない	かなり困難 かろうじて歩ける	60〜80%	91〜95%	60 mmHg超	45 mmHg未満
高度（大発作）	苦しくて動けない	歩行不能 会話困難	60%未満	90%以下	60 mmHg以下	45 mmHg以上
重篤[*2]	呼吸減弱 チアノーゼ 呼吸停止	会話不能 体動不能 錯乱，意識障害，失禁	測定不能	90%以下	60 mmHg以下	45 mmHg以上

＊1：発作強度は主に呼吸困難の程度で判定し，他の項目は参考事項とする．異なった発作強度の症状が混在するときは発作強度の重いほうをとる．
＊2：高度よりさらに症状が強いもの，すなわち，呼吸の減弱あるいは停止，あるいは会話不能，意識障害，失禁などを伴うものは重篤と位置づけられ，エマージェンシーとしての対処を要する．
＊3：気管支拡張薬投与後の測定値を参考とする．
「喘息予防・管理ガイドライン」作成委員会：喘息予防・管理ガイドライン2015．p.7，協和企画，2015．

■図2　正常な気道と喘息の気道

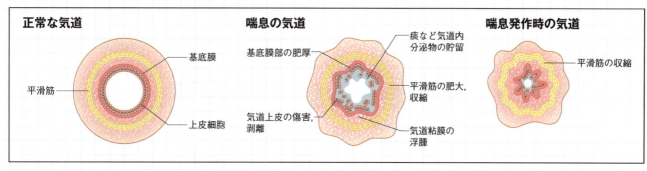

■図1　気管支喘息の病態と症状

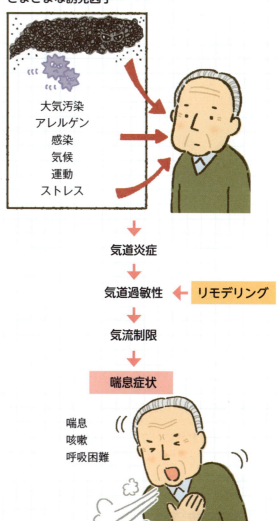

診断

- 発症初期で症状に喘鳴や呼吸困難を認めない状態では診断に苦慮することも少なくないが，診断の遅れは治療・管理の遅れの原因となり，喘息の慢性化，重症化をきたす可能性があるため，早期の診断，発見が重要．
- 喘息診断の目安を**表2**に示す．

■表2　喘息診断の目安

1	発作性の呼吸困難，喘鳴，胸苦しさ，咳（夜間，早朝に出現しやすい）の反復
2	可逆性の気流制限
3	気道過敏性の亢進
4	アトピー素因の存在
5	気道炎症の存在
6	他疾患の除外

- 上記の1，2，3，6が重要である
- 4，5の存在は症状とともに喘息の診断を支持する
- 5は通常，好酸球性である

「喘息予防・管理ガイドライン」作成委員会：喘息予防・管理ガイドライン2015．p.3，協和企画，2015．

看護のポイント

喘息発作前

- 喘息に関する患者教育を行う（**表3**）．
- 患者教育は，喘息発症の予防と患者のQOLの向上につながるため，医療者は患者と信頼関係を構築し，患者がセルフマネジメント（自己管理）能力を獲得できるよう支援する必要がある．
- 教育は患者本人のみならず患者を取り巻く患者家族，隣人などにも広めていく必要がある．

■表3　患者教育の目標と内容

目標　①喘息発作に対する予防策がとれる	目標　②発作時の吸入や服薬など自己管理の必要性が理解できる
・アレルゲン：床や家具の掃除，寝具の管理によるダニの減量など，アレルゲンを減らすための環境整備が勧められる． ・呼吸器感染症：インフルエンザワクチン接種の有用性とリスクについて結論は出ていないが，中等症以上の喘息患者には冬季の接種を勧める． ・喫煙：喫煙は能動・受動ともに喘息発作を誘発させるため，患者本人，または小児喘息の場合は両親に禁煙指導をする． ・ストレス：なるべくストレスを少なく日常生活が送れるように調整する．またストレス緩和の方法（趣味やヨガなど）を取得するための支援をする．	・喘息に使用する薬剤は，喘息の症状や重症度によって使用方法が異なってくるため，十分に理解できるまで説明する． ・吸入療法の臨床効果が十分に発揮されるには，吸入器より発生したエアゾールが気道粘膜または肺に効果的に沈着する必要がある． ・吸入器の種類に合わせて，吸入のタイミングや方法について指導を行う．初めて吸入器を使用する患者には，必ず医療者が実際に吸入して様子を見せて，その後患者に吸入してもらい手技をチェックする必要がある． ・吸入療法に用いられる薬剤はβ_2刺激薬，ステロイド，抗コリン薬，去痰薬などである．薬剤の効能や副作用について患者が知識を得られるよう，わかりやすく説明する．

喘息発作時

- 気管支狭窄の改善と安楽な呼吸を取り戻すための援助を行う（**表4**）．

■表4　喘息発作に伴う呼吸困難に対する援助

- 喘息発作の程度と患者の自覚症状に合わせて体位を調整し，安楽な呼吸ができるよう援助する．
- 患者のバイタルサインの観察と合わせて，視診，聴診，触診によるフィジカルアセスメントを実施する．
- 喘息発作の重症度に合わせて酸素療法，薬物療法が開始となるので，治療の必要性をわかるように説明し，理解を得る．
- 患者の呼吸状態に合わせてADL援助を行い，心身の安静が保てるよう援助をする．
- 喘息発作が治まり呼吸状態が改善傾向にあるときには，ADLの自立がはかれるよう環境整備を行う．

| 1 情報収集 | 2 情報の整理とアセスメント | 3 全体像の把握から看護問題を抽出 | 4 看護問題の絞り込み | 5 看護計画の立案 | 6 経過記録(SOAP) |

1 情報収集

✳ 情報収集の視点

　喘息の病態は，さまざまな因子（環境因子，内性因子など）が複雑に絡み合って形成されています．種々の危険因子が喘息の発症や増悪にどの程度関与しているかは，個々の患者さんで異なるので，医療者は危険因子を理解したうえで患者教育や治療管理を行うことが必要となります．

　喘息が日常生活や睡眠にどの程度障害を与えているか，喘息発作時はどのような対応をしているかなど，生活背景や家庭での対応について幅広く情報収集をする必要があります．

　また，喘息発作の患者さんに対応するときには，自覚症状をはじめ，意識状態，姿勢，会話・動作状況，呼吸困難・喘鳴の程度，チアノーゼの有無，貧血の有無などについて，迅速に観察しながらバイタルサインをチェックします．さらに，呼吸の観察においては患者さんを直接観察することで，呼吸数のみならず，呼吸パターンや呼吸補助筋の使用，胸郭のあがりの左右差などを観察していきます．

　聴診では，呼吸音の減弱ないし消失の有無，副雑音の有無・種類などの情報を得て，喘息発作の症状と合致しているかを判断します．触診では，分泌物貯留に伴う胸壁の振動や胸郭のあがり具合を観察します．そして，バイタルサインの観察とフィジカルイグザミネーションによって得られた情報をもとに統合的にアセスメントを展開し，喘息発作の重症度や必要な治療，看護援助を判断していきます．

　また，長期にわたり重篤な喘息発作が出現すると，症状は呼吸状態のみならず全身に波及していきます．高度症状となる大発作では，患者さんは呼吸困難のため動けず，起坐位で，会話も困難な状態となります．多くの場合は酸素飽和度90％以下の呼吸不全の状態におちいり，すみやかに酸素投与などが開始されます．

　薬物療法としてはβ_2刺激薬の吸入や静脈路よりステロイド薬の全身投与がなされますが，改善がみられない場合には気管挿管および人工呼吸管理をはじめとする集中治療の適応となります．そのため，喘息発作の症状や全身状態と合わせて薬物療法の効果，治療に伴う症状の変化を観察し，緊急時への対応を進めていく必要があります．

　意識レベルの低下，徐脈・頻脈，血圧低下など，全身へ波及した症状を早期に察知し，適切な処置，介入がなされることで，より重篤な状態におちいることを回避することができます．

　以上のことから，下記の3つの視点に基づき情報収集をしていきます．

情報収集の視点

視点1 患者さんの自覚症状や訴えの内容はどのようなものか

視点2 気道内分泌物の貯留や気道狭窄を示す徴候はないか

視点3 呼吸障害と合わせて全身の随伴症状はないか

✱ 情報収集の例

視点1 患者の自覚症状と訴えの内容はどのようなものか

情報収集の視点（詳細項目）	どこから？	なぜこの情報が必要か？	Aさんの情報
●バイタルサイン ●喘息の重症度 ●会話の内容 ●表情・言動 ●姿勢・動作 ●喘鳴の有無 ●呼吸困難の有無 ●胸苦しさの程度 ●疼痛の程度 ●精神的ストレス	●本人への問診 ●本人の言動 ●医師 ●看護師	●喘息の症状は個人差があるため，症状をどのように自覚し表出しているのか把握することが必要 ●痛みやストレスが喘息発作の要因となることもあるので，身体的・心理的症状を明らかにしておくことが必要 ●今ある症状を改善することで患者さんの不安を取り除いていくことが必要 ●治療の効果が認められているか判断するために必要	●会話は可能であるが，「息が吐きづらい」などの呼吸困難の訴えがあり吸入薬を使用 ●仰臥位になると呼吸困難感が強くなり喘鳴が出現するため，坐位で過ごす ●$β_2$刺激薬の吸入，ステロイドの点滴治療で症状の改善がみられる ●疼痛に関しては鎮痛薬の投与でコントロールがはかれている

視点2 分泌物の貯留や気道狭窄を示す徴候はないか

情報収集の視点（詳細項目）	どこから？	なぜこの情報が必要か？	Aさんの情報
<視診> ●呼吸パターン ●異常呼吸の有無 ●呼吸困難の種類（吸気性・呼気性） ●胸壁のあがり ●呼吸補助筋の使用 ●チアノーゼの有無 ●胸部X線検査 ●痰の性状 <聴診> ●呼吸音の減弱・消失の有無 ●副雑音の有無・種類 ●呼吸音の左右差 ●喘鳴の有無 <触診> ●胸郭のあがり・左右差 ●胸壁の振動	●本人への問診 ●フィジカルイグザミネーション	●患者さんの自覚症状だけでは喘息発作と判断できない場合もあるので，主観的評価と客観的評価を合わせてアセスメントすることが必要 ●気道狭窄の特徴として喘鳴や，聴診で連続性高調性副雑音（wheeze）が聴取されるので，喘息と判断するために必要な情報となる ●発作が強くなると胸郭は膨張し，呼吸補助筋を動員して狭窄した気道から息を吐き出すため胸鎖乳突筋が緊張し，チアノーゼがみられるようになる ●重度の喘息発作で呼吸音の聴取や胸郭のあがりが確認できない場合には，気管挿管の適応となる場合がある	●喘息発作が起きると，呼気性の呼吸困難と喘鳴が出現する ●聴診上，両肺より高調性連続性副雑音が聴取される。また，右上葉・中葉領域からは，粗い断続性副雑音が聴取される ●痰の存在は認められるが，自己喀出ができているため，胸部X線検査で無気肺を示す所見はない

> **臨床の視点**
> 喘息による呼吸困難は吸気時より呼気時に強く，そのため呼気が延長します。ヒューヒューと笛を吹くような喘鳴は，程度はさまざまですが，呼気時に強く聞かれます。

| 1 情報収集 | 2 情報の整理とアセスメント | 3 全体像の把握から看護問題を抽出 | 4 看護問題の絞り込み | 5 看護計画の立案 | 6 経過記録(SOAP) |

視点3 呼吸障害と合わせて全身への随伴症状はないか

情報収集の視点(詳細項目)	どこから?	なぜこの情報が必要か?	Aさんの情報
● SpO_2 の値 ● 動脈血液ガスの値 ● 呼吸数 ● 胸部X線検査 ● 意識レベル ● 疼痛の有無 ● 不穏・せん妄の有無 ● バイタルサイン ● 循環動態 ● 皮膚の温度・性状 ● 冷感・冷汗の有無 ● チアノーゼの有無 ● 血液検査データ	● 本人への問診 ● カルテ ● モニター ● フィジカルイグザミネーション	● 気道狭窄による呼吸困難が強くなると,交感神経の活動が活発となり,頻脈,血圧上昇,皮膚の冷感など循環動態に変調をきたす場合がある ● 呼吸困難に伴う窒息の恐怖から,不穏・せん妄状態となる場合がある.さらに病状が悪化すると意識混濁など意識レベルが低下することがあるため,観察が必要である ● 喘息発作の初期では低酸素,低二酸化炭素血症による呼吸性アルカローシスを伴うが,重症になると二酸化炭素が増加し,呼吸性アシドーシスとなるため,動脈血液ガス分析は,発作の重症度の指標として必要な情報となる	● 意識はGCS:E4V5M6であり,明らかな意識障害は認められない ● 血圧132/58mmHg,脈拍78回/分,不整脈は心室性期外収縮が単発で出現,ST変化なし.呼吸困難感がないときは,呼吸数16回/分で安定している ● 皮膚はやや乾燥しており,明らかな浮腫はなし.末梢冷感はなくチアノーゼも認められない

情報の整理とアセスメント

✻ 情報の整理

ここまで,情報収集のポイントとして3つの視点,①患者さんの自覚症状や訴えの内容はどのようなものか,②気道内分泌物の貯留や気道狭窄を示す徴候はないか,③呼吸障害と合わせて全身の随伴症状はないか,についてAさんの情報を収集しました.ここからは項目ごとに情報を整理し,不足している情報を追加収集して,Aさんの全体像を整理していきます.

● NANDA-I看護診断を用いた情報の整理

領域	情報を集める視点	アセスメントの内容
【1】 ヘルス プロモーション	● 生活リズム ● アレルギーの有無 ● 既往歴 ● 健康管理に対する意識,考え ● 健康維持・増進のための行動 ● 疾患に対する受け止め方 ● コミュニケーション能力 ● 家族の協力体制	● 自身の健康管理についての考え方,認識はどうか ● 健康の維持・増進のために,具体的にとってきた行動は何か ● 原疾患や既往歴から,喘息の増悪因子や合併症につながる因子はないか ● 治療や看護に対する受け止め方
【2】 栄養	● 身長・体重・BMI ● 体重の変化 ● 食欲の有無	● 入院前の栄養状態や食事の摂取状況 ● 入院前後の体重の変化 ● 嚥下障害や誤嚥の可能性はないか

GCS:Glasgow coma scale,グラスゴー・コーマ・スケール

領域	情報を集める視点	アセスメントの内容
【2】 栄養	●嚥下困難の有無 ●口腔内環境 ●水分摂取量 ●皮膚の状態(皮膚の弾性や浮腫など) ●発熱の有無 ●点滴の量 ●水分出納バランス ●必要エネルギー量 ●エネルギー摂取量 ●尿量 ●出血量 ●消化器症状(下痢,嘔吐) ●血液検査データ(TP, Alb, 血糖値, TG, HDLコレステロール, LDLコレステロール, WBC, RBC, Hb, Ht, CRP)	●水分摂取量と排泄のバランスはとれているか ●必要な栄養量を摂取できているか ●皮膚の乾燥や浮腫はないか ●炎症反応の有無 ●血糖コントロールははかれているか
【3】 排泄と交換	●尿量,尿比重 ●排便回数,性状 ●腸蠕動音の有無 ●排ガスの有無 ●消化器症状(腹痛,腹満,嘔吐)	●必要な尿量は得られているか ●入院前後の排泄パターンの変化 ●便秘や下痢などの消化器症状はないか
【4】 活動/休息	●入院前・後のADL自立度 ●四肢の筋力 ●麻痺の有無 ●日中の活動状況 ●睡眠パターン,睡眠薬の使用	●入院前・後のADLの変化 ●安静制限に対する認識はどうか ●睡眠はとれているか,また本人が熟眠感を得られているか
【5】 知覚/認知	●意識レベル ●疼痛の有無 ●鎮静レベル ●認知機能の状態 ●見当識障害の有無 ●病状説明に対する受け止め方	●自身の状況をどの程度認識できているか,治療や看護を進めるうえでの問題点は何か ●疼痛のコントロールははかれているか,また痛みに対する耐性はどの程度か ●せん妄はきたしていないか
【6】 自己知覚	●疾患や病状についてどのように感じているか ●病気に対する気持ちの変化 ●精神活動の低下の有無	●感情の状態,精神的に不安定な状態におちいっていないか ●自分自身の価値をどのように感じているか
【7】 役割関係	●年齢,性別 ●家族構成,キーパーソン,面会者の様子 ●現在の職業	●入院により家族内の役割関係に変化が生まれていないか ●どのような社会的資源を必要としているか
【8】 セクシュアリティ	●婚姻状況 ●子どもの有無 ●生殖器疾患の有無	●生殖器に関連した問題はないか
【9】 コーピング/ ストレス耐性	●ストレスを感じやすいか ●不安や悩み ●睡眠状況 ●元来の性格,価値観 ●日頃のストレス発散法 ●悩みや相談を聞いてくれる存在がいるか	●入院生活においてストレスを感じていることは何か ●ストレスに対する対処行動は適切かどうか ●家族のサポート状況はどうか
【10】 生活原理	●価値観・信念 ●信仰する宗教	●入院生活や治療における信仰上の影響はないか ●治療方針に関して,本人または家族が意思決定することができるか

領域	情報を集める視点	アセスメントの内容
【11】 安全/防御	●意識レベル，認知機能の程度 ●ADL，活動範囲 ●安静度，転倒・転落のリスク因子の有無 ●感染のリスク因子の有無	●身体損傷につながるリスク因子はないか ●感染徴候はないか
【12】 安楽	●疼痛の有無，部位，程度 ●鎮痛薬の使用状況 ●疼痛に伴う随伴症状	●疼痛や苦痛を表出できているか ●身体的・精神的な安楽を妨げている要因は何か
【13】 成長/発達	●年齢，性別，発達段階	●正常な発達を遂げているか

●Aさんの情報の整理とアセスメント

領域	Aさんの情報の整理	アセスメント
【1】 健康知覚－ 健康管理	①アレルギーなし ②既往歴：65歳 不安定狭心症，74歳 右肺上葉扁平上皮がん（化学療法・放射線療法後，右上葉切除術） ③疾患に対する受け止めはできており，「手術をしてよくなりたい」と手術に関しては前向きな言動が聞かれていた．気管支喘息の既往歴はなし ④入院前の内服薬は自己管理できていた ⑤気分の浮き沈みが少なく，比較的穏やかな性格である	●既往歴に不安定狭心症があるため，周術期は胸部症状や心電図変化などの観察を行い，虚血性心疾患の早期発見に努める必要がある（②） ●退院後も健康維持のための具体的な行動がイメージできるように，自己管理法などを指導していく必要がある（④）
【2】 栄養	①身長160cm，体重60kg（入院前の体重変化なし） ②血液検査（入院前）：TP 6.8g/dL，Alb 3.6g/dL，Hb 12.0g/dL，血糖値118mg/dL ③浮腫なし，皮膚の弾性問題なし，やや乾燥している．軽度の発汗がみられる ④入院前の食事は3回/日摂取，間食も少ない ⑤入院前はやや食欲が低下していた ⑥入院後は食事摂取量にやや偏りがある	●入院前はアルブミンが低値であり，やや低栄養状態であった（②） ●明らかな貧血はなく血糖値も正常であることから，消化吸収能における問題はないと考えられる（②） ●入院前は，食事は規則的に摂取できているが，食欲の減退が認められるので，入院後は食事摂取量が維持できるよう食事内容を工夫していく必要がある（④⑤）
【3】 排泄と交換	①入院時の排泄動作は自立している．手術後は膀胱留置カテーテル挿入 ②排尿回数：6回/日，残尿感なし（入院前） ③排便回数：1回/日，普通便，緩下剤使用なし（入院前） ④術後の輸液量：2,000mL/日 ⑤術後の尿量：1,200mL/日 ⑥腸蠕動音は減弱，悪心・嘔吐なし ⑦胸腔ドレーン：150mL/日，性状は淡血性 ⑧不感蒸泄：体重kg×15mL+200×(体温－36.8℃)=60kg×15mL+200×(37.4－36.8℃)=1,020mL	●膀胱留置カテーテルが挿入されているため，カテーテルに伴う不快感や尿漏れの有無を観察していく必要がある（①） ●入院前の排泄における問題点はなし（②③） ●IN量は輸液量の2,000mL，OUT量は尿と不感蒸泄，ドレーン排液を合わせて2,370mL，1日の水分出納バランスは－370mLである．血行動態も安定しており，皮膚の弾性も保たれているが，今後は循環血液量の減少に伴う脱水症状の有無を観察していく必要がある（④⑤⑦⑧）
【4】 活動/休息	①仕事は退職しており，主に家で過ごすことが多かった ②入院前のADLはすべて自立していた ③入院前は睡眠薬を使用して，夜間は良眠できていた ④安静度 【手術当日】ヘッドアップ30°，介助により体位変換可能 【手術2日目】ベッド上坐位．ベッド上であれば，安静度の制限はないが，体位変換に介助を要する ⑤硬膜外カテーテルにより，麻薬性鎮痛薬の持続投与が行われており，疼痛が増強したときはボーラス投与（短時間での投与）が行われている ⑥手術後は夜間の睡眠状況をみて，鎮静薬が投与され，入眠できている	●退職しており労働はしていなかったが，ADLは自立しており通常の日常生活を送っていたことから，退院後のセルフケアの自立を目指した介入を入院中から行っていく必要がある（①②） ●入院生活による環境の変化や手術による疼痛など，安楽を阻害する因子が多数あるため，夜間の睡眠状況など休息が保たれているか観察していく必要がある（④〜⑨） ●夜間の睡眠を確保するため，日中の活動を促すと同時に，必要に応じて鎮静薬の投与を検討していく必要がある（⑥）

647

領域	Aさんの情報の整理	アセスメント
【4】 活動/休息	⑦会話は可能であるが、「息が吐きづらい」などの呼吸困難の訴えがあり、吸入薬を使用 ⑧仰臥位になると呼吸困難感が強くなり喘鳴が出現するため、坐位で過ごす。体位やセルフケアによる負荷により、喘鳴や呼吸困難が出現する ⑨喘息発作が起きると呼気性の呼吸困難と喘鳴が出現する ⑩聴診上、両肺より高調性連続性副雑音が聴取される。また右上葉・中葉領域からは、粗い断続性副雑音が聴取される ⑪痰の存在は認められるが自己喀出ができている。胸部X線検査で無気肺を示す所見はない ⑫血圧132/58mmHg、脈拍78回/分、不整脈は心室性期外収縮が単発で出現、ST変化なし。呼吸困難感がないときは、呼吸数16回/分で安定している	●ベッド上での生活や安静度の制限により、身体的・精神的苦痛が増強する可能性がある。訴えを聴き入れながら、安楽な体位調整をはかっていく必要がある（④⑧） ●疼痛は喘息を誘発すると同時に、活動を阻害する要因となるため、スケールなどを用いながら疼痛評価を行い、積極的に鎮痛をはかっていく必要がある（⑤） ●活動に伴う負荷が喘息を誘発する可能性もあるため、細やかな観察により、セルフケア拡大の方法や時期を見極めていく必要がある（④⑦⑧⑨⑩⑪）
【5】 知覚/認知	①意識レベルはGCS：E4V5M6で清明である ②見当識障害、認知機能障害は認めない ③疾患に対する受け止めもできており、治療や看護ケアに対しても協力的である ④感覚障害は認めない ⑤術後であり、創部痛やドレーン挿入に伴う痛みがある ⑥疼痛は鎮痛薬の投与でコントロールがはかれている	●コミュニケーションの障害もなく、疾患に対する理解も得られていることから、治療、看護の必要性を説明し理解を得ることで、目標を共有しながらケアを行う必要がある（①②③） ●現在、見当識障害は認めていないが、高齢でもあり、環境の変化や手術侵襲の影響でせん妄のリスクも高いと考える。定期的なスクリーニングや言動・行動の観察をすることで、せん妄の早期発見に努めていく必要がある（②⑤） ●スケールを用いて疼痛評価を行うことで、積極的な鎮痛と鎮痛薬の効果の評価をしていく必要がある（⑤⑥）
【6】 自己知覚- 自己概念	①性格は穏やかで、前向きである ②抑うつや悲観的な感情の変化は認められない	●現在は悲観的な言動や抑うつ傾向はみられないが、治療期間が長引くことで変化が生じる可能性があるので、継続して観察していく必要がある（①②）
【7】 役割-関係	①妻、2人の子どもと同居している。子どもは自立している ②退職後、労働はしていない ③ほぼ毎日、妻が面会に来ている	●すでに退職しているため、入院生活により社会的役割の変化が生じる可能性は低いと考えられる（②） ●妻は毎日面会に来ているが、子どもも自立しており家庭内における役割変化が生じる可能性は低いと考えられる（①③）
【8】 セクシュアリティ	①74歳、男性 ②既婚者であり、子どもが2人いる	●現在ある情報の中では、問題点はない
【9】 コーピング/ ストレス耐性	①何か問題が生じたときに、家族内で共有はできていた ②趣味に関する情報はない ③ストレス対処に関する特別な情報はない	●入院前は、家族と会話するなど問題が生じたときの対処法はとれていたと考えられる（①） ●入院生活の長期化により家族と過ごす時間も制限され、ストレス対処が十分にはかれない可能性がある（①③） ●入院生活の中で、ストレス対処の手段を獲得できるよう支援していく必要がある（②③）
【10】 生活原理	①信仰する宗教はない	●宗教上の問題は生じる可能性は低いと考えられる（①）
【11】 安全/防御	①意識レベルは清明である ②見当識障害や日常生活を送るうえで問題となるような認知機能障害もない ③手術後の安静度はベッド上フリーである ④右肺上葉切除後であり、胸腔ドレーン、膀胱留置カテーテル、末梢静脈カテーテル、動脈圧カテーテルが挿入されている ⑤血液検査データ：WBC 11,500/μL、CRP 7.2mg/dL、Na 146mEq/L、K 4.3mEq/L、Cl 110mEq/L、BUN 36mg/dL、Cr 0.78mg/dL	●手術創、胸腔ドレーン、各種カテーテルの存在など感染のリスク因子が多数存在するため、感染徴候の有無を観察していく必要がある（④） ●血液検査データ上は感染徴候が認められるが、手術後であり、手術侵襲に伴う影響も考えられる。発熱やドレーン排液の性状、カテーテル刺入部の感染徴候などと合わせて観察を続けていく必要がある（⑤）

領域	Aさんの情報の整理	アセスメント
【12】 安楽	①安静度 【手術当日】ヘッドアップ30°，介助により体位変換可能 【手術2日目】ベッド上坐位，ベッド上であれば，安静度の制限はないが，介助を要する ②硬膜外カテーテルにより，麻薬性鎮痛薬の持続投与が行われており，疼痛が増強したときはボーラス投与が行われている ③手術後は夜間の睡眠状況をみて，鎮静薬投与され，入眠できている ④仰臥位になると呼吸困難感が強くなり喘鳴が出現するため，坐位で過ごす．体位やセルフケアによる負荷により，喘鳴や呼吸困難が出現する ⑤会話は可能であるが，「息が吐きづらい」などの呼吸困難の訴えがあり，吸入薬を使用 ⑥喘息発作が起きると呼気性の呼吸困難と喘鳴が出現する	●安静度は徐々に拡大しているが，ベッド上での生活が続いているため，安楽な体位の調整をはかることで苦痛を取り除いていく必要がある（①④） ●硬膜外カテーテルによる持続鎮痛により疼痛コントロールははかられているが，安静度の拡大に伴い疼痛が増強する可能性があるので，積極的な鎮痛によりストレス緩和に努めていく必要がある（②） ●体位変換や清潔ケアにより喘鳴や呼吸困難感が出現するので，薬剤投与や体位調整などすみやかな介入により，症状緩和に努める必要がある（④⑤⑥）
【13】 成長/発達	①74歳，男性 ②65歳で定年退職	●現在，問題となるような要因はない

✳ 統合アセスメント

　Aさんは右肺上葉切除後に気管支喘息を発症しました．気管支喘息の原因は手術侵襲に加え，創痛や感染，ストレスなどさまざまな要因が考えられます．気管支喘息の原因は何かを考え，可能な限り原因を取り除いていくことが大切です．

　また，喘息発作により生じている症状や合併症を的確にとらえ早期に介入していくことで，重症化の回避とともに患者さんの苦痛を取り除いていくことが必要です．

　加えてAさんは化学療法・放射線療法によって，全身の免疫能や体力の低下が予測されます．また，術後であるため，手術による合併症も予防していく必要があります．

　Aさんは高齢であるため，喘息発作が長引くことで安静臥床を強いられ，廃用症候群を始めとするさらなる合併症を併発する可能性もあります．

　バイタルサインの観察と合わせてフィジカルアセスメントを行うことで，Aさんの病態を的確にとらえ，早期回復に向けた看護ケアを展開することが必要です．苦痛や不安を取り除き，安静と活動のバランスを保ちながら，ADLとQOL拡大に向けた援助を進めていきます．

✳ 目標

呼吸困難が緩和され，セルフケアの拡大がはかれることで，合併症を予防することができる

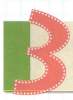

3 全体像の把握から看護問題を抽出

❋ 術後3日目の関連図

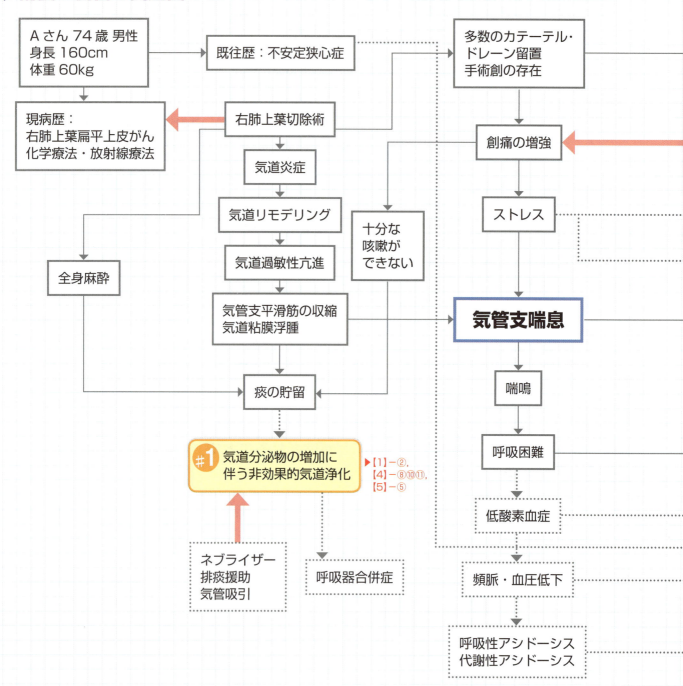

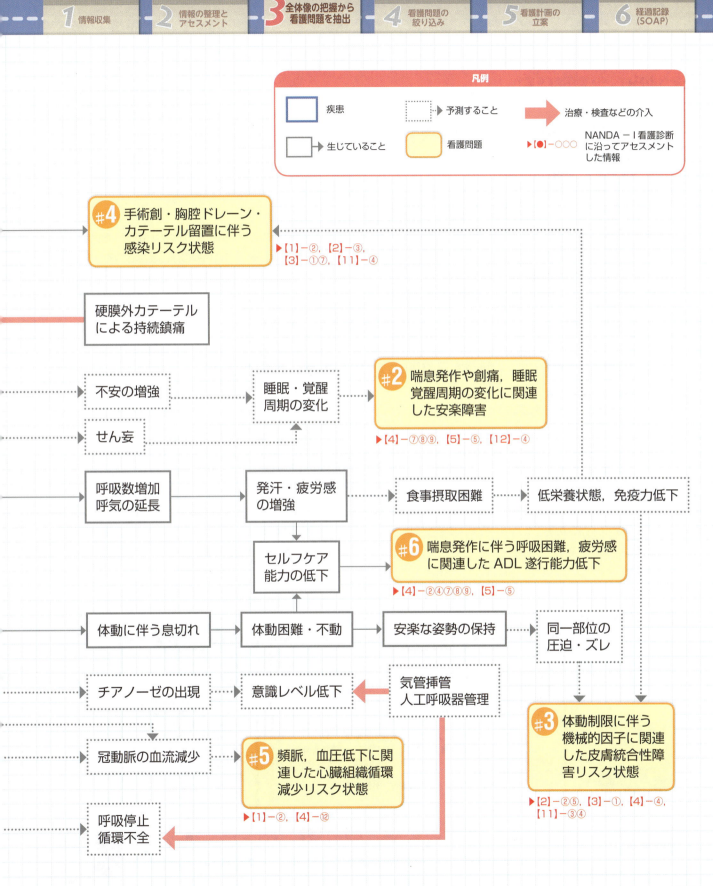

✴ 抽出した看護問題

 気道分泌物の増加に伴う非効果的気道浄化
NANDA-Iでは ➡ 安全/防御：非効果的気道浄化
（関連因子：貯留した分泌物）

◆気道浄化について説明し，気道の開存性を保つ

Aさんは肺がんの術後であり，全身麻酔や気管挿管などの影響により気道分泌物が貯留しやすい状態です．また，創痛や喘息発作の影響により十分な咳嗽ができず，貯留した分泌物を自ら喀出することが困難な状態です．

分泌物が貯留し気道浄化がはかれない状態が続くと，肺炎や無気肺など呼吸器合併症の原因となるので，気道浄化に対するAさんの理解を深め，気道の開存性を保てるよう介入していくことが重要です．

 喘息発作や創痛，睡眠覚醒周期の変化に関連した安楽障害
NANDA-Iでは ➡ 安楽：安楽障害
（関連因子：病気に関連した症状，不快な環境刺激）

◆身体的・精神的ストレスを緩和する

Aさんは高齢であり，環境変化に対する適応能力が低下していることが予測されます．また，手術侵襲による身体的苦痛に加え，喘息発作に伴う呼吸困難，睡眠障害など精神的ストレスの影響もあり，安寧，安楽が障害されやすい状態にあります．

さらに，それらのストレスはせん妄の原因となり，

せん妄の発症は喘息発作や睡眠障害を誘発し，治療・看護を停滞させる原因となります（図3）．

そのため，身体的・精神的ストレスを緩和し，睡眠周期を整えていくことで，Aさんの安楽が保たれる環境を作ることが重要となります．

■図3　せん妄のリスク因子

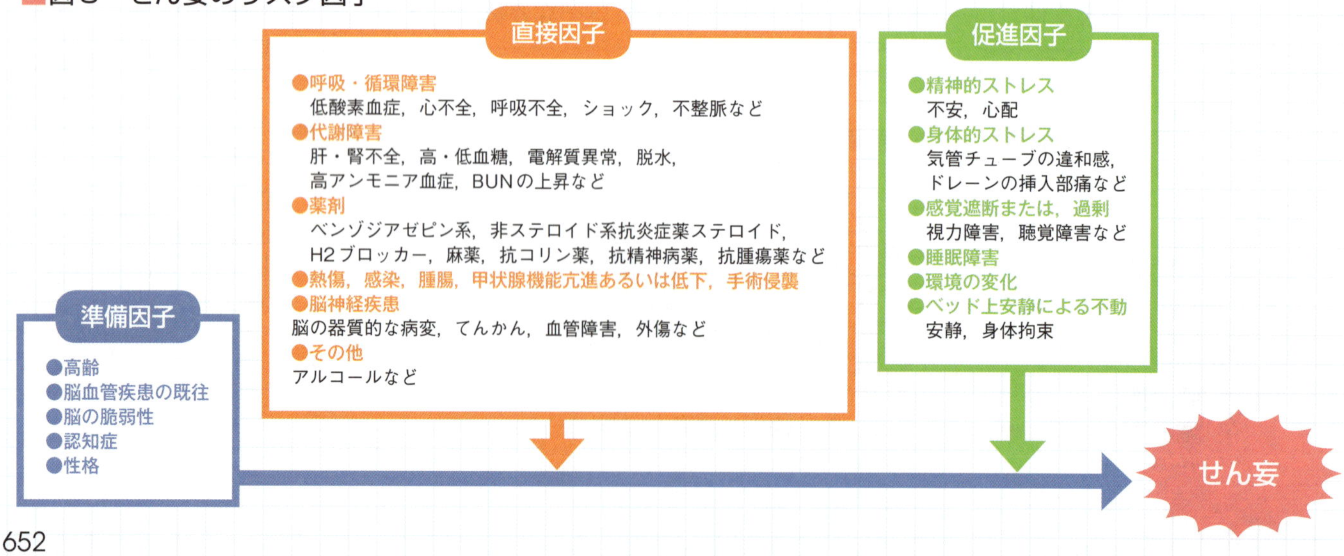

直接因子
- 呼吸・循環障害
  低酸素血症，心不全，呼吸不全，ショック，不整脈など
- 代謝障害
  肝・腎不全，高・低血糖，電解質異常，脱水，高アンモニア血症，BUNの上昇など
- 薬剤
  ベンゾジアゼピン系，非ステロイド系抗炎症薬 ステロイド，H2ブロッカー，麻薬，抗コリン薬，抗精神病薬，抗腫瘍薬など
- 熱傷，感染，腫瘍，甲状腺機能亢進あるいは低下，手術侵襲
- 脳神経疾患
  脳の器質的な病変，てんかん，血管障害，外傷など
- その他
  アルコールなど

促進因子
- 精神的ストレス
  不安，心配
- 身体的ストレス
  気管チューブの違和感，ドレーンの挿入部痛など
- 感覚遮断または，過剰
  視力障害，聴覚障害など
- 睡眠障害
- 環境の変化
- ベッド上安静による不動
  安静，身体拘束

準備因子
- 高齢
- 脳血管疾患の既往
- 脳の脆弱性
- 認知症
- 性格

→ せん妄

体動制限に伴う機械的因子に関連した皮膚統合性障害リスク状態

NANDA-Iでは ➡ **安全/防御：皮膚統合性障害リスク状態**
（危険因子：機械的因子，栄養不良）

◆安静度内で皮膚の障害を予防する

現在のAさんは浮腫や皮膚障害を認めません．しかし，低栄養状態と体動制限を認めている状態であり，テープの張り替えによる刺激や，医療機器による圧迫などで褥瘡や皮膚障害を起こしやすい状態にあります．

そのため，皮膚の清潔を保つとともに，安静制限の範囲内で可能なケア介入をはかることで，皮膚障害を予防していくことが必要です．

手術創，胸腔ドレーン，カテーテル留置に伴う感染リスク状態

NANDA-Iでは ➡ **安全/防御：感染リスク状態**
（危険因子：観血的処置，栄養不良，皮膚統合性の変化）

◆感染徴候を早期にとらえ，感染を悪化させない

Aさんは手術直後であり，手術創に加えドレーン，カテーテルなど感染のリスク因子が多数あります．また，喘息発作の影響もあり食事摂取も制限されていますが，点滴からの栄養投与では必要なエネルギー量を補うことができず，低栄養状態におちいりやすい状態にあります．低栄養状態は感染のリスクをさらに高める要因となるため，予防ケアに加えて感染徴候を早期にとらえることで，感染を悪化させない介入が必要になります．

頻脈，血圧低下に関連した心臓組織循環減少リスク状態

NANDA-Iでは ➡ **活動/休息：心臓組織循環減少リスク状態**
（危険因子：血液量減少症）

◆喘息発作やバイタルサイン，IN－OUTバランスに注意する

喘息発作により交感神経の緊張状態が持続すると，頻脈，血圧低下など血行動態の変調を引き起こします．Aさんは不安定狭心症の既往歴があり，血行動態の悪化は冠動脈の血流減少を引き起こし，心不全や虚血性心疾患の原因となります．

そのため，喘息発作の症状緩和とともに，バイタルサインの変化やIN-OUTバランスに注意して観察していくことが必要になります．

基礎と臨床がつながる
疾患別看護過程

#6 喘息発作に伴う呼吸困難，疲労感に関連したADL遂行能力低下
NANDA-Iでは ➡ 活動/休息：活動耐性低下リスク状態
（危険因子：呼吸器系の疾患）

◆自覚症状やバイタルサインの変化に配慮しつつADLを拡大する

喘息発作に伴う呼吸困難，疲労感によりAさんのADL遂行能力は低下しています．Aさんの症状に合わせてADL拡大をはかることは，術後合併症の予防とともにAさんのQOL向上につながります．

しかし，過剰な負荷はストレスとなり喘息発作を誘発する可能性もあるため，自覚症状やバイタルサインの変化など細やかな観察のもとでADL拡大をはかっていく必要があります．

4 看護問題の絞り込み

✳ 抽出した看護問題

#1 気道分泌物の増加に伴う非効果的気道浄化

#2 喘息発作や創痛，睡眠覚醒周期の変化に関連した安楽障害

#3 体動制限に伴う機械的因子に関連した皮膚統合性障害リスク状態

#4 手術創，胸腔ドレーン，カテーテル留置に伴う感染リスク状態

#5 頻脈，血圧低下に関連した非効果的心臓組織循環減少リスク状態

#6 喘息発作に伴う呼吸困難，疲労感に関連したADL遂行能力低下

優先すべき看護問題

優先順位 1

#1 気道分泌物の増加に伴う非効果的気道浄化

なぜ？ 気道開存性が障害されると低酸素血症や気道閉塞を引き起こし、生命の危機に直結するため

気道分泌物の増加により気道開存性が低下すると、低酸素血症や気道閉塞を引き起こし、ときに生命の危機的状況におちいることも考えられます。

Aさんは喘息を起こしているため、わずかな分泌物の貯留で呼吸困難や喘息発作の悪化を招くことが考えられます。

分泌物の除去においては、Aさん自身の咳嗽により喀出するのか、看護師による気管吸引により除去するのかの判断が必要になります。

また、気管吸引は気道粘膜の損傷や低酸素血症などの合併症を起こす場合もあるため、ときに患者さんの状態の悪化を招くこともあります。そのため、Aさんの病態をアセスメントし、負担の少ないケアを選択していくことで、気道クリアランスを保っていくことが重要となります。

優先順位 2

#2 喘息発作や創痛、睡眠覚醒周期の変化に関連した安楽障害

なぜ？ 心身の苦痛は疲労感とストレスを増大し、喘息の悪化や合併症の出現につながるため

喘息発作を改善させるには、心身の安静を保つことでストレスを軽減させ、苦痛の少ない日常生活を送れるよう援助していくことが必要です。

Aさんは喘息発作に加え、手術の侵襲により基礎代謝量も増加し、体力も消耗しやすい状況にあります。喘息の症状緩和とともに、安楽な体位の調整や活動と休息（睡眠）のバランスが保てるよう援助していくことで、Aさんが主体的に治療に取り組めるよう支援していくことが重要と考えます。

また、術後の創痛など身体的苦痛に対しても、薬剤を適切に使用して積極的に緩和していくことが必要です。

Aさんの回復を促進するうえで、優先順位の高い看護介入となります。

優先順位 3　#6 喘息発作に伴う呼吸困難，疲労感に関連したADL遂行能力低下

 セルフケアの自立ができないことは合併症のリスクの増加と
QOLの低下を招くため

　Aさんは術後患者でもあるため，合併症を予防し早期回復を目指すためには，ADL遂行能力の獲得は優先順位の高い看護ケアとなります．

　しかし，ADL拡大に向けたリハビリテーションは，方法を誤ったり，時期を逸脱したりすると，過剰なストレスとなり症状を悪化させ，合併症の増加を招く可能性もあります．そのため，細やかな観察によりADL拡大の時期を見極め，Aさんにとって過剰な負荷とならない方法で看護ケアを展開していく必要があります．

　また，Aさんはリハビリテーションの必要性を理解しており，前向きに取り組もうとする言動が聞かれています．そのため，可能な限り身体的・精神的症状を緩和し，自立できていることをフィードバックすることで，ADL遂行能力の獲得に向けて意欲的に取り組めるよう支援していくことが大切です．

継続観察が必要な看護問題

優先順位 4　#3 体動制限に伴う機械的因子に関連した皮膚統合性障害リスク状態

 ADLの拡大に伴い，褥瘡発生のリスクが軽減しているため

　現時点で明らかな皮膚トラブルは認めていません．発汗はみられますが，清潔ケアの継続で皮膚の清潔も保たれており，ADL拡大に伴い褥瘡発生のリスクも軽減していくことが予想されます．そのため，現在のケアを継続しつつ，経過観察でよいと考えます．

優先順位 5　#4 手術創，胸腔ドレーン，カテーテル留置に伴う感染リスク状態

 現時点では感染徴候はみられないため

　術後であるため，血液検査データ上は感染の指標となるWBCやCRPの上昇はみられますが，創部やカテーテル，ドレーン刺入部の発赤や熱感はなく，ドレーンの排液性状も問題ないため，現時点では継続的な観察でよいと考えます．

優先順位 6 　#5 頻脈，血圧低下に関連した非効果的心臓組織循環減少リスク状態

 現時点でバイタルサインの変動や自覚症状はないため

心機能の悪化は予測される合併症の中でもとくにリスクが高く，関連症状の細やかな観察，アセスメントは必要となります．

しかし，現段階で持続した脈拍や血圧の変動はなく，不整脈の出現も認めていません．Aさん自身も胸部不快感などの自覚症状は認めていません．そのため，現時点では経過観察でよいと考えます．

しかし，持続した症状が出現した場合には優先順位の高い看護計画となります．症状の変化に早期に気づくことができるよう，注意深い観察を行っていくことが必要です．

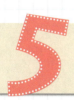 ## 看護計画の立案

O-P：Observation Plan，観察計画
T-P：Treatment Plan，治療計画
E-P：Education Plan，教育・指導計画

優先順位 1   #1 気道分泌物の増加に伴う非効果的気道浄化

期待する結果：気道開存性が維持でき，呼吸不全（SpO_2 が90%以下）を予防する

	具体策	根拠と注意点
O-P	①呼吸状態(回数，呼吸パターン，呼吸音，異常呼吸の有無，胸郭の動き) ②呼吸困難の有無 ③喘息発作の有無，程度，頻度 ④喘鳴の有無，程度 ⑤痰の量，性状，粘稠度 ⑥咳嗽の有無 ⑦意識レベル ⑧バイタルサイン ⑨チアノーゼ，貧血の有無 ⑩姿勢，体位 ⑪表情，言動 ⑫疲労感の訴え ⑬検査データ(動脈血酸素飽和度，動脈血酸素分圧，胸部X線，血液検査データ) ⑭治療に対する反応(酸素吸入，ネブライザー，気管支拡張薬，ステロイド) ⑮薬物治療に対する副作用の有無 ⑯水分出納バランス ⑰入院生活や治療に対する考え，反応	①〜⑥気道開存性を評価するうえで，痰の量・性状と，それにより呼吸が障害されていないかアセスメントすることは重要である．痰の貯留に関しては，視診，聴診(呼吸音)，触診による観察を行い，総合的にアセスメントしていく必要がある ⑦⑧呼吸機能は活動や意識，循環動態に左右されるので，症状が全身に波及していないか観察することが重要である ⑨貧血があるとチアノーゼが現れないときがあるので，貧血データと合わせてチアノーゼを評価していく必要がある ⑩〜⑫疲労感が増すと痰の喀出が困難になり，喘息発作を誘発する可能性があるので，本人の訴えを聴き入れながらケアを進めていく必要がある ⑬フィジカルアセスメントとモニタリング(モニター，血液検査データ，胸部X線画像)による情報を統合的にアセスメントして気道開存性を評価していく必要がある ⑭〜⑮治療に対する反応は薬物療法の効果だけでなく，副作用を合わせて評価していく必要がある

	具体策	根拠と注意点
T-P	①医師に指示された酸素療法，薬物療法の正確な実施 ②咳嗽や痰が喀出しやすい体位の調整（姿勢，体位ドレナージ）をはかる ③自ら痰の喀出が困難であり，気道開存性が維持できないと判断した場合には気管吸引により痰の除去をはかる ④気管吸引を実施した場合には，気道開存性が改善したか，合併症の出現はないか評価する ⑤呼吸状態が安定している場合には経口からの飲水を促す ⑥安静時にはファウラー位など肺が拡張しやすい体位にする ⑦疲労感が改善するよう，日中の覚醒と夜間の睡眠のバランスを調整する	②〜④気管吸引は侵襲的な処置であるため，咳嗽など非侵襲的な方法で痰の喀出を促すことがケアとして優先される必要がある．気道開存性が困難であり気管吸引を実施する場合には，実施後の合併症（呼吸状態，バイタルサインの変化など）が出現していないか評価して安全性を確認しながら実施する必要がある
E-P	①発作を予防するためには，呼吸困難や苦痛について症状出現時，すみやかに看護師に伝えるよう指導する ②気管吸引を実施するときには，気管吸引の必要性を説明し，了承を得る ③薬剤の使用や排痰，水分摂取の方法について説明する	①自覚症状はできるだけ早い時期に伝えることにより，早期の対処，ケアへとつなげることができる ②③治療方針や看護ケアの目的を患者と共有することで，意見の不一致や不安を解消でき，回復に対する意欲低下を防ぐことができる

臨床の視点

喘息の患者さんに対しては，状況に応じて以下のような退院後の生活をふまえた教育を行うことも大切です。
・退院後に喘息発作の予防策がとれるよう，原因となるアレルゲンや服薬方法などについて指導する
・活動と休息のバランスやストレス緩和の必要性を患者を取り巻く家族を含めて指導することで退院後の生活がイメージできるよう支援する
患者教育は，喘息発作の予防とQOLの向上につなげるため，患者さんがセルフマネジメント（自己管理）能力を獲得できるようにします。また，患者さんを支える家族を含めて指導を行う必要があります。

優先順位 2　#2 喘息発作や創痛，睡眠覚醒周期の変化に関連した安楽障害

期待する結果：①呼吸困難や発作が消失し，呼吸状態が安定する
　　　　　　　②創痛の訴えが消失する
　　　　　　　③中途覚醒が減少し，熟眠感が得られる

	具体策	根拠と注意点
O-P	①喘息発作の有無，程度，頻度 ②呼吸困難の有無，呼吸パターン，肺呼吸音 ③疼痛の有無，部位，程度，頻度 ④鎮痛薬使用に対する考え ⑤鎮痛薬の使用状況と効果 ⑥安静度 ⑦安静制限に関する考え，理解度 ⑧表情，言動 ⑨バイタルサイン ⑩睡眠状況（中途覚醒の有無，頻度，訴え） ⑪睡眠薬の使用状況 ⑫睡眠時間，覚醒時間 ⑬熟眠感の有無 ⑭睡眠に影響を及ぼす環境 ⑮日中の活動パターン	①手術直後であり侵襲やストレスも強く，喘息発作の出現により呼吸状態が悪化する可能性がある ②喘息発作が重篤化すると，危機的状態におちいる可能性もあるため，治療効果と合わせて呼吸状態の観察をしていく必要がある ③④疼痛のスケールは評価者間で差が生じやすいため，統一した客観的スケールを使用して記録する．また，鎮痛薬の使用に対するAさんの考えを確認しておく ⑦⑧発作に対する不安や恐怖感がある可能性があるため，Aさんの思いを聴き入れ，受け止めていく必要がある ⑪〜⑮Aさんの睡眠を障害する因子は何かをアセスメントする．また，睡眠障害がAさんに及ぼす影響を把握していく

	具体策	根拠と注意点
T-P	①喘息発作時は医師からの指示による薬物療法，酸素投与をし，Aさんにその目的を説明する ②疼痛時は医師から指示された鎮痛薬を投与する ③指示された安静度の範囲内で体位管理をはかり，安楽な姿勢を維持する ④日常生活の程度，睡眠状況，食事摂取量などを把握する ⑤Aさんが看護師に依頼をしやすい環境調整と訴えの傾聴をはかる ⑥睡眠を促すための体位調整を行う ⑦日中の活動を促進するため，呼吸状態を整え，十分な鎮痛をはかることで，睡眠覚醒周期の改善をはかる ⑧不眠時は医師の指示による睡眠薬を投与する	①呼吸状態が不安定であり，喘息発作を繰り返す可能性があるため，治療や処置に関する説明を行い，協力を得る ②〜⑧疼痛や不眠はストレスとなり喘息発作や術後合併症を増やす要因となるため，積極的に緩和することで，安楽に向けた援助を行うことが必要である
E-P	①喘息発作を予防するには，呼吸困難感や苦痛について症状が出現した場合に，すみやかに看護師に伝え，処置を受けることが必要であることを説明する ②疼痛や不眠などのストレスは喘息発作の原因となるため，積極的に緩和することが重要であることを説明する ③安静度の範囲内で体位調整をはかることは可能であることを説明する	①自覚症状をできるだけ早い時期に伝えることで，早期の処置，ケアにつながり重篤化を回避できる ②苦痛の積極的な緩和は病態を改善することを理解してもらい，目標を共有することで適切な介入が可能になる

優先順位 3

#6 喘息発作に伴う呼吸困難，疲労感に関連したADL遂行能力低下

期待する結果：安楽な呼吸が可能になり，セルフケアに取り組むことができる

	具体策	根拠と注意点
O-P	①入院前のADL ②医師の安静度の指示 ③四肢の筋力，運動レベル ④ADLの自立度 ⑤バイタルサイン ⑥呼吸状態(呼吸パターン，呼吸音，胸郭の動き) ⑦冷汗，末梢冷感，チアノーゼの有無 ⑥意識レベル ⑦表情，言動 ⑧検査データ ⑨薬剤の使用状況 ⑩喘息発作の頻度，程度，持続時間 ⑪喘鳴の有無，程度 ⑫チアノーゼの有無	①④入院前と現在のADL自立度を比較し，回復の程度や能力を評価したり，リハビリテーションの方法を決定したりすることが必要である ③〜⑫セルフケア能力の獲得を妨げている要因は何かを把握すると同時に，ADL拡大が可能な時期か見極めていくことが重要である

	具体策	根拠と注意点
T-P	①医師に指示された酸素療法，薬物療法の実施 ②食事，歯磨き，髭剃りなど，ベッド上でセルフケアに取り組めるよう環境調整をはかり，不足部分を介助する ③介助のタイミングや方法について理学療法士と協議することで，多職種間で目標を共有していく ④Aさんが自信を取り戻しセルフケアに取り組めるよう，励まし支援する	①②Aさんが無理なくセルフケアに取り組めることで，症状の悪化を防ぎ，自信を取り戻せるよう援助していく必要がある ③残存機能を活かし，現在のAさんに合った方法でADLが拡大できるよう，多職種連携で支援していく必要がある
E-P	①セルフケアに取り組む必要性を本人と家族に説明する ②無理なセルフケアは状態を悪化させるリスクがあることを説明し，可能な範囲で行うよう指導する ③呼吸が苦しくなったり，不安なことがあったりするときには遠慮なくナースコールして看護師に伝えることを説明する	①②セルフケア能力を獲得することは，回復を促進するとともに，自己効力感を高め，自己管理能力の強化につながるため，本人，家族，医療者が協力して習得を進めていく必要性がある ③身体的，精神的苦痛はセルフケア行動の妨げとなるため，積極的に取り除くことで，Aさんが積極的にセルフケアの獲得に取り組めるよう支援していく必要がある

6 経過記録（SOAPによる）

S：Subjective data，主観的情報
O：Objective data，客観的情報
A：Assessment，アセスメント
P：Plan，計画

優先順位 3 #6 喘息発作に伴う呼吸困難，疲労感に関連したADL遂行能力低下

時間	患者さんの状況・反応	看護ケア（実施したこと）	アセスメント
実習3日目 11：00〜11：30	S：「昨日はよく眠れたし，呼吸も楽になったから，歯磨きしてみようかな」「歯磨きするだけでも，少し疲れるね」 O：表情も穏やかになり，呼吸状態も安定している．夜間良眠できたことで，精神的なストレスも軽減している様子がうかがえる．呼吸数は20回/分前後で呼吸パターンも良好であり，聴診上，異常呼吸音も聴取されない．体位変換によるバイタルサインの変動もないため，ベッド上坐位とする． 血圧120/56mmHg，心拍数70回/分，酸素投与は鼻カニュラで3L/分投与であり，SpO_2 98％で経過	・バイタルサイン測定 ・呼吸・疲労感に関する問診 ・肺呼吸音の聴診 ・全身の視診，触診（表情，呼吸パターン，胸郭の動き，冷汗，末梢冷感，チアノーゼの観察） ・バイタルサインや呼吸状態など生体反応を観察しながら，体位調整をはかった ・苦しさや疲労感の増強などストレスを感じたときには，無理せず看護師に伝えるよう指導した ・Aさんが歯磨きを行えるよう，ベッド周囲に必要物品を準備し，歯磨き中はモニターの観察を行った	A：呼吸状態が安定し夜間の睡眠環境も整ったことで身体的・精神的ストレスが緩和されたと考える．呼吸状態やバイタルサインの変化はなくセルフケアの拡大がはかられたが，実施後に疲労感の増強が認められたので，過度なストレスにより病態の悪化を招かぬよう，セルフケアの調整をはかっていく必要がある．

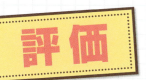

評価

5 看護計画の立案 であげた「期待する結果」に到達できたかどうかを評価していきます．

 期待する結果
安楽な呼吸が可能になり，セルフケアに取り組むことができる
　→到達しているが今後も継続した介入が必要

　Aさんはセルフケア拡大に向けて意欲的であり，前向きな言動が聞かれていました．しかし，セルフケア拡大の時期や方法を誤ると，症状を悪化させ回復を遅らせる可能性がありました．それは結果として意欲の減退につながり，セルフケア能力を低下させることになります．そのため，今存在している症状を緩和させ，セルフケア拡大を阻害する因子を除去することが，ケアとして優先される必要がありました．

　症状の鎮静化と疲労感の改善をはかり，段階的にセルフケア拡大をはかったことは，Aさんのセルフケア能力の獲得に向けて効果的であったと考えます．

　しかし，実施後は疲労感の訴えも聞かれていました．一度症状が改善しても，再燃と寛解を繰り返すことが喘息の特徴の1つでもあるため，Aさんの訴えを聞きながら細やかな観察を続けることで，苦痛を早期に認識し介入していくことが重要と考えます．

　また，治療や看護ケアにおいてはAさんにその目的と必要性を説明し理解を得ることで，患者さんと治療者が共通認識を持ち，回復へ向けて最善の方法を検討していくことが重要と考えます．

引用・参考文献
1)「喘息予防・管理ガイドライン2015」作成委員会：喘息予防・管理ガイドライン2015．協和企画，2015．
2) 司部順三郎：喘息診療ガイドブック．南江堂，1993．
3) 森山美知子ほか編：エビデンスに基づく呼吸器看護ケア関連図．p154〜160，中央法規，2012．
4) T. H. ハードマンほか編：NANDA-I 看護診断—定義と分類 2015-2017．原書第10版．医学書院，2015．

索引

欧文&数字

%FEV₁	177
1秒率	177
1秒量	177
3DCT	379
12誘導心電図	39, 232
ABCアプローチ	178
ABI	262, 265, 267
ACP	180
AFP	503
AHA冠動脈区域分類	233
BBB	13
BI	553, 557
bleb	62
BorgCR10	181
BRS	10, 19, 30
bulla	62
B症状	292
CABG	41, 234
CAG	40
CAT	181
CHOP療法	293
CKD	527
COPD	174, 176
−アセスメントテスト	181
−の病期分類	177
CP	414
CTR	237
CT血管造影	379
DeBakey分類	349
DLBCL	290
DP	609
DPPHR	609
DVT	427
EMR	451
ER	320, 321
ERCP	503
ESD	451
FEV₁	177
FEV₁%	177
FisherのCT分類	379
FP療法	448, 451, 452
FVC	177
Hant and Kosnik分類	379
HBO	266
HCC	502
HER2	320, 321
HL	292
Homans徴候	427
HOT	180
IDC	318
IgA腎症	524, 526, 529
−の臨床的重症度分類	528
−の組織学的重症度分類	527
intrinsic subtype分類	320
Ki-67	320, 321
Marfan症候群	402
MMT	387
NHL	292
NST	558
OPCAB	228
PAD	264, 265
PBI	553, 557
PCI	41, 234
PD	609
PEIT	504
PgR	320, 321
PIVCA-Ⅱ	503
PPPD	606, 609
PS	455
PTA	266, 267
PTC	503
PTCA	41, 234

PTCD	503, 606
R-CHOP療法	290, 293, 294, 295
refilling	556, 618
RPE	63
RUMBAの法則	108
SIRS	552
SMI	232
SR	609
SSPPD	608, 609
SST	583
Stanford分類	349
substance P	208
TAE	504
TBI	265
TP	609
VAC® 療法	266, 267
WFNSの分類	379
α-フェトプロテイン	503

あ行

アクションプラン	179
-の例	180
悪性リンパ腫	290, 292, 296
-の病期分類	293
足関節上腕血圧比	262
亞全胃温存膵頭十二指腸切除	608
-術	609
アドバンス・ケア・プランニング	180
アルツの基準	553
安定期COPDの管理	178
遺伝性乳がん	320
イレウス管	84, 88, 90
-の抜去	89
-の分類	101
陰圧閉鎖療法	266
インスリンスライディングスケール法	610
陰性症状	581, 582
インフュージョンリアクション	294, 295
運動負荷試験	40, 232
エコノミークラス症候群	426
エストロゲン産生腫瘍	119
エストロゲン受容体	321
エストロゲン製剤	119
エルゴメーター	232
-法	40
嚥下反射物質	208
エンドオブライフケア	180

か行

開頭クリッピング・脳室ドレナージ術	376
化学放射線療法	451
下腿静脈径	431
下腿静脈フィルター	424, 428
カナダ心臓血管学会による狭心症の重症度分類	39
眼圧	476, 477
-検査	478
冠危険因子	38, 232
肝区域切除術	504
肝硬変の症状	502
肝細胞がん	500, 502
肝細胞がん治療アルゴリズム	503
肝障害度	503
肝臓がん	502
間代性痙攣	10, 16
眼底検査	151, 478
冠動脈CT	40, 233
冠動脈ステント留置術	234
冠動脈造影	40, 233
肝動脈塞栓術	504
冠動脈バイパス術	41, 234
肝不全	505
肝葉切除術	504
肝離断面ドレーン	507
気管支喘息	638, 640
気胸	60, 62
-患者への指導のポイント	78
-の重症度	64
-の種類	62

－の病態	62	血栓溶解療法	428, 429, 424
偽腔	348	血糖コントロール	150, 266
気道過敏性	640	－の目標値	161
気道リモデリング	640	原発開放隅角緑内障	474, 477
急性水頭症	378	原発性糸球体腎炎	526
急性大動脈解離診断・治療のフローチャート	350	－の種類	527
急性肺塞栓症	426	原発性脳腫瘍	12
強化インスリン療法	262, 266	原発閉塞隅角緑内障	477
胸腔ドレナージ	63, 64	抗TNF-α抗体製剤	84, 87
胸鎖乳突筋の肥大	177	高気圧酸素療法	266
狭心症	38	抗凝固療法	424, 428, 429
－の危険因子	38	抗痙攣薬	10
－の種類	38	抗精神病薬	583
－の薬物療法に使用する薬剤	41	誤嚥	206
－発作	39, 42	－のリスク因子と誤嚥による肺炎のリスク因子	207
共同問題	414	誤嚥性肺炎	204, 206, 208
虚血性心疾患	38	－の典型的な症状	206
隅角検査	478	－の発症機序	206
口すぼめ呼吸	177, 198	－の臨床診断基準	207
くも膜下出血	376, 378	コーンの分類	232
クローン病	84, 86	呼吸機能検査（スパイロメトリー）	177
－が起こる主な部位とその頻度	86	骨髄検査	292
－の原因	86		
－の再燃	84, 90		
－の治療	87	## さ行	
蛍光眼底造影	151		
経皮経肝胆管ドレナージ	503	在宅酸素療法	180
経皮経肝胆道造影	503	作業療法	583
経皮経管胆道ドレナージ	606	サブタイプ分類	320, 321
経皮的エタノール注入療法	504	子宮頸がん	119
経皮的冠動脈インターベンション	41, 234	子宮体がん	116, 119
経皮的冠動脈形成術	234	－の検査	120
経皮的血管形成術	266	子宮内膜がん	116, 119
頸部後屈	224	視神経の障害	476, 477
頸部前屈	224	自然気胸	60, 62
血液脳関門	13	社会生活機能訓練	583
血管内コイル塞栓術	380	視野検査	478
血行再建術	266, 267	視野障害	148, 477
血栓形成の3誘因	427	－と視力障害の違い	480
血栓形成の予防策	429	シャルコー足	264, 265
		縦隔ドレーン	230

修正Borgスケール	181
腫腸崩壊症候群	295
修正MRC質問表	181
十二指腸温存膵頭切除術	609
受傷機転	552
手掌法	553
術後肝不全の原因	505
腫瘍崩壊症候群	295
シュライナー法	555
障害受容過程	530
硝子体手術	151
小葉がん	320
食事栄養療法	89
食道がん	448, 450
-の手術療法	451
-の進行度Stage	450
-の放射線療法	451, 453
ショックの徴候5P	442
視力障害のある患者さんの誘導	152
心エコー検査	233
心胸郭比	237
心筋梗塞に特徴的な自覚症状	232
神経膠芽腫	10
人工血管置換術	403
浸潤性乳管がん	318
心臓核医学検査	233
心臓カテーテル検査	40
心嚢ドレーン	230
心拍動下冠動脈バイパス術	228
深部静脈血栓	426
深部静脈血栓症	427
-予防	116, 120
膵がん治療のアルゴリズム	608
膵がんのTNM分類	608
膵がんの進行度分類	608
膵全摘術	609
膵臓がん	608
膵体尾部切除術	609
膵頭十二指腸切除	608
-術	609

膵頭部がん	606
膵分節切除/中央切除	609
頭蓋内圧亢進	378
-症状	12
-の3大徴候	12, 13
頭蓋内浮腫治療薬	10
ステロイド	528
ステロイドパルス療法	524, 528
-の副作用	543
ステントグラフト内挿入術	403
ステント留置法	41
正常眼圧緑内障	476
精神科における入院形態	581
精神療法	583
穿刺脱気	63
全身性炎症反応症候群	552
喘息症状・発作強度の分類（成人）	641
喘息診断の目安	642
喘息の管理・治療	640
センチネルリンパ節生検	318, 322
せん妄	348
-のリスク因子	364, 652
-予防	351
足趾上腕血圧比	265
足趾切断	266
続発緑内障	477

た行

大動脈解離	346, 348
-で起こりやすい合併症とその症状	349
-の入院リハビリテーションプログラム	351
-の臨床的病型	349
対標準1秒量	177
樽状胸郭	177
弾性ストッキング	429
短腸症候群	94
中心静脈栄養カテーテル	84, 88, 90
腸管穿孔	88
腸閉塞	84, 88, 90

デブリードマン	266, 267, 554
デブリードマンの種類	266
転移性脳腫瘍	12
電気けいれん療法	583
統合失調症	578, 581, 582
糖尿病足病変	264
―の発生機序	264
糖尿病合併症	264, 150
糖尿病神経障害	265
糖尿病性足潰瘍	262
糖尿病多発神経障害	264
糖尿病網膜症	148, 150, 153
―の点眼薬の種類	152
―の病期	150, 151
投与時の6R	295
徒手筋力検査の評価基準	387
トラッピング術	380
努力肺活量	177
トレッドミル	40, 232
―法	40

な行

内視鏡的逆行性胆肝膵管造影	503
内視鏡粘膜下層剥離術	451
内視鏡粘膜切除術	451
難病の患者に対する医療等に関する法律	526
二次性糸球体腎炎	526
乳がん	318, 320
―治療	322
―のStage分類	320, 321
―の好発部位	322
―の代表的症状	322
乳管がん	320
乳房超音波検査	322
認知機能障害	582
熱傷	550, 552
―患者の栄養管理	558
―の受傷機転の種類と原因	555
―の深度分類	552

熱傷指数	553, 557
熱傷面積	553
熱傷面積算出法	553
熱傷予後指数	553, 557
脳アンギオ	379
脳局所症状	12
脳血管障害	378
―の種類	378
脳血管造影	379
脳血管攣縮	378, 387
脳腫瘍	10, 12
脳腫瘍の2大症状	12
脳腫瘍の検査	12
脳槽ドレーン	387
脳槽ドレーンの刺入部位	387
脳動脈瘤	378
―の好発部位	378
脳動脈瘤クリッピング術	379

は行

肺血栓塞栓症	424, 426
―の病態	426
肺高血圧	426, 427
バクスター法	555
バクテリアルトランスロケーション	556, 617
発達緑内障	478
パニックコントロール	180
パフォーマンス・ステータス	455
バルーンカテーテル治療	41, 234
ハント・アンド・コスニック分類	379
ヒト上皮細胞増殖因子受容体タイプ2	321
飛蚊症	148, 150
非ホジキンリンパ腫	292
びまん性大細胞型B細胞リンパ腫	290
―の治療	293
腹部大動脈瘤	400, 402
不顕性肺炎	206
フットケア	264
ブラ	62, 63

ブルンストローム・ステージ	10, 30
ブレブ	62, 63
プロゲステロン受容体	321
プロセスレコード	580
閉塞性黄疸	606
ベーチェット病	402
扁桃摘出術	528
蜂窩織炎	262
ホジキンリンパ腫	292
ホルター心電図	39, 232

ま行

マゴット療法	267
マスター2段階法（ダブル）	40
末期腎不全	526
末梢動脈疾患	264, 265
慢性腎臓病の重症度分類ヒートマップ	527
慢性肺塞栓症	426
慢性閉塞性肺疾患	174, 176
マンモグラフィ	322
ムーアの分類	511
無症候性心筋虚血	228, 232
－の分類	232
滅張切開	554, 555
門脈圧亢進症状	502

や行

幽門輪温存膵頭十二指腸切除	608
－術	606, 609
陽性症状	581, 582
予防的フットケア	285

ら行

ラウンド-ブラウダー	553
ランドルト環	151
緑内障	474, 476, 477, 479
－の治療に用いられる点眼薬の種類	478, 495
旅行者血栓症	426
リンパ節生検	292
レーザー凝固術	151
労作性狭心症	36, 38, 42
ロングフライト血栓症	426

MEMO

MEMO

Nursing Canvas Book 12
基礎と臨床がつながる
疾患別看護過程PART2

2017年 9月25日　初　版　第1刷発行
2021年 1月15日　初　版　第2刷発行

監　修	菅原　美樹，瀬戸　奈津子
発 行 人	小袋　朋子
編 集 人	増田　和也
発 行 所	株式会社 学研メディカル秀潤社 〒141-8414　東京都品川区西五反田2-11-8
発 売 元	株式会社 学研プラス 〒141-8415　東京都品川区西五反田2-11-8
印刷・製本所	凸版印刷株式会社

この本に関する各種お問い合わせ
【電話の場合】
●編集内容についてはTel 03-6431-1231（編集部）
●在庫については Tel 03-6431-1234（営業部）
●不良品（落丁，乱丁）については Tel 0570-000577
学研業務センター
〒354-0045　埼玉県入間郡三芳町上富279-1
●上記以外のお問い合わせは学研グループ総合案内 0570-056-710（ナビダイヤル）
【文書の場合】
●〒141-8418　東京都品川区西五反田2-11-8
　　学研お客様センター
　　『Nursing Canvas Book12
　　基礎と臨床がつながる　疾患別看護過程PART2』係

©M. Sugawara, N. Seto 2017. Printed in Japan
●ショメイ：ナーシングキャンパスブックジュウニ　キソトリンショウガツナガル　シッカンベツカンゴカテイパート2
本書の無断転載，複製，頒布，公衆送信，翻訳，翻案等を禁じます．
本書に掲載する著作物の複製権・翻訳権・上映権・譲渡権・公衆送信権（送信可能化権を含む）は株式会社学研メディカル秀潤社が管理します．
本書を代行業者等の第三者に依頼してスキャンやデジタル化することは，たとえ個人や家庭内の利用であっても，著作権法上，認められておりません．

JCOPY〈出版者著作権管理機構委託出版物〉
本書の無断複写は著作権法上での例外を除き禁じられています．複写される場合は，そのつど事前に，出版者著作権管理機構（電話 03-5244-5088, FAX 03-5244-5089, e-mail：info@jcopy.or.jp）の許可を得てください．

本書に記載されている内容は，出版時の最新情報に基づくとともに，臨床例をもとに正確かつ普遍化すべく，著者，編者，監修者，編集委員ならびに出版社それぞれが最善の努力をしております．しかし，本書の記載内容によりトラブルや損害，不測の事故等が生じた場合，著者，編者，監修者，編集委員ならびに出版社は，その責を負いかねます．
また，本書に記載されている医薬品や機器等の使用にあたっては，常に最新の各々の添付文書や取り扱い説明書を参照のうえ，適応や使用方法等をご確認ください．
　　　　　　　　　　　　　　　　　　　　　　株式会社 学研メディカル秀潤社